AF330008

DAUX

ANATOMIE
PHYSIOLOGIE
PATHOLOGIE
ÉLÉMENTAIRES

MASSON & Cie

Collection de Précis Médicaux

*Cette collection s'adresse aux étudiants pour la préparation aux examens, et à tous
les praticiens qui, à côté des grands traités, ont besoin d'ouvrages concis, mais vraiment scientifiques, qui les tiennent au courant. D'un format maniable, brochés ou
cartonnés en toile anglaise souple, ces livres sont très abondamment illustrés.*

Volumes en vente en Juin 1928 :

Introduction à l'étude de la Médecine. par G.-H. Roger, professeur à la Faculté de Paris. *8e édition (1926).* Br. **38** » Cart. **45** »

Précis d'Anatomie et Dissection. par H. Rouvière, professeur agrégé à la Faculté de Paris. Tome I : *Tête. Cou, Membre supérieur*, 432 pages, 197 figures presque toutes en couleurs. *4e édition (1925).*

Tome II et dernier : *Thorax. Abdomen. Bassin. Membre inférieur* (259 fig.). *4e édit. (1925).* Chaque volume : Br. **32** » Cart. **42** »

Précis de Dissection. par P. Poirier, professeur et A. Baumgartner, ancien prosecteur à la Faculté de Paris, chirurgien des hôpitaux. *4e édit. (1919).* xxiv-360 pages, 214 figures. Br. **15** » Cart. **22** »

Précis de Médecine opératoire, par A. Broca, professeur à la Faculté de Paris. *2e édit. (1920).* 300 pages, 310 figures. Broché **25** »
Cartonné. . . . . **32** »

Précis de Physique biologique. par G. Weiss, professeur à la Faculté de Paris. *5e édition (1923).* 576 pages, 284 fig. Br. **28** »
Cartonné. . . . . **35** »

Précis de Physiologie, par Maurice Arthus, professeur à l'Université de Lausanne. *7e édition (1927).* 1152 pages, 287 fig. Br. **60** »
Cartonné. . . . . : **70** »

Précis de Physiologie microbienne, par Maurice Arthus, professeur à l'Université de Lausanne (1921). 408 pages. Broché **25** »
Cartonné. . . . . **32** »

Précis de Chimie physiologique. par Maurice Arthus, professeur de Physiologie à l'Univ. de Lausanne, *10e édition (1924).* 480 pages, 115 figures, 5 planches en coul. . . Broché **35** » Cartonné **44** »

Précis de Biochimie, par E. Lambling, professeur à la Faculté de Médecine de Lille. *3e édition (1921).* Second tirage revu et corrigé par E. Gley, professeur au collège de France. 1 vol. de 744 pages.
Broché **38** » Cartonné **46** »

Précis de Microbiologie clinique, par F. Bezançon, professeur de Bactériologie à la Faculté de Médecine de Paris. *4e édition.*
En préparation.

Précis de Microscopie, par M. Langeron, chef de Laboratoire à la Faculté de Médecine de Paris. *4e édition (1925).* 1034 pages avec 415 figures . . . . Broché **50** » Cartonné **58** »

Précis d'Examens de Laboratoire employés en clinique, par L. Bard, professeur de Clinique médicale à l'Université de Strasbourg. *4e édition (1921).* 848 pages avec 162 figures. Br. **40** » Cart. **48** »

Précis de Thérapeutique et Pharmacologie, par A. Richaud, professeur à la Faculté de Paris. *6e édition (1924).* 1042 pages, 14 fig. Broché **50** » Cartonné **60** »

Précis d'Hygiène, par MM. Paul Courmont, professeur d'Hygiène à la Faculté de Lyon et A. Rochaix, professeur agrégé à la Faculté de Lyon. *3e édition (1925).* 902 pages, 231 figures. Br. **50** Cart. **58** »

Précis de Déontologie et Médecine professionnelle, par Et. Martin, professeur à la Faculté de Médecine de Lyon. *2e édition (1923).* 344 pages . . . . Broché **18** » Cartonné **24** »

Précis de Médecine légale, par A. Lacassagne professeur honoraire à la Faculté de Médecine de Lyon, et Étienne Martin, professeur à la Faculté de Médecine de Lyon. *3e édition (1921).* 752 pages avec 115 figures. . . . . Broché **42** » Cartonné **50** »

Précis clinique et opératoire de Chirurgie infantile, par L. Ombredanne, professeur agrégé à la Faculté de Médecine de Paris, (1923). 1140 pages, 584 figures. Broché **65** » Cartonné **75** »

Précis de Médecine des enfants, par P. Nobécourt, professeur à la Faculté de Paris. *5e édition (1926).* 1022 pages, 229 figures. Broché **58** » Cartonné **70** »

Précis d'Ophtalmologie, par V. Morax, ophtalmologiste de l'hôpital Lariboisière. *3e édition (1921).* 870 pages, 450 figures et 4 planches hors texte en couleurs . . . . Broché **52** » Cartonné **60** »

Précis de Dermatologie, par J. Darier, médecin honoraire de l'Hôpital Saint-Louis. *5e édition (1928).* 1102 pages, 120 figures. Broché **85** » Cartonné **100** »

Précis de Parasitologie, par E. Brumpt, professeur de Parasitologie à la Faculté de Médecine de Paris. *4e éd. (1927).* 1452 pages, 795 figures et 5 planches en couleurs. Broché **90** » Cartonné **100** »

Précis de Médecine coloniale, par Ch. Joyeux, professeur agrégé à la Faculté de médecine de Paris, (1927). 832 pages, 139 figures. Broché **55** » Cartonné **65** »

PRÉCIS DE PATHOLOGIE CHIRURGICALE

5ᵉ ÉDITION ENTIÈREMENT REFONDUE

PAR MM. BÉGOUIN et F. PAPIN, BOURGEOIS, PIERRE DUVAL et J. GATELLIER, GOSSET et D. PETIT-DUTAILLIS, JEANBRAU, LECÈNE, LENORMANT, R. PROUST et R. SOUPAULT, TIXIER et M. PATEL.
6 volumes. Chaque volume : Broché **45** fr. ; Cartonné **55** fr.

Tome I. — Pathologie chirurgicale générale. Maladies générales des tissus. 962 pages, 360 figures.

Tome II. — Tête et Rachis. Bassin. 970 pages, 341 figures.

Tome III. — Cou. Thorax. Glandes mammaires. 680 pages, 161 figures.

Tome IV. — Abdomen. 920 pages, 355 figures.

Tome V. — Appareil génital de l'homme. Pathologie urinaire. Gynécologie. 1044 pages, 302 figures.

Tome VI. — Fractures et Luxations. Affections acquises et congénitales des membres. 1040 pages.

« PRÉCIS DE PATHOLOGIE MÉDICALE »

PAR FERNAND BEZANÇON, MARCEL LABBÉ, LÉON BERNARD, J.-A. SICARD, CLERC, P.-E. WEILL, PHILIBERT, S.-I. DE JONG, A. SEZARY, CH. FOIX, PASTEUR, VALLERY-RADOT, VITRY, M. BLOCH, J. PARAF et THIERS.

TOME I. — **Maladies infectieuses,** (1926) 540 pages avec 75 figures.
Broché **35** fr. Cartonné **42** »

TOME II. — **Maladies infectieuses,** *2ᵉ partie.* **Intoxications** *(1926).* 646 pages, 91 figures . . . . Broché **35** fr. Cartonné **42** »

TOME III. — **Maladies de l'Appareil respiratoire,** *2ᵉ édition.*
Sous presse.

TOME IV. — **Maladies du cœur et des vaisseaux.** *En préparation.*

TOME V. — **Maladies du Sang et des Organes hématopoïétiques. Maladies des Reins,** *2ᵉ éd. (1927)* 636 pages, 74 figures.
Broché **35** fr. Cartonné **42** »

TOME VI. — **Maladies de l'Appareil digestif et de la Nutrition.** *2ᵉ édition. (1927)* 830 pages, 403 figures Broché **40** fr. Cartonné **48** »

TOME VII et dernier. — **Maladies du système nerveux. — Pathologie des glandes endocrines.** . . . . *En préparation.*

Précis de Technique opératoire

PAR LES PROSECTEURS DE LA FACULTÉ DE MÉDECINE DE PARIS

NOUVELLE SÉRIE COMPLÈTE

Chaque volume actuellement en vente est illustré de plus de 200 figures.

Abdomen, par MM. Guibé et J. Quénu, *6e éd. (1926).* Br. 22 » Cart.. . . . . 30 »

Pratique courante et chirurgie d'urgence, par V. Veau et d'Allaines, *8e éd. (1928).* Br. 18 » Cart . . . . . 25 »

Thorax et membre supérieur, par A. Schwartz et Métivet, *5e éd.* Br. 18 » Cart. 25 »

Appareil urinaire et appareil génital de l'homme, par P. Duval et Gatellier, *6e éd. (1924.* Br. 18 » Cart. . . . . 25 »

Appareil génital de la femme, par R. Proust et Charrier, *6e édition.* Br. 18 » Cart. 25 »

Membre inférieur, par G. Labey et J. Leveuf, *5e éd. (1923).* Br. 18 » Cart. . . . . 25 »

Tête et cou, par Ch. Lenormant et P. Brocq, *6e édition (1923).* Br. 18 » Cart. . . . . 25 »

Anatomie Humaine descriptive et topographique, par H. Rouviere. *Traité complet en deux volumes ne se vendant pas séparément et comprenant 1668 pages, 988 figures en noir et en couleurs.* Broché 250 » Cartonné 300 » Cartonné en 3 vol. 330 »

Anatomie des Membres, par Charles Dujarier. *2e édition,* conforme au 1er tirage. 1 volume de 422 pages avec 58 planches hors texte et 19 figures. . . . . 60 »

Travaux pratiques d'Anatomie pathologique, *en quatorze séances,* par G. Roussy et J. Bertrand, *3e édit. (1924).* 1 vol. de 264 pages, avec 124 figures. . . . . 18 »

Manuel d'Embryologie, par Christian Champy, *2e édition (1927).* 304 pages, 211 figures, 6 planches en couleurs. . . . . 28 »

Abrégé d'Histologie, *Vingt leçons avec notions de technique* par H. Bulliard et Ch. Champy, *3e édit. (1923).* 355 pages, 207 fig. »

Manuel élémentaire d'ophtalmologie, par H. Villard. 434 pages, 197 figures. . . . . 35 »

Manuel de bactériologie médicale, par A. Philibert. 552 pages, 21 planches en couleurs. . . . . Br. 45 » Cart. 55 »

Pr. n° 409.

8° T 31
3/0
A

PRÉCIS ÉLÉMENTAIRE

D'ANATOMIE
DE PHYSIOLOGIE

ET DE

PATHOLOGIE

30 DÉC 1928
DÉPOT LÉGAL
B.N. VOLUMES
Editeurs
A11911

P. RUDAUX

ACCOUCHEUR-PROFESSEUR EN CHEF A LA MATERNITÉ DE PARIS

PRÉCIS ÉLÉMENTAIRE

D'ANATOMIE

DE PHYSIOLOGIE

ET DE

PATHOLOGIE

SIXIÈME ÉDITION REVUE
AVEC 580 FIGURES DANS LE TEXTE

BIBLIOTHÈQUE NATIONALE — R F — IMPRIMÉS

PARIS

MASSON ET Cie, ÉDITEURS

LIBRAIRES DE L'ACADÉMIE DE MÉDECINE

120, BOULEVARD SAINT-GERMAIN

1929

*Tous droits de reproduction,
de traduction et d'adaptation
réservés pour tous pays.*

PRÉFACE

DE LA SIXIÈME ÉDITION

Quelques années suffisent pour épuiser chaque édition de ce Précis. Ce succès ne peut s'expliquer que par l'extension de sa clientèle.

Nous rappelons qu'il a été écrit primitivement pour les élèves sages-femmes ; celles-ci y trouvent réunies toutes les matières du programme de première année et une partie du programme de deuxième année (anatomie obstétricale).

Mais un certain nombre d'autres professions, presque toutes féminines, exigent des connaissances élémentaires d'anatomie, de physiologie et de pathologie.

Ces matières font partie en effet du programme de différentes écoles et en particulier des *Écoles d'Infirmières* et des *Écoles* délivrant des diplômes d'État permettant à celles qui en sont pourvues de devenir *Visiteuses sociales pour la protection maternelle et infantile* et pour la *lutte contre la tuberculose*.

Enfin les étudiants en médecine peuvent également y trouver un résumé de l'anatomie et de la physiologie et quelques éléments de pathologie qui facilitent le début de leurs études.

Chaque édition s'enrichit de chapitres nouveaux. Après avoir doté les dernières de *Notions d'hygiène* et de *Thérapeutique appliquée* nécessaires à toute personne « *appelée à donner des soins* », nous avons cru utile d'ajouter à cette sixième édition un *lexique médical*.

Paris, le 1ᵉʳ octobre 1928.

RUDAUX.

TABLE DES MATIÈRES

PREMIÈRE PARTIE

ANATOMIE, PHYSIOLOGIE ET PATHOLOGIE DU CORPS HUMAIN

LIVRE I

CELLULES ET TISSUS

LIVRE II

APPAREIL DE LA LOCOMOTION

CHAPITRE I. — OSTÉOLOGIE

BIBLIOTHÈQUE NATIONALE — R F — IMPRIMÉS

CHAPITRE II. — VAISSEAUX

CHAPITRE III. — SANG

2ᵉ SECTION. — *CIRCULATION LYMPHATIQUE*

LIVRE IV

APPAREIL DE LA SENSIBILITÉ

1ʳᵉ SECTION. — *NÉVROLOGIE*

CHAPITRE I. — CONSIDÉRATIONS GÉNÉRALES

CHAPITRE II. — SYSTÈME NERVEUX GÉNÉRAL

CHAPITRE III. — SYSTÈME NERVEUX PÉRIPHÉRIQUE

CHAPITRE IV. — SYSTÈME NERVEUX DU GRAND SYMPATHIQUE

2ᵉ SECTION. — *ORGANES DES SENS*

CHAPITRE I. — SENS DU TOUCHER. — PEAU ET SES ANNEXES

CHAPITRE II. — ORGANE DE LA VISION

CHAPITRE III. — ORGANE DE L'AUDITION

CHAPITRE IV. — ORGANE DE L'ODORAT

LIVRE VII

APPAREIL URINAIRE

LIVRE VIII

ORGANES GÉNITAUX DE L'HOMME

DEUXIÈME PARTIE

ANATOMIE, PHYSIOLOGIE ET PATHOLOGIE GÉNITALES ET OBSTÉTRICALES

LIVRE I

LE BASSIN

CHAPITRE I. — ARTICULATIONS DU BASSIN

CHAPITRE II. — BASSIN EN GÉNÉRAL

CHAPITRE III. — DU BASSIN DANS SES RAPPORTS AVEC LES AGES, LES SEXES, LES RACES

LIVRE II

PAROIS ABDOMINALES

LIVRE VI

PÉRITOINE

LIVRE VII

MAMELLES

LIVRE VIII

NOTIONS D'EMBRYOLOGIE

LIVRE IX

ENVELOPPES FŒTALES ET FŒTUS

CHAPITRE I

CHAPITRE II

TROISIÈME PARTIE

ÉLÉMENTS DE PATHOLOGIE GÉNÉRALE
ET DE THÉRAPEUTIQUE PRATIQUE

BIBLIOTHÈQUE R.F.

PREMIÈRE PARTIE

―

ANATOMIE
PHYSIOLOGIE ET PATHOLOGIE
DU CORPS HUMAIN

LIVRE I

CELLULES ET TISSUS

ARTICLE I

LA CELLULE

Le corps humain est un composé de cellules, celles-ci, examinées au microscope, se présentent sous des formes très variées, car elles se modifient selon le rôle qu'elles doivent jouer dans l'organisme. Avant d'étudier ces différentes variétés il est nécessaire de connaître dans ses moindres détails une cellule type; nous prendrons comme exemple celle qui constitue l'origine de toutes les autres, l'ovule.

D'après Remak (1840), qui personnifie la théorie ancienne, une cellule se composait d'une *membrane d'enveloppe* et d'un contenu formé de matière albuminoïde, le *protoplasma*, dans celui-ci on rencontrait un *noyau*, renfermant lui-même un ou plusieurs nucléoles. La segmentation de la cellule était due à la division du noyau, puis du protoplasma.

D'après les travaux récents la cellule (fig. 4) est constituée par un amas de protoplasma ou *cytoplasma*, qui se dispose en un fin réseau dans les mailles duquel est renfermée une substance plus molle, presque liquide, la *cytolymphe*. C'est le protoplasma qui fournit à la cellule sa membrane d'enveloppe grâce à une sorte de condensation se produisant à la périphérie. Le protoplasma est formé d'une *substance albuminoïde*, qui ressemble beaucoup au blanc de l'œuf ou albumine; le carbone, l'hydrogène, l'oxygène et l'azote sont les principales substances qui entrent dans sa composition; il faut encore leur ajouter le soufre, le phosphore, le potassium, le sodium, le calcium, le magnésium et le fer.

En un point de la cellule on voit un petit corps généralement arrondi, c'est le *noyau*, qui n'est qu'une différenciation du protoplasma. Comme la cellule il est entouré d'une membrane d'enveloppe formée par un épaississement de la substance propre du noyau ; à l'intérieur de celui-ci on remarque également un réseau très fin de substance phosphorée appelée *chromatine*, recouverte elle-même d'une autre substance ou *linine*.

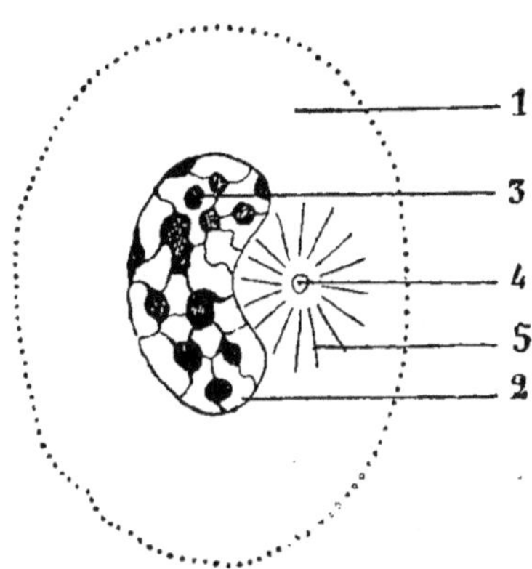

Fig. 1. — Cellule schématique.

1. protoplasma; 2. noyau; 3. nucléole; 4. centrosome; 5. sphère directrice.

Les alvéoles constituées par le réseau sont remplies d'une substance non phosphorée, le *suc nucléaire*. Dans le noyau on aperçoit un corpuscule arrondi, le *nucléole* ou *plasmosome*, et à côté du noyau, le plus souvent près de sa paroi, il existe une petite masse arrondie de matière granuleuse : c'est la *sphère d'attraction*, renfermant les centrosomes. Ceux-ci sont le point de départ de toutes les modifications qui surviendront ultérieurement dans la cellule.

Le protoplasma possède les propriétés de tout organisme vivant : il se *nourrit* en puisant les matériaux nécessaires à sa nutrition dans le milieu extérieur et en les transformant en substances assimilables; il *respire* en absorbant de l'oxygène nécessaire à sa vie; il est *mobile*, cette mobilité est surtout apparente chez les amibes, êtres inférieurs formés d'une seule cellule, sous le microscope on les voit émettre des prolongements ou *pseudopodes* leur permettant de se déplacer; il est *sensible*, ces mêmes amibes se déplacent plus rapidement sous l'influence de la lumière, de la chaleur, etc., enfin il se *reproduit*, comme nous allons l'étudier maintenant.

Division de la cellule. — Lorsque la cellule est à l'état de repos, elle a la forme que nous venons de lui décrire ; mais, si elle doit se diviser, elle va subir des modifications, surtout au niveau de son noyau. Trois stades se succèdent, chacun d'eux ayant un point caractéristique.

Le *premier stade* (fig. 2 et 3) est marqué par la condensation de la chromatine, dont les filaments se rapprochent et se tassent pour former une sorte de fil replié sur lui-même un grand nombre de fois, c'est le *spirème*. En même temps la substance granuleuse attirée par les centrosomes se dispose en rayons autour d'eux, puis les centrosomes se déplacent et s'écartent l'un de l'autre en entraînant la substance granuleuse, ils forment alors les *asters*; ce nom leur a été donné à cause de leur ressemblance avec une étoile. Les filaments de chromatine se divisent au même moment en un certain nombre de segments, nombre qui est toujours le même pour chaque espèce animale ou végétale; ces fragments de chromatine portent le nom dé *chromosomes* (fig. 4).

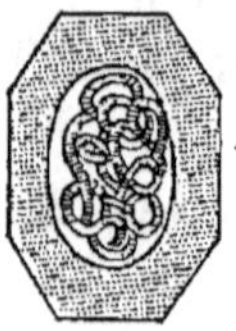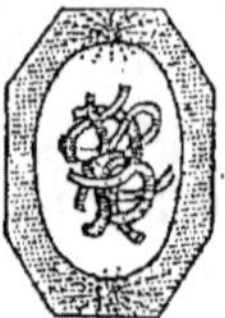

Fig. 2 et 3. — 1er stade.

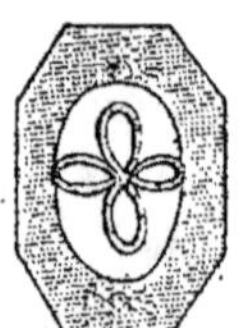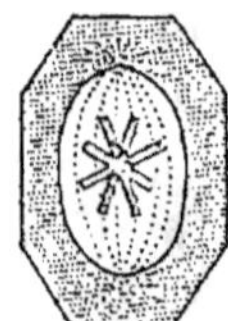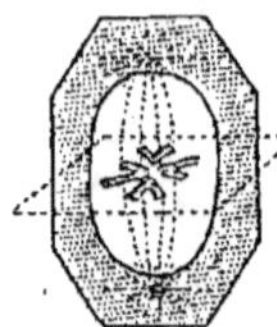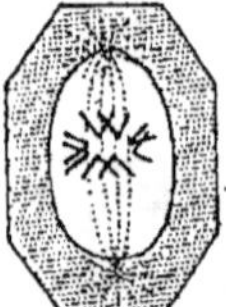

Fig. 4.   Fig. 5.   Fig. 6.   Fig. 7.

Les deux asters, qui sont venus se placer aux deux pôles de la cellule, s'envoient de grands filaments (fig. 5), ceux-ci englobent la membrane d'enveloppe du noyau, cette figure constitue *l'amphiaster*. Pendant ces modifications, d'autres se sont produites

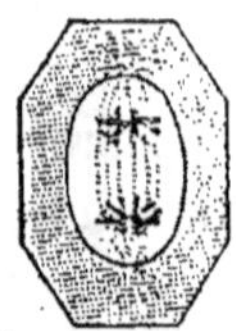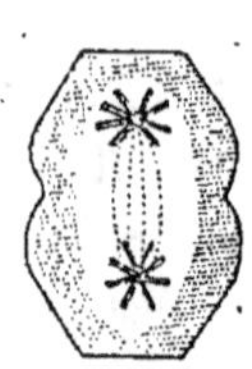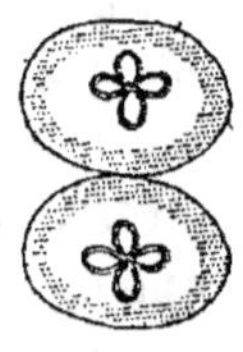

Fig. 8.   Fig. 9.   Fig. 10.

du côté des chromosomes, qui se sont rangés sous forme de bâtonnets au niveau de l'*équateur* de l'amphiaster.

Telle est la période prodromique dont le terme ultime est la constitution de la *plaque équatoriale* (fig. 6 et 7).

Le *deuxième stade* est caractérisé par la division de chromosomes dans le sens de la longueur (fig. 8); ainsi dédoublés, ils sont attirés vers chaque aster, ils se réunissent autour du centrosome et forment deux nouveaux noyaux (fig. 9).

Le *troisième stade* (fig. 10) est caractérisé par la division du protoplasma; ainsi se trouvent constituées deux cellules complètes, semblables à la cellule mère.

ARTICLE II

LES TISSUS

La cellule se modifie dans sa forme pour s'adapter à certaines fonctions, la réunion des cellules ainsi différenciées donne naissance aux tissus qui sont au nombre de sept : le tissu osseux, le tissu cartilagineux, le tissu musculaire, le tissu conjonctif, le tissu épithélial, le tissu nerveux et le sang. Certains de ces tissus sont destinés à constituer un organe spécial; les tissus cartilagineux et osseux formeront les os et seront étudiés avec l'ostéologie, le tissu musculaire sera décrit avec les muscles, etc. Deux tissus ont une distribution plus générale, ce sont le *tissu conjonctif* destiné à jouer le rôle de ciment dans les autres tissus, et le *tissu épithélial* qui sert de vernis, c'est-à-dire de couche externe au corps humain tout entier et de couche interne à toutes les cavités.

Tissu conjonctif. — Le tissu conjonctif comprend plusieurs éléments : 1° des *cellules conjonctives* de forme étoilée, elles portent au niveau de leurs angles des prolongements qui vont d'une cellule à une autre cellule, ce qui constitue un vaste réseau cellulaire (fig. 13); 2° des *fibres élastiques* composées de fibres qui se divisent en fibrilles secondaires se ramifiant (fig. 12); 3° des *fibres conjonctives* formées par des faisceaux plus volumineux, étranglés de distance en distance (fig. 11). Ces diverses fibres s'entremêlent en passant par les espaces libres situés entre les prolongements cellulaires.

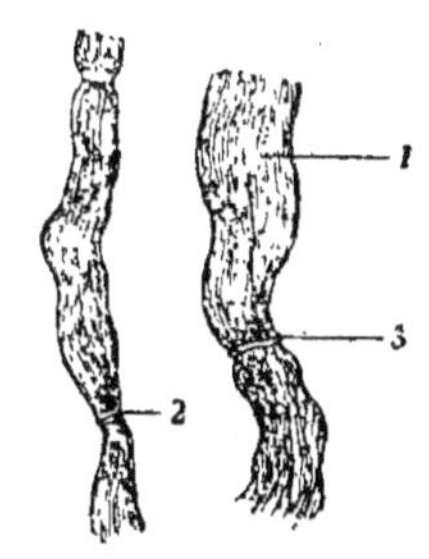

Fig. 11. — Faisceaux conjonctifs.

1. fibrilles conjonctives; 2. fibre annulaire; 3. fibre spirale.

Le tissu conjonctif est destiné à combler les vides existant entre les organes et entre les éléments qui composent ces organes, c'est du tissu de remplissage. Il se modifie dans sa forme et dans sa constitution selon le rôle qui lui est réservé, c'est ainsi qu'il se condense pour servir de soutien à divers épithéliums ; il formera la couche profonde de la peau ou derme et la couche résistante des muqueuses et des séreuses (membrane basale).

Un des éléments du tissu conjonctif peut se développer d'une façon exagérée, il donne alors à ce tissu un aspect spécial : le *tissu conjonctif fibreux*, par exemple, est constitué par une prédominance des fibres élastiques destinées à donner

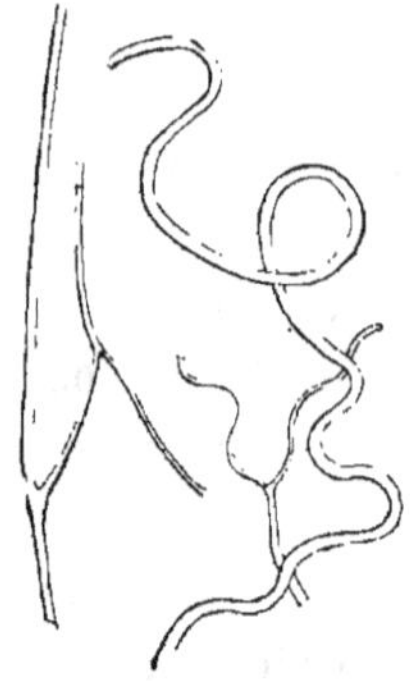

Fig. 12. — Fibres élastiques.

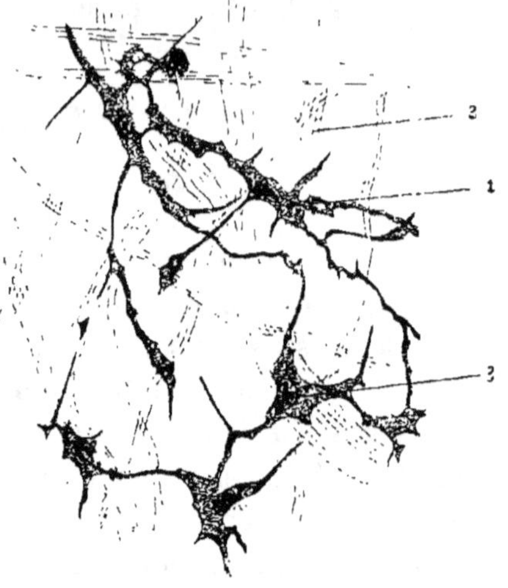

Fig. 13. — Cellules du tissu conjonctif.

1. cellules anastomosées; 2. faisceaux de fibrilles conjonctives; 3. noyau des cellules conjonctives.

aux tissus une résistance plus grande (tendons, ligaments, aponévroses). Dans d'autres cas le tissu conjonctif devient un tissu de

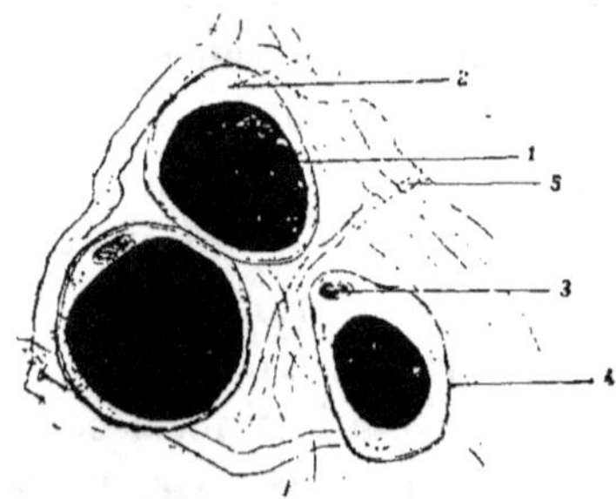

Fig. 14. — Vésicules adipeuses du panicule sous-cutané.

1. masse de graisse teintée en noir par l'acide osmique; 2. protoplasma; 3. noyau; 4. membrane cellulaire; 5. faisceaux conjonctifs.

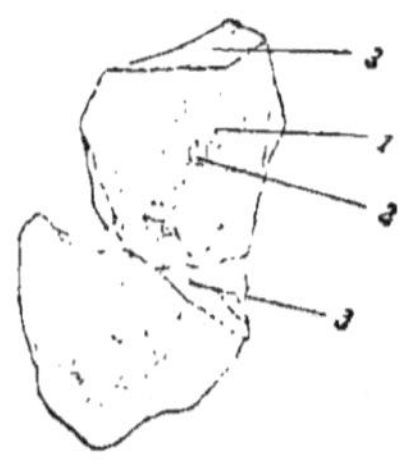

Fig. 15. — Cellules épithéliales plates de la bouche.

1. protoplasma; 2. noyau; 3. bords de la cellule repliés.

réserve, des corpuscules graisseux s'accumulent dans les cellules et les distendent plus ou moins, c'est le *tissu adipeux* (fig. 15).

Tissu épithélial. — Le tissu épithélial est constitué uniquement par la réunion de cellules, qui peuvent être rangées côte à côte sur une seule couche, *épithélium simple* (fig. 15), ou qui forment plusieurs couches superposées, *épithélium stratifié* (fig. 16). Les cellules épithéliales sont très variables dans leur

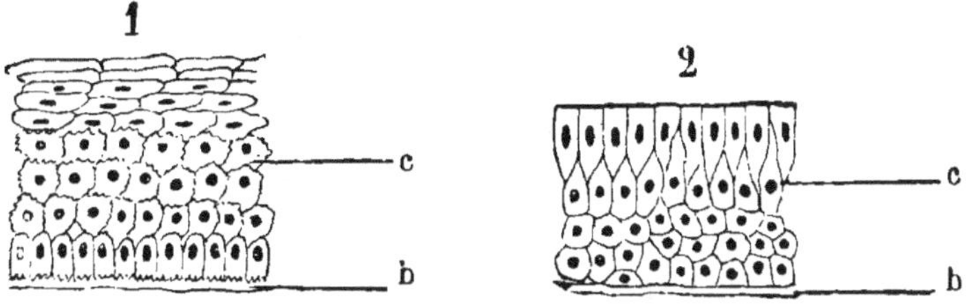

Fig. 16. — Épithélium stratifié.

1. épithélium pavimenteux stratifié; 2. épithélium cylindrique stratifié; *c*. cellules épithéliales; *b*. membrane basale.

forme selon le rôle qu'elles ont à remplir : sont-elles destinées à subir des frottements, elles seront plates, épithélium *pavimenteux*, dans la couche interne des vaisseaux cet épithélium prend le

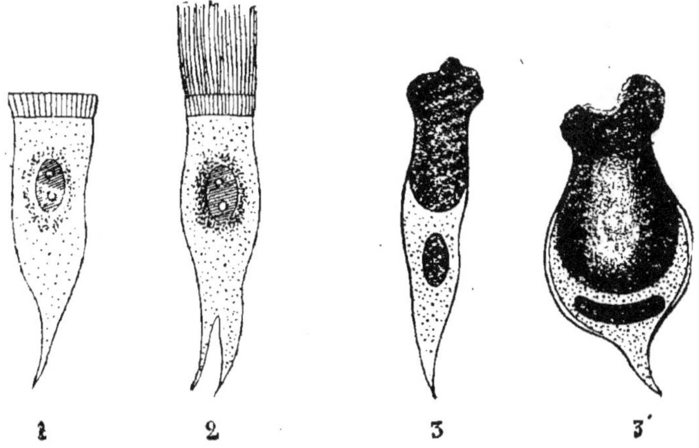

Fig. 17. — Types de cellules cylindriques.

1. cylindrique à plateau; 2. cylindrique à plateau muni de cils vibratils; 3 et 3'. cellules caliciformes ouvertes.

nom d'*endothélium*; si la résistance à supporter est assez considérable, l'épithélium sera stratifié et les cellules formant les différentes assises seront les unes cylindriques, les autres cubiques, d'autres enfin pavimenteuses. Au point de vue de la fonction, on divise les épithéliums en : 1° épithélium de *revêtement ou protecteur*; 2° *épithélium absorbant*; 3° *épithélium glandulaire*.

Ce dernier mérite une étude spéciale, c'est celle des épithéliums *sécréteurs* qui entrent dans la constitution du tissu glandulaire. Les cellules destinées à cet usage sont généralement volumineuses, tout au moins lorsqu'elles sont gorgées des matériaux qu'elles ont puisés dans le sang. Au moment de la sécrétion, ou bien elles abandonnent ces produits par l'extrémité qui regarde la cavité glandulaire et elles se reconstituent pour sécréter de nouveau (sécrétion mérocrine), ou bien, lorsqu'elles sont remplies du produit de sécrétion, elle tombent tout entières dans la cavité glandulaire et elles se détruisent en mettant leur contenu en liberté, d'autres cellules placées au-dessous viendront alors les remplacer (sécrétion holocrine).

Le tissu épithélial et le tissu conjonctif s'associent pour constituer le revêtement extérieur du corps et le revêtement intérieur des organes creux qui viennent s'ouvrir au dehors, c'est ainsi qu'au niveau de la peau le tissu épithélial forme l'*épiderme* et le tissu conjonctif sous-jacent le *derme*. Dans les organes creux cette association prend le nom de *muqueuse*, celle-ci est formée d'un épithélium doublé d'une paroi conjonctive qui lui donne sa résistance. Au niveau des ouvertures naturelles, nez, bouche, anus, la muqueuse se continue avec le derme.

Une *séreuse* a la même structure qu'une muqueuse, épithélium reposant sur une trame conjonctive, mais elle est constituée par un sac sans ouverture qui entoure d'ordinaire un viscère doué de mobilité : la plèvre par exemple entoure le poumon, le péritoine recouvre l'appareil digestif abdominal; un feuillet est pariétal, l'autre est viscéral, entre les deux se trouve une légère couche de liquide.

Les tissus se réunissent et se différencient pour constituer des *organes*, ceux-ci à leur tour se groupent pour former les *appareils*; c'est ainsi que l'appareil de la locomotion comprend plusieurs organes : les os, les muscles et les articulations.

Modifications pathologiques des tissus. — Les cellules sont susceptibles de déterminer par hyperplasie des *tumeurs*, les unes sont *bénignes*, les autres sont *malignes*.

Les premières sont caractérisées par un tissu disposé normalement et restent renfermées dans une membrane limitante; elles n'ont donc pas tendance à envahir les tissus voisins.

Les tumeurs malignes au contraire sont constituées par des cellules de forme variée et de forme atypique. Elles ont tendance à s'infiltrer dans les tissus voisins en traversant la membrane d'enveloppe. Les tumeurs les plus dangereuses sont celles qui ont leur point de départ dans le tissu conjonctif et dans le tissu épithélial.

Les tumeurs qui prennent naissance dans le tissu conjonctif sont les *sarcomes*, caractérisés par leur tendance extensive, qui sont d'origine embryonnaire, les *myxomes* correspondant au tissu muqueux, les fibromes au tissu fibreux, les lipomes au tissu adipeux.

Les tumeurs d'origine épithéliale sont représentées par les *adénomes* et les *épithéliomes*. Les premiers sont des tumeurs bénignes, alors que les seconds sont des tumeurs malignes, désignés en clinique *cancers*.

On peut les rencontrer à tous les âges, à la première enfance appartient le sarcome (du rein par exemple), qui n'est pas rare cependant chez l'adulte. A partir de quarante ans l'épithéliome domine, fréquent surtout de cinquante à cinquante-cinq ans.

Radiothérapie. — Dans ces dernières années on avait fondé de grands espoirs sur l'action des rayons X, découverts par Rœntgen en 1895. Ils agissent surtout sur les cellules ayant une grande activité reproductrice, comme les cellules de la couche granuleuse des vésicules de Graaf dans l'ovaire.

Ils sont utilisés avec succès contre les épithéliomes de la peau.

Les émanations du radium, métal découvert par M. et Mme Curie, agissent comme les rayons X, et sont employées dans les mêmes conditions pour détruire certaines tumeurs.

LIVRE II

APPAREIL DE LA LOCOMOTION

L'appareil de la locomotion se compose d'un squelette formé de parties dures appelées *os* qui ont pour fonction de soutenir ou de protéger les autres organes, c'est en quelque sorte la charpente du corps humain. L'étude du squelette porte le nom d'*Ostéologie*.

Les os sont unis entre eux par des ligaments, ces moyens d'union varient selon que les os doivent se mouvoir les uns sur les autres ou au contraire être immobiles. Les extrémités osseuses en contact et les parties fibreuses destinées à maintenir ce contact forment les *articulations*, dont l'étude porte le nom d'*Arthrologie*.

Les os et les articulations sont passifs, un moteur est nécessaire, celui-ci est représenté par les muscles, dont l'étude constitue la *Myologie*. Là s'arrête l'appareil locomoteur proprement dit.

Pour se contracter les muscles doivent recevoir des ordres, qui sont élaborés dans le système nerveux central et transmis par les nerfs. L'étude du système nerveux porte le nom de *Névrologie*.

Enfin tous ces organes, comme tous ceux du corps humain, ne peuvent vivre et bien fonctionner qu'à la condition de recevoir d'une façon constante les matériaux nécessaires à l'entretien de la vie des cellules qui les composent, et d'éliminer les produits de combustion qui sont devenus inutiles et même nuisibles. Ces fonctions sont remplies par le sang et par le système de vaisseaux qui charrient celui-ci; l'étude de cette partie de l'anatomie porte nom d'*Angéiologie*.

Dès le chapitre suivant nous abordons la description de plusieurs affections, nous conseillons auparavant de lire attentivement le chapitre consacré à la pathologie générale (3e partie de l'ouvrage).

CHAPITRE I

OSTÉOLOGIE

ARTICLE I

TISSU OSSEUX

§ I. — *Anatomie.*

Les os sont des organes blancs, durs, dont l'ensemble constitue le squelette. On peut diviser les os d'après leur forme en trois catégories : les os longs, les os plats et les os courts.

Les os longs sont des os dont une des dimensions, la longueur, l'emporte sur les deux autres, largeur et épaisseur. Exemple : le fémur, l'humérus.

Les os plats sont ceux dont deux dimensions, la longueur et la largeur, l'emportent sur la troisième, l'épaisseur. Exemple : l'os iliaque.

Les os courts ont leurs trois dimensions à peu près égales. Exemple : les os du carpe et du tarse.

Lorsqu'on fait la coupe d'un os (fig. 18), on constate que la substance qui le forme n'est pas partout disposée de la même façon : en certains points elle est très condensée, c'est le *tissu compact* ; en d'autres elle forme des travées limitant des cavités plus ou moins volumineuses, c'est le *tissu spongieux*. Les cavités peuvent prendre des dimensions assez considérables, c'est ainsi que les os longs sont creusés dans leur partie médiane d'un long canal, *canal médullaire* ; dans quelques os larges on peut rencontrer également des cavités plus ou moins vastes, *cellules* et *sinus*, dont le but est de rendre l'os moins lourd tout en lui conservant sa résistance.

Un os long est formé d'un *corps* ou *diaphyse* et de deux

extrémités ou *épiphyses* plus volumineuses et constituées en grande partie par du tissu spongieux.

La surface des os est souvent hérissée de rugosités pour l'insertion des muscles ou des tendons, elles sont quelquefois si proéminentes qu'elles forment des parties saillantes, appelées *apophyses*.

Structure des os. — Si l'on fait la coupe d'un os long suivant son grand axe, on constate que l'os est entouré d'une membrane fibreuse, le *périoste*, celui-ci au niveau des extrémités se continue avec un autre tissu, le *cartilage*, qui recouvre les surfaces articulaires. Au-dessous du périoste se trouve le *tissu osseux* proprement dit, qui ne présente pas les mêmes caractères dans toute la longueur de l'os. Au niveau de la diaphyse il est dense, très dur, d'un blanc mat, c'est le *tissu compact*; au niveau des épiphyses au contraire il est mince et circonscrit des petites cavités, il constitue de véritables mailles, c'est le *tissu spongieux*. Enfin le centre de l'os est occupé par un canal, le *canal médullaire*, rempli par une substance molle, jaune chez l'adulte,

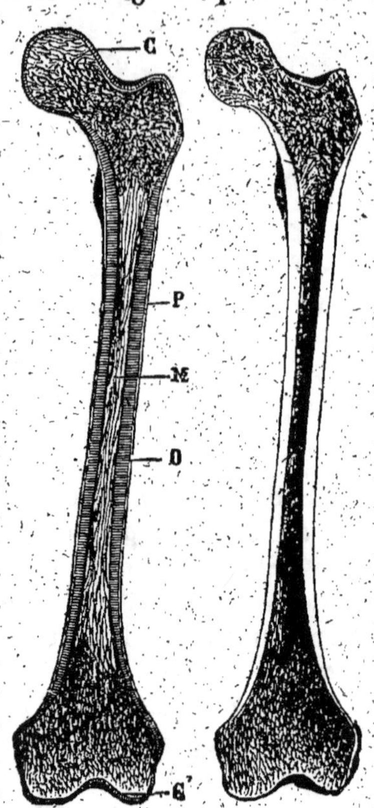

Fig. 18. — Coupe longitudinale d'un os long sec et frais.

C,C'. épiphyses; O. diaphyse; P. périoste; M. moelle.

rouge chez le fœtus, c'est la *moelle osseuse* qui se prolonge jusque dans les épiphyses où le canal médullaire n'existe plus, elle occupe à ce niveau les nombreuses mailles du tissu spongieux.

Étudions au microscope ces différentes parties.

1° Le *périoste* est une membrane fibreuse qui est directement appliquée sur l'os, excepté au niveau des régions articulaires où elle est remplacée par le cartilage. Il est en rapport extérieurement avec des muscles, des tendons, des vaisseaux, des muqueuses. Formé de deux couches, l'externe est constituée par des fibres conjonctives et élastiques, l'interne par des fibres conjonctives et élastiques et surtout par des cellules; c'est la couche *ostéogène* d'où partent des fibres qui pénétrent dans l'os et unissent le périoste au tissu osseux, ce sont les *fibres de Sharpey*. Le rôle de cette membrane d'enveloppe n'est pas seulement de protéger l'os et de lui apporter les vaisseaux nécessaires à sa nutrition, elle a aussi pour but de lui permettre de s'accroître en épaisseur, comme nous le verrons plus loin.

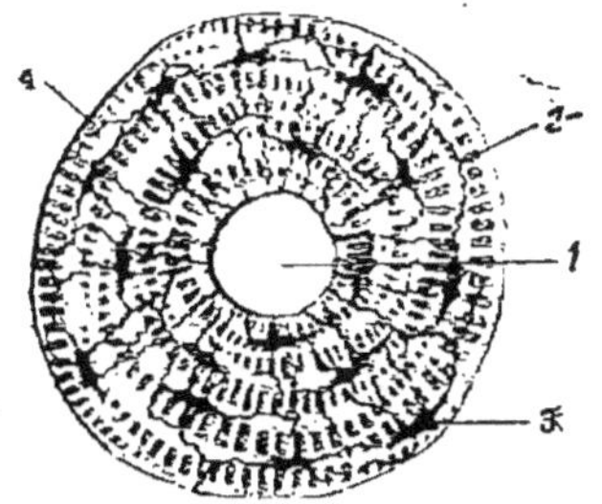

Fig. 19. — Coupe transversale d'un os simple.

1. canal central de Havers; 2. lamelle; 3. corpuscule osseux; 4. canalicules osseux.

2° La *moelle osseuse* est composée en grande partie chez l'adulte de cellules graisseuses qui lui donnent son aspect jaunâtre (fig. 22); on y rencontre encore des petites cellules arrondies, les *médullocèles*, et d'autres cellules plus grandes, munies de prolongements, privées de membrane d'enveloppe, mais possédant des noyaux multiples, les *myéloplaxes*. Enfin la moelle des os est très riche en vaisseaux et en nerfs.

Chez le fœtus et chez l'enfant les cellules graisseuses manquent, tandis que les deux dernières variétés de cellules sont plus abondantes, elles donnent à la moelle un aspect rougeâtre; elles sont considérées comme constituant un des lieux de formation des globules rouges de l'économie.

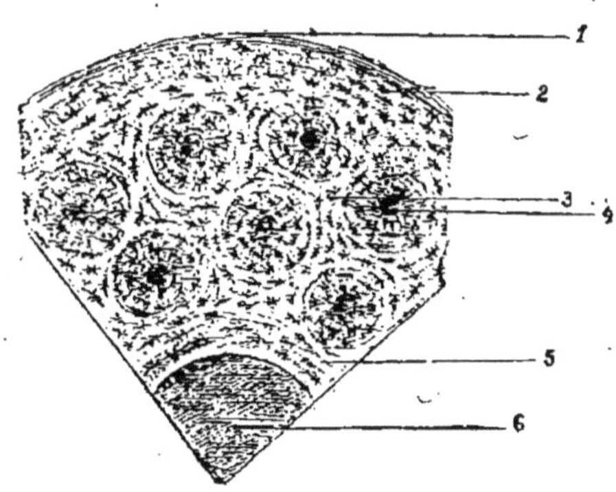

Fig. 20. — Coupe d'un os composé (fragment).

1. périoste; 2. système de lamelles périphériques; 3. système de lamelles intermédiaires; 4. un système de Havers; 5. système de lamelles périmédullaires; 6. canal médullaire.

3° Le *tissu osseux* (fig. 20, 21, 22) proprement dit est constitué par un certain nombre de systèmes semblables disposés autour du canal central, ce sont les *systèmes de Havers*, ayant à leur centre les *canaux de Havers*. Ceux-ci dans les os longs suivent à peu près le grand axe de l'os et s'envoient de distance en distance des anastomoses transversales ou obliques. Ces canaux sont destinés à loger les vaisseaux et les nerfs, car ils s'ouvrent d'un côté à la périphérie de l'os et de l'autre dans le canal médullaire, c'est en ce point que la moelle osseuse pénètre dans leur intérieur.

Chaque canal de Havers est entouré de séries concentriques de petites cavités irrégulières, munies de nombreux prolongements qui les font communiquer avec les prolongements semblables des cavités du même système de Havers ou avec le canal de Havers lui-même, ce sont les *ostéoplastes* destinés à loger des cellules étoilées ou *ostéoblastes*, dont la fonction est de sécréter la substance calcaire. Entre les ostéo-blastes se trouve la substance inter-stitielle qui prend la forme de petites lamelles disposées en couches con-centriques.

Un certain nombre de ces lamelles ont une disposition spéciale : au-des-sous du périoste d'une part, autour du canal médullaire d'autre part elles font le tour de l'os et consti-tuent ainsi des couches concentriques plus ou moins épaisses; leur centre est formé par le centre du canal médullaire.

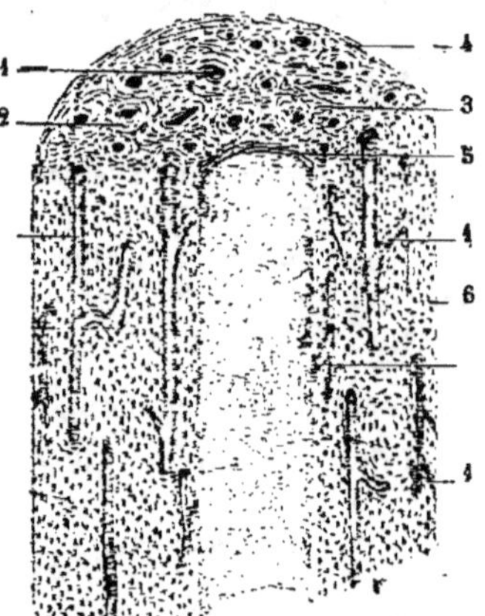

Fig. 21. — Coupe longitudinale d'un os.

1. canal de Havers; 2. système de Havers; 3. système intermédiaire; 4. système périphérique; 5. systè-me périmédullaire; 6. ostéoplas-tes.

Telle est la constitution du tissu compact. L'agencement de ces lamel-les osseuses n'est plus le même dans le tissu spongieux où elles sont écar-tées les unes des autres, elles limitent alors des cavités occupées par la moelle osseuse.

Composition chimique des os. — Deux substances entrent dans leur constitution : 1° l'*osséine* ou substance albuminoïde, que l'on peut enlever à l'os par l'ébullition, elle se coagule ensuite par le refroidissement et forme la gélatine; 2° la *matière calcaire* constituée surtout par des sels, que l'on peut séparer de l'osséine en détruisant celle-ci par la calcination; il reste alors une poudre blanchâtre dont l'analyse nous révèle la composition. Les princi-paux sels ainsi obtenus sont :

Phosphate de chaux . . . . 85 p. 100
Phosphate de magnésie . . . . 2 —
Carbonate de chaux . . . . 9 —
Fluorure de calcium . . . . 4 —

La substance calcaire donne aux os leur solidité ; si l'on vient à la détruire en la faisant dissoudre dans une solution d'acide chlorhydrique, l'os, qui a conservé sa forme, est devenu flexible, peu résistant, il n'est plus formé que d'osséine.

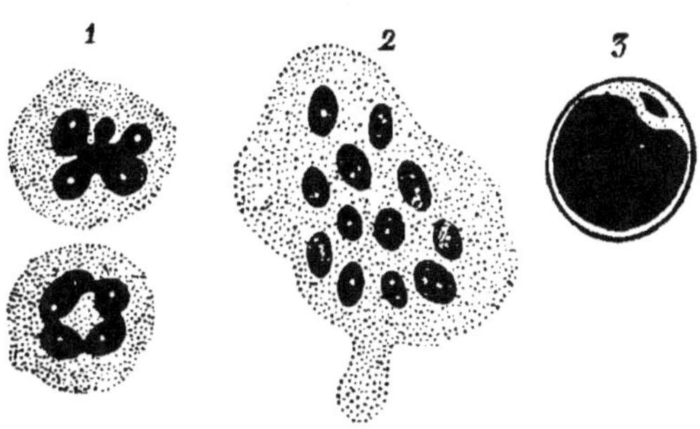

Fig. 22. — Éléments cellulaires de la moelle (Launois).

1. cellule à noyau bourgeonnant ; 2. myéloplaxe ; 3. vésicule adipeuse.

Développement des os. — Les os passent par différents stades avant de devenir les os tels que nous les voyons dans un squelette d'adulte.

Ils sont d'abord *muqueux*, c'est-à-dire très mous, formés de cellules conjonctives issues du mésoderme, puis celles-ci se transforment en *tissu cartilagineux* qui précédera le *tissu osseux* (fig. 23).

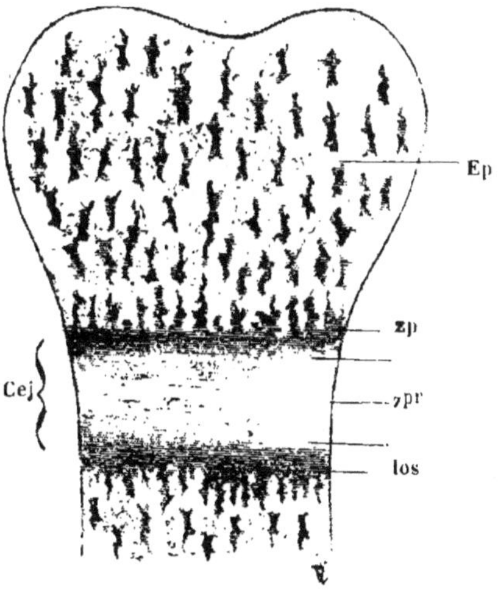

Il est intéressant d'étudier le passage de l'état cartilagineux à l'état osseux. Celui-ci apparaît en différents endroits appelés *points d'ossification* ; dans un os long il existe en général un point au centre du corps, *point diaphysaire*, et un point à chaque extrémité, *points épiphysaires*. La matière osseuse, née de ces centres, gagne les parties environnantes, mais pendant le jeune âge la diaphyse reste toujours séparée des épiphyses par une région cartilagineuse, *cartilage de conjugaison*, qui continuera à sécréter de la substance osseuse repoussant les épiphyses. C'est ainsi que les os se développent en *longueur* ; ce travail ne s'arrête qu'avec la fin de la croissance, c'est-à-dire de dix-huit à vingt-cinq ans (fig. 23 et 24).

Fig. 23. — Ossification dans le sens de la longueur.

Ep. épiphyse ; *Ccj.* cartilage en voie d'ossification ; *zc*, ligne d'ossification du côté de l'épiphyse ; *los*, ligne d'ossification du côté de la diaphyse ; *zpr*, zone en prolifération active.

Les os de la voûte du crâne ne passent pas par l'état cartilagineux, ils sont représentés primitivement par des membranes dans
lesquelles apparaissent les points d'ossification; nous étudierons
du reste ce développement particulier avec le crâne du fœtus.

L'accroissement de l'os en longueur disparaît avec l'âge adulte,
il n'en est pas de même de l'accroissement en épaisseur qui dure
pendant presque toute la vie et se fait aux dépens du périoste. Ce
fait a été bien démontré par Duhamel en
1741 : il nourrissait des pigeons alternativement avec des graines naturelles et
avec des graines ayant séjourné dans de
la garance, puis il sacrifiait l'animal et
constatait que les os étaient formés de
couches alternativement blanches et rouges. Si l'animal était tué à la fin d'une
période de régime de graines colorées, la
couche osseuse la plus externe était rouge.
Mais que deviennent les couches les plus
internes, celles qui avoisinent le canal
médullaire? Elles se détruisent, comme
le prouve l'expérience suivante faite par
Flourens en 1843 : on place sous le périoste un fil d'argent ou de caoutchouc
qui entoure l'os, quelque temps plus
tard on sacrifie l'animal; on examine
l'os au point où l'on avait mis un de ces
fils et on trouve celui-ci au niveau du
canal médullaire dans la moelle osseuse.

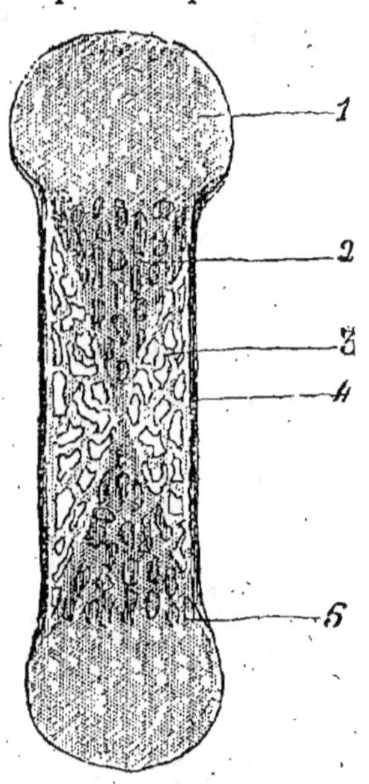

Fig. 24. — Schéma de l'ossification d'un os long.

1. cartilage; 2. os cartilagineux; 3. os périostique; 4.
périoste; 5. ligne d'ossification.

C'est en s'appuyant sur ces expériences
que le professeur Ollier put faire des résections sous-périostées;
il conservait le périoste et enlevait l'os malade sous-jacent, le
périoste remis en place sécrétait de l'os nouveau qui venait remplacer l'os enlevé. C'est également le périoste qui produit le cal au
niveau des fractures, mais, comme le périoste perd avec l'âge sa
propriété, il en résulte que chez les vieillards les fractures se
consolident difficilement, dans certains cas même la production
osseuse est nulle.

§ II. — *Pathologie.*

Deux affections dépendent des troubles qui surviennent dans la structure des os : ce sont le rachitisme et l'ostéomalacie.

Rachitisme. — Cette maladie se montre en général entre le troisième et le quizième mois, mais elle peut aussi apparaître plus tard. Ses causes sont nombreuses, les plus importantes sont une mauvaise alimentation, le séjour dans des habitations privées d'air et de lumière, en un mot toute mauvaise condition hygiénique ; aussi les classes pauvres sont-elles les plus touchées. Parrot considéra le rachitisme comme une manifestation de la syphilis héréditaire.

Au point de vue anatomique le début est caractérisé par le ramolissement du tissu osseux avec diminution des matières solides. Lorsque ces troubles se localisent sur les membres inférieurs, ceux-ci ne peuvent supporter le poids du corps et l'enfant refuse de se tenir sur les jambes ; si la marche est encore possible, les os du membre inférieur, bassin, fémurs, tibias, subissent des déformations variées, de là les membres inférieurs en parenthèse ou tordus au point de prendre des formes indescriptibles, et les bassins aplatis d'avant en arrière.

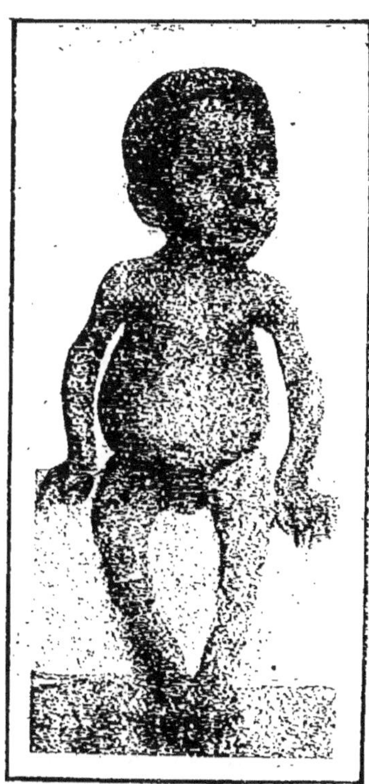

Fig. 25. — Type de rachitisme.

La tête devient volumineuse (fig. 25), le front est saillant, olympien, les maxillaires ne se développent pas suffisamment pour permettre aux dents de prendre leur place normale ; non seulement celles-ci sont crénelées, mais encore elles chevauchent les unes sur les autres. Le sternum proémine en avant, les côtes redressent leur courbure, ce qui rétrécit transversalement le thorax, et elles se renflent à leur union avec les cartilages costaux en formant le chapelet costal rachitique. La colonne vertébrale s'incurve en différents sens : scoliose, cyphose, lordose, déformations que nous étudierons avec la pathologie de la colonne vertébrale.

Enfin les extrémités osseuses s'épaississent, constituant les nouures, qui sont surtout apparentes au niveau des poignets et des chevilles. Le développement général du squelette peut même être arrêté, d'où diminution de la taille.

Avant toutes ces déformations osseuses, qui sont les plus importantes au point de vue de l'avenir, le début de l'affection peut se manifester par des troubles gastro-intestinaux, vomissements, diarrhée, par des accès fébriles, des douleurs plus ou moins aiguës, de l'amaigrissement, un mauvais état de la peau, etc.

La marche et la durée sont très variables, les déformations peuvent s'atténuer et disparaître même, ou bien le sujet peut grandir tout en conservant les modifications qui ont altéré son squelette, nouures, rétrécissement du bassin.

Le traitement repose avant tout sur l'hygiène, alimentation très surveillée, vie à la campagne, au bord de la mer; il doit aussi éviter l'accentuation des déformations en maintenant les enfants au repos ou en leur faisant porter des appareils orthopédiques.

Achondroplasie. — Il est une affection qui se rapproche beaucoup du rachitisme par la configuration extérieure qu'elle donne au squelette, mais elle en diffère par sa pathogénie, c'est l'*achondroplasie*, encore appelée par quelques auteurs *rachitisme intra-utérin*. Elle se développe pendant la vie fœtale; les membres supérieurs et inférieurs sont très courts, l'altération portant sur le mode d'accroissement des os en longueur. Les autres parties du squelette, crâne, thorax, bassin, conservent leur développement normal, de là l'aspect grotesque présenté par les individus atteints de cette affection congénitale, exhibés souvent dans les musées comme des nains.

Ostéomalacie. — L'ostéomalacie est une affection de l'âge adulte caractérisée par un ramollissement du système osseux. Rare en France, on la rencontre surtout en Suisse, en Autriche, dans le sud de l'Allemagne et dans le nord de l'Italie, elle atteint le plus souvent les femmes, et spécialement celles qui sont surmenées par des grossesses multiples, qui vivent dans les milieux privés d'air, qui sont soumises à une mauvaise alimentation. L'âge prédisposant commence à vingt-cinq ans pour finir à quarante-cinq ans.

Pour bien comprendre les symptômes de cette affection, il faut en connaître les lésions anatomiques. Celles-ci sont caractérisées par une décalcification du tissu osseux, les sels et en particulier le phosphate de chaux sont diminués, tandis que les matières organiques et la graisse sont augmentées.

Ces troubles dans la structure des os entraînent au niveau de ceux-ci des déformations multiples qui peuvent aller jusqu'à la fracture. Le bassin surtout est très touché, car il a à supporter le poids du tronc et les contre-pressions des membres inférieurs; le sacrum se plie en deux, les cavités cotyloïdes vont à la rencontre du sacrum, ce qui produit une saillie exagérée en *bec de canard* du pubis, le bassin prend la forme d'un tricorne.

Au début la femme éprouve des douleurs dans les os malades, la marche, la station debout et même assise deviennent impossibles. Elle doit garder le lit, la cachexie apparaît, puis la mort. Le pronostic est très grave, les cas de guérison sont rares.

Différents traitements ont été proposés : l'avortement ou l'accouchement prématuré, la castration et l'hystérectomie.

ARTICLE II

ÉTUDE DU SQUELETTE

§ I. — *Anatomie.*

Le squelette humain est formé d'une tige médiane, la *colonne vertébrale*, celle-ci, à son extrémité supérieure, supporte la *tête* et sur les parties latérales elle donne insertion à des arcs osseux, les *côtes*, dont la réunion constitue le *thorax*. En bas la colonne vertébrale repose sur deux os réunis en avant, ce sont les os iliaques; l'union de ceux-ci avec la dernière partie de la colonne vertébrale forme le bassin, d'où partent les *membres inférieurs*. De la partie supéro-latérale du thorax se détachent les *membres supérieurs*.

COLONNE VERTÉBRALE

La colonne vertébrale est formée de 33 à 34 petits segments osseux superposés, les vertèbres; elle est subdivisée en 4 régions, la région cervicale composée de 7 vertèbres, la région dorsale de 12 vertèbres, la région lombaire de 5 vertèbres, la région sacro-

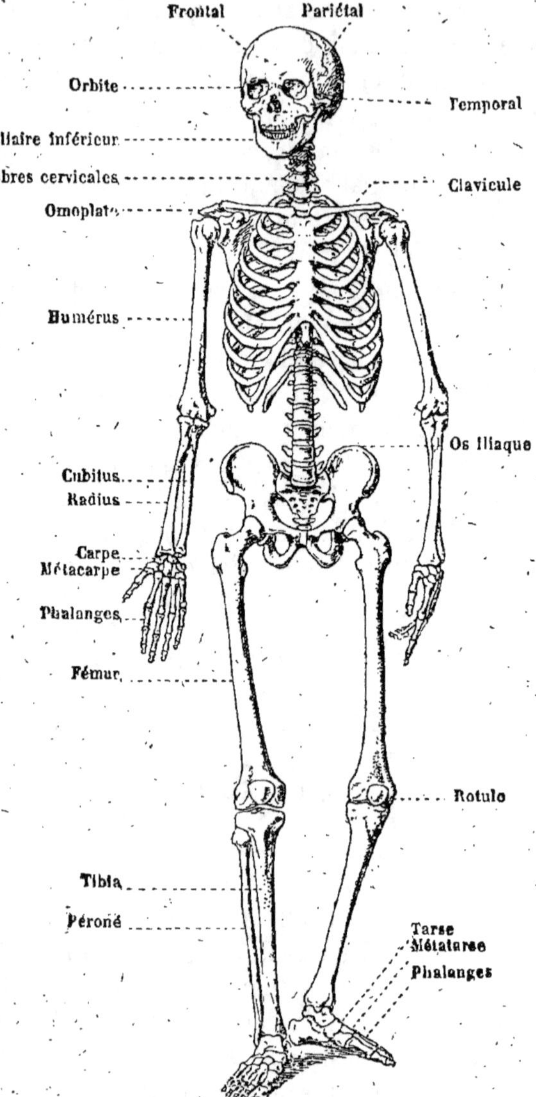

Fig. 26. — Squelette.

coccygienne constituée par 5 vertèbres sacrées soudées entre elles et par 4 à 5 vertèbres coccygiennes très atrophiées, qui sont également soudées.

Une vertèbre présente d'avant en arrière : 1° un *corps*, arrondi, demi-cylindrique ; 2° un orifice, le *trou rachidien* ; 3° une longue apophyse, l'*apophyse épineuse*. Sur les parties latérales en allant du corps vers l'apophyse épineuse on rencontre : 1° les *pédicules* échancrés sur leurs bords supérieurs et inférieurs, échancrures constituant avec celles qui sont placées au-dessus et au-dessous les

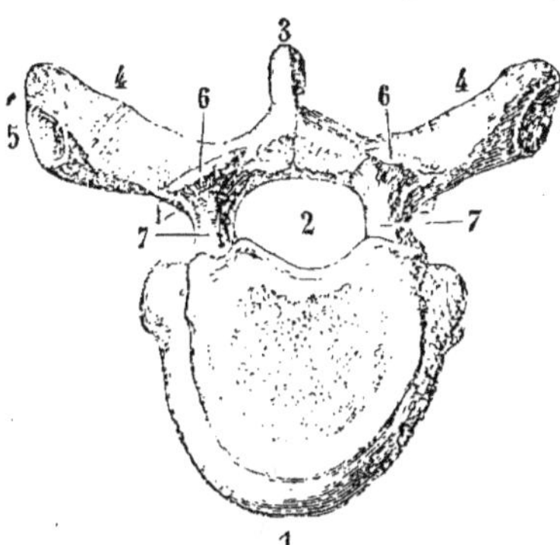

Fig. 27. — Vertèbre dorsale.
1. corps ; 2. trou ; 6. apophyse articulaire ; 5. apophyse transverse ; 3. apophyse épineuse

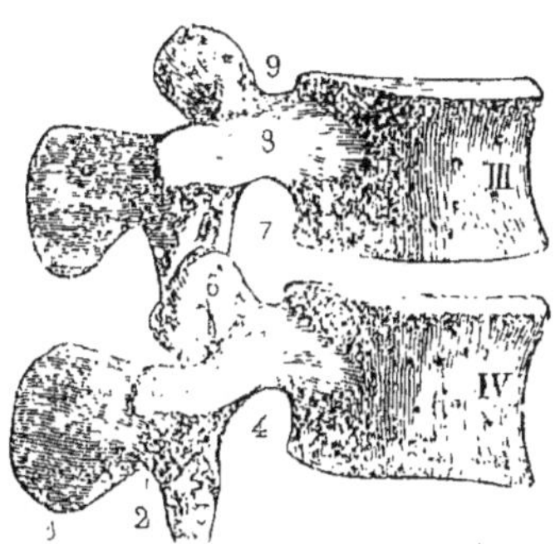

Fig. 28. Vertèbres lombaires (vue latérale).

1. apophyse épineuse ; 2. lame ; 3. apophyse articulaire inférieure ; 4 et 7. trous de conjugaison ; 5. apophyse transverse ; 6 et 9. apophyses articulaires supérieures ; 8. apophyse transverse.

trous de conjugaison ; 2° les *apophyses transverses*, saillies s'étendant latéralement ; 3° les *apophyses articulaires* au nombre de quatre, deux supérieures et deux inférieures, elles s'articulent avec celles qui sont sus- et sous-jacentes ; 4° les *lames vertébrales*, obliques en bas et en arrière et limitant le canal rachidien à sa partie postérieure.

Caractères des vertèbres de chaque région.

Vertèbres cervicales. — Le corps est mince, aplati d'avant en arrière, et il présente de chaque côté de sa face supérieure deux petites saillies. Les apophyses transverses situées directement sur les côtés du corps sont courtes, terminées par deux tubercules destinés à donner insertion à des muscles et percées d'un trou au niveau de leur base pour le passage de l'artère vertébrale. Le trou est triangulaire, les apophyses articulaires sont placées en arrière des apophyses transverses ; en avant des apophyses articulaires il existe une gouttière dont le but est de laisser passer le nerf rachidien. L'apophyse épineuse est courte, elle est terminée par deux tubercules.

Vertèbres dorsales. — Le corps est à peu près cylindrique et porte sur les côtés deux facettes articulaires pour les côtes, le trou est circulaire, l'apophyse épineuse est longue, oblique en bas et en arrière. Les apophyses transverses sont allongées, sur la partie la plus externe de leur face antérieure se trouvent deux facettes destinées à recevoir la tubérosité de la côte.

Vertèbres lombaires. — Le corps est volumineux, le trou vertébral est triangulaire, l'apophyse épineuse est courte et épaisse, les apophyses transverses sont minces et courtes (appendices costiformes). Entre l'apophyse épineuse et les apophyses transverses se trouve un petit tubercule appelé *tubercule mamillaire*, qui représente à ce niveau les véritables apophyses transverses.

Vertèbres de transition. — Lorsqu'on passe d'une région vertébrale à la région voisine, on constate que les caractères propres à chaque région n'apparaissent pas brusquement, les dernières vertèbres d'une région et les premières de la région sous-jacente sont des vertèbres de transition. Deux vertèbres méritent une description spéciale, ce sont la première cervicale ou *atlas* et la deuxième ou *axis* (fig. 29).

L'ATLAS n'a pas de corps, cet os est composé de deux masses latérales volumineuses réunies en avant et en arrière par des arcs osseux, arc antérieur et arc postérieur, ils présentent tous deux sur la ligne médiane un tubercule, tubercule antérieur et tubercule postérieur.

Les masses latérales se continuent à leur partie externe avec les apophyses transverses. Sur leur face supérieure se trouve une facette articulaire concave, *cavité glénoïde*, en forme de nacelle à grand axe dirigée d'arrière en avant et de dehors en dedans. Ces deux facettes articulaires sont destinées à recevoir les condyles de l'occipital pour constituer l'articulation de la tête avec la colonne vertébrale.

A la face inférieure des masses latérales se trouvent deux surfaces articulaires pour l'axis. En arrière des masses latérales sur l'arc postérieur il existe une gouttière creusée par le passage de l'artère vertébrale qui se rend dans le crâne.

L'axis se distingue des autres vertèbres par la présence sur la face supérieure du corps d'une portion saillante, *dent* ou *apophyse odontoïde*, qui représente morphologiquement le corps de la vertèbre supérieure (atlas). Cette dent entre en contact par sa face antérieure avec l'arc antérieur de l'atlas et par sa face posté-

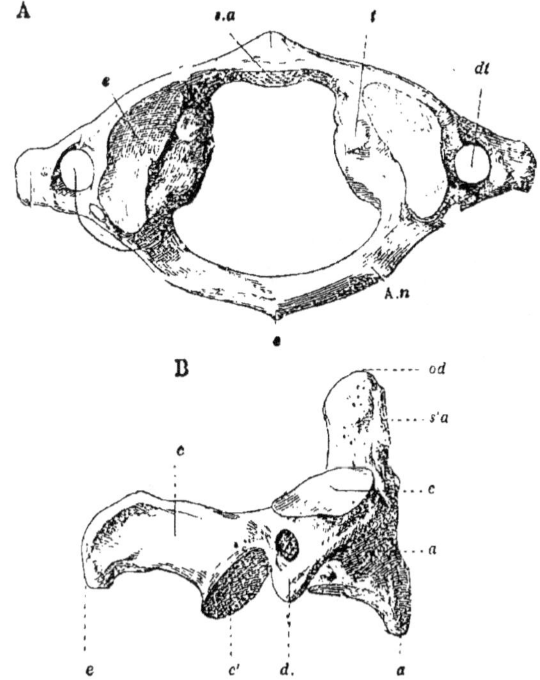

Fig. 29. — Atlas vu par sa face supérieure (A) et axis vu de côté (B) (Poirier).

a. corps; *c.* apophyse articulaire supérieure; *c'.* ap. articulaire inférieure; *d.* apophyse transverse avec son trou, *dt*; *e.* apophyse épineuse; A. *n.* arc neural; *sa* et *s'a'.* surface articulaire de l'atlas et de l'axis; *od.* apophyse odontoïde; *l.* lame.

rieure avec un ligament, elle sert de pivot à la tête et à l'atlas dans les mouvements de rotation de l'extrémité céphalique.

Sacrum. — Cet os mérite une description plus détaillée, car il entre dans la constitution du bassin. C'est un os plat, impair, symétrique, de forme triangulaire à base supérieure et à sommet inférieur, il est formé par la soudure des cinq vertèbres sacrées. Il se dirige de haut en bas et d'avant en arrière, formant avec la dernière vertèbre lombaire un angle saillant en avant, *angle sacro-vertébral* ou *promontoire*. Concave par sa face antérieure ou inférieure, il est convexe par sa face postérieure ou supérieure, aussi

a-t-il été comparé à une coquille. Sa longueur est d'environ 11 centimètres, mensuration prise en se maintenant en contact avec
l'os, car, si l'on tire une ligne droite de la base au sommet, celle-
ci ne mesure que 9 cent. 5. La largeur est variable suivant les

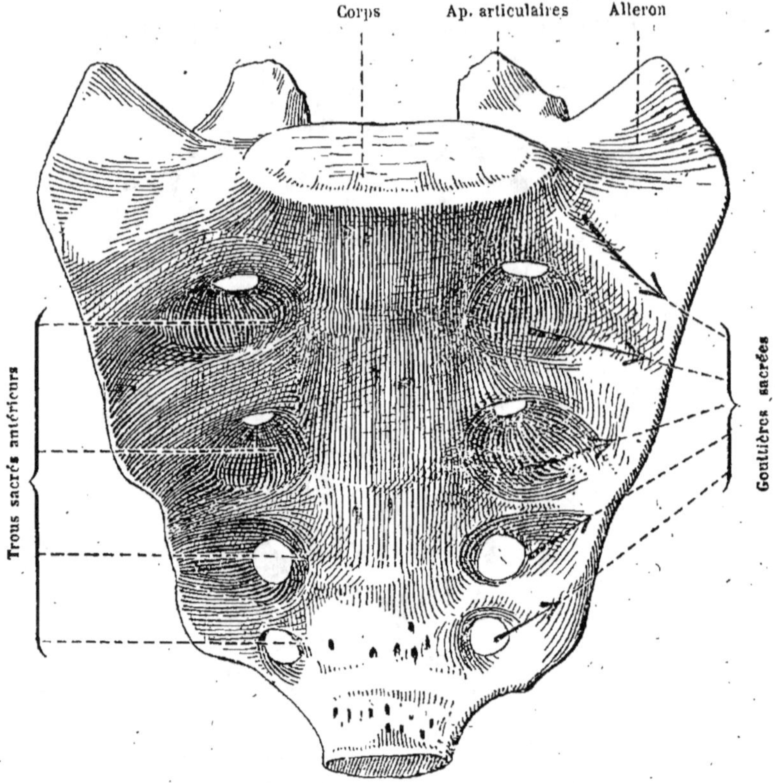

Fig. 30. — Sacrum, face antéro-inférieure (Poirier).

points, à la partie supérieure elle est à peu près égale à la longueur, mais elle va en diminuant de haut en bas.

Le sacrum présente à étudier quatre faces, une antérieure,
une postérieure et deux latérales, une base et un sommet.

La *face antérieure* lisse est concave dans tous les sens, elle présente sur la ligne médiane quatre lignes transversales sous forme
de crêtes, indices de la soudure des corps des vertèbres sacrées.
Aux deux extrémités de chaque crête se trouvent des orifices, trous
sacrés antérieurs qui se prolongent en dehors par des gouttières
peu accentuées.

Entre ces trous viennent s'insérer les digitations du muscle
pyramidal.

La *face postérieure* convexe est inégale et très rugueuse. Sur la ligne médiane se voit une crête formée par la soudure des apophyses épineuses, c'est la *crête sacrée*. De chaque côté de celle-ci se trouvent une gouttière longitudinale, la *gouttière sacrée*, et en dehors les *tubercules sacrés* postéro-internes au

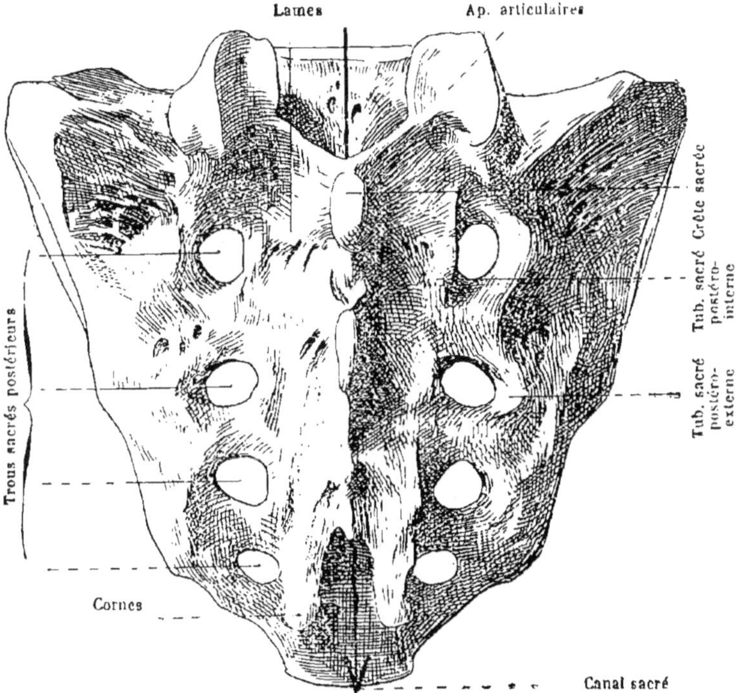

Fig. 31. — Sacrum, face postéro-supérieure (Poirier).

nombre de 5, ils représentent les apophyses articulaires des vertèbres sacrées. Immédiatement en dehors de ces tubercules on rencontre les *trous sacrés* postérieurs, puis les *tubercules sacrés* postéro-externes, qui correspondent aux apophyses transverses.

Les *faces latérales* s'amincissent à leur partie inférieure et deviennent de véritables bords. Dans la portion supérieure et antérieure se trouve une facette articulaire excavée, ayant la forme d'un angle à sinus postérieur, c'est la *facette auriculaire du sacrum* qui s'articule avec une facette semblable, que nous retrouverons sur l'os iliaque, pour former l'articulation sacro-iliaque. En arrière de cette facette existe une surface rugueuse

percée de petits trous, d'où le nom de *surface criblée*; en avant la
facette est limitée par un sillon, le sillon préauriculaire, où vient
s'insérer le ligament sacro-iliaque antérieur.

La *base* du sacrum présente sur la ligne médiane d'avant en
arrière : 1° une portion articulaire lisse de forme ovale, c'est la
face articulaire de la première vertèbre sacrée; 2° l'orifice
supérieur du canal
sacré; 3° l'apophyse
épineuse, commen-
cement de la crête
sacrée; 4° de cha-
que côté du trou
vertébral se trouve
l'apophyse articu-
laire destinée à s'ar-
ticuler avec les apo-
physes articulaires
inférieures de la der-
nière vertèbre lom-
baire; 5° sur les par-
ties latérales deux
surfaces triangulai-
res, lisses, appelées
*ailerons du sa-
crum*, dont le bord
antérieur forme avec
le bord antérieur de
la première vertèbre
sacrée une partie
du détroit supérieur
du bassin.

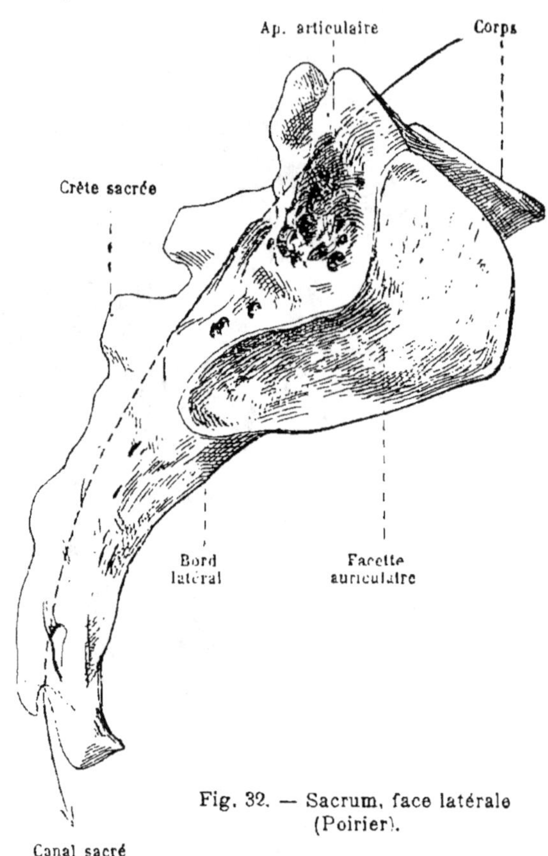

Fig. 32. — Sacrum, face latérale
(Poirier).

Le *sommet* est formé par une petite surface ovalaire s'articulant
avec le coccyx, celle-ci est surmontée en arrière de deux parties
saillantes appelées *cornes du sacrum*, limitant l'orifice inférieur
du canal sacré.

Le sacrum est parcouru dans toute sa hauteur par un
canal aplati d'avant en arrière, *canal sacré*, qui loge la terminaison de la queue de cheval. De chaque côté du canal
sacré partent quatre conduits latéraux qui se bifurquent
pour aller s'ouvrir en avant au niveau des trous sacrés

antérieurs, et en arrière au niveau des trous sacrés postérieurs.

Coccyx. — Le coccyx est un petit os, impair, symétrique, il est constitué par des vertèbres rudimentaires soudées entre elles et formant par leur réunion une pyramide osseuse qui continue le sacrum et termine la colonne vertébrale. Dans l'espèce humaine le coccyx est constitué par quatre ou cinq vertèbres qui s'unissent entre elles de très bonne heure; dans certains cas la première vertèbre peut rester indépendante. Ces vertèbres sont très incom-

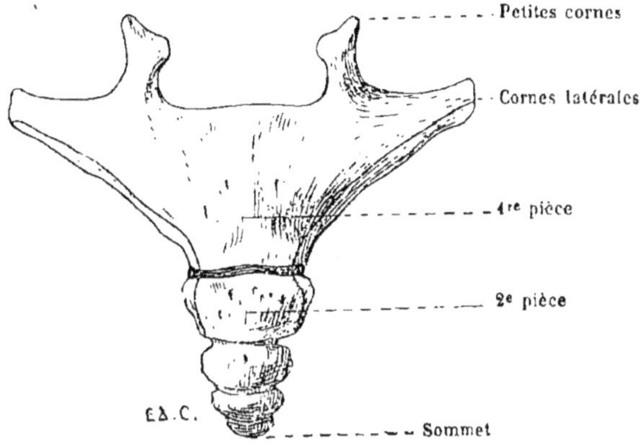

Fig. 33. — Coccyx, face postérieure.

plètes, elles sont réduites à de simples tubercules sans appendices osseux, sauf la première qui présente encore un corps de petit volume, une ébauche d'apophyses transverses et d'apophyses articulaires supérieures, mais il n'existe ni orifice ni apophyse épineuse.

La face antérieure du coccyx est concave, la face postérieure convexe, toutes deux sont étranglées de distance en distance par des lignes circulaires, traces de la soudure des vertèbres coccygiennes entre elles.

La partie supérieure ou base présente une surface elliptique destinée à s'articuler avec le sommet du sacrum et, en arrière de celle-ci, deux petites saillies verticales, les *cornes du coccyx*, qui s'articulent avec les cornes du sacrum. Les bords latéraux sont obliques de haut en bas et de dehors en dedans, ils partent en haut de la partie inférieure de l'apophyse transverse de la première vertèbre coccygienne. Le sommet est constitué par la dernière vertèbre coccygienne réduite à l'état de petit tubercule arrondi.

Le coccyx se soude parfois au sacrum, cette anomalie modifie la forme du bassin ostéo-fibreux, ce qui peut avoir une influence sur la marche de l'accouchement.

Colonne vertébrale dans son ensemble. — La colonne vertébrale est formée de deux pyramides accolées par leur base, l'une supérieure constituée par les 24 vraies vertèbres, l'autre inférieure constituée par la masse sacro-coccygienne. Sa hauteur totale est en moyenne de 73 à 75 centimètres, répartis de la façon suivante :

	Centimètres.
Région cervicale	13 à 14
— dorsale	27 à 29
— lombaire	17 à 18
— sacro-coccygienne	12 à 13

La largeur varie selon les points où on la considère, la partie la plus large est à la base du sacrum, 10 à 12 centimètres, cette région est également le siège de la plus grande épaisseur, 7 centimètres.

Entre les vertèbres se trouvent les *disques inter-vertébraux*, fibro-cartilages qui chez les vieillards diminuent d'épaisseur, il en résulte un affaissement de la colonne vertébrale et une diminution de la taille.

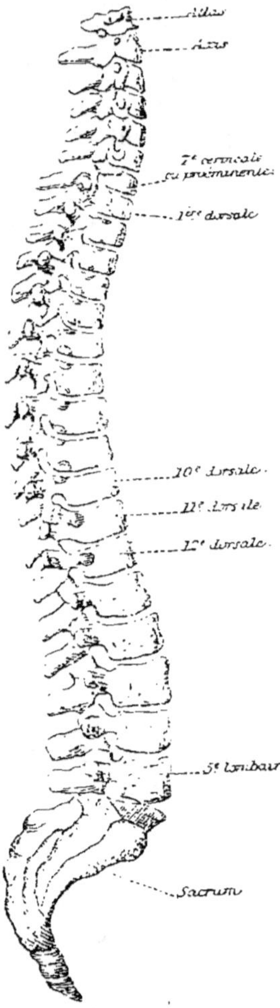

La colonne vertébrale n'est une tige droite que chez le fœtus et chez le jeune enfant : chez l'adulte elle présente des courbures antéro-postérieures au nombre de quatre. Deux de ces courbures, celles des régions cervicale et lombaire, ont leur convexité tournée en avant; les deux autres, celles des régions dorsale et sacro-coccygienne, ont leur convexité dirigée en arrière.

Fig. 34. — Colonne vertébrale, vue latérale.

Ces courbures de la colonne vertébrale ont pour but de lui donner une plus grande solidité, car il est démontré en mécanique qu'une tige courbe est plus résistante qu'une tige droite. Si la colonne vertébrale était droite, elle serait dix-sept fois moins résistante qu'elle ne l'est normalement.

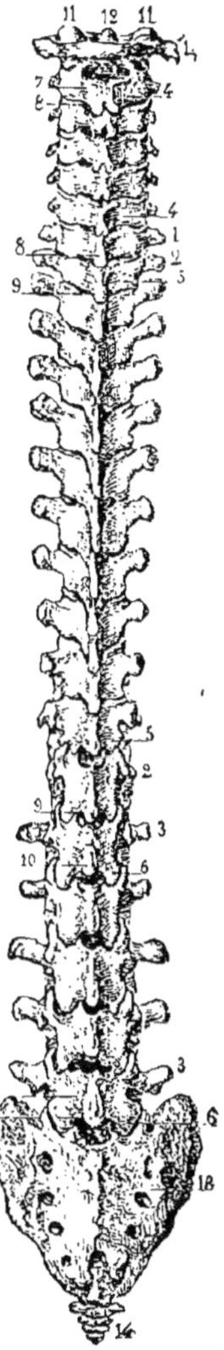

Développement des vertèbres. — Le développement de la colonne vertébrale est très important au point de vue pathologique, car il nous permet de comprendre une variété de malformation fœtale.

Primitivement les os ne sont que des cartilarges, l'ossification débute par l'apparition de dépôts calcaires, *points d'ossification*, qui envahissent peu à peu les parties environnantes.

Un certain nombre de ces points apparaissent rapidement au cours de la vie intra-utérine dans la partie centrale des os, *points primitifs*; les autres, *points secondaires*, apparaissent plus tard, souvent longtemps après la naissance.

L'ossification des vertèbres se fait par trois points primitifs qui envoient des travées osseuses à la rencontre les unes des autres. Le point antérieur en s'agrandissant constituera le corps de la vertèbre, les deux points latéraux formeront les lames, les pédicules, les apophyses transverses et ébaucheront les apophyses épineuses. Les points d'ossification secondaires sont au nombre de cinq : un à la partie terminale de l'apophyse épineuse, deux aux extrémités des apophyses transverses, les

Fig. 35. — Colonne vertébrale, vue dorsale.

1. sommet des apophy. transverses des v. cervicales; 2. apophy. transverses dorsales; 3. apophy. transverses lombaires; 4. 5. 6. lames des vertèbres cervicales, dorsales et lombaires; 7. 8. 9. 10. apophyses épineuses; 11. masse latérale de l'atlas; 12. sommet de l'apophyse odontoïde de l'axis; 13. face postérieure du sacrum; 14. face postérieure du coccyx.

deux autres formeront deux lames, l'une destinée à la partie supérieure du corps de la vertèbre, l'autre à la partie inférieure. La soudure des points secondaires se fait assez tard, vers l'âge de onze ou douze ans. La colonne vertébrale chez le fœtus de deux mois

forme les trois quarts du corps, à la naissance elle ne forme plus
que les deux cinquièmes. Son accroissement n'est terminé que
vers l'âge de vingt-cinq à trente ans.

Pathologie de la colonne vertébrale.

Les courbures normales de la colonne vertébrale peuvent subir
1es modifications plus ou moins accentuées soit par **exagération**,
soit par transformation en une autre
courbure. Ces inflexions se produisent
dans le plan antéro-postérieur ou dans
le plan transversal.

**Déviations dans le plan antéro-
postérieur.** —Toute exagération d'une
courbure normale à convexité postérieure porte le nom de *cyphose*, encore
appelée vulgairement *dos rond* ou
bosse. Pour rétablir l'équilibre du corps
les portions sus et sous-jacentes de la
colonne vertébrale exagèrent leur convexité antérieure, ce qui donne lieu à
des *courbures de compensation*. Ces
courbures à convexité postérieure peuvent se produire primitivement sur
des régions normalement concaves en
arrière ; il en résultera un redressement
des courbures des régions placées au-
dessus et au-dessous, qui pourront même
devenir légèrement concaves en avant
pour compenser la déviation primitive.

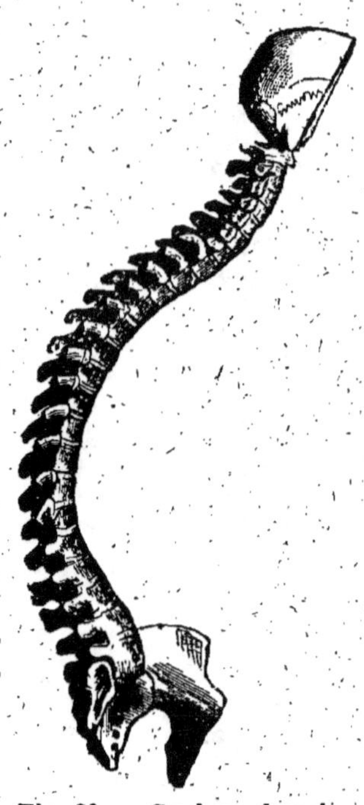

Fig. 36. — Cyphose dorsale
(Kirmisson)

La *lordose* est l'accentuation ou la formation d'une courbure à
convexité antérieure, elle sera donc corrigée par un certain degré
de cyphose des régions de la colonne vertébrale placées au-dessus
et au-dessous.

Lorsque la cyphose se localise à l'union de la colonne dorsale
avec la colonne lombaire ou sur la colonne lombaire, ou enfin sur
la région lombo-sacrée, elle détermine soit secondairement par
compensation, soit primitivement dans le dernier cas des modifications dans la direction du sacrum et du coccyx. Il en résulte
des déformations du bassin, qui constituent le bassin cyphotique.

Déviations dans le plan transversal. — Vue de dos, la colonne vertébrale prend l'aspect d'une ligne droite, toute déviation de cette ligne dans le sens transversal constitue la *scoliose*. Si la convexité de cette courbure regarde à droite, on se trouve en présence d'une scoliose droite; pour rétablir l'équilibre de la colonne vertébrale et en même temps du corps tout entier, les

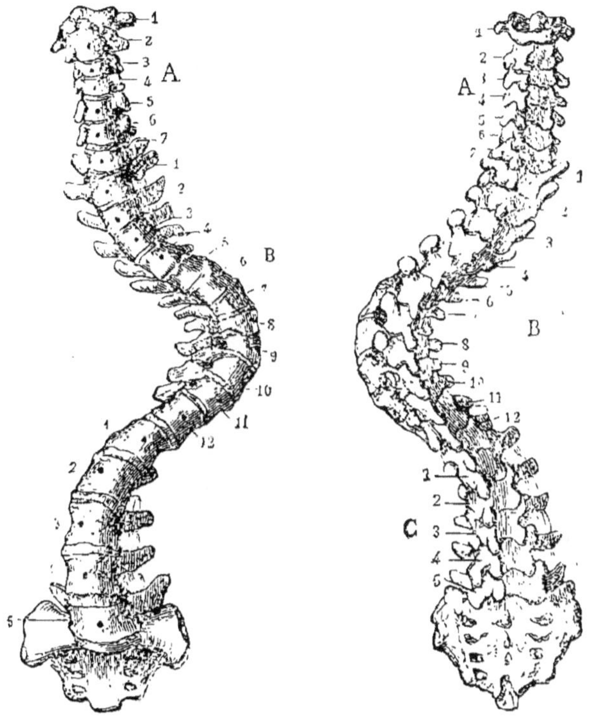

Fig. 37. — Scoliose dorsale gauche, vue antérieure.

Fig. 38. — Scoliose dorsale gauche, vue postérieure.

A, région cervicale; *B*, région dorsale; *C*, région lombaire (Kirmisson).

portions de la colonne vertébrale placées au-dessus et au-dessous de cette scoliose droite se dévieront de manière à constituer une légère courbure à convexité tournée à gauche, ce sont les courbures secondaires ou de compensation.

Ces déviations de la colonne vertébrale sont occasionnées par deux maladies principales : l'une que nous avons déjà étudiée, le rachitisme, qui produit surtout la scoliose; l'autre le mal de Pott, qui provoque particulièrement la cyphose.

Mal de Pott. — Cette affection est due à la localisation du bacille de la tuberculose ou bacille de Koch sur la colonne vertébrale.

Partout où ce microbe se fixe, il produit après un temps plus ou moins long une matière molle ou substance caséeuse, qui se ramollira et donnera naissance à un liquide épais, crémeux, renfermant des granulations, c'est le pus dont la collection constitue l'*abcès froid*.

La colonne vertébrale peut donner asile à ces tubercules dans toutes ses portions; si la localisation siège dans sa partie postérieure, au niveau des lames et des apophyses épineuses, la déformation sera peu accentuée; si, au contraire, ce sont les corps vertébraux qui sont atteints, le travail de ramollissement détruit la colonne rigide formée par la superposition des corps vertébraux, et la colonne s'affaisse plus ou moins. C'est là l'origine de la cyphose.

Au point de vue clinique, la première période du mal de Pott est caractérisée par la contraction permanente des muscles voisins de la lésion, cette

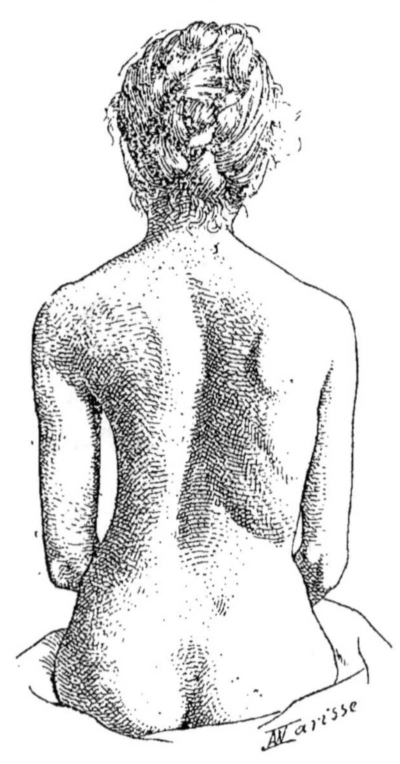

Fig. 39. — Scoliose dorsale droite (Kirmisson).

contracture détermine de la raideur dans les mouvements de la colonne vertébrale. Le malade, qui veut ramasser un objet situé sur le sol, ne fléchit pas la colonne vertébrale, il se baisse en la maintenant rigide et en accentuant la flexion de la cuisse sur le bassin.

La deuxième période est caractérisée par l'affaissement de la colonne vertébrale, qui souvent forme un angle très saillant en arrière, c'est la *cyphose*.

Le fait saillant de la troisième période est la suppuration de la matière caséeuse, qui fuse et vient se collecter souvent très loin de son point d'origine; c'est ainsi qu'un *abcès froid* parti de la région dorsale vient faire saillie au-dessous du pli de l'aine au niveau de l'orifice externe du canal inguinal. Si le pus se porte au contraire du côté du canal rachidien, il produit un épaississement des enveloppes de la moelle ou méninges, donnant naissance

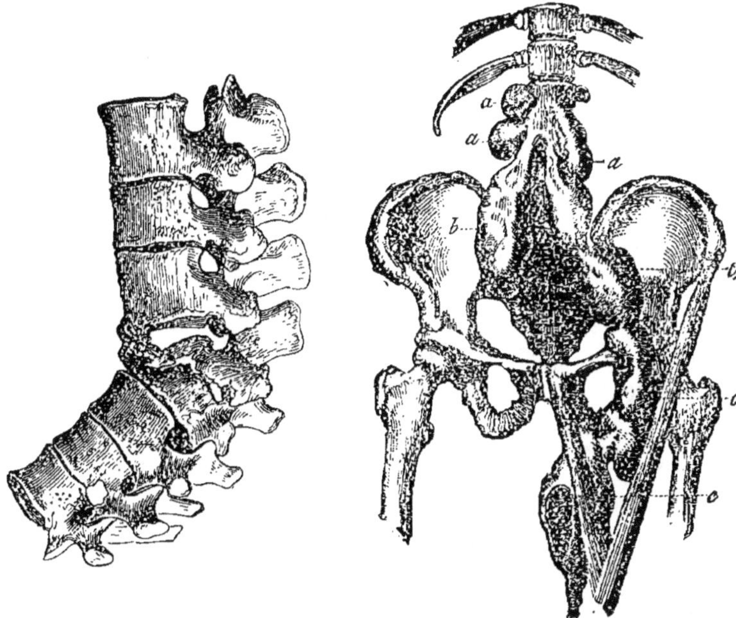

Fig. 40. — Cyphose due à un mal de Pott (Kirmisson). — Destruction d'un corps vertébral par la tuberculose.

Fig. 41. — Abcès froid parti du corps d'une vertèbre lombaire et ayant fusé jusqu'au niveau de la cuisse (Kirmisson).

à de la *pachyméningite*; la moelle épinière peut être également comprimée, compression qui entraîne dans les parties du corps sous-jacentes l'abolition soit de la motilité ou *paralysie*, soit de la sensibilité ou *anesthésie*.

Lorsque le mal de Pott se localise au niveau de l'atlas ou de l'axis, il constitue le *mal de Pott sous-occipital*; ces deux vertèbres étant en rapport avec le bulbe, il peut en résulter des troubles très graves et même la mort rapide, si cet organe vient à être comprimé.

Le pronostic du mal de Pott est donc toujours sérieux, puisque les fonctions des membres peuvent être atteintes; de plus le malade peut être emporté par une autre localisation du bacille de la tuberculose (voir *Tuberculose* à la *Pathologie pulmonaire*). Les modifications que cette affection peut apporter dans la forme du bassin ont un grand intérêt obstétrical. Le bassin cyphotique est agrandi au niveau du détroit supérieur et rétréci au niveau du détroit inférieur, de là le nom de bassin en entonnoir qui lui a été donné.

Spina-bifida. — Au cours du développement les points d'ossification postérieurs d'une ou de plusieurs vertèbres peuvent ne pas se réunir sur la ligne médiane. Le canal rachidien est alors ouvert à sa partie postérieure, ce qui permet aux méninges et quelquefois à la moelle de venir faire hernie à ce niveau sous forme d'une tumeur plus ou moins considérable, variant du volume d'une petite noix au volume d'une mandarine : c'est le *spina-bifida*. La peau qui la recouvre est amincie, sa coloration est souvent modifiée : elle est rosée ou violacée, elle peut même se sphacéler et mettre le canal rachidien en communication avec l'extérieur; l'infection apparaît aussitôt et le petit malade est emporté rapidement. Cette malformation congénitale est souvent accompagnée d'autres malformations : bec-de-lièvre, pied bot, etc.; elle peut quelquefois devenir une cause de dystocie fœtale quand elle atteint un volume trop considérable.

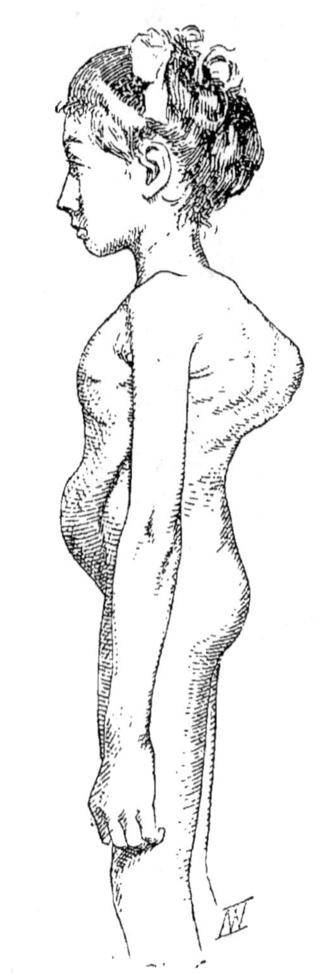

Fig. 42. — Cyphose dorsale occasionnée par le mal de Pott (Kirmisson).

THORAX

Côtes. — Sur les vertèbres s'implantent latéralement de chaque côté douze arcs osseux ou *côtes*; les sept premières viennent se terminer par l'intermédiaire d'un cartilage sur un os qui forme en avant une sorte de colonne plus petite que la colonne postérieure, c'est le *sternum*. Les côtes, qui s'unissent directement à lui, sont appelées *côtes sternales* ou *vraies côtes*. Les cinq dernières paires constituent les *côtes asternales* ou *fausses côtes*; parmi celles-ci les trois premières, c'est-à-dire les 8e, 9e et 10e côtes, ont leurs extrémités antérieures réunies par un cartilage qui se termine également sur le sternum; quant aux deux dernières, leur extrémité antérieure est libre, de là le nom de *côtes flottantes* qui leur a été donné.

Quand on examine une côte sur un squelette monté, on constate qu'elle repose sur la colonne vertébrale par une extrémité renflée ou *tête*, elle se porte d'abord de dedans en dehors, puis elle change de direction en formant l'*angle postérieur*, elle se dirige alors en avant en décrivant une courbe à concavité interne, puis elle se porte de nouveau en dedans. Le point au niveau duquel se fait le deuxième changement de direction est l'*angle antérieur*, moins accentué que le postérieur, enfin elle se termine au niveau de son extrémité antérieure par une cupule. Dans ce trajet la côte décrit une longue courbe ou *courbure d'enroulement* à concavité regardant le centre du corps, d'autre part l'axe de la côte est tordu de telle sorte qu'une côte ne repose jamais sur une surface plane que par deux points, le corps et une de ses extrémités; on a donné à cette courbure sur les bords le nom de *courbure de torsion*.

L'extrémité postérieure comprend trois parties : 1° la *tête* de la côte formée de deux plans réunis par une crête, elle est destinée à être reçue dans la cupule que nous avons décrite sur les faces latérales des corps vertébraux; 2° une partie rétrécie, le *col*, placé en avant de l'apophyse transverse, et 3° une tubérosité présentant en bas et en arrière une facette articulaire, qui entrera en contact avec la facette située à la partie antérieure de l'extrémité externe de l'apophyse transverse.

Le corps de la côte est constitué par une face externe convexe, une face interne concave pourvue dans son tiers inférieur d'une gouttière destinée à loger les vaisseaux et les nerfs intercostaux, un bord supérieur mousse et un bord inférieur plus tranchant.

L'extrémité antérieure est creusée d'une petite cavité dans laquelle pénètre le cartilage costal qui la continue pour aller prendre point d'appui sur le sternum.

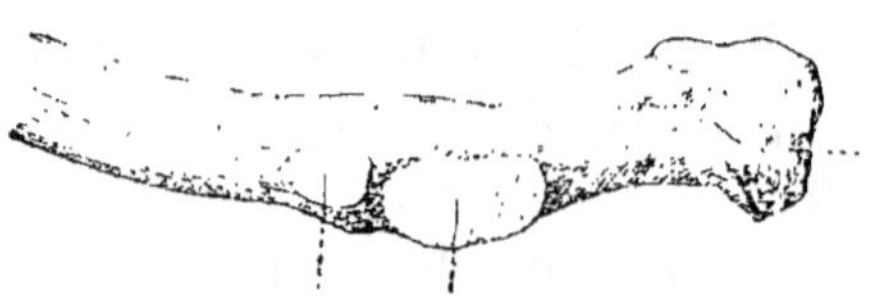

Fig. 43. — Extrémité vertébrale d'une côte.

Un certain nombre de côtes, les premières et les dernières, ont des caractères propres qui les distinguent du type costal que nous avons décrit. La plus intéressante est la première côte, dont la longueur est minime, elle est aplatie de haut en bas au lieu de l'être de dehors en dedans, et enfin elle présente sur sa face supérieure deux gouttières creusées par les artère et veine sous-clavières et séparées par une saillie ou tubercule de Lisfranc.

Sternum. — Cet os, situé à la partie antérieure et médiane du thorax, est un os plat, impair et symétrique, mesurant environ 20 centimètres de longueur. Sa forme a été comparée à celle d'un poignard, aussi a-t-il été divisé en trois portions : une supérieure plus large et plus épaisse que le reste de l'os, la *poignée* ; une moyenne, le *corps* ; une inférieure étroite, mince,

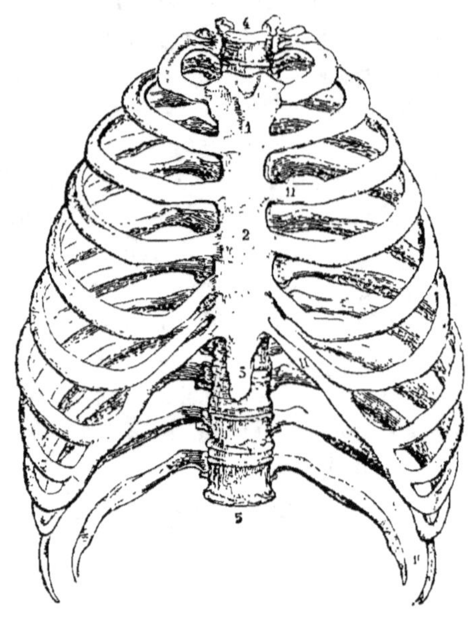

Fig. 44. — Thorax, face antérieure.

1. poignée sternale ; 2. corps du sternum ; 3. appendice xyphoïde ; 4. ouverture supérieure du thorax ; 5. ouverture inférieure ; 6. 1re côte ; 7. 2e côte ; 8. côtes sternales ; 9. fausses côtes ; 10. côtes flottantes ; 11. cartilages costaux.

variable de forme, la *pointe* ou *appendice xyphoïde* (fig. 44).

La face antérieure convexe présente une série de lignes transversales, traces des soudures des différentes pièces qui entrent dans la constitution de l'os; ces pièces ont été comparées à des vertèbres, d'où le nom de *sternèbres*, elles sont indépendantes chez l'enfant.

La face postérieure concave entre en rapport avec les organes contenus dans la cavité thoracique, plèvres, péricarde, etc.

L'extrémité supérieure présente sur la ligne médiane une échancrure, la *fourchette sternale*, et de chaque côté une cavité destinée à recevoir la tête de la clavicule.

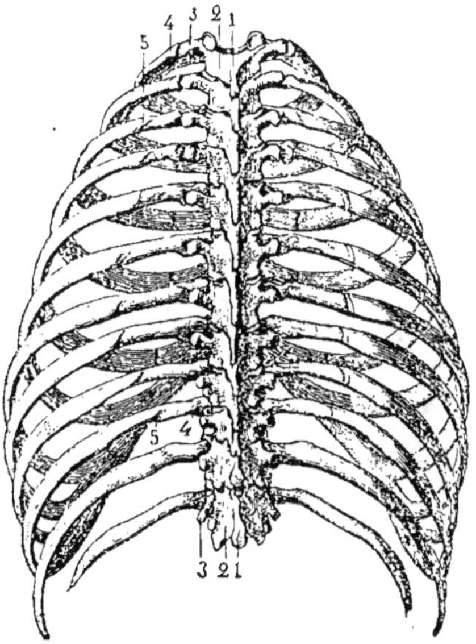

Les bords latéraux sont creusés de sept petites cavités qui recevront les sept cartilages costaux.

Thorax. — La réunion de la colonne dorsale, du sternum et des côtes limite une vaste cavité qui a la forme d'un tronc de cône, c'est la *cavité thoracique* ou *thorax* (fig. 44 et 45), elle renferme et protège un certain nombre d'organes, dont le cœur et les poumons. L'espace, que laisse libre sur la ligne médiane la face interne des deux poumons et qui est occupé en avant par le cœur et en arrière par l'œsophage et l'aorte, porte le nom de *médiastin*, espace que nous étudierons avec plus de détails en même temps que les rapports des poumons et du cœur.

Fig. 45. — Thorax, face postérieure.

1. crête épineuse; 2. gouttières vertébrales; 3. apoph. transverses; 4. partie dorsale des côtes; 5. angle des côtes.

Le thorax paraît avoir été entamé à son extrémité inférieure ou base par un plan dirigé de haut en bas et d'avant en arrière; aussi la hauteur du thorax est-elle plus courte en avant (12 centimètres) qu'en arrière (27 centimètres). Son extrémité supérieure est très étroite par rapport à sa base.

Le rôle joué par le thorax dans l'acte respiratoire est extrêmement important et il sera étudié avec la physiologie de la respiration.

TÊTE OSSEUSE

Os du crâne. — La colonne vertébrale supporte à sa partie supérieure la tête qui est divisée en deux parties : l'une, le *crâne*, destinée à loger l'encéphale ; l'autre, la *face*, renfermant la plupart des organes des sens.

Le crâne (fig. 46 et 47) est une cavité dont les parois sont formées de huit os, quatre impairs et deux pairs. Les os impairs

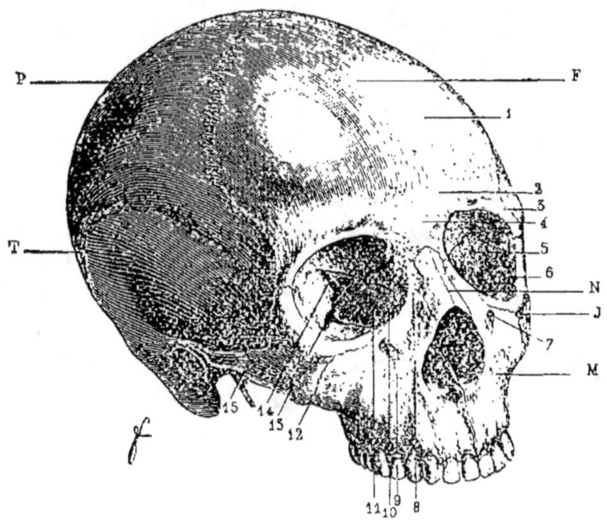

Fig. 46. — Tête osseuse.

F. frontal ; P. pariétal ; T. temporal ; M. maxillaire supérieur ; N. nasal ; J. os malaire ; 1. bosses frontales ; 2. protubérance sourcilière ; 3. arcade sourcilière ; 4. bosse nasale ; 5. fosses orbitaires ; 6. sphénoïde ; 7 et 9. trous sous-orbitaires ; 8. apophyse montante du maxillaire ; 10. os lacrymal ; 11. ethmoïde ; 12. pommettes ; 15. apophyse styloïde.

sont, en allant d'avant en arrière, le *frontal* qui constitue le front, puis l'*ethmoïde*, le *sphénoïde* et enfin l'*occipital*. Les os pairs sont placés symétriquement de chaque côté des os impairs : ce sont les *temporaux* et les *pariétaux*.

Les os du crâne sont des os plats, dont les deux surfaces formées de tissu compact portent le nom, l'une de *table externe*, l'autre de *table interne* ; elles interceptent entre elles la substance spongieuse appelée *diploé*. Dans quelques os les cavités du tissu spongieux sont agrandies et forment les *cellules* et les *sinus*.

Les os, qui constituent la voûte du crâne ou calotte crânienne, sont lisses extérieurement, leur face interne au contraire est irrégulière ; le cerveau paraît s'y être imprimé comme la pulpe du doigt le ferait dans de la cire molle, d'où le nom d'*impressions digitales* donné à ces dépressions. Entre ces dernières existent des parties saillantes qui constituent les *éminences mamillaires*. On y trouve aussi des sillons étroits, arborescents, formés par l'impression des artères qui rampent à la face interne de la boîte crânienne.

Enfin le crâne est percé à sa base d'un grand nombre de trous par où sortent les veines et les nerfs nés de l'encéphale et par où entrent les artères destinées à nourrir les organes intra-crâniens.

Frontal. — Le *frontal* ou *coronal* est un os impair, symétrique, situé à la partie antérieure du crâne; il présente à étudier trois faces :

1º Une face antérieure, lisse, convexe, portant sur la ligne médiane des traces de soudure des deux moitiés latérales qui composent l'os primitivement. Au-dessus du nez se trouve la *bosse frontale moyenne* ou glabelle et de chaque côté les *bosses frontales latérales* surmontant les *arcades sourcilières*. Latéralement cette face porte deux petites facettes triangulaires qui appartiennent à la région appelée fosse temporale.

2º Une face postérieure ou interne qui appartient à la cavité crânienne, elle présente sur la ligne médiane une crête très marquée où s'insère la grande faux du cerveau, c'est la *crête frontale*, et au-dessus une gouttière longitudinale, point de départ de la gouttière qui se prolonge sur les pariétaux, c'est la gouttière du sinus veineux longitudinal. De chaque côté de la ligne médiane existent une dépression, ce sont les *fosses frontales*, qui correspondent aux bosses frontales extérieures, et plus bas deux saillies mamelonnées qui forment le plafond des cavités orbitaires.

3º Une face inférieure extrêmement mince; elle présente sur la ligne médiane une échancrure comblée par l'ethmoïde, *échancrure ethmoïdale*, en avant de laquelle se trouve l'épine nasale; latéralement cette face entre dans la constitution de la cavité orbitaire, elle se déprime en dehors pour loger la glande lacrymale et forme ainsi la *fossette lacrymale*.

Les bords sont également au nombre de trois : l'antérieur porte en son milieu l'*échancrure nasale* et sur les côtés les *arcades orbitaires*; le supérieur s'articule avec les os voisins de la voûte, le postérieur est mince et se continue avec les os de la base.

Le frontal est creusé de chaque côté de l'échancrure nasale d'une cavité ou *sinus frontal*, qui est tapissée d'une muqueuse en continuité avec la muqueuse nasale. Le coryza peut occasionner une inflammation de cette muqueuse, d'où névralgie frontale; il peut même se produire à ce niveau de la suppuration (sinusite), qui s'accompagnera de fièvre, de douleurs intenses et qui nécessitera l'ouverture du sinus par trépanation.

Ethmoïde. — L'ethmoïde est un os impair, médian, symétrique, il est situé dans l'échancrure ethmoïdale du frontal qui est ainsi comblée. Il a la forme d'un cube composé de trois parties :

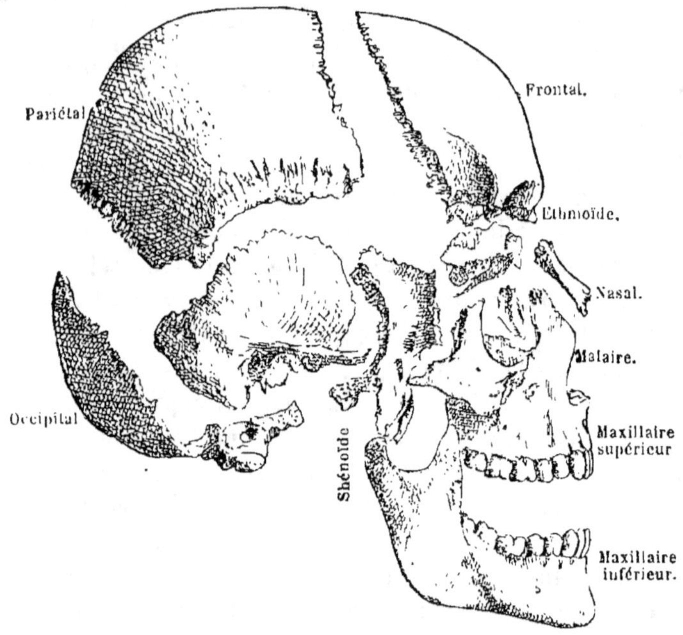

Fig. 47. — Tête osseuse.

une médiane, *lame perpendiculaire*, et deux latérales, *masses latérales*, rattachées à la précédente par la *lame horizontale*.

La portion médiane présente à sa partie supérieure une lamelle osseuse verticale, épaisse, c'est l'*apophyse crista galli*. La lame horizontale, qui s'attache sur la lame perpendiculaire à l'union de celle-ci avec l'apophyse crista galli, est perforée de nombreux trous pour le passage des nerfs olfactifs, de là le nom de *lame criblée*; elle forme le plafond des fosses nasales, alors que la lame perpendiculaire constitue la cloison osseuse qui sépare les deux cavités nasales.

Les masses latérales par leur face externe mince, os *planum*, entrent dans la constitution des cavités **orbitaires**; de la face interne de celui-ci se détachent deux lamelles osseuses, qui portent le nom de *cornets supérieur* et *moyen*. Ceux-ci limitent avec l'os planum deux espaces situés dans les fosses nasales et appelés *méats supérieur* et *moyen*.

L'ethmoïde appartient donc au crâne par sa face supérieure, à l'orbite par sa face externe et aux fosses nasales par la portion située au-dessous de la lame criblée. En certains points il limite des petites cavités ou *cellules ethmoïdales*.

Sphénoïde. — Le sphénoïde, situé à la partie moyenne de la base du crâne en arrière de l'ethmoïde et en avant de l'occipital, est un os impair, médian et symétrique. Très compliqué par sa forme, il a été comparé à une chauve-souris avec un corps, des ailes et des pattes.

Le *corps* est cubique, il a donc six faces. La supérieure appartient à la base du crâne, elle continue le plan de l'ethmoïde ; on y trouve, en allant d'avant en arrière, deux gouttières antéro-postérieures ou *gouttières olfactives* pour les bulbes olfactifs, puis une gouttière transversale, *gouttière optique*, qui loge le chiasma ou entre-croisement des nerfs optiques et qui se termine, de chaque côté de la ligne médiane, par un orifice s'ouvrant dans l'orbite : ce sont les *trous optiques* par où passent le nerf optique et l'artère ophtalmique, ces orifices sont creusés dans la base des petites ailes du sphénoïde. En arrière de la gouttière optique se trouve une excavation profonde en forme de selle arabe, c'est la *selle turcique* ou *fosse pituitaire*, limitée en avant et en arrière par deux saillies ou *apophyses clinoïdes antérieures* et *postérieures* ; ces dernières forment les angles supéro-externes d'une lame verticale et transversale, *lame quadrilatère*. Une gouttière oblique en bas et en arrière part de celle-ci et se continue avec la gouttière basilaire de l'occipital.

La face antérieure présente sur la ligne médiane une crête verticale, *crête sphénoïdale*, articulée avec la lame perpendiculaire de l'ethmoïde, et de chaque côté de celle-ci une ouverture qui permet de pénétrer dans une cavité creusée dans le corps de l'os : ce sont les *sinus sphénoïdaux*.

La face inférieure porte une crête médiane antéro-postérieure qui est cachée par l'insertion du vomer.

La face postérieure n'existe que chez le fœtus, car elle se soude rapidement avec l'occipital.

Les faces latérales donnent insertion aux ailes : en avant ce sont les *petites ailes* ou *apophyses d'Ingrassias*, en arrière les *grandes ailes*, situées sur un plan inférieur aux précédentes. Elles ont trois faces, une supérieure cérébrale, une antérieure appartenant à la face externe de l'orbite, une externe dépendant de la fosse temporale en haut et de la fosse zygomatique en bas.

Entre les grandes ailes et les petites ailes se trouve de chaque côté une fente allongée, la *fente sphénoïdale*, qui fait communiquer la cavité crânienne avec la cavité orbitaire et livre passage aux nerfs moteur oculaire commun, pathétique, moteur oculaire externe, ophtalmique et à la veine ophtalmique.

Un peu au-dessous de cette fente et le long du bord interne de la grande aile existent différents orifices, qui sont : le *trou grand rond* pour le nerf maxillaire supérieur, le *trou ovale* pour le nerf maxillaire inférieur, et le *trou petit rond* ou *sphéno-épineux* pour l'artère *méningée moyenne*.

Enfin les apophyses *ptérygoïdes* se detachent de la face inférieure à l'union des grandes ailes avec le corps par une base percée d'un canal antéro-postérieur, le *canal vidien*. Excavées en arrière, *fosse ptérygoïde*, elles entrent par leur face interne dans la constitution des parois nasales et, par leur face externe, dans celle de la fosse zygomatique.

Occipital. — L'occipital est un os impair, médian, symétrique, situé à la partie inférieure et postérieure du crâne qu'il rattache à la première vertèbre cervicale. Il a la forme d'une coquille présentant deux faces, l'une concave antéro-supérieure, l'autre convexe postéro-inférieure.

La *face antéro-supérieure* appartient d'une part à la base du crâne, d'autre part à la voûte, on y trouve en allant d'avant en arrière une gouttière qui descend en bas et en arrière; c'est la *gouttière basilaire* aboutissant à un grand orifice, *trou occipital*, par où passent le bulbe rachidien, les nerfs spinaux et les artères vertébrales. En arrière du trou occipital se trouvent deux cavités séparées par une crête, ce sont les *fosses cérébelleuses* avec la *crête occipitale interne*; au-dessus deux autres cavités leur sont superposées, les *fosses cérébrales*, séparées par une gouttière verticale. La limite entre les fosses cérébrales et les fosses cérébelleuses est constituée également par une gouttière transversale, le point où elle rencontre la précédente constitue la *protubérance occipitale interne*. Ces différentes gouttières sont destinées à loger une partie de la circonférence de très grosses veines appelées sinus veineux.

La *face postéro-inférieure* présente en avant du trou occcipital la *surface basilaire* et en arrière une large surface irrégulière, l'*écaille*, qui porte en son milieu la *protubérance occipitale externe*, très perceptible par le toucher à travers le cuir chevelu. Cette saillie est reliée au trou occipital par une crête antéro-postérieure, la *crête occipitale externe*, d'où partent de chaque côté deux lignes, les *lignes courbes occipitales supérieure* et *inférieure*. Entre celles-ci se trouvent de nombreuses rugosités donnant insertion aux muscles de la nuque.

De chaque côté du trou occipital on remarque deux saillies convexes d'avant en arrière, ce sont les *condyles* de l'occipital, qui s'articuleront avec les cavités glénoïdes de l'atlas. En avant et en arrière de ces condyles il existe un orifice, en avant c'est le *trou condylien antérieur* pour le passage du nerf grand hypoglosse et en arrière le *trou condylien postérieur*.

Pariétal. — Le pariétal est un os pair, de forme quadrilatère, situé en arrière du frontal, en avant de l'occipital, au-dessus du temporal. Il présente deux faces, une externe convexe portant une saillie à peu près médiane, la *bosse pariétale*, et au-dessous de celle-ci des lignes courbes, les *lignes temporales*; la face interne concave est parsemée d'impressions digitales et d'éminences mamillaires et excavée au centre, *fosse pariétale*.

Temporal. — Le temporal est un os pair, irrégulier, situé dans la région inférieure et latérale du crâne, au-dessous du pariétal, en avant de l'occipital. Il est divisé en trois portions : une externe, antérieure et superficielle, c'est l'*écaille* du temporal ou portion *squameuse*; une externe et postérieure, épaisse, c'est l'*apophyse mastoïde*; enfin une troisième partie, située à l'intérieur du crâne, part de l'union des deux précédentes, c'est le *rocher* ou portion *pétreuse*.

L'écaille entre par sa face externe dans la constitution de la fosse temporale; de sa partie postérieure se détache une tige qui se porte en avant, c'est l'apophyse *zygomatique*, à la base de laquelle on trouve une cavité, *cavité glénoïde*, destinée à recevoir la tête du maxillaire inférieur pour former l'articulation temporo-maxillaire.

L'apophyse mastoïde est un massif osseux rugueux extérieurement, car de nombreux muscles viennent y prendre insertion, elle est creusée de cavités ou *cellules mastoïdiennes* qui communiquent avec la caisse du tympan.

Le rocher a la forme d'une pyramide triangulaire qui se dirige obliquement en avant et en dedans. Il a une base externe percée d'un orifice, *conduit auditif externe*.

Deux de ses faces appartiennent à la face cérébrale de la base du crâne, elles sont séparées par une arête qui sert de limite aux étages moyen et inférieur du crâne.

Sur le flanc antérieur on trouve une fente, c'est l'*hiatus de Fallope*, qui communique avec l'*aqueduc* de Fallope par où passent plusieurs nerfs. Le flanc postérieur porte sur le milieu un orifice assez considérable, c'est le *conduit auditif interne*, livrant passage aux nerfs acoustique et facial.

Le sommet ou pointe du rocher, situé à l'union de la grande aile du sphénoïde avec le corps de cet os, est percé d'un orifice, qui est l'orifice interne du canal carotidien.

La face inférieure porte dans sa portion la plus externe une pointe osseuse ou *apophyse styloïde*, près de laquelle on voit un orifice, c'est le *trou stylo-mastoïdien*, qui est destiné à laisser passer le nerf facial. En avant on rencontre l'orifice inférieur du canal carotidien et en arrière une dépression pour loger la veine jugulaire à sa sortie du crâne, c'est le *golfe de la veine jugulaire*.

Par ses bords le rocher délimite des trous très irréguliers, d'où le nom de *trous déchirés*, l'un *antérieur* près du sommet, l'autre *postérieur* à l'angle du rocher et de l'occipital. Ce dernier livre passage aux nerfs glosso-pharyngien, pneumo-gastrique et spinal et à la veine jugulaire interne.

Le rocher est creusé d'un certain nombre de cavités et de canaux : conduit auditif interne, caisse du tympan ou oreille moyenne, oreille interne, trompe de Fallope, etc.

DU CRANE CONSIDÉRÉ DANS SON ENSEMBLE

Le crâne est une boîte osseuse, qui doit être étudiée intérieurement et extérieurement. La surface intérieure du crâne peut être divisée en deux parties : la voûte et la base; la surface extérieure en trois parties : la voûte, la base et les faces latérales.

Configuration intérieure du crâne.

1° **Voûte.** — La voûte est constituée en allant d'avant en arrière par le frontal, les pariétaux et par une partie de l'écaille de l'occipital. Elle est rugueuse, inégale, parsemée de saillies et de dépressions, éminences mamillaires et impressions digitales.

La ligne médiane présente d'avant en arrière la *crête frontale*, la *gouttière longitudinale supérieure* destinée à loger le sinus

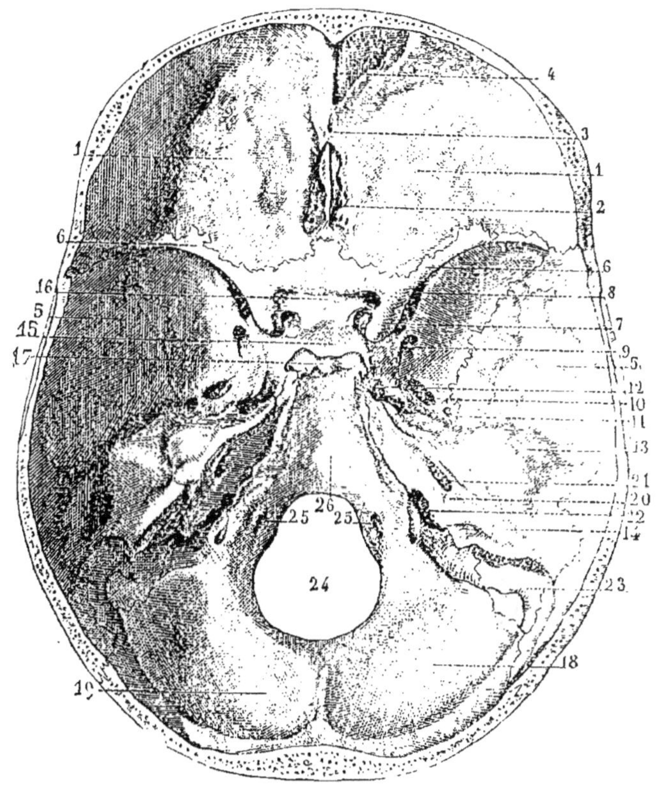

Fig. 48. — Base du crâne.

1. fosses latérales antérieures; 2. fosse médiane antérieure; 3. trou borgne, 4. crête coronale; 5. fosses latérales moyennes; 6. apophyses d'Ingrassias; 7. apoph. clinoïde antérieure; 8. fente sphénoïdale; 9. trou maxillaire supérieur; 10. trou maxillaire inférieur; 11. trou sphéno-épineux; 12. trou déchiré antérieur; 13. face antérieure du rocher; 14. bord supérieur du rocher; 15. fosse pituitaire; 16. trous optiques; 17. lame perpendiculaire du sphénoïde; 18 et 19. fosses latérales postérieures; 20. face postérieure du rocher; 21. conduit auditif interne; 22. trou déchiré postérieur; 23. gouttière des sinus latéraux; 24. trou occipital; 25. trous condyliens antérieurs; 26. gouttière basilaire.

du même nom. De chaque côté de la gouttière on remarque sur les pariétaux, près de la suture sagittale, des dépressions destinées à loger les *tubercules de Pacchioni*.

Sur les parties latérales on trouve les *fosses frontales*, les *fosses pariétales* et les *fosses occipitales supérieures*, parcourues par les sillons arborescents de l'artère méningée moyenne.

2° **Base**. — La face interne de la base du crâne est inclinée d'avant en arrière et de haut en bas ; elle a l'apparence d'un escalier à trois degrés, d'où le nom d'étage supérieur, d'étage moyen et d'étage inférieur (fig. 48).

L'*étage supérieur ou antérieur* est constitué par le frontal, la lame criblée de l'ethmoïde, une partie du corps du sphénoïde et par les petites ailes du sphénoïde. On y remarque d'avant en arrière l'apophyse crista galli qui sépare les gouttières ethmoïdales, sur les côtés les trous de la lame criblée et en arrière les trous olfactifs.

L'*étage moyen* est formé par les grandes ailes du sphénoïde, l'écaille du temporal et la face antérieure du rocher. Cet étage présente d'avant en arrière : au milieu la gouttière optique, la selle turcique, la lame quadrilatère du sphénoïde ; sur les côtés la fente sphénoïdale, les gouttières caverneuses, les apophyses cli-

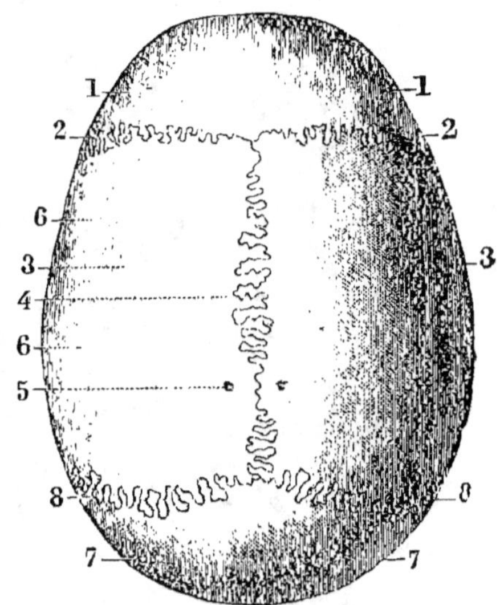

Fig. 49. — Face supérieure du crâne.

1. frontal ; 2. suture fronto-pariétale ; 3. pariétaux ; 4. suture sagittale ; 5. trou pariétal ; 6. ligne courbe temporale ; 7. occipital ; 8. suture lambdoïde.

noïdes et le trous déchiré antérieur ; plus en dehors, la face concave des grandes ailes du sphénoïde avec les trous grand rond, ovale et petit rond ; en arrière, enfin, est la face externe du rocher avec l'hiatus de Fallope.

L'*étage inférieur ou postérieur* est constitué par la gouttière basilaire du sphénoïde, qui se continue avec la gouttière du même nom de l'occipital, sur les parties latérales par le versant postérieur du rocher et en arrière par l'occipital. Cet étage présente d'avant en arrière sur la ligne médiane la gouttière basilaire, le trou occipital avec l'orifice interne du trou condylien antérieur, la crête occipitale interne ; sur les côtés la face postérieure du rocher avec le conduit auditif interne, puis les fosses occipitales postérieures.

Configuration extérieure du crâne.

1° **Voûte.** — La voûte extérieure du crâne est formée par le frontal, les pariétaux et l'occipital. On y voit en avant la bosse

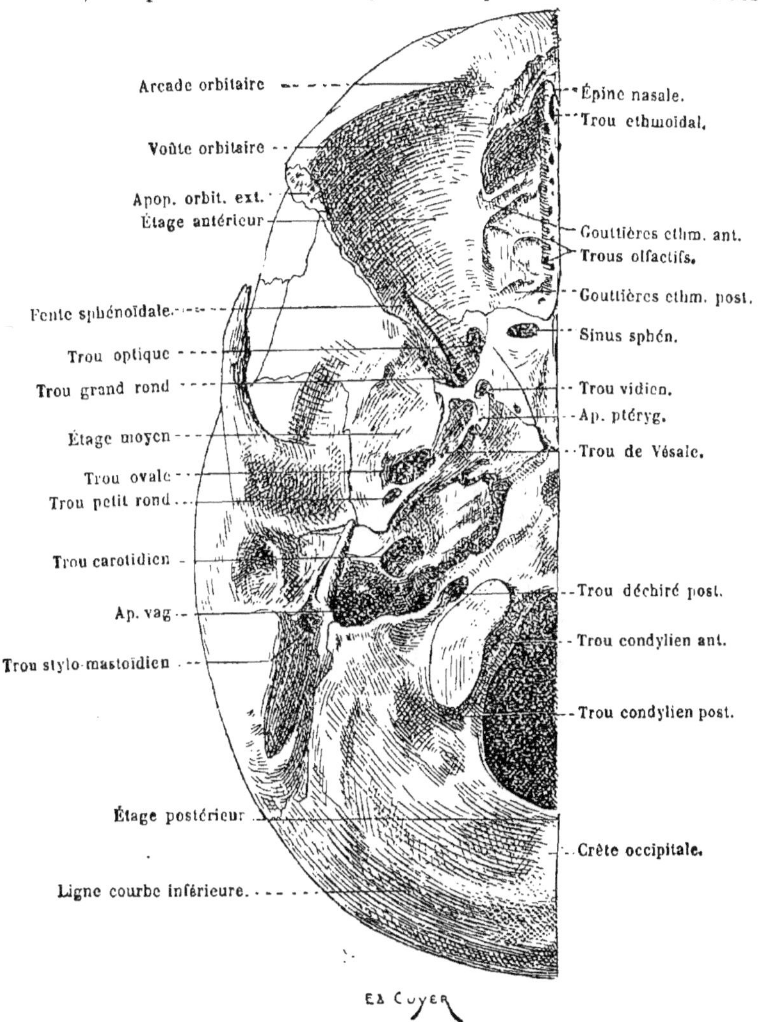

Fig. 50. — Base du crâne (Poirier).

frontale moyenne, latéralement les bosses pariétales et en arrière la protubérance occipitale externe, on y remarque les sutures fronto-pariétale ou *coronale*, interpariétale ou *sagittale* et pariéto-occipitale ou *lambdoïde* (fig. 49).

2° **Base.** — La base extérieure ou inférieure (fig. 46) est cachée
en avant par le massif facial, en arrière duquel on voit la surface
basilaire qui constitue la voûte du pharynx, le trou occipital avec
les condyles occipitaux sur les côtés, enfin la crête occipitale
externe. Sur les parties latérales font saillie deux massifs volumi-

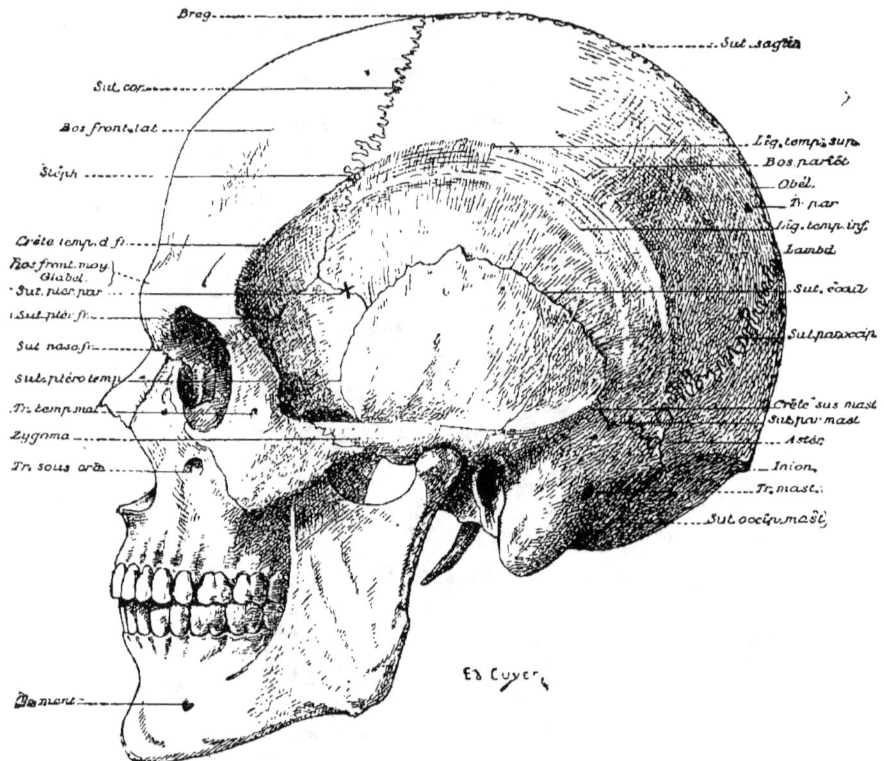

Fig. 51. — Squelette de la face, vue latérale (Poirier).

neux, les apophyses mastoïdes, en avant et plus près de la ligne
médiane les apophyses ptérygoïdes, sur lesquelles les os de la
face viennent s'appuyer.

3° **Faces latérales.** — Elles sont formées par une portion du
frontal et par l'écaille du temporal, elles constituent en grande
partie la *fosse temporale*, dans la formation de laquelle entrent
l'apophyse orbitaire du frontal, la grande aile du sphénoïde et
l'écaille du temporal (fig. 51).

Développement du crâne.

Primitivement le crâne est membraneux, mais, vers le deuxième mois de la vie intra-utérine, la région de la base est envahie par la *chondrine*, substance cartilagineuse embryonnaire, tandis que la voûte et les parties latérales conservent l'état membraneux.

A la naissance le cartilage de la base du crâne a été remplacé

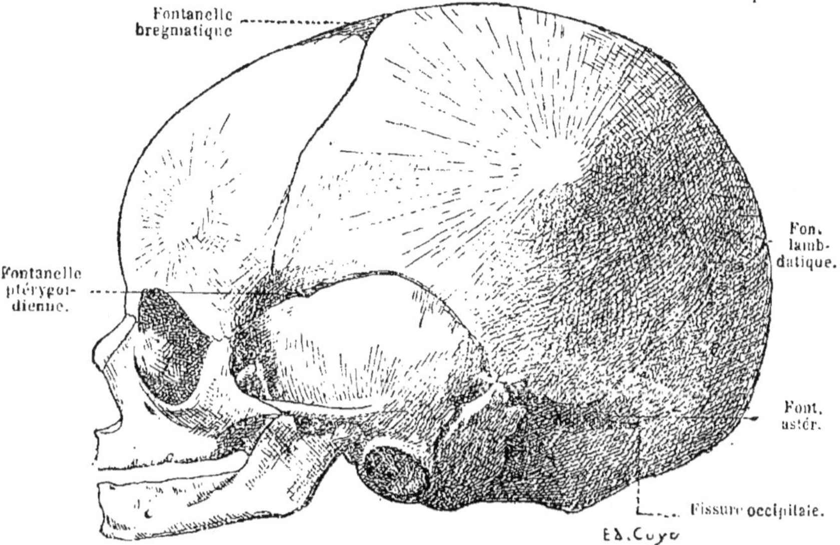

Fig. 52. — Crâne de nouveau-né (Poirier).

en grande partie par de la substance osseuse, l'ossification de cette région n'est complète que vers l'âge de six à sept ans.

La voûte reste membraneuse, c'est le seul point de l'économie où l'on voit du tissu fibreux donner naissance à du tissu osseux. Sur le pariétal par exemple apparaît au centre un point d'ossification, d'où partent des irradiations osseuses formant une sorte d'étoile avec ses rayons. Les angles de l'os plus éloignés du centre seront les derniers envahis par les stries osseuses; au moment de la naissance ils sont encore membraneux et forment avec les angles des os voisins des espaces plus ou moins considérables non ossifiés, auxquels on a donné le nom de *fontanelles*. Il existe des fontanelles principales ou normales et des fontanelles anormales ou accessoires. Les fontanelles principales sont au nombre de six, dont deux très importantes au point de vue obstétrical situées sur

la ligne médiane. L'antérieure placée à l'union des deux frontaux
avec les deux pariétaux a une forme losangique. sa longueur est
de 4 à 5 centimètres, sa largeur est de 2,5 centimètres à 4 centimètres. C'est la *fontanelle antérieure, grande fontanelle. fontanelle bregmatique* ou *bregma* (fig. 52 et 53), elle est très perceptible au toucher à travers le cuir chevelu, elle donne au doigt la
sensation d'un espace dé-
pressible ayant la forme d'un
losange aux angles duquel
aboutissent quatre sutures,
en avant la suture médio-
frontale, en arrière la suture
sagittale ou interpariétale
et sur les côtés les sutures
fronto-pariétales.

La *fontanelle posté-
rieure, lambdatique* ou
lambdoïde n'est pas toujours une véritable fontanelle, c'est-à-dire un espace
membraneux ; elle est située
à l'union de la partie postérieure de la suture interpariétale avec les deux
sutures occipito-pariétales
(fig. 54). Elle a la forme
d'une étoile à trois branches
et de la lettre grecque
λ. lambda.

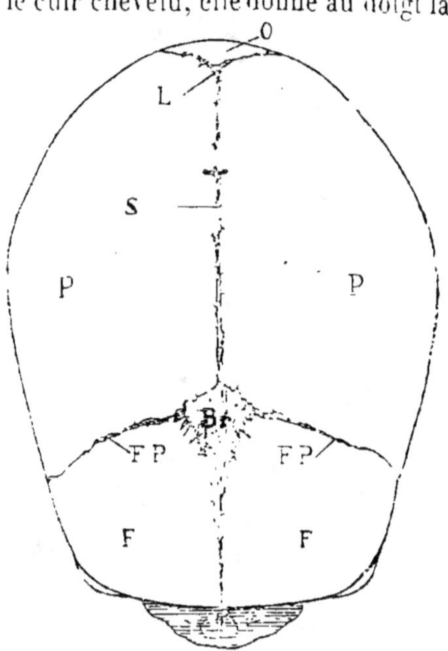

Fig. 53. — Voûte du crâne d'un fœtus à terme
(Ribemont-Dessaignes et Lepage,.

O. pointe de l'occiput ; P. pariétaux ; E. frontaux : S. suture sagittale ; FP. sutures fronto-
pariétales : L. fontanelle postérieure ; Br. fontanelle antérieure.

Les fontanelles latérales sont moins importantes, leur nom est
tiré de l'anthropologie. On en trouve une de chaque côté à l'union
du frontal, du pariétal, de la grande aile du sphénoïde et de
l'écaille du temporal, c'est la fontanelle *ptérique*, cette région
étant appelée ptérion par les anthropologistes. En arrière se trouve
la fontanelle *astérique*, la région s'appelant astérion, elle est
située à l'union de l'apophyse mastoïde, du pariétal et de l'occipital

Dans quelques cas il se développe des fontanelles accessoires
sur la ligne médiane du crâne, fontanelles qui peuvent prendre
une certaine importance en obstétrique à cause des erreurs de

diagnostic qu'elles sont susceptibles d'occasionner. C'est ainsi qu'il peut en exister une à l'union des deux tiers antérieurs avec le tiers postérieur de la suture sagittale; de forme losangique, elle se distingue de la fontanelle bregmatique par ses dimensions moins considérables et parce que deux de ses angles seulement se continuent avec des sutures, les angles latéraux en sont dépourvus; elle porte le nom de *fontanelle de Gerdy* (fig. 55).

A l'union des os du nez avec le frontal, région dénommée glabelle en anthropologie, on peut sentir dans quelques cas une fontanelle appelée fontanelle *glabellaire*.

Chez le fœtus le crâne fibreux est constitué par trois membranes: une externe qui deviendra le périoste, une moyenne fibreuse qui s'ossifiera, enfin la troisième ou profonde est formée par la dure-mère.

Sur un crâne adulte on retrouve ces trois couches, mais la couche moyenne fibreuse est devenue osseuse, excepté cependant au niveau des sutures où cette membrane persiste sous forme de *membrane suturale*. C'est grâce à elle que les os du crâne peuvent continuer à se développer en largeur, elle disparaît assez tard et à partir de ce moment le crâne ne se développe plus.

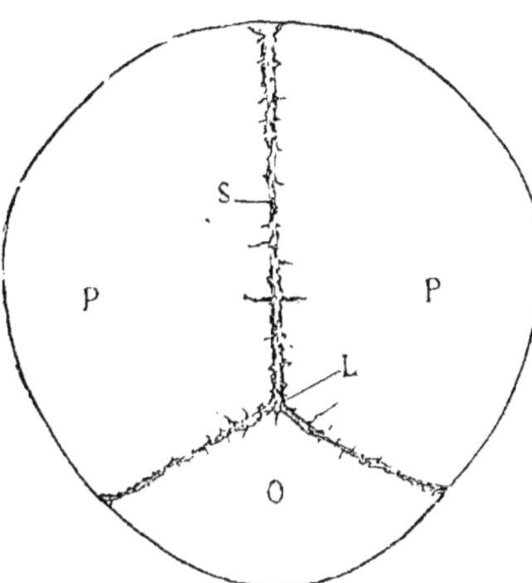

Fig. 54. — Voûte du crâne vue par la face postérieure (Ribemont-Dessaignes et Lepage).

P. pariétaux; O. occipital; L. fontanelle lambdoïde; S. suture sagittale.

Quant aux sutures elles sont nombreuses, chez le fœtus et chez le nouveau-né elles sont membraneuses; les principales sont les suivantes : 1° la suture *sagittale* entre les deux pariétaux, 2° la suture *métopique* entre les deux frontaux; 3° la suture *coronale* séparant les frontaux des pariétaux; 4° la suture *lambdoïde* entre les pariétaux et l'occipital; 5° la suture *pariéto-mastoïdienne*; 6° la suture *temporo-pariétale* ou *écailleuse*.

Des bords osseux limitant les sutures partent des aiguilles osseuses qui se placent dans l'intervalle laissé par deux aiguilles appartenant au bord voisin; les dentelures primitives donnent naissance à des dentelures secondaires, de sorte qu'il existe entre les bords des os un véritable engrènement. L'union de certains os est quelquefois tellement intime que toute trace de suture est disparue, c'est ainsi que le frontal de l'adulte a été primitivement double et qu'il est impossible de retrouver la suture.

Dans quelques cas la membrane suturale disparaît de bonne heure et le développement du crâne est modifié; alors que les os des autres parties du squelette continuent à s'accroître, on est frappé du petit volume de la tête comparé au corps, c'est la *microcéphalie*. Si, au contraire, le développement du crâne est exagéré, on a la *macrocéphalie*. Lorsque l'arrêt de déve-

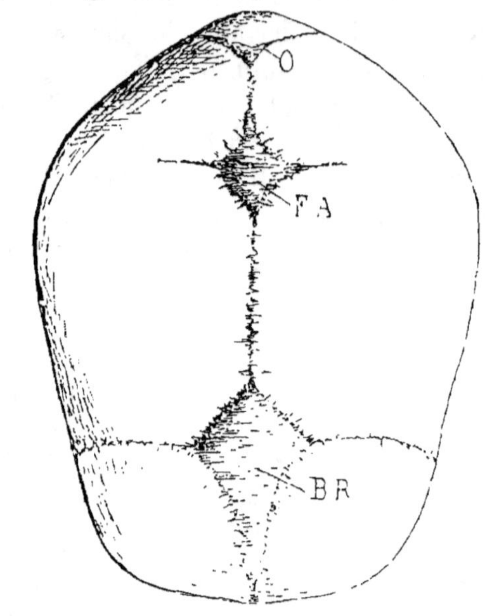

Fig. 55. — Tête fœtale avec fontanelle accessoire (Ribemont-Dessaignes et Lepage).

BR. fontanelle bregmatique; O. fontanelle lamb doïde; FA. fontanelle supplémentaire ou de Gerdy

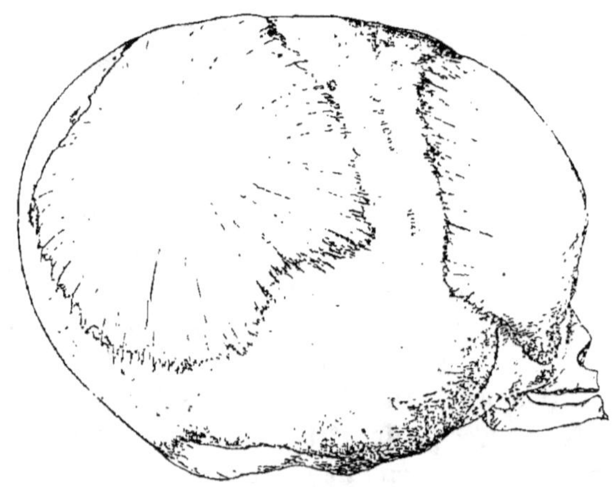

Fig. 56. — Tête d'hydrocéphale (Ribemont-Dessaignes et Lepage)

loppement ne se localise qu'à certaines parties de la boîte crânienne, celle-ci prend alors une forme irrégulière.

Enfin il est une affection congénitale ou acquise qu'il est très important de connaître, c'est l'*hydrocéphalie*, due à une accumulation exagérée de liquide céphalo-rachidien dans la cavité crânienne (fig. 56). Sous l'influence de la pression exercée par le liquide les os du crâne s'écartent les uns des autres, les sutures élargies peuvent devenir considérables et avoir 3, 4 et 5 centimètres de largeur; les os s'amincissent et leurs bords sont hérissés de longues aiguilles osseuses.

L'hydrocéphalie est souvent une cause grave de dystocie; lorsqu'elle n'est pas diagnostiquée et traitée, elle peut déterminer une rupture utérine.

La face, qui a conservé son développement normal, paraît écrasée par le développement du crâne.

FACE

La face forme un massif osseux, pyramidal, suspendu à la partie inférieure du crâne; cette pyramide est constituée par des os destinés à limiter les nombreuses cavités dont la face est creusée et dont la fonction est de loger quelques organes des sens (fig. 46).

Ces os sont presque tous pairs, leurs rapports peuvent être représentés par le tableau suivant :

Os nasal		Os nasal
Unguis		Unguis
	Maxillaire supérieur	
Os malaire	Vomer	Os malaire
	Maxillaire supérieur	
Palatin		Palatin
	Maxillaire inférieur	

Maxillaire supérieur. — Cet os est pair, irrégulier, de forme pyramidale; il constitue, en s'articulant sur la ligne médiane avec celui du côté opposé, la plus grande partie de la mâchoire supérieure. Il entre dans la constitution de la cavité orbitaire par sa face supérieure, des fosses nasales par sa face interne, de la cavité buccale par sa face inférieure, de la fosse ptérigo-maxillaire par sa face postérieure.

Cet os, qui paraît soufflé, est occupé par une vaste cavité, le *sinus maxillaire*, qui s'ouvre dans les fosses nasales.

Le bord inférieur constitue avec celui du maxillaire du côté opposé un fer à cheval convexe en avant et percé d'un certain nombre de petites cellules ou alvéoles destinées à loger les racines des dents supérieures.

Le maxillaire supérieur forme la partie la plus importante du squelette facial, il entre en contact avec la plupart des os qui le constituent, c'est ainsi qu'il s'articule en dedans avec le cornet inférieur et le vomer, en dehors avec l'os malaire, en avant avec les os propres du nez, en arrière avec le palatin, en haut avec l'unguis, le frontal et l'ethmoïde.

Os malaire. — Cet os pair, résistant, qui constitue la saillie de la pommette, a la forme d'une étoile à trois branches articulées la première avec le maxillaire supérieur, la deuxième avec l'apophyse orbitaire du frontal, la troisième avec l'apophyse zygomatique.

Os nasal. — Os pair, sa forme varie avec les individus et avec les races, il est situé à la racine du nez, en avant et au-dessus des fosses nasales qu'il concourt à former. Il s'articule avec le frontal, l'ethmoïde, le maxillaire supérieur et l'os nasal du côté opposé.

Os unguis ou lacrymal. — Cet os est représenté par une lamelle osseuse mince, qui sépare l'orbite des fosses nasales. Il s'articule avec l'ethmoïde, le cornet inférieur, le frontal et le maxillaire supérieur.

Palatin. — Os pair, très fragile, irrégulier, il est situé en arrière des maxillaires supérieurs, de chaque côté de la ligne médiane. Il est formé de deux lames réunies à angle droit dont l'ouverture regarde les fosses nasales. La branche inférieure est horizontale, elle termine en arrière la voûte palatine, la branche supérieure ou verticale concourt à former la paroi externe des fosses nasales.

Cornet inférieur. — Cet os pair formé par une petite lamelle osseuse est situé au-dessous de l'ethmoïde sur la paroi externe des fosses nasales. Il oblitère une partie de l'orifice du sinus maxillaire.

Vomer. — C'est un os impair, représenté par une lamelle verticale située sur la ligne médiane, il rejoint en haut la lame perpendiculaire de l'ethmoïde pour former la cloison de séparation des deux fosses nasales.

Maxillaire inférieur. — Os impair, médian, symétrique, en forme de fer à cheval, il constitue à lui seul le squelette de la mâchoire inférieure. Il est placé au-dessous du massif facial sur lequel il est mobile grâce à une articulation importante, variable avec les espèces animales ou plutôt avec le genre d'alimentation de ces espèces.

Le maxillaire inférieur présente un corps et deux branches. Le *corps* a la forme d'un demi-cercle, dont la partie la plus antérieure constitue un angle saillant ; son bord inférieur mousse et lisse donne insertion à des muscles, abaisseurs de la mâchoire ; son bord supérieur est creusé d'alvéoles semblables à celles du maxillaire supérieur et destinées à loger les racines des dents inférieures.

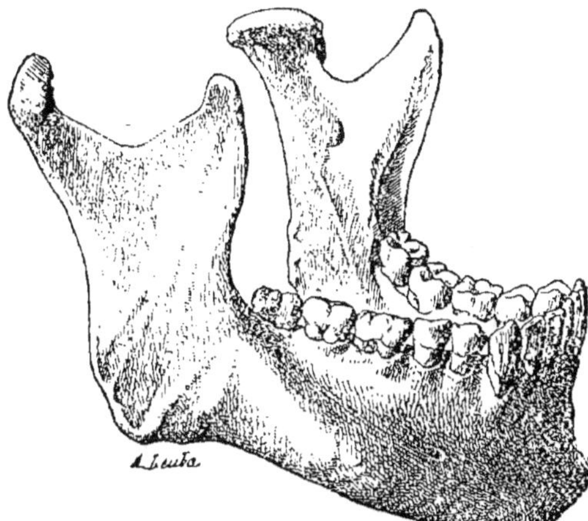

Fig. 57. — Maxillaire inférieur.

La face interne ou postérieure présente de chaque côté de la ligne médiane une ligne oblique qui va de l'angle antérieur à l'origine des branches montantes, c'est la ligne mylo-hyoïdienne donnant insertion au muscle mylo-hyoïdien.

Les *branches* sont légèrement obliques de haut en bas et d'arrière en avant, leur face externe rugueuse donne insertion aux fibres nombreuses du muscle masséter appartenant au groupe des muscles masticateurs. Leur face interne présente à leur partie moyenne un orifice limité par une saillie osseuse, l'*épine de Spix.*

A la partie supérieure la branche montante présente près du bord postérieur une surface arrondie, c'est le *condyle*, qui sera reçu dans la cavité glénoïde située à la base du rocher et qui est supporté par une portion plus étroite ou *col du condyle.* Près du bord antérieur cette extrémité porte une saillie anguleuse, c'est l'*apophyse coronoïde*, qui donne insertion au muscle temporal et qui est séparée en arrière du condyle par une échancrure à concavité supérieure, l'*échancrure sigmoïde.*

Cavités de la Face.

Les os de la face constituent par leur réunion un certain nombre de cavités ou de fosses ; nous étudierons les principales, c'est-à-dire les cavités orbitaires, les fosses nasales et la cavité buccale (fig. 46).

Cavités orbitaires. — Elles sont situées à l'union du crâne avec la face de chaque côté de la ligne médiane. Elles ont la forme de pyramides quadrangulaires, dont le grand axe se dirige d'avant en arrière et de dehors en dedans.

La paroi supérieure concave est constituée par le frontal et par la petite aile du sphénoïde ; la paroi externe plane par la grande aile du sphénoïde, l'apophyse orbitaire du malaire et la partie la plus externe du frontal ; la paroi inférieure ou plancher repose sur le sinus maxillaire, elle est formée par le maxillaire supérieur, l'apophyse orbitaire du malaire et tout à fait en arrière par la facette orbitaire du palatin. La paroi interne est formée par l'apophyse montante du maxillaire, l'unguis, l'os planum de l'ethmoïde ; sa partie antérieure est creusée d'une gouttière lacrymo-nasale qui se continue en bas avec le canal nasal.

L'angle supéro-interne présente les deux conduits ethmoïdaux ou orbitaires internes entre le frontal et l'ethmoïde, et en arrière le trou optique pour le passage du nerf optique et de l'artère ophtalmique.

Le bord supéro-externe se confond en avant avec la fossette lacrymale, en arrière avec la fente sphénoïdale.

Le bord inféro-interne est obtus, presque effacé ; le bord inféro-externe se confond en arrière avec la fente sphéno-maxillaire.

Fosses nasales. — Au nombre de deux, ce sont des cavités symétriques situées à la partie médiane de la face ; elles ont la forme de deux couloirs aplatis, accolés l'un à l'autre et dirigés d'avant en arrière. Elles font communiquer l'extérieur avec la partie la plus élevée du pharynx.

On décrit aux fosses nasales quatre parois : une supérieure, une inférieure, une externe et une interne.

La *paroi supérieure* ou *plafond* en forme de voûte est constituée par les os propres du nez, l'épine nasale du frontal, la lame criblée de l'ethmoïde et en arrière par une portion du sphénoïde.

La *paroi inférieure, plancher* ou voûte palatine, est plus large que la paroi supérieure, elle est formée par l'apophyse palatine du maxillaire supérieur et en arrière par la branche horizontale du palatin.

La *paroi interne* ou *cloison* des fosses nasales est commune aux deux cavités, elle est constituée en haut par la lame perpendiculaire de l'ethmoïde et en bas par le vomer. L'angle que forment ces deux os en avant sera comblé par le cartilage de la cloison.

La *paroi externe* est plus complexe, six os entrent dans sa constitution : ce sont l'ethmoïde, puis le maxillaire supérieur, l'unguis, le sphénoïde, le palatin et le cornet supérieur. Sur cette face on trouve de haut en bas trois lamelles ou *cornets*, adhérents par leur bord supérieur à la paroi et enroulés sur eux-mêmes par leur bord inférieur libre. Ces cornets divisés en supérieur, moyen et inférieur circonscrivent avec la paroi externe des fosses nasales des espaces ou *méats* qui portent également les noms de supérieur, moyen, inférieur. Les deux cornets supérieurs appartiennent à l'ethmoïde, le cornet inférieur plus développé que les autres est un os indépendant.

Dans les fosses nasales viennent s'ouvrir un certain nombre d'orifices, dont les principaux sont : 1° un peu en arrière du méat supérieur l'orifice sphéno-palatin ; 2° dans le méat supérieur l'orifice des cellules ethmoïdales postérieures ; 3° dans le méat moyen l'orifice du sinus maxillaire et l'orifice de l'infundibulum qui conduit dans les sinus frontaux ; 4° dans le méat inférieur le canal nasal.

Cavité buccale. — Sur le squelette cette cavité est largement ouverte, car, si elle a un plafond osseux, son plancher est musculo-membraneux.

Le plafond c'est la *voûte palatine*, constituée par l'apophyse palatine du maxillaire supérieur en avant et par la portion horizontale du palatin en arrière.

En avant la bouche est fermée par les rebords alvéolaires des maxillaires supérieur et inférieur, qui en forment également les parois latérales avec les branches montantes du maxillaire inférieur.

Fosse zygomatique. — On donne ce nom à l'espace situé au-dessous de l'arcade zygomatique, entre l'apophyse ptérygoïde et la branche du maxillaire inférieur.

Fosse ptérygo-maxillaire. — Située en dedans de la fosse zygomatique, elle a une forme pyramidale à quatre faces.

Pathologie. — Certaines malformations peuvent se localiser dans la région faciale, la plus importante est le *bec-de-lièvre*. Le maxillaire supérieur se développe par un certain nombre de points d'ossification (fig. 58) ; de chaque côté de la ligne médiane du rebord alvéolaire un de ces points d'ossification constitue un petit os, l'os intermaxillaire, que les anatomistes modernes considèrent comme étant double, l'un interne et l'autre externe. Si, au cours du développement, les deux os intermaxillaires internes ne se

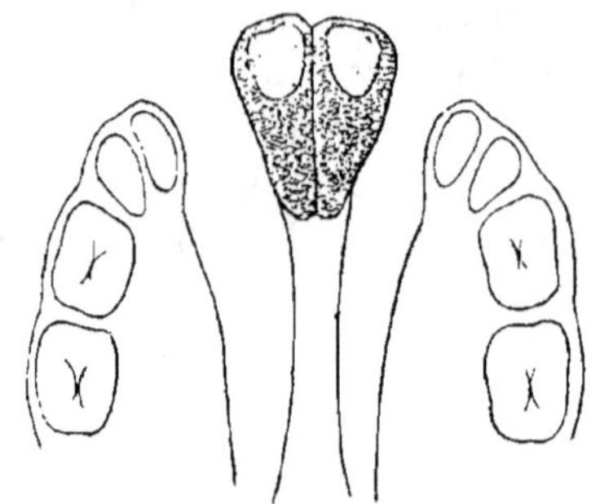

Fig. 58. — Bec-de-lièvre, pathogénie, d'après Albrecht.

soudent pas, la fissure qui en résulte se laisse envahir par la muqueuse gingivale et donne naissance au *bec-de-lièvre médian*. Si, au contraire, les deux os intermaxillaires interne et externe d'un

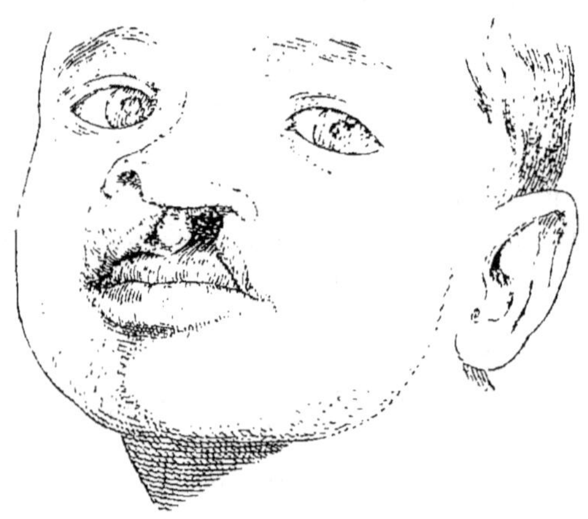

Fig. 59. — Bec-de-lièvre latéral (Kirmisson).

côté ne se soudent pas, le *bec-de-lièvre* est *latéral* (fig. 58, 59 et 60).

La fissure peut se continuer plus ou moins loin sur la ligne médiane au niveau de la voûte palatine ; une fente d'une largeur variable met alors en communication la cavité buccale avec les fosses nasales. Au moment des mouvements de succion faits par le nouveau-né, le vide n'existe plus dans la bouche et l'alimentation devient très *difficile*.

Les os intermaxillaires des deux côtés peuvent manquer; cette difformité porte le nom de *gueule de loup*.

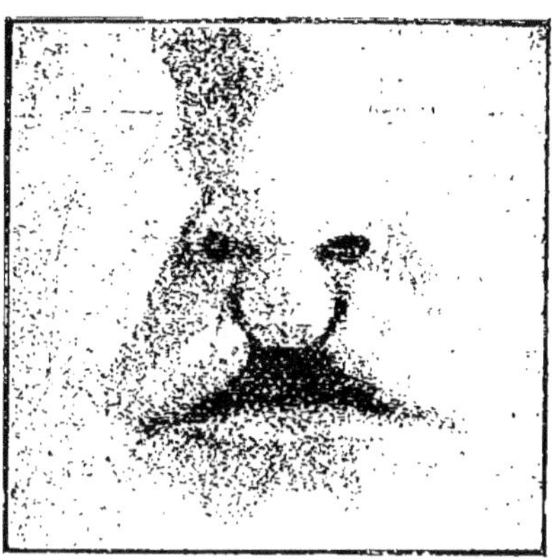

Fig. 60. — Bec-de-lièvre double.

Ces divisions congénitales s'étendent souvent aux parties molles, en avant aux lèvres, en arrière au voile du palais et à la luette.

MEMBRES SUPÉRIEURS

Les membres supérieurs sont reliés à la cage thoracique par deux os qui forment l'épaule : en avant la clavicule et en arrière l'omoplate.

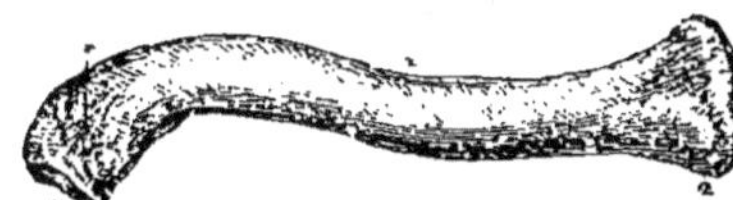

Fig. 61. — Clavicule gauche, face supérieure.

1. corps; 2. extrémité interne; 3. facette sternale; 4. extrémité externe; 5. facette acromiale.

Clavicule. — Os long, pair, non symétrique, il présente deux courbures en forme d's italique et deux extrémités : l'une interne, volumineuse, s'articule avec le sternum; l'extrémité externe, aplatie de haut en bas, s'articule avec l'acromion (fig. 61). Par ses bords antérieur et postérieur et par ses faces supérieure et postérieure la clavicule donne insertion à de nombreux muscles, grand pectoral, deltoïde, sterno-cléido-mastoïdien.

Omoplate. — C'est un os plat, pair, triangulaire, situé à la partie supérieure et postéro-latérale du thorax; il présente à

étudier deux faces, une antérieure thoracique, une postérieure
dorsale, trois bords et trois angles.

La face antérieure (fig. 62) concave est occupée en grande partie
par la *fosse sous-scapulaire;* la fosse postérieure (fig. 63) est
divisée en deux parties par une saillie triangulaire qui se porte en
haut et en dehors, c'est l'*épine de l'omoplate,* qui en dehors est
tordue sur elle-même pour aller à la rencontre de la clavicule avec
laquelle elle s'articule ;
cette portion de l'os a
reçu le nom d'*acromion.*
Au-dessus de l'épine la
dépression que présente
la face postérieure est
appelée *fosse sus-épi-*
neuse, au-dessous se
trouve la *fosse sous-épi-*
neuse.

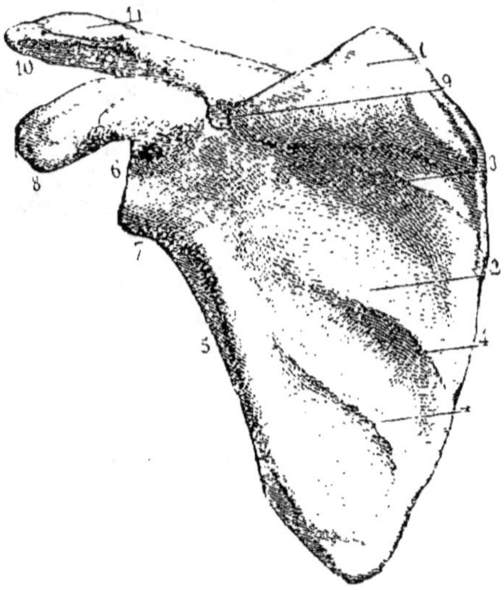

Des trois bords l'un
est supérieur et horizon-
tal, un autre est interne
et vertical, c'est le bord
spinal; le troisième externe est oblique ; ils don-
nent insertion à de nom-
breux muscles.

Les angles supéro-in-
terne et inférieur sont
constitués par la réunion
des bords; l'angle externe (fig. 64) au contraire est volumineux, il
est formé par une surface ovale à grosse extrémité tournée en bas
et regarde en dehors, en haut et en avant, c'est la *cavité glénoïde,*
destinée à s'articuler avec la tête de l'humérus.

Au-dessus de cette cavité on aperçoit une saillie recourbée qui
se détache de la partie externe du bord supérieur, c'est l'*apophyse*
coracoïde d'où partent des ligaments qui vont s'insérer à la face
inférieure de la clavicule.

Humérus. — L'humérus ou os du bras est un os long, pair,
non symétrique, présentant un corps et deux extrémités.

Le *corps* (fig. 65 et 66) est de forme triangulaire avec arête
antérieure, ses faces sont externe, interne et postérieure et les

Fig. 62. — Omoplate, face antérieure.

1. 2 fosse sous-scapulaire ; 3. 4. crêtes pour
l'insertion du sous-scapulaire ; 5. bord axillaire ;
6. cavité glénoïde ; 7. insertion du triceps ; 8. apophyse coronoïde ; 9. échancrure coronoïdienne ;
10. acromion ; 11. facette articulaire claviculaire.

bords antérieur, interne et externe. La face externe offre à sa partie moyenne des rugosités dues à l'insertion du muscle deltoïde; la face interne donne insertion au niveau de son tiers supérieur au coraco-brachial et à sa partie moyenne on aperçoit le trou nourricier de l'os. La face postérieure porte en son milieu une

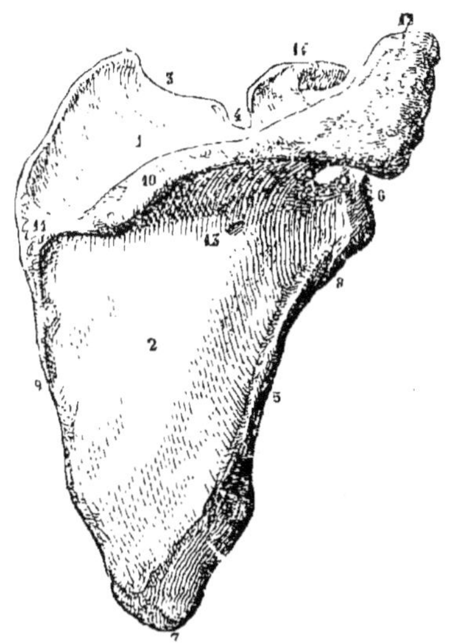

Fig. 63. — Omoplate, face postérieure.

1. fosse sus-épineuse; 2. fosse sous-épineuse; 3. bord supérieur; 4. échancrure coronoïdienne; 5. bord axillaire; 6. cavité glénoïde; 7. angle inférieur; 8. insertion du triceps; 9. bord spinal; 10. bord postérieur de l'épine; 11. racine de l'épine; 12. acromion: 13. base de l'épine; 14. apophyse coronoïde.

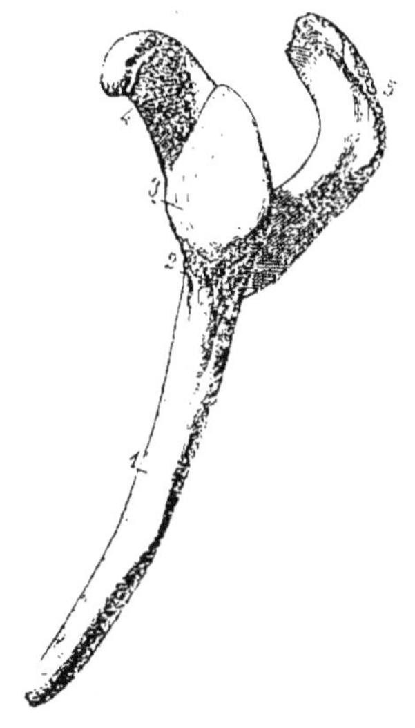

Fig. 64. — Omoplate, bord axillaire.

1. bord axillaire; 2. insertion du triceps; 3. cavité glénoïde; 4. apop. coronoïde; 5. acromion.

gouttière, dite *de torsion*, et elle donne insertion au triceps brachial.

L'extrémité supérieure est séparée du corps par une ligne fictive, le *col chirurgical* de l'humérus. Cette extrémité se termine à sa partie supéro-interne par une surface arrondie, lisse, c'est la *tête de l'humérus*, elle représente le tiers d'une sphère et est limitée extérieurement par un sillon étroit ou *col anatomique*. A la partie antéro-externe de cette extrémité on aperçoit une gouttière verticale, c'est la *gouttière bicipitale*, formée par le passage du tendon du biceps; elle sépare deux saillies osseuses, l'une petite, interne ou *trochin*, l'autre plus grosse, externe ou *trochiter*. La lèvre externe de la gouttière donne insertion à un muscle très important, le *grand pectoral.*

L'extrémité inférieure de l'humérus est aplatie d'avant en arrière et elle est constituée par une série de saillies dont les inférieures sont lisses, articulaires. La plus interne a la forme d'une poulie avec gorge centrale, c'est la *trochlée* qui s'articule avec le cubitus. L'externe est arrondie, c'est le *condyle*, qui entre en contact avec le radius. La trochlée est surmontée en avant d'une petite cavité *sus-trochléenne* qui reçoit dans la flexion l'apophyse coronoïde du cubitus, et en arrière d'une grande excavation ou *cavité olécrânienne* pour loger le bec de l'olécrâne dans l'extension. Au-dessus du condyle existe également une petite *cavité sus-condylienne* pour la partie antérieure de la cupule radiale. Au deux extrémités du diamètre transversal de l'extrémité inférieure sont deux apophyses destinées à l'insertion de nombreux muscles allant à l'avant-bras et de

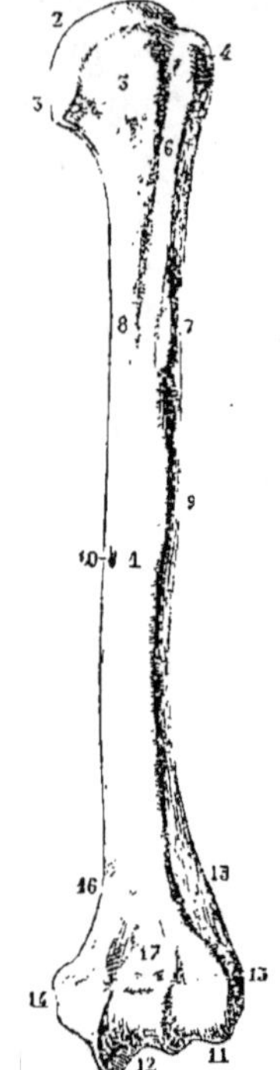

Fig. 65. — Face antérieure de l'humérus.

1. Diaphyse; 2. tête humérale; 3. col anatomique; 4. grosse tubérosité; 5. petite tubérosité; 6. gouttière bicipitale; 7. insertion du coraco-huméral; 8. bord antérieur; 9. face externe; 10. conduit nourricier; 11. condyle; 12. trochlée; 13. épicondyle; 14. épitrochlée; 15. bord externe; 16. bord interne; 17. cavité coronoïdienne.

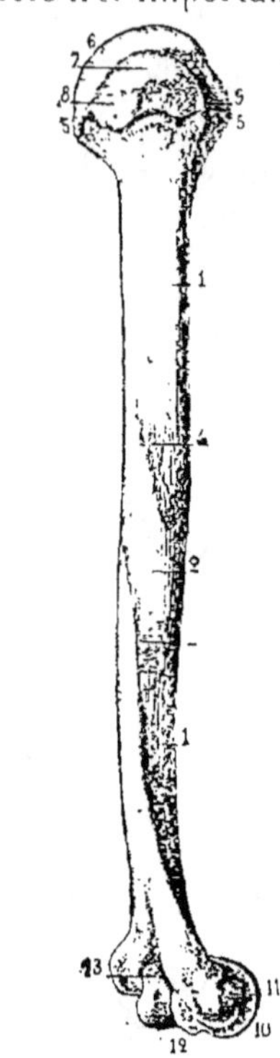

Fig. 66. — Face externe de l'humérus.

1. Face externe; 2. gouttière de torsion; 3. bord externe; 4. empreinte deltoïdienne; 5. ligne de soudure de l'épiphyse à la diaphyse; 6. tête humérale; 7. 8. tubérosité externe; 9. gouttière bicipitale; 10. condyle; 11. épicondyle; 12. trochlée; 13. cavité olécrânienne.

ligaments appartenant à l'articulation du coude : ce sont en dedans l'*épitrochlée*, et en dehors l'*épicondyle*.

Os de l'avant-bras. — L'avant-bras est formé de deux os accolés, l'un interne le *cubitus*, l'autre externe le *radius* (fig. 67). Chacun de ces os a la forme d'un prisme triangulaire, dont un des angles très aigu regarde l'espace interosseux et donne attache à la membrane interosseuse; celle-ci, chez le sujet recouvert de ses parties molles, partage l'avant-bras en deux loges.

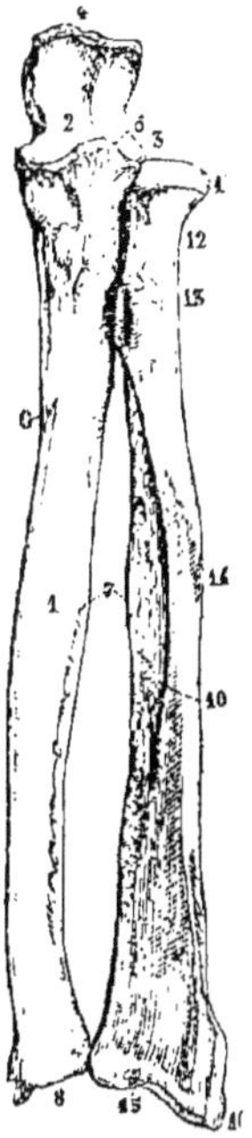

Leurs extrémités ont un volume inverse, la plus volumineuse étant la supérieure pour le cubitus et l'inférieure pour le radius. En outre le radius est débordé en haut par le cubitus, qui est débordé légèrement en bas par le radius.

Cubitus. — C'est un os long, pair. non symétrique. Le *corps*, de forme triangulaire, diminue de volume de haut en bas, il présente trois faces, une antérieure, une interne et une postérieure, et trois bords, un antérieur, un postérieur et un externe saillant pour le ligament inter-osseux.

L'*extrémité supérieure* volumineuse est formée de plusieurs parties, une postérieure et verticale ou *olécrâne*, dont le sommet s'incline en avant sous forme de *bec*, et une antérieure et horizontale ou *apophyse coronoïde*. Ces deux apophyses circonscrivent une cavité qui est tournée en avant, c'est la *grande cavité sigmoïde* qui s'articule avec la trochlée humérale.

La face antérieure de l'apophyse coronoïde présente de nombreuses rugosités pour l'insertion du muscle brachial antérieur : la face postérieure de l'olécrâne donne attache au muscle antagoniste du précédent, muscle triceps brachial. Sur la face externe de l'apophyse coronoïde on trouve une petite échancrure lisse, concave d'avant en arrière, destinée à recevoir la partie interne de la tête du radius.

L'*extrémité inférieure*, moins volumineuse, est arrondie et porte en dedans et en arrière une saillie ou *apophyse styloïde*; cette extrémité s'articule avec un des os du carpe, le pyramidal.

Le canal nourricier, situé sur la face antérieure, se dirige de bas en haut.

Radius. — Os long, pair, non symétrique, son *corps* prismatique et triangulaire présente trois faces, une antérieure, une

Fig. 67. — Face antérieure des os de l'avant-bras.

1. corps du cubitus; 2. grande cavité sigmoïde; 3. petite cavité sigmoïde; 4. olécrâne; 5. apophyse coronoïde; 6. trou nourricier; 7. espace interosseux; 8. tête du cubitus; 9. apophyse styloïde du cubitus; 10. corps du radius; 11. tête du radius; 12. son col; 13. tubercule bicipital; 14. insertion du rond pronateur; 15. extrémité inférieure du radius; 16. apophyse styloïde du radius.

postérieure et une externe, et trois bords, un interne saillant pour l'insertion de l'aponévrose interosseuse, et deux externes, dont l'un est antérieur et l'autre postérieur.

L'*extrémité supérieure* porte un renflement cylindrique ou *tête*, dont la partie supérieure ronde et excavée forme la *cupule radiale*, celle-ci s'articule avec le condyle de l'humérus et son pourtour convexe s'articule en dedans avec le cubitus. La tête est supportée par un *col* à la partie inféro-interne duquel se trouve une grosse saillie ou *tubérosité bicipitale*, lisse dans sa partie antérieure, rugueuse dans sa partie postérieure où elle donne attache au biceps.

L'*extrémité inférieure* plus volumineuse est compliquée, elle a la forme d'une pyramide quadrangulaire dont la face inférieure articulaire se prolonge en dehors par une saillie ou *apophyse styloïde du radius*. Cette face excavée est séparée en deux parties par une crête antéro-postérieure, la partie externe s'articule avec le scaphoïde, l'interne avec le semi-lunaire. La face interne concave entre en contact avec le cubitus. Sur la face antérieure lisse glissent les tendons des muscles fléchisseurs. La face postérieure convexe se continue avec la face externe, elles portent toutes deux une série de gouttières creusées par les tendons des muscles qui vont de l'avant-bras à la main.

Pathologie. — Le radius se fracture souvent à l'union du corps avec l'extrémité inférieure dans une chute sur la paume de la main, cause la plus fréquente; la substance spongieuse de l'extrémité inférieure est écrasée entre le poids du corps qui constitue la puissance et le sol qui représente la résistance. Il est souvent difficile de faire le diagnostic entre la fracture et l'entorse de l'articulation du poignet, car quelques-uns de leurs symptômes sont communs, mais si l'on constate que l'extrémité inférieure du radius est sur le même niveau ou sur un niveau supérieur à celui de l'apophyse styloïde du cubitus, on peut affirmer qu'il y a fracture.

Os de la main. — La main se compose de vingt-sept os répartis en trois portions : huit os courts forment le *carpe*, puis cinq os allongés constituent le *métacarpe*, auquel font suite les *cinq doigts*, formés chacun de trois phalanges (fig. 68).

Carpe. — Le carpe se compose de huit os courts disposés sur deux rangées. La première est formée, en allant de dehors en dedans, par le *scaphoïde*, le *semi-lunaire*, le *pyramidal* et le *pisiforme*; la deuxième rangée par le *trapèze*, le *trapézoïde*, le *grand os* et l'*os crochu*.

D'une manière générale ces os sont de forme cubique et présentent des surfaces articulaires sur leurs faces supérieure, inférieure, interne et externe, excepté pour les faces extrêmes de chaque rangée. Les faces antérieure et postérieure non articulaires correspondent à la paume et au dos de la main. Les os de la première rangée forment par la réunion de leurs faces supérieures une ligne courbe convexe ou *condyle carpien*, qui sera reçu dans la cavité constituée par la réunion des extrémités inférieures du radius et du cubitus.

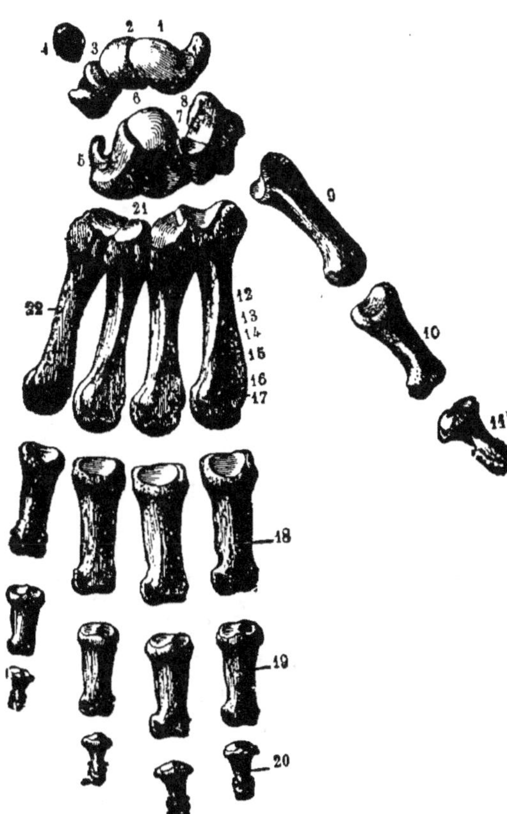

Fig. 68. — Os de la main.

1. scaphoïde; 2. semi-lunaire; 3. pyramidal; 4. pisiforme; 5. os crochu; 6. grand os; 7. trapézoïde; 8. trapèze; 9. 1ᵉʳ métacarpien; 10 et 11. phalanges du pouce; 12 à 17. portions d'un métacarpien; 18, 19, 20. phalanges de l'index; 21. 3ᵉ métacarpien; 22. 5ᵉ métacarpien.

Les os de la deuxième rangée s'articulent par leur face supérieure avec les os de la première rangée et par leur face inférieure avec les extrémités supérieures des métacarpiens.

Par leur face postérieure les os du carpe forment une surface convexe; la face antérieure concave présente sur ses bords externe et interne des saillies, où s'inséreront les extrémités du *ligament antérieur du carpe*, celui-ci limite un orifice par lequel passent les tendons fléchisseurs des doigts et le nerf médian.

Métacarpe. — Il constitue le squelette de la paume de la main, il est formé de cinq os allongés, *métacarpiens*, désignes sous le nom de premier, deuxième, etc., en allant du dehors en dedans, ils interceptent entre eux des espaces, dits *interosseux*, et se terminent par des extrémités inférieures renflées et arrondies ou têtes, qui s'articulent avec les os suivants.

Doigts ou phalanges. — Les doigts, sauf le pouce, sont composés de trois segments ou phalanges appelées de haut en bas : *phalange, phalangine, phalangette* ou *phalange unguéale*. Le pouce n'a que deux phalanges et il a la propriété de venir toucher par sa face palmaire la face palmaire des autres phalanges, ce mouvement constitue le mouvement d'*opposition*.

MEMBRES INFÉRIEURS

Le membre inférieur se compose de quatre segments osseux : le bassin, la cuisse, la jambe et le pied.

Os iliaque. — L'os iliaque ou os des iles est un os plat, pair, asymétrique, il forme avec celui du côté opposé, avec lequel il est réuni en avant, une demi-ceinture, celle-ci est complétée en arrière par le sacrum pour constituer la *ccinture pelvienne* ou *bassin*.

L'os iliaque a une forme difficile à définir, il est large, volumineux, étranglé à sa partie moyenne ; il peut être considéré comme composé par deux lames quadrilatères, situées dans des plans différents, comme si elles avaient subi un mouvement de torsion.

L'os iliaque présente deux faces, quatre bords et quatre angles.

La *face externe* (fig. 69) se divise en trois parties : 1° une grande surface large, excavée à sa partie médiane, convexe à ses deux extrémités, *fosse iliaque externe* ; 2° à la partie médiane, une cavité en forme de sphère creuse, *cavité cotyloïde* ; 3° en dessous de celle-ci, un orifice, le *trou obturateur*. La fosse iliaque externe est convexe dans ses parties antérieure et postérieure, et concave dans sa partie médiane. On y remarque deux lignes courbes partant toutes deux de l'échancrure sciatique, et se terminant l'une, *ligne courbe postérieure et supérieure*, à l'épine iliaque antérieure et supérieure ; l'autre, la ligne *courbe inférieure*, au niveau d'un tubercule, *tubercule du moyen fessier*. Ces deux lignes courbes partagent la fosse iliaque en trois parties sur lesquelles s'insèrent des muscles importants superposés ; le plus superficiel et le plus volumineux, le *grand fessier* s'insère en arrière de la ligne courbe postérieure ; entre les deux lignes est l'insertion du *moyen fessier*, et en avant de la ligne inférieure celle du *petit fessier*.

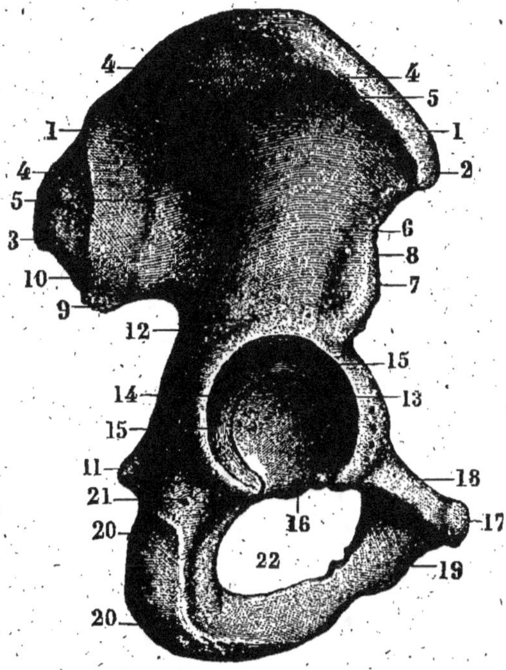

La *cavité cotyloïde*, profonde et hémisphérique, a un rebord en forme de fer à cheval, c'est le *sourcil cotyloïdien*, qui, à l'état frais, donne insertion à un bourrelet cartilagineux ; la partie centrale, déprimée, rugueuse, non articulaire est l'*arrière-fond* de la cavité. Au-dessus de cette cavité se trouve une gouttière antéro-postérieure, *gouttière sus-cotyloïdienne*, sur laquelle s'attache le tendon réfléchi du muscle droit antérieur de la cuisse. Les bords de la cavité cotyloïde présentent trois échancrures qui portent les noms des portions osseuses qu'elles séparent : une antérieure, *ilio-pubienne* ;

Fig. 69. — Face externe de l'os iliaque droit.

1. crête iliaque ; 2. épine iliaque antérieure et supérieure ; 3. épine iliaque postérieure ; 4. ligne demi-circulaire supérieure ; 5. ligne demi-circulaire inférieure ; 6. surface d'insertion du petit fessier ; 7. épine iliaque antérieure et inférieure ; 8. échancrure située entre les deux épines antérieures ; 9. épine iliaque postérieure et inférieure ; 10. échancrure située entre les deux épines postérieures ; 11. épine sciatique ; 12. grande échancrure sciatique ; 13. cavité cotyloïde ; 14. arrière-fond ; 15. circonférence de la cavité ; 16. son échancrure inférieure ; 17. épine du pubis ; 18. branche horizontale ; 19. corps et branche descendante ; 20. ischion ; 21. gouttière de l'obturateur externe ; 22. trou sous-pubien ou obturateur.

une postérieure, *ilio-ischiatique* ; une inférieure, *ischio-pubienne*. La plus grande et la plus considérable est l'échancrure ischio-pubienne, convertie en trou par le bourrelet cotyloïdien ; par cette échancrure passe un tendon appelé *ligament rond*, accompagné des vaisseaux qui vont nourrir la tête du fémur. La cavité cotyloïde est destinée à recevoir la tête du fémur pour constituer l'articulation de la hanche ou *coxo-fémorale*.

La *région obturatrice* est celle qui limite le trou obturateur, à l'état frais celui-ci est comblé par une membrane fibreuse, *membrane obturatrice.*

Le *trou obturateur* est triangulaire chez la femme, ovale chez l'homme; il est surmonté d'une gouttière, *gouttière obturatrice* ou *sous-pubienne*, pour le passage du nerf et des vaisseaux obturateurs. Le pourtour du trou obturateur est formé en haut et en arrière par les branches de l'ischion et du pubis, et en avant par le corps du pubis.

La *face interne* (fig. 70) est la plus importante au point de vue obstétrical; elle est divisée en deux parties par une ligne oblique qui se porte de haut en bas et d'arrière en avant, de l'angle postéro-supérieur à l'angle antéro-inférieur; c'est la *ligne innominée*, elle sépare le grand bassin de l'excavation pelvienne et elle entre dans la constitution du détroit supérieur.

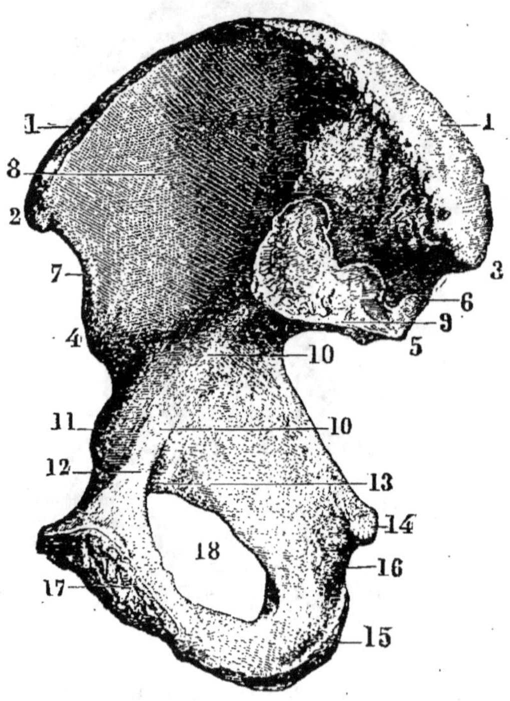

Fig. 70. — Face interne de l'os iliaque.

1. crête iliaque; 2. épine iliaque antérieure et supérieure; 3. épine iliaque postéro-supérieure; 4. épine antéro-inférieure; 5. épine postéro-inférieure; 6. échancrure séparant les deux épines postérieures; 7. échancrure séparant les deux épines antérieures; 8. fosse iliaque interne; 9. facette auriculaire; 10. ligne auriculo-pectinéale ou innominée; 11. échancrure iléopectinée; 12. branche horizontale du pubis; 13. gouttière sous-pubienne ou obturatrice; 14. épine sciatique; 15. ischion; 16. petite échancrure sciatique; 17. symphyse pubienne; 10. trou obturateur.

La portion supérieure, située au-dessus de la ligne innominée, est excavée, elle constitue la *fosse iliaque interne*, elle donne insertion à un vaste muscle, le *muscle iliaque*, qui par sa réunion avec le psoas forme le muscle *psoas-iliaque*.

En dessous de la ligne innominée se voit une portion rugueuse sur laquelle se fixent des fibres ligamenteuses articulaires, c'est la *tubérosité iliaque*; à la partie inférieure de celle-ci se trouve la surface articulaire rugueuse, en forme d'oreille, dont la concavité regarde en arrière; cette facette *auriculaire* s'articule avec une surface semblable du sacrum pour constituer l'*articulation sacro-iliaque*. Puis on voit une large surface plate, lisse, l'*acétabulum*, sur laquelle s'insèrent le muscle obturateur interne et le tendon d'un muscle très important, le releveur de l'anus.

En dessous de l'acétabulum se trouve le *trou obturateur*, fermé à l'état frais par la *membrane obturatrice*, sur laquelle s'insère le muscle obturateur interne; à la partie supérieure on retrouve la gouttière obturatrice.

Le *bord supérieur* de l'os iliaque ou *crête iliaque* est contourné en forme d'*s* italique, la partie antérieure est concave en dedans, la partie postérieure est concave en dehors, il est plus épais aux extrémités qu'à la partie moyenne. Sur cette crête s'insèrent des muscles importants, en arrière le grand dorsal, sur la lèvre externe un vaste muscle le *grand oblique de l'abdomen*, entre les deux lèvres sur l'interstice le muscle *petit oblique de l'abdomen*, enfin sur la lèvre interne le muscle *transverse de l'abdomen*. Ces trois muscles sont destinés, comme nous le verrons, à former la sangle abdominale.

Le bord antérieur de l'os iliaque offre, à son union avec le bord supérieur, un angle saillant en avant, l'*épine iliaque antérieure et supérieure*, celle-ci donne attache à un ligament qui va s'insérer d'autre part à l'épine du pubis; ce ligament porte les noms de *bandelette fémorale*, d'*arcade crurale*, *ligament de Fallope*, *ligament de Poupart*. Sur cette épine prennent encore insertion le muscle *couturier* et en dehors le muscle *tenseur du fascia lata*, destiné à tendre l'aponévrose de la cuisse.

Si nous suivons ce bord de haut en bas, nous rencontrons au-dessous de cette épine une *échancrure* que limite en bas une autre saillie osseuse appelée *épine iliaque antérieure et inférieure*, à laquelle s'insère le muscle *droit antérieur* de la cuisse, puis une surface arrondie, véritable gouttière pour le passage du muscle psoas iliaque, plus en dedans une autre surface lisse, la *surface pectinéale*, portant à sa partie supérieure une éminence, *éminence ilio-pectinée*, et limitée en dedans par une crête saillante, *crête pectinéale*. Celle-ci par son extrémité interne aboutit à l'*épine pubienne* souvent très accentuée; enfin le bord antérieur se termine en dedans de l'épine du pubis au niveau du bord supérieur de la symphyse pubienne.

Le *bord postérieur* présente de haut en bas : une saillie, l'*épine iliaque postérieure et supérieure*, une petite *échancrure*, une nouvelle saillie qui limite celle-ci en bas, c'est l'*épine iliaque postérieure et inférieure*, puis une vaste échancrure transformée en trou à l'état frais par des ligaments, c'est la *grande échancrure sciatique* par où passent le muscle pyramidal, les artères fessières, ischiatique et honteuse interne, les nerfs fessiers, grand sciatique, petit ischiatique et honteux interne. Cette grande échancrure est limitée en bas par une saillie assez accentuée, l'*épine sciatique*, qui peut dans certains cas proéminer dans le bassin et devenir un obstacle à l'accouchement; elle donne insertion par son sommet au petit ligament sacrosciatique, par sa face externe au muscle jumeau supérieur et par sa face interne au muscle releveur de l'anus. Au-dessous de cette épine se trouve la *petite échancrure sciatique* par où passent le muscle obturateur interne et les vaisseaux et nerfs honteux internes, qui rentrent dans le bassin après en être sortis. Enfin le bord postérieur se termine en bas par une énorme tubérosité, *tubérosité ischiatique* ou *ischion*, point d'insertion du grand ligament sacro-sciatique et de quelques muscles de la cuisse.

Le *bord inférieur*, constitué par les branches inférieures du pubis et de l'ischion, devient vertical à sa partie supérieure et antérieure pour s'articuler avec une surface semblable appartenant à l'os iliaque du côté opposé, ce qui constitue la *symphyse pubienne*.

Le bord inférieur donne insertion en dedans aux muscles du périnée et en dehors à des muscles appartenant à la cuisse.

Les angles constitués par l'union des bords sont au nombre de quatre, l'antérieur et supérieur est l'épine iliaque antérieure et supérieure, l'antérieur et inférieur est l'extrémité supérieure de la symphyse pubienne, le postérieur et supérieur est représenté par l'épine iliaque postérieure et supérieure, le postérieur et inférieur par l'ischion.

Structure. — L'os iliaque est un os plat, composé de deux lames de tissu compact interceptant entre elles du tissu spongieux; celui-ci est absent en certains points, aussi l'os est-il transparent dans ces zones. Le canal nourricier est situé sur la face interne.

Développement. — L'os iliaque se développe par trois points d'ossification primitifs : un pour l'ilion, un pour l'ischion et un pour le pubis. Ces trois points restent très longtemps indépendants, ils ne se soudent qu'à la puberté ; avant cette époque on voit la séparation des trois os représentée par trois lignes qui se réunissent au fond de la cavité cotyloïde, sur les bords de laquelle elles laissent des traces sous forme d'échancrures ilio-pubienne, ilio-ischiatique et ischio-pubienne (fig. 71).

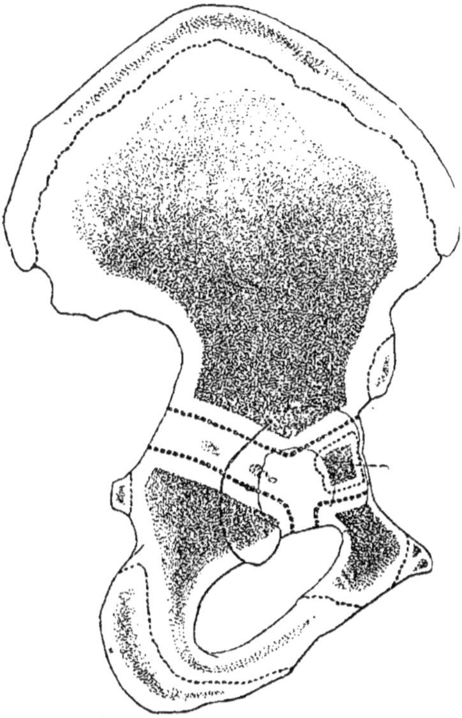

A ces points primitifs viennent se joindre plus tard des points d'ossification secondaires ; il en existe un pour la crête supérieure de l'os iliaque, un pour l'épine iliaque antérieure et inférieure, un pour l'épine du pubis, un pour l'ischion et trois pour le sourcil cotyloïdien.

Fémur. — Le fémur, qui constitue l'os de la cuisse, est un os long, pair, asymétrique (fig. 72 et 73).

Fig. 71. — Os iliaque, ossification (Poirier).

Le *corps* a une forme triangulaire avec deux de ses bords très arrondis, il décrit une courbure à concavité postérieure et présente trois faces : une antérieure, une interne et une externe. Ces faces sont lisses, en rapport avec un groupe musculaire important, le quadriceps-fémoral ou crural. Le bord postérieur seul est très marqué, il est saillant, rugueux et forme la *ligne âpre*, qui se divise à ses deux extrémités ; la lèvre externe donne insertion au muscle *vaste externe*, la lèvre interne au *vaste interne* et l'interstice à plusieurs muscles, dont le *grand adducteur* de la cuisse.

L'extrémité supérieure du fémur ressemble à l'extrémité supérieure de l'humérus amplifiée ; elle présente une *tête* arrondie for-

mant les deux tiers d'une sphère et limitée au dehors par trois
lignes courbes. Elle est creusée un peu au-dessous de sa partie médiane d'une petite cupule ou *dépression du ligament rond.*
Le *col anatomique du fémur* est l'analogue du col anatomique de l'humérus, mais il est plus allongé; aplati d'avant en arrière, il se dirige de haut en bas et de dedans en dehors, faisant avec le corps du fémur un angle de 130 degrés, angle moins ouvert chez la femme. Son bord supérieur est perforé de nombreux orifices, sa base se continue avec une saillie aplatie latéralement, c'est le *grand trochanter*, rugueux sur sa face externe et sur ses bords à cause de l'insertion d'un groupe de muscles appelés *pelvi-trochantériens.* Sur la face interne, au-dessous du point où aboutit le bord supérieur, on remarque une dépression assez profonde, c'est la *dépression digitale*, au fond de laquelle s'insère le muscle obturateur externe, elle donne attache à sa partie supérieure à l'obturateur interne et aux deux jumeaux.

Au-dessous du bord inférieur du col existe une autre tubérosité, le *petit trochanter*, sur lequel s'insère le tendon du psoas-iliaque.

Le *col chirurgical* est constitué par une ligne fictive passant au-dessous du petit trochanter; il sépare le corps du fémur de l'extrémité supérieure.

L'*extrémité inférieure* est volumineuse, renflée, elle présente en avant une surface lisse avec une gouttière verticale, la *trochlée fémorale*; en arrière, sur la ligne médiane, une échancrure profonde sépare deux saillies qui continuent la trochlée en s'enroulant

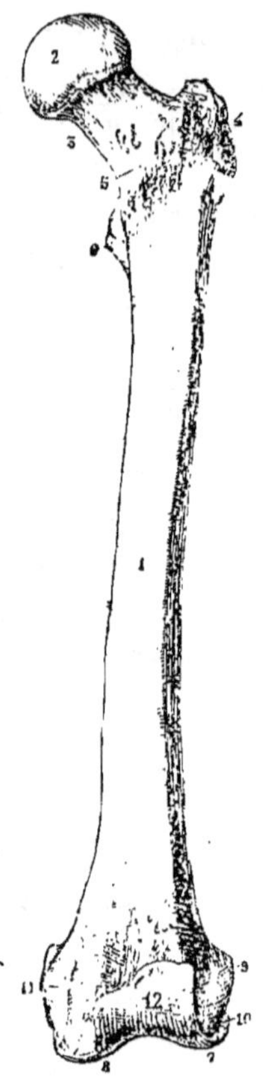

Fig. 72. — Face antérieure du fémur.

1. corps ou diaphyse; 2. tête; 3. col anatomique; 4. grand trochanter; 5. ligne intertrochantérienne; 6. petit trochanter; 7. condyle externe; 8. condyle interne; 9. tubérosité du condyle externe; 12. fossette d'insertion du muscle poplité; 11. tubercule du condyle interne; 10. poulie fémorale.

d'avant en arrière, ce sont les *condyles*, séparés par l'échancrure inter-condylienne. Au-dessus des condyles en arrière se voit une surface triangulaire à base inférieure et à sommet supérieur dont les bords sont constitués par les deux lignes de bifurcation de la ligne âpre, c'est le *triangle poplité*.

La face latérale du condyle interne porte la *tubérosité interne* pour l'insertion du ligament latéral interne du genou et au-dessus le *tubercule du grand adducteur*. Sur la face latérale du condyle externe on aperçoit la *tubérosité externe* pour le ligament latéral externe de l'articulation du genou.

Le trou nourricier de l'os se trouve à la partie postérieure de l'os à l'union du tiers supérieur avec les deux tiers inférieurs, il se dirige de bas en haut.

Structure. — Le corps et l'extrémité inférieure du fémur présentent la même structure que tous les os longs. L'extrémité supérieure, dont le col est obligé de supporter le poids du corps, est constituée à ce niveau d'une façon particulière. Les travées osseuses se disposent dans trois directions différentes, de manière à lui donner plus de solidité sans augmenter son poids. Sa résistance est considérable chez l'adolescent et l'adulte, mais elle diminue chez les vieillards par raréfaction du tissu osseux ; c'est ce qui explique la fréquence des fractures du col du fémur chez les personnes âgées et leur absence de consolidation.

Rotule. — La rotule est un os court, aplati d'avant en arrière, et de forme triangulaire (fig. 74 et 75).

La face antérieure est rugueuse et convexe, la face postérieure est lisse, articulaire dans ses deux tiers supérieurs divisés par une crête verticale en deux fossettes, dont l'interne s'articule avec la partie interne de la trochlée fémorale et l'externe avec la partie externe.

Le bord supérieur rugueux donne insertion à de nombreuses

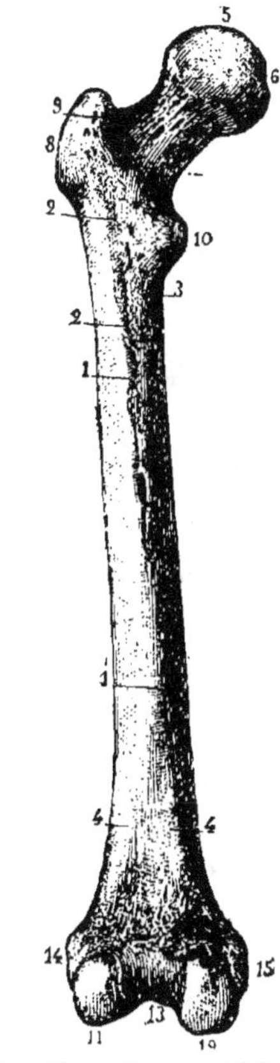

Fig. 73. — Face postérieure du fémur.

1. ligne âpre ; 2, 3. ligne allant de la ligne âpre au grand et au petit trochanter ; 4. lignes de bifurcation inférieure de la ligne âpre ; 5. tête fémorale ; 6. dépression du ligament rond ; 7. col anatomique ; 8. grand trochanter ; 9. cavité digitale ; 10. petit trochanter ; 11. condyle externe ; 12. condyle interne ; 13. échancrure inter-condylienne ; 14 et 15. tubérosités des condyles externe et interne.

fibres musculaires appartenant au quadriceps, d'autres fibres viennent également s'attacher sur les bords latéraux en même temps que les ailerons de la rotule.

De l'angle inférieur ou pointe de la rotule part un fort tendon, *tendon rotulien*, qui va se fixer en bas sur le tibia. Si l'on considère ce tendon rotulien comme le tendon d'insertion du muscle

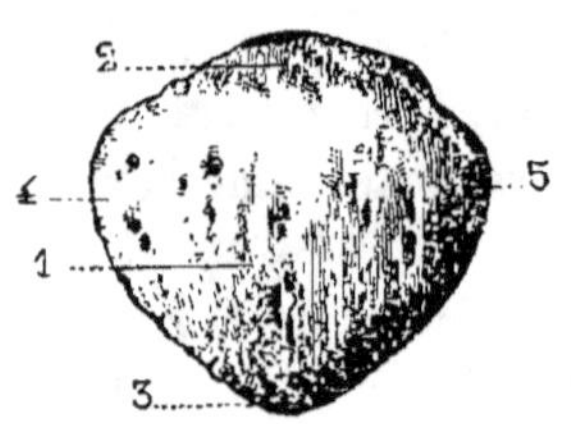

Fig. 74. — Face antérieure de la rotule.

1. face antérieure ; 2. base ; 3. sommet ; 4. bord externe ; 5. bord interne.

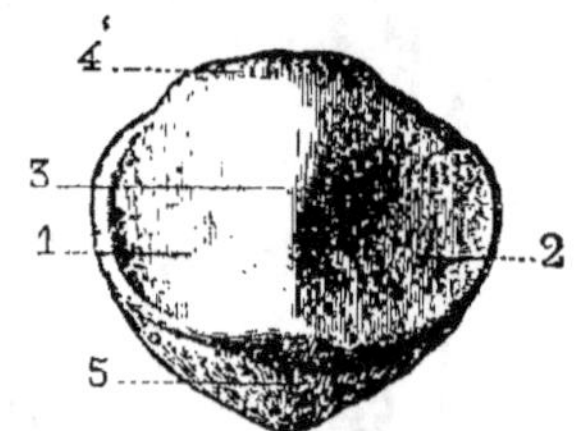

Fig. 75. — Face postérieure de la rotule.

1 et 2. face postérieure articulaire formée de deux fossettes ; 3. crête séparant les deux fossettes articulaires ; 4. base ; 5. sommet où s'insèrent les tendons rotuliens.

quadriceps, la rotule devient un *os sésamoïde*, puisqu'elle est contenue dans l'épaisseur d'un muscle.

Os de la jambe. — La jambe se compose de deux os : un interne, le tibia, l'autre, externe et plus frêle, le péroné.

Tibia. — Le tibia est un os long, pair, asymétrique, c'est le plus volumineux des deux os de la jambe. Son *corps*, de forme triangulaire, présente deux faces latérales et une face postérieure, trois bords, dont un antérieur. Les faces donnent insertion à des muscles, excepté la face interne qui est directement sous la peau. Le bord antérieur très saillant porte le nom de *crête du tibia*, il a la forme d'un S italique très allongé (fig. 76).

L'*extrémité supérieure* volumineuse est plus étendue dans le sens transversal, elle a la forme d'un chapiteau dont la face supérieure est divisée en deux parties par des saillies ou *épines* du tibia, chaque partie est lisse, arrondie, légèrement excavée au centre ; ce sont les *cavités glénoïdes*, qui s'articulent avec les condyles fémoraux. La face antérieure porte une saillie osseuse, *tubérosité antérieure* du tibia, sur laquelle s'attache le tendon rotulien. De cette tubérosité part une ligne qui se dirige vers la face externe et qui se termine par un tubercule où s'insère le jambier antérieur, c'est le *tubercule de Gerdy*. Cette même face porte en arrière une petite facette circulaire de la dimension d'une pièce de cinquante centimes, qui regarde en bas, en arrière et en dehors : elle est destinée à entrer en contact avec le péroné pour former l'articulation tibio-péronière supérieure. Sur la face postérieure existe la *ligne oblique* du tibia où s'insèrent plusieurs muscles.

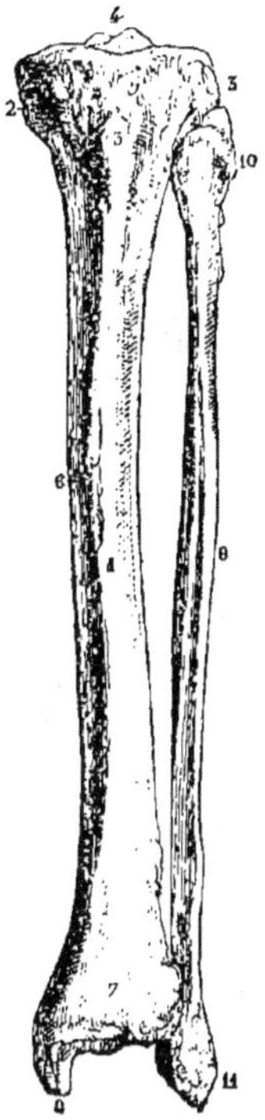

L'extrémité inférieure, d'un volume moins considérable, a la forme d'une pyramide quadrangulaire, dont la base légèrement excavée transversalement s'articule avec l'astragale. Sur la face interne l'extrémité inférieure se prolonge en formant une sorte d'apophyse, la *malléole interne*; la face externe, concave d'avant en arrière, reçoit le péroné pour former l'articulation tibio-péronière inférieure.

Péroné. — Os long, pair, asymétrique, il est grêle et situé à la partie postéro-externe du tibia; son *corps* est mince et flexible et présente trois faces et trois bords, disposés comme sur le tibia et donnant insertion à de nombreux muscles. La face interne est divisée en deux parties par une crête verticale où s'attache la membrane interosseuse, qui va s'insérer d'autre part au bord postéro-externe du tibia (fig. 76).

L'extrémité supérieure ou *tête* du péroné est globuleuse, elle porte une facette articulaire regardant en haut, en dedans et en avant pour s'articuler avec le tibia. En arrière et en dehors de la facette se trouve une saillie, l'*apophyse styloïde*.

L'extrémité inférieure forme la *malléole externe*, qui descend plus bas que l'interne, elle est aplatie transversalement; sa face interne s'articule avec l'astragale, sa face externe convexe est facilement perceptible sous la peau.

Fig. 76. — Face antérieure des os de la jambe.

1. Corps du tibia ; 2. tubérosité interne ; 3. tubérosité externe ; 4. épine du tibia ; 5. tubérosité antérieure ; 6. crête du tibia ; 7. extrémité inférieure ; 8. malléole tibiale ; 9. corps du péroné : 10. extrémité supérieure du péroné ; 11. extrémité inférieure ou malléole péronière.

Les canaux nourriciers du tibia et du péroné sont situés sur la face postérieure et se dirigent de haut en bas.

Dans les membres supérieurs les canaux nourriciers se portent vers le coude, dans les membres inférieurs ils fuient le genou et ils sont toujours placés du côté de la face de flexion, c'est-à-dire sur la face postérieure.

Os du pied.

Le pied est un organe complexe, qui présente de grandes analogies avec la main ; comme celle-ci il se divise en trois parties : le *tarse*, le *métatarse* et les *orteils*.

Tarse. — Le tarse se compose de sept os, divisés en deux rangées : la première rangée est formée de deux os superposés en arrière, le plus élevé étant l'*astragale*, l'inférieur le *calcanéum* ; la deuxième rangée est constituée par le *scaphoïde* et les *trois cunéiformes* en dedans, et par le *cuboïde* en dehors (fig. 77).

Astragale. — Cet os, de forme très irrégulière, a été comparé à un cube, il est placé au-dessous du tibia et au-dessus du calcanéum.

La face supérieure, convexe dans le sens antéro-postérieur, concave tranversalement, a la forme d'une poulie sur laquelle glisse l'extrémité inférieure du tibia. Sa face antérieure, arrondie, forme une tête qui entre en contact avec le scaphoïde ; la face inférieure porte deux facettes articulaires séparées par une gouttière oblique en avant et en dedans, elles reposent sur des facettes semblables appartenant au calcanéum. Les faces interne et externe sont destinées à s'articuler avec les malléoles interne et externe ; l'astragale est donc maintenue dans une sorte de mortaise constituée par le tibia et le péroné. La face postérieure est réduite à de très petites dimensions, car elle est envahie par la face supérieure.

Calcanéum. — C'est l'os le plus volumineux du tarse, il est situé au-dessous de l'astragale et constitue le squelette du talon.

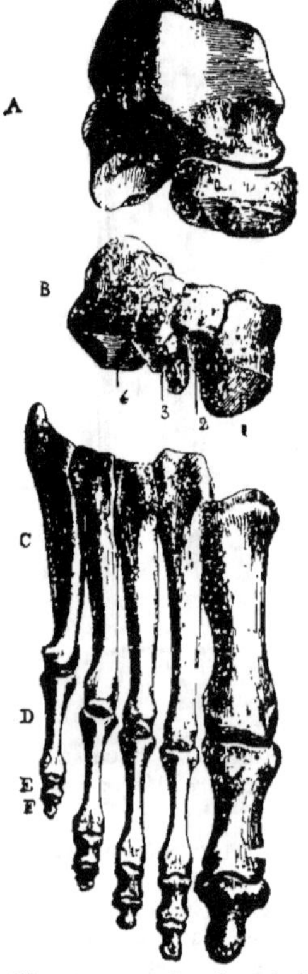

Fig. 77. — Os du pied (face dorsale).

A. première rangée des os du tarse ; B. deuxième rangée ; a. astragale ; B. calcanéum ; c. scaphoïde ; 1. cuboïde ; 2, 3, 4. cunéiformes ; C. métatarse ; D. phalanges ; E. phalangines ; F. phalangettes.

Sa face supérieure présente deux facettes articulaires qui entrent en contact avec l'astragale ; la face antérieure s'articule avec le cuboïde, elle est supportée par un véritable prolongement de l'os en avant et en dehors, appelé *grande apophyse*. La face interne, concave, forme une *gouttière* qui donne passage à tous les organes, tendons, vaisseaux et nerfs, qui de la face postérieure de la jambe se portent à la face plantaire du pied, elle est surmontée d'une saillie ou *petite apophyse*. La face inférieure rugueuse est pourvue en arrière de deux tubercules latéraux, où s'insèrent des muscles du pied. La face postérieure très importante est également rugueuse et mamelonnée dans sa moitié inférieure, point d'insertion du *tendon d'Achille*, tandis que sa moitié supérieure lisse est en rapport avec une bourse séreuse due au frottement du tendon d'Achille sur cette portion de l'os.

Os de la deuxième rangée du tarse. — Ces os sont : 1° en dedans le *scaphoïde* articulé en arrière avec la tête de l'astragale et en avant avec les *trois cunéiformes* ; 2° ceux-ci, désignés sous les noms de premier, deuxième et troisième cunéiforme en allant de dedans en dehors ; le premier est le plus gros, le deuxième le plus petit ; alignés sur le même plan transversal, ils sont placés en avant du scaphoïde ; 3° le *cuboïde*, situé en dedans du scaphoïde et du troisième cunéiforme, et placé sur le bord externe du pied ; sa longueur est équivalente à celle du scaphoïde et d'un cunéiforme.

Métatarse. — En avant des cunéiformes et du cuboïde se trouve le métatarse formé de cinq os ou *métatarsiens*, désignés sous les noms de premier, deuxième, etc., en allant de dedans en dehors.

Les espaces qui les séparent sont appelés espaces interosseux. Les métatarsiens sont des os longs ayant un corps et deux extrémités, dont la postérieure s'articule avec les os du tarse et l'antérieure, arrondie en forme de tête, avec les phalanges.

Orteils. — Les os qui les composent portent le nom de *phalanges*, elles sont au nombre de trois pour chaque orteil et beaucoup plus petites que celles des doigts.

Dans la main le doigt le plus long est le troisième ou médius, dans le pied le plus long est le deuxième orteil, c'est par lui qu'on fait passer l'axe du pied.

§ II. — *Pathologie des os.*

Fracture. — Les os qui servent à soutenir le corps humain peuvent se briser, toute solution de continuité d'un os constitue une *fracture* (fig. 78 et 79). Quelquefois la cause qui la produit est minime, c'est la *fracture spontanée*, elle est très rare et est due à une affection de l'os qui a perdu toute solidité ; on peut rencontrer cette variété de fracture dans l'ostéomalacie. Le plus souvent la fracture est occasionnée par un traumatisme, aussi l'homme y est-il plus exposé

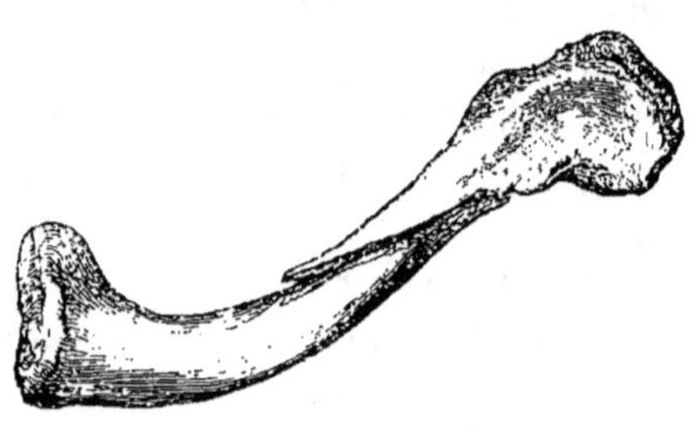

Fig. 78. — Fracture de la clavicule.

que la femme à cause des rudes travaux auxquels il se livre. Les os longs sont plus fréquemment atteints que les os plats et surtout que les os courts.

Lorsque l'os est seul intéressé il y a *fracture simple* ; si les tissus environnants sont déchirés, le foyer de la fracture peut être mis en communication avec l'extérieur, il en résulte une fracture *ouverte* ou *compliquée.*

Si l'os est brisé dans toute son épaisseur, la fracture est

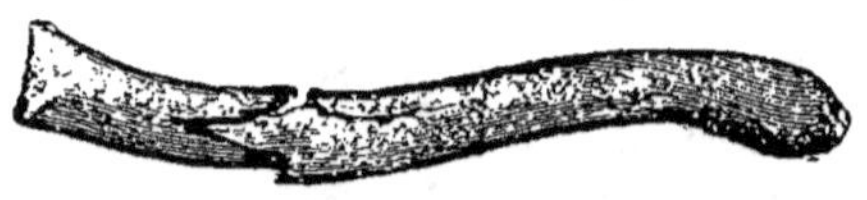

Fig. 79. — Variété de fracture de la clavicule.

complète, dans le cas contraire la fracture est *incomplète* ; à cette variété de fracture se rattache la fêlure. Un os peut être brisé en plusieurs endroits ou plusieurs os voisins peuvent être fracturés, il y a dans ce cas fractures multiples.

Chez les enfants le périoste forme une enveloppe solide à l'os, aussi celui-ci peut-il être brisé sans que la gaine périostique soit déchirée, c'est la fracture *sous-périostée*, dont la guérison est rapide. Chez eux également on peut rencontrer une variété de fracture qu'il faut bien connaître, car on la constate parfois chez les nouveau-nés ou dans le très jeune âge ; elle est constituée par la séparation de l'épiphyse et de la diaphyse ; il y a bien solution de continuité de l'os, mais elle est due à un *décollement épiphysaire* au niveau du cartilage de conjugaison. Cette fracture d'un genre particulier se produirait surtout chez les enfants issus de syphilitiques.

Causes. — Les causes des fractures sont *directes* ou *indirectes*. Les fractures directes sont occasionnées par un choc brisant l'os au point où porte le traumatisme ; une roue de voiture passe sur un membre, le poids de la voiture fracture l'os au point de contact avec la roue. Dans les fractures indirectes la solution de continuité est à une certaine distance du siège du traumatisme. Supposons un individu serré entre un mur et une voiture : le mur constitue la résistance, la voiture est la puissance qui aplatit le thorax, aplatissement qui exagère la courbure des côtes saisies entre deux forces ; la fracture se produira à la partie médiane des côtes, c'est-à-dire à distance du traumatisme.

Signes des fractures. — On les divise en signes fonctionnels et physiques.

Les signes fonctionnels sont la *douleur* très violente au moment de l'accident, réveillée par les mouvements et par l'exploration, plus accusée au siège de la fracture, et l'*impotence* du membre, qui manque dans quelque cas.

Les *signes physiques* sont nombreux et sont constatés par le médecin : ce sont la *déformation* de la région qui est appréciable surtout en la comparant à celle du côté sain ; la *tuméfaction* par infiltration sanguine ou séreuse des tissus qui environnent la fracture, elle peut apparaître immédiatement après l'accident ou quelques heures plus tard ; l'*ecchymose*, coloration bleuâtre ou violacée du membre dans la région où siège la solution de continuité, elle survient dans les jours qui suivent le traumatisme ; enfin des signes qui ne sont constatés que par une manœuvre spéciale et qui demandent de grandes précautions dans leur recherche. Ces signes sont la *mobilité anormale*, c'est-à-dire la possibilité de déterminer un mouvement en un point où cela est impossible normalement, et la *crépitation* produite par le frottement de deux surfaces irrégulières l'une contre l'autre et perceptible par l'ouïe et le toucher. Ces deux symptômes peuvent manquer ou être difficiles à constater dans les cas de fractures avec engrènement des extrémités fracturées.

Que devient une fracture? S'il n'y a pas de déplacement ou si le déplacement est corrigé, le périoste irrité au point fracturé va sécréter du tissu osseux en grande abondance, celui-ci formera une virole osseuse ou *cal* que l'on peut sentir en palpant la région ;

le temps que met celui-ci à se former est variable, quinze à vingt jours en moyenne.

Pronostic. — Une fracture simple guérit en général en trois ou quatre semaines, une fracture compliquée de plaie demande un temps plus long, et sa gravité est beaucoup plus grande.

Traitement. — Un os, qui normalement était d'une seule pièce, a été divisé en deux fragments, ceux-ci entraînés par les

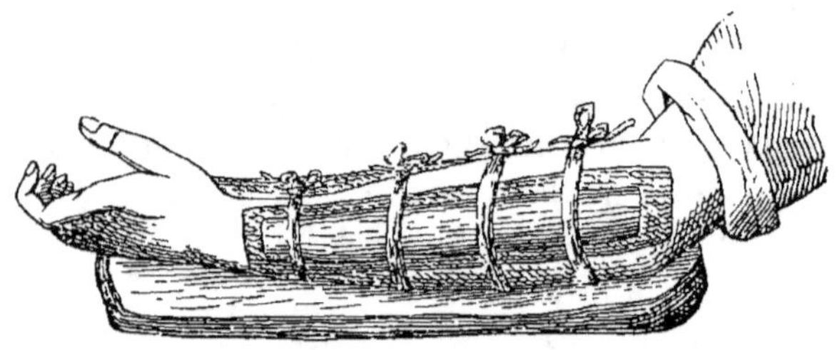

Fig. 80. — Attelles destinées à maintenir une fracture de l'avant-bras.

muscles sont déplacés ; il faut donc commencer par remettre dans leurs rapports normaux les fragments osseux, c'est-à-dire faire la *réduction* de la fracture.

La réduction obtenue, on doit aussitôt appliquer des appareils destinés à *maintenir* l'os dans une bonne position. Le plus souvent

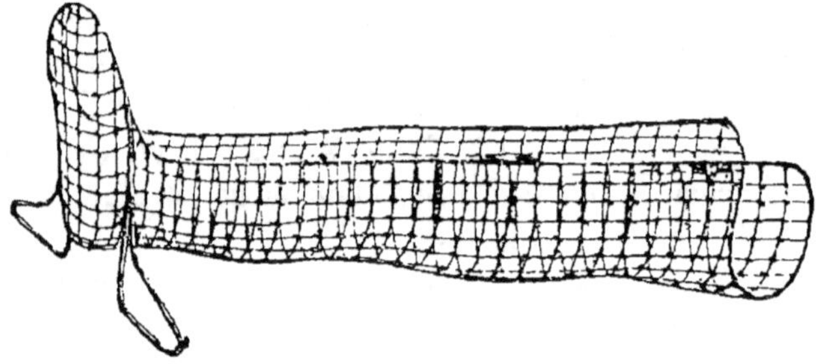

Fig. 81. — Gouttière pour fracture des os de la jambe.

on pose un appareil provisoire avec les objets dont on dispose, planchette de bois, latte qu'on coupe pour former des attelles (fig. 80) ; elles seront appliquées le long du membre et entourées d'une bande de toile, ou encore on place le membre entouré d'ouate dans une gouttière en fil de fer (fig. 81). Dès qu'on le peut, il faut remplacer ces appareils construits rapidement par des appareils *inamovibles* faits avec des bandes de tarlatane ou de toile trempées dans du plâtre ou du silicate de potasse liquide. Ces appareils plâtrés ou silicatés durcissent et acquièrent ainsi une grande solidité.

Dans une fracture compliquée de plaie on doit d'abord s'occuper de la plaie qu'on désinfecte par des lavages antiseptiques et qu'on panse ensuite avec grand soin, puis on applique un appareil laissant libre la région sur laquelle siège la solution de continuité cutanée. Dans cette variété de fracture des fragments osseux ou *esquilles* peuvent s'éliminer par la plaie. Celles-ci sont quelquefois la cause de la plaie cutanée, car elles perforent la peau de dedans en dehors, transformant ainsi une fracture fermée en une fracture ouverte.

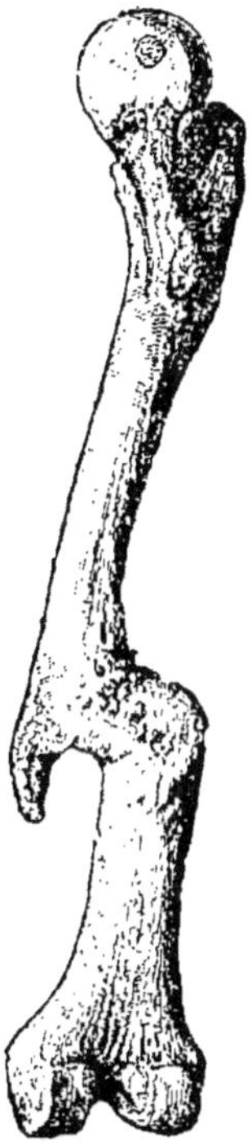

Si la fracture a été mal réduite ou si, le plus habituellement, la réduction n'a pas été faite, la consolidation se produit dans une attitude vicieuse, pouvant entraîner des déformations considérables du membre (fig. 82) et même une impotence plus ou moins accentuée. Au niveau de la fracture le périoste dans son travail de réparation peut sécréter une trop grande quantité de tissu osseux, augmentant le volume de l'os, c'est le *cal exubérant*; des filets nerveux sont parfois emprisonnés dans le tissu osseux de nouvelle formation, leur compression est une cause de douleur, il en résulte un *cal douloureux*. Dans certains cas la consolidation ne se produit pas, les deux fragments restent mobiles l'un sur l'autre et forment une articulation anormale ou *pseudarthrose*.

Toutes ces complications des fractures ont constitué la plus grande partie de la pathologie osseuse dans la guerre de 1914-1918.

Les fractures les plus fréquentes chez l'adulte sont celles de l'extrémité inférieure du radius, des côtes, de l'extrémité inférieure du péroné. Chez les vieillards les fractures du col anatomique du fémur ne sont pas rares et leur consolidation est souvent incomplète ou même nulle.

Fig. 82. — Cal osseux dans une fracture mal réduite.

Fractures chez le nouveau-né. — L'accouchement et surtout l'accouchement terminé par une intervention peut provoquer des fractures.

Les plus fréquentes sont celle de la *clavicule*, caractérisée par de la douleur et produite par une pression sur cet os pendant la manœuvre de Mauriceau, celle des *membres supérieurs* et des *membres inférieurs* se produisant pendant le dégagement de ces membres; l'*humérus* et le *fémur* sont les deux os généralement lésés. On les reconnaît au bruit qui accompagne leur production, à l'impotence fonctionnelle du membre qui reste souvent inerte, à la douleur que provoque la palpation, à la crépitation qu'on perçoit en faisant mouvoir les deux fragments l'un contre l'autre.

Ces fractures sont généralement sous-périostées, aussi guérissent-elles très rapidement en immobilisant le membre avec des attelles de carton entourées d'ouate. Cet appareil exige une grande surveillance, car les tissus des nouveau-nés se sphacèlent facilement.

Les fractures du *crâne* sont dues soit au passage de la tête à travers un bassin rétréci, soit au cours d'une extraction avec le forceps. Tous les os peuvent être atteints, mais les fractures les plus fréquentes sont celles du pariétal au niveau de la bosse. Elles sont souvent méconnues s'il n'y a pas d'enfoncement; leur gravité dépend des complications qu'elles provoquent; une hémorragie méningée peut être le point de départ des convulsions qui entraînent la mort. Broca invoquait ces fractures commme cause du céphalématome, l'hémorragie de la table externe décollant le périoste.

Le traitement consiste à ne rien faire, à moins d'enfoncement occasionnant des accès convulsifs; dans ce cas on a pu redresser les os à l'aide d'un tenaculum et voir les convulsions disparaître.

Périostite. — On donne le nom de *périostite*, d'*ostéo-périostite* ou d'*ostéomyélite* à une inflammation du tissu osseux placé sous le périoste et siégeant surtout dans les régions épiphysaires. Cette affection frappe le jeune âge et l'adolescence, elle est produite par le microbe de la peau, le *staphylocoque*. Elle se caractérise par une douleur extrême et de la tuméfaction, en même temps que par des phénomènes généraux, fièvre élevée, pouls fréquent, inappétence, etc. Une incision est le plus souvent nécessaire, elle permet l'écoulement d'une quantité variable de pus.

Ostéite. — L'ostéite est un terme général appliqué à toute inflammation aiguë ou chronique du tissu osseux. Sa variété dépend de sa cause et surtout du micro-organisme qui en est le point de départ.

L'*ostéite aiguë* est un véritable phlegmon des os, on peut la rencontrer au cours de toutes les maladies infectieuses, elle n'est pas rare dans l'infection puerpérale; elle est due dans ce cas au streptocoque.

L'*ostéite chronique* est représentée surtout par la tuberculose osseuse, c'est-à-dire par la localisation du bacille de Koch dans le tissu osseux. Sa réaction est toujours la même ; il se forme d'abord des tubercules, qui se caséifient et produisent les *abcès froids* dont nous avons déjà parlé à propos du mal de Pott ou ostéite vertébrale. Chez les enfants **on** rencontre assez fréquemment une localisation du bacille de Koch sur les phalanges des doigts, cette affection porte le nom de *spina ventosa*.

L'*ostéite syphilitique* est une des manifestations de la syphilis tertiaire (voir Syphilis) ou de l'hérédo-syphilis ; elle se manifeste soit sous forme de saillies osseuses ou *exostoses* souvent symétriques, soit sous forme de *gommes* qui peuvent se résorber ou nécroser les tissus environnants.

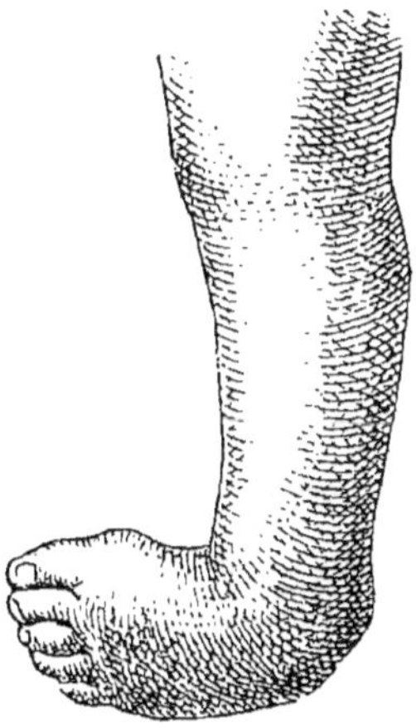

Tumeurs des os. — Certaines tumeurs malignes peuvent se localiser sur les os ; la plus fréquente est le *sarcome*, véritable cancer de l'os, très grave à cause de sa généralisation presque constante.

Pied bot (fig. 83). — Dans certains cas par suite de rétractions musculaires ou tendineuses ou par suite de malformations osseuses qui sont cependant le plus souvent secondaires, le pied est déformé d'une façon permanente. Cette déformation appelée pied bot se présente sous quatre variétés : si le pied est dévié en dedans, le pied bot

Fig. 83. — Pied bot (variété varus).

est *varus* ; s'il est dévié en dehors, il est *valgus* ; s'il est en extension forcée, il ne pose sur le sol que par l'extrémité des orteils, *pied bot équin* ; si, au contraire, il est en flexion forcée, le dos du pied se rapproche de la face antérieure de la jambe, et le pied ne touche le sol que par son talon, *pied bot talus*. Souvent deux variétés s'associent, comme dans le *pied bot varus équin*.

Le pied bot est tantôt *congénital*, cas le plus fréquent, tantôt *acquis*.

La phlébite, qui nécessite un séjour prolongé au lit, détermine parfois un pied bot acquis auquel on a donné le nom de *pied bot phlébitique* (Verneuil).

Il existe également un *pied bot paralytique* ; dans la dernière guerre on en a observé un grand nombre à la suite de sections des nerfs par des projectiles.

CHAPITRE II

ARTHROLOGIE

§ I. — *Anatomie*.

Les os constituant le squelette sont reliés entre eux de façons fort différentes ; on a donné le nom d'*articulation* à l'union de deux ou de plusieurs os entre eux. Un certain nombre d'articulations sont destinées non seulement à réunir les os, mais encore à leur permettre de se mouvoir les uns sur les autres.

Dans toute articulation mobile la surface de contact des os est recouverte d'une couche de cartilage lisse, jaunâtre, *cartilage articulaire*, destiné à favoriser les frottements. Ceux-ci sont encore adoucis par un liquide gras, la *synovie*, renfermée dans un manchon séreux, la *synoviale*, qui s'attache par ses deux extrémités sur les épiphyses osseuses au point où finit le carti-

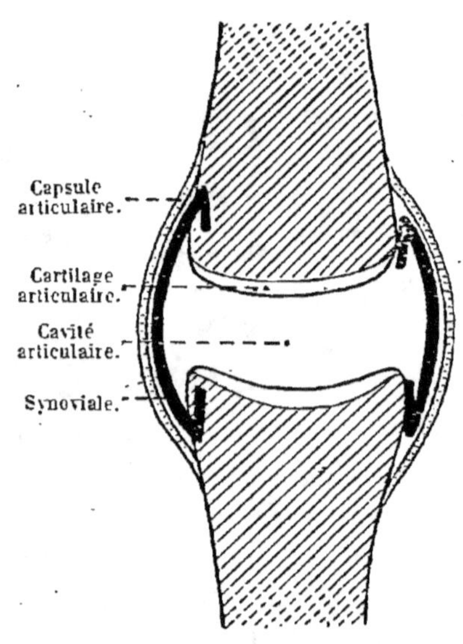

Fig. 84. — Schéma d'une diarthrose
type (Poirier).

lage. Pour maintenir les surfaces articulaires en contact l'une avec l'autre il existe une *capsule fibreuse*, véritable manchon qui est assez lâche pour permettre un certain nombre de mouvements (fig. 84 et 85).

Autour de cette capsule ou dans son épaisseur se développent des *ligaments* destinés à limiter les mouvements ; aussi leur destruction précède-t-elle toujours les luxations ou déplacements permanents des surfaces articulaires.

Les articulations ont été divisées en plusieurs catégories, division basée sur l'étendue des mouvements.

1° Certains os sont réunis par des dentelures qui s'engrènent les unes dans les autres, il en résulte une immobilité absolue, ce sont des *synarthroses*, dont le type est représenté par les sutures des os du crâne.

2° Certaines articulations ont des mouvements très limités, ce sont les *amphiarthroses* (symphyse pubienne).

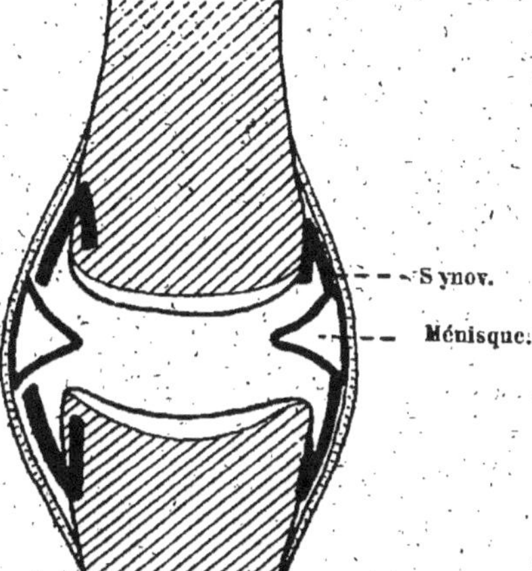

Fig. 85. — Schéma d'une diarthrose avec ménisque inter-articulaire (Poirier).

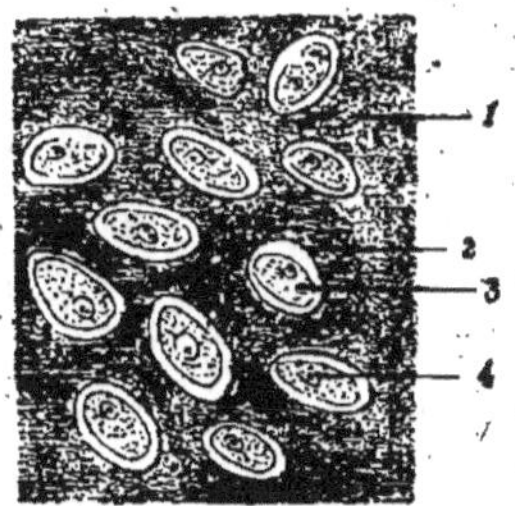

Fig. 86. — Cartilage hyalin d'une surface articulaire.

1. substance fondamentale ; 2. cavité cartilagineuse; 3. cellule cartilagineuse; 4. noyau.

3° Enfin les articulations très mobiles portent le nom de *diarthroses* (genou, hanche).

Le *tissu cartilagineux*, dont est recouvert la face articulaire des os, est ferme et très élastique ; sa coloration est bleuâtre, blanchâtre ou jaunâtre. D'une manière générale le cartilage est constitué par une *substance fondamentale hyaline, fibreuse* ou *élastique*, creusée de cavités, *chondroplastes*, dans lesquelles sont contenues les cellules cartilagineuses ou *chondroblastes*. Chaque cellule cartilagineuse est une masse protoplasmique ovoïde, sphérique ou polyédrique, elle est granuleuse et renferme un gros noyau, sa membrane d'enveloppe a été sécrétée par son protoplasma (fig. 86). Par l'ébullition le cartilage donne naissance à une masse gélatineuse appelée *chondrine*.

ARTICULATIONS DU MEMBRE SUPÉRIEUR

1° Articulations de la clavicule. — A la partie supérieure du thorax la clavicule s'articule avec le sternum, constituant l'articulation *sterno-claviculaire*. A la partie supérieure du sternum, de chaque côté de la fourchette, il existe une surface oblongue, oblique de haut en bas et de dedans en dehors, destinée à recevoir la tête de la clavicule. Comme la forme des surfaces articulaires ne concorde pas, il existe entre elles un ligament inter-osseux ou *cartilage inter-articulaire* dont le rôle est de combler les vides. Les extrémités osseuses sont maintenues en rapport par les ligaments fibreux antérieur, postérieur et supérieur.

Nous venons de parler des cartilages inter-articulaires, ceux-ci se rencontrent dans toutes les articulations dont les surfaces articulaires ne concordent pas parfaitement. Lorsque deux surfaces convexes sont en regard l'une de l'autre, un cartilage inter-articulaire biconcave est interposé entre elles (fig. 85).

En dehors la clavicule s'articule avec l'acromion, formant ainsi l'articulation *acromio-claviculaire*. La surface articulaire acromiale regarde en haut et en dedans, celle de la clavicule regarde en bas et en dehors, elle repose sur la précédente, aussi des ligaments qui l'entourent le plus fort est-il le supérieur.

2° Articulation de l'épaule. — L'articulation de l'humérus avec la cavité glénoïde de l'omoplate est une diarthrose, elle porte le nom d'articulation de l'*épaule* ou *gléno-humérale*. La tête humérale est maintenue dans la cavité glénoïde par un manchon fibreux renforcé en haut et en avant par de forts ligaments gléno-huméraux.

En dehors cette capsule fibreuse est entourée d'une sorte de manchon musculaire formé d'un cône de muscles qui vont de l'omoplate vers l'humérus. Les mouvements de cette articulation sont très étendus, on peut les diviser en : mouvement de *flexion*, qui porte le bras en avant, mouvement d'*extension*, qui entraîne le bras en arrière, mouvement d'*abduction*, qui éloigne le bras du corps dans le plan latéral, mouvement d'*adduction*, qui rapproche dans le même plan le bras du corps. Enfin la réunion de tous ces mouvements constitue la *circumduction* dans laquelle le bras décrit par son extrémité inférieure une grande circonférence.

Dans certains mouvements comme l'abduction forcée ou élévation du bras, l'omoplate entre en jeu et se déplace sur le thorax pour élever la cavité glénoïde.

3° **Articulation du coude.** — Le bras s'articule avec l'avant-bras en formant l'articulation du coude. L'extrémité inférieure de l'humérus entre en contact avec les extrémités supérieures du radius et du cubitus ; en dedans c'est la trochlée humérale qui constitue avec la cavité sigmoïde du cubitus l'articulation *huméro-cubitale* ; en dehors c'est le condyle huméral qui est reçu dans la cupule radiale, formant l'articulation *radio-humérale*. En avant et en arrière la capsule articulaire est mince, mais sur les côtés elle est renforcée par de très forts *ligaments latéraux* interne et externe ; aussi les mouvements latéraux seront-ils nuls. Les mouvements de flexion et d'extension seuls existent ; ce dernier est très limité, car le bec de l'olécrâne vient buter rapidement dans la fossette olécranienne de l'humérus.

4° **Articulation des os de l'avant-bras entre eux.** — Le radius et le cubitus s'articulent à leur extrémité supérieure et à leur extrémité inférieure, *articulations radio-cubitales supérieure* et *inférieure*. En haut c'est la partie latérale interne du plateau radial qui est reçue dans la petite échancrure sygmoïde du cubitus, permettant ainsi à la tête du radius de tourner sur place ; en bas c'est la tête du cubitus qui se loge dans la cavité radiale. Ces deux articulations sont le siège de deux mouvements spéciaux, la *pronation* et la *supination*.

Dans ces mouvements le radius seul se déplace et tourne autour d'un axe qui passe en haut par le centre de la tête du radius et en bas par le centre de la tête du cubitus. Dans la pronation la face palmaire de la main regarde en dedans, l'extrémité inférieure du radius venant se placer en avant de la tête du cubitus. La supination a pour but de ramener la face palmaire de la main dans un plan transversal pour la faire regarder directement en avant.

5° **Articulation de l'avant-bras avec la main.** — L'articulation qui unit les deux os de l'avant-bras aux os de la première rangée du carpe constitue l'*articulation du poignet* ou *radio-carpienne*. La mortaise, formée par l'extrémité inférieure du radius et du cubitus, concave transversalement reçoit le condyle carpien convexe dans le même sens. La capsule articulaire est renforcée par des ligaments antérieurs, postérieurs et latéraux. Les mouvements de cette articulation sont surtout la flexion et l'extension, les mouvements d'adduction et d'abduction sont très limités.

Les mouvements de la main sur l'avant-bras ne se produisent pas seulement au niveau de l'articulation radio-carpienne, mais aussi dans les nombreuses articulations des os du carpe entre eux et avec le métacarpe, ainsi que dans les articulations des phalanges avec les métacarpiens.

ARTICULATIONS DU MEMBRE INFÉRIEUR

Nous laissons de côté les articulations du sacrum avec l'os iliaque et celle de l'os iliaque d'un côté avec celui du côté opposé, nous réservant d'étudier les articulations du bassin dans la deuxième partie de cet ouvrage consacrée à l'anatomie obstétricale.

1° Articulation de la hanche. — Le membre inférieur est

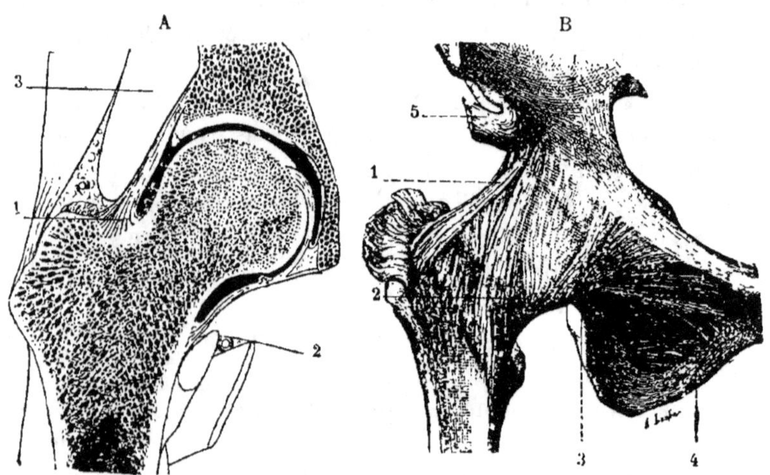

Fig. 87. — Articulation coxo-fémorale.

A. coupe de l'articulation; 1 et 2. coupe de la capsule articulaire; B. vue antérieure de l'articulation; 1. ligament ilio-fémoral, faisceau ilio-prétrochantérien; 2. faisceau ilio-prétrochantinien; 3. faisceau pubo-fémoral; 4. membrane obturatrice; 5. muscle droit antérieur.

rattaché à la ceinture pelvienne par l'articulation de la hanche ou *articulation coxo-fémorale*. La tête fémorale est reçue dans la cavité cotyloïde de l'os iliaque, agrandie par un *bourrelet carti-lagineux* appliqué sur le sourcil cotyloïdien. Ce bourrelet, dont la coupe est triangulaire avec sommet externe, comble les petites échancrures ilio-pubienne et ilio-ischiatique, mais, au niveau de la grande échancrure ischio-pubienne, il saute d'une extrémité à l'autre du sourcil cotyloïdien interrompu et forme un pont sous lequel passent les vaisseaux, qui vont nourrir le ligament rond et la tête du fémur. Sur cet os le manchon fibreux s'insère en avant sur une ligne réunissant les deux trochanters et en arrière sur la face postérieure du col, il se porte ensuite en dedans pour se terminer sur le pourtour du sourcil cotyloïdien. L'articulation de la hanche a besoin d'être maintenue très solidement, aussi à ce manchon fibreux viennent se surajouter en avant des faisceaux ligamenteux, dont l'un se porte de l'os iliaque au fémur en suivant un trajet oblique en bas et en dehors : c'est le *ligament de Berlin*; un autre se porte horizontalement de l'os iliaque au fémur ; comme le point de départ iliaque est le même, ils se dirigent en dehors en s'éloignant l'un de l'autre, semblables aux deux branches d'un V majuscule. Leur réunion forme le ligament en V de Bigelow (fig. 87).

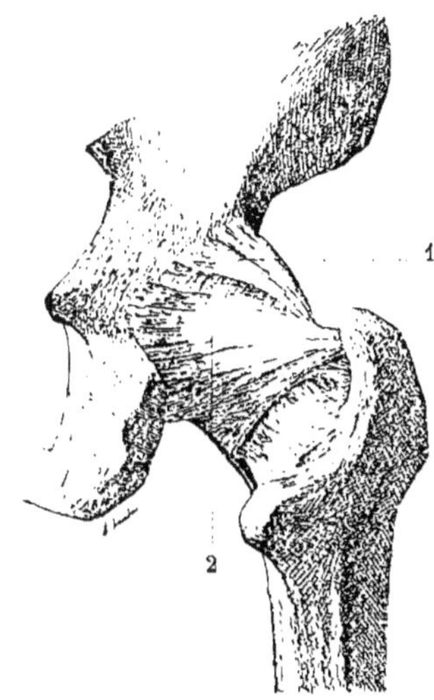

Fig. 88. — Vue postérieure de l'articulation sacro-iliaque (Poirier).

1. lig. supérieur; 2. lig. postérieur.

Les ligaments postérieurs sont moins développés. Dans l'intérieur même de l'articulation il existe un ligament qui se porte du sommet de la tête fémorale à l'arrière-fond cotyloïdien : il a reçu le nom de *ligament rond* (fig. 89).

Les mouvements de cette articulation sont assez vastes : ce sont la *flexion*, la cuisse se rapproche de la paroi abdominale; l'*extension*, la face postérieure de la cuisse se rapproche de la région fessière; la réunion de ces deux mouvements donne lieu à un balancement du membre inférieur dans un plan antéro-postérieur.

La cuisse peut s'éloigner, par son extrémité inférieure surtout, de l'axe du corps, c'est l'*abduction*; le mouvement qui ramène la cuisse ainsi éloignée vers l'axe du corps constitue le mouvement d'*adduction*. Enfin la réunion de tous ces mouvements permet au membre inférieur de décrire un véritable cône dont le sommet siège au niveau de l'articulation coxo-fémorale : c'est la *circumduction*.

Articulation du genou. — L'articulation du genou est assez

complexe, les surfaces articulaires qui entrent dans sa composition appartiennent à l'extrémité inférieure du fémur, à l'extrémité
supérieure du tibia et à la face postérieure de la rotule.

En réalité l'articulation du genou se compose de deux articulations : l'articulation *fémoro-tibiale* et l'articulation *fémoro-
rotulienne*. Cette dernière est formée du côté du fémur par la
trochlée, qui est séparée des condyles par une légère saillie trans-

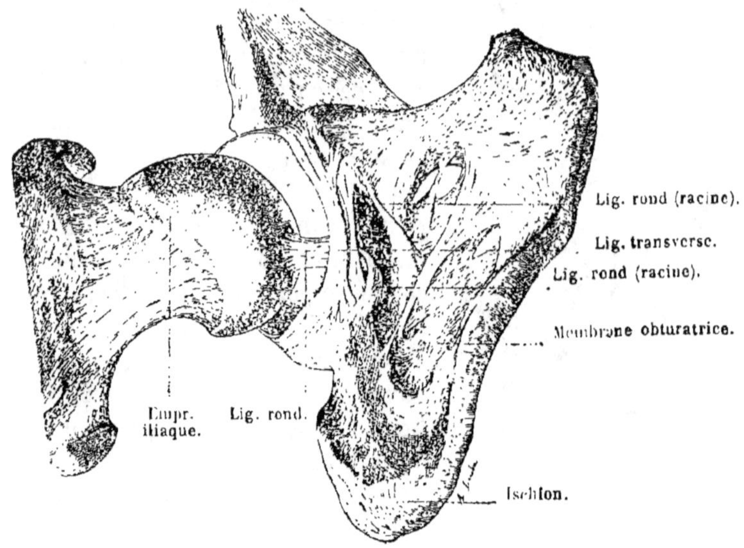

Fig. 89. — Articulation sacro-iliaque ouverte. Ligament rond.

versale constituée par le cartilage ; cette trochlée fémorale s'articule
avec la face postérieure de la rotule.

L'articulation fémoro-tibiale comprend du côté du fémur les
deux condyles fémoraux et du côté du tibia les deux cavités glénoïdes, dont la concavité très peu accusée est suppléée par deux
ménisques interarticulaires en forme de croissants plus ou moins
fermés.

La capsule articulaire est constituée surtout par des ligaments,
en arrière ce sont deux coques emboîtant les condyles à la partie
supérieure desquels elles s'insèrent, elles viennent prendre leur
point d'attache inférieur à la face postérieure du tibia. Sur les
côtés sont deux forts ligaments qui empêchent les mouvements de
latéralité; le *ligament latéral interne* part du condyle interne
et va s'attacher à la partie postéro-supérieure du tibia ; le *ligament
latéral externe* se porte du condyle externe à la tête du péroné.

Le *ligament antérieur* est représenté par le fort *tendon rotulien* qui prend son attache supérieure au sommet de la rotule et son attache inférieure à la tubérosité du tibia. En réalité ce tendon n'est que le tendon d'insertion du muscle quadriceps fémoral dans l'épaisseur duquel la rotule, os sésamoïde, s'est développée.

La rotule ne peut se déplacer latéralement grâce à deux expansions qui se portent des bords latéraux de cet os aux tubérosités interne et externe du fémur, ce sont les *ailerons* de la rotule.

A l'intérieur de l'articulation il existe deux ligaments qui se portent des deux faces de l'échancrure intercondylienne aux épines du tibia, ils s'entre-croisent sur la ligne médiane, de là le nom de *ligaments croisés*.

La synoviale du genou est la plus étendue des synoviales, elle s'insère à la limite du cartilage, elle est donc interrompue en avant par la présence de la rotule. Elle émet en avant, au-dessus et au-dessous de la rotule, des prolongements en cul-de-sac qui sont distendus dans les épanchements intra-articulaires.

Les mouvements de l'articulation du genou sont la *flexion* et l'*extension*, les mouvements de latéralité n'existent pas. La flexion, qui rapproche le mollet de la face postérieure de la cuisse, est très étendue, alors que l'extension est limitée.

Articulation du cou-de-pied. — Encore appelée articulation tibio-tarsienne, cette articulation est formée par la mortaise tibio-péronière dans laquelle est maintenue l'astragale, véritable poulie qui glisse d'arrière en avant et d'avant en arrière.

Les ligaments antérieur et postérieur sont peu importants, tandis que les ligaments latéraux sont puissants. Le ligament *latéral interne*, triangulaire, s'attache au sommet de la malléole tibiale et de ce point rayonne en éventail vers le scaphoïde, le calcanéum et vers la face interne de l'astragale. Le ligament *latéral externe* part de la malléole péronière et se divise en trois faisceaux dont l'un va s'insérer à la partie antérieure de l'astragale, l'autre au calcanéum et le troisième à la partie postérieure de l'astragale.

Les mouvements dont jouit l'articulation tibio-tarsienne sont la *flexion*, le dos du pied se rapprochant de la face antérieure de la jambe, et l'*extension*, le dos du pied s'éloignant de la jambe. Les mouvements de latéralité n'existent pas.

Articulation tibio-péronière. — Le péroné s'articule avec le tibia à ses deux extrémités, et le corps des deux os est réuni par une *membrane interosseuse.*

Articulations du tarse et du métatarse. — Ces articulations, qui permettent aux os du tarse de se mouvoir les uns sur les autres et aux métatarsiens de se mouvoir sur les os du tarse sont très nombreuses et très compliquées, deux sont importantes au point de vue opératoire : ce sont l'articulation *médio-tarsienne* ou de *Chopart* et l'articulation *tarso-métatarsienne* ou de *Lisfranc.*

Il existe d'autres articulations que celles des membres, nous allons passer en revue les plus importantes.

Articulation temporo-maxillaire. — Cette articulation est formée par le temporal et le maxillaire inférieur ; du côté du temporal la surface articulaire est constituée par la face postérieure de la *racine transverse de l'apophyse zygomatique* et par la *cavité glénoïde* ; du côté du maxillaire inférieur par le *condyle,* particulièrement par son versant antérieur. Cette articulation est complétée par un *ménisque interarticulaire* de forme biconcave.

Les moyens d'union de l'articulation sont représentés par une capsule fibreuse et par des ligaments.

Les mouvements sont l'*abaissement* de la mâchoire, l'*élévation,* due aux muscles masticateurs, enfin les mouvements de latéralité ou de *diduction* dans lesquels un condyle sert de pivot alors que l'autre condyle glisse en avant. Ce mouvement a pour résultat de permettre le frottement des molaires supérieures contre les inférieures afin de broyer les substances placées entre elles, c'est le mode de mastication des ruminants.

Articulations des corps vertébraux. — Les faces supérieures et inférieures des corps vertébraux interceptent des espaces lenticulaires remplis par une substance fibro-cartilagineuse ou *disque vertébral.*

En avant les corps vertébraux sont réunis par un long surtout ligamenteux, *ligament vertébral antérieur,* qui s'étend d'une extrémité à l'autre de la colonne vertébrale. En arrière existe un ligament semblable, *ligament vertébral postérieur.*

Les *apophyses articulaires* sont réunies par un manchon fibreux. En arrière les apophyses épineuses sont reliées entre elles par les *ligaments interépineux* et *surépineux,* sur les côtés les apophyses transverses sont reliées par les *ligaments intertransversaires.*

Articulations costo-vertébrales. — Les côtes s'articulent avec les vertèbres par leur tête, articulation *costo-vertébrale* proprement dite, et par leur tubérosité, articulation *costo-transversaire*.

La tête présente un angle saillant et mousse séparant deux facettes articulaires, celles-ci sont reçues dans la cavité constituée par les demi-facettes que nous avons décrites sur les parties latérales des bords supérieurs et inférieurs des vertèbres dorsales.

Dans les articulations costo-transversaires la facette, que porte la tubérosité costale, vient s'appliquer sur la facette située à l'extrémité externe de la face antérieure de l'apophyse transverse. Des ligaments réunissent ces différentes surfaces articulaires.

La physiologie des mouvements des côtes est très importante, car elle fait comprendre une partie de l'acte mécanique de la respiration. En même temps que les côtes s'élèvent par leur extrémité antérieure, leur corps se porte en dehors. Ces mouvements vus sur le thorax tout entier ont pour résultat l'agrandissement de celui-ci dans le sens antéro-postérieur par projection du sternum en avant, et dans le sens transversal par éloignement du corps de la côte de l'axe thoracique.

§ II. — *Pathologie des articulations*.

On peut diviser les affections des articulations en affections *chirurgicales* et affections *médicales*, les affections chirurgicales sont dues soit à des lésions *traumatiques* ou *aiguës*, soit à des *lésions chroniques*.

I. — AFFECTIONS CHIRURGICALES

A. — Lésions traumatiques.

Entorse. — On donne ce nom à la lésion produite par tout mouvement exagéré ou anormal d'une articulation s'accompagnant de distension ou de déchirure des moyens d'union sans déplacement persistant des surfaces articulaires.

Toutes les articulations peuvent être atteintes, mais le plus souvent l'entorse siège dans les articulations suivantes : coude, poignet, genou et surtout cou-de-pied, l'entorse de cette articulation sert de type à la description de cette affection.

L'entorse est occasionnée par une chute, un mouvement forcé, faux pas par exemple, et elle se caractérise par de la *douleur*, qui survient au moment même de l'accident, mais qui est surtout accentuée quelques heures après. Elle est réveillée par le mouvement provoqué ou par le palper de la région, elle est surtout aiguë dans les parties, qui avoisinent l'extrémité osseuse, sur le trajet des ligaments articulaires.

L'*impotence fonctionnelle* est variable, elle est sous la dépendance de la douleur.

Un *gonflement* se produit assez rapidement et déforme la région, qui souvent prend après quelques heures une teinte rouge, puis violacée.

La durée de la maladie **varie avec** l'étendue des lésions; dans quelques cas bénins les mouvements sont possibles au bout de quelques jours, dans d'autres ils sont plus tardifs, quinze ou vingt jours. Chez certains sujets scrofuleux, l'articulation lésée peut être le point d'élection d'une tumeur blanche. Ce qu'il faut surtout craindre dans l'entorse, c'est que le repos trop prolongé n'amène dans l'articulation des adhérences qui rendent ses mouvements impossibles, il se produit une sorte de soudure des surfaces articulaires ou *ankylose*.

Plaies articulaires. — Les plaies articulaires sont peu fréquentes, elles sont toujours graves, car l'articulation est un organe très sensible. Elles peuvent être provoquées par un traumatisme, un projectile, un instrument tranchant, etc., l'agent étranger pénétrant dans l'articulation est souillé par des germes infectieux qui seront le point de départ d'une inflammation ou *arthrite aiguë infectieuse*, celle-ci se termine par suppuration et par *ankylose* ou soudure des surfaces articulaires.

Luxation. — On donne le nom de luxation à tout déplacement permanent des extrémités articulaires, cette définition générale s'applique aussi bien aux déplacements acquis qu'aux déplacements congénitaux.

La luxation traumatique peut être due à une cause directe (traumatisme agissant directement sur une extrémité articulaire qu'il déplace) ou à une cause indirecte (chute, torsion d'un membre)

Les symptômes principaux sont l'impotence fonctionnelle, la douleur, la déformation de la région, la position anormale du membre, son allongement ou son raccourcissement, l'absence des rapports normaux des extrémités articulaires constatée par le palper et dans certains cas par la radiographie.

Si un traitement approprié n'est pas appliqué rapidement, les extrémités déplacées peuvent conserver leurs rapports anormaux, il en résulte une gêne dans les mouvements.

Le traitement consiste à remettre en place les surfaces articulaires, c'est la *réduction*, qui doit être maintenue par un appareil immobilisant l'articulation pour permettre aux ligaments déchirés de se réparer. Après un temps plus ou moins long il faut faire exécuter à l'articulation des mouvements prudents pour éviter l'ankylose que produirait une longue immobilisation.

B. — Lésions infectieuses et inflammatoires.

Arthrites. — On donne le nom d'arthrites à toutes les inflammations aiguës ou chroniques des articulations.

Les *arthrites aiguës* sont dues à la localisation d'agents infectieux sur la synoviale; les microbes sont amenés soit par un traumatisme, soit par le sang, comme on le constate au cours ou pendant la convalescence des maladies infectieuses, infection puerpérale, scarlatine, érysipèle, etc. Dans cette classe il faut ranger l'*arthrite blennorragique*, qui débute par des douleurs généralisées dans les articulations, puis la maladie se localise habituellement sur une seule. Cette articulation augmente de volume et devient douloureuse; le membre a tendance à se mettre en flexion pour relâcher les ligaments et diminuer la douleur.

La maladie se termine le plus souvent par la guérison et quelquefois par ankylose, aussi doit-on avoir la précaution de placer le membre dans la position qui sera la plus utile en cas de soudure des extrémités articulaires.

Les arthrites infectieuses suppurent assez fréquemment, les *pyarthroses* nécessitent l'ouverture de l'articulation pour donner issue au pus qui y est retenu. Dans l'infection puerpérale le pus examiné au microscope révèle la présence du micro-organisme, cause de cette forme d'infection, le streptocoque.

C. — Arthrites chroniques.

Les *arthrites chroniques* peuvent se rencontrer à tous les âges, mais l'aspect qu'elles prennent se modifie selon la cause et la manifestation anatomique.

Sous l'influence de l'inflammation de la synoviale, du liquide séreux s'accumule dans la cavité articulaire, cet épanchement distend les culs-de-sac synoviaux et modifie la forme de la région, c'est l'*hydarthrose*. Au niveau du genou cette affection assez fréquente est occasionnée par un traumatisme, elle est facile à diagnostiquer, car l'épanchement refoule la rotule en avant et distend les culs-de-sac qui entourent cet os. Si le liquide contenu dans la cavité articulaire est du sang, l'épanchement porte alors le nom d'*hémarthrose*; celle-ci se rencontre dans les cas de fracture de la rotule et elle se caractérise par la rapidité de l'épanchement.

L'*arthrite sèche*, au contraire, est due à une diminution de la sécrétion de la synovie; elle s'accompagne de douleurs et de craquements et elle peut être le point de départ de déformations souvent très accentuées.

L'*arthrite tuberculeuse* des articulations des membres porte le nom de *tumeur blanche*, elle est due à la localisation du bacille de Koch sur les extrémités articulaires ou sur la synoviale; la coxalgie, que nous étudierons plus loin, en est une des formes les plus fréquentes. Les symptômes du début sont la douleur, l'impotence fonctionnelle et la déformation de la région, puis le gonflement s'exagère par *périarthrite*, c'est-à-dire par retentissement inflammatoire sur les tissus qui environnent l'articulation. Les segments du membre se placent dans des positions vicieuses, enfin des abcès froids surviennent et s'ouvrent ou sont ouverts, d'où fistules plus ou moins persistantes. Quelquefois même les surfaces articulaires ne restent plus dans leurs rapports normaux, il en résulte des *luxations pathologiques*. Lorsque la maladie ne s'est pas arrêtée à la première période, la fonction du membre est perdue; à la seconde période la guérison peut être obtenue par ankylose, et souvent la troisième période nécessite une intervention chirurgicale, résection des portions de l'os malade ou même amputation du membre.

La *syphilis* attaque également les articulations, tantôt sous forme de simples douleurs articulaires ou *arthralgie*, tantôt sous forme d'épanchement douloureux ou non, *hydarthrose*, tantôt enfin sous forme de *tumeurs blanches syphilitiques*, dont la cause peut être une gomme développée au niveau d'une surface articulaire.

Relâchement des articulations. — Une accumulation considérable de liquide dans une cavité articulaire peut par sa durée amener une distension de la synoviale et des ligaments, et par cela même un écartement des surfaces articulaires. L'articulation possède alors des mouvements anormaux.

Au cours de la grossesse les articulations du bassin peuvent se relâcher, ce relâchement persiste parfois après l'accouchement et rend la marche difficile et même impossible sans le secours d'un appareil de contention des os du bassin.

Pour reconnaître le relâchement de la symphyse pubienne, il faut, la femme étant debout, faire le toucher vaginal en appliquant la pulpe de l'index directement sous la symphyse pubienne, puis commander à la femme de se tenir alternativement sur l'un et l'autre pied : l'index perçoit alors un glissement des deux surfaces symphysiennes l'une sur l'autre; l'une descend, celle qui est située du côté où le pied pose à terre, tandis que celle du côté opposé remonte.

Le relâchement des articulations sacro-iliaques est difficile à constater par les différentes méthodes d'exploration. Il est surtout caractérisé par les difficultés dans la marche éprouvées par la patiente.

D. — Étude de quelques affections articulaires.

Il est nécessaire d'étudier d'une façon particulière quelques affections localisées aux articulations des os iliaques soit avec le sacrum, soit avec les fémurs, à cause du retentissement que peuvent avoir ces lésions sur la conformation du bassin.

Coxalgie. — La coxalgie est l'*arthrite tuberculeuse* de l'articulation de la hanche, elle a encore été appelée coxo-tuberculose par Lannelongue.

Cette affection peut apparaître à tous les âges, mais elle se manifeste de préférence chez les enfants.

Les symptômes ont été divisés en trois périodes, bien que cliniquement la marche de la maladie ne soit pas aussi tranchée et que l'évolution puisse s'arrêter au cours de l'affection, surtout sous l'influence d'un traitement approprié. La *première période* est caractérisée par la *douleur* qui apparaît tantôt spontanément, tantôt à la suite de la fatigue, elle siège souvent au niveau du genou; la *boiterie* l'accompagne et peut ne pas être continuelle. Si l'on examine l'enfant au repos, couché sur un plan horizontal résistant, et qu'on passe en revue les deux articulations, on constate que certains mouvements sont limités, surtout ceux d'abduction et de flexion. Cette limitation des mouvements est due à la contracture des muscles péri-articulaires irrités par les lésions de l'articulation sous-jacente. La palpation permet souvent de sentir un empâtement avec augmentation de volume des ganglions de l'aine.

Si l'enfant est placé debout pendant un certain temps, il porte très rapidement tout le poids de son corps sur la jambe saine; si on le fait marcher, l'oreille remarque qu'il ne pose pas les deux pieds sur le sol avec la même assurance, signe du maquignon.

La *deuxième période* est marquée par des attitudes vicieuses du membre qui se place en abduction et rotation en dehors; le bassin s'incline du côté malade, ce qui paraît donner au membre une plus grande longueur, allongement apparent.

A la *troisième période* les attitudes vicieuses s'accentuent, la cuisse se fléchit et se met en adduction et rotation en dedans, le bassin s'élève et se porte en arrière du côté de l'articulation malade, d'où raccourcissement apparent du membre. Les fongosités, qui ont envahi les différentes parties de l'articulation, sont le point de départ d'une suppuration. Le pus de ces abcès froids soulève la peau qu'il perfore soit au niveau du pli de l'aine, soit en arrière, soit latéralement; les fistules ainsi créées peuvent persister fort longtemps. La tête du fémur en partie détruite peut abandonner la cavité cotyloïde et donner lieu à une luxation pathologique.

La marche et la durée sont très variables; l'évolution peut s'arrêter à toutes les périodes de la maladie, la guérison complète est rare, le plus souvent elle n'est obtenue qu'au prix d'une ankylose dans une bonne ou mauvaise position. Si la maladie suit ses trois périodes, la mort peut en être la conséquence soit à la suite d'une suppuration prolongée, soit sous l'influence d'une autre localisation tuberculeuse (méningite, péritonite, etc.).

La coxalgie survenant chez une fillette retentit sur la conformation du bassin; le poids du corps, portant surtout sur la jambe saine, produira sur ce côté du bassin un aplatissement, qui donnera naissance à un *bassin asymétrique*.

Sacro-coxalgie. — La sacro-coxalgie est l'arthrite tuberculeuse de l'articulation sacro-iliaque, elle est caractérisée surtout par de la douleur spontanée ou éveillée par la pression et par de la gêne dans la marche. Elle peut devenir le point de départ d'abcès détruisant l'articulation et déterminant à son niveau soit des troubles dans son développement si le sujet est jeune, soit des troubles dans ses fonctions, car l'ankylose en est une terminaison fréquente. La conformation du bassin peut être modifiée, si les lésions ont détruit des points d'ossification; c'est pourquoi certains auteurs ont invoqué cette affection pour expliquer la formation du bassin oblique ovalaire.

Luxation congénitale de la hanche. — Supposons une cavité cotyloïde insuffisamment développée pour contenir la tête du fémur; tant que l'enfant ne marchera pas, la tête fémorale conservera ses rapports avec la cavité cotyloïde, mais, dès qu'il tentera ses premiers pas, le poids du corps ne se transmettra pas au fémur du côté où siège ce défaut de développement et *aura tendance à faire glisser le bassin*, qui n'est plus soutenu que par les ligaments de l'articulation. La tête fémorale en les refoulant les distend, et, plus ils s'allongent, plus la tête du fémur remonte, d'où raccourcissement apparent du membre. Pendant la marche le bassin s'enfonce entre les deux fémurs, mais en s'inclinant du côté du siège de la luxation, cette boiterie est très accentuée. Si le défaut de développement siège sur les deux cavités cotyloïdes, la boiterie est double et constitue la démarche en canard.

Cette affection congénitale modifie la forme du bassin. Dans la luxation *unilatérale* le poids du corps, portant surtout sur la jambe saine, aplatit le détroit supérieur de son côté, d'où asymétrie du bassin, qui s'incline du côté luxé pour compenser la diminution de longueur apparente du membre. Cette inclinaison pelvienne est le point de départ d'une scoliose lombaire à convexité tournée du côté de la lésion; cette scoliose de compensation est destinée à rétablir l'équilibre du corps.

Dans la *luxation bilatérale* ou double il y a un léger aplatissement transversal au niveau des fosses iliaques, ce redressement des deux os iliaques détermine une diminution légère du diamètre transverse et un agrandissement du diamètre antéro-postérieur du détroit supérieur. En même temps le bassin s'incline en avant par son extrémité supérieure, aussi, lorsqu'on examine le sujet au repos, on constate une concavité très accentuée au niveau de la région lombaire; cette dépression, qui laisse un vide lorsque le sujet est couché sur un plan horizontal, porte le nom d'*ensellure lombaire*.

II. — AFFECTIONS MÉDICALES

Rhumatisme articulaire aigu. — Maladie infectieuse à microbe inconnu, elle est caractérisée par une inflammation des séreuses et en particulier des synoviales. Tous les âges peuvent en être atteints, mais l'âge adulte y est plus prédisposé.

C'est en général pendant les saisons pluvieuses et dans les endroits humides qu'on voit apparaître le rhumatisme articulaire aigu. Il débute par de la fièvre et par des douleurs aiguës dans une ou plus souvent dans plusieurs articulations. Celles-ci sont augmentées de volume et très douloureuses spontanément et au contact, au point que le poids des couvertures ne peut être supporté. Les tissus péri-articulaires, augmentés de volume par fluxion, sont rouges et chauds et d'ordinaire empâtés.

Les articulations les premières envahies sont en général les articulations découvertes, mais, ce qui caractérise le rhumatisme articulaire aigu, c'est la mobilité des localisations articulaires, la maladie semble n'abandonner une articulation que pour aller en envahir une ou plusieurs autres.

En même temps il existe des phénomènes généraux : la température est élevée, 39° et 40°, le pouls est rapide, la langue est sale, l'appétit est nul, le sommeil est rare. On observe des vomissements et des sueurs abondantes d'une odeur spéciale caractéristique.

La maladie guérit par le repos, la chaleur, les enveloppements ouatés et surtout par le salicylate de soude, qui soulage très rapidement à la condition d'être ordonné à forte dose.

Le pronostic du rhumatisme n'est sérieux que par les complications nombreuses qu'il détermine et qui sont toutes d'une certaine gravité pour le présent et pour l'avenir. C'est ainsi que sa localisation sur l'endocarde, membrane interne du cœur, crée l'*endocardite*; la valvule auriculo-ventriculaire gauche ou mitrale est souvent lésée, c'est là le point de départ fréquent de l'*insuffisance mitrale*.

Le péricarde et les plèvres peuvent être atteints, d'où *péricardite* et *pleurésie*; du côté du rein on constate des lésions de *néphrite aiguë* avec *albuminurie* ou de *néphrite chronique*, futur *mal de Bright*.

Une des localisations les plus redoutables est le *rhumatisme cérébral*, qui s'accompagne de délire, de coma et se termine le plus souvent par la mort.

Chorée rhumatismale. — On rattache au rhumatisme la chorée, caractérisée par des mouvements désordonnés des membres ou de certains muscles. C'est une affection du jeune âge, elle peut se compliquer de localisations viscérales; la plus grave est l'*endocardite* qui peut devenir chronique. La chorée rhumatismale ne doit pas être confondue avec la *chorée hystérique* ou *danse de Saint-Guy*, affection nerveuse.

Rhumatisme infectieux. — Toutes les maladies infectieuses, soit pendant leur période d'état, soit surtout au cours de leur convalescence, peuvent engendrer des fluxions douloureuses au niveau des articulations avec retentissement général. Ce qui caractérise ce rhumatisme, c'est l'absence de mobilité des fluxions articulaires, la ténacité de leur localisation et l'absence de soulagement après l'administration du salicylate de soude.

Il se termine habituellement par la guérison, mais souvent après une durée très longue, cependant l'ankylose et la suppuration ne sont pas rares.

L'infection puerpuérale est capable de créer cette variété de rhumatisme.

Arthropathies. — Un certain nombre d'affections comme le tabes, *arthropathies tabétiques*, la syringomyélie, *arthropathies syringomyéliques*, sont susceptibles de déterminer ces complications articulaires. Elles sont caractérisées par une augmentation de volume de l'articulation avec épanchement, mais elles ne sont pas douloureuses. Les extrémités osseuses qui constituent l'articulation sont souvent altérées, on se trouve en présence tantôt de la *forme atrophiante*, tantôt de la *forme proliférante*.

Arthralgie sérique. — Après les injections de sérum, antistreptococcique, antidiphtérique, etc., il n'est pas rare de voir survenir de cinq à vingt jours après la première injection une forte élévation de température avec douleurs articulaires aiguës, véritable rhumatisme sérique. Ces manifestations s'accompagnent assez souvent d'urticaire et elles constituent la *maladie sérique*, qui ne présente aucune gravité et qui guérit spontanément en sept à huit jours.

CHAPITRE III

MYOLOGIE

ARTICLE I

CONSIDÉRATIONS GÉNÉRALES

§ I. — *Anatomie et Physiologie générales.*

Il existe dans l'organisme deux grandes variétés de muscles bien distinctes au point de vue anatomique comme au point de vue physiologique. Au point de vue anatomique certains muscles sont caractérisés par des stries perpendiculaires au grand axe de la fibre musculaire, ce sont les *muscles striés* (fig. 90); d'autres sont formés de fibres lisses, dont la réunion forme les *muscles lisses*. Au point de vue physiologique les muscles striés se contractent sous l'influence de la volonté, ce sont les *muscles de la vie de relation*; les muscles lisses au contraire se contractent indépendamment de la volonté, ils constituent les *muscles de la vie organique*.

Le nombre des muscles est très considérable; les noms qu'on leur a donnés sont tirés les uns de leurs insertions (sterno-cléido-mastoïdien), les autres de leurs fonctions (fléchisseurs des doigts), de la direction de leurs fibres musculaires (grand oblique de l'abdomen), du nombre de leurs faisceaux (biceps), etc.; d'autres enfin n'ont aucune signification.

On divise les muscles en muscles longs, courts et larges : les muscles longs sont situés d'une façon générale au niveau des membres et dans les régions superficielles de ceux-ci; les muscles courts se rencontrent surtout dans les couches profondes des membres autour des articulations; les muscles larges sont destinés à former les parois des grandes cavités (diaphragme, muscles de l'abdomen).

Dans un muscle il existe un *corps* ou *ventre* du muscle, qui constitue la partie active, et deux extrémités passives, destinées à fixer les muscles aux organes qu'ils sont chargés de mouvoir;

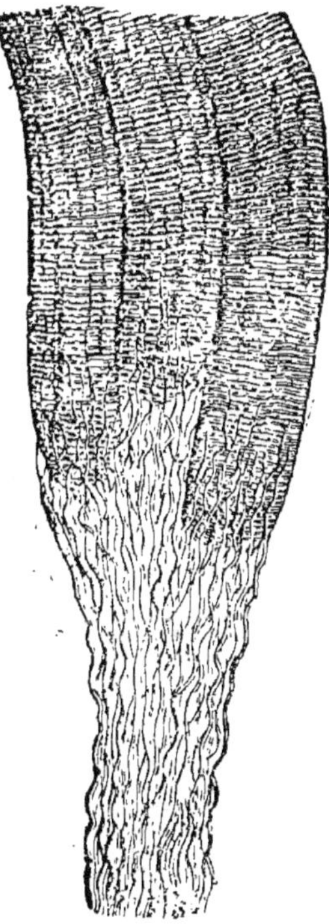

Fig. 90. — Faisceau de fibres musculaires avec leurs fibres tendineuses.

ce sont les *tendons d'insertion*; ceux-ci, dans les muscles plats, portent le nom d'*aponévroses d'insertion*. Leur configuration diffère complètement de celle du muscle; alors que celui-ci est rouge, le tendon est blanc nacré; les fibres musculaires se continuent avec les fibres tendineuses dont l'importance varie avec les muscles.

Chaque muscle est entouré d'une enveloppe celluleuse lui formant une gaine complète et portant le nom d'*aponévrose d'enveloppe*.

Le volume d'un muscle dépend et de sa fonction physiologique et de son fonctionnement. En vertu de ce principe d'anatomie générale que *c'est la fonction qui fait l'organe*, plus un muscle fonctionne, plus il se développe, de là l'importance des exercices physiques destinés à développer le système musculaire et par conséquent la force.

La forme des muscles varie avec leur destination; le plus grand nombre est constitué par des fibres longitudinales, quelques-uns sont orbiculaires, ce sont ceux qui, disposés au niveau d'un orifice, ont pour but de le fermer; ils portent le nom de *sphincters*.

Structure du muscle. — Lorsqu'on fait la coupe transversale d'un corps musculaire, on constate qu'il est entouré d'une gaine blanchâtre d'où partent des cloisons, qui divisent l'intérieur du muscle en plusieurs loges renfermant les fibres musculaires. La membrane d'enveloppe est appelée *périmysium externe* et les expansions forment le *périmysium interne*; les espaces quadrilatères délimités par les cloisons constituent au niveau de la coupe les *champs de Conheim* (fig. 91).

L'élément musculaire réduit à sa plus simple expression est représenté par la *fibrille musculaire*, longue de plusieurs centimètres et large de 1 dixième à 1 centième de millimètre. Cette fibrille est formée de disques superposés, les uns de couleur foncée, *disques sombres*, les autres de couleur claire, *disques clairs*. Ces disques sont alternativement sombres et clairs, ces derniers sont divisés en deux par une *strie sombre* qui les coupe à leur partie médiane (fig. 92). Ces disques sont des cellules modifiées, aussi retrouve-t-on de place en place les noyaux.

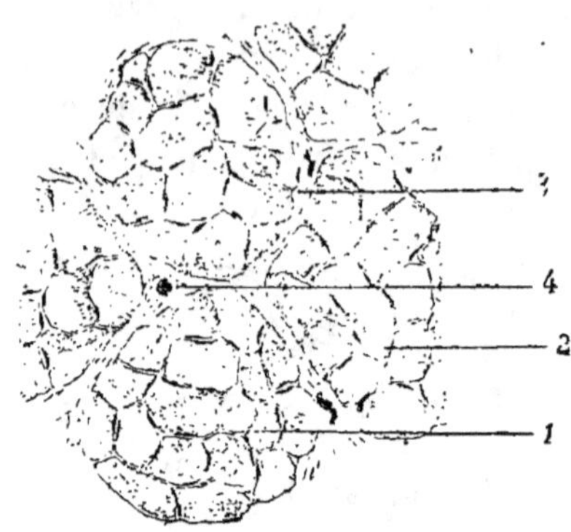

Fig. 91. — **Coupe transversale d'un muscle strié.**

1. section d'un faisceau secondaire; 2. section d'un faisceau primitif avec les champs de Conheim; 3. espace conjonctif inter-fasciculaire; 4. vaisseau intra-musculaire.

Chaque fibre est entourée d'une gaine élastique appelée *sarcolemme*.

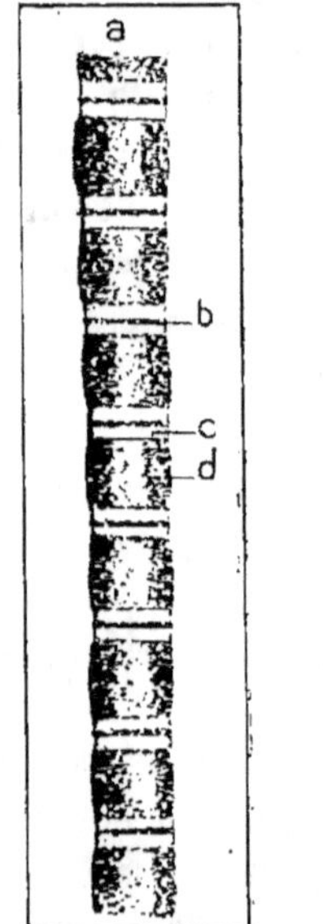

Fig. 92. — Superposition des disques clairs et des disques obscurs.

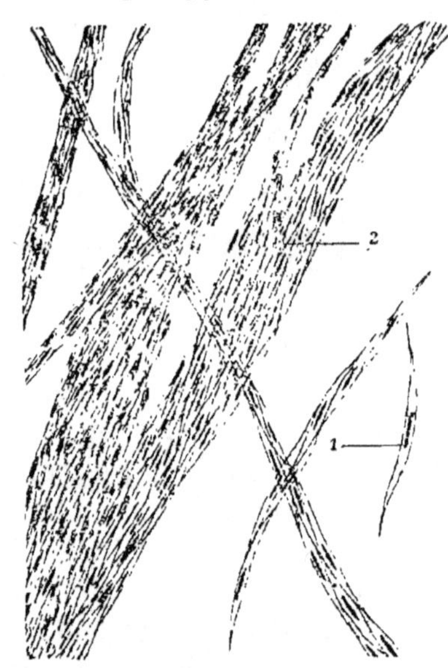

Fig. 93. — Fibres musculaires lisses.

1. fibre cellule isolée; 2. fibres cellules réunies en faisceau.

Les fibres musculaires se réunissent par groupes pour former les *faisceaux primitifs*, dont la réunion constitue le *faisceau secondaire*, enfin ces derniers se groupent pour donner naissance aux *faisceaux tertiaires* ou *muscles proprement dits*.

Les *muscles lisses* se différencient des muscles striés par leur aspect blanchâtre et par leur structure. Comme l'indique leur nom, les fibres qui les composent sont lisses et ne présentent pas les stries que nous avons décrites dans les muscles striés; elles sont formées d'une seule cellule fusiforme dans laquelle on aperçoit un noyau relativement volumineux. Leur longueur maxima est de 2 centimètres, alors que celle des fibres striées est de 3 à 4 centimètres (fig. 93 et 94).

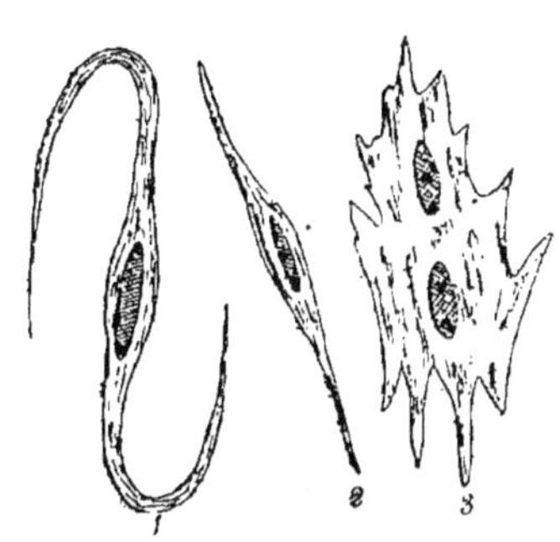

Fig. 94. — Fibres musculaires lisses.

1, 2, fibres fusiformes de l'intestin; 3. fibre rameuse de l'aorte.

Les muscles, organes très actifs, sont riches en vaisseaux, le sang y afflue en grande quantité pendant le fonctionnement. Les combustions, qui se produisent dans les muscles, sont d'autant plus accusées que l'activité musculaire est plus grande; aussi le sang veineux, qui sort du muscle en emportant les déchets de la combustion, est-il d'autant plus foncé que les contractions musculaires ont été fréquentes ou énergiques. Les muscles sont les organes dans lesquels se produit surtout la *chaleur animale*. Celle-ci augmente en raison directe de l'énergie musculaire déployée, ainsi s'expliquent les élévations de température du corps constatées après une longue course ou un travail réclamant une grande dépense de force, élévation thermique que la sueur cherche à atténuer en se répandant sur le corps et en s'évaporant. L'évaporation ne se produit qu'en enlevant de la chaleur à la surface cutanée.

Les muscles ne peuvent se contracter qu'à la condition de recevoir des ordres apportés par les nerfs, aussi ceux-ci se terminent-ils dans les muscles sous forme de *plaque motrice*, véritable épanouissement de la fibre nerveuse.

Au point de vue *chimique* la substance contractile des muscles est formée de *syntonine* ou *fibrine musculaire* et de *suc musculaire*.

§ II. — *Physiologie du muscle.*

Le muscle possède deux propriétés importantes l'*élasticité* et la *tonicité*. L'élasticité est caractérisée par le retour à la forme primitive de tout muscle qu'une influence quelconque a modifié dans sa forme. A l'état normal les muscles ne sont pas dans un état de repos absolu, ils sont toujours dans un certain état de tension, qu'on appelle *tonicité musculaire*; si l'on sectionne une de leurs extrémités, on constate que celle-ci est aussitôt attirée vers l'extrémité restée adhérente (fig. 95) en vertu même de son élasticité.

Si l'on excite par un agent quelconque, l'électricité par exemple, un muscle au repos, on voit que très rapidement il rapproche ses deux extrémités en diminuant de longueur. En général une de ses extrémités est fixe par immobilisation de la région sur laquelle il s'in-

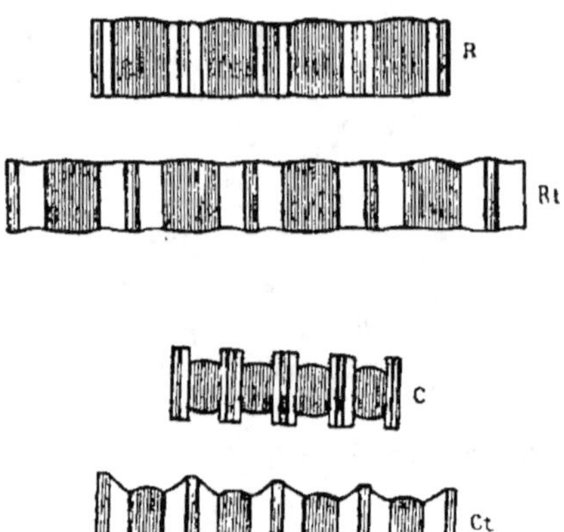

Fig. 95. — Fibres musculaires à divers états.

R. au repos; R*t.* au repos tendu; C. contractée; C*t.* contractée et tendue.

sère, l'autre est mobile et se rapproche de la précédente; cette propriété qu'a le muscle de se raccourcir porte le nom de *contractilité musculaire*. On appelle *contraction* le phénomène de raccourcissement qui s'opère sous l'influence de l'excitation de la contractilité musculaire. L'excitant par excellence des muscles striés est la *volonté*, les ordres émanent des centres nerveux et sont transmis aux muscles par les nerfs. L'excitation nerveuse, qui provoque la contraction musculaire, peut être remplacée artificiellement par l'électricité; en faisant passer à travers un muscle un courant d'induction le muscle se contracte; cette propriété est employée en thérapeutique médicale.

Tout muscle qui se contracte change de forme; en diminuant de longueur il augmente d'épaisseur, mais son volume ne se modifie pas, comme le prouve l'expérience suivante : un muscle de grenouille est mis dans un récipient rempli d'eau, on fait contracter le muscle en faisant passer un courant électrique, on constate que sa longueur diminue en même temps que son épaisseur augmente, mais le niveau de l'eau ne se modifie pas, ce qui prouve que le volume du muscle n'a subi aucune modification.

Le muscle contracté acquiert une certaine dureté, comme on peut le constater par le palper, et il s'accompagne d'un certain bruit. Chaque contraction dégage dans le muscle de la chaleur, elle produit du travail et elle donne naissance à une sécrétion acide.

Lorsque la mort survient, les muscles durcissent par contracture en donnant lieu à la *rigidité cadavérique*, qui apparaît à une époque très variable oscillant d'un quart d'heure à sept heures après la mort. Cette rigidité se produit plus rapidement, si la mort surprend l'individu en pleine activité musculaire; c'est pourquoi les animaux forcés à la course deviennent-ils raides aussitôt tués. S'ils ont été courus très longtemps, leur chair est un poison, parce que les muscles sont infiltrés de produits de combustion qui sont des déchets et d'ordinaire des toxines. La rigidité cadavérique est déterminée par la *coagulation de la musculine*, qui se produit très rapidement, puisque les muscles conservent la forme qu'ils avaient au moment de la mort; elle cesse dès que commencent les premiers phénomènes de la putréfaction.

La rigidité cadavérique est due à ce qu'au moment de la mort les phénomènes de nutrition interstitielle du muscle continuent encore; mais, la circulation ayant cessé, ces éléments régressifs ne sont plus entraînés dans les vaisseaux et ils encombrent la masse musculaire. Le phénomène de la rigidité cadavérique est de même nature que la raideur des muscles survenant après un travail exagéré; par suite de leur excès de consommation les produits de désassimilation sont trop abondants pour que la circulation puisse les entraîner rapidement, aussi la raideur persiste-t-elle jusqu'à l'élimination complète de ces produits. L'arrêt total de la circulation laisse les choses en état et le tissu musculaire impressionné par les produits toxiques devient rigide.

Lorsqu'on fait passer dans un muscle un courant électrique excessivement court et d'intensité moyenne, le muscle se contracte, mais il revient aussitôt à l'état de repos; la contraction et le relâchement constituent la *secousse musculaire*, qu'on peut enregistrer grâce à un instrument construit dans ce but et appelé *myographe*. Si les excitations sont multiples et rapprochées, les secousses musculaires se fusionnent; le muscle n'a plus le temps de revenir à l'état de repos, sa contraction devient durable, elle porte alors le nom de *tétanos physiologique*.

Ce qui caractérise la fibre musculaire striée, c'est que l'excitation produit une secousse rapide et un relâchement rapide, tandis que dans la fibre musculaire lisse la contraction est lente à s'établir et très lente à s'éteindre; c'est ainsi que se contracte le muscle utérin pendant le travail de l'accouchement.

§ III. — *Pathologie des muscles.*

Myosite. — Les muscles peuvent être atteints d'inflammation à la suite de contusions, de plaies; on donne à cette affection le nom de *myosite*, elle peut aller jusqu'à la suppuration, *abcès des muscles*; on rencontre parfois ces derniers au cours de certaines maladies infectieuses, comme la fièvre puerpérale.

Déchirures des muscles. — Les muscles peuvent se déchirer dans certains traumatismes; ces ruptures musculaires atteignent quelquefois les muscles lisses, comme l'utérus. Au cours de l'accouchement les muscles du périnée sont souvent déchirés, comme nous l'étudierons dans la deuxième partie de cet ouvrage.

Hypertrophie et atrophie. — Toute augmentation de volume d'un muscle porte le nom d'*hypertrophie*; pendant la grossesse le muscle utérin est très hypertrophié, ce qui a permis d'étudier plus facilement l'agencement de ses faisceaux. L'*atrophie* est caractérisée par la diminution de volume des faisceaux musculaires; elle est la conséquence soit d'un repos excessif, soit d'une lésion nerveuse; la première cause doit être invoquée dans l'atrophie d'un membre laissé longtemps immobilisé pour fracture ou affection articulaire; un des exemples les plus typiques d'atrophie d'origine nerveuse est représenté par la paralysie infantile.

Tumeurs. — Les muscles peuvent être atteints de tumeurs, les plus fréquentes sont le *sarcome*, tumeur maligne ayant une grande tendance à la généralisation et à la récidive après l'opération; le *fibrome*, qui s'associe dans certains cas au *myôme*, tumeur formée de fibres musculaires, pour constituer le *fibro-myôme*, si souvent constaté dans l'utérus. La tuberculose et la syphilis sont également le point de départ de lésions musculaires, la dernière sous forme de *gommes*.

Parasites. — La trichine est un helminthe qui se trouve dans la viande du porc. Absorbée elle peut pondre dans l'intestin, ses embryons percent alors la paroi intestinale et vont s'enkyster dans les muscles striés.

Tétanos. — Le tétanos est une maladie microbienne due au *bacille de Nicolaier* (fig. 96), qui se rencontre dans la poussière des routes et surtout dans les régions habitées par des chevaux, écuries, fumiers, etc. Aussi cette maladie surviendra-t-elle à la suite de plaies contractées dans un de ces endroits, champs de bataille. Pendant fort longtemps on a observé dans les services de chirurgie et d'accouchement des épidémies de tétanos, qui ont disparu depuis l'application de l'antisepsie et de l'asepsie. Dans plusieurs îles de l'Océanie les microbes tétaniques se rencontrent d'une façon permanente dans certains marais; les habitants, qui avaient constaté la malignité de ceux-ci, s'en servaient pour empoisonner leurs flèches en les laissant piquées dans le sol pendant un temps plus ou moins long.

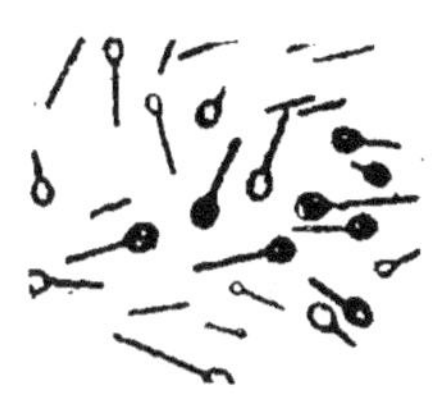

Fig. 96. — Bacilles du tétanos.

La plaie ombilicale du nouveau-né sert quelquefois de porte d'entrée au bacille tétanique; ce fait est rare dans nos régions, mais on le constate encore chez les peuples sauvages.

Ce qui caractérise le tétanos, ce sont les contractures musculaires intenses débutant d'ordinaire par les muscles masticateurs, muscles qui rapprochent l'un de l'autre les deux maxillaires, d'où impossibilité d'ouvrir la bouche. La contracture gagne ensuite les membres et le tronc; souvent la contracture ne se localise qu'à certains groupes de muscles, de là des attitudes très différentes prises par le corps, arc de cercle à concavité dorsale, flexion dans la position accroupie comme le fœtus dans l'utérus, etc.

En même temps la température s'élève considérablement, 41°, et même 42°; après la mort elle continue à s'élever pendant quelque temps.

Les crises de contracture ne sont pas continuelles, mais une influence légère peut les faire apparaître, la lumière, un bruit, un souffle, etc. La guérison spontanée est rare; l'institut Pasteur a découvert un sérum antitétanique, qui doit être injecté dès le début des accidents; il agit peu sur les toxines ou sécrétions microbiennes déjà produites et en circulation dans le sang, il paraît surtout empêcher la formation des nouvelles toxines. C'est pour cette raison qu'on a pris l'habitude dans les services de chirurgie de faire des injections préventives de sérum anti-tétanique aux blessés sur la voie publique, lorsqu'ils présentent des plaies souillées par la poussière des rues.

Ce traitement préventif a été également mis en œuvre chez nos blessés pendant la dernière guerre dès qu'on a pu se procurer des quantités suffisantes de sérum, ce qui n'a pas été le cas pendant les premiers mois de la campagne.

ARTICLE II

MUSCLES DU CORPS

Les muscles du corps humain sont au nombre de 400 environ; ils sont divisés en muscles de la tête, du cou, du thorax, de l'abdomen et des membres.

Muscles de la tête.

Les muscles de la tête peuvent être classés en trois groupes : muscles épicrâniens, muscles de la face et muscles de la mâchoire inférieure.

Les muscles du premier groupe sont en avant le *frontal* et en arrière l'*occipital*, ils sont réunis par l'*aponévrose épicrânienne*.

La face est pourvue de muscles nombreux dont la contraction produit les diverses expressions de la physionomie, ils forment les muscles de la *mimique*. Ces muscles concourent soit à l'obstruction, soit à l'ouverture des cavités naturelles qu'on rencontre à ce niveau. Certains de ces muscles n'ont qu'une insertion osseuse, l'autre insertion est cutanée.

Les muscles de la face sont en allant de haut en bas : le *sourcilier* et l'*orbiculaire des paupières*, pour l'orbite; autour du nez, l'*élévateur profond de l'aile du nez*, le *canin*, le *grand zygomatique*, le *petit zygomatique*, le *risorius de Santorini*, l'*élévateur superficiel de l'aile du nez et de la lèvre supérieure*, le *myrtiforme*, le *dilatateur de l'aile du nez*; autour de l'orifice buccal l'*orbiculaire des lèvres*, le *buccinateur*, le muscle de la *houppe du menton*, le *carré du menton*, et le *triangulaire des lèvres*.

Muscles masticateurs. — Ce groupe musculaire a pour fonction de rapprocher le maxillaire inférieur du maxillaire supérieur, c'est-à-dire de permettre les mouvements de mastication. Ils sont au nombre de quatre de chaque côté, deux superficiels et deux profonds; les premiers sont le temporal et le masséter, et les seconds les ptérygoïdiens.

Le *temporal* occupe toute l'étendue de la fosse du même nom et présente une forme rayonnée triangulaire à sommet inférieur. En haut il s'attache à toute l'étendue de la fosse temporale et à l'aponévrose qui la recouvre; ses fibres convergent pour s'insérer en bas à l'apophyse coronoïde par un tendon très fort.

Le *masséter*, court, épais, quadrilatère, est situé à la face externe de la branche montante du maxillaire inférieur sur laquelle il s'insère en bas, son attache supérieure se faisant sur l'apophyse zygomatique.

Le *ptérygoïdien interne*, situé à la partie interne de la branche montante du maxillaire inférieur sur laquelle il prend son insertion inférieure, s'attache en haut à la fosse ptérygoïde. Le *ptérygoïdien externe*, formé de deux faisceaux qui proviennent de la base du crâne et de la face externe de l'apophyse ptérygoïde, s'attache à la face interne de l'articulation temporo-maxillaire.

Muscles du cou.

La région cervicale est composée de plusieurs couches musculaires séparées par les *aponévroses cervicales*.

Muscles de la région antérieure. — *a*) *Superficiels*. — Directement sous la peau dans le tissu cellulaire sous-cutané on rencontre un muscle large, très mince, situé sur les parties latérales et antérieures du cou, c'est le *muscle peaucier*.

Plus profondément se trouve un muscle allongé, épais, étendu obliquement sur les côtés du cou et allant de la clavicule et du sternum à l'apophyse mastoïde et à la ligne courbe occipitale, c'est le muscle *sterno-cléido-mastoïdien*. En se réunissant en avant avec celui du côté opposé il forme un triangle à sommet inférieur, dans lequel viennent faire saillie le larynx en haut et la trachée en bas. Ces deux muscles sont satellites de l'artère carotide.

Lorsque ce muscle prend son point fixe sur le sternum et la clavicule, il fléchit la tête sur la colonne vertébrale, l'incline de son côté et lui fait exécuter un mouvement de rotation.

Ce muscle peut être atteint de contracture permanente ou passagère, à laquelle on a donné le nom de *torticolis*. Cette affection est ou congénitale ou acquise : le *torticolis congénital* est dû à une rétraction de la totalité ou d'un des chefs du sterno-

cléido-mastoïdien, la tête est inclinée du côté du muscle rétracté
et le menton est porté du côté opposé; à cette rotation de la tête

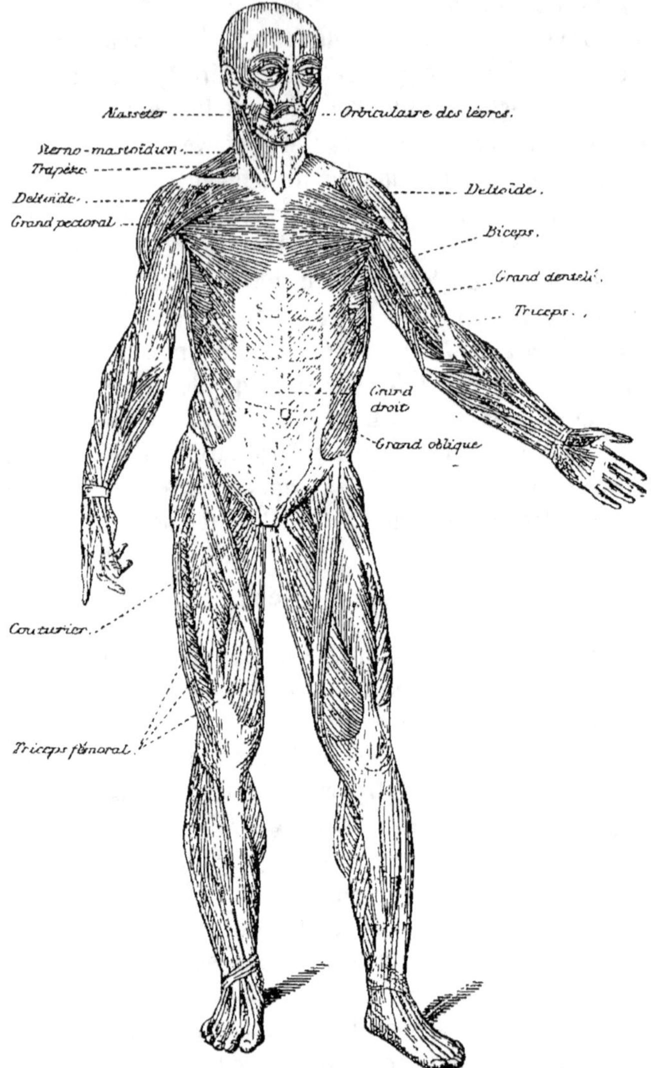

Fig. 97. — Muscles de la face antérieure du corps.

vient se surajouter une certaine projection en avant de la moitié
du visage située du côté de la lésion. Cette attitude est parfois le
point de départ de défauts de symétrie de la face pouvant s'accompagner de strabisme, les deux yeux n'étant plus placés dans le
même plan (fig. 98).

Le *torticolis acquis* est chronique ou passager ; le premier est dû à la sclérose qui peut survenir à la suite d'une blessure ou d'une suppuration du muscle; le torticolis passager est occasionné par le voisinage du muscle avec un foyer inflammatoire, arthrite, phlegmon, etc. Dans certains cas le muscle seul paraît atteint, il est le siège d'une douleur aiguë qui s'exagère au moindre mouve-

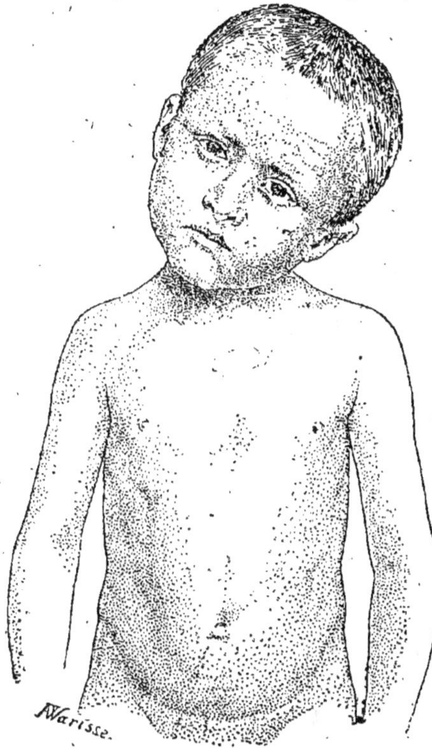

Fig. 98. — Torticolis gauche.

ment; c'est le *torticolis aigu* ou rhumatismal, qui guérit en peu de jours et cède rapidement au massage.

Le sterno-mastoïdien n'est pas le seul muscle où puisse se localiser le torticolis; tous les muscles du cou peuvent être atteints, entre autres le trapèze.

Appartenant encore à cette couche antérieure on voit sur les côtés deux muscles inspirateurs, les *scalènes antérieur* et *postérieur*, qui se portent des apophyses transverses des vertèbres cervicales aux première et deuxième côtes.

Plus profondément et de chaque côté de la ligne médiane on trouve les *muscles sus-hyoïdiens* et les *muscles sous-hyoïdiens*. Les premiers sont abaisseurs de la mâchoire inférieure, ils sont constitués par les muscles *génio-hyoïdien*, *mylo-hyoïdien*, muscle qui ferme le plancher de la bouche, *stylo-hyoïdien* et *digastrique*; ce dernier est formé, comme son nom l'indique, de deux parties charnues, ou ventres, réunies par un tendon.

Les muscles *sous-hyoïdiens* sont minces, rubanés, au nombre de quatre de chaque côté; superficiellement se trouvent le *sterno-cléido-hyoïdien*, qui s'insère en bas au sternum et à la clavicule et en haut à l'os hyoïde, et l'*omo-hyoïdien* situé en dehors du précédent; long et grêle, il va du bord supérieur de l'omoplate au bord inférieur de l'os hyoïde.

Au-dessous de ces deux muscles sont situés les muscles *sterno-thyroïdien* et *thyro-hyoïdien*, dont les noms indiquent les insertions osseuses et cartilagineuses.

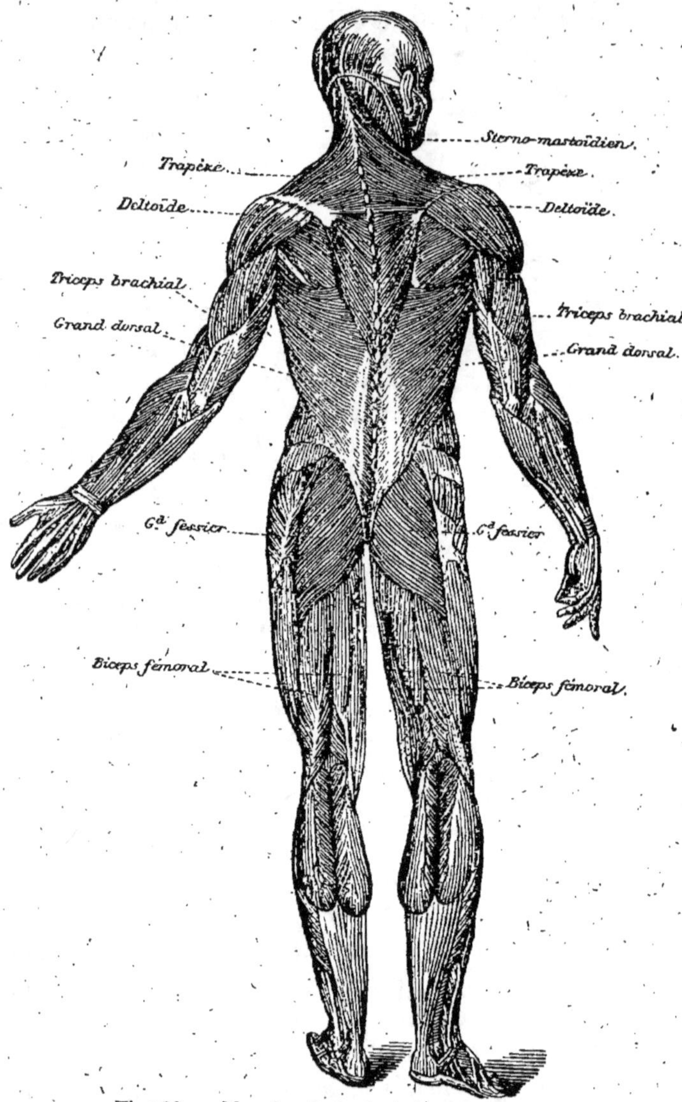

Fig. 99. — Muscles de la face dorsale du corps.

b) Muscles de la région prévertébrale. — Ils sont constitués par le muscle *long du cou*, mince, allongé, qui s'étend de l'atlas aux trois premières vertèbres dorsales ; le *grand droit antérieur de la tête,* qui s'insère en haut à l'apophyse basilaire de l'occipital et en bas aux tubercules des apophyses transverses des vertèbres cervicales; le *petit droit antérieur de la tête*, placé au-dessous du précédent, va des masses latérales de l'atlas à l'apophyse basilaire de l'occipital. Tous ces muscles ont pour action de fléchir la tête et la colonne cervicale.

c) Muscles de la région postérieure ou muscles de la nuque. — La région de la nuque, située en arrière de la colonne vertébrale et au-dessous de l'occipital, renferme un grand nombre de muscles d'autant plus courts qu'ils sont plus profonds. Ce sont : *l'angulaire de l'omoplate*, le *splenius*, le *grand complexus*, le *petit complexus*, le *transversaire du cou*, le *grand droit postérieur de la tête*, le *petit droit postérieur*, le *grand* et le *petit oblique de la tête*, et le *muscle des gouttières vertébrales*.

Aponévroses du cou. — Si l'on fait une coupe horizontale du cou, on a, en allant d'avant en arrière, la peau, le tissu cellulaire sous-cutané renfermant les muscles peauciers, *l'aponévrose cervicale superficielle*, qui se dédouble pour constituer une gaine aux muscles sterno-cléido-mastoïdiens, puis *l'aponévrose cervicale moyenne*, qui entoure également les muscles sterno-cléido-hyoïdiens et omo-hyoïdiens. Sur la ligne médiane ces aponévroses s'accolent pour former un épaississement appelé *ligne blanche cervicale*. En arrière de l'aponévrose moyenne se trouvent sur la ligne médiane le conduit laryngo-trachéal et derrière lui l'œsophage; sur les côtés de ces organes est situé le *paquet vasculo-nerveux du cou*, formé de l'artère carotide primitive, de la veine jugulaire interne et du nerf pneumogastrique, il est entouré d'une gaine aponévrotique. En avant de la colonne vertébrale et limitée en avant par *l'aponévrose cervicale profonde* se trouve la loge prévertébrale avec le nerf grand sympathique sur les côtés. Enfin en arrière de la colonne vertébrale est la région de la nuque avec la coupe des nombreux muscles qui la composent.

Muscles du thorax.

En examinant un thorax par sa face antérieure on n'aperçoit pas les côtes, qui se trouvent cachées par de nombreux muscles, dont le plus grand et le plus superficiel est le *grand pectoral*. Il s'attache sur les cinq ou six premiers cartilages costaux, sur la face antérieure du sternum, sur l'aponévrose des muscles de l'abdomen et sur le bord antérieur de la clavicule. Les fibres musculaires nées de ces différents points se portent en dehors en convergeant et elles se terminent par un tendon qui va s'insérer à la lèvre externe de la coulisse bicipitale de l'humérus. Ce muscle forme donc un triangle à base interne et à sommet tronqué externe, il est composé de fibres horizontales et de fibres obliques, les unes ascendantes, les autres descendantes, aussi a-t-il pour fonction de porter le bras en avant et en dedans en lui imprimant un mouvement de rotation; si le bras est élevé verticalement, il l'abaisse. Dans certains cas il prend son point fixe sur l'humérus immobilisé et il devient élévateur du thorax, il est alors *inspirateur* (attitude prise par les asthmatiques).

Le grand pectoral est recouvert en grande partie par la glande mammaire.

Au-dessous du grand pectoral est le *petit pectoral*, qui prend ses insertions sur les troisième, quatrième et cinquième côtes; de là ses fibres se portent en haut et en dehors en convergeant vers un tendon qui s'attache sur la partie antérieure de l'apophyse coracoïde. Ce muscle triangulaire à base thoracique abaisse le moignon de l'épaule; en prenant un point fixe sur l'omoplate immobilisée, il élève les côtes et devient également *inspirateur*.

Entre la clavicule et la première côte se trouve le petit muscle *sous-clavier*.

Sur le même plan que les côtes on rencontre une série de muscles courts chargés de fermer les espaces intercostaux : ce sont les *muscles intercostaux externes* et *internes*, limitant entre eux une gouttière où sont logés les vaisseaux et nerfs intercostaux. Les fibres musculaires de ces muscles, qui vont du bord inférieur d'une côte au bord supérieur de la côte sous-jacente, n'ont pas la même direction, elles se croisent en X; celles de l'intercostal externe sont dirigées obliquement de haut en bas et d'arrière en avant; l'intercostal interne a ses fibres dirigées obliquement de haut en bas et d'avant en arrière.

Sur les parties latérales le thorax est recouvert par un muscle large, le *grand dentelé*, qui s'insère d'un côté sur la face antéro-latérale de la cage thoracique par des digitations s'entre-croisant avec celles du muscle grand oblique de l'abdomen, et de l'autre côté sur la lèvre antérieure du bord spinal de l'omoplate.

A la partie postérieure du thorax on trouve les muscles *sus-costaux*, les *muscles des gouttières vertébrales* et les *petits dentelés supérieur et inférieur*, réunis par une aponévrose quadrilatère, très mince et assez résistante. Plus superficiellement et en haut on voit un certain nombre de muscles partir de l'omoplate et rayonner dans toutes les directions; c'est ainsi que l'*angulaire de l'omoplate* part de l'angle supéro-interne de l'os, se dirige en haut et en dedans vers les tubercules postérieurs des apophyses transverses des vertèbres cervicales, que le *rhomboïde* va du bord spinal à la crête épineuse cervico-dorsale, que le *trapèze*, partant du bord interne et supérieur de l'épine, du bord interne de l'acromion et du tiers externe de la clavicule, rayonne vers la ligne courbe occipitale supérieure, le ligament cervical postérieur, qui recouvre toutes les apophyses épineuses cervicales, et vers les apophyses épineuses des dix premières vertèbres dorsales.

Ce muscle a, comme son nom l'indique, la forme d'un trapèze, dont le grand côté est situé sur la ligne des apophyses épineuses des vertèbres cervicales et dorsales; il est superficiel et recouvre les muscles de la nuque et une partie de ceux du dos. Il peut être atteint de contracture donnant naissance à une variété de *torticolis*.

Sur le même plan, mais plus bas, un vaste muscle, le *grand dorsal*, part de la tubérosité iliaque, de l'aponévrose sacro-lombaire, des quatre dernières côtes et va s'attacher en haut au fond de la coulisse bicipitale de l'humérus. Il a pour fonction principale de porter l'humérus en arrière et de le faire tourner en dedans, et pour fonction accessoire d'élever le thorax et d'être par conséquent *inspirateur*.

Pour les *muscles de l'abdomen* nous renvoyons à la deuxième partie de ce livre, où ils seront traités avec plus de détails; nous comprenons dans ceux-ci le *diaphragme*, qui appartient à l'abdomen, puisqu'il ferme cette cavité à sa partie supérieure.

Muscles du membre supérieur.

Muscles de l'épaule. — Ils se portent de l'omoplate à l'humérus et comprennent : en avant le *sous-scapulaire* et en arrière les muscles *sus-épineux, sous-épineux, petit rond* et *grand rond*. Ils forment à l'articulation de l'épaule une capsule musculaire, qui complète la capsule fibreuse; ils élèvent le bras, les uns sont rotateurs en dedans, les autres rotateurs en dehors.

Muscles du bras. — Recouvrant les muscles précédents et se portant de l'épaule au bras sur sa face supéro-externe, le *deltoïde* est chargé de porter le bras en dehors (abduction). A la partie antérieure et superficielle du bras on voit un long muscle, le *biceps*, qui en haut est divisé en deux portions dont l'une, la longue, naît de la partie supérieure de la cavité glénoïde, l'autre, la courte, du sommet de l'apophyse coracoïde. Ces deux chefs se réunissent et forment un seul corps musculaire qui descend à la face antérieure du bras, croise le pli du coude et s'insère par un tendon direct sur la tubérosité bicipitale du radius et par une expansion aponévrotique à l'aponévrose de l'avant-bras. Il est destiné à fléchir l'avant-bras sur le bras et à élever le bras en le portant en dedans ; il est le muscle satellite de l'artère humérale.

En dessous du biceps le *brachial antérieur* va des faces interne et externe de l'humérus à l'apophyse coronoïde du cubitus, son action est la même que la précédente.

A la partie supérieure et interne du bras, recouvert par le deltoïde et le grand pectoral, se trouve le *coraco-brachial*.

En arrière un seul muscle très volumineux occupe toute la région postérieure du bras ; divisé en haut en trois portions, il porte le nom de *triceps brachial*. L'un des chefs s'attache à l'extrémité inférieure de la cavité glénoïde, les deux autres à la face postérieure de l'humérus, séparés l'un de l'autre par la gouttière dite de torsion pour le passage du nerf radial. Les trois faisceaux réunis se terminent sur un fort tendon s'insérant à l'olécrâne. L'action de ce muscle est de mettre l'avant-bras en extension.

A la partie inférieure du bras, sur le bord externe de l'humérus s'insère un muscle allongé, le *long supinateur*, qui en bas se termine sur l'apophyse styloïde du radius. Un peu au-dessous de lui s'insère le *premier radial externe*, qui va se fixer à la partie supérieure et postérieure du deuxième métacarpien.

Muscles de l'avant-bras. — Ces muscles sont partagés en deux groupes, l'un occupant la face antérieure, l'autre la face postérieure de l'avant-bras ; les premiers sont presque tous fléchisseurs de la main et des doigts, les seconds, antagonistes des précédents, sont extenseurs.

Les muscles de la face antérieure s'insèrent en grande partie sur l'épitrochlée ; ils sont divisés en plusieurs couches, ceux de la couche superficielle sont formés en allant de dehors en dedans par le *rond pronateur*, qui va de l'épitrochlée au milieu de la face externe du radius ; le *grand palmaire* se porte de l'épitrochlée au second métacarpien ; le *petit palmaire*, parti de l'épitrochlée, se continue en bas avec l'aponévrose palmaire superficielle ; le *cubital antérieur* va de l'épitrochlée au pisiforme.

, Sur un deuxième plan partant toujours de l'épitrochlée le *fléchisseur superficiel des doigts*, qui prend également une insertion sur le cubitus, forme un muscle aplati qui, au tiers inférieur de l'avant-bras, se divise en quatre tendons allant s'insérer sur la deuxième phalange des quatre derniers doigts.

Plus profondément sur un troisième plan se trouve le *fléchisseur profond des doigts*, qui s'insère sur le cubitus et sur la

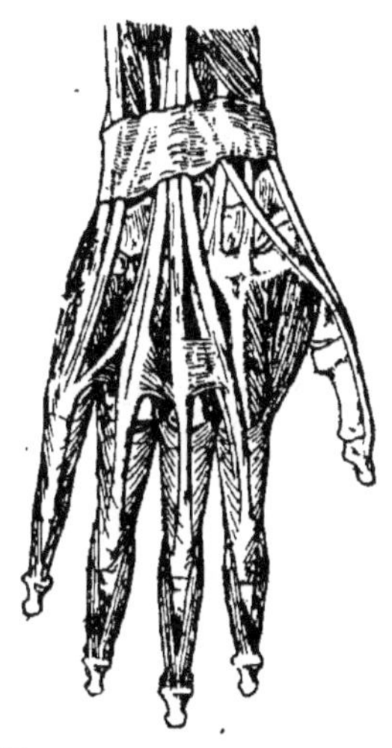

Fig. 100. — Tendons des muscles extenseurs de la main et des doigts.

membrane interosseuse et qui se divise également en quatre faisceaux. Ceux-ci perforent les tendons du fléchisseur superficiel pour aller s'attacher à l'extrémité supérieure des troisièmes phalanges des quatre derniers doigts. En dehors de lui le *fléchisseur propre du pouce* va du radius à la deuxième phalange du pouce.

A la partie inférieure et profonde de l'avant-bras on trouve un muscle court se portant transversalement du radius au cubitus, c'est le *carré pronateur.*

Les muscles de la partie postérieure de l'avant-bras sont également disposés sur plusieurs plans, dont le superficiel s'insère à l'épicondyle. La couche superficielle est constituée en allant de dehors en dedans par le *deuxième radial externe* qui s'attache en bas au troisième métacarpien ; l'*extenseur commun des doigts*, qui se divise en quatre faisceaux dont les tendons s'attachent aux quatre derniers doigts ; l'*extenseur propre du petit doigt*, et enfin le *cubital postérieur*, qui s'insère à l'extrémité supérieure du cinquième métacarpien. Plus profondément le muscle *anconé*, très court, se porte de l'épicondyle à la face externe du cubitus et de l'olécrâne.

Les muscles de la couche profonde sont le *long abducteur du pouce*, qui s'attache sur le radius, le cubitus et la membrane interosseuse, et en bas sur le premier métacarpien, le *court extenseur du pouce*, situé en dedans du précédent, le *long extenseur du pouce*, allant du cubitus à la dernière phalange du pouce, et l'*extenseur propre de l'index*, qui du cubitus se porte sur la dernière phalange de l'index.

Muscles de la main. — Les muscles propres à la main sont situés sur la face palmaire, excepté les interosseux dorsaux. Ils sont divisés en trois groupes : le groupe externe forme une saillie à la partie externe de la main, c'est l'*éminence thénar*; le groupe interne constitue également une saillie, c'est l'*éminence hypo-thénar*; le groupe moyen occupe la paume de la main.

L'éminence thénar est formée de muscles courts qui partent du carpe et qui se portent au pouce, ce sont les muscles *court flé-chisseur du pouce, court abducteur du pouce, opposant* et *adducteur du pouce.*

L'éminence hypothénar est formée de trois muscles s'insérant d'une part aux os du carpe et d'autre part au petit doigt; ce sont les muscles *adducteur du petit doigt, opposant* et *court flé-chisseur.*

Dans la paume de la main des petits muscles s'attachent aux tendons du fléchisseur profond; allongés comme des vers de terre ou lombrics, ils ont été appelés *lombricaux.* Entre les métacar-piens les espaces sont comblés par des muscles appelés *inter-osseux palmaires* et *dorsaux* suivant leur situation.

Muscles du membre inférieur.

Le membre inférieur commence sur les parties latérales du bassin, il est formé de trois segments : la cuisse, la jambe et le pied. A la partie supérieure de la cuisse viennent s'insérer plu-sieurs muscles, qui ont leur insertion opposée sur le bassin et qui forment le groupe des muscles *pelvi-trochantériens.* Ils consti-tuent les deux massifs fessiers et ils sont rangés sur plusieurs couches qui sont, en allant de la superficie vers la profondeur : 1° le *grand fessier;* 2° le *moyen fessier;* 3° le *petit fessier,* le *pyramidal,* l'*obturateur interne* avec les *deux jumeaux,* et le *carré crural;* 4° l'*obturateur externe.*

Le *grand fessier,* le plus vaste et le plus épais, a une forme quadrilatère, il constitue presque toute la région fessière. Il s'insère en dedans sur le sacrum, sur l'os iliaque en arrière de la ligne courbe supérieure, sur la tubérosité iliaque et sur l'aponévrose de la masse sacro-lombaire, et en dehors à la ligne externe de trifur-cation de la ligne âpre.

Le *moyen fessier* s'insère sur l'os iliaque dans l'espace situé entre les deux lignes courbes et sur la lèvre externe de la crête iliaque, il se continue avec un tendon large et aplati qui s'attache à la face externe du grand trochanter·

Le *petit fessier* s'insère sur l'os iliaque en avant de la ligne courbe inférieure et il vient se terminer sur les bords supérieur et antérieur du grand trochanter.

Sur le même plan que le petit fessier se trouvent le *pyramidal*, qui s'insère en dedans à la face antérieure du sacrum, sort du bassin par la grande échancrure sciatique et vient se fixer au bord supérieur du grand trochanter ; l'*obturateur interne*, qui, lui aussi, s'insère dans l'excavation pelvienne sur la face interne de la membrane obturatrice et autour du trou obturateur, sort du bassin par la petite échancrure sciatique et se termine par un tendon à la partie supérieure du grand trochanter. Sur son trajet il passe entre les deux *jumeaux supérieur* et *inférieur*, qui s'accolent à lui pour ne plus former qu'un seul muscle.

Le *carré crural* vient du bord externe de l'ischion pour se fixer au bord postérieur du grand trochanter.

Plus profondément l'*obturateur externe* s'attache à la face externe de la membrane obturatrice et au pourtour du trou obturateur ; il glisse au-dessous du col du fémur et s'insère au fond de la cavité digitale du grand trochanter. Ces muscles portent presque tous la cuisse en abduction.

Muscles de la cuisse proprement dite. — Les muscles de la cuisse sont entourés d'une vaste aponévrose d'enveloppe commune, le *fascia lata*. Ils peuvent être divisés en trois groupes : un antérieur, un interne et un postérieur.

Les *muscles antérieurs* sont au nombre de trois : deux superficiels, le couturier et le tenseur du fascia lata, et un profond, le quadriceps fémoral.

Le *couturier*, le plus long de tous les muscles du corps, part de l'épine iliaque antérieure et supérieure, descend obliquement en dedans et se termine à la partie supérieure de la face interne du tibia, où il rencontre deux autres tendons avec lesquels il forme les muscles de la *patte d'oie*. Ce muscle est en rapport presque continuel avec l'artère fémorale qu'il croise et dont il est le muscle satellite.

Sur le même plan que le couturier, mais en dehors de lui, on trouve le *tenseur du fascia lata*, muscle court et épais, qui a pour action de tendre l'aponévrose dans laquelle il est contenu. Il s'insère en haut à l'épine iliaque antérieure et supérieure et en bas à la face externe de la tubérosité du tibia.

Le *quadriceps fémoral* est un vaste muscle qui entoure presque complètement le fémur et qui constitue à peu près toute la masse antérieure de la cuisse. Il est formé de quatre chefs : le plus superficiel, le *droit antérieur de la cuisse*, s'insère à l'épine iliaque antérieure et inférieure, puis les deux *vastes interne* et *externe* s'insèrent sur les faces interne et externe du fémur, enfin plus profondément se trouve le *crural* ou tenseur de la synoviale. En bas ces différents faisceaux se réunissent en un tendon commun, qui s'attache sur les bords supérieur et latéraux de la rotule ou, si l'on considère cet os comme un sésamoïde, à la tubérosité antérieure du tibia par le tendon rotulien. Ce vaste muscle est extenseur de la cuisse.

Les *muscles de la région interne* sont constitués par des muscles dont l'action est de rapprocher la cuisse de l'axe du corps, ils sont donc adducteurs.

Le *droit interne*, mince, allongé, à peu près vertical, longe le côté interne de la cuisse, il part du corps du pubis et se termine sur la face interne du tibia en faisant partie du groupe musculaire de la patte d'oie. Un peu en dehors le *pectiné*, court, aplati, quadrilatère, s'insère d'une part sur la surface pectinéale et d'autre part sur la ligne intertrochantérienne.

Les muscles *adducteurs*, au nombre de trois, sont superposés et désignés d'après leur situation sous les noms de premier, deuxième et troisième. Le *premier* ou *petit adducteur* va du corps du pubis à la partie supérieure de la ligne âpre, le *deuxième* ou *moyen adducteur* s'étend de la branche ischio-pubienne à la partie médiane de la ligne âpre, le *troisième* ou *grand adducteur* part de la face externe de l'ischion et de la branche ischio-pubienne et va s'attacher à une grande partie de la ligne âpre jusqu'au niveau d'un tubercule saillant situé à la partie supérieure du condyle interne ; cette saillie appelée *tubercule du grand adducteur* sert de point de repère en médecine opératoire pour aller à la découverte de l'artère fémorale. Cette artère, en effet, traverse ce muscle à la partie inféro-interne de la cuisse, elle est accompagnée de la veine fémorale ; leur trajet intra-musculaire porte le nom de *canal des adducteurs* ou de canal de Hunter.

Les *muscles de la région postérieure de la cuisse*, au nombre de trois, partent de l'ischion. Le *demi-tendineux* va de l'ischion à la tubérosité interne du tibia, il forme le troisième tendon des muscles de la patte d'oie.

Le *biceps crural* s'insère en haut par deux chefs, l'un à

l'ischion, l'autre à la face postérieure de la ligne âpre du fémur, en bas le corps musculaire s'attache à la tête du péroné. Le *demi-membraneux* plus profondément situé part de l'ischion et s'insère en bas par trois faisceaux, l'un à la face postérieure du tibia, l'autre à la face antéro-externe du même os, le troisième remonte obliquement se perdre dans la capsule articulaire, c'est le *tendon réfléchi*.

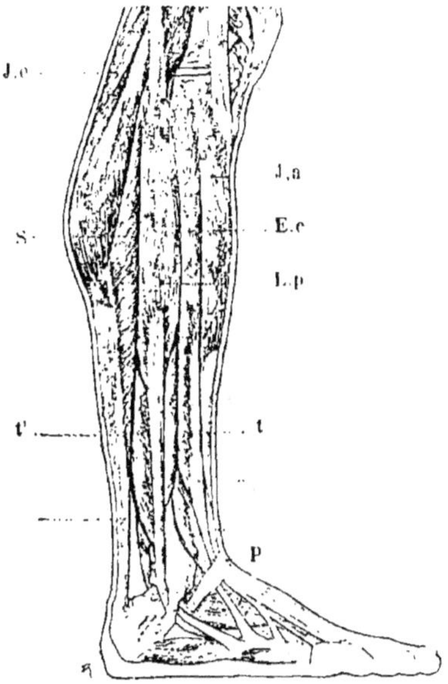

Les muscles de la partie postérieure de la cuisse sont *fléchisseurs* de la jambe sur la cuisse et *extenseurs* de la cuisse sur le bassin.

Muscles de la jambe. — Les muscles de la jambe sont groupés en trois régions : antérieure, externe et postérieure.

Muscles de la région antérieure. — Les muscles de la région antérieure sont compris entre la crête du tibia et la crête du péroné ; ce sont de dedans en dehors le jambier antérieur, l'extenseur commun des orteils et le péronier antérieur. Le *jambier antérieur*, qui s'attache à la tubérosité externe et à la face interne du tibia descend, se rétrécit et s'insère sur le premier cunéiforme en envoyant une expansion au premier métatarsien.

Fig. 101. — Muscles de la face externe de la jambe.

S. soléaire ; J.e. jumeau externe ; T. tendon d'Achille ; L.p. long péronier ; E.c. extenseur commun des orteils ; J.a. jambier antérieur avec son tendon t' ; P. muscle pédieux.

L'*extenseur propre du gros orteil* s'attache en haut à la face interne du péroné et en bas à la base de la deuxième phalange du gros orteil. L'*extenseur commun des orteils* prend son insertion supérieure sur la face interne du péroné et sur la membrane interosseuse, puis il se divise en quatre tendons qui s'attachent sur la troisième phalange des quatre derniers orteils. Le *péronier antérieur*, confondu en haut avec l'extenseur commun, s'attache par un tendon propre à la face dorsale et supérieure du cinquième métatarsien.

Tous les tendons, qui de la jambe se portent vers le dos du pied, passent au niveau de la face antérieure du cou-de-pied sous une bandelette fibreuse, le ligament antérieur du tarse, qui constitue avec les os un véritable canal ostéo-fibreux.

Muscles de la région externe. — La loge externe de la jambe est limitée par une aponévrose qui s'attache au péroné et qui renferme deux muscles : 1° le *long péronier latéral* part de la tête du péroné, passe derrière la malléole externe et, changeant de direction, croise la plante du pied en se portant obliquement en dedans et en avant pour aller se fixer à la base du premier métatarsien : 2° le *court péronier latéral*, moins long que le précédent au-dessous duquel il est placé, va de la face externe du péroné au cinquième métatarsien.

Muscles de la région postérieure. — Cette région renferme deux couches de muscles : l'une superficielle, formant la saillie du mollet, est constituée par les jumeaux et le soléaire; l'autre, profonde, est formée de trois muscles qui sont, en allant de dedans en dehors, le long fléchisseur commun des orteils, le jambier postérieur et le fléchisseur propre du gros orteil.

Les *jumeaux*, constitués en haut par deux muscles distincts, se réunissent vers le milieu de la jambe pour ne plus former qu'une masse allant s'insérer sur un tendon aplati qui se condense pour devenir le *tendon d'Achille*. Ce tendon, commun aux jumeaux et au soléaire, s'insère en bas à la face postérieure du calcanéum. Le jumeau interne naît en haut du condyle interne du fémur, et le jumeau externe du condyle externe.

Le *soléaire* vient du tibia, du péroné et de la membrane interosseuse, il limite au niveau de son insertion supérieure un orifice ou *anneau du soléaire* par lequel passent les vaisseaux et nerfs, qui vont à la face postérieure de la jambe. En bas il se continue avec le tendon d'Achille. Chez certains enfants ce tendon se rétracte à un tel point que le pied est tiré par son extrémité postérieure. Le pied placé dans l'axe de la jambe ne repose plus sur le sol que par sa pointe, la marche ressemble à celle du cheval, de là le nom de *pied bot équin*; celui-ci s'accompagne souvent d'une torsion de l'axe du pied portant la face plantaire en dedans, il constitue la variété de pied bot appelée *varus équin*.

Les muscles de la couche profonde sont surtout des fléchisseurs du pied; ce sont le *jambier postérieur* qui du tibia et du péroné va au scaphoïde, le *fléchisseur commun des orteils* allant du tibia à la base des phalanges unguéales des quatre derniers orteils. Les tendons de ce muscle se comportent avec ceux du court fléchisseur plantaire comme à la main ceux du fléchisseur profond par rapport au fléchisseur superficiel, c'est-à-dire qu'ils les perforent pour aller s'insérer sur les dernières phalanges. Enfin le *fléchisseur propre du gros orteil* se porte du péroné à l'extrémité postérieure de la dernière phalange du gros orteil. Pour passer de la face postérieure de la jambe à la face plantaire du pied, ces muscles se réfléchissent dans la gouttière du calcanéum, située sur la face interne de cet os. Leur action est de *fléchir* les orteils sur le tarse et de mettre le pied en *extension* par rapport à la jambe.

Muscles du pied. — Les muscles du pied se divisent en muscles de la face dorsale et en muscles de la face plantaire. Ceux de la *région dorsale* sont représentés par le *pédieux*, qui s'étend du calcanéum aux quatre derniers orteils, au niveau desquels leurs tendons se confondent avec ceux de l'extenseur, et par les *interosseux dorsaux*, qui comblent les espaces situés entre les métatarsiens. Ceux de la *région plantaire* sont partagés en trois groupes, interne, externe et moyen. Le *groupe interne* correspond à l'éminence thénar de la main, il est formé du *court abducteur du gros orteil*, du *court fléchisseur du gros orteil*, et du *court adducteur du gros orteil*. Le *groupe externe* correspondant à l'éminence hypothénar est constitué par le *court abducteur du petit orteil* et le *court fléchisseur du petit orteil*. Enfin le *groupe moyen* comprend les muscles les plus superficiels de la région, sur un premier plan le *court fléchisseur plantaire*, sur un plan moyen l'*accessoire du long fléchisseur des orteils*, et sur un plan profond les *interosseux plantaires*.

Ce qui différencie le pied de la main c'est, d'une part, que l'axe du pied passe par le deuxième orteil et non par le troisième, c'est, d'autre part, que le gros orteil n'est pas opposable aux autres doigts ; la préhension est donc impossible dans la race humaine.

CHAPITRE IV

PHYSIOLOGIE GÉNÉRALE
DE LA LOCOMOTION

Équilibre et marche. — Les os, les articulations et les muscles forment un tout dont dépendent la *station* ou maintien du corps en équilibre et la *locomotion* ou déplacement du corps.

Suivant l'attitude du corps la station est debout, assise ou couchée. La station debout est la plus importante, elle repose tout entière sur une loi de mécanique : l'équilibre du corps est assuré chaque fois que la verticale partant du centre de gravité vient aboutir en un point quelconque de la base de sustentation, c'est-à-dire dans l'espace situé entre les deux pieds. Toutes les fois qu'il en est autrement, ou il se produit des contractions musculaires énergiques pour rétablir l'équilibre ou il y a *chute.*

Les modes de locomotion sont la *marche*, le *saut* et la *course*; dans la marche l'un des deux membres inférieurs appuie

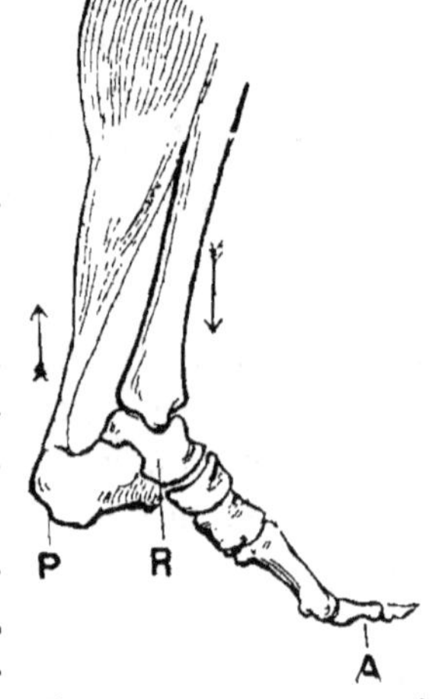

Fig. 102. — Soulèvement du pied dans la marche. Levier du 2ᵉ genre.

A. point d'appui ; **P.** puissance ; R. résistance.

sur le sol, il est chargé de supporter le poids du corps pendant que l'autre membre par un mouvement d'oscillation se porte en avant, prend point d'appui sur le sol et devient à son tour le membre *portant* le corps tout entier ; à ce moment celui qui était primitivement le membre actif devient le membre oscillant ou passif. La distance comprise entre les **deux points** occupés par les pieds constitue le *pas*, dont la longueur dépend de la rapidité de l'allure et de la longueur du membre inférieur.

Dans les conditions physiologiques de la locomotion, lorsque l'individu marche ou court, chaque os iliaque supporte alternativement le poids du corps. Si la marche est irrégulière par *boiterie*, un des os iliaques supporte le poids du corps plus longtemps que son congénère, de là déformation de cet os et modification dans la symétrie du bassin. Cette déformation pelvienne n'est possible que si la boiterie survient au cours de l'enfance ou de l'adolescence, avant l'ossification complète de l'os iliaque.

Dans la course, le membre lancé en avant n'a pas encore touché la terre que l'autre membre est déjà soulevé. Le corps, par conséquent, n'a plus de contact avec le sol pendant un temps très court.

Le saut est caractérisé par la projection en avant et en même temps des deux membres inférieurs, qui abandonnent le sol et retombent simultanément. On distingue le saut en hauteur et le saut en largeur.

Troubles de la coordination et de l'équilibre. — Certaines affections nerveuses peuvent amener des troubles dans la coordination des actions musculaires nécessaires pour exécuter un mouvement. Tantôt le but n'est pas obtenu, tantôt il est dépassé; on donne à cette maladie le nom d'*ataxie*. Lorsque le sujet est incapable de se tenir debout, il y a *astasie*; si la marche lui est impossible par perte de la coordination des mouvements, il y a *abasie*. D'ordinaire ces deux troubles existent en même temps et constituent l'*astasie-abasie*.

Troubles de la marche. — Un grand nombre d'affections nerveuses sont susceptibles de modifier les caractères de la marche normale, aussi distingue-t-on la démarche de l'hémiplégique en « fauchant », du tabétique, de la maladie de Little, etc. La démarche dite *cérébelleuse* est le plus souvent d'origine labyrinthique, elle est causée par des affections de l'oreille interne.

LIVRE III

ANGÉIOLOGIE OU APPAREIL CIRCULATOIRE

L'angéiologie est l'étude de tout le système circulatoire, qui comprend la circulation sanguine et la circulation lymphatique. Nous devrons donc décrire le cœur, les artères, les veines, les capillaires, le sang, les lymphatiques et la lymphe.

L'appareil circulatoire se compose d'un ensemble de canaux ou *vaisseaux* qui charrient le sang et qui se portent dans toutes les parties du corps humain. Sur un point de ce système vasculaire se trouve un organe creux et contractile, le *cœur*, chargé d'envoyer le sang dans toutes les régions et dans tous les tissus qui les constituent.

La fonction circulatoire dépend de deux facteurs principaux, l'un central, le cœur, l'autre périphérique constitué par l'ensemble des vaisseaux, artères, capillaires et veines.

Lorsque des modifications d'ordre pathologique surviennent dans l'un de ces facteurs, l'autre en subit l'influence et des troubles se produisent à son niveau.

Enfin le système nerveux tient sous sa dépendance tout l'appareil circulatoire et il peut amener en un point quelconque des organes qui le composent des modifications d'ordre physiologique.

CIRCULATION SANGUINE

CHAPITRE I

CŒUR

§ I. — *Anatomie.*

Le cœur est l'organe central de la circulation, c'est un muscle creux entouré d'une séreuse, le *péricarde*, et tapissé intérieurement d'une membrane lisse, l'*endocarde*.

Situation. — Cet organe est situé dans la cage thoracique entre les deux poumons, plus rapproché de la paroi antérieure (sternum) que de la paroi postérieure (colonne vertébrale); il occupe une grande partie du médiastin antérieur [1].

Forme. — Le cœur est un cône aplati d'avant en arrière, la base est supérieure et le sommet inférieur; il présente donc deux faces, une antérieure et une postérieure, deux bords latéraux, un droit et un gauche, une base et un sommet.

Direction. — L'axe du cœur, c'est-à-dire la ligne tracée du milieu de la base à la pointe, est dirigé de haut en bas, d'arrière en avant et de droite à gauche, la pointe est au niveau du cinquième espace intercostal. Cet axe fait avec l'horizontale menée par la pointe du cœur un angle de 40 degrés.

Coloration. — Elle est d'un rouge plus ou moins foncé, par-

---

1. On donne le nom de médiastin à l'espace limité latéralement par la face interne des deux poumons, en bas par le diaphragme, en haut par un plan passant par les premières côtes. Au milieu de cet espace se trouvent la trachée et les deux bronches qui le partagent en deux régions : le médiastin antérieur et le médiastin postérieur.

semée de stries jaunâtres constituées par des amas de graisse.

Volume, dimensions et poids. — Le volume du cœur varie avec les individus ; les dimensions moyennes du cœur d'un homme adulte, d'après Testut, sont les suivantes :

Longueur. . . . .   98 milimètres.
Largeur.   105   —
Circonférence.   250   —

Le poids est d'environ 275 grammes. Pour un cœur de femme il faut retrancher 5 à 10 millimètres sur les dimensions et 5 à 10 grammes sur le poids.

Configuration extérieure. — Lorsqu'on examine le cœur par sa face antérieure, on aperçoit un sillon étendu de son quart supérieur à sa pointe, il renferme des vaisseaux et du tissu adipeux ; c'est le sillon interventriculaire qui divise la face antérieure du cœur en deux parties inégales ; la plus grande est constituée par le ventricule droit, la plus petite par le ventricule gauche. Au-dessus des ventricules on voit les gros vaisseaux qui s'en échappent, sur le premier plan se trouvent l'artère pulmonaire et en arrière l'aorte. Si on les détache avec soin au niveau de leur origine ventriculaire, on aperçoit la face antérieure des oreillettes séparées des ventricules par le sillon auriculo-ventriculaire antérieur, elles se prolongent latéralement avec deux languettes constituant les auricules droite et gauche (fig. 103).

La face postérieure est formée en haut par les deux oreillettes et en bas par les deux ventricules. Les oreillettes sont séparées des ventricules par le sillon auriculo-ventriculaire postérieur ; entre les ventricules existe le sillon interventriculaire postérieur (fig. 104).

La base du cœur est représentée par la face supérieure des oreillettes, on y voit les embouchures d'une partie des vaisseaux qui viennent se jeter dans le cœur, veine cave supérieure dans l'oreillette droite et veines pulmonaires dans l'oreillette gauche.

Le sommet est constitué surtout par la pointe du ventricule gauche, c'est à ce niveau que viennent se rejoindre les sillons interventriculaires antérieur et postérieur.

Le cœur est maintenu dans sa situation par le péricarde fibreux, qui en bas s'attache au diaphragme et en haut se continue avec des ligaments aponévrotiques, ceux-ci vont se perdre dans les aponé-vroses du cou ou s'insérer à la paroi thoracique. D'autre part, les gros vaisseaux qui partent du cœur vont s'implanter dans les organes auxquels ils sont destinés.

Rapports. — Le cœur est entouré par une double membrane,

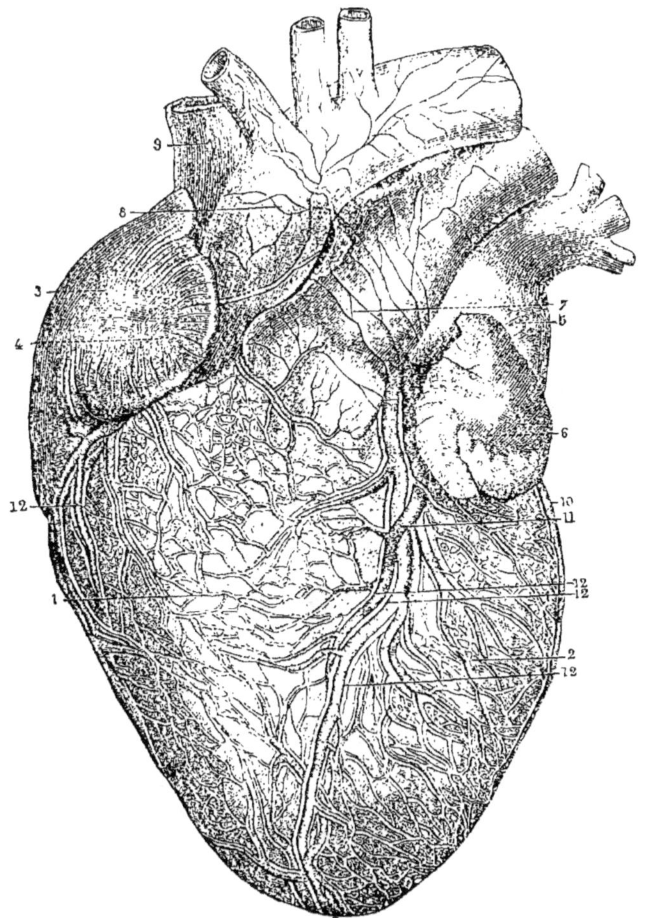

Fig. 103. — **Face antérieure du cœur.**

1. ventricule droit; 2. ventricule gauche; 3. oreillette droite; 4. appendice de cette oreillette; 5. oreillette gauche; 6. auricule gauche; 7. artère pulmonaire; 8. aorte; 9. veine cave supérieure; 10. artère coronaire antérieure; 11. branche antérieure de la veine coronaire; 12. 12. 12. vaisseaux lymphatiques de la face antérieure du cœur.

le péricarde; la membrane la plus interne est un sac sans ouverture, péricarde séreux, la plus superficielle est le péricarde fibreux.

En avant le cœur n'est pas partout en rapport avec la paroi thoracique, car la plèvre et les poumons envoient des expansions devant le cœur; l'*espace précordial*, c'est-à-dire l'espace au niveau duquel l'organe est directement en rapport avec le thorax,

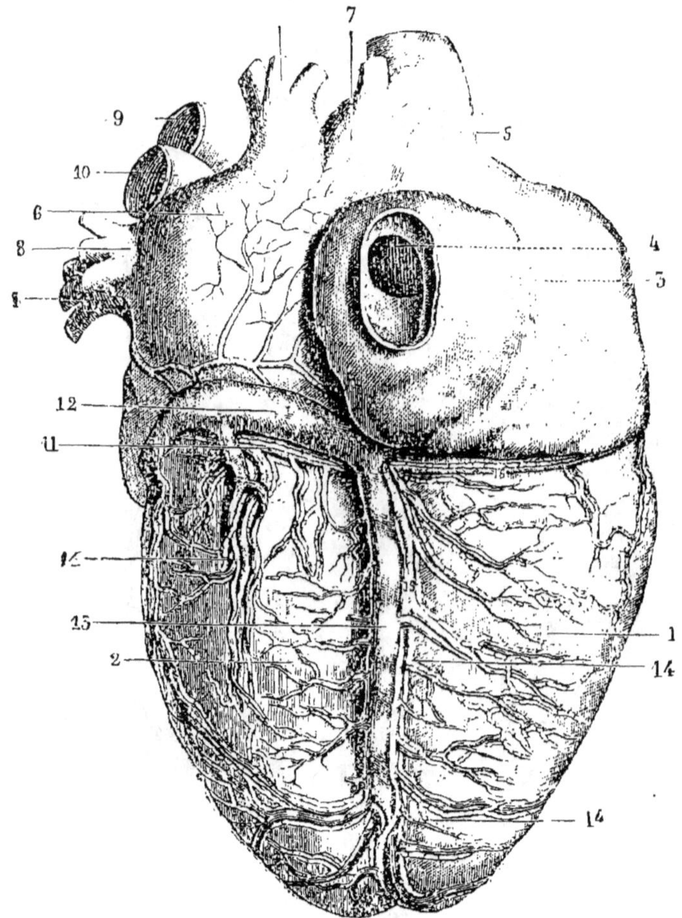

Fig. 104. — Face postérieure du cœur.

1. ventricule droit; 2. ventricule gauche; 3. oreillette droite; 4. embouchure de la veine cave inférieure; 5. extrémité terminale de la veine cave supérieure; 6. oreillette gauche; 7. 7. les deux veines pulmonaires droites; 8. 8. les deux veines pulmonaires gauches; 9. aorte; 10. branche gauche de l'artère pulmonaire; 11. branche auriculo-ventriculaire de l'artère coronaire antérieure; 12. tronc de la veine coronaire venant s'ouvrir dans l'oreillette droite; 13. branche postérieure de cette veine; 14. 14. 14. vaisseaux lymphatiques de la face postérieure des ventricules.

est donc peu étendu. La projection du cœur sur la cage thoracique a été déterminée d'une façon précise; la figure géométrique qui la représente a la forme d'un quadrilatère, dont la plus grande partie est à gauche de la ligne médiane. A droite de cette ligne on ne

trouve qu'une petite partie du ventricule droit, l'oreillette droite
tout entière et une portion minime de l'oreillette gauche; le reste
est à gauche de la ligne médiane (fig. 105).

En arrière, le cœur est en rapport en bas avec le diaphragme
sur lequel il repose, et en haut avec les organes du médiastin
postérieur, veine cave inférieure. œsophage, aorte.

Latéralement le cœur est en rapport à droite avec le diaphragme

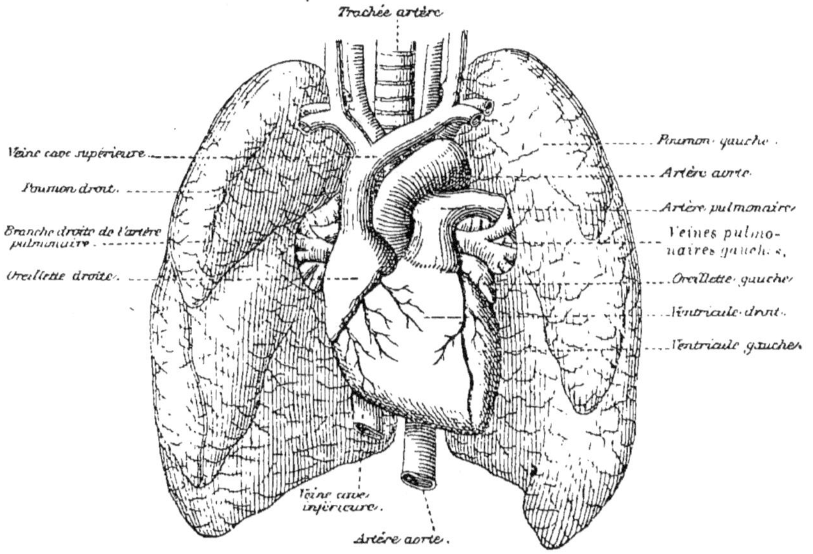

Fig. 105. — Cœur et poumons.

et plus haut avec le poumon droit, à gauche avec la plèvre et le
poumon gauche, qu'il déprime pour former le *lit du cœur*.

CONFORMATION INTÉRIEURE DU CŒUR

Le cœur se compose de deux parties, une droite et une gauche,
séparées par une cloison, elles sont indépendantes chez l'adulte.
Chez le fœtus le cœur droit communique avec le cœur gauche par
un orifice existant sur la cloison interauriculaire, c'est le *trou de
Botal*.

Chaque cœur est constitué par deux cavités, l'une supérieure,
l'*oreillette*, l'autre inférieure, le *ventricule*, elles communiquent
entre elles par l'orifice auriculo-ventriculaire.

Le cœur comprend donc quatre cavités, deux oreillettes, une
droite et une gauche, et deux ventricules, un droit et un gauche.

Caractères généraux. — Quand on ouvre un cœur, on constate que la paroi des ventricules est épaisse, tandis que celle des oreillettes est beaucoup plus mince.

La face interne des ventricules est très irrégulière, on y voit, surtout dans les régions qui avoisinent la pointe, une grande quantité de saillies formant les *colonnes charnues* du cœur. Celles-ci ont été divisées en trois catégories : les unes, celles du 3e ordre, paraissent sculptées dans la paroi; les autres, celles du 2e ordre, adhèrent à la paroi ventriculaire par leurs deux extrémités et forment des arcades; enfin les saillies du 1er ordre, les plus importantes, n'adhèrent à la paroi ventriculaire que par une de leurs extrémités, l'autre extrémité donne naissance à une quantité de petits filaments, qui vont s'insérer sur des membranes flottantes suspendues au pourtour des orifices, ce sont les valvules auriculo-ventriculaires. Ces saillies de 1er ordre sont appelées

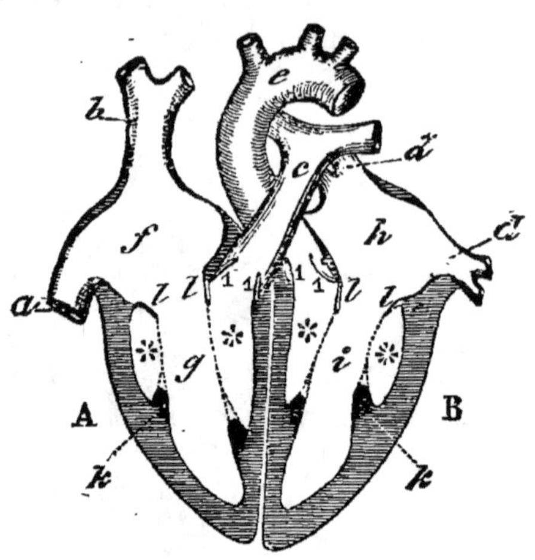

Fig. 106. — Coupe schématique du cœur.

A. cœur droit; B. cœur gauche; *a.* veine cave inférieure; *b.* veine cave supérieure; *c.* artère pulmonaire; *d.* veines pulmonaires; *e.* aorte; *f.* oreillette droite; *g.* ventricule droit; *h.* oreillette gauche; *i.* ventricule gauche; *k.* piliers; *l.* valvules auriculo-ventriculaires; 1. valvules sigmoïdes.

piliers du cœur et les filaments, qui en naissent, *cordages* du cœur (fig. 107).

Dans chaque ventricule se trouvent deux orifices : l'un fait communiquer l'oreillette avec le ventricule, l'autre le ventricule avec le gros vaisseau artériel qui y prend naissance.

Les oreillettes ont une paroi interne à peu près lisse; on y rencontre plusieurs orifices, l'un fait communiquer l'oreillette avec le ventricule, les autres sont les points de terminaison des gros vaisseaux veineux qui viennent se jeter dans le cœur.

Le cœur droit et le cœur gauche présentent des caractères qui leur sont propres.

Cœur droit. — *L'oreillette droite* présente à sa partie supérieure l'embouchure de la *veine cave supérieure*; sur sa face postérieure existent deux orifices, celui de la *veine cave inférieure*, fermé incomplètement par la *valvule d'Eustachi* en forme de croissant, et celui de la *veine coronaire*, situé au-dessous et en

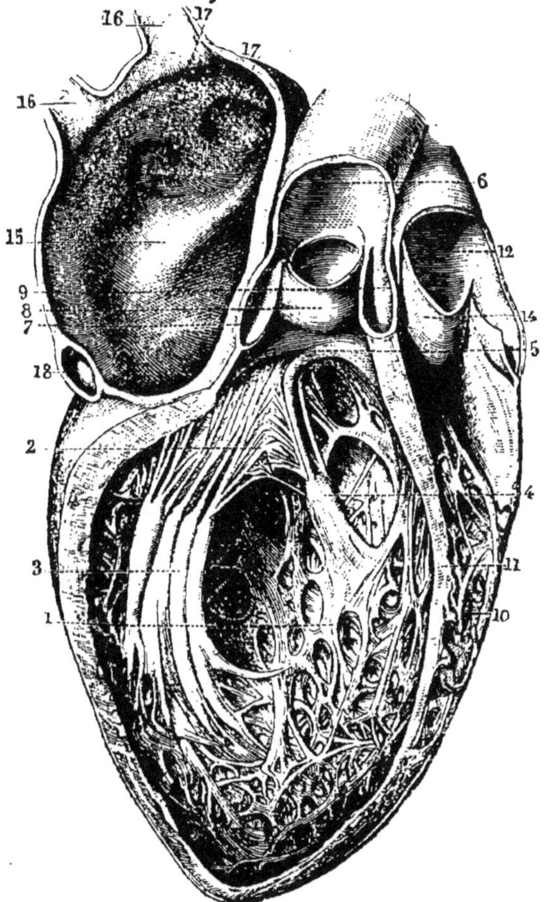

Fig. 107. — Configuration intérieure du cœur.

1. cavité ventriculaire gauche; 2. valvule mitrale; 3. pilier antérieur vu par sa face interne; ce pilier se subdivise en deux faisceaux qui se subdivisent eux-mêmes à leur sommet; 4. pilier postérieur; 5. orifice ventriculo-aortique; 6. aorte; 7. 8. 9. les trois valvules sigmoïdes de l'aorte; 10. cavité ventriculaire droite; 11. cloison inter-ventriculaire; 12. artère pulmonaire; 13. 14. valvules de cette artère; 15. cavité auriculaire gauche; 16. 16. veines pulmonaires droites; 17. 17. Parois de l'oreillette; 18. coupe de la veine coronaire contournant l'oreillette gauche pour se porter à sa partie postérieure et aller s'ouvrir dans l'oreillette droite

dedans du précédent, pourvu également d'une valvule insuffisante, *valvule de Thébésius*. La face inférieure porte l'orifice auriculo-ventriculaire droit fermé par la *valvule tricuspide* constituée par trois valves. Sur la paroi antérieure est un orifice ovalaire qui conduit dans l'auricule, la paroi externe est très étroite et constitue plutôt un bord. Sur la paroi interne ou interauriculaire on voit à la partie moyenne une dépression ou *fosse ovale*, circonscrite par *l'anneau de Vieussens* et formée par l'accolement de deux fines membranes qui sont venues fermer le *trou de Botal*, celui-ci fait communiquer les deux oreillettes chez le fœtus.

Le *ventricule droit* est une pyramide triangulaire à base supérieure et à sommet inférieur; la paroi interne forme la cloison interventriculaire, elle est, comme les deux autres parois antérieure et postérieure, recouverte de saillies musculaires d'où partent les cordages allant aux trois valves de la *valvule tricuspide*. Celle-ci est destinée à fermer l'orifice auriculo-ventriculaire dont est percée la base. En avant de cet orifice il en existe **un autre moins grand**, *point de départ de l'artère pulmonaire*. Au niveau de cet orifice se trouvent trois replis en forme de nids de pigeons ou de goussets ouverts en haut, ce sont les *valvules sigmoïdes*, dont la partie médiane plus renflée porte le nom de *nodule de Morgagni*.

Cœur gauche. — Dans l'*oreillette* on voit à la partie postéro-supérieure les quatre orifices des *veines pulmonaires*, au niveau de la base l'*orifice auriculo-ventriculaire gauche* ou *mitral*, sur la paroi externe l'ouverture de l'auricule gauche. La paroi interne est formée par la cloison interauriculaire.

Le *ventricule gauche*, dont les parois très épaisses sont recouvertes de colonnes charnues, a également une forme pyramidale à base supérieure. Celle-ci est percée de deux orifices, l'un auriculo-ventriculaire est fermé par une valvule à deux valves, la *valvule mitrale*, ainsi nommée à cause de sa ressemblance avec une mitre renversée; elle est encore appelée *valvule bicuspide*, parce qu'elle est constituée par deux valves, auxquelles viennent s'attacher les cordages des deux gros piliers partant des parois antérieure et postérieure. L'autre orifice situé en avant du précédent est l'*orifice aortique*, fermé aussi par trois *valvules sigmoïdes*, dont le renflement situé à la partie médiane du bord libre porte le nom de *nodule d'Arantius*.

Structure du cœur. — Le cœur peut être considéré comme constitué par trois tuniques, dont deux très minces appartiennent à la classe des séreuses; la troisième, la plus forte, située entre les deux précédentes, est musculaire : c'est le *myocarde*, tapissé extérieurement par le *péricarde* ou séreuse externe et intérieurement par l'*endocarde* ou séreuse interne.

Péricarde. — La séreuse, qui entoure le cœur, est contenue dans un sac fibreux ou *péricarde fibreux*, celui-ci forme une sorte de cône tronqué, dont la base s'insère sur le diaphragme et dont le sommet se continue d'une part avec la tunique externe des gros vaisseaux nés de la base du cœur, et d'autre part avec une membrane aponévrotique qui se perd dans les aponévroses du cou. Ce sac est entouré presque partout par les poumons ; il faut excepter en effet un petit triangle antérieur et toute la face postérieure, celle-ci se trouve en rapport avec les organes du médiastin postérieur, dont les principaux sont l'œsophage et l'aorte. La séreuse péricardique est un sac sans ouverture ayant la forme d'un bonnet de coton dont serait coiffé le cœur ; aussi un de ses feuillets est-il externe, *feuillet pariétal*, accolé au péricarde fibreux et l'autre interne, *feuillet viscéral*, accolé au cœur. Les deux feuillets se continuent l'un avec l'autre au niveau des gros vaisseaux de la base du cœur, entre lesquels ils forment de véritables culs-de-sac. La structure de cette séreuse est très simple, elle est formée d'une trame fibro-élastique, dont la face interne est recouverte de cellules aplaties, disposées sur une seule couche et destinées à sécréter un liquide onctueux facilitant les mouvements de l'organe.

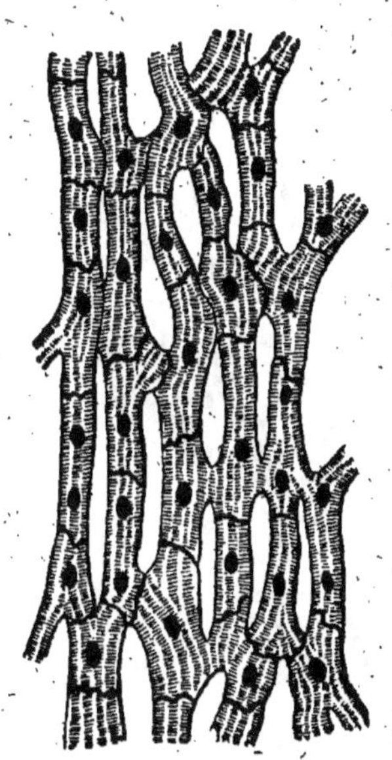

Fig. 108. — Fibres musculaires striées anastomosées du cœur (d'après Testut).

Myocarde. — Le cœur proprement dit est formé de tissu musculaire, c'est le seul muscle de l'économie *non soumis à l'action de la volonté* qui soit constitué par des *fibres musculaires striées.* Celles-ci ne forment que des *faisceaux primitifs* qui s'enchevêtrent et s'anastomosent entre eux (fig. 108).

A l'intérieur du cœur il existe des *anneaux fibreux* limitant les orifices déjà décrits et permettant aux fibres musculaires de venir s'implanter, ils constituent donc le *squelette fibreux* du cœur. Ils sont au nombre de quatre, dont trois sur un même plan, ce sont les deux anneaux auriculo-ventriculaires et en avant l'anneau aortique ; sur un plan antérieur à ce dernier et à un niveau plus élevé se trouve l'anneau limitant l'orifice pulmonaire. Toutes les fibres cardiaques s'insèrent par leurs deux extrémités sur ces zones fibreuses; les fibres auriculaires sont distinctes des fibres ventriculaires, chaque cavité a des fibres propres et des fibres communes à deux cavités de même nom (fig. 109).

Les *fibres propres* à chaque ventricule constituent des anses, dont les deux extrémités s'insèrent aux anneaux fibreux et dont la convexité est voisine de la pointe du cœur.

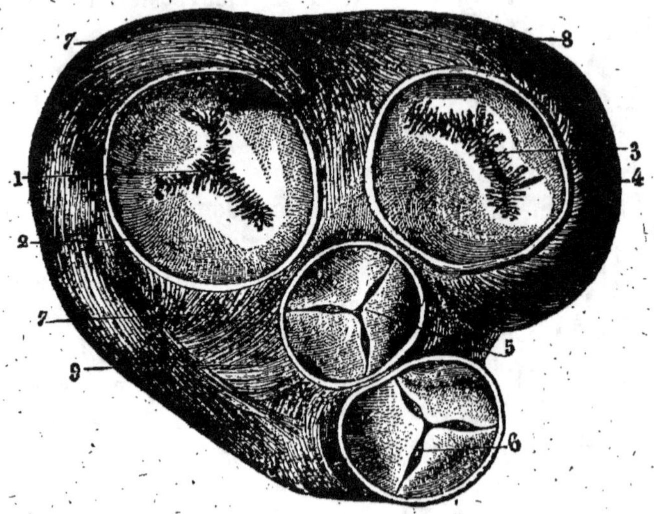

Fig. 109. — Orifices de la base du cœur.

1. orifice auriculo-ventriculaire droit fermé par la valvule tricuspide; 2. anneau fibreux circonscrivant cet orifice; 3. orifice auriculo-ventriculaire gauche fermé par la valvule mitrale; 4. anneau fibreux de cet orifice; 5. orifice ventriculo-aortique et ses trois valvules sigmoïdes; 6. orifice ventriculo-pulmonaire et ses trois valvules sigmoïdes; 7. fibres musculaires naissant de la zone auriculo-ventriculaire droite; 8. fibres musculaires partant de la zone auriculo-ventriculaire gauche; 9. fibres musculaires provenant de la zone aortique.

Les *fibres communes* aux deux ventricules réunissent les deux sacs constitués par les fibres propres, elles partent en avant et en arrière des anneaux fibreux, descendent vers la pointe du cœur et abandonnent la superficie pour passer dans l'intérieur du cœur, les unes en décrivant une anse, les autres en formant un huit de chiffre. Une partie de ces fibres profondes sont destinées à constituer les colonnes charnues des piliers du cœur.

Les *fibres des oreillettes*, moins nombreuses, forment surtout des fibres propres à chaque oreillette, les fibres communes ne sont constituées que par quelques faisceaux réunissant les deux oreillettes en avant et en arrière. Autour des orifices vasculaires les fibres sont circulaires.

Endocarde. — Le cœur est tapissé intérieurement par une membrane endothéliale très mince, l'endocarde. Il existe un endocarde pour le cœur droit et un pour le cœur gauche ; indépendants chez l'adulte, ils communiquent chez le fœtus au moyen du trou de Botal. L'endocarde suit toutes les saillies du myocarde, il recouvre les colonnes charnues et se continue sans interruption avec la membrane interne des vaisseaux, qui partent du cœur ou y aboutissent. Au moment où l'endocarde passe de l'oreillette dans le ventricule il s'adosse à lui-même pour former un repli ; entre les feuillets de celui-ci pénètre une expansion de l'anneau fibreux qui borde l'orifice auriculo-ventriculaire, ainsi se trouvent constituées les *valvules* auriculo-ventriculaires. En passant du ventricule dans l'artère l'endocarde forme trois replis analogues aux précédents et identiques entre eux, ce sont les *valvules sigmoïdes.* Au point de vue de sa *structure* l'endocarde est formé par une trame fibro-élastique recouverte d'une couche endothéliale de cellules aplaties.

Vaisseaux du cœur. — Le cœur reçoit ses artères de l'aorte, ce sont les *artères coronaires* droite et gauche. Elles descendent vers les sillons auriculo-ventriculaires pour se porter la gauche dans le sillon interventriculaire antérieur, la droite dans le sillon interventriculaire postérieur. Au niveau de la pointe du cœur elles se rencontrent et s'anastomosent. Dans leurs trajets elles donnent des branches qui pénètrent dans les différentes tuniques du cœur pour les nourrir. Aux artérioles font suite des veinules dont la réunion constitue une veine unique, la *grande veine coronaire,* qui va se jeter à la face postérieure de l'oreillette droite.

Les *lymphatiques*, très abondants dans le myocarde, se portent vers les sillons, ils se réunissent à ce niveau à des troncs plus importants qui vont se jeter dans les ganglions situés au-dessous de la trachée.

Nerfs du cœur. — Les filets fournis par le nerf *pneumogastrique* et par le nerf *grand sympathique* se réunissent au-dessous de la crosse de l'aorte pour s'entremêler et constituer le *plexus cardiaque,* d'où partent les branches destinées aux différentes parties du cœur. On rencontre également dans les parois du cœur de grosses cellules nerveuses qui se groupent en certains points pour former les *ganglions nerveux* de *Remak,* de *Ludwig,* et de *Bidder.*

§ II. — *Physiologie.*

Le cœur, organe musculaire, possède les propriétés des muscles, c'est-à-dire l'*élasticité* et la *contractilité*. La contraction cardiaque porte le nom de *systole*, le relâchement est appelé *diastole*; celle-ci correspond à l'afflux du sang dans une des cavités du cœur, la systole, au contraire, a pour but de chasser le contenu sanguin d'une des cavités dans une autre ou dans un des gros vaisseaux efférents.

Mécanisme des mouvements du cœur. — Les oreillettes étant vides, le sang y arrive d'une manière continue par les grosses veines qui y aboutissent, veines caves et veine coronaire pour l'oreillette droite, veines pulmonaires pour l'oreillette gauche. Les parois auri-

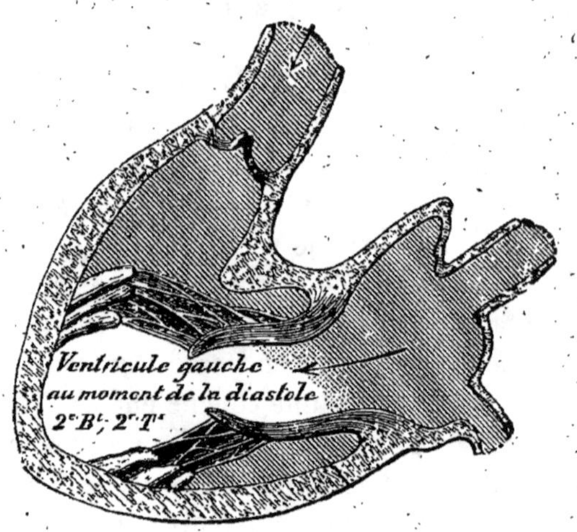

Fig. 110. — Diastole ventriculaire et systole auriculaire.

culaires se distendent passivement, c'est la *diastole auriculaire*; lorsque les oreillettes sont pleines, elles se contractent et chassent le sang qui y est contenu dans les ventricules, qui à ce moment sont vides, c'est la *systole auriculaire*, dont la durée est courte. Le sang, poussé assez rapidement dans les ventricules, distend les parois de ces cavités; cette distension constitue la *diastole ventriculaire* qui correspond par conséquent à la systole auriculaire (fig. 110). Dès que les ventricules sont dilatés, ils se contractent aussitôt, *systole ventriculaire*, pour chasser le sang qu'ils renferment; celui-ci se porte vers les orifices ventriculaires, mais grâce à un mécanisme particulier les valvules auriculo-ventriculaires ferment les orifices auxquels elles sont appendues; il ne reste donc que les orifices artériels, aorte et artère pulmonaire, par lesquels le sang passe dans les gros vaisseaux naissant des ventricules (fig. 111). Comme les artères sont déjà pleines de sang, le ventricule doit déployer une certaine force et mettre un certain temps pour refouler la colonne sanguine, voilà pourquoi la systole ventriculaire a une durée plus longue que la systole auriculaire et une contraction plus énergique. Lorsque l'ondée a été poussée par les ventricules dans les artères de la base du cœur, les cavités ventriculaires sont vides, le sang contenu dans les gros vaisseaux artériels a tendance, attiré par le vide et en vertu des lois de la pesanteur, à revenir dans les ventricules. Dans ce mouvement rétro-

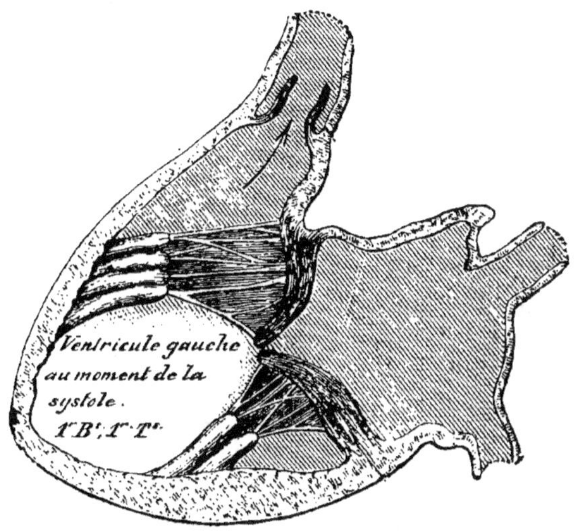

Fig. 111. — Systole ventriculaire et diastole auriculaire.

grade il rencontre la concavité des goussets formés par les valvules sigmoïdes et les abaisse; celles-ci s'accolent par leur convexité, qui regarde l'axe du vaisseau, et ferment l'orifice ventriculo-artériel.

Nous avons dit qu'au commencement de la systole ventriculaire les valvules auriculo-ventriculaires oblitéraient également les orifices du même nom, voyons comment est produite cette occlusion. Deux théories principales sont en présence : l'une, défendue par Chauveau et Faivre, prétend qu'au moment de la contraction ventriculaire, le sang comprimé de toute part repousse les valvules et les relève; mais il y a une limite à ce relèvement, car les cordages tendineux, qui s'insèrent sur les bords de ces valvules, se tendent et empêchent qu'elles ne se renversent dans les oreillettes. Elles s'accolent alors en formant un dôme multiconcave, qui obture complètement l'orifice auriculo-ventriculaire. L'autre théorie, sou-

tenue par Mathias Duval, admet qu'au moment de la systole ventriculaire les piliers du cœur se contractent et attirent les valves qui s'accolent les unes aux autres en
formant dans la cavité ventriculaire un cylindre,
sorte de piston intérieur. La contraction du ventricule rapproche en même temps les parois ventriculaires de ce piston et, en réduisant l'espace occupé
par le sang, comprime celui-ci, le force à se porter
là où la pression est moindre, c'est-à-dire dans
l'artère qui naît du ventricule.

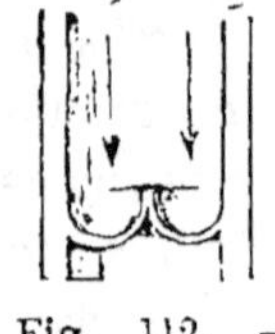

Fig. 112. — Fermeture des valvules sigmoïdes par l'action du reflux sanguin.

Pendant que s'opèrent la diastole et la systole ventriculaires, les oreillettes se remplissent ; la *diastole auriculaire*, qui a été le point de départ de notre description, est le plus lent des
mouvements du cœur. La suc-
cession de tous ces mouve-
vements constitue une *révolution cardiaque*, dont la durée
est d'*un peu moins d'une
seconde*, aussi le cœur de
l'homme adulte se contracte-
t-il 70 à 75 fois par minute.

Une révolution cardiaque
comprend trois temps : 1° la
systole auriculaire pendant
laquelle a lieu une partie de
la diastole ventriculaire ; 2°
la *systole ventriculaire* pendant laquelle l'oreillette commence à se remplir ; 3° le *repos complet* pendant lequel
commence la diastole ventriculaire et se termine la diastole
auriculaire. Le premier temps
est le plus court, il ne dure
que les 2/10 d'une révolution
cardiaque ; le deuxième est
plus long, 5/10 d'une révolution cardiaque ; enfin le troi-
sième comprend les 3/10 qui restent. A chaque systole ventricu-

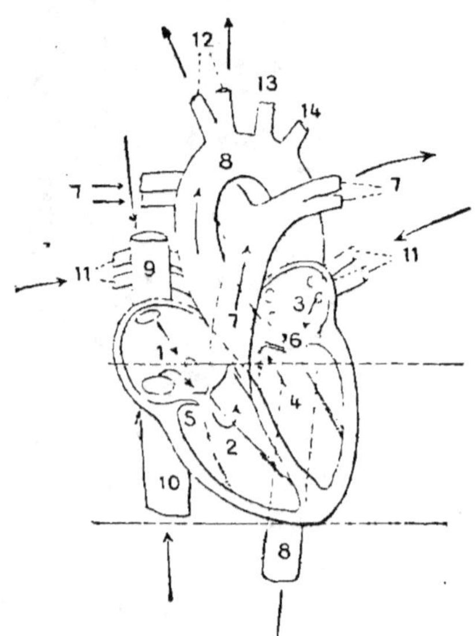

Fig. 113. — Schéma de la circulation dans
le cœur et les gros vaisseaux. Les flèches indiquent le sens de la circulation
du sang.

1. oreillette droite ; 2. ventricule droit ;
3. oreillette gauche ; 4. ventricule gauche ;
5. et 6. orifices auriculo-ventriculaires
droit et gauche ; 7. artère pulmonaire ; 8.
crosse de l'aorte ; 9. veine cave supérieure ; 10. veine cave inférieure ; 11. veines pulmonaires ; 12. tronc brachio-céphalique ; 13. artère carotide gauche ; 14.
artère sous-clavière gauche (Doyen et
Morat.)

laire le cœur chasse dans chaque artère environ 180 grammes de sang, la pression dans l'aorte au moment de la contraction est d'un quart d'atmosphère.

Bruits du cœur. — Lorsqu'on place l'oreille au niveau de la région précordiale, on entend des bruits rythmés appelés *bruits du cœur*, séparés par des *silences*. Le *premier bruit* coïncide avec la systole ventriculaire, il est déterminé par le *claquement* brusque et simultané des *valvules auriculo-ventriculaires* et par la contraction du ventricule et des muscles papillaires. Le *second bruit* se produit à la fin de la systole dès le début de la diastole ventriculaire, il est dû au *claquement des valvules sigmoïdes* qui s'accolent sous l'influence de l'ondée artérielle ayant tendance à revenir dans les ventricules. Entre le premier et le deuxième bruit, le temps où rien n'est entendu est très court, c'est le *petit silence*, tandis que le *grand silence*, beaucoup plus long, sépare le deuxième bruit du premier bruit suivant.

Le tableau ci-joint, emprunté aux classiques, résume le synchronisme et la durée des mouvements du cœur, la révolution cardiaque totale étant représentée par une ligne divisée en dix parties égales.

1	2	3	4	5	6	7	8	9	10

1er Temps	2e Temps		3e temps
Systole auriculaire	Diastole auriculaire		
Diastole ventriculaire	Systole ventriculaire		Diastole ventriculaire
Grand silence	Premier bruit		Second bruit
	Choc du cœur		
		Petit silence	

Chaque fois que le cœur se contracte, il détermine un choc contre la paroi thoracique, *choc du cœur*, que l'on perçoit en appliquant à plat la face palmaire de la main sur la région précordiale; l'ébranlement est surtout accentué au niveau de la sixième côte, un peu en dedans du mamelon. De nombreuses théories ont été émises pour expliquer la cause de ce choc : les unes admettent que la pointe du cœur est projetée contre le thorax, les autres invoquent le redressement de la crosse de l'aorte ; en réalité, le cœur en se contractant forme un organe assez résistant, dont le rapport avec la paroi thoracique est plus prononcé.

Les bruits du cœur produits par les claquements valvulaires s'entendent avec plus d'intensité en des points éloignés de leur lieu d'origine et appelés *foyers d'auscultation* du cœur. Les bruits prenant naissance au niveau de l'orifice mitral sont auscultés à la pointe du cœur, c'est-à-dire dans le cinquième espace intercostal ou sur la sixième côte gauche. Ceux qui naissent au niveau de l'orifice aortique s'entendent en plaçant l'oreille dans le deuxième espace intercostal droit. L'orifice tricuspide a son foyer d'auscultation au niveau de l'appendice xyphoïde et l'orifice pulmonaire sous la clavicule gauche.

§ III. — *Pathologie du péricarde et du cœur.*

Au début de l'étude des affections cardiaques il est nécessaire de définir certains symptômes communs à un grand nombre de ces maladies.

Défaillance. — Diminution soudaine et plus ou moins marquée de l'action du cœur constituant le premier degré de la syncope.

Lipothymie. — Perte brusque du mouvement avec intégrité de la respiration et de la circulation.

Syncope. — Perte brusque du mouvement avec arrêt de la respiration et de la circulation. Elle est assez fréquente au cours des grandes hémorragies, surtout dans celles qui surviennent pendant la délivrance. Pour remédier à cette anémie bulbaire et cérébrale, il faut placer la personne dans une position telle que sa tête soit à un niveau inférieur à celui occupé par le reste du corps. En même temps on devra frictionner le visage, lier les membres à leur racine, comprimer l'aorte, en un mot chercher à ramener vers l'extrémité céphalique une grande partie du sang de l'organisme tout en luttant contre l'hémorragie.

Péricardite. — L'inflammation du péricarde constitue la péricardite ; la face interne des feuillets séreux se couvre d'aspérités, véritables villosités comparables aux papilles filiformes qui se trouvent normalement sur la langue. Au moment des contractions cardiaques les deux feuillets frottent l'un contre l'autre en donnant naissance à un bruit de *frottement*, caractéristique de la *péricardite sèche*. En même temps le malade accuse une douleur précordiale pouvant aller jusqu'à l'angoisse. L'inflammation peut ne pas s'en tenir là ; à la péricardite sèche succède fréquemment la *péricardite avec épanchement* séreux ou séro-fibrineux. A l'auscultation on constate des signes qui varient avec la quantité de liquide épanché. La couche liquide interposée rend les bruits normaux plus ou moins sourds, ils paraissent lointains. Le cœur est gêné dans son fonctionnement et, si l'épanchement est considérable, le cœur luttera pendant un certain temps pour surmonter l'obstacle ainsi créé, puis il faiblira, d'où asystolie et mort. Des symptômes généraux, douleur, fièvre, accompagnent cette affection.

Les causes les plus fréquentes de la péricardite sont le rhumatisme articulaire aigu et les *infections*, comme l'infection puerpérale qui peut même déterminer une *péricardite purulente*. Dans certains cas il est nécessaire d'évacuer ce liquide par la ponction, opération qui porte le nom de *paracentèse*. Certaines péricardites peuvent avoir une évolution moins aiguë et devenir *chroniques* d'emblée.

Hydropéricardite. — On a donné ce nom à l'hydropisie ou épanchement rapide de sérosité dans le péricarde ; elle se produit au cours d'une affection des reins ou du système circulatoire.

Endocardite. — L'endocardite est l'inflammation aiguë ou chronique de la membrane qui tapisse les cavités du cœur. Elle est déterminée par la localisation sur l'endocarde d'un certain nombre d'infections, parmi lesquelles il faut citer plus particulièrement l'infection puerpérale, le rhumatisme articulaire aigu, le rhumatisme infectieux, la fièvre typhoïde, l'érysipèle, la diphtérie et toutes les fièvres éruptives, scarlatine, variole, etc.

Tantôt il se forme sur l'endocarde des végétations, *endocardite végétante*, tantôt ce sont des ulcérations qui se produisent sur cette séreuse, *endocardite ulcéreuse*. Les valvules sont les points de l'endocarde au niveau desquels se localisent de préférence ces lésions ; leur siège habituel est la face auriculaire des valvules auriculo-ventriculaires, en vertu de ce principe de pathologie générale que dans tout organe la région atteinte de préférence est celle qui est soumise à un travail plus considérable.

Les conséquences de l'endocardite peuvent être divisées en conséquences immédiates et en conséquences tardives. Les *consé-*

quences immédiates sont représentées par les signes généraux, fièvre, frissons, douleur précordiale, abattement, prostration et par les signes locaux, palpitations, arythmie, c'est-à-dire irrégularité dans les bruits du cœur, faiblesse du pouls.

Les végétations, qui siègent souvent sur la valvule mitrale, peuvent être détachées par la colonne sanguine et entraînées dans le courant sanguin ; elles suivent le cours des vaisseaux et s'arrêtent dans les artères dont le calibre est inférieur au leur ; on donne à ces débris entraînés dans la circulation le nom d'*embolies*. C'est le plus souvent dans une artériole du cerveau que cette obstruction se produit, il en résulte des phénomènes d'un ordre particulier, hémiplégie, aphasie, que nous étudierons avec les affections du système nerveux. Lorsque l'embolie siège dans un viscère, elle amène la destruction d'une partie de cet organe par défaut d'irrigation sanguine et souvent aussi par développement rapide des microbes entraînés avec la végétation ; c'est ainsi qu'est déterminé un *infarctus* du foie, des reins, qui peut suppurer, etc.

Les *conséquences tardives* de l'endocardite sont dues à des lésions cicatricielles qui altèrent le jeu des valvules soit en rétrécissant les orifices du cœur, soit en rétractant les valvules chargées de fermer ces orifices et en les rendant insuffisantes.

Lésions valvulaires du cœur. — Ces lésions occasionnent des troubles fonctionnels qui passent souvent inaperçus pendant un certain temps, mais, sous une influence quelconque, surmenage, *grossesse*, maladie aiguë, ces troubles peuvent se manifester.

On distingue les *insuffisances* et les *rétrécissements*, on les rencontre plus souvent dans le cœur gauche que dans le cœur droit. Ces lésions prennent le nom des orifices sur lesquels elles se localisent ; c'est ainsi que l'insuffisance de la valvule mitrale est appelée insuffisance mitrale.

Insuffisance mitrale. — Il y a insuffisance mitrale toutes les fois que les valves attachées à cet orifice ne le ferment plus complètement soit parce que cet orifice s'est dilaté outre mesure, soit parce que les cordages se sont rétractés et ne permettent plus l'accolement des deux valves. Le sang passe facilement de l'oreillette dans le ventricule, mais, au moment de la systole de ce dernier, le sang qui y est contenu, au lieu de passer en totalité dans l'aorte, reflue en partie dans l'oreillette. Celle-ci recevra donc du sang à la fois des veines pulmonaires et du ventricule ; cette masse sanguine, dépassant la normale, déterminera d'abord la dilatation, puis l'hypertrophie des parois de l'oreillette, qui auront, à chaque systole auriculaire, une quantité de sang plus considérable à lancer dans le ventricule. Le retour du sang du ventricule dans l'oreillette va se faire sentir plus loin encore ; en effet, le sang reflué dans l'oreillette crée un obstacle à l'arrivée du sang des veines pulmonaires. Cette gêne se propage des veines pulmonaires aux capillaires du poumon, d'où phénomènes pathologiques à localisation pulmonaire, puis aux artères pulmonaires et enfin au cœur droit. Celui-ci doit faire des efforts plus considérables pour lancer son contenu dans des vaisseaux dont la circulation est difficile, il s'hypertrophie à son tour jusqu'à ce qu'il se fatigue et qu'il ne puisse plus vaincre la résistance vasculaire. Alors survient l'*asystolie*, qui entraîne la mort après une ou plusieurs crises.

L'auscultation permet seule de faire le diagnostic de l'insuffisance mitrale ; le *premier temps* des bruits du cœur, qui doit être constitué par un claquement entendu à la pointe du cœur, est remplacé par un *souffle* plus ou moins intense.

Les symptômes fonctionnels sont l'essoufflement, la difficulté de courir, de monter un escalier, en un mot de faire un effort prolongé.

Rétrécissement mitral. — Cette affection est due à la rétraction soit de l'orifice mitral, soit des valvules qui ne peuvent plus s'écarter suffisamment et qui forment un canal de calibre inférieur à l'orifice. Pour passer de l'oreillette dans le ventricule le sang ayant une résistance à surmonter devra être lancé avec plus de force, les parois auriculaires s'hypertrophieront et la lésion sera compensée pendant une période très variable.

Souvent il faut plus de temps à l'oreillette gauche qu'à l'oreillette droite pour faire passer son contenu dans le ventricule, aussi les deux cœurs ne fonctionnent-ils plus en même temps. Puis l'oreillette finit par se fatiguer, ses contractions ne sont plus suffisamment énergiques pour vaincre la résistance de l'orifice mitral, son contenu ne passe plus tout entier dans le ventricule, une partie séjourne dans l'oreillette et gêne la circulation pulmonaire, d'où stase dans cette circulation et retentissement sur le cœur droit. Ses conséquences sont les mêmes que celles que nous avons indiquées précédemment à propos de l'insuffisance mitrale.

On distingue deux variétés de rétrécissement mitral : le rétrécissement mitral primitif ou essentiel, *maladie de Durosiez*, constatée surtout chez les jeunes filles, et le rétrécissement mitral secondaire qui reconnaît pour cause une endocardite survenue au cours d'une maladie infectieuse.

Les signes fonctionnels sont l'essoufflement, les palpitations, etc.; dans cette affection les symptômes pulmonaires prédominent souvent sous forme de toux, de crachats sanguinolents et même de vomissements de sang ou hémoptysies.

A l'auscultation on entend habituellement au niveau de la pointe du cœur un bruit de souffle pendant la systole auriculaire, il est dû au passage de la colonne sanguine dans un orifice rétréci; ce bruit de souffle précède donc le premier temps, il est *présystolique*. D'autre part, les deux cœurs ne se contractant plus en même temps, les valvules sigmoïdes de l'aorte s'abaissent après celles de l'artère pulmonaire, d'où deux claquements successifs constituant le *dédoublement du second temps*.

Le pouls est caractéristique; il est faible, *petit*, parce qu'une quantité moins considérable de sang est lancée dans la circulation générale à chaque contraction cardiaque.

Les crises d'asystolie surviennent fréquemment et sont de plus en plus graves, puis elles emportent la malade, à moins qu'une complication comme l'*embolie cérébrale* ne soit survenue en déterminant des paralysies ou même la mort.

Maladie mitrale. — On désigne sous ce nom l'union de l'insuffisance au rétrécissement de l'orifice mitral.

Insuffisance aortique. — Les lésions de l'orifice aortique sont les plus fréquentes après celles de l'orifice mitral. L'insuffisance aortique est souvent la cause de la mort subite par syncope; les personnes qui sont atteintes de cette affection ont le teint pâle, blafard, et les yeux saillants.

Lorsque les valvules sigmoïdes sont insuffisantes à fermer complètement l'orifice aortique, à chaque diastole ventriculaire le sang, qui a été lancé dans l'aorte lors de la systole, revient sur ses pas et une partie reflue dans le ventricule. Celui-ci recevant en même temps le sang que lui envoie l'oreillette se laisse distendre, puis il s'hypertrophie pour lancer dans l'aorte une quantité de sang supérieure à celle qui doit y passer à chaque systole. Lorsque la fatigue survient, la stase qui se produit dans le ventricule retentit sur l'oreillette gauche; celle-ci luttera en se contractant plus énergiquement tout d'abord, puis à son tour elle devient incapable de surmonter l'obstacle. La circulation pulmonaire, puis le cœur droit sont envahis ; surviennent alors l'asystolie et la mort, si celle-ci n'a pas été occasionnée par une syncope.

Dans cette affection le pouls est caractéristique, il est plein et brusque, *bondissant*, et l'auscultation de l'orifice aortique permet d'entendre un bruit de souffle remplaçant le claquement des valvules sigmoïdes ; il siège par conséquent au deuxième temps.

Le *rétrécissement aortique* est une affection peu fréquente.

Lésions de l'orifice tricuspide. — L'*insuffisance* tricuspidienne est rarement primitive, elle est ordinairement occasionnée par la dilatation du ventricule droit, conséquence d'un trouble dans la circulation pulmonaire ou dans la circulation du cœur gauche. Elle détermine un reflux dans l'oreillette droite ; ce reflux peut se faire sentir jusque dans les vaisseaux veineux qui viennent s'y jeter, veine cave supérieure, veines jugulaires. C'est ainsi qu'on explique les battements constatés sur la veine jugulaire externe et connus sous le nom de *pouls veineux*. L'insuffisance tricuspidienne est la phase qui marque le début de l'asystolie.

Lésions de l'orifice pulmonaire. — Le *rétrécissement* pulmonaire est très rare, c'est une affection ordinairement congénitale.

Maladie bleue. — Cette affection, encore appelée *cyanose*, est due au mélange du sang artériel et du sang veineux dans l'organisme, elle est caractérisée par une coloration violacée ou bleuâtre des téguments. Elle survient lorsqu'il y a *persistance du trou de Botal*, c'est la cause la plus fréquente, mais on peut la rencontrer encore dans les cas de communication entre les deux ventricules, de persistance du canal artériel, de naissance de l'aorte à la fois du ventricule gauche et du ventricule droit.

Altération du myocarde. — L'inflammation du myocarde porte le nom de *myocardite*, elle est rarement primitive, elle succède le plus souvent à la péricardite ou à l'endocardite. L'intégrité du myocarde tient sous sa dépendance le bon fonctionnement du cœur ; dès que le muscle cardiaque est touché soit à la suite de fatigue ou de surmenage, comme dans le cas de lésion des orifices, soit à la suite de propagation inflammatoire, des phénomènes graves apparaissent, ils constituent la crise d'asystolie.

Asystolie. — L'asystolie n'est pas une maladie, c'est une complication caractérisée par l'affaiblissement des contractions cardiaques qui a pour conséquence l'augmentation de la tension veineuse et la diminution de la tension artérielle. Le ralentissement de la

circulation se traduit par des congestions et des troubles graves dans
la plupart des viscères : le pouls bat irrégulièrement, l'œdème
envahit d'abord les membres inférieurs, puis remonte au niveau de
la paroi abdominale, en même temps qu'il se fait un épanchement
séreux dans le péritoine ou *ascite*; le foie est gros et douloureux,
les reins laissent passer l'*albumine*. Le poumon est le siège de
congestion et d'œdème, d'où dyspnée exagérée par le moindre
mouvement; la gêne respiratoire est tellement accentuée que les
malades sont obligés d'avoir recours d'une façon continuelle à leurs
muscles inspirateurs accessoires, aussi ne peuvent-ils prendre
aucun repos; ils sont assis dans leur lit ou dans un fauteuil et
cherchent un point d'appui sur les objets qui les environnent.

Ces malades ne sont soulagés que par une déplétion sanguine
abondante, ventouses scarifiées, saignée de 300, 400, 500 grammes,
ou par une émission considérable d'urine.

Lorsque l'asystolie est la conséquence d'une maladie chronique
comme l'insuffisance mitrale, elle se reproduit, les crises deviennent de plus en plus fréquentes et le malade est emporté dans une
crise.

Névroses du cœur. — On appelle ainsi toute affection cardiaque
dépendant d'un trouble dans l'innervation de cet organe. Les deux
principales sont le goitre exophtalmique et l'angine de poitrine.

Le *goitre exophtalmique* est plus fréquent chez la femme, il
est caractérisé par un certain nombre de symptômes, dont trois
tiennent la première place : 1° l'augmentation de volume du corps
thyroïde, de là le nom de goitre; 2° l'augmentation de volume des
globes oculaires ayant tendance à sortir de l'orbite ou exophtalmie;
3° la *tachychardie* ou rapidité des battements cardiaques.

L'*angine de poitrine*, qui serait mieux dénommée *angoisse de
poitrine*, est caractérisée par une douleur violente dans la région
du cœur et dans le bras gauche; cette douleur suspend les mouvements du thorax et par conséquent la respiration, elle éclate brusquement au point d'immobiliser le malade dans la position où il se
trouve. Les crises peuvent se reproduire plus ou moins fréquemment et la mort survient parfois au cours d'une de ces crises.

Les *palpitations* sont souvent d'origine nerveuse; les contractions cardiaques, ordinairement inconscientes, sont tellement
intenses qu'elles sont perçues par le sujet qui en est très incom-
modé, il y a tachycardie.

CHAPITRE II

VAISSEAUX

Du cœur partent deux gros vaisseaux, l'artère pulmonaire et l'aorte. L'*artère pulmonaire* va au poumon et s'y divise en branches de plus en plus petites, dont les divisions ultimes forment les *capillaires*. A ces derniers font suite des branches de plus en plus volumineuses, leur réunion constitue les *veines pulmonaires* qui reviennent au cœur. C'est ce qu'on appelle la *petite circulation*. L'*aorte* est destinée à porter le sang à tout l'organisme, ses branches nombreuses se capillarisent dans les tissus, et le sang est ramené au cœur par des veines dont la réunion constitue deux gros troncs, les *veine caves*, qui viennent se terminer dans l'oreillette droite. C'est la *grande circulation* représentée dans le schéma fig. 114.

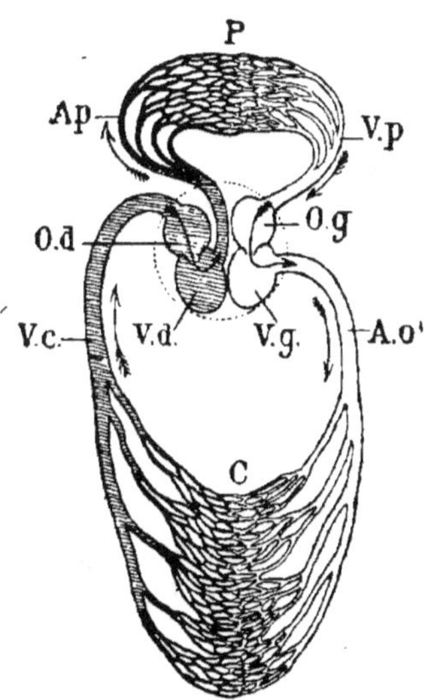

Fig. 114. — **Figure théorique de la grande et de la petite circulation**; le sens de la circulation **est** indiqué par les flèches.

Od. oreillette droite; Vd. ventricule droit; Og. oreillette gauche; Vg. ventricule gauche; Ap. artère pulmonaire qui va se ramifier dans les poumons P. d'où le sang revient à l'oreillette gauche par les veines pulmonaires; Vp. (petite circulation); Ao. aorte dont le sang parcourt les capillaires généraux C, puis revient à l'oreillette droite par la veine **cave** Vc. (**grande** circulation).

A. — *PETITE CIRCULATION*

L'*artère pulmonaire* naît du ventricule droit au niveau de l'infundibulum et se dirige en haut, en arrière et à gauche; après un trajet de 5 centimètres, elle se divise en deux branches : l'artère pulmonaire droite et l'artère pulmonaire gauche. Cette division se fait au-dessous de la bifurcation de la trachée. Les deux branches se portent à peu près transversalement en dehors vers la face interne des poumons, elles constituent avec les bronches et les veines pulmonaires le *pédicule* du poumon et elles pénètrent dans cet organe au niveau du hile.

Dès leur pénétration dans ce viscère, elles se divisent en autant de branches qu'il y a de lobes, la division se continue dans les lobes pour arriver au lobule, puis à l'acinus, où elles se capillarisent (capillaires du poumon ou système de l'hématose).

A ce système capillaire font suite des veinules qui se réunissent

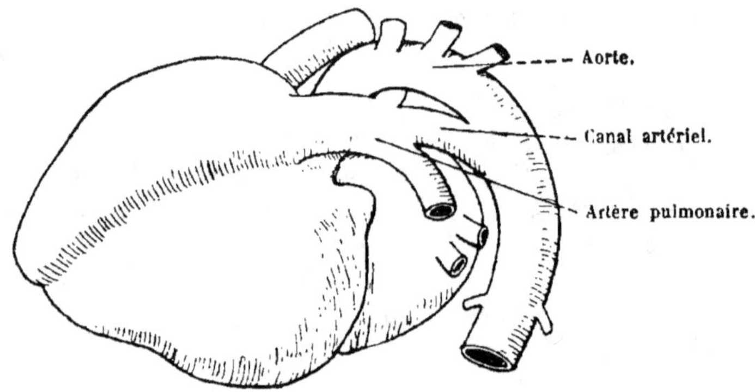

Fig. 115. — Canal artériel (Poirier).

les unes aux autres pour constituer finalement les *veines pulmonaires*. Au nombre de trois à droite et de deux à gauche, elles suivent le trajet des artères et vont se jeter à la partie postérieure et supérieure de l'oreillette gauche.

L'artère pulmonaire contient du sang noir (veineux), qui au niveau du poumon se transforme en sang rouge (artériel), celui-ci est rapporté au cœur par les veines pulmonaires. Chez le fœtus les poumons ne peuvent servir d'organes respiratoires ; ne fonctionnant pas, ils sont aplatis, aussi le sang de l'artère pulmonaire ne peut-il y pénétrer. L'artère pulmonaire se continue au niveau de sa bifurcation avec un gros vaisseau, *canal artériel* (fig. 115), qui vient se jeter dans la crosse de l'aorte en aval de la naissance des troncs artériels destinés à l'extrémité céphalique. Le canal artériel, dont la fonction disparaît avec l'établissement de la respiration au moment de la naissance, s'oblitère alors et n'est bientôt plus représenté que par un cordon fibreux étendu de l'artère pulmonaire à l'aorte, cordon qu'on peut retrouver chez l'enfant, mais qui disparaît chez l'adulte.

B. — *GRANDE CIRCULATION*

ARTICLE I

ARTÈRES

§ I. — *Anatomie.*

L'*aorte*, point de départ de la grande circulation, s'échappe du ventricule gauche au niveau de l'orifice aortique, situé derrière l'infundibulum de l'artère pulmonaire et en avant des orifices auriculo-ventriculaires. Elle se dirige d'abord en haut, en avant et à droite, puis s'infléchit d'avant en arrière et de droite à gauche en constituant une arcade connue sous le nom de *crosse de l'aorte*. Au niveau de la troisième vertèbre dorsale elle descend le long du bord gauche de la colonne vertébrale jusqu'à la huitième vertèbre dorsale; à partir de ce point elle se place sur la ligne médiane, traverse le diaphragme et aborde la cavité abdominale dans laquelle elle chemine jusqu'à la 4e vertèbre lombaire, elle se termine à ce niveau en se divisant.

L'aorte comprend trois portions : 1° la crosse de l'aorte; 2° l'aorte thoracique; 3° l'aorte abdominale.

I. La **crosse de l'aorte** s'étend de l'orifice aortique à la troisième vertèbre dorsale; dans la première partie de son trajet ou portion ascendante elle est intra-péricardique et placée en avant de la face antérieure des oreillettes, en arrière du sternum et du thymus chez l'enfant. L'artère pulmonaire la contourne en passant en avant, puis à gauche, la veine cave supérieure longe son bord droit. Dans cette portion de son trajet, l'aorte fournit au cœur les *artères coronaires* au nombre de deux, une droite et une gauche. Elles naissent au-dessus du bord supérieur des valvules sigmoïdes et se portent dans les sillons interventriculaires, elles forment par elles-mêmes et par leurs branches deux cercles perpendiculaires l'un à l'autre, cercles qui entourent le cœur.

En suivant le trajet de la crosse aortique on la voit passer au-dessus de la bronche gauche et sur le côté gauche de la trachée et de l'œsophage. De son sommet, grand sinus, partent en allant de droite à gauche : 1° le *tronc brachio-céphalique* qui se porte en haut vers la face postérieure de l'articulation sterno-claviculaire,

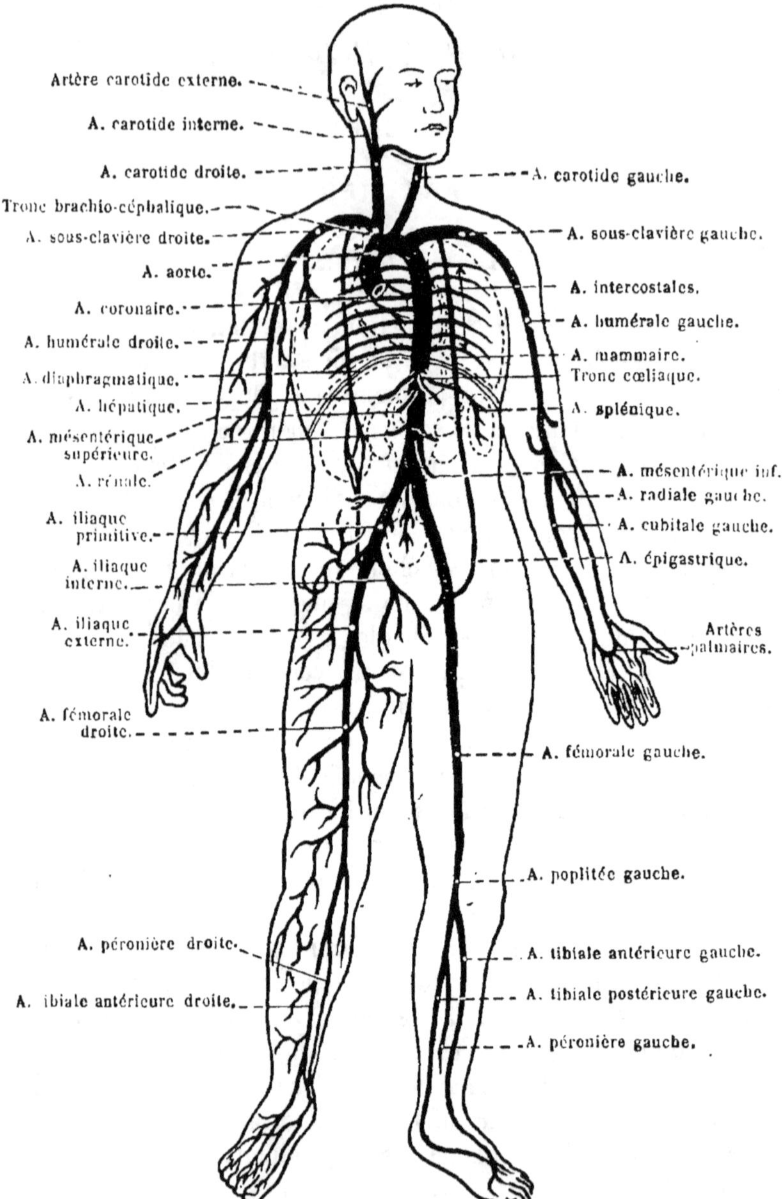

Fig. 116. — Système artériel.

au niveau de laquelle il se divise en *artère carotide primitive droite* et en *artère sous-clavière doite*; 2° à gauche du tronc brachio-céphalique l'*artère carotide primitive gauche*, et 3° l'*artère sous-clavière gauche* (fig. 117).

Ces différents vaisseaux destinés au cou, à la tête et aux membres supérieurs forment le système de l'aorte ascendante.

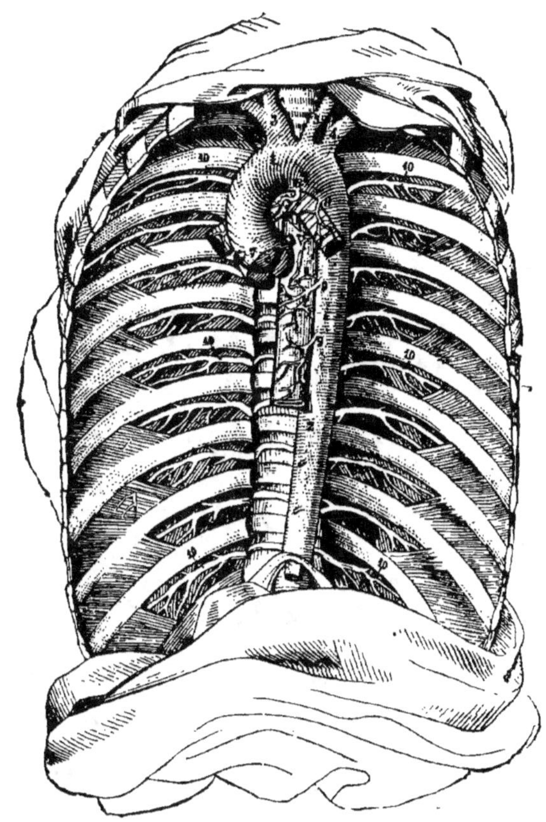

Fig. 117. — Aorte thoracique et crosse de l'aorte.

1. crosse de l'aorte; 2. aorte thoracique oblique de haut en bas et de gauche à droite; 3. tronc brachio-céphalique se bifurquant à son extrémité supérieure; 4. sous-clavière gauche; 5. carotide primitive gauche; 6. valvules sigmoïdes de l'aorte; 7. 7. origine des artères coronaires; 8. 8. artères bronchiques droite et gauche; 9. 9. 9. artères œsophagiennes; 10. 10. 10. artères intercostales aortitiques ou postérieures.

Artères du cou et de la tête (fig. 118). — Les *artères carotides primitives* diffèrent par leur origine : celle du côté droit naît du tronc brachio-céphalique, celle du côté gauche de la crosse de l'aorte, cette dernière a donc une portion thoracique que la première ne possède pas et qui augmente sa longueur. Dans le cou elles montent derrière le muscle sterno-cléido-mastoïdien,

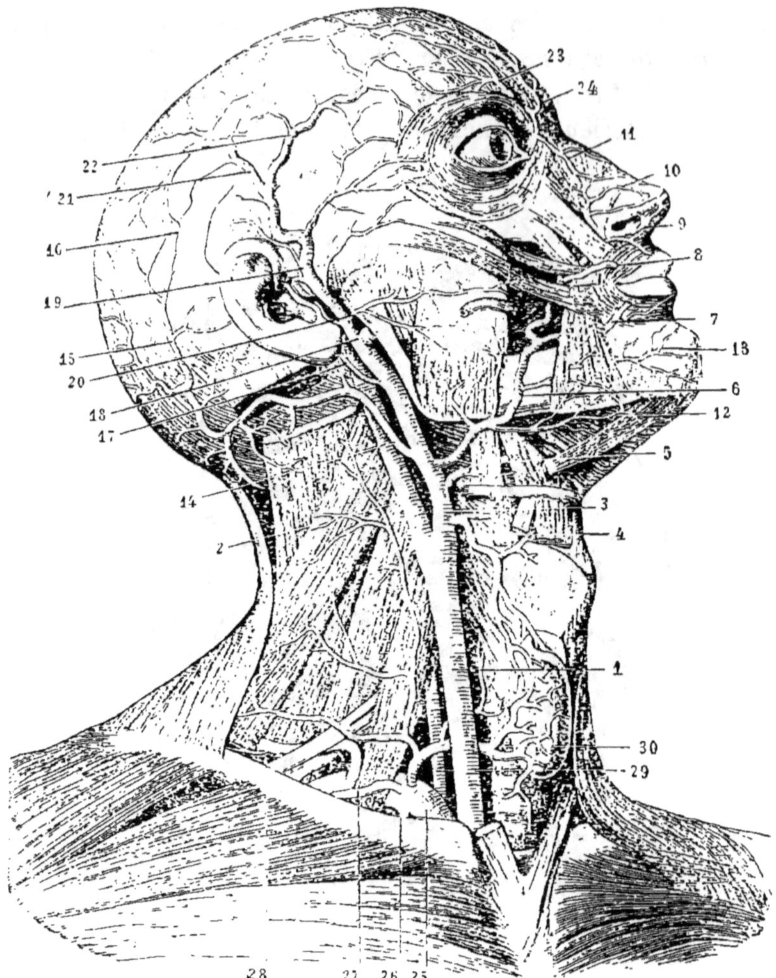

Fig. 118. — Artères du cou et de la tête.

1. artère carotide primitive droite ; 2. artère carotide interne ; 3. carotide externe
4. thyroïdienne supérieure ; 5. linguale ; 6. faciale ; 7. labiale inférieure ; 8. labiale
supérieure ; 9. artère de la sous-cloison ; 10. artère de l'aile du nez ; 11. rameau
par lequel la branche nasale de l'ophtalmique s'anastomose avec la partie terminale de la faciale ; 12. artère sous-mentale ; 13. partie terminale de la dentaire
inférieure ; 14. occipitale ; 15. branches cutanées de cette artère ; 16. anastomose
de l'occipitale avec la branche postérieure de la temporale superficielle ; 17.
auriculaire postérieure ; 18. origine de la maxillaire interne ; 19. temporale superficielle ; 20. transversale de la face ; 21. branche verticale de la temporale superficielle ; 22. branche antérieure de la même artère ; 23. artère sus-orbitaire,
24. artère frontale interne ; 25. sous-clavière ; 26. mammaire interne ; 27. sus-sca-
pulaire ; 28. scapulaire postérieure ; 29. vertébrale ; 30. thyroïdienne inférieure.

qui est leur muscle satellite, en avant de la colonne vertébrale, en
dehors de la trachée et du larynx, de l'œsophage et du pharynx,

jusqu'au niveau du bord supérieur du cartilage thyroïde, où elles se divisent en deux branches, la carotide externe et la carotide interne.

La *carotide externe* s'étend du bord supérieur du cartilage thyroïde au col du condyle du maxillaire inférieur où elle se divise en deux branches, l'artère temporale et l'artère maxillaire interne.

Dans son trajet la carotide externe fournit un certain nombre de branches aux organes et régions environnantes (fig. 118) :

1° L'artère *thyroïdienne supérieure* pour le corps thyroïde et le larynx;

2° L'artère *linguale* pour la langue;

3° L'artère *faciale* pour la face, où elle se termine en s'anastomosant avec une branche de l'ophtalmique;

4° L'artère *occipitale* pour la région occipitale;

5° L'artère *auriculaire postérieure*;

6° L'artère *pharyngienne inférieure*.

Quant à ses branches terminales, l'artère *temporale superficielle* est destinée à se perdre dans la région du même nom, et l'artère *maxillaire interne* se divise en un très grand nombre de branches, dont quelques-unes passent par les trous de la base du crâne (petit rond et ovale) pour aller se distribuer aux méninges.

L'*artère carotide interne*, autre branche de bifurcation de la carotide primitive, est destinée au cerveau; aussi dès son origine monte-t-elle directement jusqu'à la base du crâne où elle se creuse un canal à la partie antérieure du rocher (canal carotidien); au niveau de la partie latérale de la selle turcique elle se divise en 4 branches terminales (fig. 119) :

1° L'artère cérébrale antérieure;

2° L'artère cérébrale moyenne;

3° L'artère communicante postérieure;

4° L'artère choroïdienne.

Dans son trajet cervical cette artère est accompagnée sur son flanc externe par la veine jugulaire interne et en arrière par le nerf pneumogastrique; la réunion de ces organes constitue le paquet vasculo-nerveux du cou.

Dans la cavité crânienne une seule collatérale naît de ce vaisseau, c'est l'*artère ophtalmique* destinée à l'œil.

Artères du membre supérieur. — L'*artère sous-clavière* naît à droite du tronc brachio-céphalique; à gauche elle tire son origine directement de l'aorte. Elle s'étend jusque sous la cla-

vicule où elle change de nom en devenant l'artère axillaire.
Pour sortir du thorax et se porter vers le bras elle décrit une
courbe au-dessus de la première côte, elle passe dans l'angle que

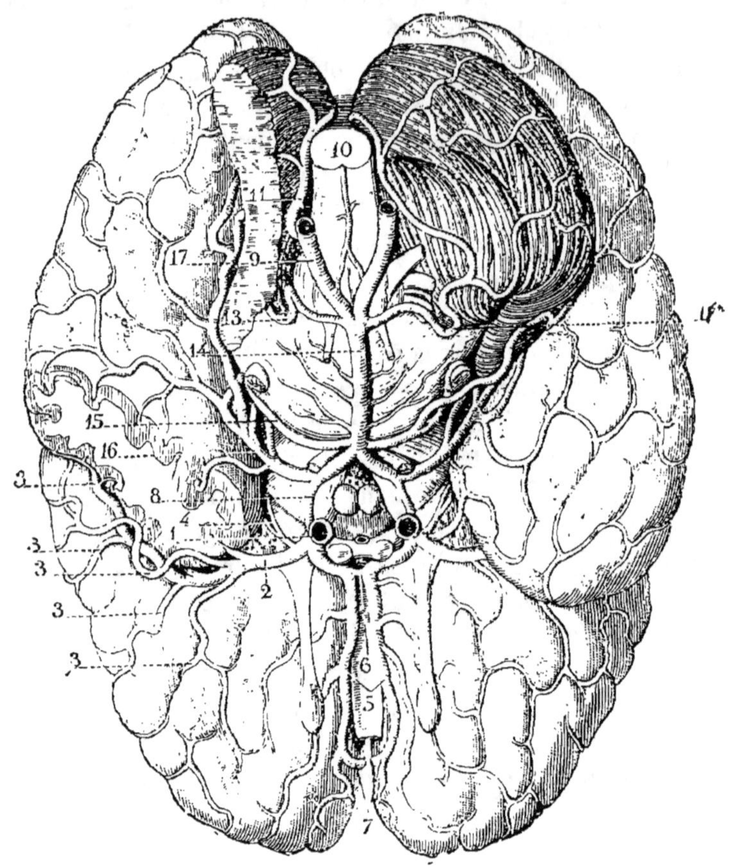

Fig. 119. — Artères de la base du cerveau; hexagone de Willis.

1. tronc de la carotide interne; 2. cérébrale moyenne; 3. 3. 3. 3. 3. branches que
donne cette artère en parcourant la scissure de Sylvius; 4. artère coroïdienne;
5. les deux cérébrales antérieures; 6. anastomose de ces artères; 7. coude de
ces artères au-devant du corps calleux; 8. communicante postérieure; 9. artère
vertébrale; 10. artère spinale antérieure; 11. cérébelleuse inférieure et postérieure gauche naissent de la vertébrale; 12. les deux cérébelleuses inférieures
droites et leur tronc commun; 13. cérébelleuse inférieure et antérieure gauche :
14. tronc basilaire; 15. cérébelleuse supérieure gauche; 16. cérébrale postérieure;
17. branches terminales de cette artère.

forme avec cet os le scalène antérieur, qui la sépare de la veine
du même nom. Dans son court trajet elle émet un certain nombre
de branches, les unes ascendantes, les autres descendantes.

Parmi les premières se trouvent : 1° l'artère *vertébrale* destinée au cerveau ; pour s'y porter elle suit le canal formé par la réunion des trous percés dans les apophyses transverses des vertèbres cervicales, pénètre dans la cavité encéphalique par le trou occipital, et sur la gouttière basilaire de l'occipital elle se réunit à celle de côté opposé pour former le *tronc basilaire*, qui, au niveau du bord antérieur de la protubérance, se divise en artères cérébrales postérieures (fig. 119).

Celles-ci reçoivent de la carotide interne la communicante postérieure, d'autre part les deux artères cérébrales antérieures sont reliées par une communicante antérieure ; il résulte de ces différentes anastomoses une figure géométrique fermée, située à la base du cerveau ; elle porte le nom de polygone de Willis (fig. 119).

2° L'artère *thyroïdienne inférieure* forme la deuxième branche ascendante.

Les branches descendantes sont constituées par : 3° l'artère *mam-*

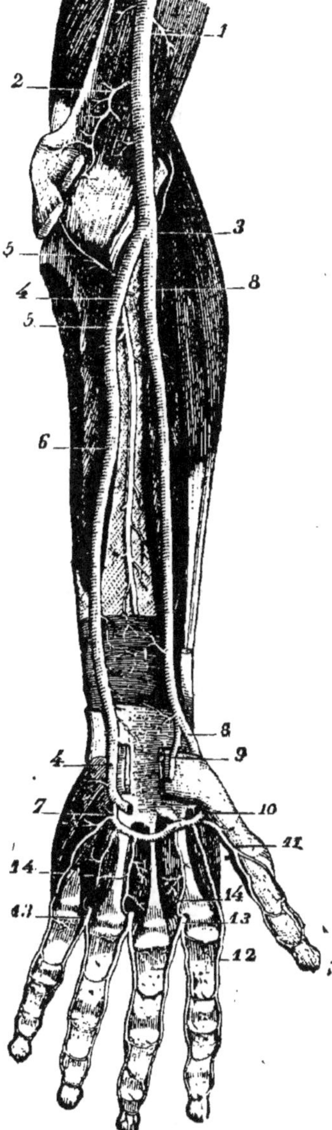

Fig. 120. — Artères du membre supérieur.

1. humérale ; 2. collatérale interne ; 3. bifurcation de l'humérale ; 4. 4. cubitale ; 5. tronc commun des interosseuses ; 6. interosseuse antérieure ; 7. 7. artère cubito-radiale ; 8. radiale ; 9. radio-palmaire ; 10. arcade palmaire profonde ; 11. collatérale interne du pouce ; 12. collatérale externe de l'index ; 13. 13. les trois dernières digitales ; 14. 14. les interosseuses antérieures, s'anastomosant à leur terminaison avec les artères précédentes.

maire interne, qui descend à l'intérieur du thorax en suivant la face postérieure des cartilages costaux près du bord du sternum jusqu'au sixième cartilage costal, en ce point elle se divise en deux branches destinées, l'une au diaphragme, l'autre à la paroi abdominale. Dans son trajet elle émet dans chaque espace intercostal une branche, l'artère intercostale antérieure, qui va à la rencontre de l'intercostale aortique. Elle donne aussi des branches à la mamelle.

4° L'artère *intercostale supérieure*.

Les autres collatérales de la sous-clavière sont la *scapulaire supérieure*, la *scapulaire postérieure* et la *cervicale profonde*.

L'artère axillaire va du milieu de la clavicule au bord inférieur du grand pectoral, où elle se continue avec l'artère humérale. Dans son trajet elle traverse le creux de l'aisselle entourée des nerfs du bras et elle émet des branches, parmi lesquelles se trouve la *thoracique inférieure* ou *mammaire externe*, qui se porte vers la partie externe de la glande mammaire.

L'artère humérale, suite de l'axillaire, s'étend du bord inférieur du grand pectoral jusqu'au pli du coude où elle se bifurque (fig. 120).

L'artère humérale longe le bord interne du biceps, son muscle satellite; au niveau du pli du coude elle se divise en une branche externe, la radiale, et une branche interne, la cubitale.

L'artère radiale longe le côté externe de l'avant-bras, au niveau de l'apophyse styloïde du radius elle se porte sur le dos de la main jusqu'à la partie supérieure du premier espace interosseux, qu'elle perfore pour venir former avec une branche de la cubitale l'*arcade palmaire profonde* (fig. 120).

L'artère cubitale se porte sur le côté interne de l'avant-bras qu'elle quitte pour passer à la face palmaire de la main en croisant le poignet, elle se recourbe alors et forme avec une branche de la radiale l'*arcade palmaire superficielle* (fig. 120).

De ces arcades palmaires naissent de nombreuses branches destinées à la main, entre autres les interosseuses et les digitales.

II. **L'aorte thoracique** s'étend de la troisième vertèbre dorsale à l'orifice diaphragmatique, elle longe la colonne vertébrale en arrière de l'œsophage. Elle donne dans son parcours des branches aux parois thoraciques, les *artères intercostales aortiques* qui suivent les espaces intercostaux, et aux organes contenus dans le thorax les *artères bronchiques*, destinées à la nutrition du poumon, les *œsophagiennes moyennes* et les *médiastines* postérieure (fig. 121) dont les noms indiquent la distribution.

III. **L'aorte abdominale** suit la colonne vertébrale depuis sa traversée diaphragmatique jusqu'au niveau de sa bifurcation. Elle

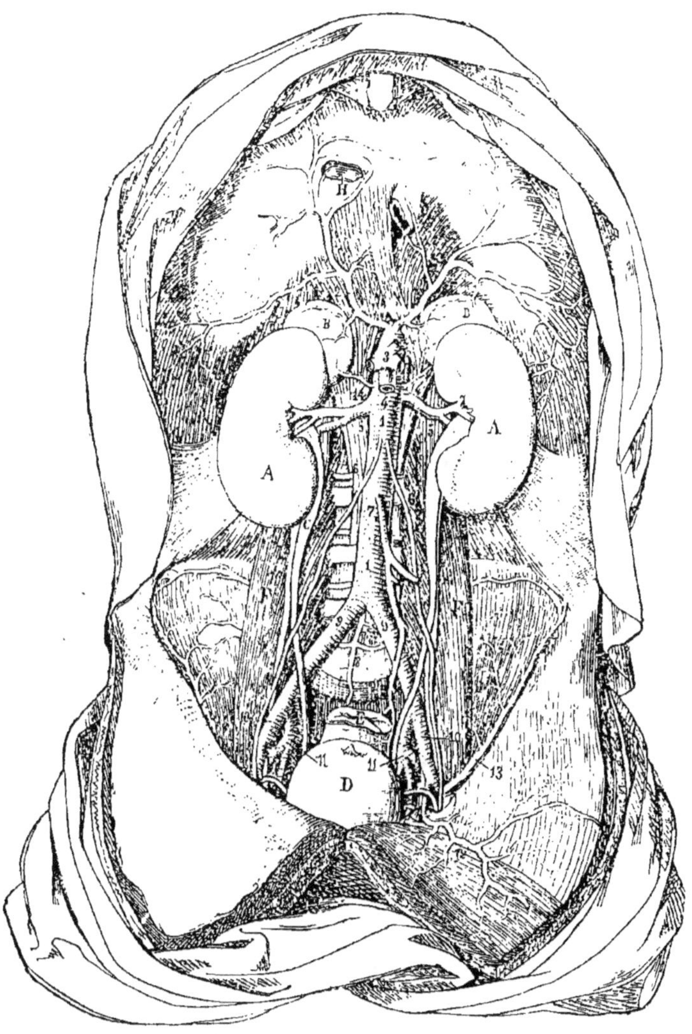

Fig. 121. — Aorte abdominale.

1. aorte abdominale; 2. 2. artères diaphragmatiques inférieures; 3. tronc
cœliaque; 4. origine de la mésentérique supérieure; 5. 5. rénales; 6. 6. spermatiques; 7 mésentérique inférieure; 8. sacrée moyenne; 9. 9. iliaques primitives; 10. 10. iliaques externes; 11. 11. iliaques internes; 12 épigastrique;
13. circonflexe iliaque; 14. 14. capsulaires moyennes; A. A. reins; B. B. capsules
surrénales; C. C. uretères; D. vessie, E. rectum; F. F. grands psoas; G. coupe
de l'œsophage; H. coupe de la veine cave inférieure.

passe en arrière du pancréas, du duodénum et du mésentére, et à
gauche de la veine cave inférieure.

Aux parois de l'abdomen elle donne les *artères diaphragmatiques inférieures* et les *artères lombaires* (fig. 121).

Aux organes contenus dans la cavité abdominale elle fournit les artères suivantes :

a) Le *tronc cœliaque* (fig. 122) naît au-dessous des artères diaphragmatiques et, après un trajet d'un centimètre à un centimètre et demi, se divise en trois branches : 1° l'artère *hépatique*

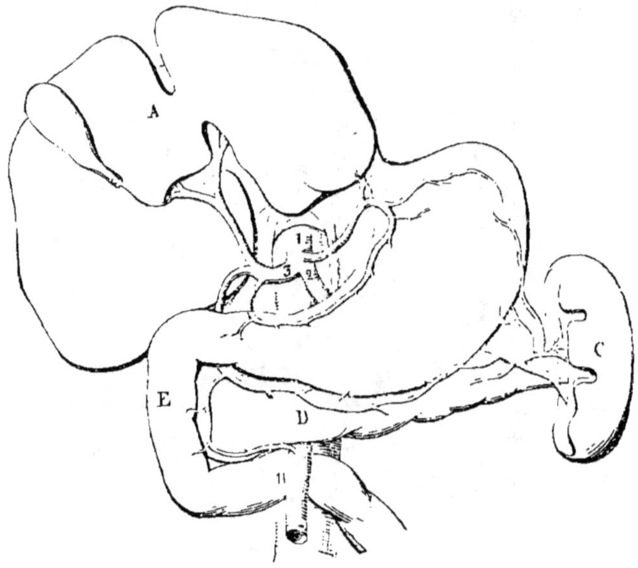

Fig. 122. — Tronc cœliaque.

1. tronc cœliaque; 2. 2. artère splénique ; 3. artère hépatique; 4. 4. artère coronaire stomachique; 5. 5. pylorique; 6. 6. gastro-épiploïque gauche; 8. branche gauche de l'artère hépatique; 9. branche droite de la même artère; 10. artère cystique; 11. tronc de l'artère mésentérique supérieure; 12. artère pancréaticoduodénale; A. face inférieure du foie qui a été soulevé; B. estomac; C. rate; D. pancréas; E. duodénum.

destinée au foie; 2° l'artère *splénique* pour la rate; 2° l'artère *coronaire stomachique* pour la petite courbure de l'estomac.

b) L'*artère mésentérique supérieure*, née au-dessous du tronc cœliaque, descend obliquement en décrivant une courbe dirigée à droite; elle se termine au niveau du cæcum. Par sa convexité elle donne des branches à tout l'intestin grêle et par sa concavité des branches au cæcum, au côlon ascendant et à la moitié droite du côlon transverse.

c) Les *artères capsulaires moyennes* se portent aux capsules surrénales.

d) Les *artères rénales*, relativement très volumineuses, car

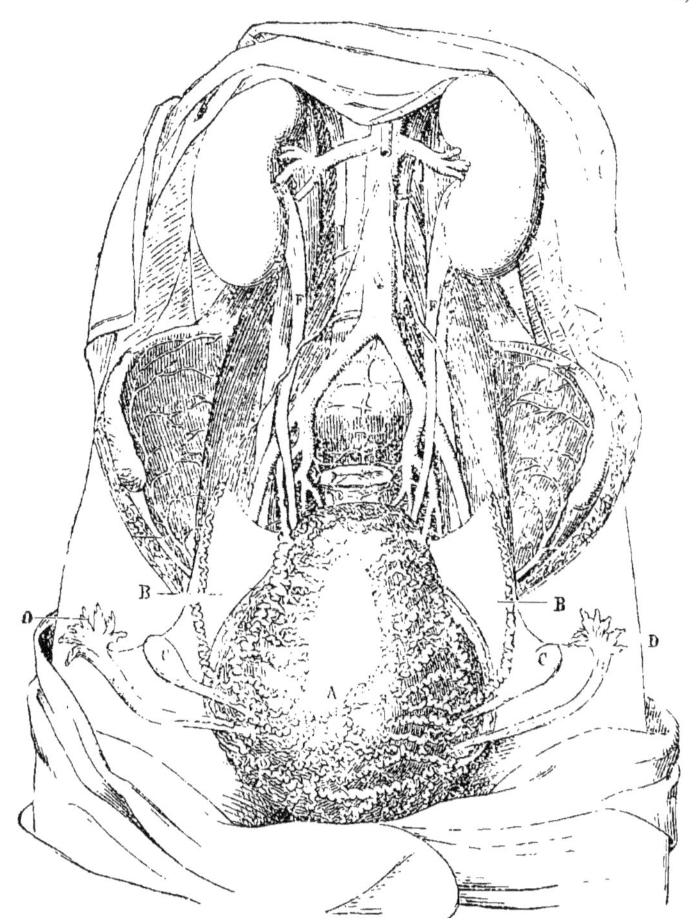

Fig. 123. — Artères de l'utérus gravide.

1. aorte abdominale; 2. origine de la mésentérique supérieure; 3. 3. rénales;
4. sacrée moyenne; 5. 5. iliaques primitives; 6. 6. iliaques externes; 7. 7. iliaques
internes; 8. 8. artères utéro-ovariennes; 9. 9. artères utérines; 10. 10. circon-
flexes iliaques; A. utérus au neuvième mois de la grossesse; il est renversé
d'arrière en avant, en sorte qu'on le voit par sa face postérieure; B. B. ligaments larges; C. C. ovaires; D. D. pavillon des trompes de Fallope; E. rectum;
F. F. uretères.

elles sont à la fois artères nourricières et artères fonctionnelles,
se dirigent horizontalement vers le hile du rein (fig. 123).

e) Les *artères génitales* sont représentées par les *spermatiques* chez l'homme, destinées aux testicules qu'elles gagnent en

traversant le grand bassin et le canal inguinal, et par les *utéro-ovariennes* (fig. 123) chez la femme, elles sont destinées surtout

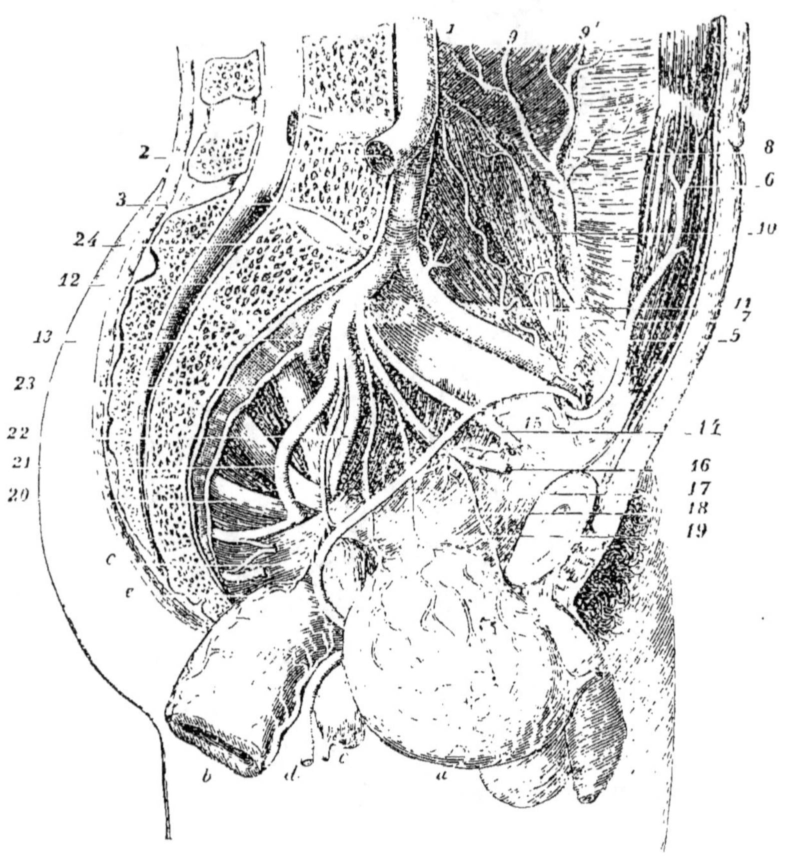

Fig. 124. — Artère iliaque interne.

1. extrémité inférieure de l'aorte; 2. iliaque primitive droite; 3. iliaque primitive gauche; 4. iliaque externe; 5. épigastrique; 6. même artère se divisant en 2 branches qui plongent dans l'épaisseur du muscle droit; 7. circonflexe iliaque; 8. branche que cette artère donne au muscle transverse; 9. 9. branches terminales de la même artère cheminant entre le transverse et le petit oblique; 10. autre branche de la circonflexe qui se rend au muscle iliaque; 11. spermatique; 12. tronc de l'hypogastrique; 13. fessière; 14. obturatrice; 15. ramuscule anastomotique qui s'étend de l'épigastrique à l'obturatrice; 16. ombilicale; 17. vésicale supérieure; 18. vésicale moyenne; 19. vésicale inférieure naissant comme les précédentes de l'ombilicale; 20. hémorroïdale moyenne; 21. ischiatique; 22. honteuse interne; 23. sacrée latérale; 24. sacrée moyenne; *a.* vessie; *b.* rectum; *c. c.* vésicules séminales; *d.* canal déférent droit; *e.* canal déférent gauche remontant vers l'orifice interne du canal inguinal.

à l'ovaire, auquel elles se rendent après un long trajet vertical. Les organes génitaux chez l'adulte reçoivent leurs artères de points très éloignés de leur situation. Chez l'embryon les glandes génitales se développent dans la région lombaire, c'est ce qui explique le point d'origine de leurs vaisseaux.

f) L'*artère mésentérique inférieure* se porte à la moitié gauche du gros intestin, elle se termine au niveau de la troisième vertèbre sacrée dans le rectum par les artères hémorroïdales supérieures.

IV. Les *branches de division de l'aorte* sont au nombre de trois, une petite médiane, l'*artère sacrée moyenne*, qui descend dans le bassin jusqu'au niveau du coccyx en fournissant des branches collatérales, et deux branches plus volumineuses, les *artères iliaques primitives*, l'une droite, l'autre gauche.

L'*artère iliaque primitive*, née au niveau de la quatrième vertèbre lombaire, se porte obliquement en bas et en dehors jusqu'au niveau de la symphyse sacro-iliaque où elle se divise en deux branches : 1° l'artère iliaque interne ou artère hypogastrique, destinée principalement au bassin et à son contenu, et 2° l'artère iliaque externe, destinée au membre inférieur.

ARTÈRES DU BASSIN

L'*artère iliaque interne* naît au niveau de la symphyse sacro-iliaque, elle se porte immédiatement dans la cavité pelvienne et, après un trajet de 2 à 5 centimètres, elle se divise en neuf branches chez l'homme et onze branches chez la femme. Ces branches sont destinées les unes aux parois internes du bassin : 1° l'artère *ilio-lombaire* pour les muscles de la région lombaire et iliaque, et 2° l'artère *sacrée latérale*; les autres aux parois externes du bassin, ce sont : 3° l'artère *obturatrice*, qui sort par le trou obturateur et va à la partie interne de la cuisse; 4° l'artère *fessière*, qui sort par la grande échancrure sciatique et gagne les muscles fessiers; 5° l'artère *ischiatique*, qui sort avec le nerf grand sciatique par la même échancrure et se porte à la fesse et à la face postérieure de la cuisse; 6° l'artère *honteuse interne*, qui, sortie par la grande échancrure sciatique, passe en arrière de l'épine sciatique et pénètre dans le périnée qu'elle suit jusqu'au niveau de la symphyse pubienne, où elle se divise en artère *caverneuse* pour les corps caverneux et en artère *dorsale du clitoris* (*dorsale de la verge* chez l'homme). Les branches collatérales de l'artère honteuse interne sont destinées au périnée, à l'anus et aux organes génitaux externes : ce sont les artères *hémorroïdales inférieures* et les artères *périnéales* superficielle et profonde.

Les branches viscérales de l'iliaque interne sont : 7° l'artère *ombilicale*, si importante chez le fœtus, c'est elle qui va en effet porter au placenta le sang qui doit s'y hématoser ; chez l'adulte elle n'existe que sous forme d'un cordon fibreux, qui reste perméable dans la portion s'étendant de son origine à la vessie ; 8° l'artère *vésicale inférieure* ; 9° l'artère *hémorroïdale moyenne* pour le rectum ; 10° l'artère *utérine* ; 11° l'artère *vaginale*. Ces deux derniers vaisseaux ne sont pas représentés chez l'homme.

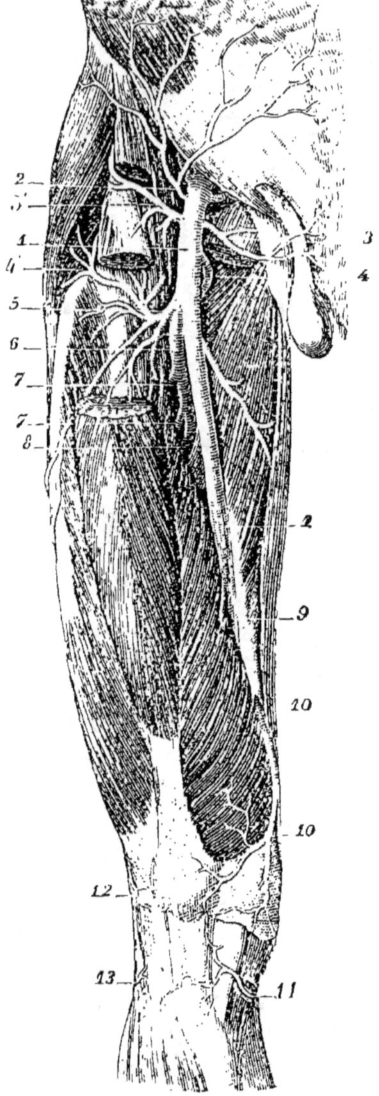

Fig. 125. — Artère fémorale.

1. 1. tronc de la fémorale ; 2. tégumenteuse de l'abdomen ; 3. honteuses externes ; elles naissent par un tronc commun, mais bientôt se séparent pour passer l'une au-dessus, l'autre au-dessous de l'aponévrose ; 4. origine de la circonflexe interne ; 4' circonflexe externe naissant de la fémorale ; 5. grande musculaire superficielle ; 5'. petite musculaire superficielle ; 6. fémorale profonde ; 7. 7. première et seconde perforantes ; 8. partie terminale de la fémorale profonde représentant une troisième perforante ; 9. tronc de la fémorale dans l'anneau du troisième adducteur ; 10. 10. grande anastomotique ; 11. articulaire supérieure interne ; 12. articulaire supérieure externe ; 13. articulaire inférieure externe.

ARTÈRES DU MEMBRE INFÉRIEUR

L'artère iliaque externe s'étend de l'iliaque primitive à l'arcade crurale, où elle change de nom et devient l'artère fémorale. Elle donne comme branches 1° l'artère *épigastrique*, destinée aux muscles de la paroi antérieure de l'abdomen dans lesquels elle chemine jusqu'à l'ombilic, à ce niveau elle s'anastomose avec la mammaire interne, et 2° l'artère *circonflexe iliaque* pour les muscles de la paroi antéro-latérale de l'abdomen.

L'*artère fémorale* (fig. 125) descend sur la face antéro-interne de la cuisse accompagnée du muscle couturier, son muscle satellite, jusqu'à quatre travers de doigt au-dessus du condyle interne, en ce point elle perfore le grand adducteur (canal de Hunter) pour se porter vers la face postérieure du genou du côté de la flexion de l'articulation. Cette perforation musculaire lui sert de limite inférieure, à partir de ce point elle s'appelle artère *poplitée*. Dans son trajet elle donne des branches nombreuses aux différents muscles de la cuisse et deux d'entre elles, les *honteuses externes supérieure* et *inférieure*, se portent aux organes génitaux externes (scrotum et grandes lèvres).

L'*artère poplitée* (fig. 127) traverse dans son grand axe le losange poplité et donne des branches aux muscles et à l'articulation du genou. Au niveau de l'anneau du soléaire elle se divise en deux troncs, l'un destiné à la partie anté-

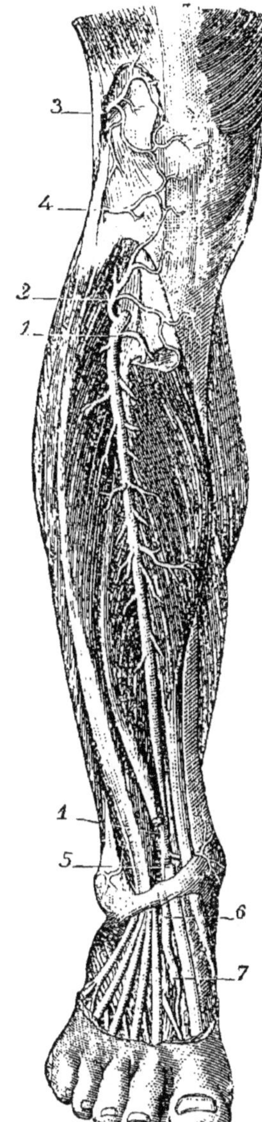

Fig. 126. — Artère tibiale antérieure.

1. 1. tibiale antérieure ; 2. récurrente tibiale ; 3. articulaire supérieure externe ; 4. articulaire inférieure externe ; 5. tibiale antérieure croisant le tendon de l'extenseur propre du gros orteil ; 6. pédieuse ; 7. même artère donnant un rameau au gros orteil avant de disparaître.

rieure de la jambe et dorsale du pied : c'est l'artère *tibiale antérieure*, qui au niveau du cou-de-pied devient l'artère *pédieuse* ;

l'autre est destinée à la partie postérieure de la jambe : c'est le *tronc tibio-péronier* (fig. 127) qui, après un trajet de 4 à 5 millimètres, se divise en une artère externe, l'artère *péronière*, et une interne, la *tibiale* postérieure. Celle-ci sous la malléole interne change de direction et se divise en artères *plantaires interne* et *externe*.

Structure des artères. — Les parois des artères sont formées de trois tuniques : l'externe est constituée par du tissu conjonctif et par des fibres élastiques, la moyenne par des fibres musculaires lisses, des lames et des fibres élastiques ; l'interne par une lame élastique tapissée en dedans par un endothélium (fig. 128).

La *tunique moyenne*, la plus épaisse et la plus importante, varie de structure suivant les artères que l'on considère. Sur les grosses artères l'élément élastique prédomine

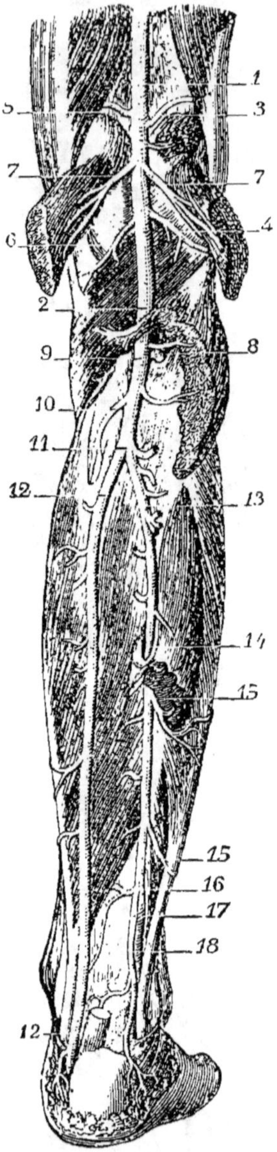

Fig. 127. — Artère poplitée et artères de la face postérieure de la jambe.

1. tronc de l'artère poplitée ; 2. ce même tronc s'engageant dans l'anneau du soléaire ; 3. articulaire supérieure externe ; 4. articulaire inférieure externe ; 5. articulaire supérieure interne ; 6. articulaire inférieure interne ; 7. 7. artères jumelles ; 8. origine de la tibiale antérieure ; 9. tronc tibio-péronier ; 10. artère nourricière du tibia ; 11. bifurcation du tronc tibio-péronier ; 12. 12. tibiale postérieure ; 13. péronière ; 14. même artère s'engageant dans l'anneau fibreux que lui présente le jambier postérieur ; 15. 15. branches que donne cette artère aux péroniers latéraux ; 16. branche par laquelle elle s'anastomose avec la tibiale postérieure ; 17. bifurcation de la péronière ; 18. péronière postérieure.

sur l'élément musculaire (aorte). Sur les artères moyennes, les fibres élastiques diminuent insensiblement ; les fibres musculaires, au contraire, augmentent de nombre, elles sont d'autant plus nombreuses qu'on s'éloigne plus du cœur. Sur les petites

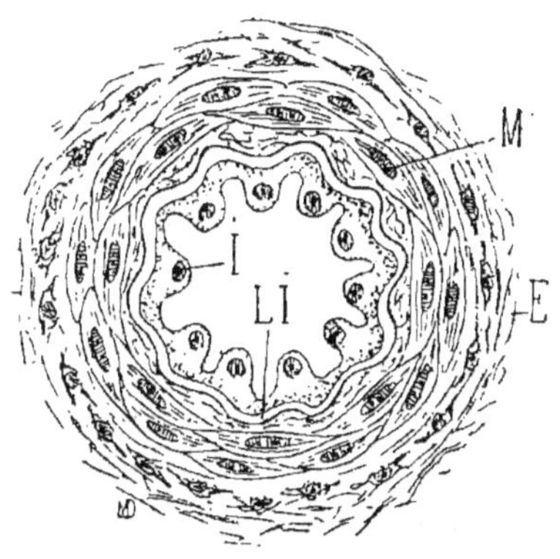

Fig. 128. — Coupe transversale d'une artériole (Mathias Duval).

1. tunique interne plissée; LI. membrane limitante interne, élastique; M. tunique moyenne musculaire; E. tunique externe.

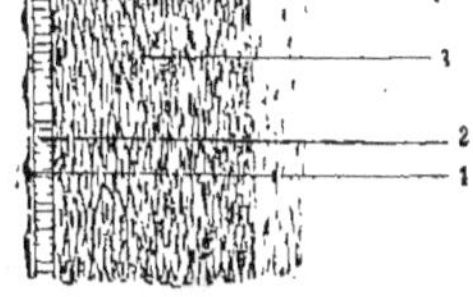

Fig. 129. — Coupe longitudinale d'une artère à type musculaire (Lauzois).

1. endothélium; 2. lame élastique interne; 3. couche de fibres musculaires lisses; 4. adventice.

artères les éléments élastiques ont disparu. Selon la prédominance de la couche élastique ou de la couche musculaire, on distingue des artères à type élastique ou à type musculaire (fig. 129).

§ II. — *Physiologie des artères.*

Les artères sont destinées à livrer passage au sang lancé par le cœur à chaque systole ventriculaire (ondée sanguine).

Le système artériel par ses divisions, d'autant plus nombreuses qu'elles sont plus éloignées du cœur, constitue un cône dont le sommet correspond au ventricule et la base aux vaisseaux capillaires, le sang est ainsi réparti sur une plus grande surface.

Au moment de la systole ventriculaire les 180 grammes de sang lancés dans l'aorte viennent s'ajouter à celui qui s'y trouvait déjà, d'où dilatation de l'artère favorisée par sa structure élastique (diastole artérielle) en même temps que progression d'une partie du sang contenu dans la cavité du vaisseau. La systole ventriculaire terminée, les parois artérielles distendues reviennent lentement sur elles-mêmes grâce à leur élasticité (systole artérielle). Le sang ne peut refluer dans le ventricule à cause des valvules sigmoïdes; il est alors chassé dans le segment artériel suivant, qui réagit de la même manière. Cette intermittence de la circulation au début du système artériel, due aux contractions intermittentes du cœur, est rapidement transformée en un jet continu et régulier grâce à l'*élasticité* des parois vasculaires.

Les artères éloignées du cœur ont une tunique moyenne surtout musculaire, aussi sont-elles douées de *contractilité*, c'est ce qui leur permet de régler la rapidité du courant sanguin et la quantité de sang destiné à pénétrer dans chaque viscère.

Le **pouls** est la sensation perçue au niveau d'une artère par le doigt qui comprime celle-ci très légèrement. Chaque pulsation correspond à une systole ventriculaire, le sang lancé dans le système artériel pousse devant lui la colonne sanguine; aussi le pouls est-il perceptible jusque sur les plus petites artères, et il se produit sur toutes en même temps.

Pour sentir le pouls il faut : 1° que l'artère soit placée sur un plan résistant; 2° qu'elle soit superficielle. Plusieurs artères remplissent ces conditions, mais on s'adresse habituellement à l'artère radiale en un point situé à deux travers de doigt au-dessus du pli de flexion de l'articulation du poignet et à un travers de doigt environ du bord externe de l'avant-bras.

Le pouls nous fournit les renseignements suivants : il indique 1° la fréquence des contractions cardiaques, 120 à 150 par minute chez le nouveau-né, 90 à 100 chez l'enfant, de 70 à 75 chez l'adulte; ce nombre de pulsations peut augmenter par la fatigue, la fièvre, les pertes sanguines, etc. ; 2° la tension du sang en appréciant son amplitude; 3° la régularité des contractions du cœur; s'il y a arythmie, le pouls est irrégulier.

L'examen du pouls permet dans certains cas de faire le diagnostic d'une affection cardiaque. En dehors des caractères anormaux décrits ci-dessus, irrégularité, faiblesse, etc., il faut encore signaler le soulèvement de l'artère en deux temps ou dicrotisme.

Les pulsations artérielles peuvent être non seulement perçues par le doigt, mais encore enregistrées par un instrument appelé *sphygmographe*; la tension du sang de l'artère peut être appréciée par le sphygmomètre et par le *sphygmomanomètre*.

Depuis quelques années la clinique à recours fréquemment à la recherche de la tension moyenne ou systolique et de la tension minima ou diastolique que détermine l'*oscillomètre* de Pachon ou le sphygmotensiomètre de Vaquez.

§ III. — *Pathologie des artères.*

L'*artérite* est l'inflammation des parois artérielles, elle peut se localiser à chacune des tuniques (périartérite, endartérite). Elle est due à un traumatisme, à une infection interne ou à une suppuration située dans le voisinage du vaisseau. Ses manifestations sont la douleur, la rougeur, la formation d'un cordon dur. Dans l'endartérite un caillot peut se former et il entrave la circulation : il en résulte de la gangrène dans les tissus irrigués par le vaisseau oblitéré, si les artères ou artérioles voisines ne le suppléent pas. Dans l'infection puerpérale le streptocoque se localise parfois sur une artère et produit de l'artérite.

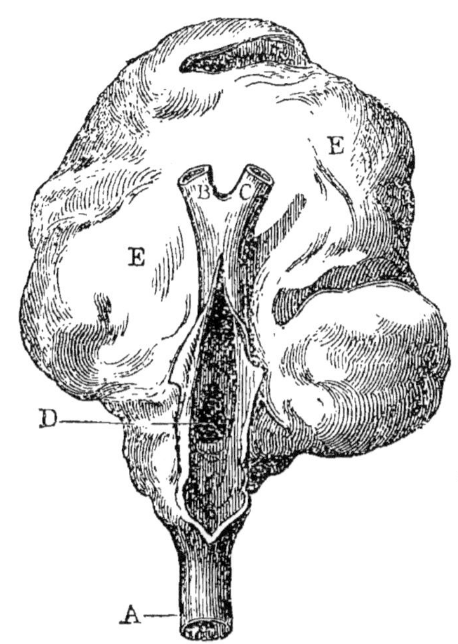

Fig. 130. — Anévrisme.

E. poche anévrismale; D. orifice faisant communiquer l'artère A avec la poche anévrismale.

L'*anévrisme* (fig. 130) est dû à la formation sur le trajet artériel d'une poche remplie de sang liquide ou coagulé. Il y a disparition de la tunique moyenne, ce qui affaiblit en un point plus ou moins limité la paroi artérielle, la pression du sang la distend et produit un *sac anévrismal* fusiforme ou sacciforme.

Les artères le plus souvent atteintes sont la crosse de l'aorte, les carotides, les poplitées, etc. Cette affection reste parfois longtemps ignorée. Elle se manifeste souvent sous la forme d'une tumeur de volume variable (œuf de poule à tête de fœtus), animée de battements et déterminant souvent des phénomènes de compression sur les organes voisins.

La guérison est rare; sa rupture est assez fréquente, la mort survient alors d'autant plus rapidement que la tumeur siège sur un plus gros tronc artériel.

Si la poche développée sur l'artère entre en communication avec une veine, il se forme un anévrisme *artérioso-veineux*.

L'*anévrisme cirsoïde*, encore appelé varices artérielles, est la dilatation de quelques artères surperficielles qui s'allongent en même temps qu'elles deviennent flexueuses. Il siège surtout au cuir chevelu et peut être *congénital*.

On donne le nom d'*athérome* à une transformation de la paroi de l'artère, surtout au niveau de la tunique moyenne; le tissu élastique, nécessaire au jeu normal du vaisseau, est peu à peu remplacé par du tissu scléreux, il en résulte que le vaisseau donne la sensation d'un corps dur au doigt qui l'explore (artères en tuyau de pipe). La circulation artérielle devient plus difficile, aussi le cœur, qui n'est plus aidé par l'élasticité vasculaire, doit-il lancer le sang avec plus de force; ce surmenage cardiaque se manifeste à un certain moment par de l'asystolie. Ce manque de souplesse artérielle s'accompagne d'une diminution de résistance; les petits vaisseaux athéromateux peuvent se rompre (hémorragie cérébrale par exemple) ou permettre la coagulation du sang (thrombose artérielle cérébrale suivie de ramollissement).

Plaies. — Les artères peuvent être lésées par piqûres, par coupures, par écrasement, par arrachement; il en résulte une hémorragie plus ou moins importante selon le calibre du vaisseau lésé.

Le sang rouge s'écoule au dehors sous forme de jet ou de nappe (hémorragie externe), ou il se collecte dans une cavité du corps (hémorragie interne). Si la perte sanguine est abondante, on voit apparaître les phénomènes suivants : pâleur, refroidissement, frissons, sueurs froides, nausées, vomissements, soif d'air, etc.; une syncope peut survenir et être mortelle.

Les moyens destinés à arrêter une hémorragie portent le nom de moyens *hémostatiques*. Nous laissons de côté les différents médicaments qui ont été longtemps en vogue, comme l'ergot de seigle ou ses dérivés, ergotine, ergotinine, pour ne citer que les moyens dont l'action est plus sûre et moins dangereuse : l'*eau chaude* à 48 degrés ou le *froid* sous forme de *glace*, la *compression* soit directe avec la main, soit indirecte avec un garrot, un tourniquet, une bande de toile ou de caoutchouc (bande d'Esmarch). La compression doit toujours être pratiquée au-dessus du point qui saigne, c'est-à-dire entre la plaie et le cœur. Tous ces moyens n'ont qu'une action passagère; bien préférables sont la *forcipressure* ou pincement du vaisseau à l'aide d'une *pince* construite pour cet usage, l'*angiotripsie* ou écrasement des extrémités du vaisseau sectionné à l'aide d'un instrument spécial appelé *angiotribe*, la *torsion* du vaisseau exécutée jusqu'à la rupture spontanée, enfin la *ligature*, procédé vraiment chirurgical.

ARTICLE II

CAPILLAIRES

Ces vaisseaux sont les terminaisons ultimes des artères, ils font suite aux artérioles et sont extrêmement nombreux. Comme l'indique leur nom, leur calibre est très petit; il est égal à celui d'un cheveu, ce qui force le sang à passer très lentement. Leurs parois sont d'une minceur extrême afin de favoriser les échanges qui se font entre le contenu du vaisseau et les tissus environnants. Le sang abandonne aux éléments de l'oxygène et des matériaux de nutrition provenant de la digestion, il reçoit les déchets de la vie cellulaire qui seront emportés par les veines succédant aux capillaires sous forme de veinules. La réunion de ces dernières constitue des veines de plus en plus volumineuses.

Dans les capillaires le sang circule d'une façon continue grâce à l'influence du cœur et à l'élasticité des parois artérielles. La circulation capillaire examinée au microscope sur la patte d'une grenouille (fig. 131) permet de constater que le courant est plus rapide dans l'axe des vaisseaux que le long des parois.

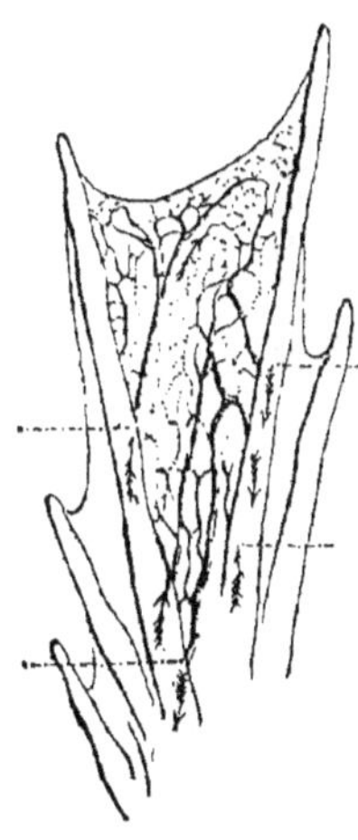

Fig. 131. — Réseau capillaire dans la membrane interdigitale de la grenouille.

Le froid ralentit cette circulation par contraction des vaisseaux, la chaleur l'accélère par dilatation. C'est à cette dilatation ou à cette contraction que sont dues la rougeur et la pâleur subite du visage se produisant sous l'influence du système nerveux (vaso-dilatation et vaso-constriction).

Pathologie. — Certains capillaires peuvent se dilater et s'allonger, ils décrivent des flexuosités et constituent alors des taches plus ou moins saillantes rouges ou violacées, connues vulgairement sous le nom de *taches de vin*. Ces petites tumeurs, le plus souvent congénitales, siègent de préference à la face et au cou et disparaissent souvent quelque temps après la naissance ; elles appartiennent à la classe des *angiomes* et sont appelées *nævi vasculaires*.

D'autres tumeurs, formées également de capillaires très dilatés,

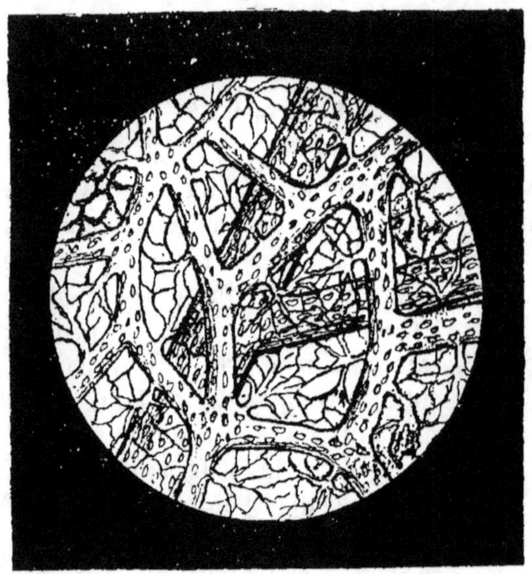

Fig. 132. — Réseau capillaire vu au microscope (on voit les globules dans les vaisseaux).

siègent sous la peau ou dans les viscères et sont animées de battements, ce sont des *angiomes caverneux* ou *tumeurs érectiles*.

ARTICLE III

VEINES

§ I. — *Anatomie.*

Le système veineux est à peu près calqué sur le système artériel, avec cette différence cependant que ce dernier est simple à son départ du cœur, tandis que le système veineux est double à son arrivée dans l'oreillette droite. Il existe en effet deux territoires veineux, l'un *sous-diaphragmatique* appartenant à la veine cave inférieure, l'autre *sus-diaphragmatique* constituant le territoire de la veine cave supérieure.

A. — VEINE CAVE INFÉRIEURE

La veine cave inférieure (fig. 133) a pour but de recueillir tout le sang veineux des extrémités inférieures et de la cavité abdominale, elle commence au niveau de la quatrième vertèbre lombaire par la réunion des deux veines iliaques primitives. Placée sur le côté

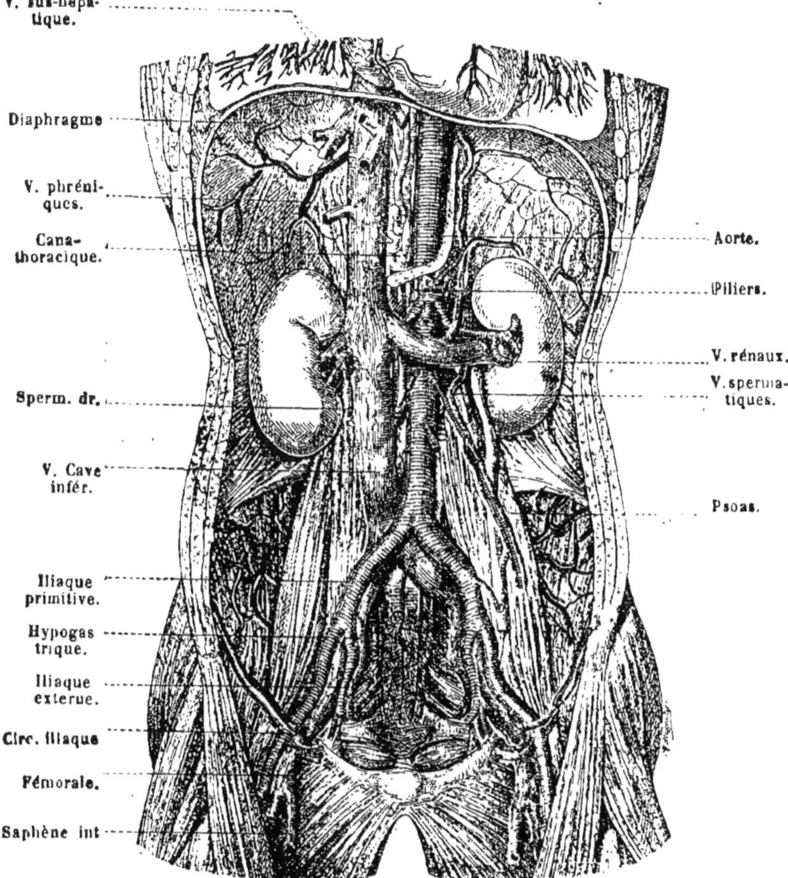

Fig. 133. — Veine cave inférieure (Bonnamy et Beau).

droit du corps des vertèbres, elle monte dans la cavité abdominale ; un peu au-dessous du foie elle abandonne la colonne vertébrale, se creuse un sillon dans la glande hépatique et vient aborder le diaphragme au niveau de la foliole droite, elle la traverse et arrive dans le thorax. Après un trajet très court elle se recourbe en avant pour aller se jeter dans l'oreillette droite, son orifice porte une valvule insuffisante en forme de croissant, c'est la valvule d'*Eus-*

tachi. Dans son long trajet la veine cave inférieure présente des
rapports importants, en arrière d'elle se trouve la colonne vertébrale, sur son flanc gauche l'aorte qui suit à peu près le même
trajet qu'elle, sur son flanc droit sont le psoas iliaque droit, le
cæcum, le rein droit et la capsule surrénale droite; en avant la
veine cave est croisée par le mésentère qui soutient toute la
masse intestinale, plus haut se trouvent le pancréas et le duo-

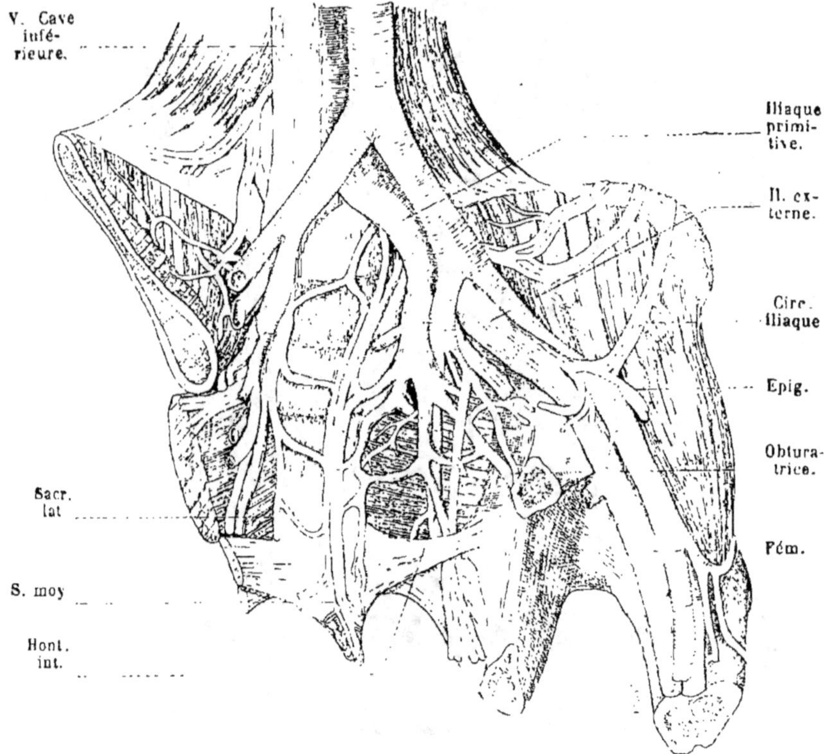

Fig. 134. — Veines iliaques (Bonnamy et Beau).

dénum, puis le foie. Dans le thorax la veine cave inférieure est
en avant de l'œsophage, en arrière du péricarde, qui lui forme une
demi-collerette au moment où elle se porte vers l'oreillette droite,
et en dedans du poumon droit.

Dans son trajet cette veine reçoit un certain nombre d'affluents,
qui proviennent les uns des parois abdominales, ce sont les veines
lombaires et *diaphragmatiques inférieures*; les autres des
viscères qui n'appartiennent pas au tube digestif, ce sont les
veines *génitales*, *spermatiques* chez l'homme et *utéro-ova-*
riennes chez la femme, les veines *rénales* et *capsulaires*, et

chez les fœtus la veine *ombilicale* (voir Circulation fœtale).

Les veines provenant du tube digestif se jettent également dans la veine cave, mais après avoir constitué un système particulier, le système porte. Celui-ci donne naissance aux veines *sus-hépatiques* qui se terminent dans la veine cave au-dessous du dia-

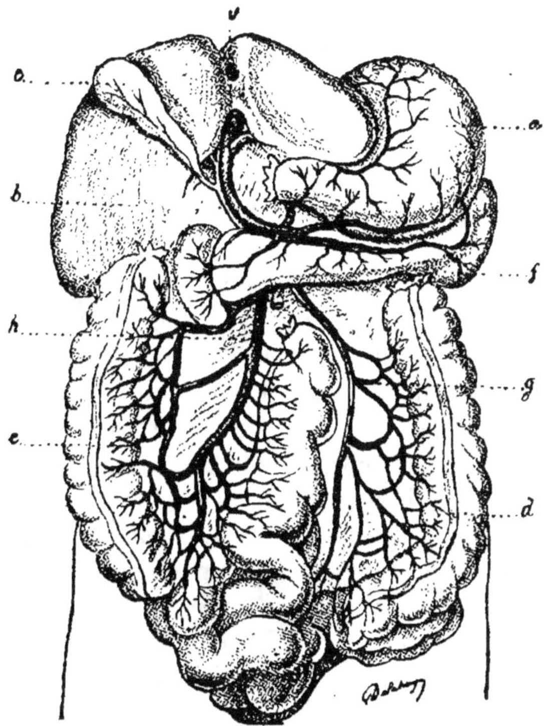

Fig. 135. — Veine porte.

a. estomac; *b.* foie; *c.* vésicule biliaire; *d. e.* gros intestin; *f.* pancréas, *g.* petite mésaraïque; *h.* grande mésaraïque; *i.* tronc de la veine porte.

phragme. Nous allons étudier d'une façon spéciale le système de la *veine porte* (fig. 135).

Veine porte. — On donne le nom de *système porte* à tout tronc vasculaire qui est formé par la réunion de vaisseaux capillaires et qui se divise à son tour en un nouveau réseau capillaire. On le compare à un arbre dont le tronc est terminé d'un côté par les racines et du côté opposé par les branches; pour la *veine porte*, les racines viennent du tube digestif et les branches sont dans le foie. Les nombreux capillaires nés dans l'intestin grêle et dans la moitié droite du gros intestin se réunissent pour constituer un gros

tronc veineux appelé *grande mésaraïque*, ceux qui naissent du
rectum et de la moitié gauche du gros intestin forment la *petite
mésaraïque*, enfin de la rate vient la *veine splénique*. Ces trois
veines par leur réunion en arrière de la tête du
pancréas forment le *tronc de la veine porte*
(fig. 135) qui se dirige obliquement en haut et à
droite vers la face inférieure du foie en passant
derrière la première portion du duodénum et
devant la veine cave inférieure. Au niveau du
hile du foie elle se divise en deux branches, l'une
droite et l'autre gauche, d'où naissent les nombreux vaisseaux qui pénètrent dans la glande
hépatique et qui irriguent les lobules; après
s'être capillarisés ils en sortent sous le nom de
veines sus-hépatiques qui vont se jeter dans la
veine cave inférieure. Le foie reçoit directement
d'autres veines moins importantes, groupées sous
le nom de *veines portes accessoires*; elles sont
destinées à remplacer la veine porte dans les cas
où la circulation y est difficile ou entravée.

Veines iliaques primitives. — La veine
cave est formée par la réunion des veines iliaques primitives, veines très courtes qui naissent
au niveau de la symphyse sacro-iliaque et qui
résument toute la circulation du membre inférieur et du bassin (fig. 134).

Veines du membre inférieur. — Elles
sont divisées en veines profondes et en veines
superficielles; les veines profondes accompagnent les artères, elles sont au nombre de deux
pour chaque artère jusqu'à la partie supérieure
de la jambe; à ce moment il n'y a plus qu'une
veine par artère. Il existe deux *veines plantaires*

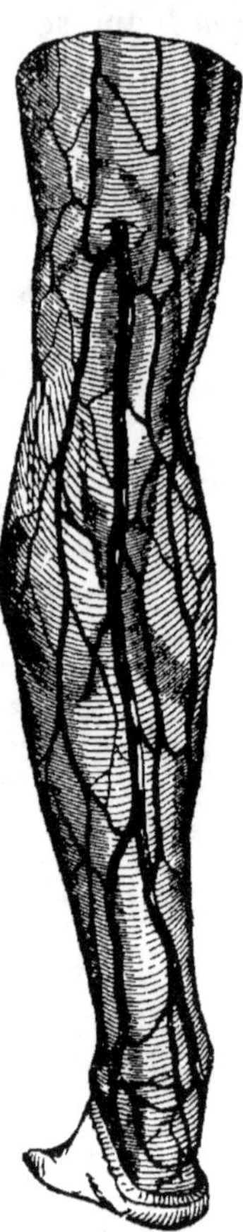

Fig. 136. — Veine
saphène externe;
son origine, sa di-
rection, ses anas-
tomoses.

externes et deux *veines plantaires internes*, qui se réunissent
pour former les deux *veines tibiales postérieures*; à celles-ci
viennent se joindre les deux *veines péronières* pour constituer
les deux troncs *veineux tibio-péroniers*. D'autre part les veines
profondes du dos du pied et de la face antérieure de la jambe
constituent les *veines pédieuses* qui se continuent avec les *veines
tibiales antérieures*; la réunion des veines tibiales antérieures et

des troncs veineux tibio-péroniers forme la *veine poplitée*, qui est unique, elle traverse l'anneau du troisième adducteur et devient la *veine fémorale*. Cette dernière remonte à la face antérieure de la cuisse, passe sous l'arcade crurale en dedans de l'artère et change de nom; elle s'appelle *veine iliaque externe* jusqu'à la symphyse sacro-iliaque, à ce niveau elle s'unit à la veine iliaque interne et forme la *veine iliaque primitive* (fig. 134).

Les *veines superficielles* du membre inférieur constituent un riche réseau situé entre la peau et l'aponévrose d'enveloppe du membre, elles se collectent en deux gros vaisseaux appelés veines *saphènes*. L'une, la *saphène externe* ou postérieure ou encore petite saphène, naît de la partie externe de l'arcade veineuse dorsale, elle se dirige en arrière, passe derrière la malléole externe où elle change de direction pour se porter en haut et en dedans. Elle se loge dans le sillon formé par les deux jumeaux; au niveau du creux poplité elle traverse l'aponévrose en décrivant une crosse qui lui permet de venir se jeter dans la veine poplitée. Dans son trajet elle reçoit les veines de la partie postérieure et externe de la jambe, et elle envoie, au moment où elle va se jeter dans la poplitée, une longue anastomose à la saphène interne (fig. 136).

La *veine saphène interne* ou longue saphène fait suite à la veine dorsale interne qui continue l'extrémité interne de l'arcade dorsale, elle se dirige en arrière et passe devant la malléole interne au niveau de laquelle elle change de direction. Elle se porte alors verticalement en haut en longeant la face interne du tibia, contourne le condyle interne du fémur et monte le long de la face interne de la cuisse jusqu'au triangle de Scarpa.

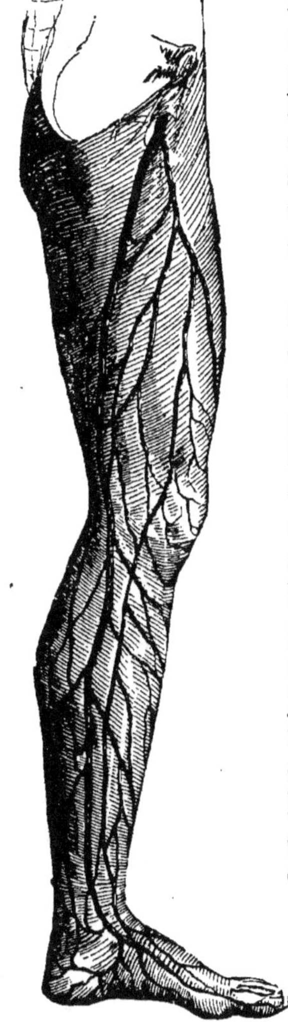

Fig. 137. — Veine saphène interne; branches afférentes, situation, direction de cette veine; ses anastomoses avec la saphène interne.

A 3 centimètres de l'arcade crurale elle perfore l'aponévrose en décrivant un crochet et elle va se jeter dans la veine fémorale. Dans son trajet elle reçoit les veines superficielles des parties interne et antérieure de la jambe, et toutes les veines superficielles de la cuisse; au niveau du triangle de Scarpa viennent aussi se jeter dans la saphène les *veines honteuses externes superficielles* et les *veines sous-cutanées abdominales* (fig. 137).

Les veines saphènes possèdent des valvules nombreuses, elles communiquent directement ou indirectement avec les veines profondes, de sorte que la circulation entravée dans une veine quelconque peut toujours se rétablir par les veines restées libres.

Veines du bassin. — Les veines du bassin sont calquées sur le système de division des artères nées de l'hypogastrique. Les unes sont *extra-pelviennes*, ce sont les veines *fessières, ischiatiques, obturatrices* et *honteuses internes*, ces dernières viennent des organes érectiles de la vulve. Les autres sont *intra-pelviennes* et proviennent ou des parois, *veines ilio-lombaires, veines sacrées latérales* et *veines sacrées moyennes*, ou des viscères, *veines vésicales, veines hémorroïdales moyennes, veines utérines* et *veines vaginales*.

Ces différentes veines se réunissent pour former la *veine iliaque interne*, qui après un trajet très court se joint à l'iliaque externe pour constituer le tronc de l'iliaque primitive (fig. 134).

B. — VEINE CAVE SUPÉRIEURE

La veine cave supérieure est destinée à recueillir tout le sang de la partie sus-diaphragmatique du corps et à le rapporter au cœur. Elle naît au niveau de la face postérieure de l'extrémité sternale de la première côte droite par la réunion des deux troncs brachio-céphaliques. Son trajet est très court, 6 à 8 centimètres, elle descend verticalement le long du bord droit du sternum et vient se jeter à la partie supérieure de l'oreillette droite. Elle est en rapport en avant avec le sternum dont elle est séparée chez l'enfant par le thymus, en arrière avec la trachée et la bronche droite, en dedans avec l'aorte, en dehors avec la plèvre et le poumon du côté droit. Dans sa partie inférieure elle est entourée presque complètement par le péricarde qui la sépare en arrière de l'artère et des veines pulmonaires droites (fig. 138).

Son principal affluent est la veine grande azygos, résumé d'un système veineux appelé *système des azygos*, qui naissent dans l'abdomen et passent ensuite dans le thorax.

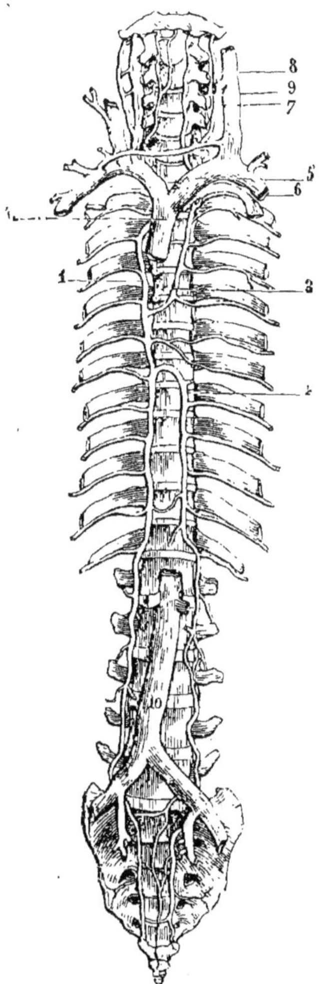

Fig. 138. — Systèmes des azygos : veine cave inférieure sectionnée.

1. grande azygos; 2. petite azygos; 3. tronc des intercostales supérieures gauches; 4. veine cave supérieure; 5. tronc veineux brachio-céphalique; 6. veine sous-clavière; 7. veine jugulaire interne; 8. jugulaire postérieure; 9. cervicale ascendante; 10. veine cave inférieure.

La *grande azygos* fait suite à la veine lombaire ascendante droite, elle traverse le diaphragme en passant dans un orifice creusé dans le pilier droit, suit la partie droite des corps vertébraux jusqu'à la troisième vertèbre dorsale; à ce niveau elle se recourbe en avant pour aller se jeter dans la veine cave supérieure. Elle reçoit dans son trajet les *neuf dernières veines intercostales droites*, le *tronc commun* des six veines intercostales supérieures gauches, quelquefois le *tronc commun des veines intercostales supérieures droites*, lorsque celles-ci ne se jettent pas dans la sous-clavière ou dans le tronc brachio-céphalique, et enfin la suivante (fig. 138).

La *petite azygos*, née de la veine lombaire ascendante gauche, suit un trajet symétrique à celui de la grande azygos jusqu'à la septième vertèbre dorsale, au niveau de laquelle elle se porte en dedans pour se jeter dans la grande azygos. Elle reçoit les six *dernières veines intercostales gauches*.

Troncs brachio-céphaliques. — Ces vaisseaux résument de chaque côté la circulation veineuse des membres supérieurs, du cou et de la tête. Ils naissent en arrière de l'articulation sterno-claviculaire par la réunion des veines sous-clavière et jugulaire interne, celui du côté gauche est long et oblique en bas et à droite; celui du côté droit est court et vertical. Dans leur trajet ils reçoivent les veines *verté-braies*, qui suivent le trajet de l'artère et traversent les trous creusés dans les apophyses transverses des vertèbres cervicales, les veines *thyroïdiennes inférieures*, les veines *mammaires internes*, les veines *diaphragmatiques supérieures*, les veines *thymiques, péricardiques, œsophagiennes* et *médiastines*.

Veines du membre supérieur. — Les veines du membre supérieur sont divisées comme sur le membre inférieur en veines *profondes* et en veines *superficielles*.

Les veines profondes correspondent aux artères, elles portent le même nom et suivent le même trajet qu'elles; généralement au nombre de deux elles sont placées sur les flancs de l'artère. Il y a donc deux arcades *palmaires superficielles*, deux *arcades palmaires profondes*, deux *veines radiales*, deux *veines cubitales*, deux *veines humérales*.

Dans l'aisselle les deux veines humérales se rejoignent et forment la *veine axillaire* qui suit le trajet de l'artère et devient *veine sous-clavière* en passant sous la clavicule. Elle conserve ce nom jusqu'au moment où elle s'unit à la veine *jugulaire interne* pour constituer le *tronc veineux brachio-céphalique*.

Les *veines superficielles* du membre supérieur sont très importantes, c'est sur ce système qu'on a l'habitude de pratiquer la saignée. Elles sont situées dans le tissu cellulaire sous-cutané entre la peau et l'aponévrose d'enveloppe du membre et elles communiquent avec les veines profondes. Elles naissent en grande partie du dos de la main où elles constituent l'*arcade veineuse dorsale*, qui reçoit par sa convexité inférieure les veines collatérales des doigts, par son extrémité interne la veine *salvatelle* du petit doigt, et par son extrémité externe la veine *céphalique du pouce*.

La réunion de la céphalique à la portion externe de l'arcade veineuse dorsale constitue la veine *radiale* superficielle qui monte sur l'avant-bras jusqu'à l'épicondyle, où elle devient la *veine céphalique*. La réunion de la salvatelle à la partie interne de l'arcade dorsale forme la *veine cubitale superficielle* qui suit l'avant-bras sur sa face antéro-interne jusqu'à l'épitrochlée, à ce niveau elle devient la *veine basilique* (fig. 139).

Entre ces deux veines on en aperçoit une autre, la *veine médiane*, qui de la main se porte sur le milieu de l'avant-bras jusqu'au pli du coude; à ce niveau elle se divise en deux branches, l'une externe, *médiane céphalique*, qui se réunit à la veine

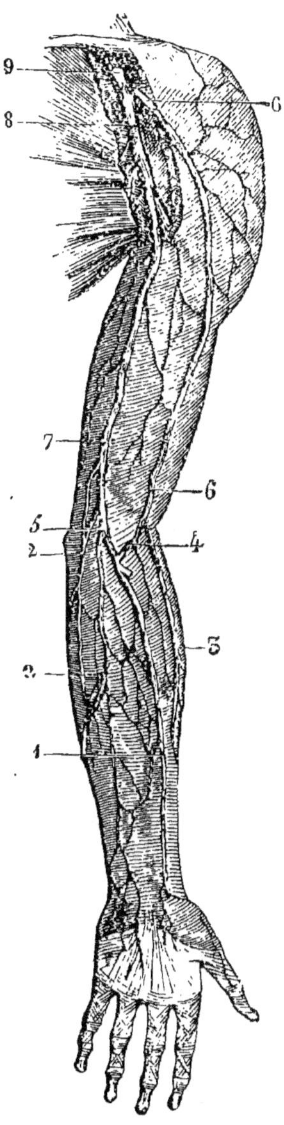

Fig. 139. — Veines superficielles du membre supérieur.

1. veine médiane; 2. veine cubitale; 3. veine radiale; 4. veine médiane céphalique; 5. veine médiane basilique; 6. 6. veine céphalique; 7. veine basilique; 8. veine axillaire; 9. extrémité supérieure de cette veine.

radiale superficielle, l'autre interne, *médiane basilique*, qui se réunit à la cubitale superficielle. Au moment où elle va se bifurquer, la veine médiane reçoit de la profondeur la *veine perforante du coude*. La réunion des deux veines médianes basilique et céphalique aux veines radiale et cubitale superficielles forme devant le pli du coude un M majuscule (fig. 139); c'est en général sur un des jambages du milieu, le plus souvent la médiane céphalique, qu'on pratique la saignée étudiée plus loin. La réunion de la médiane basilique à la cubitale superficielle donne naissance à la veine *basilique* qui monte sur le bord interne du bras, perfore l'aponévrose et se jette dans une des veines humérales ou dans l'axillaire. La *veine céphalique* du bras, constituée par l'union des veines médiane céphalique et radiale superficielle, longe le bord externe du bras jusqu'au creux de l'aisselle et se jette dans la veine axillaire ou quelquefois dans la veine sous-clavière.

Veines de la tête et du cou. — Les veines de la tête et du cou aboutissent à quatre gros troncs veineux appelés *veines jugulaires*. Les veines profondes du crâne et du cou constituent le territoire de la veine *jugulaire interne*.

Les veines contenues dans la cavité crânienne sont les *veines de l'encéphale* proprement dit, les *sinus de la dure-mère*, les *veines méningées* et les *veines du diploé*.

La *veine jugulaire interne* est formée par les veines précédentes qui sont venues se réunir au sinus latéral; celui-ci, au niveau du *golfe de la veine jugulaire* creusé dans le trou déchiré postérieur, devient la veine jugulaire interne qui descend sur le côté antéro-externe de l'artère carotide interne en suivant un trajet oblique en bas et en avant jusqu'au niveau de l'articulation sterno-claviculaire. Elle se réunit en ce point à la veine sous-clavière pour constituer le tronc brachio-céphalique. Dans son parcours elle reçoit les veines profondes du cou, dont les principales sont les veines *faciale, linguale, thyroïdienne, laryngées* et *pharyngées*.

Les veines superficielles du cou sont les suivantes :

1° La *veine jugulaire externe* est formée au niveau du col du condyle du maxillaire inférieur par la réunion des veines *maxillaire interne* et *temporale superficielle*. Elle traverse la glande parotide, puis croise le muscle sterno-cléido-mastoïdien, elle perfore les aponévroses cervicales superficielle et moyenne en arrière de ce muscle pour aller se jeter dans la veine sous-clavière. Elle reçoit dans son trajet les veines *occipitales, auriculaires postérieures, scapulaires* et les veines *scapulaires supérieures* (fig. 138).

2° La *veine jugulaire antérieure* naît dans la région sus-hyoïdienne; elle descend près de la ligne médiane jusqu'au niveau de la fourchette sternale. Elle se coude à ce niveau pour se porter en dehors et aller se jeter dans la veine sous-clavière après avoir perforé les aponévroses cervicales et avoir croisé le bord antérieur du sterno-cléido-mastoïdien.

3° La *veine jugulaire postérieure* a son origine entre l'occipital et l'atlas et descend dans les gouttières vertébrales. Au-dessous de la septième apophyse transverse cervicale elle se porte en avant et se jette au niveau du confluent des jugulaires.

STRUCTURE DES VEINES

Formées comme les artères de trois tuniques, elles s'en distinguent par un développement moins considérable des éléments élastiques et musculaires de la couche moyenne. Aussi, lorsqu'on sectionne une artère et une veine, la forme que prennent ces vaisseaux est-elle différente, l'artère reste béante, tandis que la veine s'affaisse par aplatissement des parois. La tunique interne forme à l'intérieur des replis qui constituent des *valvules*; les

unes sont de véritables diaphragmes, on les rencontre particulièrement au point d'abouchement d'un vaisseau affluent, les
autres sont des sortes de goussets semblables aux valvules sigmoïdes, elles sont surtout abondantes
dans les veines du membre inférieur, et
la concavité de ces valvules regarde du
côté du cœur (fig. 140).

§ II. — *Physiologie des veines.*

Le mouvement du sang dans le système veineux est également dû à l'impulsion cardiaque; le sang, après avoir
traversé les capillaires, s'engage dans
les veines, c'est-à-dire du côté où la
résistance est moindre. Comme dans le
reste du système vasculaire, la circula-

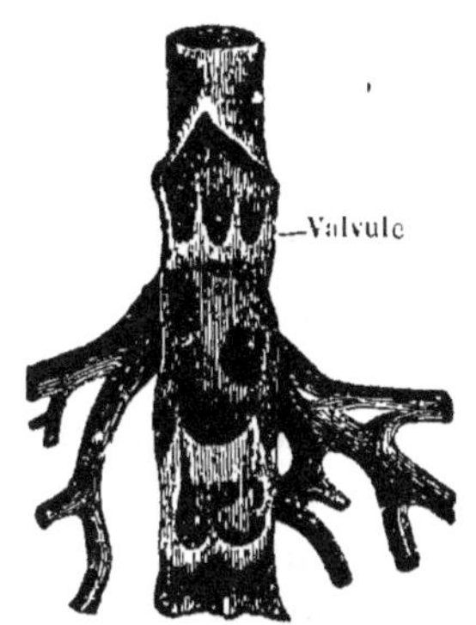

Fig. 140. — Veine ouverte
avec valvules.

tion veineuse est favorisée par la différence de pression qui existe
au sommet des cônes artériels et veineux. La force impulsive
du cœur s'amoindrit à mesure qu'on s'éloigne de cet organe;
au niveau de l'aorte elle est de $\frac{25}{100}$ d'atmosphère, au niveau des

capillaires elle n'est plus que de $\frac{12}{100}$ d'atmosphère, et au niveau

de la terminaison du système veineux elle est considérée comme
nulle. Cette inégalité de pression ne serait pas suffisante pour
donner lieu à la progression régulière et constante du fluide
sanguin, si d'autres éléments n'intervenaient pas pour contre-
balancer les obstacles que la pesanteur, les compressions, etc.,
opposent à la circulation. Aussi à l'action du cœur sous forme de
vis a tergo s'ajoutent d'autres causes aidant la circulation de
retour. La présence des valvules et leur disposition ne permettent
la progression du sang que dans une seule direction, la marche
rétrograde du sang ne peut se faire là où il y a des valvules, car
celles-ci s'abaissent et ferment le calibre du vaisseau. L'action des
muscles voisins contribue également à la progression du sang
veineux, leurs contractions les rendent plus denses et plus résistants, aussi les veines situées dans leur épaisseur ou à leur contact sont-elles comprimées, compression qui charrie le sang dans
la seule direction qui leur soit possible. L'influence de la contrac-

tion musculaire sur la circulation veineuse est très apparente dans la saignée : si le membre est au repos, le sang s'écoule en moins grande quantité que si l'on fait exécuter des mouvements à la main ou aux doigts. Le voisinage des artères animées de battements agit d'une façon à peu près semblable. Enfin les mouvements respiratoires viennent apporter leur concours ; pendant l'inspiration la dilatation du thorax tend à faire le vide qui est immédiatement comblé par l'air qui se précipite dans le poumon et par le sang veineux qui afflue de toute part vers le cœur. L'inspiration amène également une compression des organes abdominaux qui chassent le sang contenu dans l'abdomen. Pendant l'expiration un phénomène inverse se produit, les parois veineuses sont soumises dans le thorax à une augmentation de pression qui tend à chasser le sang hors de la cage thoracique, mais cet obstacle est compensé par le jeu des valvules, et du côté de l'abdomen par un vide qui appelle le sang des parties sous-jacentes.

Les causes qui créent des obstacles à la circulation sont la pesanteur, celle-ci n'agit défavorablement que dans la partie sous-diaphragmatique du corps, les constrictions et les compressions de toutes sortes, jarretières, utérus gravide, tumeur abdominale, etc.

§ III. — *Pathologie des veines.*

Phlébite. — La phlébite est l'inflammation des parois veineuses. Toutes les maladies microbiennes (fièvre puerpérale, fièvre typhoïde, tuberculose, etc.), toutes les opérations qui se compliquent d'inflammation et d'infection et en particulier les opérations pratiquées sur le petit bassin peuvent occasionner la phlébite.

Les micro-organismes entraînés dans la circulation se localisent sur une veine au point où la circulation est la moins active. Ils produisent un travail d'ulcération qui transforme l'endoveine normalement lisse en une paroi rugueuse ; le sang se coagule à ce niveau par abandon d'une couche de fibrine, à laquelle vient s'ajouter une deuxième couche. Le calibre du vaisseau est ainsi obstrué petit à petit, une *thrombose* s'est produite secondairement à la *phlébite*. Le cours du sang étant arrêté dans un vaisseau, il en résulte une augmentation de pression au-dessous du thrombus ou caillot, et par cela même une dilatation plus ou moins considérable du calibre de la portion du vaisseau veineux sous-jacente. Le sérum sanguin sort de la veine par extravasation, d'où *œdème* ; le

sang veineux pour revenir au cœur doit emprunter les voies collatérales, d'où dilatation des veines voisines et *développement de
la circulation collatérale*. Que va devenir la veine malade,
en un mot quelle est la marche de la maladie? Plusieurs évolu-
tions sont possibles :

1° Petit à petit le caillot se résorbe et la circulation normale se
rétablit, il y a dans ce cas guérison complète.

2° Le caillot ne se résorbe qu'en partie, le calibre du vaisseau
est rétréci, la circulation se rétablit, mais elle est insuffisante.

3° Le caillot persiste et se transforme en un bloc fibreux, le vaisseau est perdu à jamais pour la circulation, les voies de suppléance
sont devenues permanentes, l'œdème est chronique ou il apparaît à la moindre fatigue du membre, surtout dans la station debout.

Phlegmatia alba dolens. — On donne ce nom à la phlébite
des accouchées. Localisée le plus souvent sur les veines des
membres inférieurs, elle est due presque toujours au streptocoque. C'est une manifestation atténuée de la fièvre puerpérale;
elle peut survenir au cours d'une infection puerpérale plus ou
moins grave, mais elle tient parfois à une prédisposition.

Symptômes. — Cette complication apparaît en général à la fin
de la troisième semaine qui suit l'accouchement. Les suites de
couches ont été le plus souvent fébriles, il n'est pas rare de ne
constater dans la courbe de température qu'une ou deux élévations, quelquefois même la courbe est normale, mais il est probable
que des élévations peu considérables se sont produites en dehors
des heures auxquelles on prenait la température de l'accouchée.

Le premier signe est accusé par la malade, c'est la *douleur*,
qui survient brusquement soit dans le mollet, soit au niveau du
pli de l'aine, le plus souvent sur le membre gauche. Cette douleur
peut persister pendant quelques jours, elle est d'intensité variable,
tantôt sourde, tantôt vive, continue ou intermittente, elle est
exaspérée par le moindre mouvement et par la pression même
légère. Suivant de près la douleur, quelquefois la précédant, apparaît l'*œdème* qui débute par la racine du membre; d'abord peu
appréciable, il devient assez rapidement considérable. Le membre
atteint paraît affaissé sur lui-même, étalé, il est lisse, luisant,
d'une blancheur très accentuée, sa transparence permet de voir
le réseau des veines superficielles devenues plus apparentes par
suite de leur dilatation.

Il est difficile de déterminer le *godet* que l'on produit habituellement sur les tissus œdémateux qui reposent sur un plan résistant; ce godet est obtenu en appuyant la pulpe de l'index lentement et progressivement; dans la phlegmatia, en effet, l'infiltration séreuse a envahi non seulement les mailles du tissu cellulaire, mais encore le derme. Si l'on palpe avec précaution le trajet normal de la veine douloureuse, on sent un cordon dur, roulant sous le doigt; il est prudent de ne pas rechercher ce signe, car une pression même légère du vaisseau peut détacher un fragment du caillot et déterminer une embolie. La température du membre est généralement augmentée dans les premiers jours, puis diminuée. L'infiltration séreuse se manifeste également au niveau des articulations, le genou est souvent atteint d'hydarthrose qui distend les culs-de-sac synoviaux et augmente la déformation du membre; l'articulation tibio-tarsienne peut aussi être envahie.

Les phénomènes généraux sont très variables : au début de l'affection, la température s'élève à 38°, 39° et même 40°, le pouls est fréquent, le facies est pâle; on peut voir survenir des frissons, des nausées, des vomissements, des maux de tête, etc., en un mot tous les symptômes qui accompagnent les infections.

Marche et terminaison. — Après une période d'accroissement, qui dure environ une semaine, il existe une période stationnaire pendant laquelle la douleur et l'œdème s'atténuent. Puis vient la période de décroissance, la douleur est disparue et l'œdème diminue plus ou moins rapidement selon les modifications anatomiques du caillot et l'état de la circulation dans la veine, l'impotence fonctionnelle est moins accentuée.

La guérison peut être complète avec disparition totale de l'œdème et retour à l'état primitif du membre inférieur. Dans certains cas, au contraire, à la suite de marche, de fatigue, l'œdème réapparaît et ces phénomènes peuvent durer pendant un temps très variable. Enfin la phlegmatia alba dolens peut devenir chronique, l'œdème persiste même au repos et le membre inférieur est déformé par cette sorte d'hypertrophie. C'est dans ces cas qu'on voit apparaître des troubles trophiques du système cutané, la peau est sèche et tend à se fendre, les poils se développent en abondance et en volume, les ongles sont striés.

La durée est d'environ trois semaines à un mois, mais on ne doit pas permettre à la femme de se lever avant le quarantième jour qui suit la dernière élévation de température. Les plus grandes précautions doivent être prises pour l'exécution des premiers mouvements dans la crainte d'une *embolie.* Le caillot détaché de la masse principale est entraîné jusqu'au cœur droit où il peut s'arrêter et provoquer une syncope et la mort; s'il suit le cours du sang qui part du ventricule droit, il passe dans l'artère

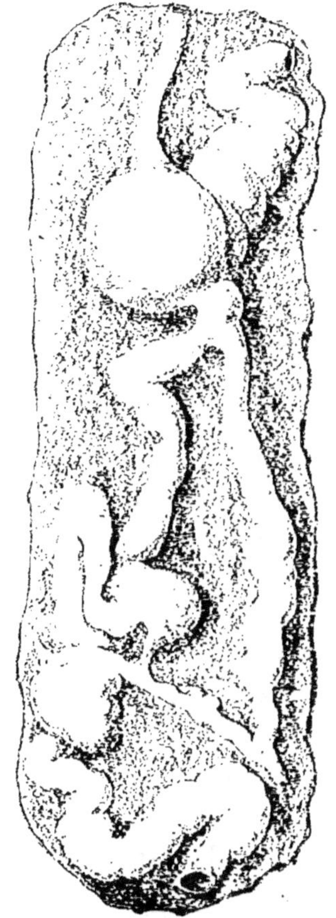

Fig. 141. — **Veines variqueuses.**

pulmonaire et il n'est arrêté dans le poumon qu'au point où il rencontre un vaisseau dont le calibre est inférieur au sien. Si cette artère se rend à un territoire pulmonaire important, la mort survient aussitôt; si, au contraire, le caillot est petit, une artériole seule pourra être oblitérée et quelques lobules seulement seront privés de l'afflux sanguin; les vaisseaux voisins chercheront à suppléer celui où le sang ne passe plus et des phénomènes de congestion se produiront. La malade accuse un point de côté plus ou moins intense, de la gêne respiratoire, elle expectore quelques crachats mêlés de sang, il y a *apoplexie pulmonaire.*

La connaissance de ces complications qu'on doit et qu'on peut le plus souvent éviter permet de fixer le traitement. Celui-ci consiste à tenir la malade au *repos le plus absolu,* le membre inférieur sera entouré d'une forte couche de ouate et placé dans une gouttière métallique dont l'extrémité correspondant au pied sera mise sur un plan plus élevé que celui occupé par l'autre extrémité. Le régime déchloruré sera prescrit.

Varices. — Les varices sont constituées par la dilatation permanente des veines, elles sont surtout apparentes au niveau des veines superficielles du membre inférieur où elles peuvent prendre pendant la grossesse un volume assez considérable. Dans certaines régions les varices portent un nom spécial, c'est ainsi qu'on appelle *hémorroïdes* les varices de l'anus et du rectum, *varicocèle* les varices des veines spermatiques.

Les causes qui prédisposent aux varices sont la station debout prolongée, aussi les repasseuses, les cuisinières sont-elles souvent variqueuses, et certaines diathèses comme l'arthritisme. Les causes déterminantes sont celles qui gênent la circulation en comprimant les gros troncs veineux, c'est ainsi qu'agissent l'utérus gravide et toutes les tumeurs du bassin et de l'abdomen.

Les parois subissent diverses altérations, elles sont d'abord dilatées, puis à la dilatation succèdent l'épaississement et l'allongement du vaisseau, qui est obligé de se pelotonner (fig. 141). Enfin le troisième degré est caractérisé par la dilatation inégale du vaisseau, certaines portions amincies se laissent distendre sous forme d'ampoules, dans lesquelles le sang peut se coaguler et donner naissance à de petites masses dures appelées *phlébolithes*.

Cette phlébite chronique retentit sur les parties environnantes, le tissu cellulaire s'épaissit et s'indure, *périphlébite* ; la peau devient lisse, mince, pigmentée, elle peut même s'ulcérer et donner naissance à un *ulcère variqueux* difficile à guérir.

Les *symptômes* sont surtout physiques : au début on aperçoit des traînées bleuâtres sur la peau, puis ces traînées deviennent saillantes, véritables cordons qui se laissent facilement déprimer par le doigt ; enfin ces cordons s'allongent, se replient, deviennent flexueux (fig. 142 et 143), les parois s'épaississent en certains points, s'amincissent en d'autres, ce qui donne naissance à des ampoules plus ou moins considérables. Quelquefois tout le système veineux du membre inférieur est variqueux, les jambes

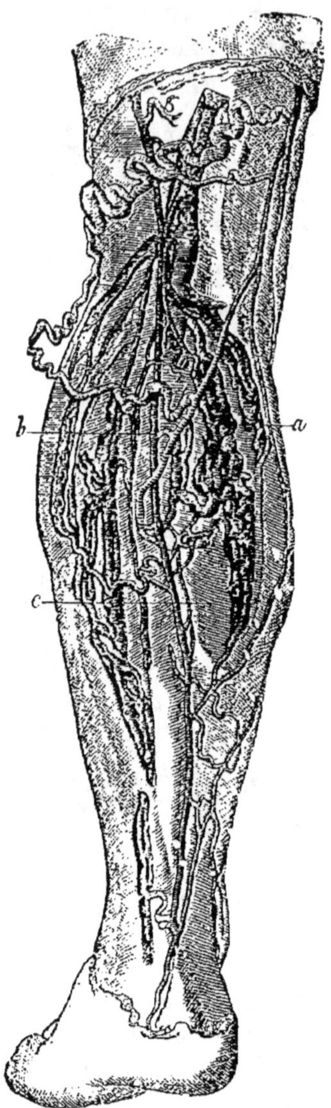

Fig. 142. — Veines variqueuses du membre inférieur.

prennent une teinte noirâtre, et les veines de la cuisse et des organes génitaux externes sont envahies.

Les symptômes fonctionnels s'accentuent avec le développement des lésions; au début les varices profondes sont la cause des sensations de tension, de pesanteur dans les mollets, puis le

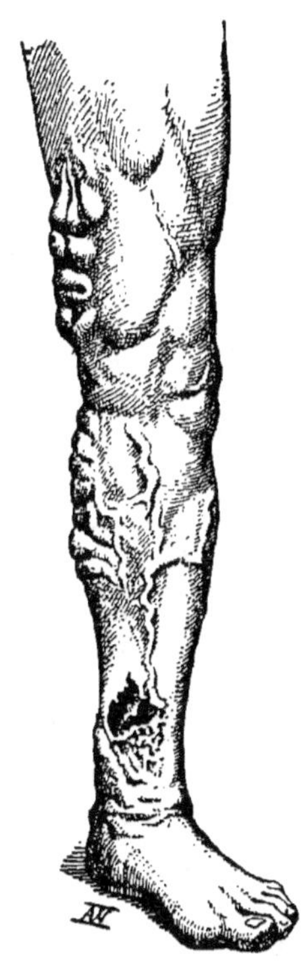

Fig. 143. — Jambe variqueuse.

membre tout entier devient lourd et douloureux, la marche est alors difficile et pénible.

Les complications ne surviennent en général qu'avec un développement excessif des varices, ce sont les *ulcères variqueux* qui se produisent sous l'influence des troubles trophiques de la peau, les *hémorragies* internes ou externes qui sont très graves et peuvent entraîner la mort, elles sont la conséquence d'un traumatisme, la *phlébite*, qui se caractérise par une induration vasculaire et péri-vasculaire avec douleur et rougeur dans une zone plus ou moins considérable.

L'évolution des varices varie avec la cause de l'affection; après l'accouchement elles peuvent s'atténuer, mais elles ne disparaissent jamais complètement, à la grossesse suivante elles réapparaissent de bonne heure et s'accentuent encore. Elle varie aussi avec l'état social, il est certain que dans la classe ouvrière où la station debout est fréquente, où les femmes portent en guise de jarretières des cordons plus ou moins serrés au-dessous du genou, les veines ont plus de tendance à augmenter de volume et à suivre les différentes phases énumérées.

Le traitement des varices consiste à suppléer au défaut de résistance normale des tissus par un système artificiel : bas en tissu élastique, bande de Velpeau. Les bas ne doivent être portés que dans le jour, les plus grands soins de propreté doivent être pris du côté de la peau, lavages à l'eau froide ou alcoolisée. En cas d'ulcère variqueux, il faut appliquer sur la plaie des

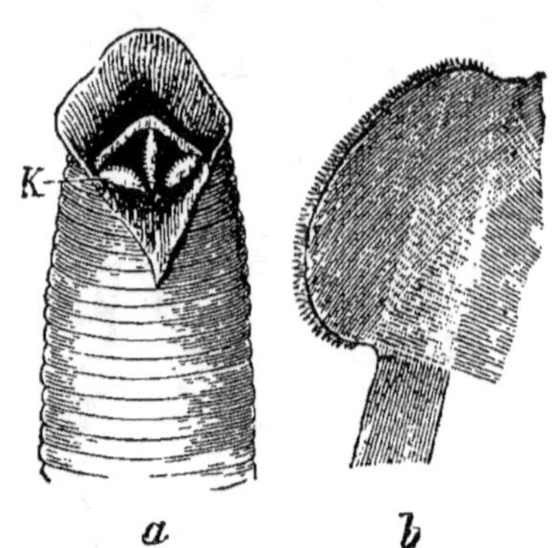

Fig. 144. — Sangsue.

a. Extrémité antérieure avec la bouche ouverte pour montrer les trois mâchoires K; *b*. une mâchoire très grossie.

pansements humides et conseiller le repos. Enfin dans la *phlébite variqueuse* le repos absolu est nécessaire, la jambe sera placée sur un plan incliné de telle sorte que le pied soit plus élevé que la racine du membre; des compresses chaudes recouvertes d'un taffetas gommé seront appliquées sur la région enflammée.

Plaies des veines. — Toute solution de continuité existant sur une veine devient le point de départ d'une *hémorragie*. Celle-ci se distingue d'une *hémorragie artérielle* par la couleur noire du sang et par son écoulement continu et lent, *en bavant*.

Les moyens hémostatiques sont les mêmes que pour les artères, mais la compression doit être appliquée entre le point qui saigne et l'extrémité terminale du membre.

Saignée. — La saignée est une intervention qui consiste à extraire de l'organisme une certaine quantité de sang. Elle est faite dans le but soit de décongestionner une région (sangsues, ventouses scarifiées), soit d'enlever à la circulation une partie du sang qui y circule, afin d'abaisser la tension sanguine ou de diminuer la quantité des toxines charriées par le sang.

Nous ne nous occuperons que de la saignée pratiquée sur les veines ou *phlébotomie*. On choisit le plus habituellement les veines du pli du coude, qui sont superficielles et très apparentes grâce à la minceur de la peau qui les recouvre.

Les objets nécessaires pour faire cette petite opération sont : 1° une lancette dont il existe plusieurs modèles, le meilleur est la lancette à grain d'orge (fig. 147); 2° une *bande à ligature* facile à se procurer, les bandes en toile sont préférables à toute autre à cause de leur résistance; elle doit être longue d'environ deux mètres et large de deux travers de doigt, elle est destinée à com-

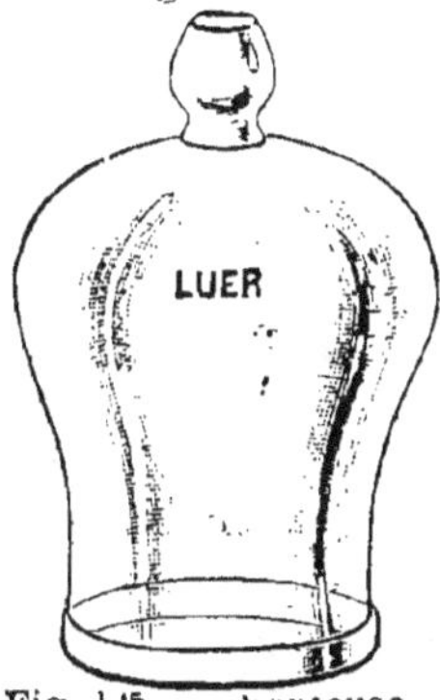
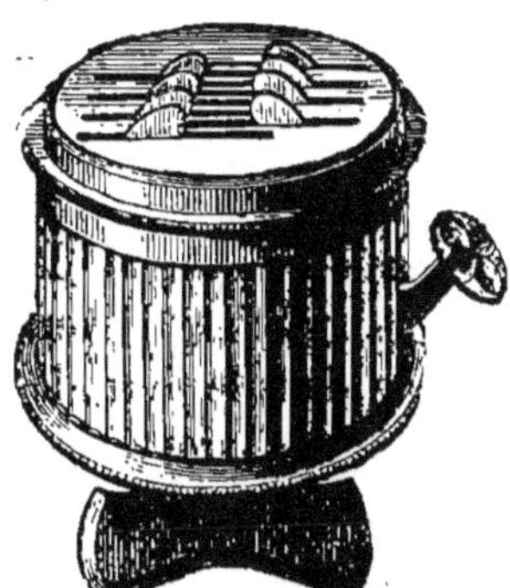

Fig. 145. — Ventouse.   Fig. 146. — Scarificateur.

primer le vaisseau entre le cœur et le point d'élection, afin de le rendre plus saillant et de forcer le sang à s'écouler par la piqûre; 3° un *récipient* où le sang sera recueilli pour en apprécier la quantité; 4° des objets de pansement, c'est-à-dire de la *gaze* stérilisée ou antiseptique, du coton hydrophile et une bande de flanelle, de tarlatane ou de toile pour maintenir le pansement.

A côté de ces objets de première nécessité il est bon d'avoir sous la main un stylet ou une sonde cannelée, une pince à disséquer et des ciseaux

Ces instruments devront avoir été stérilisés avant l'opération soit en les flambant, soit de préférence en les faisant bouillir pendant dix minutes au moins.

L'opération comprend plusieurs temps : le premier consiste, la veine choisie étant la médiane céphalique par exemple, à placer la bande sur le tiers inférieur du bras.

La constriction doit être suffisante pour arrêter la circulation veineuse superficielle et ne pas être trop forte de peur de comprimer l'artère humérale : la portion sous-jacente du membre serait

alors privée du sang qui doit lui être apporté et qui doit revenir en
partie par les veines superficielles de l'avant-bras. On peut s'assurer
de la non-interruption de la circulation artérielle en recherchant
le pouls au niveau de la partie inférieure de l'artère radiale.

Le deuxième temps consiste à faire l'antisepsie des mains de
l'opérateur et de la région sur laquelle doit
porter l'incision, une simple application de
teinture d'iode suffit, elle remplace avantageusement le savonnage et la friction à
l'alcool ou à l'éther.

Nous arrivons maintenant au troisième
temps ou opération proprement dite. Le bras
du patient est maintenu immobile soit par un
aide, soit par l'opérateur qui place la main
sous son aisselle, puis il saisit avec sa main
gauche le membre supérieur au niveau du
coude, la paume de la main recevant dans
sa concavité l'olécrâne ; le pouce se place sur
un des bords, les quatre autres doigts sur
l'autre bord de façon à embrasser une grande
partie de la région du coude et à tendre légèrement la peau à ce niveau. La main droite
saisit la lancette par le talon, celle-ci est
tenue entre le pouce et l'index, les autres
doigts prennent point d'appui sur la face antérieure de l'avant-bras du malade. La pointe
est placée sur la peau au niveau de la saillie

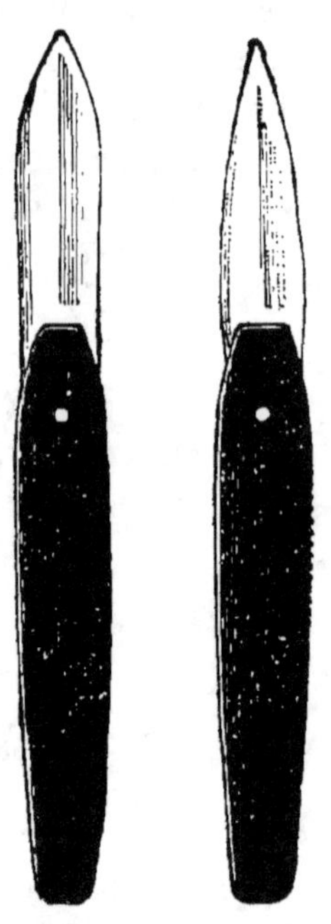

Fig. 147. — Lancettes à
grain d'orge et à grain
d'avoine.

faite par la veine, puis enfoncée jusqu'à ce que sur ses faces latérales viennent apparaître quelques gouttelettes de sang ; c'est la
ponction de la veine.

La lancette est ensuite retirée soit directement, soit en lui faisant exécuter un petit mouvement de bascule destiné à agrandir
la plaie veineuse et surtout la plaie cutanée qui doit être plus
large que la plaie du vaisseau afin de permettre l'écoulement facile
du sang. Celui-ci s'écoule sous forme de jet qu'on reçoit dans le
vase préparé. Dès qu'on a recueilli la quantité de sang jugée
nécessaire, de 125 grammes à 500 grammes, quelquefois plus, on
retire la bande, puis on applique le pansement après avoir lavé la
plaie avec un liquide antiseptique.

L'opération peut être rendue difficile par l'embonpoint, l'indocilité du sujet, la petitesse ou une anomalie de la veine.

L'écoulement sanguin s'arrête quelquefois brusquement par interposition d'un peloton graisseux ou par défaut de parallélisme des lèvres des incisions veineuse et cutanée. Il suffit dans ces cas ou d'enlever le peloton graisseux avec une pince ou de rétablir le parallélisme des incisions veineuses et cutanées en faisant glisser la peau sur les parties profondes.

Les accidents qui peuvent compliquer une saignée sont l'*ecchy-*

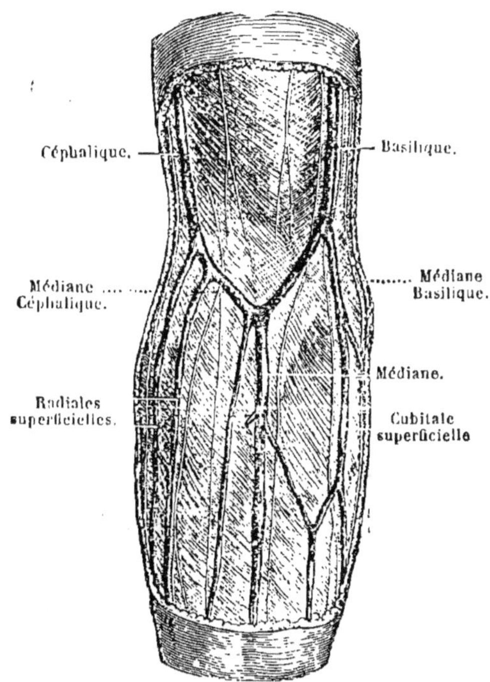

Fig. 148. — Veines superficielles du pli du coude, lieu d'élection de la saignée

mose et le *thrombus*, dus à l'infiltration du sang dans le tissu cellulaire sous-cutané voisin, la *syncope*, occasionnée par la vue du sang ou par la trop grande faiblesse du sujet, la *blessure* de *l'artère*, qui est parfois le point de départ d'un anévrisme artérioso-veineux, la *douleur*, déterminée par la section d'un filet nerveux recouvrant l'artère, enfin les *infections, phlegmon, érysipèle, phlébite*, reconnaissant pour cause des fautes antiseptiques, soit qu'on ait mal nettoyé la région sur laquelle est pratiquée l'intervention, soit qu'on ait employé des instruments malpropres, non ou insuffisamment stérilisés.

CHAPITRE III

SANG

§ I. — *Anatomie.*

Le sang est un liquide destiné à transporter à tous les tissus de l'organisme les matériaux nécessaires à leur nutrition et à rapporter

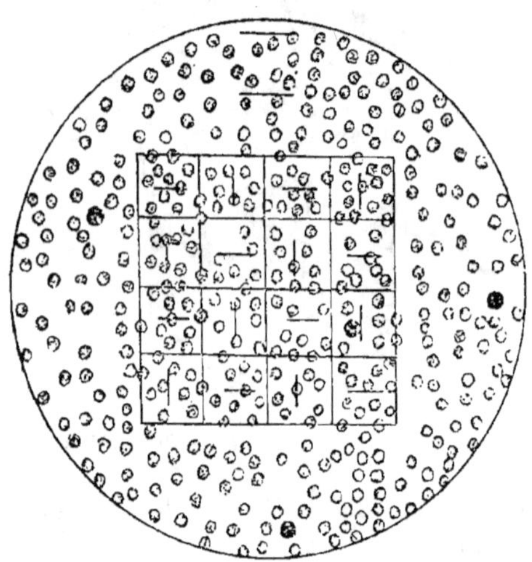

Fig. 149. — Numération des globules sanguins au microscope.

les produits de désassimilation, qui doivent être éliminés ou détruits par des organes spéciaux.

Il est rouge, alcalin, légèrement salé, sa densité est de 1,05 en moyenne, sa quantité est de 5 à 6 litres, le treizième du poids du corps ; sa température est de 38° à 40°. Il est formé de deux parties, une liquide, le *liquor* ou *plasma*, et une solide contenue dans la précédente, le *cruor*. Le cruor est constitué par des cellules spéciales appelées *globules*, divisées en deux grandes classes, les globules rouges et les globules blancs.

Les *globules rouges* ou *hématies* ont la forme de petits disques bi-concaves, ils n'ont pas de noyau chez l'homme, tout au moins chez l'adulte (fig. 150). Ils ont 7 μ de diamètre sur 2 μ. d'épaisseur, ils sont au nombre de 5 millions par millimètre cube. Retirés de l'organisme, ils ont tendance à s'accoler les uns aux autres et ils se disposent en piles comparables à des piles de monnaie (fig. 150); très élastiques, ils peuvent changer de forme et s'allonger pour passer dans des vaisseaux dont le diamètre est inférieur au leur.

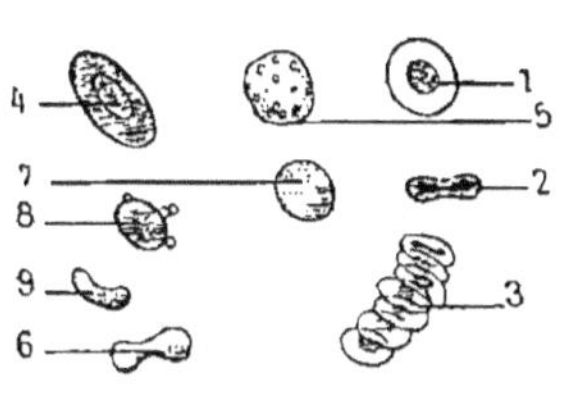

Fig. 150. — Globules sanguins.

1. globule rouge vu de face; 2. globule de profil; 3. globules en pile de monnaie; 4. globule de la grenouille avec noyau; 5. globule blanc de l'homme; 6. globule étranglé en bissac; 7, 8. globules rouges déformés; 9. globule rouge déformé vu de profil (Launois).

Les globules rouges sont composés de deux parties : l'une qui constitue leur charpente, l'autre, contenue dans les mailles de la précédente, est la *globuline*, substance protoplasmique qui renferme une matière colorante très importante, l'*hémoglobine*. Cette dernière donne au globule sa coloration rouge, elle peut être enlevée au sang en y versant de l'éther qui la dissout, puis elle se précipite sous forme de cristaux rhomboédriques ou *hémato-cristalline*.

L'hémoglobine se compose d'*hémine* et d'*hématoïdine*, sa fonction est d'absorber l'oxygène au niveau du poumon pour le transporter sous forme d'*oxyhémoglobine* dans les tissus et pour permettre les combustions nécessaires à la vie. Le composé oxy-hémoglobine est peu stable, tandis qu'au contraire l'oxyde de carbone constitue avec l'hémoglobine une combinaison plus résistante, l'*hémoglobine oxycarbonée*. Dans l'intoxication oxycarbonée, les tissus et en particulier les centres nerveux ne recevant plus l'oxygène nécessaire à leur fonctionnement et à leur existence meurent et entraînent la mort de l'organisme tout entier par *asphyxie*.

Les *globules blancs* ou *leucocytes* sont moins nombreux que les globules rouges, il y a environ un globule blanc pour 1 000 globules rouges; leurs dimensions sont plus considérables, 8 à 9 μ de diamètre, leur forme est irrégulière et fréquemment changeante, enfin ils sont pourvus d'un noyau constitué par plusieurs segments reliés entre eux (fig. 150).

Ils peuvent sortir des vaisseaux en perforant leur paroi ; ce phénomène appelé *diapédèse* se produit surtout lorsque les globules
blancs sont destinés à entrer en fonction. Depuis les travaux de
Menschnikoff à l'institut Pasteur il est admis que les globules
blancs sont les défenseurs de l'organisme contre les invasions
microbiennes. Ils se portent en grand nombre vers les points où
se sont localisés les microbes et les détruisent en les entourant de
leurs prolongements et en les incorporant à leur propre substance ;
c'est à ce phénomène qu'on a donné le nom de *phagocytose*. Si
la lutte reste à l'avantage des phagocytes, la maladie ne se déclare
pas ou avorte ; si, au contraire, les microbes sont les plus forts, la
maladie évolue et la bataille continue. La victoire des globules
blancs assure le retour à la santé, celle des microbes peut amener
la mort. C'est ainsi qu'on explique le nombre plus considérable
des globules blancs dans le sang des individus atteints d'une
maladie infectieuse, et l'augmentation de volume des organes
chargés de donner naissance à ces globules blancs, comme les
ganglions lymphatiques et la rate.

Le *liquor* est la partie liquide du sang, il renferme à l'état de
dissolution une substance appelée *fibrine* ou encore *substance
fibrinogène* et d'autres *matières albuminoïdes* ; sur les
78 grammes de matières albuminoïdes contenues dans le liquor
du sang la fibrine entre pour 3 grammes seulement. C'est grâce à
cette dernière que le sang peut se coaguler ; deux ou trois minutes
après sa sortie d'un vaisseau le sang se prend en masse ; la fibrine
au contact de l'air se précipite sous forme de filaments, qui empri-
sonnent tout ce qui est contenu dans le sang. Petit à petit ce
coagulum sanguin se rétracte et chasse la partie véritablement
liquide qui constitue le *sérum* ; la fibrine maintenant dans ses
mailles les globules rouges et blancs forme le *caillot*. En laissant
reposer une certaine quantité de sang dans un verre placé dans
un endroit frais, on constate, après un ou deux jours, que le fond
du verre est occupé par une masse rouge, solide, le *caillot*,
tandis qu'à la superficie surnage un liquide jaunâtre, légèrement
sirupeux, le *sérum*, c'est-à-dire le *liquor moins la fibrine*, le
caillot étant constitué par le *cruor plus la fibrine* (fig. 151).

Quand on examine de profil le caillot ainsi obtenu, on remarque
que sa coloration n'est pas la même dans ses différents plans : à la
superficie il est moins coloré, là en effet s'est surtout accumulée la
fibrine formant la *couenne* ; à la partie moyenne la teinte est déjà

plus foncée, cette portion du caillot est surtout formée de globules blancs ; enfin la partie profonde est plus teintée, les globules rouges, en vertu de leur densité plus grande, sont venus s'y accumuler.

On peut éviter la coagulation : 1° en enlevant au sang la fibrine par le battage au contact de l'air ; 2° en soumettant le sang à une chaleur d'au moins 50° ou au froid à 0° ; 3° en versant dans la masse sanguine quelques gouttes d'acide ou de vinaigre.

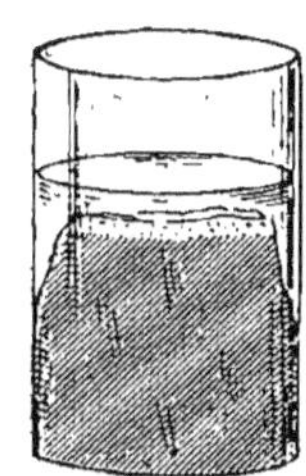

Fig. 151. — Coagulation du sang. — Caillot en pointillé ; sérum en clair.

L'*albumine* du sang se présente sous plusieurs formes : la *sérine*, la *paraglobuline* et les *peptones*.

Le sérum contient 2 à 4 p. 1 000 de matières grasses, des alcools, de la cholestérine, des sucres, des dérivés azotés (urée, acide urique), des sels minéraux, 6 à 8 p. 1 000 (chlorure de sodium, carbonate et phosphate de soude), enfin des gaz, dont la proportion est de 45 p. 100 (oxygène contenu dans les globules et acide carbonique à l'état de dissolution et surtout à l'état de carbonate ou de bicarbonate renfermé dans le liquor).

§ II. — *Physiologie*.

Le sang sert à transporter aux différents tissus de l'organisme l'oxygène et les matériaux absorbés et à rapporter les produits de combustion des cellules pour les éliminer ou les détruire. Il est donc nécessaire à la vie des tissus, puisqu'il est pour ceux-ci l'organe de la nutrition et l'organe de l'élimination des déchets devenus nuisibles ; tout tissu privé de l'apport sanguin meurt, il se produit du *sphacèle* ou de la *gangrène*.

Dans son parcours à travers le système circulatoire il subit de nombreuses modifications. Les unes sont relatives aux gaz renfermés dans le sang ; l'oxygène, contenu en grande quantité dans les globules rouges du sang artériel, est cédé aux tissus au moment de leur passage à travers les capillaires ; en échange le sang se charge à ce niveau d'acide carbonique. Dans les capillaires du poumon, au contraire, le sang veineux abandonne son acide carbonique et absorbe l'oxygène de l'air. Les autres modifications concernent les substances renfermées en dissolution dans le

liquor : dans les capillaires des tissus le sang abandonne à ceux
ci les substances nutritives qu'il renferme. C'est l'alimentation,
transformée par les actes complexes de la digestion, qui est
chargée de venir combler les vides; les substances devenues
assimilables sont absorbées au niveau de l'intestin et portées au
sang par la veine porte et les veines sus-hépatiques d'une part, et
par le canal thoracique d'autre part, comme nous l'étudierons
plus loin. En outre dans les capillaires le sang recueille les
matières devenues inutiles et même nuisibles à l'organisme, produits de combustion dont les principaux sont l'urée, l'acide
urique, la xanthine, l'hypoxanthine, etc. Parmi ces déchets quelques-uns seront brûlés plus complètement dans certains organes
et par cela même détruits ou transformés; les autres filtreront
dans d'autres organes et seront rejetés au dehors.

Ce sont toutes ces modifications qui donnent au sang le double
aspect sous lequel on le rencontre. Avant de traverser les capillaires de la grande circulation le sang est *rouge vif*, c'est le *sang
artériel*; après cette traversée il est devenu *noir*, c'est le *sang
veineux*. Dans la petite circulation, le sang noir est contenu dans
les artères pulmonaires et le sang rouge dans les veines pulmonaires, la coloration rouge étant due à l'union de l'oxygène à
l'hémoglobine.

Dans la veine porte la constitution du sang est spéciale, on y
rencontre en effet des matières sucrées qui seront arrêtées par le
foie et transformées en *glycogène*, une grande quantité de substances albuminoïdes dont quelques-unes seront également retenues par le foie, enfin on peut y trouver des substances toxiques,
qui ont été absorbées au niveau de l'intestin et qui seront détruites
par la glande hépatique. Cette dernière fonction joue un grand rôle
pendant la grossesse, la femme enceinte fabriquant une plus grande
quantité de toxines. Tant que le foie suffit à sa tâche, rien d'anormal ne se produit, mais, s'il vient à faiblir, les toxines ne sont
plus retenues ou détruites, elles passent dans la circulation générale et elles vont frapper les centres nerveux; alors apparaissent
certaines manifestations des auto-intoxications de la grossesse,
l'éclampsie en est une des principales et des plus sérieuses.

§ III. — *Pathologie du sang.*

La pathologie du sang repose presque tout entière sur les disproportions qui peuvent se produire entre les différents éléments entrant dans sa constitution.

Chlorose. — La diminution des globules rouges entraîne la diminution de l'hémoglobine, aussi, chaque fois que cette dernière n'existe plus en quantité normale dans le sang, des troubles surviennent dans l'organisme par suite de l'apport insuffisant de l'oxygène aux différents tissus. C'est là ce qui caractérise la chlorose, maladie à début lent en général, frappant de préférence les jeunes filles à l'époque de la puberté. Les tissus sont décolorés, la peau et les muqueuses sont pâles, le sang des règles, lorsqu'elles existent encore, est à peine coloré. Tous les organes peuvent se ressentir de cette affection, ils paraissent affaiblis et fonctionnent mal, les digestions sont pénibles, l'appétit est diminué ou perverti, la constipation est souvent très accentuée. Les malades sont nerveuses, souvent abattues, en proie à une fatigue générale, la moindre cause morale ou physique peut déterminer une syncope. Le sang, dont la richesse en hémoglobine est très diminuée, doit suppléer à cet appauvrissement par une circulation plus rapide, d'où rapidité du pouls, fréquence des battements du cœur, respiration accélérée.

Lorsque la chlorose survient chez une femme enceinte, elle peut devenir très grave et occasionner un avortement ou un accouchement avant terme.

Le traitement consiste à faire fonctionner tous les organes sans cependant arriver à la fatigue; le repos absolu au lit est souvent nécessaire en même temps que l'administration de fer, d'arsenic, etc. Plus tard on aura recours au traitement hygiénique : grand air, exercice modéré, hydrothérapie.

Anémie. — L'anémie n'est pas une maladie, c'est un symptôme dû à l'abaissement du nombre des globules soit par défaut de production, soit par pertes sanguines abondantes ou répétées, comme cela se produit à la suite de grandes ou de fréquentes hémorragies. La façon de lutter contre l'anémie c'est de permettre aux *hématoblastes* ou globules nains de devenir rapidement adultes en leur donnant une sorte d'impulsion, de coup de fouet, le *sérum de Hayem* a ce pouvoir. Celui-ci est composé de

1 000 grammes d'eau distillée dans laquelle on met 7 grammes de chlorure de sodium ou sel marin et quelquefois 5 à 10 grammes de sulfate de soude. Il est injecté dans le tissu cellulaire sous-cutané à l'aide d'une longue aiguille adaptée à une seringue spéciale ou à un tube de caoutchouc en communication avec une ampoule ou un bock à injection préalablement stérilisé.

Le sérum de Hayem reconnaît deux grandes indications : 1° les pertes abondantes de sang, comme il s'en produit souvent au cours de l'accouchement ou de la délivrance; 2° les infections graves comme l'infection puerpérale. Dans ce cas il est destiné à faire une sorte de *lavage du sang*, il dissout les toxines, élève la tension sanguine et favorise la filtration de l'urine au niveau des reins.

La quantité de sérum injecté varie suivant la cause, on peut faire en 24 heures des injections sous-cutanées de 500, 1 000, 1 500 et même 2 000 grammes. Ce chiffre ne doit pas être dépassé, car une quantité trop considérable de ce liquide peut surmener le rein et déterminer de l'albuminurie.

Dans le cas d'hémorragie considérable, mettant très rapidement la vie en danger, le sérum peut être injecté directement dans une veine, car l'injection dans le tissu cellulaire sous-cutané demande un temps assez long, une demi-heure, une heure avant d'être absorbé et de passer dans le torrent circulatoire.

Infections. — Au cours de certaines maladies infectieuses on rencontre souvent dans le sang les microbes qui ont provoqué l'infection; ils peuvent être transportés dans différents organes où ils se localisent et se multiplient en donnant naissance à de nouvelles manifestations morbides. C'est ainsi qu'au cours de l'infection puerpérale les streptocoques charriés par la masse sanguine peuvent s'arrêter dans la plèvre et déterminer une pleurésie purulente, dans les articulations en produisant des arthrites suppurées, au niveau du cœur en créant l'endocardite, etc.

Le sang renferme des hématozoaires dans l'impaludisme, des spirochètes dans la syphilis.

Intoxications. — Le sang, qui transporte les microbes dans l'organisme, peut aussi contenir leurs produits de sécrétion, *toxines*, ou d'autres poisons venant du dehors et absorbés au niveau du tube digestif, des voies respiratoires ou de certaines muqueuses. Selon leur action ils provoquent des troubles qui varient avec les organes frappés; le système nerveux central ou périphérique

·en subit souvent l'influence, de là des manifestations variées :
convulsions, contractures, coma, névrites, etc.

Émissions sanguines. — Lorsque le sang se porte en trop
grande quantité dans un organe, il y a *congestion*; celle-ci détermine des troubles dans les fonctions de cet organe. La nécessité
s'impose d'attirer à la périphérie le sang de la profondeur; on y
parvient par l'emploi des *révulsifs*, sinapismes, vésicatoires, ventouses, cautérisation ,superficielle à l'aide de la chaleur ou de
substances caustiques, ou par l'emploi des *émissions sanguines*
destinées surtout à enlever à l'organisme une quantité plus ou
moins considérable de sang. Les principaux moyens sont les
ventouses scarifiées et l'application de sangsues, qui font des
saignées locales, ou l'ouverture d'une veine du pli du coude,
saignée générale, que nous avons étudiée précédemment.

PHYSIOLOGIE GÉNÉRALE DE LA CIRCULATION

Pression sanguine. — La pression du sang dans les différents
vaisseaux de l'organisme, artères, veines, capillaires, s'apprécie
à l'aide d'instruments spéciaux, qui sont des manomètres à mercure plus ou moins modifiés. Elle dépend de la force développée
par les contractions du cœur et de l'élasticité des vaisseaux, aussi
le point où elle est la plus élevée siège-t-il au niveau de la crosse
de l'aorte, et elle décroît à mesure qu'on s'éloigne du cœur, elle
est donc plus forte dans les artères que dans les capillaires, dans
les capillaires que dans les veines, son minimum étant au niveau
de la terminaison des veines dans l'oreillette droite. Au niveau
de l'aorte elle est évaluée à un quart d'atmosphère et au niveau
de l'embouchure de la veine cave elle est considérée comme
nulle. Cette différence de pression est une des principales causes
qui favorisent le cours du sang c'est-à-dire la circulation; le sang
s'éloigne du cœur parce qu'il trouve toujours devant lui un point
où la pression est moins forte.

Vitesse du sang. — La vitesse du sang dépend du calibre du
vaisseau. Or, nous savons que plus on s'éloigne du cœur, plus
les vaisseaux se sont divisés et par conséquent plus ils sont
nombreux. Le système artériel peut être comparé à un cône,
dont le sommet tronqué correspond à l'aorte et la base aux capillaires. Aussi est-ce au niveau de ces derniers vaisseaux que la circulation est la plus ralentie.

Le ralentissement de la circulation, la minceur des parois des capillaires et la diminution de pression à leur niveau expliquent les nombreux échanges qui se produisent dans tous les tissus du corps humain, riches en vaisseaux capillaires.

Le système veineux peut, lui aussi, être comparé à un cône, dont la base correspond aux capillaires et le sommet aux veines caves, la base est donc commune au cône artériel et au cône veineux ; la vitesse va en s'accentuant à mesure que les vaisseaux de retour se rapprochent du cœur. Dans l'aorte la vitesse est de 44 centimètres par seconde, dans les veines caves elle est de 20 centimètres, tandis que dans les capillaires elle n'est que de 1/2 à 1 millimètre par seconde.

La durée totale, que met un globule sanguin partant du ventricule gauche pour venir dans l'oreillette droite, est d'environ 30 secondes.

Nutrition. — Le sang est le centre de la nutrition, c'est lui qui est chargé d'une part de prendre à l'extérieur les gaz, les liquides et les solides modifiés par les phénomènes digestifs pour les porter aux cellules composant les différents organes du corps humain, et d'autre part de remporter les gaz nuisibles et les matériaux utilisés ou inutilisables pour les porter aux organes chargés de les éliminer, comme les reins, ou de les détruire, comme le foie ; ce sont là les phénomènes d'*assimilation* et de *désassimilation*. Le sang est donc un véhicule aussi important dans son voyage d'aller que dans le voyage de retour ; si les tissus de l'organisme ne reçoivent plus les matériaux nécessaires à leur entretien, ils meurent ; si, d'autre part, les déchets provenant de la nutrition des tissus ne sont pas éliminés, ils intoxiquent l'organisme et occasionnent des troubles considérables qui peuvent également entraîner une issue fatale.

Si le sang est le centre de la nutrition, de nombreux organes participent à cette fonction : l'appareil digestif chargé de modifier et de rendre assimilables les aliments ingérés, l'appareil respiratoire, dont la fonction est d'apporter l'oxygène au sang et de remporter les gaz inutiles et dangereux pour la vie cellulaire, enfin certains organes dont le but est de servir de voie d'*excrétion*, comme les reins.

CIRCULATION LYMPHATIQUE

§ I. — *Anatomie*.

Les *lymphatiques* sont des vaisseaux de petit calibre destinés à charrier la *lymphe*. Ils s'anastomosent peu quoique très nombreux; ils cheminent parallèlement les uns aux autres ou convergent vers des formations lymphatiques d'un ordre spécial, les *ganglions lymphatiques*. De forme cylindrique, les vaisseaux présentent de distance en distance des étranglements dus à la présence de valvules semblables à celles des veines (fig. 154). Ils sont situés dans les tissus, aussi les uns sont-ils profonds, les autres superficiels; la peau est en effet très riche en lymphatiques extrêmement fins, qui ne deviennent perceptibles que s'ils sont enflammés (lymphangite).

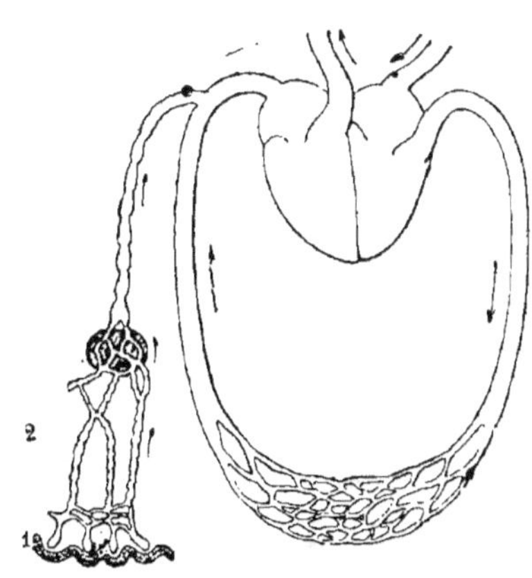

Fig. 152. — Schéma de la disposition générale du système lymphatique (Poirier).

1. origines des capillaires; 2. réseaux allant au ganglion; 3. tronc déversant la lymphe dans le sang veineux.

Au système lymphatique appartiennent les *chylifères*, chargés de recueillir le *chyle* dans l'intestin grêle, comme nous l'étudierons avec l'absorption (voir Tube digestif).

Quant aux *ganglions lymphatiques* placés sur le trajet des vaisseaux, ils sont de volume variable; ceux qu'on est appelé à rechercher en clinique sont à peine perçus par le doigt, leur développement est plus considérable chez l'enfant. Leur forme

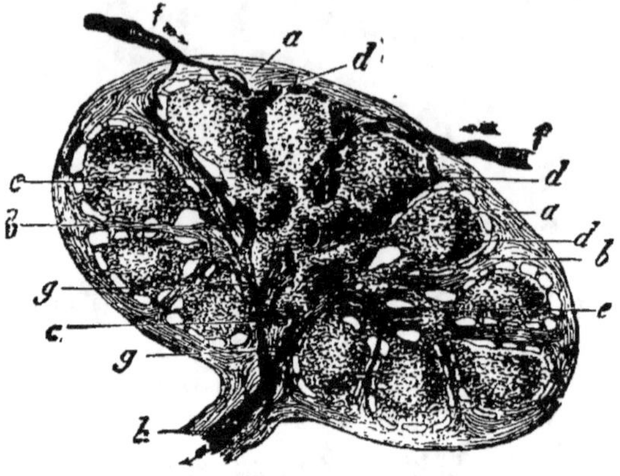

Fig. 153. — Coupe d'un ganglion lymphatique.

a. capsule; *b*. cloisons circonscrivant les follicules corticaux; *d. c.* leur prolongement dans la substance médullaire; *e* vaisseaux lymphatiques de la masse médullaire; *f.* courants lymphatiques afférents; *g.* canaux efférents; *h.* vaisseaux efférents.

varie également, ils sont le plus souvent arrondis ou ovalaires,

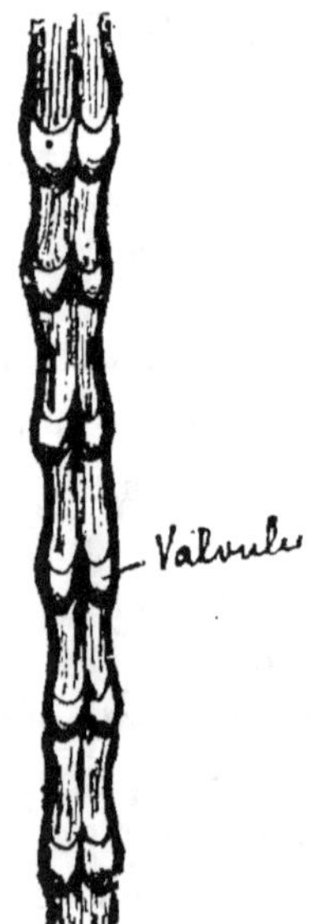

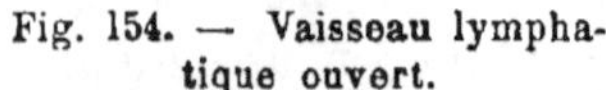

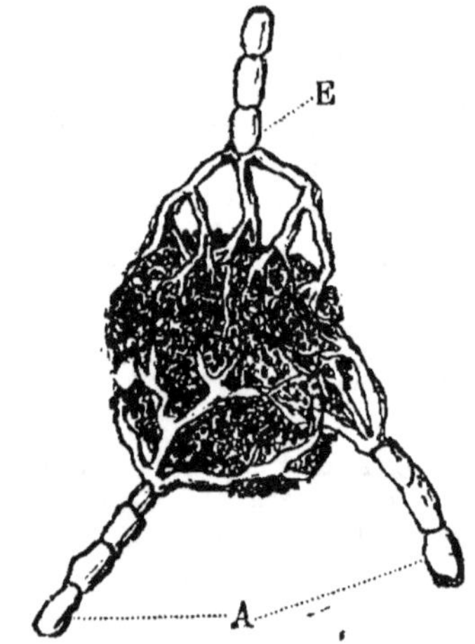

Fig. 154. — Vaisseau lympha-   Fig. 155. — Ganglion lymphatique avec les
tique ouvert.   vaisseaux afférents (A) et efférents (E).

leur couleur n'est pas partout la même : roses dans le tissu cellulaire sous-cutané, ils sont noirs dans le poumon. Chaque ganglion reçoit des vaisseaux, *vaisseaux afférents*, et il en émet, ce sont les *vaisseaux efférents* (fig. 155). Les ganglions se groupent dans certaines régions, dont quelques-unes sont très importantes à explorer, comme le creux de l'aisselle et le triangle de Scarpa, à cause des déductions pathologiques qu'on est appelé à en tirer.

Tous les lymphatiques des membres inférieurs, du bassin, de l'abdomen, et une partie de ceux du thorax viennent se jeter dans un réservoir situé devant la deuxième ou troisième ver-

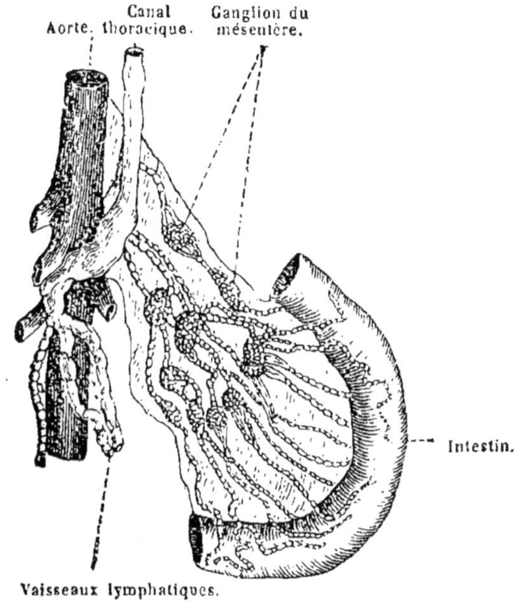

Fig. 156. — Vaisseaux chylifères contenus dans le mésentère.

tèbre lombaire, c'est la *citerne de Pecquet*. A celle-ci aboutissent :

1° *Deux branches ascendantes* ayant collecté les lymphatiques des membres inférieurs, du bassin, des organes génito-urinaires et du gros intestin ;

2° *Deux branches descendantes* ayant reçu les lymphatiques des neuf derniers espaces intercostaux ;

3° *Une branche antérieure*, formée par les vaisseaux provenant de l'intestin grêle appelés *chylifères*, et les lymphatiques du foie, de la rate et de l'estomac (fig. 156).

. Sur le trajet de tous ces vaisseaux se trouvent des groupes ganglionnaires, dont nous ne citerons que les plus importants.

Un peu au-dessous du pli de l'aine, dans la région triangulaire limitée en haut par l'arcade crurale, en dehors par le muscle couturier, en dedans par le moyen adducteur, région appelée *triangle de Scarpa*, se trouvent deux groupes ganglionnaires, l'un superficiel, l'autre profond. Les ganglions superficiels rangés sur deux lignes, l'une parallèle à l'arcade crurale, l'autre suivant le grand axe de la cuisse, sont les plus importants, car ils reçoivent, les *supéro-internes*, les lymphatiques des *organes génitaux externes*, du *périnée* et de l'*anus*, les *supéro-externes*, les lymphatiques de la paroi abdominale sous-ombilicale. Aux ganglions verticaux viennent aboutir les lymphatiques superficiels du *membre inférieur* (fig. 157).

Ces ganglions envoient leurs vaisseaux efférents aux *ganglions iliaques externes*.

Dans le *bassin* on trouve le groupe des *ganglions hypogastriques* sur les parois latérales et le groupe des *ganglions sacrés* situés dans la concavité du sacrum. Dans l'abdomen les ganglions s'échelonnent

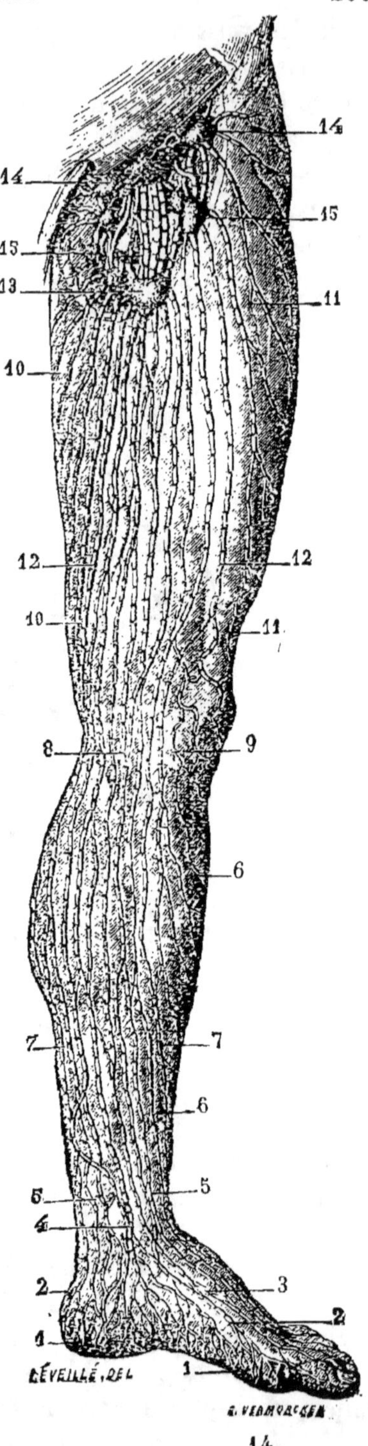

Fig. 157. — Lymphatiques du membre inférieur et ganglions de l'aine.

1. 2. 3. lymphatiques du pied; 5. 6. 7. lymphatiques de la jambe; 8. et 9. lymphatiques du genou; 10. 11. 12. lymphatiques de la cuisse; 13. gros ganglion où aboutissent la plupart des lymphatiques superficiels du membre; 14. ganglions inguinaux supérieurs; 15. ganglions inguinaux inférieurs.

RUDAUX. — Précis d'anatomie.

le long de la colonne lombaire en avant de l'aorte et forment les *ganglions lombo-aortiques* qui reçoivent entre autres les *lymphatiques spermatiques*, représentés chez la femme par les *lymphatiques de l'utérus et de l'ovaire*.

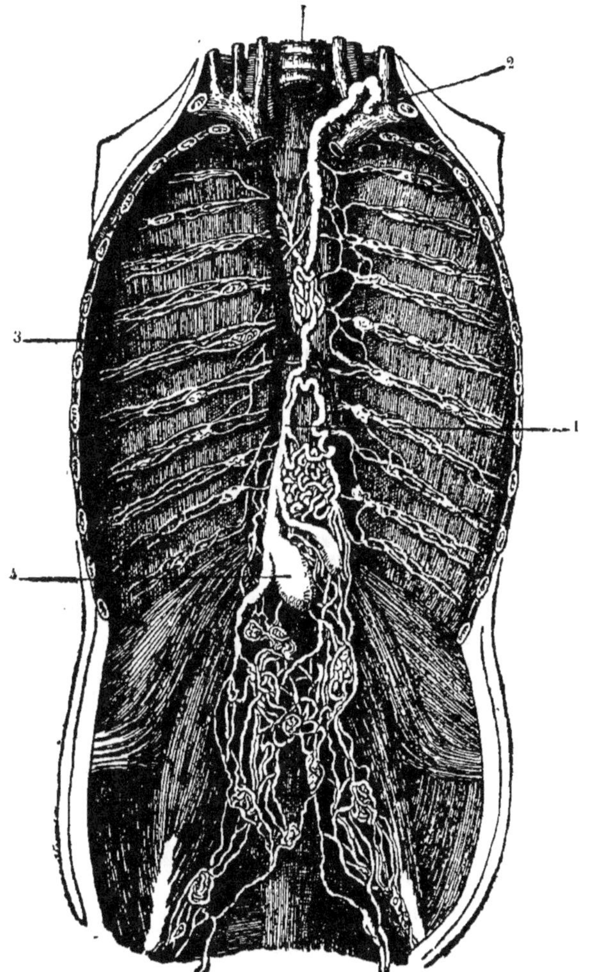

Fig. 158. — Voies lymphatiques.

1. canal thoracique; 2. point d'abouchement du canal thoracique dans la veine sous-clavière gauche; 3. citerne de Pecquet; 4. lymphatiques intercostaux.

De la citerne de Pecquet part le *canal thoracique*, canal collecteur qui a pour but de porter la lymphe d'une grande partie du corps et le chyle venu de l'intestin dans le système circulatoire veineux. En quittant la citerne de Pecquet au niveau de la deuxième vertèbre lombaire, il traverse le diaphragme par l'orifice aortique et monte le long des corps vertébraux entre l'aorte et la grande azygos (fig. 158); au niveau de la troisième vertèbre dorsale il abandonne la colonne vertébrale et se dirige en haut, en arrière et à gauche; il dépasse le niveau de la clavicule et se replie en forme de crosse d'arrière en avant pour venir se jeter dans la *veine sous-clavière gauche* à l'union de celle-ci avec la jugulaire interne. Dans son trajet intra-thoracique il reçoit les lymphatiques des premiers espaces intercostaux et à sa terminaison les lymphatiques du membre supérieur gauche, de la moitié gauche de la tête et du cou, du poumon gauche et du cœur.

Tous les lymphatiques du côté droit correspondant à ces derniers, moins ceux du cœur, se réunissent pour former le deuxième canal collecteur ou *grande veine lymphatique*. Longue de 1 à 2 centimètres, située entre la jugulaire interne droite et la veine sous-clavière droite, elle se jette à leur point de confluence.

Parmi les nombreux groupes ganglionnaires de la tête, du cou et du thorax, nous citerons les groupes *parotidiens* et *sous-maxillaires*, souvent enflammés dans les angines, le groupe *cervical*, qui est fréquemment le siège d'abcès froids d'origine tuberculeuse, enfin le *groupe antéro-interne de l'aisselle* situé dans l'angle formé par le grand pectoral et la paroi thoracique, il reçoit les *lymphatiques de la mamelle* (fig. 160).

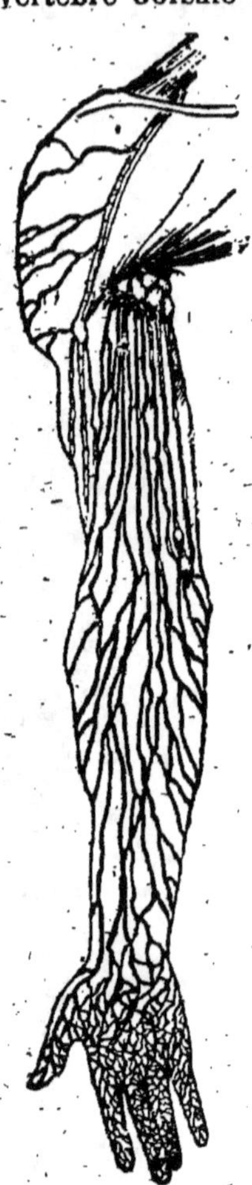

Fig. 159. — Vaisseaux lymphatiques du bras avec les ganglions de l'aisselle.

§ II. — *Physiologie.*

La lymphe charriée par les lymphatiques est un liquide incolore ou jaune verdâtre, transparent ou opalescent, de saveur salée et de réaction alcaline. Elle est composée d'une *partie liquide*, le *plasma*, formé de *fibrine* et de *sérum* (comme celui du sang), il renferme des matières albuminoïdes et surtout des substances devant être éliminées comme l'urée, des sels, des

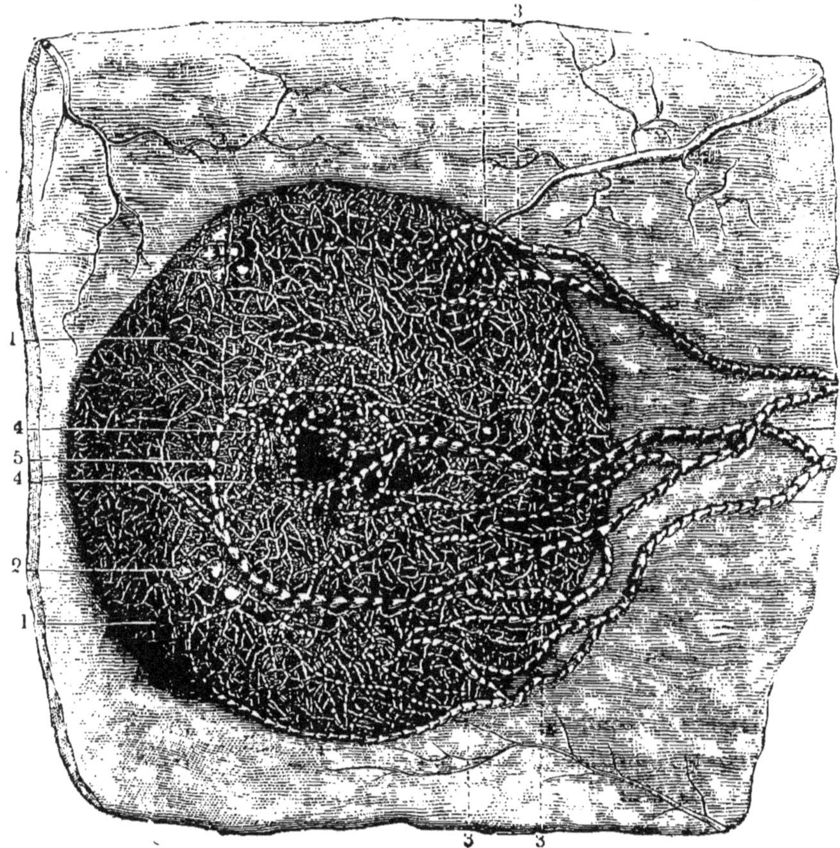

Fig. 160. — **Lymphatiques de la mamelle.**

1. 1. réseau lymphatique de la face antérieure de la glande mammaire; 2. 2. lobules de la glande, dont le réseau périphérique n'a pas été injecté afin de laisser voir le réseau circumlobaire qui les encadre; 3. 3. 3. 3. troncs qui naissent des parties supérieure et inférieure de la glande; 4. 4. plexus lymphatique sous-aréolaire; 5. vaisseau lymphatique qui naît de la partie interne de ce plexus; 6. vaisseau naissant de la partie externe du même plexus; 7. vaisseau provenant de la partie inférieure de la glande, après un long trajet il se réunit au précédent pour former l'un des deux troncs auxquels aboutissent tous les autres; 8. 8. les deux principaux troncs lymphatiques qui s'étendent transversalement de la mamelle aux ganglions du creux de l'aisselle.

matières grasses, de la cholestérine, etc., ainsi que des gaz, acide carbonique et azote. La *partie solide* est représentée en grande partie par les *globules blancs* ou *leucocytes*, au nombre de 1 000 environ par millimètre cube, et par des *globules rouges*, des *hématoblastes* et des *granulations graisseuses*.

La lymphe, en vertu même de sa composition, peut se coaguler comme le sang, le caillot est incolore ou légèrement rosé, il est mou, petit et peu rétractile.

Le *chyle* est la lymphe contenue dans les vaisseaux qui viennent de l'intestin grêle, vaisseaux appelés *chylifères*; pendant la digestion il se distingue de la lymphe par sa coloration blanchâtre, laiteuse et par sa richesse en matières grasses.

La lymphe n'est pas autre chose que la partie du plasma sanguin qui a traversé les parois des capillaires pour nourrir les tissus et qui n'a pas été employée. Elle est alors reprise par les origines des lymphatiques et rapportée au sang; le système lymphatique est donc un *appareil de drainage*.

Pour bien comprendre la circulation lymphatique il faut connaître la structure des vaisseaux qui lui sont destinés. Cette struc-

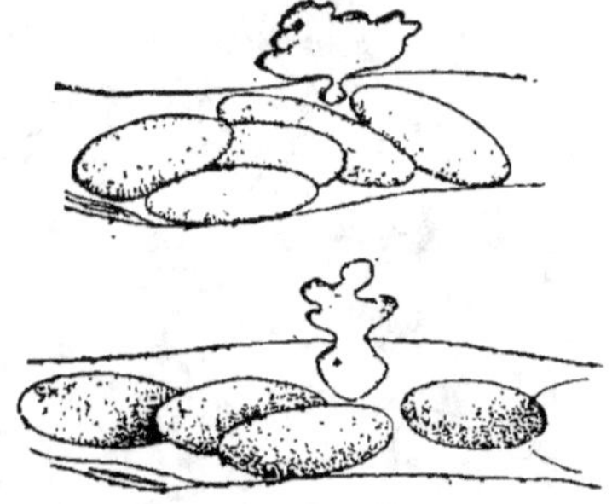

Fig. 161. — Globule blanc traversant la paroi d'un capillaire de la grenouille.

ture ressemble beaucoup à celle des veines, elle est formée de trois tuniques dont la moyenne est musculaire dans les canaux de gros calibre et dont l'interne porte un certain nombre de valvules (fig. 154).

C'est la pression sanguine qui est la principale cause de la circulation lymphatique, elle est aidée par la contraction des fibres musculaires et par la présence des valvules.

Quant aux *ganglions lymphatiques*, ils sont formés de petites masses ayant une membrane d'enveloppe ou *capsule* et un *stroma* constitué par du tissu réticulé limitant des *sinus* ou *lacunes* où sont renfermés les globules blancs. Ils sont destinés : 1° à livrer passage à la lymphe qui y subit quelques modifications et qui y dépose les microbes qu'elle a absorbés; 2° à fabriquer des globules blancs qui, en vertu de leur pouvoir phagocytaire, détruisent ces microorganismes.

Différents organes se rapprochent des ganglions lymphatiques par leur structure et par leurs fonctions, ce sont les *follicules clos* de l'intestin, les *amygdales*, le *thymus* et la *rate*, ils constituent les *organes lymphoïdes* de l'économie.

§ III. — *Pathologie*.

Lymphangite. — L'inflammation des lymphatiques constitue la *lymphangite*, les vaisseaux sont augmentés de volume et se dessinent sous la peau sous forme de traînées rougeâtres et quelquefois sous forme de cordons saillants. Elle s'accompagne de *douleur*, de *rougeur* et de *chaleur*, signes de l'inflammation, en même temps que de phénomènes généraux, *frisson*, *fièvre* (39 et 40 degrés), fréquence du pouls (100 à 120), et quelquefois de troubles digestifs, vomissements.

Au niveau du sein la lymphangite est fréquente. A la suite de gerçures, de crevasses du mamelon, les microbes de la peau profitent de cette porte d'entrée pour pénétrer dans les lymphatiques qui sont extrêmement nombreux dans la peau de la mamelle.

Adénite. — L'*adénite* ou inflammation des ganglions lymphatiques accompagne le plus souvent la lymphangite, les microbes sont apportés dans les ganglions par les vaisseaux lymphatiques, aussi l'*adénite aiguë* succède-t-elle toujours soit à une excoriation, une ulcération visible ou invisible, soit à l'apport de microorganismes par le sang dans les maladies infectieuses, scarlatine, fièvre puerpérale, variole, etc. Au début les ganglions sont augmentés de volume et douloureux, comme on peut le constater au niveau de l'aisselle dans certaines lymphangites du sein, puis l'inflammation gagne le tissu cellulaire voisin, *péri-adénite*. Souvent l'adénite devient *suppurée* et la suppuration gagne les parties environnantes, constituant alors le *phlegmon circonscrit* ou *abcès chaud* d'origine ganglionnaire ; la peau est soulevée, elle rougit, bientôt à l'empâtement fait suite la fluctuation, le pus détermine du sphacèle de la peau et s'ouvre à l'extérieur. C'est ainsi que se forment certains abcès, comme l'*abcès rétro-pharyngien*, fréquent chez l'enfant, et le *phlegmon du cou*.

Adénite chronique. — L'adénite chronique est l'hypertrophie et la transformation fibreuse des ganglions, dans d'autres cas les ganglions augmentent de volume sous l'influence de microbes ou de virus à action lente. C'est ainsi que la *tuberculose* donne l'*adénite tuberculeuse* ou *scrofuleuse*; celle-ci peut déterminer une fonte caséeuse du ganglion qui constitue l'*abcès froid* d'origine ganglionnaire, si fréquent chez les jeunes sujets dans la région du cou. La *syphilis* à chacune de ses trois périodes provoque l'induration de tous les ganglions ou *adénite syphilitique*. Le *cancer* entraîne l'*adénite cancéreuse*, cet envahissement des ganglions par les cellules cancéreuses nécessite leur énucléation au cours des opérations destinées à enlever la tumeur.

Érysipèle. — L'*érysipèle* est une variété de lymphangite occasionnée par la pénétration dans les lymphatiques et dans les mailles du derme et du tissu cellulaire d'un microbe spécial, le *streptocoque*. Cette affection, très contagieuse par le contact, débute, comme toutes les infections, par des phénomènes géné-

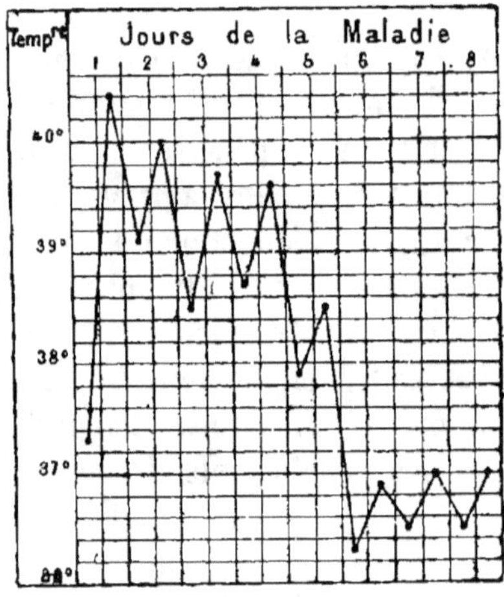

Courbe d'érysipèle.

raux accentués, frissons, courbature, céphalalgie, nausées, vomissements, la température atteint brusquement 39 et 40 degrés. En même temps apparaît en un point du système cutané une *rougeur* sous forme de *plaque exubérante* qui devient tendue, luisante et prend une teinte rouge foncé. Cette plaque est limitée par un *bourrelet* saillant à contours irréguliers qui tranche sur les parties environnantes ; celles-ci sont rapidement envahies, car l'érysipèle s'étend en largeur, comme une véritable tache d'huile. La région la première lésée guérit la première, la rougeur s'éteint, la saillie s'affaisse et souvent la peau desquame.

Dans certains cas on voit l'épiderme soulevé par une sérosité rougeâtre ou jaunâtre, ce sont des *phlyctènes* hémorragiques ou purulentes, quelquefois aussi de véritables plaques de sphacèle se forment et constituent l'*érysipèle gangréneux*.

Pendant toute la durée de la maladie, qui varie de huit à quinze jours et même plus, les phénomènes généraux sont graves : fièvre élevée, 40° et même 41°, pouls rapide 120 à 140, agitation, délire, anorexie, langue sèche, etc. Les urines sont rares et contiennent de l'albumine.

La mort est souvent la terminaison de cette affection contagieuse et épidémique, qui peut provoquer la *fièvre puerpérale* ou en être la conséquence ; aussi faut-il avoir la précaution de ne jamais approcher d'un malade atteint d'un érysipèle, lorsqu'on se trouve en présence de femmes accouchées ou qu'on est sur le point de pratiquer un accouchement.

Cette maladie récidive souvent, surtout dans les cas d'érysipèle de la face, localisation la plus fréquente de cette affection. Son point de départ est presque toujours une ulcération de l'ouverture des fosses nasales ou une fissure plus profondément située.

Chez le nouveau-né l'érysipèle a souvent son origine au niveau de la plaie ombilicale. Il évolue sournoisement, gagne la paroi abdominale et entraîne presque toujours une issue fatale, quel que soit le traitement appliqué. Il est parfois confondu avec un phlegmon de la paroi antéro-latérale de l'abdomen à point de départ ombilical, car ses caractères cliniques sont moins nets que chez l'adulte, la rougeur est moins accusée, le bourrelet est peu apparent, les phénomènes généraux peu marqués au début.

Son traitement est surtout prophylactique : antisepsie rigoureuse du cordon et de la plaie ombilicale, application de teinture d'iode dédoublée dès la formation d'un sillon d'élimination et après la chute du moignon funiculaire jusqu'à cicatrisation complète. Il faut s'abstenir de donner des bains au nouveau-né tant que la plaie ombilicale n'est pas complètement cicatrisée.

Bien que l'érysipèle soit une maladie infectieuse à microbe connu, le streptocoque, la sérothérapie antistreptococcique (sérum de Marmorek), ne donne pas dans cette affection les résultats qu'on aurait eu le droit d'espérer.

LIVRE IV

APPAREIL DE LA SENSIBILITÉ

L'appareil de la sensibilité comprend d'une part le système nerveux proprement dit, dont l'étude constitue la *névrologie*, et d'autre part les *organes des sens*.

Le système nerveux est divisé en **deux** grands chapitres, le système nerveux central situé dans le crâne et dans le canal rachidien : cerveau, cervelet, bulbe et moelle épinière, et le système nerveux périphérique constitué par les nerfs craniens et les nerfs rachidiens.

Les organes du sens ne sont pas autre chose qu'une adaptation spéciale de certaines cellules nerveuses. Celles-ci ne sont excitables que par certains agents : contact, ondes lumineuses, ondes sonores.

Comme le système nerveux proprement dit les organes des sens sont d'*origine ectodermique*.

NÉVROLOGIE

CHAPITRE I

Le *système nerveux* est destiné à assurer les relations de l'individu avec le monde extérieur par le mouvement et la sensibilité et de mettre en relation les différentes parties de notre organisme. On le divise en :

1° Système nerveux central ;

2° Système nerveux périphérique ;

3° Système nerveux du grand sympathique.

Le *système nerveux central* se compose de l'*encéphale*, occupant toute la cavité crânienne, et d'une longue tige qui part de la partie inférieure et postérieure de l'encéphale et qui descend dans le canal vertébral ou médullaire, c'est la *moelle épinière*.

Le *système nerveux périphérique* est constitué par les nerfs qui partent de l'encéphale, *nerfs crâniens*, et de la moelle épinière, *nerfs rachidiens*.

Enfin le *système du grand sympathique* constitue de chaque côté de la colonne vertébrale une chaîne formée de fibres nerveuses et de ganglions.

Pour bien comprendre la constitution et le fonctionnement du système nerveux il est nécessaire de connaître les éléments qui le composent, c'est-à-dire la *cellule nerveuse* et la *fibre nerveuse*.

Structure du système nerveux. — Le système nerveux est composé de *cellules nerveuses* et de *fibres nerveuses*, ces dernières n'étant que des expansions des premières ; étudier la cellule nerveuse c'est donc étudier le tissu nerveux tout entier. Elle est formée d'un protoplasma très dense, d'un noyau volumi-

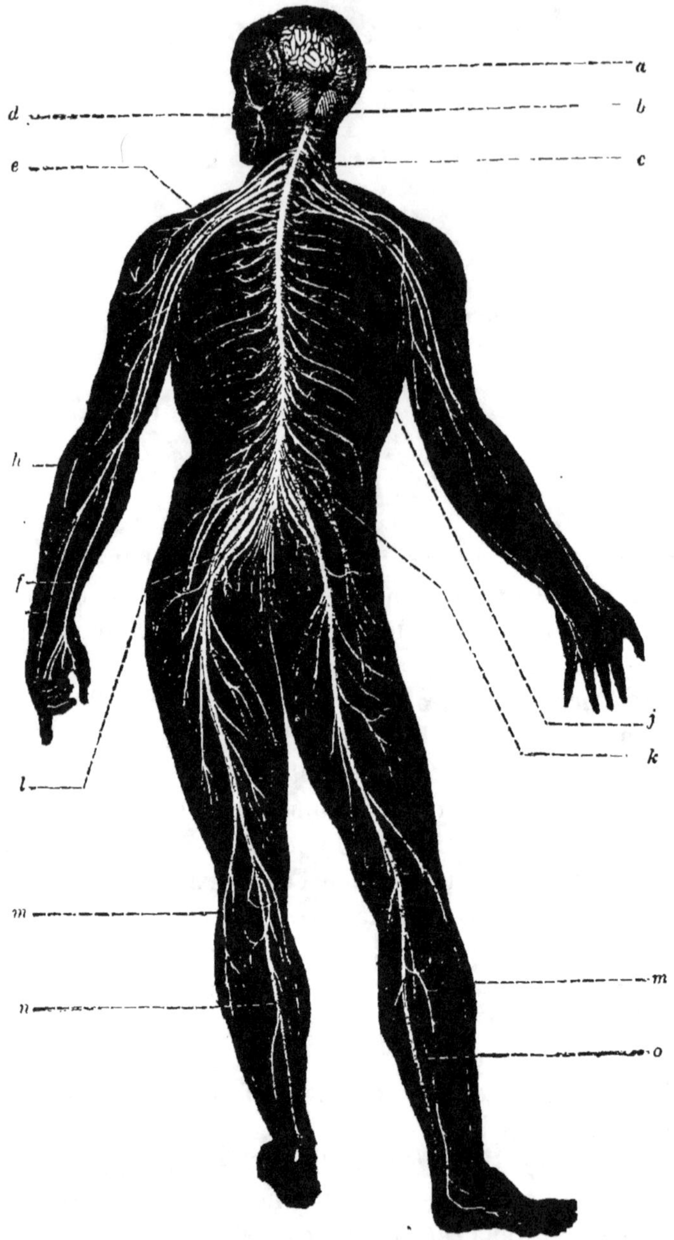

Fig. 162. — Système nerveux.

a. cerveau; *b.* cervelet; *c.* moelle épinière; *d.* nerf facial; *e.* plexus brachial;
f. nerf médian; *g.* nerf cubital; *h.* nerf brachial cutané interne; *i.* nerf radial et
musculo-cutané; *j.* nerfs intercostaux; *k.* plexus lombaire; *l.* plexus sacré;
m. nerf tibial; *n.* saphène péronier; *o.* nerf saphène externe.

neux, et elle est dépourvue de membrane d'enveloppe; sa forme est le plus souvent irrégulière, étoilée, pyramidale et de ses angles ou *pôles* s'échappent des prolongements protoplasmiques en nombre variable. Tantôt ces prolongements sont multiples, et les cellules qui les émettent sont appelées *cellules multipolaires* (fig. 163); tantôt il n'y a que deux prolongements, *cellules bipolaires*; dans certains cas le prolongement paraît unique, *cellule unipolaire*, bien qu'en réalité il soit constitué par deux pro-

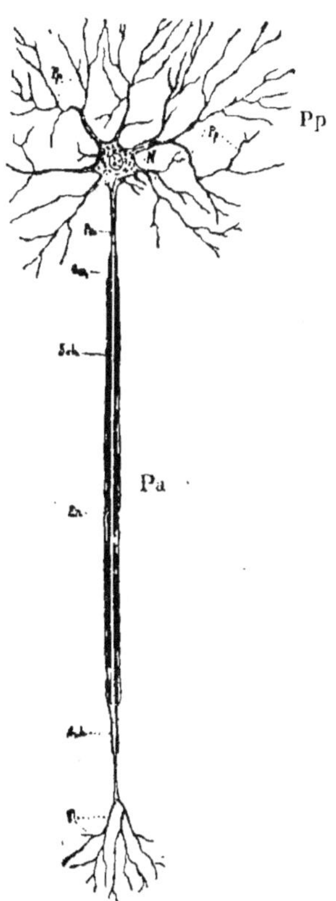

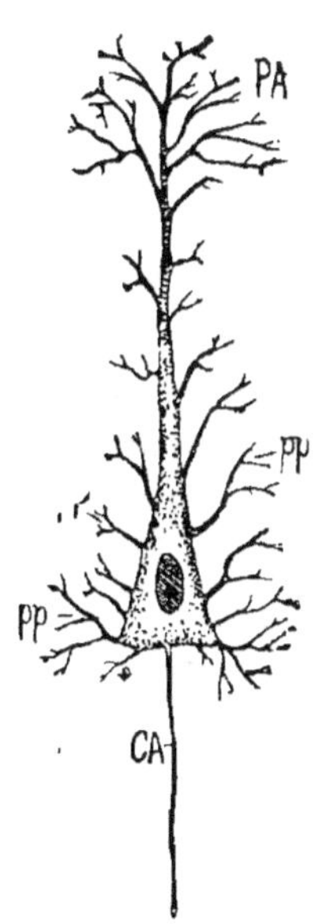

Fig. 163. — Cellule nerveuse du cerveau, avec ses prolongements protoplasmiques, PA, *pp* et la partie initiale d'un cylindre CA.

Fig. 164. — Cellule nerveuse (neurone) avec ses prolongements protoplasmiques P*p* et son cylindre P*a*.

longements accolés au départ de la cellule et se séparant à une petite distance. Entre ces cellules on en rencontre de plus petites, véritables cellules de soutien appelées cellules de la *névroglie* ou cellules en *araignée*. Les prolongements appartiennent à deux variétés bien distinctes : 1° les uns, généralement en grand nombre, sont ramifiés et de plus en plus effilés à mesure qu'ils s'éloignent du corps de la cellule, leurs terminaisons sont pointues, ils ressemblent aux racines d'un jeune arbre; 2° de chaque cellule part un prolongement unique spécial, c'est le *prolongement de Deiters* ou *cylindre-axe*. Sa longueur peut être considérable, puisque certains d'entre eux vont de la moelle épinière à la périphérie du corps. Il se termine par un buisson de ramifications renflées à leurs extrémités. C'est lui qui constitue la partie importante d'un nerf, mais il n'est pas à nu, il est entouré de cellules appartenant à la classe des cellules conjonctives, elles se placent bout à bout et semblent traversées par le cylindre-axe. Elles renferment une matière grasse phosphorée, la *myéline*, qui refoule le protoplasma et le noyau de la cellule à la périphérie. Enfin, entourant le tout, il existe une fine membrane

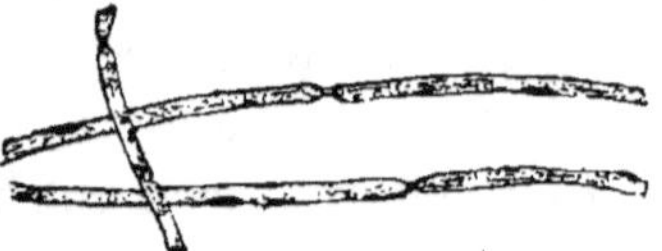

Fig. 165. — Fibres nerveuses à myéline avec leurs étrangloments (Launois).

qui constitue la *gaine* de *Schwann*. Celle-ci se moule sur les cellules à myéline, ce qui donne à la fibrille nerveuse un aspect étranglé de distance en distance, *étranglements de Ranvier* (fig. 165). En résumé, une fibre nerveuse est constituée par un cylindre-axe au centre, puis par un manchon de myéline et enfin par la gaine de Schwann. On donne le nom de *neurone* à la cellule nerveuse avec ses prolongements cylindraxiles et protoplasmiques (fig. 164).

Structure d'un nerf. — Un nerf est un cordon blanc et brillant formé par la réunion de plusieurs fibres à myéline. Un certain nombre de fibres s'associent, forment les faisceaux primaires et s'entourent d'une gaine conjonctive ou *membrane* de *Henle*; puis à leur tour les faisceaux primaires s'accolent et s'entourent d'une autre gaine conjonctive, ils constituent les *faisceaux de second ordre*; enfin la réunion d'un certain nombre de faisceaux de second ordre donne naissance au *nerf* proprement dit. Celui-ci est protégé par une nouvelle gaine conjonctive assez résistante, le *névrilemme*. Les

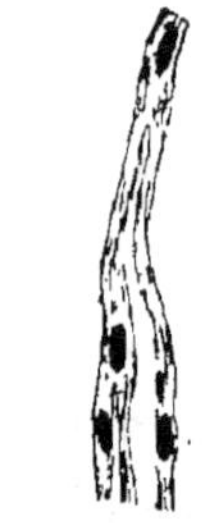

Fig. 166. — Fibres de Remak (Launois).

nerfs possèdent fréquemment sur leur trajet des renflements ou ganglions formés de cellules nerveuses. Il existe dans l'organisme un certain nombre de nerfs qui n'ont pas de gaine de myéline, ce sont les *fibres de Remak* ou fibres pâles (fig. 166). On les rencontre dans le grand sympathique et dans les pneumogastriques, tous deux destinés aux organes de la vie végétative, cœur, poumons, etc.

CHAPITRE II

SYSTÈME NERVEUX CENTRAL

§ I. — *Anatomie.*

Le système nerveux central qui a encore reçu le nom de névraxe, comprend : 1° la *moelle épinière* ; 2° le *bulbe rachidien* ou *moelle allongée* ; 3° l'*isthme de l'encéphale* ; 4° le *cerveau* ; 5° le *cervelet* ; enfin toutes ces parties sont entourées d'enveloppes spéciales appelées *méninges*.

A. — MOELLE ÉPINIÈRE

La moelle est une longue tige cylindrique légèrement aplatie dans le sens antéro-postérieur (fig. 167), elle s'étend de la base du crâne où elle se continue avec le bulbe jusqu'à la deuxième vertèbre lombaire. Chez l'enfant elle occupe tout le canal médullaire et descend jusqu'à la pointe du sacrum ; mais, son accroissement n'étant pas en rapport avec celui de la colonne vertébrale, elle semble remonter avec le développement du squelette. A sa partie inférieure elle se termine en cône, *cône terminal*, qui se prolonge en un fin filament, *filum terminale*. Elle a environ 43 à 45 centimètres de longueur, et son calibre varie suivant les régions, car elle présente deux parties renflées au niveau de la région cervicale inférieure et au niveau de la région lombaire ; aussi sa circonférence varie-t-elle de 27 millimètres (région moyenne) à 33 et 38 millimètres au niveau des renflements.

Son poids est de 26 à 30 grammes et sa direction suit les courbures de la colonne vertébrale. Elle est maintenue dans sa situation par sa continuité avec l'encéphale, par ses prolongements latéraux ou racines rachidiennes et enfin par ses enveloppes.

Lorsqu'on examine une moelle enlevée du canal médullaire, on remarque sur sa *face antérieure* un long sillon, *sillon médian antérieur*, qui occupe la ligne médiane dans toute sa longueur, et *latéralement* des prolongements situés à droite et à gauche du sillon médian et disposés sur une ligne parallèle à ce dernier, ce sont les *racines antérieures des nerfs rachidiens*. En arrière on voit de même un *sillon médian postérieur* et l'émergence des *racines postérieures* des nerfs rachidiens formant, lorsqu'elles ont été arrachées, le *sillon collatéral postérieur* par opposition au *sillon collatéral antérieur* constitué par les racines antérieures émergeant de la moelle.

A la partie supérieure le sillon médian antérieur est en partie effacé par des faisceaux qui de droite se porte en haut et à gauche et par des faisceaux qui vont de gauche à droite et de bas en haut, cette région constitue l'*entre-croisement* des pyramides, seule limite séparant la moelle du bulbe. A la partie inférieure le cône terminal donne naissance à un grand nombre de racines, qui ne sortent pas immédiatement du canal médullaire, elles descendent dans la partie inférieure de la portion lombaire et dans la partie sacrée du canal médullaire, leur réunion forme la *queue de cheval*.

Lorsqu'on fait une coupe transversale de la moelle, on constate que celle-ci est divisée en deux parties égales symétriques par les sillons médians antérieur et postérieur. Le sillon médian antérieur est large et peu profond et il est limité profondément par de la substance blanche, *commissure blanche* (fig. 168). Le sillon

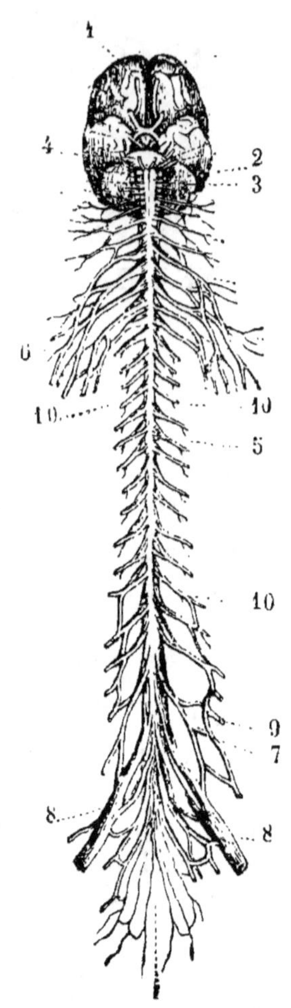

Fig. 167. — Axe cérébro-spinal vu par sa face antérieure.

1. cerveau; 2. bulbe; 3. cervelet; 4. protubérance; 5. moelle épinière; 6. plexus brachial; 7. queue de cheval; 8. nerf sciatique; 9. plexus lombaire; 10. nerf rachidien.

médian postérieur, réduit à une simple fente, s'enfonce plus profondément dans la moelle, il est limité profondément par une *commissure grise*. Sur les parties latérales les racines rachidiennes arrachées ont laissé leur empreinte sous forme de sillons collatéraux antérieur et postérieur. Ces différents sillons, prolongés par la pensée jusqu'au centre de la moelle, divisent celle-ci en trois segments ou cordons : l'un, *cordon antérieur*, est situé entre le sillon médian antérieur et le sillon collatéral antérieur; le second, *cordon latéral*, est entre les deux sillons collatéraux;

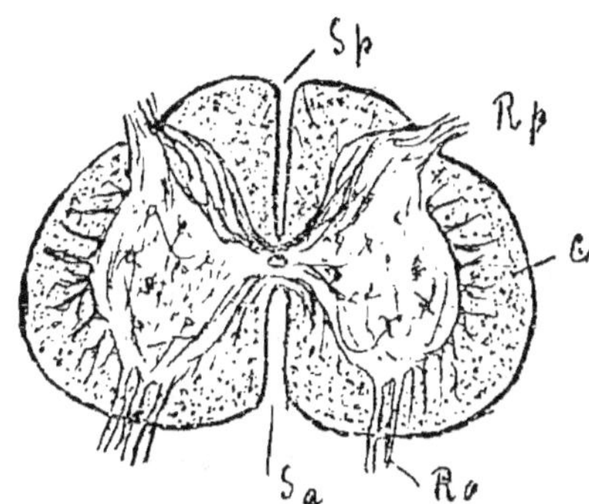

Fig. 168. — Coupe de la moelle épinière (schéma).

Sa. sillon médian antérieur; *Sp.* sillon médian postérieur; *Ra.* racines rachidiennes antérieures; *Rp.* racines rachidiennes postérieures; *c.* cordons latéraux.

enfin le troisième, *cordon postérieur*, est placé entre le sillon collatéral postérieur et le sillon médian postérieur.

Le centre de la moelle est composé de *substance grise*, la périphérie de *substance blanche* (fig. 169). La substance grise d'une moitié de la moelle a la forme d'une virgule, dont la tête regarde en avant et en dehors; les deux virgules sont reliées par un tractus de même substance constituant la *commissure grise* que l'on aperçoit au fond du sillon médian postérieur. La substance grise constitue donc dans toute la hauteur de la moelle une sorte de colonne cannelée. La partie antérieure de la virgule grise est renflée, volumineuse, c'est la *corne antérieure*, qui n'atteint pas la périphérie de la moelle; la partie postérieure, plus mince, plus effilée, plus longue, arrive jusqu'à la périphérie de la moelle et se continue à ce niveau avec la racine postérieure, c'est la *corne postérieure* de la moelle.

La substance grise est formée de fibres nerveuses fines sans myéline s'entre-croisant dans tous les sens et de *cellules nerveuses*, dont l'importance est considérable. Elles se groupent les unes dans la corne antérieure où elles forment trois *noyaux* ou *cordons* antéro-interne, antéro-externe et postéro-externe, les autres dans la corne postérieure, où elles se disposent également en trois groupes.

De la corne antérieure partent un grand nombre de fibres qui ne sont que les prolongements principaux des cellules et qui se groupent pour former la *racine rachidienne antérieure*. De la corne postérieure paraît s'échapper également un faisceau de fibres nerveuses formant la *racine postérieure*, en réalité ces fibres ne partent pas de la moelle, mais viennent y aboutir. Elles sont fournies par les cellules qui constituent le *ganglion rachidien postérieur*, situé sur le trajet de la racine postérieure au niveau du trou de conjugaison. Ces cellules émettent deux

prolongements, dont l'un se porte vers la périphérie et entre dans la constitution du nerf mixte, et l'autre vers la moelle, formant avec ceux qui suivent le même trajet la racine postérieure. Les racines antérieures sont donc *centrifuges*, elles vont du centre à la périphérie, alors que les racines postérieures sont *centripètes*, elles vont au contraire de la périphérie au centre. Les premières sont *motrices*, les secondes *sensitives*, comme le prouvent les expériences de Magendie : si l'on coupe la racine antérieure à un centimètre de la moelle

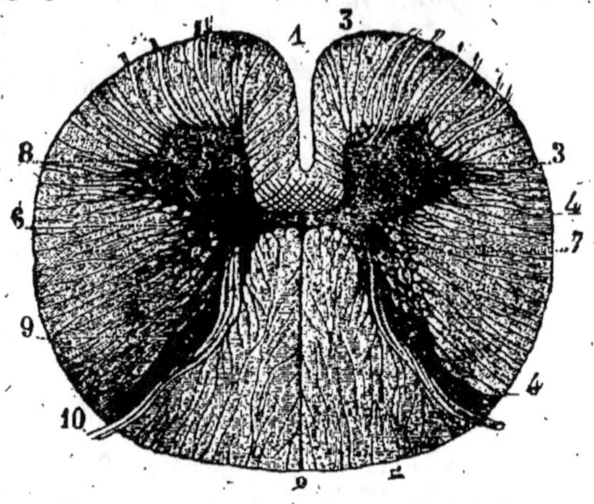

Fig. 169. — Coupe de la moelle épinière.

1. Sillon antérieur; 2. sillon postérieur; 3.3. cordon antérieur de la plupart des auteurs; 4. 4 cordon latéral. Ce cordon ne remplit pas l'espace compris entre les deux cornes, il passe au-devant de la corne antérieure, tandis que le cordon antérieur véritable se trouve situé en dedans de celle-ci; 5. cordon postérieur; 6. commissure postérieure extrêmement mince; 7. disposition réticulée qu'affectent les substances blanche et grise en dehors des deux cornes au niveau de leur continuité; 8. corne antérieure dans laquelle les cellules multipolaires sont réunies en trois principaux groupes; 9. corne postérieure; 10. cinquième paire des nerfs cervicaux.

et qu'on pince le segment resté en contact avec celle-ci, rien ne se produit. Si au contraire on excite le bout périphérique, l'animal réagit en faisant un mouvement, car les muscles innervés par ce nerf se sont contractés. La même expérience pratiquée sur la racine postérieure nous montre que l'excitation du bout périphérique ne détermine aucun résultat, tandis que l'excitation du bout adhérent à la moelle fait pousser un cri à l'animal.

Les racines antérieures et postérieures s'accolent dans le trou de conjugaison et constituent le *nerf mixte*, formé par conséquent de fibres nerveuses motrices, centrifuges, et de fibres sensitives, centripètes. Tous les nerfs rachidiens sont des nerfs mixtes, tandis que les nerfs crâniens sont les uns uniquement moteurs, les autres uniquement sensitifs, enfin quelques-uns renferment à la fois des fibres motrices et des fibres sensitives.

La périphérie de la moelle, composée de *substance blanche*, est divisée en *cordons* par la substance grise et par ses expansions ; elle est constituée par des fibres nerveuses à myéline qui mettent en communication la moelle soit avec elle-même à deux étages diffé-rents, soit avec le cervelet, soit avec le cerveau, ou le cerveau avec les organes du corps. Le *cordon anté-rieur* et le *cordon latéral* contien-nent surtout des *fibres descen-dantes* qui ont leur point de départ dans les cellules de la couche ex-terne du cerveau ou dans la moelle.

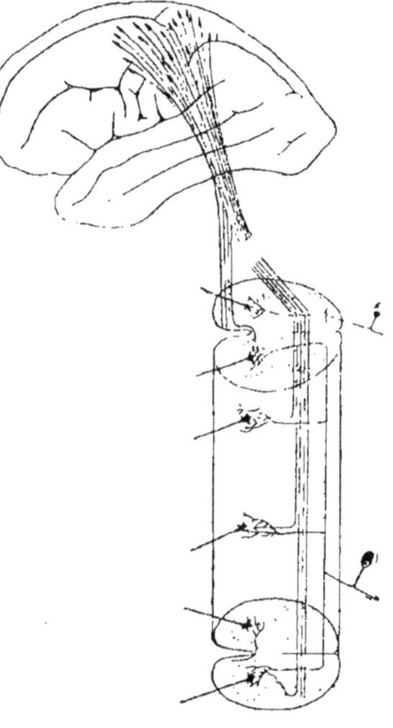

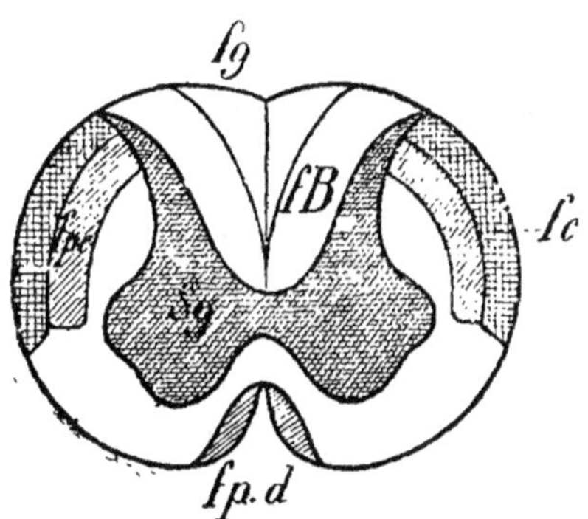

Fig. 170.—Coupe transversale de la moelle pour montrer les différents faisceaux.

S*g*. substance grise ; *fpd.* faisceau pyra-midal direct ; *fpc.* faisceau pyramidal croi-sé ; *fc.* faisceau cérébelleux ; *f*B. faisceau de Burdach ; *f*G. faisceau de Goll.

Fig. 171. — Schéma indiquant les dif-férentes voies par lesquelles peu-vent se produire des contractions musculaires sous l'influence de l'in-flux nerveux (Launois).

Le *cordon postérieur* au contraire contient uniquement les *fibres nerveuses ascendantes*, qui viennent du ganglion rachidien et montent vers un autre étage de la moelle ou vers l'encéphale.

Dans chaque racine il existe un *centre trophique* qui tient sous sa dépendance la vie, c'est-à-dire la constitution normale des fibres nerveuses qui en émanent. Dans la première expérience de Magendie, quand on sectionne la racine antérieure d'un nerf, on constate qu'après un certain temps tout ce qui est placé au delà de la section se sclérose et s'atrophie. Le centre trophique des racines antérieures siège par conséquent dans la corne antérieure, car le segment de la racine, resté en communication avec cette corne, ne subit aucune modification.

Dans la deuxième expérience, section de la racine postérieure, la portion qui s'atrophie est celle qui tient à la moelle ; celle, qui reste en communication avec le ganglion rachidien, conserve au contraire sa vitalité. Le centre trophique des racines postérieures siège donc dans le ganglion rachidien postérieur ; si la section était pratiquée au delà du ganglion, c'est la partie périphérique du nerf qui seule s'atrophierait.

La moelle épinière au point de vue physiologique a une double fonction : elle est un *agent conducteur* par sa substance blanche formée de fibres venant du cerveau ou d'un étage supérieur de la moelle (fig. 171) ; et d'autre part elle est un *centre nerveux*, car elle joue le principal rôle dans les *actes réflexes*.

Dans un *acte volontaire* (fig. 172) c'est le cerveau qui recueille les sensations, qui les interprète et qui fait contracter les muscles placés sous sa dépendance. Dans l'*acte réflexe* le cerveau n'intervient pas, l'axe gris le remplace, il reçoit la sensation et transmet l'excitation. Ces faits ne peuvent être bien compris que par des exemples : si l'on pique la patte d'une grenouille, la sensation est

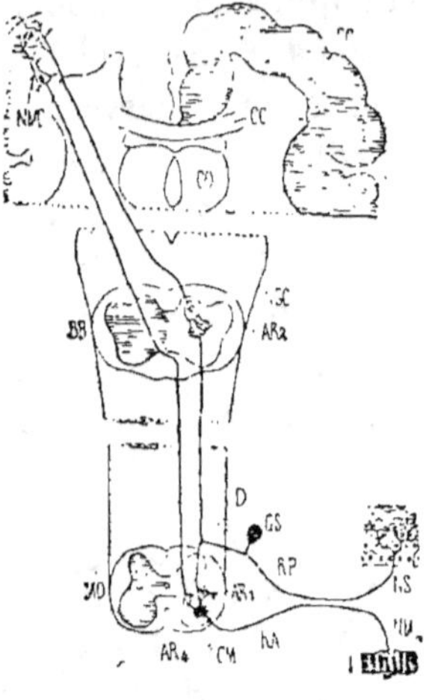

Fig. 172. — Schéma de l'arc réflexe et de l'arc cérébral (Launois).

1° Arc réflexe médullaire : E. surface sensible ; NS. nerf sensible ; RP. racine rachidienne postérieure ; GS. cellule du ganglion spinal ; NM. nerf moteur ; M. muscle ; RA. racine antérieure ; 2° arc réflexe central ; NSC. neurone sensitif central ; NMC. neurone moteur central ; MO. moelle épinière ; BB. bulbe rachidien ; EC. écorce grise des hémisphères cérébraux ; CO. couches optiques ; CC. corps calleux.

transmise par les nerfs sensitifs au cerveau, qui réagit par ses nerfs moteurs, et la grenouille saute pour éviter une nouvelle piqûre, tel est l'acte volontaire. Si la même expérience est faite sur une grenouille décapitée, la grenouille retirera sa patte, la sensation a été transmise à la moelle par les nerfs centripètes, et immédiatement la moelle a transmis des ordres aux muscles de la patte piquée par les nerfs centrifuges, la contraction des muscles a retiré la patte de la place qu'elle occupait, tel est l'acte réflexe. C'est de la même façon qu'on explique le mouvement exécuté par une personne endormie chassant la mouche qui se pose sur un point de son visage (fig. 173).

Si l'excitation périphérique est minime, peu de muscles se contractent, la grenouille dans l'expérience précédente a seulement déplacé la patte qui a été pincée, loi de *l'unilatéralité* : si la

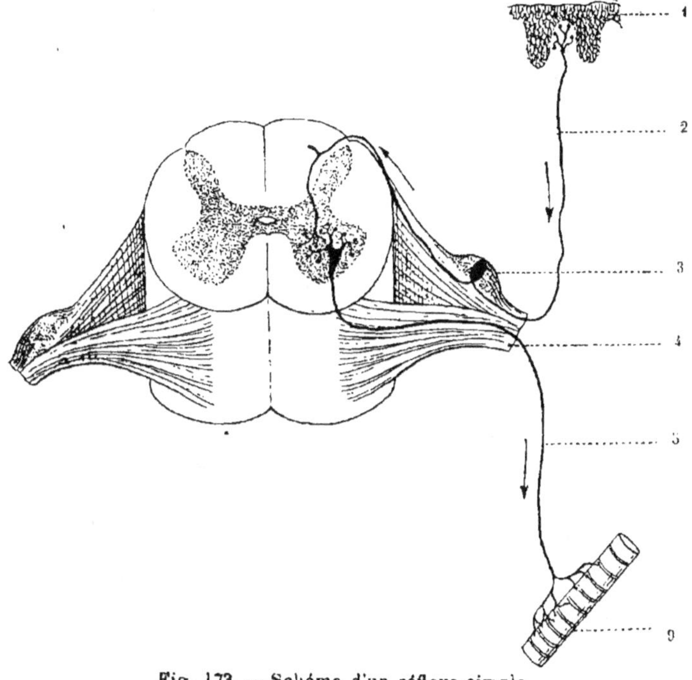

Fig. 173. — Schéma d'un réflexe simple.

1. peau; 2. nerf. sensitif; 3. ganglion spinal; 4. racines antérieures; 5. nerf moteur; 6. muscle. Les flèches indiquent la marche de l'influx nerveux.

piqûre est plus forte, elle déplacera les deux pattes, loi de la *symétrie*; si l'intensité est encore plus considérable, elle sautera, se déplaçant par conséquent tout entière, loi de la *généralisation*.

Enfin la moelle est le centre de certains mouvements réflexes qui se reproduisent continuellement. Quelques centres tiennent sous leur dépendance la tonicité de certains muscles, c'est ainsi qu'il existe un centre qui maintient fermés l'*orifice anal* et l'*orifice vésical*; si ces centres sont lésés, le sphincter anal est relâché, et il y a *incontinence des matières fécales*, le relâchement du sphincter vésical détermine l'*incontinence d'urine*. Ces centres siègent dans la région lombaire, aussi les incontinences, que nous venons de citer, sont-elles constantes dans les lésions de la moelle à ce niveau, dans le mal de Pott lombaire par exemple. Le *centre génito-spinal*, qui tient sous sa dépendance les contractions de l'utérus, siège au niveau de la 4ᵉ vertèbre lombaire.

B. — ENCÉPHALE

L'encéphale est composé du bulle rachidien, de la protubérance annulaire, du cerveau et du cervelet.

A. Bulbe rachidien. — Il continue la moelle à sa partie supérieure, de là le nom de *moelle allongée* qui lui est encore donné, et il en est séparé par la décussation des pyramides ; sa limite supérieure est un sillon transversal qui le sépare de la *protubérance annulaire*. Son poids est de 9 grammes, il va en s'élargissant à mesure qu'il s'élève ; sa hauteur est de trois centimètres ; vertical à son origine, il s'incline en avant dès son entrée dans la cavité crânienne (fig. 174).

Il est en rapport avec l'atlas et la dent de l'axis et avec l'articulation occipito-atloïdienne ; aussi peut-il être comprimé dans la luxation de l'atlas.

Le bulbe peut être comparé à une moelle dont le sillon médian postérieur s'entr'ouvre pour s'étaler,

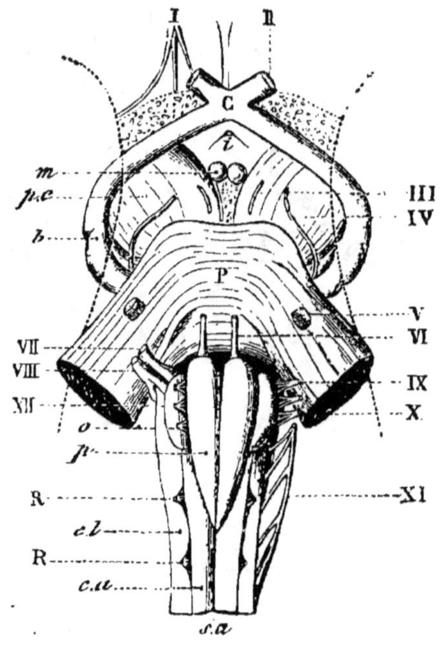

Fig. 174. — **Face antérieure du bulbe et de la protubérance. Origines des nerfs crâniens.**

m. Tubercules mamillaires ; *pc.* pédoncules cérébraux ; *c.* chiasma des nerfs optiques ; P. protubérance annulaire ou pont de Varole ; *o.* corps olivaires ; *p.* pyramides antérieures ; R. racines antérieures des nerfs rachidiens ; *ca.* cordon antérieur de la moelle ; *sa.* sillon antérieur.

de sorte que la *substance blanche* sera à la *partie antérieure* et la substance grise à la partie postérieure. Les cordons antérieurs de la moelle constituent les pyramides antérieures, auxquelles viennent s'ajouter des faisceaux appartenant aux cordons latéraux ; pour que cette fusion puisse s'établir, les faisceaux latéraux sont

obligés de traverser les cornes antérieures qui vont être fragmen-
tées sous forme d'amas gris ou *noyaux* du bulbe; ceux-ci sont
très importants, car ils donnent naissance aux fibres motrices des
nerfs crâniens. Dans la moitié supérieure les cordons postérieurs
écartés limitent une surface appelée *quatrième ventricule*
(fig. 175). Celui-ci, de forme losangique, est divisé sur la ligne
médiane par une ligne occupant le grand axe du losange, c'est la

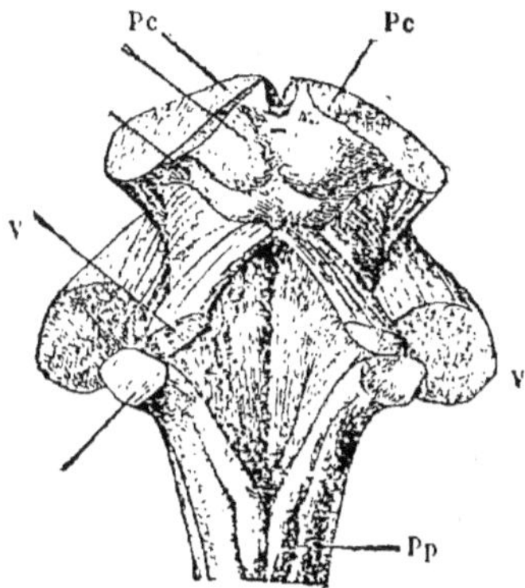

Fig. 175. — Face postérieure du
bulbe avec le quatrième ventricule.

Pc. pédoncules cérébraux sectionnés; pyramides postérieures;
V. protubérance annulaire ou pont
de Varole.

tige du calamus scriptorius (plume
à écrire), dont la *pointe* correspond
au point où les cordons postérieurs
commencent à s'écarter. Les noyaux
des nerfs crâniens sont presque tous
situés sous le plancher de ce ventricule au niveau duquel ils peuvent
faire une légère saillie.

Dans le bulbe toute la substance
blanche placée du côté droit de la
moelle se porte du côté gauche du
bulbe, et les fibres gauches de la
moelle passent au côté droit du bulbe;
c'est ce changement de direction
croisant la ligne médiane qui forme
la décussation des pyramides. Il en
résulte que les fibres nerveuses éma-
nées du cerveau droit vont dans la moitié gauche de la moelle,
de sorte que les mouvements commandés par le *cerveau droit* se
transmettent à la *moitié gauche* du corps et *vice versa*; les
impressions sensitives du côté droit du corps sont perçues par le
cerveau gauche. Une lésion du cerveau droit détruisant les centres
moteurs produira une paralysie gauche du corps.

C'est dans le bulbe qu'une partie des nerfs crâniens ont leur
noyau d'origine, ils sont divisés en nerfs *moteurs*, nerfs *sensitifs*
et nerfs *mixtes*, ces derniers étant à la fois moteurs et sensitifs.
Les *nerfs moteurs* sont : la 3e paire ou *nerf moteur oculaire
commun*; la 4e paire ou *nerf pathétique*; la 6e paire ou *nerf
moteur oculaire externe*; la 7e paire ou *nerf facial*; la 12e paire,
nerf grand hypoglosse.

Les nerfs sensitifs sont les *nerfs olfactifs*, 1re paire, les *nerfs
optiques*, 2e paire, et les *nerfs auditifs*, formant la 8e paire.

Les nerfs mixtes comprennent la 5e paire, *nerfs trijumeaux*, la

9e paire, *nerfs glosso-pharyngiens*, la 10e paire, *nerfs pneumo-gastriques*, et la 11e paire, *nerfs spinaux.*

Le bulbe tire toute son importance de la présence de ces noyaux dans sa substance. Parmi ces nerfs il en est un qui tient la vie sous sa dépendance, c'est le *pneumogastrique*, qui apporte au bulbe par ses fibres centripètes les impressions du poumon sous forme de besoin de respirer. Si l'on vient à léser son noyau d'origine situé au niveau de la pointe du calamus scriptorius, la mort est presque immédiate : de là le nom de *nœud vital* donné par *Flourens* à ce point du bulbe. Les nerfs qui régissent la circulation ont aussi leur origine dans cette partie du système nerveux.

B. **Protubérance annulaire.** — Encore appelée *pont de Varole*, elle est située au-dessus du bulbe et repose par sa face antérieure convexe sur la gouttière basilaire. Sa longueur est d'environ 27 millimètres, elle constitue une sorte de carrefour mettant en communication le bulbe avec le cerveau et le cervelet; c'est à son niveau en effet que viennent aboutir les pédoncules cérébelleux moyens (fig. 174).

C. **Cerveau.** — Le cerveau, comme tout ce qui appartient au système nerveux, se développe aux dépens de l'*ectoderme*. Chez l'embryon le cerveau n'est constitué que par un simple renflement creux qui émet bientôt latéralement deux vésicules creuses, futurs lobes cérébraux. Ceux-ci vont s'étendre en arrière et recouvrir les autres renflements de l'encéphale. La surface extérieure de ce cerveau primitif est lisse; au septième mois de la vie intra-utérine l'écorce cérébrale, qui ne présente encore que trois scissures, se plisse et constitue les saillies ou circonvolutions cérébrales, séparées les unes des autres par des sillons moins profonds que les scissures primitives.

Le cerveau est la partie la plus volumineuse du système nerveux central; il a, chez l'homme, 17 centimètres de *longueur*, 14 centimètres de *largeur* et 13 d'*épaisseur*; son *poids* est de 1 160 grammes chez l'homme et de 1 000 grammes chez la femme.

Il *occupe* la presque totalité de la boîte cranienne, sa partie supérieure convexe répond à la calotte cranienne, sa partie inférieure ou base repose sur l'étage antérieur, sur l'étage moyen et sur le cervelet. Sa *forme* est hémisphérique à grand axe antéro-postérieur et à grosse extrémité située en arrière. Si l'on regarde le cerveau par sa face supérieure, on voit qu'il est divisé en deux parties, appelées *hémisphères* (fig. 176), par une large et profonde scissure, *scissure inter-hémisphérique*. En écartant les deux bords de cette scissure, on constate à la partie médiane et profonde un pont qui réunit les deux hémisphères, c'est le *corps calleux*.

Chaque hémisphère présente une surface externe convexe, une

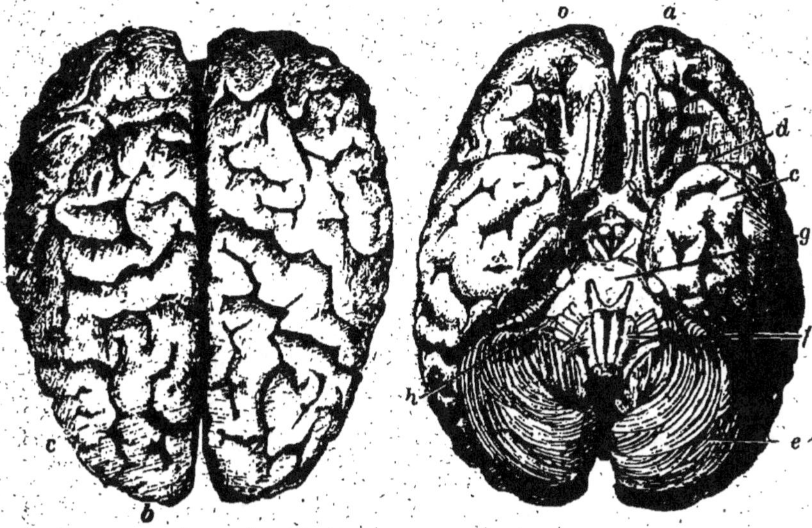

Fig. 176. — Face supérieure et face inférieure du cerveau.

a. hémisphère gauche; *b*. hémisphère droit; *c*. circonvolutions; *d*. scissure de Sylvius; *e*. cervelet; *f*. bulbe; *g*. protubérance annulaire; *h*. nerfs craniens coupés.

surface interne plane et verticale, et une surface inférieure, qui fait partie de la base du cerveau.

Face externe. — Sur la face externe, qui regarde à la fois en haut et en dehors, on aperçoit dans chaque hémisphère des scissures plus profondes que les autres, elles sont au nombre de trois : l'une vient du milieu de la scissure inter-hémisphérique et se porte obliquement en bas et légèrement en avant, c'est la *scissure de Rolando*; une autre naît à peu près au milieu du tiers postérieur de l'hémisphère, elle se porte en bas et en avant et gagne la base du cerveau sur laquelle elle se continue, c'est la *scissure de Sylvius*; la troisième, moins importante, est une simple encoche située sur le bord postérieur de l'hémisphère, elle porte le nom de *scissure perpendiculaire externe*. Ces trois scissures partagent la face externe de chaque hémisphère en quatre portions ou *lobes*.

1° Le lobe antérieur ou *lobe frontal* est situé en avant de la scissure de Rolando; 2° en arrière de cette scissure se trouve le *lobe pariétal*; 3° au-dessous de la scissure de Sylvius est le *lobe temporal*; 4° la partie postérieure de l'hémisphère placée au-dessous de la scissure perpendiculaire constitue le *lobe occipital*. Les lobes cérébraux ne sont pas absolument séparés les uns des autres, ils communiquent ensemble par des circonvolutions jouant le rôle de ponts qui réunissent les lobes. Ce sont les *plis de passage*.

Chacun des lobes présente à sa surface des sillons destinés à limiter les circonvolutions, dont quelques-unes ont une grande importance physiologique. Les principales sont situées dans les lobes frontaux et pariétaux, surtout dans les circonvolutions qui

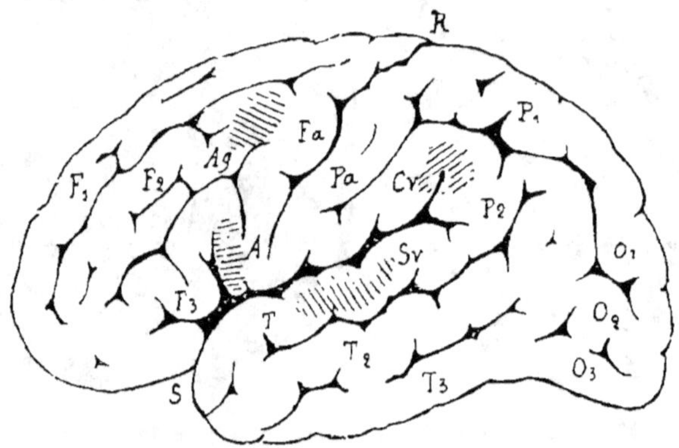

Fig. 177. — Hémisphère cérébral.

F₁, F₂, F₃, 1ʳᵉ, 2ᵉ et 3ᵉ circonvolutions frontales; *Fa*. frontale ascendante; *Pa*. pariétale ascendante; P₁, P₂, 1ʳᵉ et 2ᵉ pariétales; T₁, T₂, T₃, 1ʳᵉ, 2ᵉ et 3ᵉ temporales; O₁, O₂, O₃, 1ʳᵉ, 2ᵉ et 3ᵉ occipitales; R. scissure de Rolando; S. scissure de Sylvius; A. centre de l'aphasie motrice; Ag. centre de l'agraphie; Cv. centre de la cécité verbale; Sv. centre de la surdité verbale (Dieulafoy).

bordent la scissure de Rolando, *circonvolutions frontale ascendante* et *pariétale ascendante* (fig. 177).

C'est à ce niveau qu'on rencontre les *noyaux moteurs*, point de départ des fibres nerveuses qui se portent aux différents muscles de l'économie.

Face interne. — Lorsqu'on sépare les deux hémisphères par une section qui continue la scissure inter-hémisphérique, on voit au-dessus du corps calleux sectionné des circonvolutions moins nombreuses qu'à la face externe (fig. 178). Sur le milieu du bord supérieur apparaît le prolongement de la scissure de Rolando et à la partie postérieure de ce bord la continuation de la scissure perpendiculaire externe constituant la *scissure perpendiculaire interne*.

Base. — La face inférieure ou base du cerveau est moulée sur les plans osseux qui la supportent. En avant et en arrière on aperçoit le commencement et la fin de la scissure inter-hémisphérique.

Sur la ligne médiane réunissant les deux hémisphères le *corps calleux* s'étend de l'un à l'autre. Si nous continuons notre examen en suivant la ligne médiane d'avant en arrière, nous rencontrons

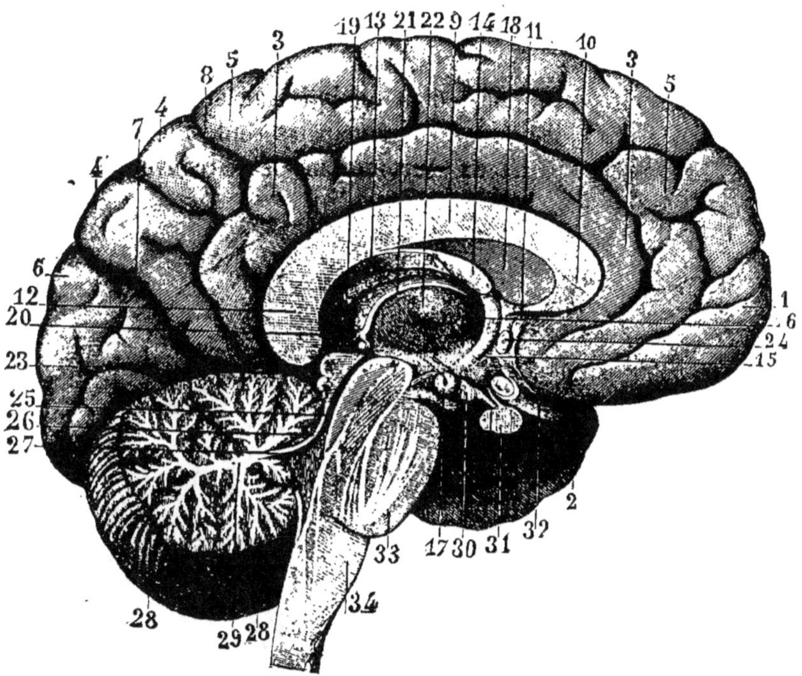

Fig. 178. — Face interne de l'hémisphère gauche du cerveau.

1. lobe frontal; 2. lobe sphénoïdal; 3. 3. circonvolutions frontales internes et inférieures, contournant le corps calleux; 4. 4. lobe pariétal séparé en arrière du lobe occipital par le sillon perpendiculaire interne; 5. 5. circonvolution frontale interne supérieure; 6. lobe occipital; 7. sillon perpendiculaire interne qui le sépare du lobe pariétal; 8. courte portion du sillon calloso-marginal; 9. coupe du corps calleux; 10. genou du corps calleux; 11. bec du corps calleux; 12. son extrémité postérieure; 13. partie postérieure du trigone cérébral; 14. coupe de ce trigone; 15. son pilier antérieur; 16. trou de Monro; 17. tubercule mamillaire au niveau duquel le pilier antérieur se contourne en huit de chiffre pour aller se perdre dans la couche optique; 18. cloison transparente; 19. coupe de la toile choroïdienne; 20. glande pinéale; 21. son pédicule supérieur gauche; 22. coupe de la commissure grise du ventricule moyen; 23. tubercules quadrijumeaux; 24. coupe de la commissure antérieure; 25. aqueduc de Sylvius; 26. coupe de la valvule de Vieussens; 27. ventricule du cervelet; 28. 28. coupe du lobe médian de cet organe; 29. arbre de vie du lobe médian; 30. coupe du corps cendré; 31. coupe du corps pituitaire; 32. nerf optique; 33. coupe de la protubérance annulaire; 34. coupe du bulbe rachidien.

deux cordons nerveux, qui s'entre-croisent en X, c'est le *chiasma des nerfs optiques*; puis une petite tige ou *pédicule du corps pituitaire*, en arrière de celui-ci deux petites saillies hémisphériques, les *tubercules mamillaires* ; enfin l'accolement de deux grosses tiges qui paraissent supporter chaque hémisphère : ce sont les *pédoncules cérébraux* qui livrent passage à tous les cordons nerveux allant du cerveau aux parties sous-jacentes, bulbe et moelle épinière.

Conformation intérieure du cerveau. — Si l'on fait une coupe du cerveau, on constate que l'enveloppe externe est constituée par la *substance grise* et la partie centrale par la *substance blanche*, alors que dans la moelle la substance grise est profonde et que la substance blanche forme l'écorce.

La substance blanche centrale est appelée *centre ovale de Vieussens* ; au milieu de celle-ci on voit des îlots de substance grise ou *noyaux gris centraux*. L'un est postérieur et interne, c'est la *couche optique*, l'autre antérieur et externe est le *corps strié* formé

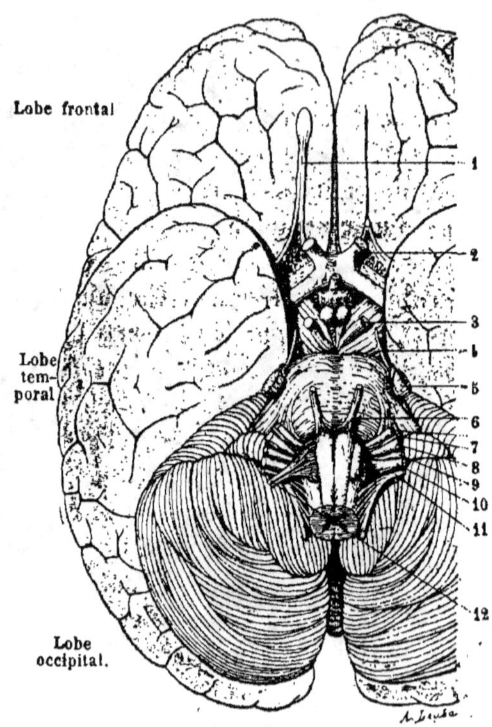

Fig. 179. — Face inférieure de l'encéphale et origine des nerfs crâniens.

1. nerf olfactif ; 2. nerf optique ; 3. nerf moteur oculaire commun ; 4. nerf pathétique : 5. nerf trijumeau ; 6. nerf moteur oculaire externe ; 7. nerf facial ; 8. nerf acoustique ; 9. nerf glosso-pharyngien ; 10. nerf pneumogastrique ; 11. nerf spinal ; 12. nerf grand hypoglosse.

du *noyau lenticulaire* et du *noyau caudé*. Ces noyaux occupent à peu près le centre de chaque hémisphère. A l'intérieur du cerveau il existe des cavités appelées *ventricules* : dans chaque hémisphère se trouvent le *ventricule latéral*, et, entre les deux hémisphères, le *ventricule moyen*, qui se continue en bas et en arrière avec le *quatrième ventricule* ou cavité bulbo-protubérantielle par l'*aqueduc de Sylvius*. Le quatrième ventricule lui-même est continué par le *canal de l'épendyme* situé dans la moelle, qu'il parcourt dans toute sa hauteur.

La partie centrale du cerveau formée de substance blanche est constituée par des fibres nerveuses qui partent des cellules de l'écorce grise et qui convergent vers les pédoncules cérébraux ; ils forment ainsi la *couronne rayonnante de Reil*. Avant de s'engager dans les pédoncules cérébraux ils passent entre les *corps opto-striés* et prennent la forme d'un ruban aplati transversalement auquel on donne le nom de *capsule interne*.

La substance grise de l'écorce est formée de couches superposées de cellules, dont quelques-unes très volumineuses ont la forme d'une pyramide, *cellules pyramidales* ; elles émettent de nombreux prolongements qui se ramifient sous l'écorce et s'y divisent pour se terminer par une quantité infinie d'extrémités libres. Un de ces prolongements part de la base de la pyramide cellulaire, c'est le *prolongement de Deiters* dont la fibre blanche va constituer la substance blanche du cerveau. Ces fibres nerveuses à myéline relient entre elles les circonvolutions d'un même lobe ou les lobes entre eux, ou encore l'hémisphère d'un côté avec celui du côté opposé ; d'autres vont de l'écorce aux noyaux gris centraux, enfin un grand nombre mettent en communication le cerveau avec le cervelet, le bulbe et la moelle.

D. Cervelet. — Le cervelet est situé à la partie postérieure et inférieure du cerveau, il occupe les fosses cérébrales inférieures et est recouvert par la tente du cervelet qui le sépare du cerveau. Pesant 140 grammes, il est long de 8 à 10 centimètres, large de 5,5 à 6,5 centimètres, épais de 5 centimètres. Il se distingue du cerveau par sa configuration extérieure, celle-ci est constituée par une série de lamelles parallèles séparées par des sillons.

Il est divisé en trois lobes par des scissures, un lobe médian formant à la face supérieure le *vermis supérieur* et à la face inférieure le *vermis inférieur*, et deux lobes latéraux ou *hémisphères cérébelleux*.

Quand on fait une coupe du cervelet, on constate qu'il est constitué, à la périphérie de *substance grise* et par conséquent de cellules nerveuses, et à l'intérieur de substance blanche, c'est-à-dire de fibres nerveuses. Ces deux substances se pénètrent réciproquement, ce qui donne sur la coupe une disposition arborescente appelée *arbre de vie* (fig. 178).

Le cervelet n'est pas indépendant, il communique avec les autres portions de l'encéphale : avec le cerveau par les *pédoncules cérébelleux supérieurs*, avec la protubérance par les *pédoncules cérébelleux moyens*, et avec le bulbe par les *pédoncules cérébelleux inférieurs*.

Vaisseaux. — Les artères destinées à nourrir l'encéphale viennent du *polygone de Willis* (fig. 119) formé par la division du tronc basilaire en artères cérébrales postérieures et par les branches terminales de la carotide interne, c'est-à-dire la cérébrale antérieure, la cérébrale moyenne et l'artère communicante postérieure. De ces artères partent des branches qui se divisent à leur tour, elles sont situées dans la pie-mère à la périphérie du cerveau et

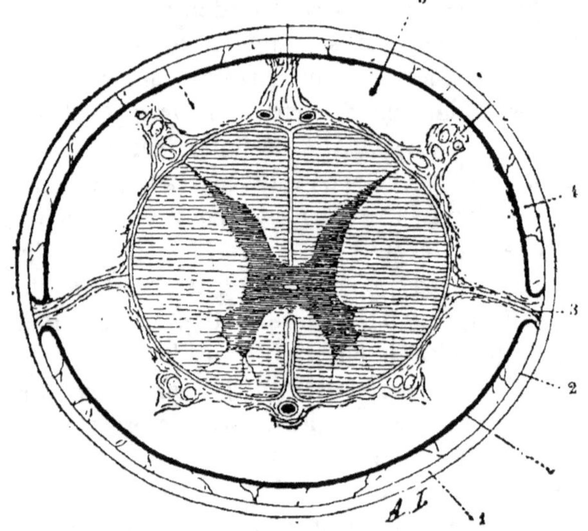

Fig. 180. — Rapports de la moelle épinière et des méninges.

1. Dure-mère ; 2. feuillets internes de l'arachnoïde ; 3. feuillets externes de cette séreuse ; 4. cavité arachnoïdienne ; 5. espace sous-arachnoïdien.

elles émettent des artérioles qui pénètrent dans la substance cérébrale, les unes courtes pour l'écorce, les autres longues pour les parties centrales.

Les veines correspondant aux artères viennent se jeter dans les nombreux *sinus* contenus dans un dédoublement de la dure-mère (voir à la page suivante).

E. Méninges. — Le cerveau n'est pas en contact immédiat avec la boîte crânienne, il est protégé par trois membranes superposées, les *méninges*, qui se prolongent dans le canal rachidien pour envelopper également la moelle ; de là la division en *méninges crâniennes* et *méninges rachidiennes*.

En allant de dehors en dedans la première enveloppe est la

dure-mère, puis se trouve une membrane séreuse, l'*arachnoïde*; enfin directement accolée au tissu nerveux, la *pie-mère* forme un voile d'une minceur extrême, qui pénètre dans le fond des sillons; elle est destinée à porter aux organes qu'elle recouvre tous les vaisseaux qui leur sont destinés, c'est la membrane nourricière du système nerveux central.

La dure-mère crânienne, accolée à la face interne du crâne dont elle forme le périoste interne, a pour but de protéger le cerveau et de soutenir les différentes masses de l'encéphale grâce aux

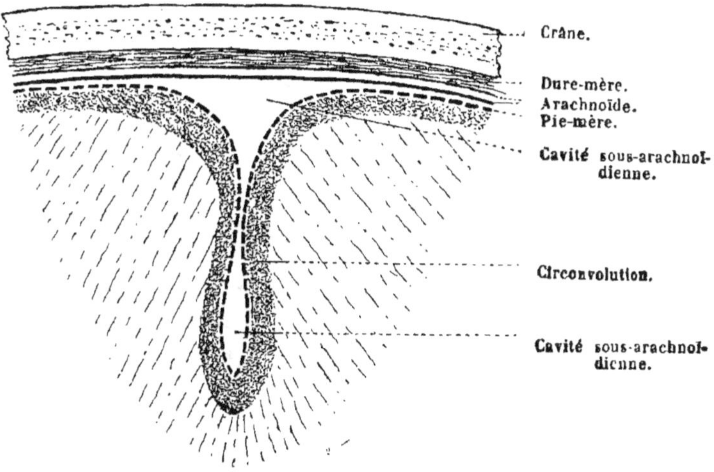

Fig. 181. — Disposition des méninges (Poirier).

expansions qu'elle envoie entre elles. Entre les deux hémisphères cérébraux descend une lame verticale et antéro-postérieure plus large en arrière qu'en avant, de là le nom de *grande faux du cerveau;* entre les deux hémisphères du cervelet une expansion plus petite que la précédente, mais de même forme et de même direction antéro-postérieure, forme la *petite faux du cervelet.* Pour séparer le cerveau du cervelet la dure-mère émet une lame transversale soulevée à sa partie médiane par la faux du cerveau, ce qui lui donne la forme d'une tente, c'est la *tente du cervelet.*

Au-dessus de la selle turcique existe également une expansion qui recouvre cette dernière, c'est la *tente de l'hypophyse,* perforée au centre pour laisser passer la tige du corps pituitaire.

La dure-mère crânienne renferme dans son épaisseur un certain nombre de très grosses veines ou *sinus de la dure-mère,* dont les uns sont impairs et occupent la ligne médiane, les autres pairs sont placés sur les parties latérales.

Les principaux sinus impairs sont : le *sinus longitudinal supérieur* situé dans le bord convexe ou supérieur de la faux du cerveau, il va de la crête frontale à la protubérance occipitale interne,

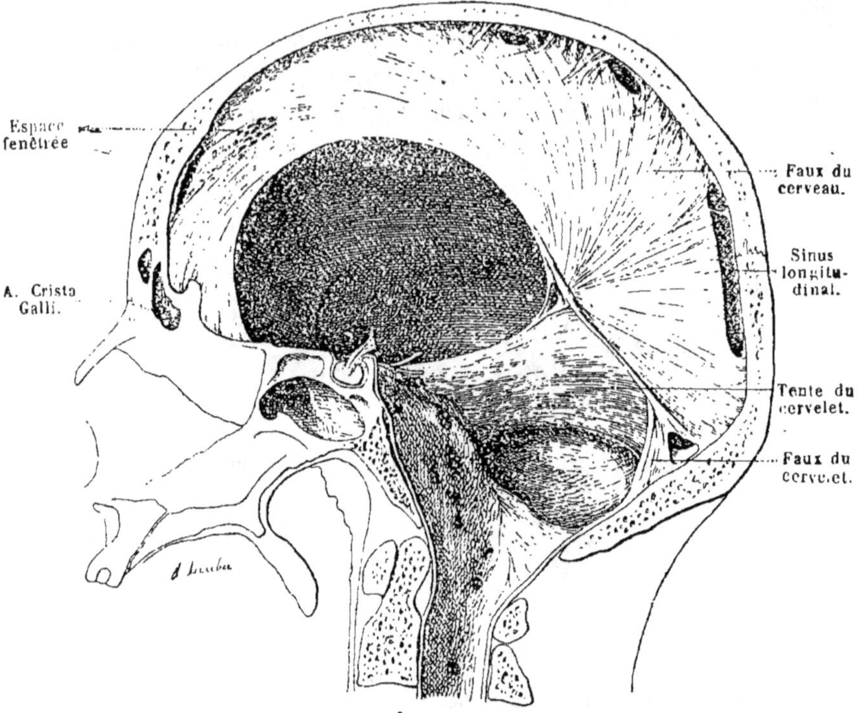

Fig. 182. — Dure-mère (Poirier).
Faux du cerveau, tente et faux du cervelet.

le *sinus droit*, qui aboutit au même point et occupe l'union de la faux du cerveau avec la tente du cervelet ; le *sinus longitudinal inférieur*, situé dans le bord concave de la faux du cerveau et aboutissant au sinus droit ; enfin le *sinus coronaire*, qui suit les limites de la selle turcique.

Les principaux sinus pairs sont représentés surtout par les *sinus latéraux*, dont le point de départ siège au niveau de la protubérance occipitale interne ; il est constitué par un renflement ou *pressoir d'Hérophile* dû à la réunion du sinus longitudinal supérieur et du sinus droit. Partant de ce point il se porte en dehors jusqu'à la base du rocher, puis il descend en dedans chercher le trou déchiré postérieur où il devient *veine jugulaire interne* en sortant de la cavité du crâne. Les autres sinus impairs sont les *sinus occipitaux postérieurs*, les *sinus caverneux* situés de chaque côté de la selle turcique, et les *sinus pétreux supérieurs et inférieurs*.

L'*arachnoïde*, membrane séreuse, est constituée par deux feuillets formant un sac sans ouverture. Entre celle-ci et la pie-mère accolée au cerveau ou à la moelle existe une nappe de liquide clair, transparent, *liquide céphalo-rachidien*, destiné à maintenir une pression égale autour du cerveau, c'est ce liquide exagéré en quantité qui produit l'hydrocéphalie étudiée plus loin.

§ II. — *Physiologie.*

La *moelle épinière* n'est pas seulement un gros nerf, comme le croyaient les anciens ; par sa substance blanche elle joue bien le rôle de conducteur, mais par sa substance grise elle est un centre nerveux, puisqu'elle est capable de transformer la sensibilité en mouvement (réflexe). Il en est de même du *bulbe* et de la *protubérance*, ce sont à la fois des *organes de conduction* et des *centres nerveux*. La substance blanche, qui entre dans une partie de leur constitution, est formée de fibres nerveuses destinées à mettre en relation le cerveau avec le bulbe ou avec la moelle, ou le bulbe avec le cervelet. La substance grise au contraire, uniquement formée de cellules nerveuses, constitue les noyaux gris, points d'origine des nerfs crâniens ou centres réflexes importants. C'est au niveau du bulbe en effet que sont localisés le *centre respiratoire* à la pointe du calamus scriptorius, le *centre cardiaque*, le *centre vaso-moteur*, qui détermine la dilatation ou la constriction des vaisseaux, certains *centres sécrétoires*, les *centres de la déglutition et de la phonation*, etc.

Le cerveau était considéré par les anciens comme le siège de l'âme, puis, à la fin du XVIIIe siècle, comme le siège des facultés intellectuelles. Gall pensait que chaque circonvolution importante manifestait sa présence à l'extérieur sous la forme d'une *bosse osseuse*, l'étude de celles-ci constituait la *phrénologie*. Grâce à des expériences pratiquées sur les animaux et à des observations prises chez l'homme et contrôlées à l'autopsie, il a été possible de déterminer les fonctions du cerveau telles que nous les connaissons à l'heure actuelle. La première découverte de ce genre date de 1861, époque à laquelle Broca a décrit le centre du langage articulé.

C'est au niveau de l'écorce cérébrale que sont situées les principales *localisations céré-brales* connues ; les unes sont *motrices*, les autres *sensi-tives*, elles constituent les centres psycho-moteurs et les centres psycho-sensoriels.

Les centres psycho-moteurs siègent dans la zone qui avoisine la scissure de Rolando ; de là partent des fibres nerveuses qui se portent de dehors en dedans, traversent la capsule interne,

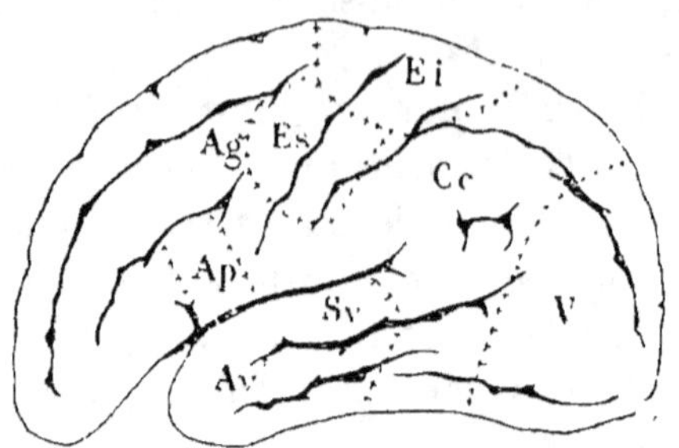

Fig. 183. — Localisations cérébrales.

Ei. Centre des mouvements de l'extrémité inférieure ; Es. centre des membres supérieurs ; Ap, Cc, Sv. centres de la parole ; V. centre visuel ; Av. centre auditif.

puis les pédoncules cérébraux, arrivent à la protubérance et au bulbe ; à la partie inférieure de cet organe elles changent de côté et descendent dans la moelle en suivant les cordons blancs antérieurs. Cet entre-croisement des fibres à la partie inférieure du bulbe explique qu'une lésion de l'hémisphère gauche soit suivie de troubles du côté droit du corps et réciproquement.

Les principaux centres moteurs (fig. 183) sont les suivants :

1° Le *centre du langage articulé* qui siège au niveau du pied de la 3e circonvolution frontale gauche ou circonvolution de Broca ; il est

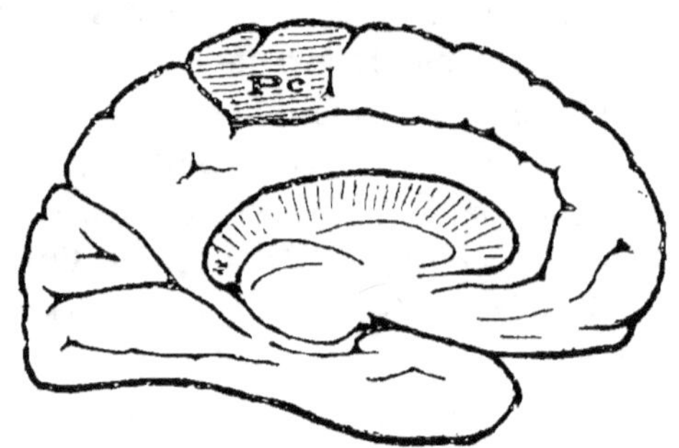

Fig. 184.

Cette figure représente le lobule paracentral Pc. sur la face interne de l'hémisphère, en arrière de la première circonvolution frontale, en avant du lobe carré, et au-dessus de la circonvolution du corps calleux.

encore appelé *centre de l'aphasie*, parce que sa destruction amène la perte du langage ou aphasie (Ap., fig. 183) ;

2° Les *centres des mouvements de la face* situés à la partie inférieure de la circonvolution frontale ascendante ;

3° Les *centres des mouvements du membre supérieur*, occupant la partie inférieure et moyenne des circonvolutions frontale et pariétale ascendante (Es, fig. 183);

4° Les *centres des mouvements du membre inférieur* (Ei, fig. 183) placés à la partie supérieure des circonvolutions précédentes.

Dans la 3ᵉ circonvolution temporale gauche il existe un centre qui permet de donner un sens aux mots entendus, *centre de la mémoire auditive des mots* (Av, fig. 183). Lorsqu'il est détruit, le malade entend les paroles qui sont prononcées devant lui, mais il est incapable d'y rattacher un sens, une idée, il est atteint de *surdité verbale*.

Dans la 2ᵉ circonvolution pariétale gauche siège le *sens de la mémoire visuelle des mots*, qui permet d'accorder aux mots écrits la signification qu'il est convenu de leur donner. Quand ce centre est lésé, le malade peut écrire, mais il est incapable de lire, il voit nettement les caractères reproduits sur le papier, mais il a oublié leur signification, c'est ce qu'on appelle la *cécité verbale*.

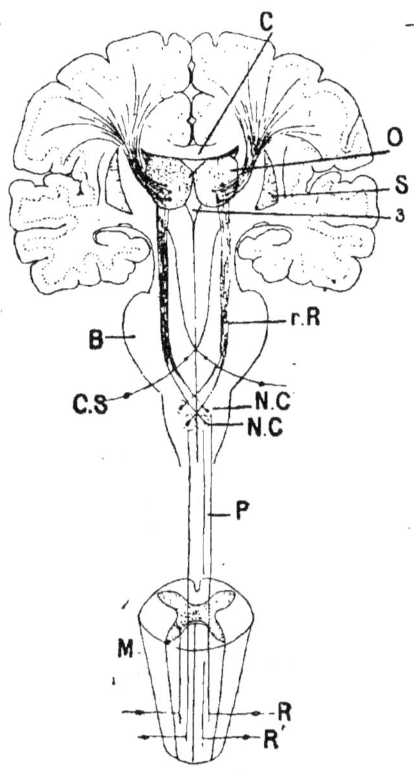

Fig. 185. — Schéma des voies centripètes dans l'axe cérébro-spinal (Poirier).

R.R. racines postérieures des nerfs rachidiens; P. cordons postérieurs de la moelle; NC. noyaux gris bulbaires de Goll et de Burdach; B. cerveau moyen avec le ruban de Reil r.R; O. couches optiques avec le troisième ventricule, 3; S. corps striés.

Quelquefois le malade, qui ne peut lire ni son écriture ni un livre, peut encore lire de la musique. Enfin, de même qu'il existe un centre des mouvements des sons articulés, il en existe un pour la *mémoire des mouvements de l'écriture*, ce centre siège au pied de la 2ᵉ circonvolution frontale. Sa lésion détermine une impossibilité de faire les mouvements nécessaires pour tracer les caractères dont la réunion constitue les mots, ce trouble porte le nom d'*agraphie*.

Le cerveau est encore un centre sensitif, il perçoit les impressions reçues à la surface du corps et il les interprète, tantôt il réagit aussitôt sous forme d'ordre donné à des muscles par l'intermédiaire des filets moteurs ou centrifuges, tantôt au contraire la sensation perçue par le cerveau est gardée dans l'écorce grise du cerveau. Elle s'y emmagasine et à un moment donné le cerveau pourra s'en servir; c'est ce qui constitue la *mémoire*.

L'*intelligence* serait localisée dans la partie antérieure des lobes frontaux, aussi a-t-on coutume de considérer comme un signe d'intelligence la possession d'un front haut et bien développé. D'ordinaire à une intelligence supérieure correspond non pas un cerveau volumineux, mais une écorce cérébrale dont les circonvolutions sont très nombreuses.

L'état de repos des fonctions de relation, caractérisé par l'arrêt total ou partiel des fonctions des centres cérébraux, constitue le *sommeil*. Pendant ce temps la circulation générale et locale est ralentie; ainsi s'explique en partie l'abaissement de température du corps pendant le sommeil. Les rêves, qui se produisent quelquefois, sont dus à l'entrée en action de divers centres nerveux.

Quant au *cervelet*, il est destiné à coordonner les mouvements du corps; sa destruction produit le défaut d'harmonie et d'ensemble, qualités nécessaires à l'exécution d'un acte donné. Tantôt le but n'est pas atteint, tantôt il est dépassé; on donne à l'état de trouble et de désordre des mouvements le nom d'*ataxie cérébelleuse*.

Le *corps pituitaire* est considéré comme une glande à sécrétion interne dont les fonctions sont encore peu connues. L'extrait du lobe postérieur agit cependant sur les contractions utérines dont il augmente l'intensité et la fréquence.

§ III. — *Pathologie du système nerveux central.*

A. — MOELLE ÉPINIÈRE

Myélites. — On donne ce nom à toute inflammation aiguë ou chronique de la moelle, elle est toujours de cause infectieuse, toxique ou toxi-infectieuse. L'infection puerpérale, la gastro-entérite des nourrissons, la diphtérie sont rangées parmi les nombreuses infections qui peuvent déterminer une *myélite aiguë*.

Les symptômes varient suivant le siège de la lésion, substance blanche ou substance grise, et suivant la hauteur à laquelle la moelle est lésée. Si elle est localisée à la partie inférieure, il y aura *paralysie*, c'est-à-dire *perte des mouvements dans les membres inférieurs* ou *paraplégie*. Comme les centres qui tiennent sous leur dépendance les sphincters de l'anus et de la vessie sont situés dans cette région, il y aura en même temps *incontinence* des matières fécales et de l'urine. Les troubles sensitifs, fourmillements, engourdissement, anesthésie, sont plus tardifs. Si la lésion ne siège que d'un seul côté de la moelle, il n'y aura qu'un membre paralysé, c'est-à-dire *monoplégie*.

Tout membre paralysé peut être ou mobilisé facilement, *paralysie flasque*, ou au contraire être raide, impossible à mouvoir, *paralysie avec contracture*.

Paralysie infantile. — Au point de vue anatomique la paralysie infantile est une myélite infectieuse limitée aux cornes antérieures de la moelle, c'est-à-dire aux centres trophiques de l'appareil locomoteur. Toute destruction des cellules des cornes antérieures est suivie de l'atrophie des muscles et des os qui reçoivent leurs nerfs du point lésé.

Cette affection débute, comme toutes les maladies infectieuses, par des frissons, de la fièvre, des vomissements, de la diarrhée, puis après quarante-huit heures en moyenne apparaît la *paralysie* qui frappe un ou plusieurs membres. Au bout de quelques jours la paralysie rétrocède en partie, elle ne reste localisée qu'à quelques muscles qui vont dégénérer; l'*atrophie* surviendra après un ou deux mois. C'est à cette cause qu'il faut rattacher plusieurs malformations acquises comme certains pieds bots, *certains membres raccourcis avec modifications dans la conformation du bassin*, car un des os iliaques a pu ne pas se developper autant que celui du côté opposé. L'arrêt complet de développement des deux membres inférieurs donne naissance au *cul-de-jatte*.

Maladie de Friedreich. — On donne ce nom à une maladie frappant les enfants, surtout ceux du sexe masculin, issus de parents névropathiques. Elle est caractérisée par une incoordination dans les mouvements des membres inférieurs d'abord, l'enfant marche en jetant les pieds en tous sens, dans la station debout il ne peut maintenir les pieds en place; plus tard les membres supérieurs se prennent à leur tour. Cette affection constitue une infirmité incurable.

Maladie de Little ou *tabes dorsal spasmodique.* — D'origine congénitale, elle est caractérisée par une sorte de rigidité des membres et du corps empêchant tout mouvement, si elle est grave; lorsque la marche est encore possible, l'enfant se dandine et traîne la pointe des pieds sur le sol. Cette affection s'accompagne quelquefois d'affaiblissement intellectuel, d'idiotie et d'attaques épileptiques.

Compression de la moelle. — Les symptômes déterminés par une compression brusque (luxation des vertèbres par exemple) ou lente (mal de Pott) varient selon la région comprimée. Si la partie antérieure de la moelle en est le siège, il y aura *paralysie* de tous les nerfs qui naissent au-dessous du point comprimé ; si au contraire la compression n'existe qu'au niveau de la partie postérieure, il y aura paralysie sensitive, c'est-à-dire perte de la sensibilité ou *anesthésie* de tous les nerfs situés au-dessous de la région comprimée.

Spina bifida. (Voir Pathologie de la colonne vertébrale.)

Tabes ou ataxie locomotrice. — Caractérisée au point de vue anatomique par la sclérose des cordons postérieurs de la moelle, cette affection se manifeste surtout par l'incoordination des mouvements. Le sujet qui en est atteint est incapable de mesurer la contraction de ses muscles ; en marchant il jette ses jambes en avant et il frappe le sol du talon ; il n'a plus la sensation du sol sur lequel il marche, il y a anesthésie plantaire ; il est incapable de se tenir sur une seule jambe ou de se tenir debout les yeux fermés. Il est en proie à des crises douloureuses souvent très aiguës.

A la période terminale, qui peut survenir après un temps plus ou moins long, il se cachectise et meurt.

B. — CERVEAU

Apoplexie. — L'apoplexie est caractérisée par l'abolition soudaine du mouvement, de la sensibilité et du sentiment avec intégrité relative de la circulation et de la respiration. Ce n'est pas une maladie, mais un symptôme qu'on peut rencontrer au cours d'un certain nombre d'affections cérébrales.

Ictus. — Chute d'une personne qui est inanimée.

Coma. — Assoupissement plus ou moins profond dans lequel tombe un malade dès qu'il cesse d'être excité. Les principaux comas sont ceux de l'éclampsie, de l'urémie, du diabète, de l'alcoolisme aigu ou ivresse, etc.

Hémorragie cérébrale. — On donne ce nom à tout épanchement de sang dans la substance cérébrale, il se produit à la suite de la rupture d'une artériole du cerveau. Le sang épanché détruit ou comprime les régions cérébrales avec lesquelles il est en rapport.

Le début est le plus souvent brusque, il y a apoplexie ; quelquefois l'hémorragie survient pendant le sommeil et à son réveil le malade constate qu'il ne peut plus remuer un membre ou toute une moitié du corps, dans ce dernier cas il y a *hémiplégie*. Cette paralysie unilatérale occupe le côté opposé à la lésion. Du siège et de l'étendue de celle-ci dépendent la marche et la terminaison, tantôt la mort est rapide, tantôt les mouvements reviendront petit à petit et le malade guérira, ne conservant qu'une faiblesse de certains mouvements ; tantôt la paralysie est durable, les muscles se contracturent, le séjour au lit et les troubles trophiques amènent des eschares, et le malade est emporté après un temps plus ou moins long par des complications.

Ramollissement cérébral. — On distingue le ramollissement aigu et le ramollissement lent. Le premier est dû à une embolie partie du cœur gauche et arrêtée dans le cerveau ; cet embolus met obstacle à la circulation, le territoire vascularisé par le vaisseau oblitéré ne reçoit plus de sang, il y a sphacèle de la matière cérébrale qui se transforme en une véritable bouillie.

Le ramollissement lent est déterminé par la thrombose d'une artère cérébrale provoquant un arrêt circulatoire.

Les symptômes varient avec le siège de la lésion ; ceux qu'on rencontre le plus souvent sont l'hémiplégie et l'aphasie. Chez les personnes jeunes on doit toujours penser, en présence de ces symptômes, à la syphilis, cause de thrombose, et à une affection cardiaque, cause d'embolie.

Encéphalite aiguë. — On désigne sous ce nom une suppuration du cerveau, le plus souvent limitée sous forme d'abcès.

Encéphalite épidémique. — Maladie infectieuse, elle est due à la localisation sur les noyaux gris centraux d'un virus filtrant encore inconnu. Cette affection est très polymorphe dans ses manifestations. La forme oculo-léthargique la plus fréquente se traduit par trois ordres de signes : troubles oculaires, somnolence plus ou moins marquée, température variable. La guérison peut s'observer, mais souvent des troubles persistent, psychoses, maladie de Parkinson. Cette affection est d'autant plus grave que l'on ne possède contre elle aucune thérapeutique spécifique.

Encéphalite chronique. — Quelquefois congénitales, ces lésions inflammatoires chroniques ont été rattachées à une maladie de la mère pendant la grossesse, à l'asphyxie de l'enfant pendant l'accouchement ou à la syphilis héréditaire. Elle doit être incriminée dans certaines convulsions survenant au cours de la première année, elle est la cause la plus fréquente de l'arrêt de développement intellectuel aboutissant à l'idiotie.

Paralysie générale. — Elle se caractérise par une déchéance intellectuelle progressive, changement de caractère, tristesse, hypocondrie, délire ambitieux, puis par l'apparition de troubles moteurs variés, tremblement, embarras de la parole, paralysie. La mort en est la terminaison fatale.

Tumeurs cérébrales. — Tout néoplasme se développant dans la cavité cranienne aux dépens des os, des méninges, des vaisseaux ou de la substance nerveuse elle-même, constitue une tumeur cérébrale. Les plus fréquentes sont les gros tubercules et les gommes syphilitiques. Les troubles qu'elles provoquent sont indépendants de leur nature, ils sont en rapport avec la zone cérébrale détruite ou comprimée par la tumeur. Les principaux symptômes sont la céphalalgie, les convulsions, les paralysies, les vomissements, les modifications du pouls, etc.

C. — MÉNINGES

Méningite. — L'inflammation des enveloppes du cerveau constitue la *méningite*; on distingue les méningites aiguës et les méningites chroniques. Les *méningites aiguës* ou phlegmasies non tuberculeuses des méninges, surtout de l'arachnoïde et de la pie-mère, sont presque toujours infectieuses et secondaires soit à une infection générale, *fièvre puerpérale*, endocardite, fièvre typhoïde, etc., soit à une suppuration de voisinage, otite suppurée, érysipèle du cuir chevelu, etc. Elles sont caractérisées par des maux de tête, des vomissements, de la constipation, une fièvre élevée; chez les enfants les convulsions marquent quelquefois le début de l'affection. Puis surviennent du délire, des contractures musculaires, de l'anesthésie et des paralysies. Le pouls devient irrégulier, le coma apparaît et précède la mort.

La *méningite tuberculeuse*, fréquente surtout de deux à sept ans, est due à la localisation sur les méninges du bacille de Koch qui y produit des granulations grosses comme des grains de millet.

L'enfant est brusquement pris de douleurs violentes dans la tête, sa gaîté disparaît il cherche le calme, fuit la lumière et le bruit, sa température s'élève, son pouls devient plus fréquent et irrégulier. Bientôt il ne veut plus quitter son lit, il vomit sans avoir eu de nausées, il pousse des cris plaintifs, il est couché sur le côté, replié sur lui-même en chien de fusil, la constipation est opiniâtre, le ventre est creusé en bateau. Surviennent ensuite des contractures, des convulsions, puis des paralysies multiples. Après une durée de trois semaines environ, il est emporté par des troubles asphyxiques succédant à une agonie souvent longue et pénible.

Méningite cérébro-spinale. — Méningite aiguë, elle est due à la localisation sur les méninges du méningocoque de Weichselbaun. Elle se traduit par un début brusque, avec fièvre, céphalée, vomissements, constipation. Puis rapidement apparaissent les contractures avec raideur de la nuque, signe de Kernig, etc. Le diagnostic est facilité par la ponction lombaire, le liquide est louche, parfois purulent. Sauf dans les formes graves, la guérison est obtenue grâce au traitement spécifique.

Hémorragies méningées. — On appelle hémorragie méningée tout épanchement de sang intra-cranien n'ayant pas pour origine la substance cérébrale. Il peut se produire entre la dure-mère et la paroi osseuse du crâne, dans l'épaisseur de la dure-mère, entre la substance cérébrale et l'arachnoïde. Chez les *nouveau-nés*, un accouchement laborieux à travers un bassin rétréci ou une intervention, comme l'application de forceps, peut créer une fêlure de la table interne du crâne ou même une fracture complète. Les vaisseaux méningés ouverts permettent l'écoulement du sang, qui s'accumule entre la dure-mère, qu'il décolle, et la paroi cranienne; c'est l'*hémorragie extra-dure-mérienne*, véritable *céphalématome interne* pouvant coexister avec un *céphalématome externe ou vrai*. Dans d'autres cas, on rencontre chez le *nouveau-né* une *hémorragie sous-arachnoïdienne primitive* à la suite d'un accouchement laborieux. L'enfant est mort-né ou en état de mort apparente; rappelé à la vie, il meurt après quelques heures ou quelques jours en présentant assez souvent des convulsions, des vomissements, de la dyspnée. Chez l'adulte, les hémorragies méningées ont des symptômes qui varient avec le siège de l'hémorragie.

Hydrocéphalie. — Hydropisie de la cavité cranienne, c'est une accumulation anormale de liquide céphalo-rachidien soit entre le cerveau et l'arachnoïde (hydrocéphalie externe), soit dans les ventricules du cerveau (hydrocéphalie interne). *Congénitale*, elle reconnaît pour cause une hérédité *syphilitique*, tuberculeuse, alcoolique, névropathique; *acquise*, elle est souvent due chez les enfants en bas âge aux infections gastro-intestinales et à la syphilis héréditaire. L'accumulation de liquide élève la pression

intra-cranienne et repousse en dehors les os du crâne; aussi les
sutures et les fontanelles prennent-elles des proportions considérables (fig. 56), les rebords osseux sont crénelés, les os sont
amincis, la matière cérébrale est aplatie et en partie détruite.
L'aspect de la tête fœtale est caractéristique, la face paraît écrasée
par le développement excessif du crâne; lorsque l'enfant naît
vivant, cas possible si l'hydrocéphalie est peu considérable, on
voit souvent survenir des convulsions, des contractures. La guérison est rare et l'enfant meurt plus ou moins rapidement.

Encéphalocèle. — On désigne sous le nom d'*encéphalocèle*,
d'*exencéphale*, de *céphalocèle*, de
spina bifida cranien, une tumeur
formée par une portion plus ou moins
considérable de l'encéphale et des
méninges sortis du crâne par une
ouverture anormale des parois. Elle
peut être *congénitale* ou acquise, la
première due surtout à une malformation, siège soit à la région occipitale
(fig. 186), soit à la région frontale,
rarement sur les parties latérales du

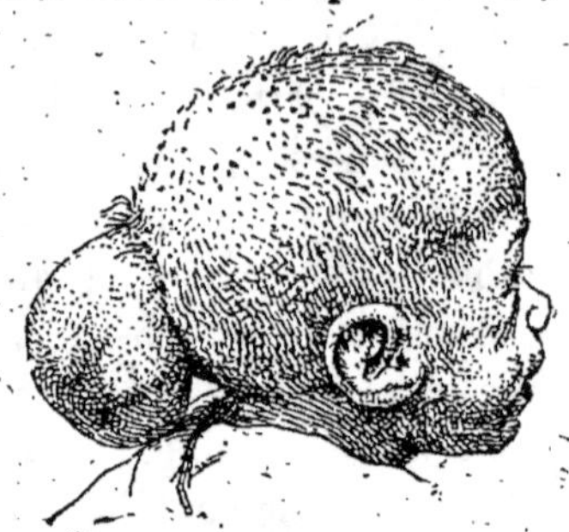

Fig. 186. — Encéphalocèle
(Kirmisson).

crâne. Tantôt cette tumeur ne renferme que les méninges, *ménin-
gocèle*, tantôt elle contient les méninges et de la substance cérébrale,
méningo-encéphalocèle; elle s'accompagne quelquefois d'hydrocéphalie, *hydrencéphalocèle*. Par la palpation elle est parfois
réductible, et la compression s'accompagne souvent de mouvements
convulsifs. Elle se tend au moment des efforts, des cris; son volume
varie depuis celui d'un pois jusqu'à celui d'une tête d'enfant et au
delà, aussi peut-elle devenir une cause de dystocie sérieuse.

D. — NÉVROSES

On désigne sous le nom de névroses des états morbides survenant sans qu'il soit possible de constater une lésion organique
appréciable par nos moyens d'examen anatomique.

Épilepsie. — Plus fréquente dans le sexe féminin *l'épilepsie*
ou *mal comitial* se présente sous deux formes, l'une caractérisée
par des crises convulsives, le *haut mal*; l'autre, le *petit mal*,
constituée par du vertige ou des absences.

La crise épileptique a quelques points de ressemblance avec

l'éclampsie, elle s'en distingue par un avertissement, qui se manifeste de différentes façons et qui constitue l'*aura*, puis le malade pousse un cri rauque et tombe sans connaissance n'ayant pas eu le temps de se protéger dans sa chute. Il est raide (phase tonique), cyanosé, la langue serrée entre les dents, puis il s'agite, les membres et la face sont animés de mouvements rythmés (phase clonique), une écume sanguinolente sort de la bouche, les yeux roulent dans les orbites, les doigts sont fléchis sur le pouce en pronation dans la main. Aux convulsions fait suite un sommeil profond avec ronflement bruyant (phase stertoreuse). Après un temps variable, dix, vingt minutes et même plus, le malade sort de son coma hébété, ignorant tout ce qui s'est passé. Les crises se répètent à des intervalles variant de quelques jours à quelques semaines et à quelques mois. Au point de vue mental les épileptiques sont des déséquilibrés et par conséquent des irresponsables. La grossesse a une action différente suivant les sujets, tantôt elle augmente les crises, tantôt elle les espace et même les fait disparaître pendant toute sa durée. Si une crise survient au moment du travail, elle sera quelquefois difficile à distinguer de l'éclampsie, les commémoratifs seuls permettent de faire le diagnostic.

Épilepsie jacksonienne. — Cette variété n'est pas une névrose véritable, car elle a une cause, qui est souvent une tumeur comprimant et irritant le cerveau. Elle est caractérisée par des convulsions circonscrites à un ou plusieurs membres ou à un groupe de muscles, avec persistance absolue ou relative de la conscience.

Hystérie. — L'hystérie est une névrose à manifestations très variées. On distingue la petite hystérie et la grande hystérie.

La *petite hystérie* est caractérisée par des *stigmates*, zones d'anesthésie ou d'hyperesthésie, disparition du réflexe pharyngien, diminution du champ visuel, points douloureux surtout localisés dans les régions ovariennes et mammaires. La *grande hystérie* se manifeste par des troubles psychiques et par des crises. Il y a perte de connaissance, chute, convulsions toniques, puis cloniques, ensuite apparaissent de grands mouvements, véritable phase de contorsions, et des attitudes passionnelles, des hallucinations effrayantes. C'est également dans la grande hystérie que se produisent des accidents très variés : léthargie, paralysies, atrophies musculaires, contractures, névralgies, aphonie, aphasie, mutisme, etc. Toutes les maladies organiques **ou** fonctionnelles peuvent être simulées par les hystériques.

Chorée ou danse de Saint-Guy. — Surtout commune chez les filles entre six et quinze ans, cette affection, déjà étudiée est caractérisée par des mouvements désordonnés du visage ou des membres. Elle se produit quelquefois sous l'influence de la grossesse (chorée gravidique) dès les premiers mois, et on la rencontre surtout chez les primipares. Elle interrompt souvent la gestation ou amène la mort du fœtus *in utero*. Si les enfants naissent vivants, ils meurent fréquemment peu de jours après, ou, s'ils vivent, ils restent faibles et chétifs. L'influence de l'accouchement est très variable, quelquefois cependant ce dernier amène la fin de la maladie. Une variété spéciale de chorée ne se manifeste que pendant la lactation et nécessite son abandon, c'est la chorée des nourrices.

Tétanie. — Chez les jeunes enfants, chez les femmes enceintes ou chez les nourrices, on peut rencontrer une affection caractérisée par des spasmes, de la raideur, de la contracture douloureuse ressemblant à une crampe, c'est la tétanie. Cette contracture peut durer plusieurs heures sous forme *d'accès*; ceux-ci se reproduisent le même jour ou les jours suivants, ils constituent *l'attaque*. Les membres supérieurs sont plus souvent atteints que les inférieurs; dans les formes graves, les muscles de la respiration peuvent être également contracturés en donnant naissance à des accès dyspnéiques qui mettent la vie en danger.

Psychoses et folie puerpérale. — Sous l'influence de la grossesse le système nerveux est très irritable et des troubles mentaux peuvent apparaître. La cause la plus importante est l'*hérédité*; il n'est pas nécessaire qu'il y eût des aliénés dans les ascendants, il suffit qu'il y ait de la névropathie, hystérie, épilepsie et même neurasthénie. Les troubles mentaux éclatent quelquefois au cours du travail ou dans les suites de couches; chez certaines femmes ils affectent la forme maniaque, chez d'autres la forme mélancolique; il y en a qui ont des idées de persécution ou des idées délirantes. Ces troubles peuvent disparaître avec la grossesse ou, au contraire, ils continuent après l'accouchement et sont même augmentés : ils nécessitent alors l'internement.

Parfois les psychoses ne surviennent qu'au cours de l'allaitement et exigent son interruption. Il ne faut pas confondre ces troubles mentaux avec ceux qui surviennent après l'accouchement chez des femmes ayant des suites de couches pathologiques. Il s'agit dans ce cas de troubles nerveux d'origine infectieuse, ils disparaissent avec le traitement de la cause.

CHAPITRE III

SYSTÈME NERVEUX PÉRIPHÉRIQUE

Les nerfs qui naissent du système nerveux central sont divisés en deux grandes catégories : les nerfs crâniens et les nerfs rachidiens.

§ I. — *Anatomie.*

A. — NERFS CRANIENS

Les nerfs crâniens sont les uns *moteurs*, les autres *sensitifs*; parmi ceux-ci quelques-uns destinés aux organes des sens sont appelés nerfs *sensoriels*, enfin il en existe qui sont à la fois moteurs et sensitifs, ils constituent les nerfs *mixtes*. Les nerfs crâniens sont comptés d'avant en arrière et désignés suivant le rang qu'ils occupent, ils sont au nombre de *douze paires* qui ont leur origine apparente à la base du cerveau (fig. 174 et 176).

Première paire. — C'est le nerf *olfactif, sensoriel,* il est destiné à recueillir les sensations olfactives. Ses fibres d'origine sortent de la partie antérieure de l'espace perforé antérieur, se réunissent, se portent en avant et se renflent pour constituer le *bulbe olfactif,* placé sous la partie antérieure et inférieure du lobe frontal et couché sur la gouttière olfactive de l'ethmoïde. De ce bulbe naissent un grand nombre de filets, qui traversent les orifices de la lame criblée de l'ethmoïde et pénètrent dans les fosses nasales. Ils vont se terminer dans la partie supérieure de la muqueuse pituitaire, siège unique de l'odorat.

Deuxième paire. — Le *nerf optique* également *sensoriel* naît à la base du cerveau en dehors des pédoncules cérébraux, il se porte obliquement en avant et en dedans, s'anastomose avec celui du côté opposé en lui donnant une partie de ses filets. Cet entre-croisement apparent constitue le *chiasma* des nerfs optiques qui sont couchés sur la partie antérieure et supérieure du corps du sphénoïde. Des angles antérieurs du chiasma partent deux cordons arrondis, les *nerfs optiques* proprement dits qui se portent en avant et en dehors vers les trous optiques; ils les traversent accompagnés de l'artère ophtalmique, pénètrent dans l'orbite et se dirigent vers le pôle postérieur du globe de l'œil; ils perforent la sclérotique et s'épanouissent au niveau de la rétine pour recueillir les impressions lumineuses.

Troisième paire. — Le nerf *moteur oculaire commun* sort du cerveau entre les deux pédoncules cérébraux, directement en avant du bord antérieur de la protubérance. Il se dirige en avant, traverse la paroi du sinus caverneux et pénètre dans l'orbite par la fente sphénoïdale. Dans la cavité orbitaire il se divise en un certain nombre de branches destinées à tous les muscles moteurs de l'œil, moins le droit externe et le grand oblique. Ce nerf innerve aussi certains muscles internes de l'œil, le muscle ciliaire et les muscles de l'iris; c'est le nerf de l'*accommodation*.

Quatrième paire. — Le *nerf pathétique, moteur*, est destiné à innerver le muscle grand oblique de l'œil. Né de la partie antérieure de la protubérance, il gagne la paroi externe du sinus caverneux, pénètre dans l'orbite par la fente sphénoïdale et va gagner le muscle auquel il est destiné.

Cinquième paire. — Elle est constituée par un gros nerf, le *trijumeau*, qui appartient à la classe des nerfs *mixtes*. Sorti de la partie latérale de la protubérance, il se dirige en haut, en dehors et en avant pour gagner la partie supérieure du rocher à la pointe duquel il se renfle en un gros ganglion, *ganglion de Gasser*; celui-ci s'imprime sur le sommet du rocher et y laisse une dépression très apparente. Ce ganglion, en forme de croissant à concavité antérieure, donne naissance à trois branches :

1° Le *nerf ophtalmique*, qui sort du crâne par la fente sphénoïdale et qui se divise dans l'orbite en trois nerfs, le *frontal*, le *lacrymal* et le *nasal*;

2° Le *nerf maxillaire supérieur*, qui s'échappe du crâne par le trou grand rond.

3° Le *nerf maxillaire inférieur*, qui sort de la cavité crânienne par le trou ovale.

Tous ces nerfs donnent un grand nombre de filets chargés de recueillir les impressions sensitives de la face tout entière, de plus le nerf maxillaire inférieur envoie des filets moteurs aux muscles masticateurs.

Sixième paire. — Le nerf *moteur oculaire externe* a son origine apparente dans le sillon, qui sépare le bulbe de la protubérance, et près de la ligne médiane. Il pénètre dans le sinus caverneux, il se porte en avant et passe dans l'orbite à travers la fente sphénoïdale; il va innerver le muscle droit externe de l'œil.

Septième paire. — Elle est représentée par un nerf *moteur*, le *facial.* Né dans la fossette sus-olivaire du bulbe, il se porte en haut, en avant, et en dehors pour gagner le conduit auditif interne, traverse le rocher dans l'aqueduc de Fallope et sort à la base du crâne par le trou stylo-mastoïdien. Arrivé dans la glande parotide, il se divise en de nombreux filets destinés aux muscles de la face.

Huitième paire. — Le nerf *acoustique*, nerf *sensoriel*, naît au-dessous de l'origine apparente du facial dont il est séparé par un petit nerf, le *nerf intermédiaire de Wrisberg.* Il pénètre avec le facial dans le conduit auditif interne et, après un court trajet, il abandonne ce dernier et se divise en quatre variétés de filets, ceux-ci perforent la paroi interne de l'oreille interne dans laquelle ils se terminent.

Neuvième paire. — Le nerf *glosso-pharyngien*, nerf *mixte*, émane de la partie latérale du bulbe, il remonte chercher le trou déchiré postérieur par où il s'échappe du crâne et il se rend dans la muqueuse du pharynx et dans la langue, dont il innerve le tiers postérieur.

Dixième paire. — Elle est représentée par un nerf *mixte*, le plus considérable et le plus important de l'organisme, le *pneumogastrique* ou nerf *vague*, encore appelé nerf *trisplanchnique.* Sortant du sillon latéral du bulbe, il se dirige vers le trou déchiré postérieur pour sortir de la cavité crânienne. Il descend dans le cou accompagnant l'artère carotide interne et la veine jugulaire interne avec lesquelles il constitue le paquet vasculo-nerveux du cou, celui-ci est entouré d'une gaine aponévrotique spéciale. Dans le thorax le nerf s'accole à l'œsophage, le gauche placé sur la face antérieure, le droit sur la face postérieure de ce conduit. Il pénètre avec cet organe dans l'abdomen en traversant le diaphragme et il vient s'épanouir sur les faces correspondantes de l'estomac en un certain nombre de filets, dont les uns se terminent dans les parois de l'estomac; les autres vont constituer avec des branches du grand sympathique le *plexus solaire.*

Dans son long parcours, il donne des branches au larynx, au pharynx, à la plèvre, au *poumon* en formant une partie du *plexus pulmonaire*, au péricarde, au *cœur* en entrant dans la constitution du *plexus cardiaque*, à l'œsophage et au foie.

Onzième paire. — Le nerf *spinal, moteur*, prend ses origines apparentes à la fois dans le bulbe et dans la moelle épinière. Il remonte dans la cavité du crâne pour la quitter par le trou déchiré postérieur. Dès sa sortie il se divise en deux branches, dont l'une se porte en arrière dans le sterno-cléido-mastoïdien et le trapèze, et dont l'autre paraît venir se confondre avec le pneumo-gastrique, il suit ce nerf pendant un court trajet et s'en détache pour aller innerver le larynx. C'est le nerf qui préside à l'émission des sons.

Douzième paire. — Nerf *moteur*, le *grand hypoglosse* naît du bulbe, sort du crâne par le trou condylien antérieur et va se terminer dans les muscles de la langue, qu'il est chargé d'innerver.

B. — NERFS RACHIDIENS

Les racines rachidiennes, nées des différents étages de la moelle épininière, sont au nombre de trente et une paires, dont huit paires cervicales, douze dorsales, cinq lombaires et six sacrées.

Les racines antérieures et postérieures de la moelle vont à la

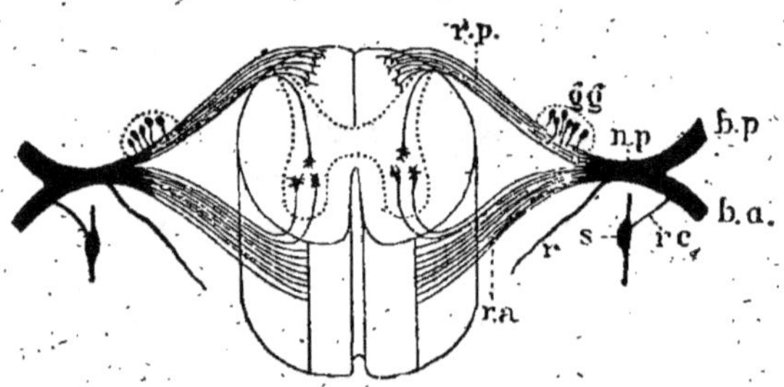

Fig. 187. — Schéma montrant les origines réelles et apparentes d'un nerf spinal. *gg.* ganglion spinal; *np.* nerf mixte; *s.* ganglion du sympathique; *ra.* racine antérieure; *rp.* racine postérieure; *rc.* rameau nerveux allant du nerf périphérique au ganglion sympathique (Launois).

rencontre l'une de l'autre en convergeant vers le trou de conjugaison du canal rachidien, elles se réunissent et constituent le *nerf rachidien* proprement dit (fig. 187 et 167).

Les nerfs rachidiens, entourés d'une gaine de névrilème, sont des nerfs *mixtes*, puisqu'ils sont formés de fibres *motrices* centrifuges et de fibres *sensitives* centripètes. Le tronc du nerf rachidien est très court : dès sa sortie du trou de conjugaison il se divise en deux branches, l'une *postérieure*, l'autre *antérieure*. La première, plus petite que la seconde, est destinée à innerver les muscles et la peau des régions postérieures de la tête, de la nuque, du tronc, des lombes et de la région sacrée. Les branches antérieures sont plus importantes, puisqu'elles innervent la plus grande partie du corps; le plus souvent. au lieu de se rendre directement aux régions auxquelles elles sont destinées, elles se groupent, s'envoient des anastomoses et forment des *plexus* d'où partiront les nerfs véritables.

Il y a quatre grands plexus dans l'économie : le plexus cervical, le plexus brachial, le plexus lombaire et le plexus sacré.

Plexus cervical. — Ce plexus est formé par les branches antérieures des quatre premiers nerfs cervicaux. On distingue un *plexus cervical superficiel* et un *plexus cervical profond*. Le premier est surtout destiné à la peau des parties environnantes, ses nerfs sont donc pour la plupart *sensitifs*; le second est surtout moteur. Parmi les nombreuses branches qu'il fournit à tous les muscles de la région du cou, il en existe une très importante, qui est formée par la troisième, la quatrième et la cinquième paires cervicales, et qui porte le nom de *nerf phrénique*. Celui-ci descend vers le thorax, dans lequel il pénètre, il se place entre la face interne de la plèvre et le péricarde et il se termine sur la convexité du diaphragme, dont il est le nerf moteur. Sa paralysie entraîne une mort rapide, car le diaphragme est le principal muscle de la respiration.

Plexus brachial. — Le plexus brachial est constitué par les anastomoses des branches antérieures des *quatre derniers nerfs cervicaux* et du *premier nerf dorsal*. C'est de ce plexus que naissent les nerfs du membre supérieur. Parmi ceux-ci il faut distinguer les branches *collatérales* et les branches *terminales*. Les premières sont destinées aux muscles de l'épaule, les secondes se rendent au bras, à l'avant-bras et à la main. Nous passerons en revue ces dernières seulement. 1° Le nerf *brachial cutané interne* est un nerf sensitif destiné à la peau de la partie interne et antérieure du bras. 2° Le nerf *musculo-cutané* fait pendant au précédent à la partie externe du bras. 3° Le nerf *circonflexe* ou *axillaire* passe en arrière de l'humérus pour se rendre au deltoïde, muscle de l'épaule. 4° Le nerf *médian* est le plus gros et le plus long des nerfs du bras; à son origine ses deux racines entourent l'artère axillaire, puis elles se réunissent en un seul tronc qui accompagne l'artère humérale jusqu'au niveau du pli du coude. Il croise ce dernier et vient à l'avant-bras se placer sur la ligne médiane, couché sur la membrane interosseuse. Passant sous le ligament antérieur du poignet, il aborde la paume de la main où il se divise pour envoyer des rameaux au pouce, à l'index, au médius et à la partie externe de l'annulaire. Dans son trajet il fournit des branches à un grand nombre de muscles.

5° Le nerf *cubital* naît dans le creux de l'aisselle, il descend dans la loge postérieure du bras, passe entre l'épitrochlée et l'olécrâne pour arriver à l'avant-bras; au niveau de la partie inférieure du cubitus il se divise en deux branches terminales. La *branche antérieure*, palmaire, innerve les muscles de l'éminence hypothénar, les interosseux et les lombricaux, et elle donne la sensibilité à la partie interne de la paume de la main, à la face palmaire du petit doigt et à la moitié interne de l'annulaire. La *branche postérieure*, destinée au dos de la main, innerve la partie interne de la face dorsale et le petit doigt, l'annulaire et la moitié interne du médius.

6° Le nerf *radial* prend naissance dans le creux de l'aisselle et se dirige vers le bord externe du bras en passant en arrière de l'humérus (gouttière du nerf radial); arrivé à la partie antéro-externe du coude, il se divise en deux branches, l'une superficielle cutanée, l'autre profonde musculaire. La première descend le long de l'avant-bras et contourne l'épiphyse styloïde du radius pour se porter au dos de la main, dont il innerve la moitié externe.

Nerfs intercostaux. — Les branches antérieures des paires dorsales ne forment pas de plexus, elles se portent dans les espaces intercostaux, qu'elles suivent jusqu'à leur partie antérieure. Les nerfs intercostaux, au nombre de douze paires, donnent dans leur trajet deux branches qui perforent les muscles intercostaux externes pour se distribuer à la peau; l'une sort au niveau de la partie latérale du thorax, nerf *perforant* latéral, l'autre émerge à la partie antérieure, nerf *perforant antérieur*. Les points d'émergence de ces nerfs sont particulièrement douloureux dans la névralgie intercostale.

Plexus lombaire. — Le plexus lombaire est constitué par les anastomoses des branches antérieures des *quatre premiers nerfs lombaires*, il est logé au milieu des fibres du muscle psoas-iliaque.

Il donne naissance à quatre branches collatérales et à trois branches terminales.

Les branches collatérales sont : 1° le nerf *grand abdomino-génital* qui part de la face postérieure du plexus et se place dans l'épaisseur de la paroi abdominale antérieure qu'il suit jusqu'au niveau du canal inguinal, il se termine dans la région du pubis et dans les grandes lèvres ;

2° le nerf *petit abdomino-génital*, qui suit le même trajet que le précédent au-dessous duquel il est placé ; il a des terminaisons à peu près identiques :

3° Le nerf *fémoro-cutané*, qui est destiné à la peau de la partie externe de la cuisse ;

4° Le nerf *génito-crural*, qui contourne la paroi antéro-latérale de l'abdomen, il pénètre dans le canal inguinal et il se termine en s'épanouissant dans les grandes lèvres.

Les branches *terminales* sont :

1° Le nerf *lombo-sacré*, qui va se réunir au plexus sacré ;

2° Le nerf *obturateur*, qui sort du bassin par le canal du trou obturateur et qui se divise pour innerver les muscles internes de la cuisse et en particulier les adducteurs ;

3° Le nerf *crural*, qui, placé dans l'épaisseur du muscle psoas iliaque, sort avec lui du bassin en passant sous l'arcade crurale. Au-dessous de cette bandelette fibreuse il est en dehors des vaisseaux et il se divise en deux branches superficielles et deux branches profondes. Les deux branches *superficielles* sont le *musculo-cutané externe* et le *musculo-cutané interne*. Les deux branches *profondes* sont l'une externe, le rameau *musculaire* destiné au muscle quadriceps fémoral, l'autre interne, le *saphène interne*, qui se place dans la gaine des vaisseaux et descend avec eux jusqu'à la partie inférieure de la cuisse ; à ce niveau il perfore l'aponévrose, descend jusqu'à la malléole interne et se termine au niveau du gros orteil.

Plexus sacré. — Le plexus sacré est formé par les branches antérieures des *trois premiers nerfs sacrés* auxquelles se joignent en haut le nerf *lombo-sacré* et en bas une *divison du quatrième nerf sacré*. Ces branches convergent toutes vers un point situé au niveau de la grande échancrure sciatique, elles forment ainsi un triangle à base interne et à sommet externe. Les branches collatérales sont au nombre de dix, parmi celles-ci une nous intéresse particulièrement, c'est le nerf *honteux interne* qui chemine dans le périnée en innervant les muscles qui le composent, et qui se termine en formant le nerf *clitoridien*.

La seule branche terminale forme le *nerf grand sciatique*, le plus long et le plus volumineux des nerfs du corps. Il est destiné aux muscles de la partie postérieure de la cuisse, de la jambe et du pied.

Sorti du bassin par la grande échancrure sciatique, il descend à la partie postérieure de la cuisse sur la ligne médiane (fig. 188) jusqu'au niveau du creux poplité, à ce niveau il se divise en deux branches : le nerf *sciatique poplité externe* et le nerf *sciatique poplité interne*. Le premier est destiné à innerver la partie antérieure de la

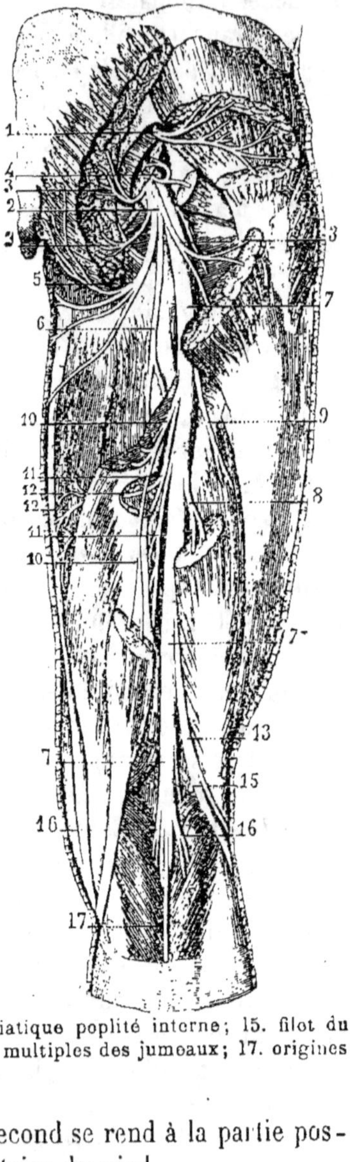

Fig. 188. — Nerf grand sciatique.

1. nerf fessier supérieur; 2. nerf fessier inférieur ou petit sciatique; 3. 3. 3. rameaux qu'il fournit au grand fessier; 4. rameau du pyramidal; 5. branche génitale du petit sciatique; 6. branche fémoro-poplitée du même nerf; 7. 7. tronc du grand sciatique; 8. rameau qu'il donne à la longue portion du biceps fémoral; 9. rameau destiné à la courte portion du même muscle; 10. 10. rameau du demi-tendineux dont la portion moyenne a été enlevée pour laisser voir le demi-membraneux et le rameau nerveux qu'il reçoit; 11. 11. rameau destiné à ce muscle; 12. 12. autre rameau qui va se distribuer au grand adducteur; 13. nerf sciatique poplité externe; 14. nerf sciatique poplité interne; 15. filet du plantaire grêle; 16. 16. Nerfs volumineux et multiples des jumeaux; 17. origines du saphène externe.

jambe et la face dorsale du pied, le second se rend à la partie postérieure de la jambe et à la face plantaire du pied.

§ II. — *Physiologie*.

Les nerfs *moteurs* transmettent aux organes la volonté émanée du cerveau ou de la moelle, ils ont pour but de porter aux muscles un certain afflux d'où doit résulter la contraction. Leur dégénérescence ou leur section détermine la *paralysie* des muscles auxquels ils se rendent. Les nerfs *sensitifs* recueillent à la périphérie les sensations qu'ils transmettent à la moelle et au cerveau où elles seront élaborées et interprétées sous telle ou telle sensation. Leur dégénérescence ou leur section produit de l'*anesthésie* dans les régions cutanées où ils prennent naissance.

Les nerfs *mixtes*, les plus nombreux, servent à la fois à l'exécution des mouvements et à la transmission des sensations périphériques. Leur lésion est une cause à la fois de *paralysie* et d'*anesthésie*.

§ III. — *Pathologie*.

Névrite. — On donne ce nom à la degénérescence d'un nerf, elle peut être la cause *locale* (traumatisme, compression par une tumeur), ou de cause *générale* (intoxication ou infection).

Paralysie. — Toute lésion grave intéressant les nerfs entre leurs racines rachidiennes et leurs terminaisons donne naissance à une *paralysie périphérique*. Celle-ci frappe les muscles innervés par le même nerf et elle s'accompagne de troubles sensitifs, vasomoteurs et trophiques et de l'abolition des réflexes.

Paralysie faciale. — Cette paralysie est l'abolition des mouvements de tous les muscles de la face, innervés par le nerf facial. Il en résulte une asymétrie du visage; une moitié est inerte et semble plus volumineuse que l'autre; la commissure des lèvres attirée par les muscles sains donne à la bouche une direction oblique, la joue paralysée est soulevée à chaque expiration (le malade fume la pipe). L'œil est incomplètement fermé, la salive s'écoule par la bouche du côté paralysé; s'il s'agit d'un nourrisson, il peut éprouver des difficultés pour téter.

Parmi les nombreuses causes qui provoquent cette paralysie, une nous intéresse particulièrement, c'est la compression qui peut s'exercer sur la tête fœtale au cours de l'accouchement, surtout s'il y a eu application du forceps. Cette paralysie peut persister très longtemps et même être incurable.

Paralysie radiale. — La paralysie radiale est assez souvent provoquée par le froid et surtout par une compression. Elle est caractérisée par la position de la main en pronation et en demi-flexion sur l'avant-bras et par l'impossibilité d'étendre les doigts.

Paralysie du plexus brachial. — Ces paralysies relèvent de lésions portant sur les origines du plexus brachial; les plus intéressantes sont celles qui surviennent après un accouchement laborieux. Dans l'application de forceps l'extrémité de la cuiller introduite trop profondément peut venir appuyer sur le plexus brachial; dans la manœuvre de Mauriceau ce sont les doigts placés en crochet sur le cou de l'enfant qui compriment le plexus. Dans certains cas ces paralysies apparaissent après un accouchement simple : on suppose alors que la lésion est produite au moment de la rotation externe de la tête et de l'extraction du fœtus, les doigts de l'accoucheur prenant point d'appui sur les parties latérales du cou.

Ces paralysies sont caractérisées soit par une perte totale des mouvements du membre supérieur, soit par une perte partielle, si quelques filets seulement du plexus brachial ont été comprimés.

Paralysies puerpérales. — Pendant la grossesse, pendant et après le travail des paralysies variées comme localisations et comme formes peuvent apparaître : hémiplégies, paraplégies, aphasie, paralysie des organes des sens. Ces paralysies sont dues à des lésions des centres nerveux, hémorragie cérébrale, embolie cérébrale, fracture, syphilis; les autres sont uniquement d'origine fonctionnelle, et parmi celles-ci l'hystérie tient la première place.

Certaines de ces paralysies sont dues à la compression des nerfs pelviens par la tête fœtale ou par les instruments employés pour terminer l'accouchement.

Névralgies. — On donne le nom de névralgie à des douleurs d'intensité variable, intermittentes ou paroxystiques, se manifestant sur le trajet d'un nerf. Ces douleurs ont en général des points où elles sont plus intenses, points d'élection.

Les nerfs sensitifs et les nerfs mixtes seuls peuvent être atteints de névralgies. Les plus fréquentes sont les *névralgies frontales* dont le point maximum siège à la partie interne de l'arcade sourcilière, les *névralgies faciales* dans le territoire du nerf *trijumeau* (maxillaire supérieur et maxillaire inférieur), les *névralgies intercostales* sur le trajet des nerfs intercostaux : ces dernières sont fréquentes dans les cas d'inflammation des organes intra-thoraciques, plèvres, poumons.

La *névralgie sciatique* n'est pas rare au cours de la grossesse ou après l'accouchement, elle est due à la compression du plexus sacré, origine du sciatique. Les douleurs sont tantôt sourdes, tantôt aiguës et elles s'accompagnent d'élancements atroces, fulgurants, superficiels ou profonds. Elles occupent la fesse, la partie postérieure de la cuisse et le mollet, elles rendent la marche impossible ou difficile, elles sont souvent réveillées par le moindre mouvement. L'acuité paraît surtout accusée en certains points, appelés *points de Walleix*, ce sont les points lombaire, sacro-iliaque, iliaque, fessier, rétro-trochantérien, fémoraux, poplité, rotulien, malléolaire (derrière la malléole externe), dorsal du pied et plantaire externe (fig. 189).

La durée de la sciatique est assez variable, une à plusieurs semaines, elle peut se transformer en affection chronique et créer une véritable infirmité, si elle est liée à une lésion du nerf.

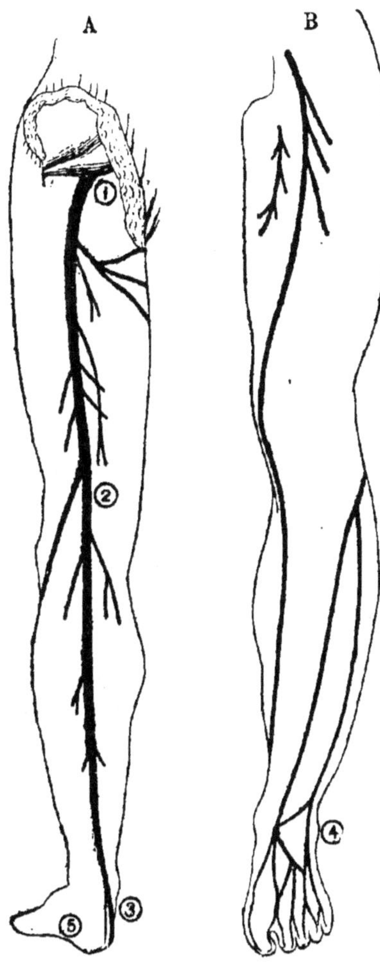

Fig. 189. — Schéma des nerfs des membres inférieurs. — Points douloureux de la sciatique marqués par des chiffres entourés d'un cercle.

A. face postérieure du membre inférieur ; B. face antérieure avec au niveau de la cuisse le trajet de la névralgie crurale

Zona. — Certaines névralgies s'accompagnent de l'apparition sur le trajet du nerf de plaques rosées qui se recouvrent de groupes de vésicules. Le zona le plus fréquent est le *zona intercostal*, le plus grave est le *zona ophtalmique*, car les vésicules localisées sur la cornée peuvent produire des lésions oculaires avec toutes leurs conséquences.

CHAPITRE IV

SYSTÈME NERVEUX DU GRAND SYMPATHIQUE

Le grand sympathique est le système nerveux des viscères, il forme de chaque côté de la colonne vertébrale une chaîne renflée de distance en distance. Ces renflements sont constitués par des *ganglions* qui sont en nombre égal à celui des trous de conjugaison ; la région cervicale fait exception, elle ne possède que trois ganglions de chaque côté (fig. 190).

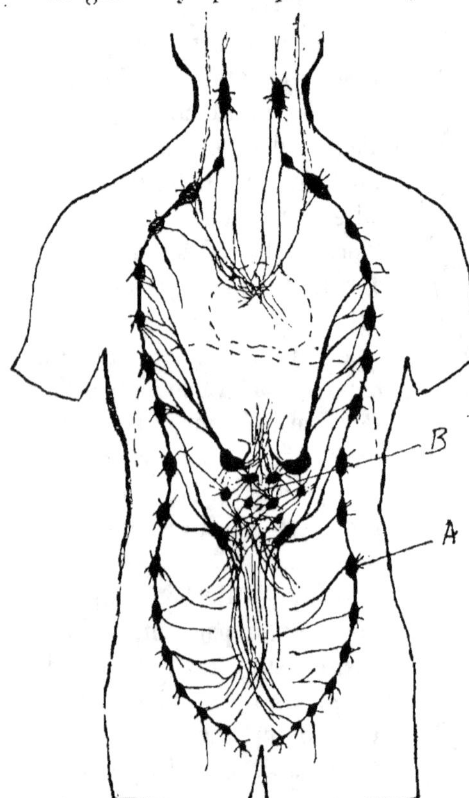

Fig. 190. — Système du grand sympathique.
A. ganglions nerveux ; B. plexus.

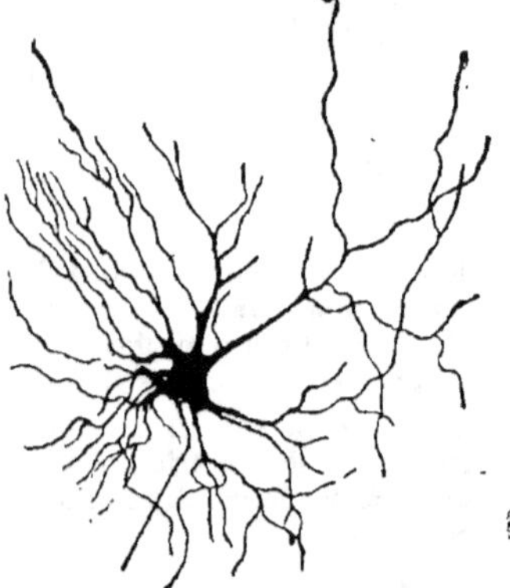

Fig. 191. — Cellule nerveuse multipolaire.

Les ganglions du sympathique sont reliés entre eux par des filets à direction verticale. Ils reçoivent des racines rachidiennes des branches afférentes, appelées *rameaux communicants*. Ils émettent à leur tour des rameaux efférents, qui s'anastomosent entre eux pour constituer des *plexus sympathiques* extrêmement fins ; ces derniers, destinés aux organes qui ne sont pas sous la dépendance de la volonté, s'y rendent en suivant le trajet des artères.

Des *ganglions cervicaux* partent des branches très importantes, qui descendent dans le thorax pour constituer avec des filets du

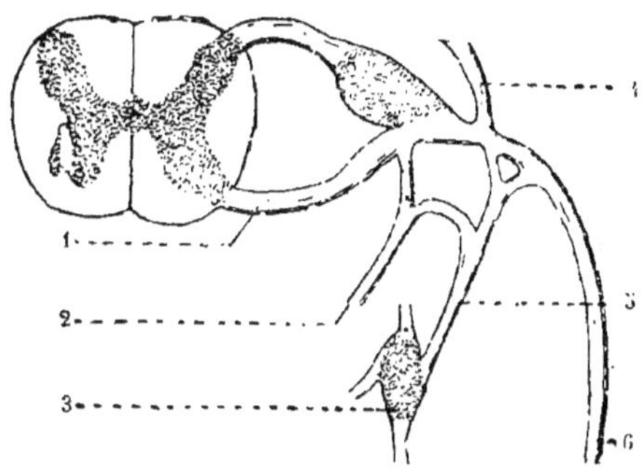

Fig. 192. — Rapports de la moelle, des nerfs rachidiens et du grand sympathique.

1. racine antérieure ; 2. nerf issu de la racine antérieure ; 3. ganglion du grand sympathique ; 4. rameau dorsal de nerf rachidien ; 5. rameau établissant la communication entre ce système nerveux cérébro-spinal et le grand sympathique ; 6. rameau ventral.

pneumogastrique le *plexus cardiaque* destiné au cœur et le *plexus pulmonaire* pour les voies respiratoires et pour les poumons.

Un certain nombre de filets sympathiques issus des ganglions dorsaux se réunissent pour former de chaque côté de la colonne vertébrale deux nerfs descendants, le *grand splanchnique* et le *petit splanchnique*. Ils traversent le diaphragme, et, arrivés dans l'abdomen, ils s'anastomosent pour constituer en avant des piliers du diaphragme le *plexus solaire*. C'est de ce plexus que naissent les branches destinées à tout le tube digestif sous-diaphragmatique.

Le grand sympathique donne naissance plus bas à deux autres plexus, le *plexus lombo-aortique* et le *plexus hypogastrique* ; ce dernier tient sous sa dépendance une partie de l'innervation des *organes génitaux internes*.

Structure. — Les fibres nerveuses du sympathique n'ont ni gaine de myéline, ni gaine de Schwann, elles sont réduites à leur cylindraxe. Les cellules des ganglions sont multiples (fig. 191).

Fonctions du grand sympathique. — Le grand sympathique,

dont les filets sont des nerfs mixtes, a une action *motrice* et une action *sensitive*, mais inconsciente ; il renferme également des fibres sécrétoires. Les filets sensitifs ne perçoivent que des sensations vagues ; quant aux filets moteurs, ils ne sont conducteurs que des réflexes commandés par la moelle ou le bulbe, ils ne s'épanouissent du reste que dans des fibres musculaires lisses à contractions lentes, il n'y a d'exception que pour le cœur. Il agit aussi sur les vaisseaux de faible calibre par ses filets *vaso-moteurs*, les uns déterminant la dilatation du calibre du vaisseau, *nerfs vaso-dilatateurs*, les autres produisant le rétrécissement du calibre du vaisseau, nerfs *vaso-constricteurs*. Les filets sympathiques sont surtout constricteurs, car leur section produit la dilatation du vaisseau ; il est permis de croire que l'action des nerfs dits vaso-dilatateurs est d'annihiler le pouvoir des vaso-constricteurs.

Ces nerfs vaso-moteurs ont donc un rôle de régulateur de la quantité de sang qui circule dans l'économie, c'est à ce titre qu'ils agissent sur les glandes et qu'ils augmentent ou diminuent la sécrétion.

Enfin le grand sympathique possède une autre action variable avec les organes ; *modérateur* dans certains, comme l'intestin, il est *accélérateur* dans d'autres comme le cœur ; il constitue en effet dans cet organe les deux ganglions nerveux accélérateurs du cœur, véritables centres d'actions réflexes. Lorsque le grand sympathique est appelé à jouer ce rôle, il a toujours comme antagoniste un nerf du système nerveux cranien chargé d'une action inverse, c'est ainsi que dans l'intestin le pneumogastrique est accélérateur, que dans le cœur ce dernier nerf est au contraire modérateur.

Le grand sympathique possède une certaine indépendance relative qui est sous la dépendance de ses ganglions, assimilés à des organes sensitivo-moteurs.

Au point de vue pathologique on peut décrire certains *syndromes sympathiques*. Les lésions du grand sympathique cervical entraînent des modifications pupillaires.

Parmi les syndromes cutanés il faut signaler la pigmentation cutanée de la grossesse.

ORGANES DES SENS

Les organes des sens, destinés à mettre le corps en relation avec

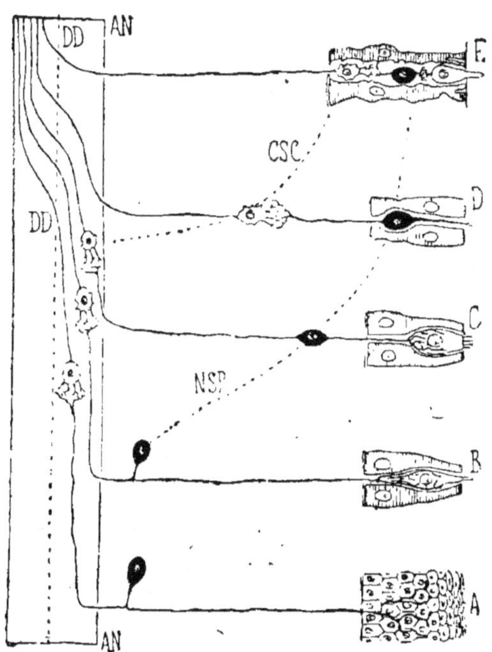

Fig. 193. — Schéma des neurones centripètes sensoriels.

A. sensibilité générale, terminaison par un buisson dans l'épiderme; B. gustation, buisson entourant la cellule perceptive; C. audition (même terminaison); D. olfaction, terminaison en cil; E. vision; AN. axe nerveux.

le monde extérieur, sont au nombre de cinq : le toucher, la vue, l'ouïe, l'odorat et le goût,

CHAPITRE I

SENS DU TOUCHER
PEAU ET SES ANNEXES

§ I. — *Anatomie et physiologie.*

La peau est la membrane qui recouvre toute la surface du corps,
elle est résistante et élastique, flexible et extensible ; au niveau des
orifices naturels, bouche, narines, anus, etc., elle se continue
directement avec les muqueuses qui tapissent les cavités internes.

Elle forme au corps un revêtement complet dont la superficie
est d'environ un mètre carré et demi. La *couleur* varie suivant les
races, c'est grâce à elle que celles-ci ont pu être divisées en races
noire, jaune, rouge et blanche ; elle varie également avec les individus d'une même race et avec les régions d'un même individu ;
elle est plus foncée par exemple au niveau des organes génitaux.
Son *épaisseur* diffère suivant les régions, elle est considérable au
talon et à la paume de la main, mince au niveau de la paupière.
Examinée attentivement, on remarque qu'elle est parcourue par
de nombreux sillons ou rides, qui s'accentuent avec l'âge ; certains
de ces plis sont normaux et correspondent aux mouvements de
flexion. Les sillons très accusés, qui siègent dans la paume de la
main et qui sont la base de la chiromancie, représentent les différents plis de flexion des doigts. On trouve encore sur la peau des
poils, plus ou moins abondants selon les régions, et de très petits
orifices constitués par les ouvertures des glandes sudoripares.

Structure de la peau. — Vue au microscope la peau est formée
de deux parties distinctes, une profonde, le *derme* ou *chorion*, et
une superficielle qui se moule sur les aspérités du derme, c'est
l'épiderme. Au-dessous du derme se trouve une couche plus ou
moins épaisse, jaunâtre, c'est le *tissu cellulaire sous-cutané* qui

renferme quelques dépendances de la peau (poils, glandes sudoripares). Il est constitué par du tissu conjonctif dans les mailles duquel est contenue de la *graisse*, semi-liquide, épaisse, jaunâtre; après la mort cette substance sirupeuse se coagule et forme la graisse solide. Le panniculle adipeux sous-cutané varie d'importance avec les individus; c'est un lieu de dépôt des matériaux de réserve, aussi chez les personnes dont la *nutrition est ralentie*, les obèses par exemple, la graisse peut s'accumuler dans des proportions considérables. Dans la *cachexie*, au contraire, le tissu graisseux disparaît petit à petit utilisé par l'organisme, c'est ce qui explique l'expression vulgaire, *avoir la peau collée sur les os*, pour figurer la maigreur.

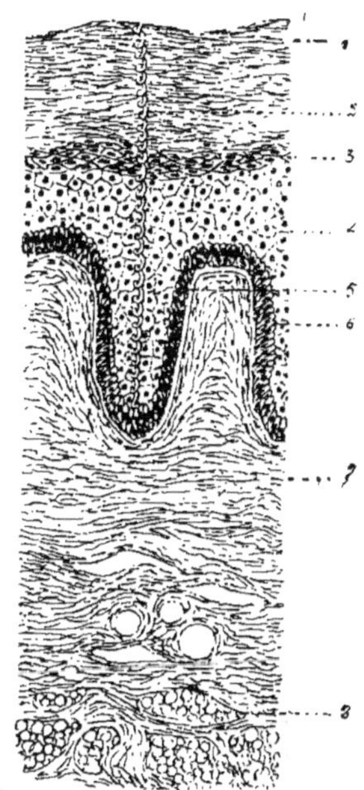

Fig. 194. — Coupe de la peau perpendiculaire à la surface

1. Couche cornée; 2. tube excréteur d'une glande sudoripare; 3. couche de cellules granuleuses; 4. corps muqueux de Malpighi; 5. cellules cylindriques de la couche génératrice; 6. membrane basale; 7. derme; 8. lobule adipeux du tissu cellulaire sous-cutané.

Le *derme* ou *chorion* est formé de tissu conjonctif et de fibres élastiques qui s'entre-croisent dans tous les sens. A sa surface le derme est hérissé de saillies, d'aspérités arrondies qui sont les *papilles du derme* (fig. 195); les unes sont *vasculaires*, les autres sont *nerveuses*, ces dernières renferment les *corpuscules du tact* ou de *Meissner* que nous étudions plus loin. Le derme est riche en plexus vasculaires, les uns sont constitués par des artérioles d'où partent les branches destinées aux papilles, les autres sont des plexus veineux, enfin on y rencontre également de riches plexus nerveux.

L'*épiderme* recouvre la surface externe du derme, sa face profonde se moule sur les inégalités de ce dernier, tandis que sa face superficielle est à peu près lisse. Il est formé de plusieurs couches de cellules d'aspect différent; les plus profondes sont cylindriques et molles, elles constituent le *corps muqueux de Malpighi*, puis, à mesure qu'on se rapproche de la périphérie, les cellules diminuent de plus en plus de hauteur : cubiques à la partie moyenne, elles sont *plates* dans la couche superficielle. Celles-ci ont de plus la propriété d'être racornies d'où le nom de *couche cornée* donné à la partie la plus superficielle de l'épiderme (fig. 196). Cette couche varie d'épaisseur suivant les points du corps considérés, elle est plus épaisse dans les régions soumises à des frottements répétés; à la paume de la

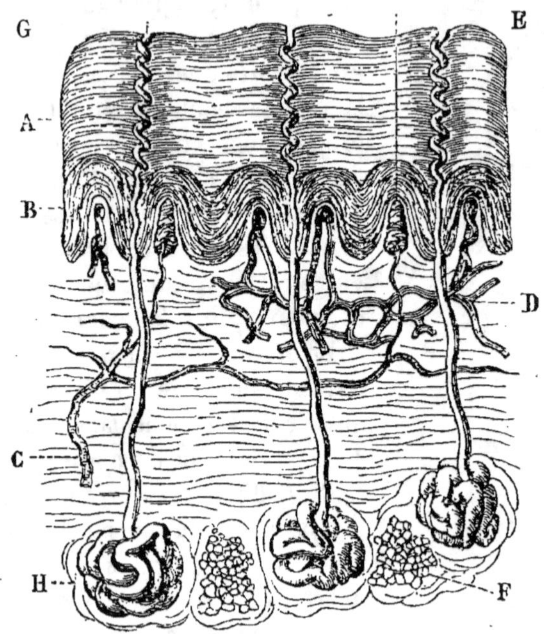

Fig. 195. — Coupe de la peau.

A. couche cornée de l'épiderme; B. couche muqueuse; C. derme avec filets nerveux; E. corpuscules du tact; F. graisse du tissu cellulaire sous-cutané; G. orifices des glandes; H. glandes sudoripares.

main et à la plante des pieds elle atteint une épaisseur de 2 à 3 millimètres. Elle disparaît continuellement par exfoliation, et ses cellules sont constamment remplacées par des cellules plus jeunes, qui sont formées dans la partie profonde de l'épiderme et qui repoussent et chassent devant elles les cellules les plus superficielles de la couche cornée. C'est cette dernière qui s'exfolie sous forme de lambeaux dans la convalescence de la scarlatine.

L'épiderme est dépourvu de vaisseaux et il ne renferme que de très rares filets nerveux qui viennent s'y terminer.

Productions épidermiques. — Les *ongles* se développent aux dépens de l'épiderme, qui s'épaissit sur la face dorsale de la dernière phalange à une très petite distance de l'extrémité du doigt. Cet épaississement linéaire et transversal pénètre dans le derme et constitue la *matrice* de l'ongle, il prolifère et produit des cellules denses, cornées, s'accolant intimement pour donner naissance à une lame dure et demi-transparente qui repose sur le *lit de l'ongle* et qui est recouverte du côté de l'extrémité adhérente et sur les parties latérales par un repli épidermique. Les ongles s'accroissent en longueur de la matrice vers l'extrémité libre, aussi celle-ci peut-elle, si elle n'est. pas coupée, déborder beaucoup l'extrémité digitale. Les ongles dans la race humaine sont chargés de protéger la pulpe du doigt; chez les animaux ils sont remplacés par les griffes, destinées à servir d'organes de préhension et de défense.

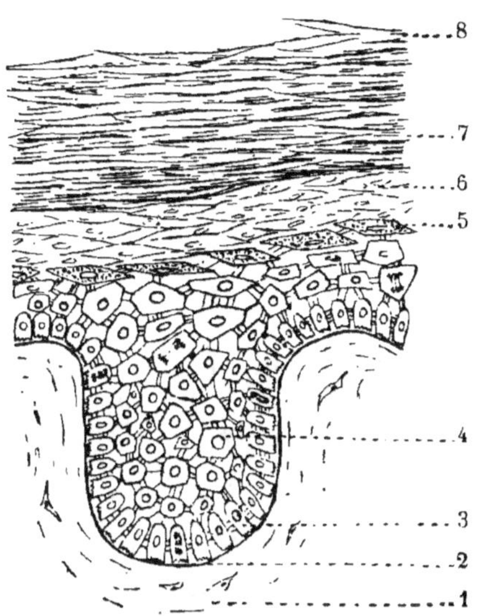

Fig. 196. — Schéma des couches de l'épiderme.

1. derme; 2. membrane basale; 3. couche basilaire; 4. corps muqueux de Malpighi; 5. stratum granulosum ou couche granuleuse; 6. stratum lucidum; 7. couche de cellules cornées; 8. cellules qui s'exfolient.

Les *poils* sont également d'origine épidermique bien qu'ils pénètrent au delà du derme jusque dans le tissu cellulaire sous-cutané (fig. 197). Ils se composent d'une partie libre, la *tige* du poil, et d'une partie contenue dans la peau, la *racine* du poil; celle-ci est enfouie dans une cavité creusée dans le derme et recouverte de cellules épidermiques, c'est le *follicule pileux*. A la partie profonde de ce dernier arrivent des vaisseaux et des nerfs, *papille*. Les poils s'accroissent de la profondeur à la superficie, leurs dimensions varient avec les régions : volumineux au niveau du cuir chevelu, ils sont fins dans les autres parties du corps (duvet); on en rencontre partout, excepté au niveau de la paume de la main et de la plante du pied. Les nouveau-nés sont souvent recouverts d'un fin duvet dont on trouve quelques vestiges dans le liquide amniotique. Les poils les plus volumineux donnent insertion à de petits muscles, *arectores pilorum*, chargés de les rendre plus saillants : c'est à la contraction de ces petites fibres musculaires lisses qu'est dû le phénomène de la *chair de poule*. Les poils sont destinés à protéger le corps contre les déperditions de chaleur et contre l'impression du froid.

Glandes de la peau. — On rencontre dans la peau deux sortes de glandes, les unes sont les glandes sébacées, les autres les glandes sudoripares.

Les *glandes sébacées* appartiennent au type des glandes en grappe (fig. 197); elles siègent dans l'épaisseur du derme et sont annexées aux follicules pileux dans lesquels s'ouvrent leurs conduits excréteurs. Les *acini* sont tapissés de cellules cylindriques ou cubiques, dont le rôle est de sécréter une matière grasse et huileuse; lorsque la cellule est gonflée par ce produit, elle éclate et rejette des petits globules graisseux formant la *matière sébacée*. Celle-ci est repoussée dans le canal excréteur et portée soit à la superficie de la peau pour donner à l'épiderme une certaine souplesse, soit dans un follicule pileux pour rendre le poil plus souple et l'empêcher de se casser.

Les *glandes sudoripares* sont des glandes en tube; celui-ci est

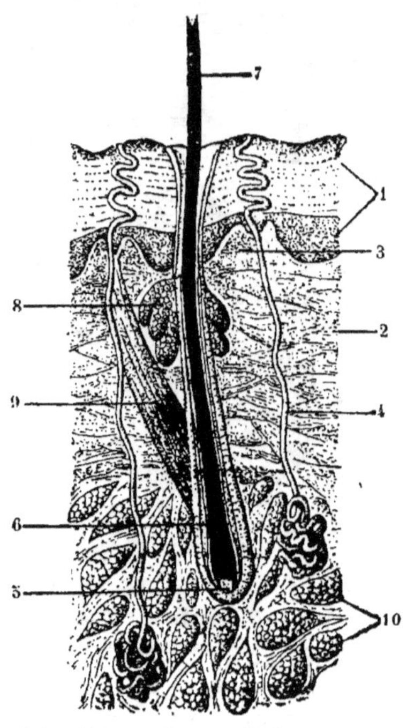

Fig. 197. — Coupe de la peau et constitution d'un poil.

1. épiderme; 2. derme; 3. papille du derme; 4. glande sudoripare; 5. papille du poil; 6. follicule pileux; 7. tige du poil; 8. glande sébacée; 9. muscle redresseur du poil; 10. graisse du tissu cellulaire sous-cutané.

étroit et long, à son extrémité profonde il se contourne et se pelote sur lui-même pour former le glomérule (fig. 195), portion sécrétrice de la glande. Le tube excréteur se dirige perpendiculairement à la surface cutanée par un trajet direct dans le derme et par un trajet contourné en spirale dans l'épiderme, son orifice cutané porte le nom de *pore sudoripare*. Cette glande a pour fonction de sécréter la *sueur*, liquide formé de 995 parties d'eau, de sels, dont le chlorure de sodium, d'urée, et de matières odorantes. Dans certains cas elle peut renfermer des matières colorantes, dans l'ictère ou jaunisse elle est teintée en jaune. La sueur est éliminée sous forme de gouttelettes, que l'on voit sourdre au niveau des pores sudoripares; alcaline au moment où elle est sécrétée, elle devient acide à la surface cutanée par son mélange avec les substances grasses de la peau. La quantité de sueur sécrétée varie avec la température extérieure et avec l'exercice; au repos et à une température moyenne, la transpiration insensible est de 500 grammes dans les 24 heures, quantité qui atteint

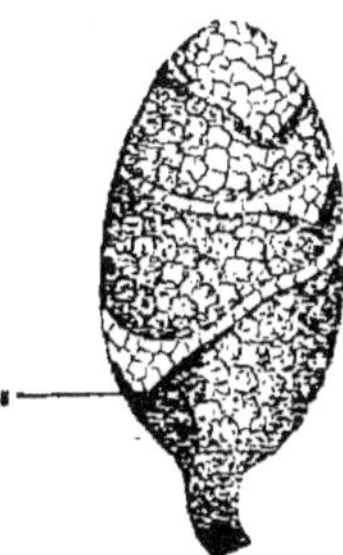

Fig. 198. — Corpuscule de Vater-Pacini.

1. Gaine superficielle déchirée pour laisser voir les gaines sous-jacentes.

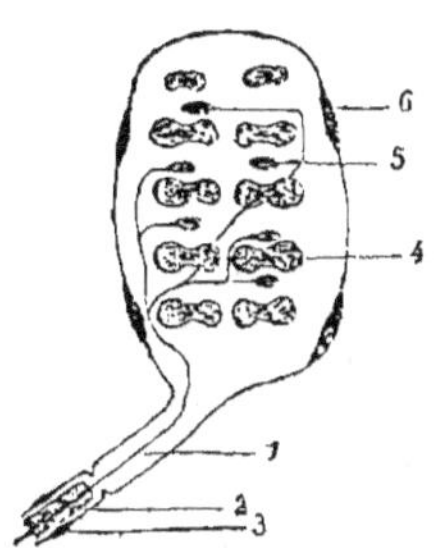

Fig. 199. — Schéma d'un corpuscule du tact de Meissner.

1. cylindre axe; 2. gaine de myéline; 3. gaine de Schwann; 4. cellule de soutien; 5. bouton terminal d'une fibrille nerveuse; 6. capsule du corpuscule avec ses noyaux.

de 1 300 à 1 500 grammes avec un exercice modéré et qui dépasse plusieurs litres par jour au moment des fortes chaleurs.

Le rôle principal de la sueur est de lutter contre l'élévation de température du corps, qui reste *constante à l'état normal*, alors que la chaleur est produite dans l'organisme d'une façon continue. La sueur en s'évaporant absorbe une certaine quantité de chaleur empruntée au corps : plus celle-ci s'élève, plus la sécrétion sudorale est abondante et plus l'évaporation est active. C'est grâce à la sueur que l'homme peut résister à des températures très élevées et qu'il a pu rester plusieurs minutes dans une *étuve sèche* chauffée à 100°. Nous verrons plus tard que l'équilibre de température du corps est dû également à l'évaporation de vapeur d'eau qui se produit constamment au niveau de la surface interne du poumon.

Le système sudoripare joue un autre rôle très important, celui d'éliminer certaines substances toxiques contenues dans le sang, certains déchets de l'organisme comme l'*urée*; il est donc un auxiliaire précieux du rein comme organe épurateur.

Terminaisons nerveuses dans la peau. Sens du tact. — Du plexus nerveux situé dans le tissu cellulaire sous-cutané partent des filets qui dans le derme constituent un nouveau plexus. Ces deux plexus donnent naissance à des filets se terminant par des extrémités renflées et arrondies, appelées *corpuscules*. Dans le tissu cellulaire sous-cutané on rencontre les corpuscules de Vater ou de Pacini (fig. 198), abondants surtout au niveau des doigts; dans les *papilles du derme* se trouvent des corpuscules plus petits (un dixième de millimètre en moyenne), ce sont les *corpuscules du tact* ou de Meissner, très nombreux au niveau de la face palmaire de la phalange unguéale des doigts (fig. 199). Ces corpuscules sont constitués par des cellules de soutien, qui donnent au corpuscule sa forme arrondie, et par des filaments nerveux cachés au milieu des cellules précédentes, chargées de les protéger (fig. 200). Ces terminaisons nerveuses et celles qui sont libres au milieu des cellules épidermiques sont chargées de recueillir les impressions pour les transporter à la moelle et au cerveau.

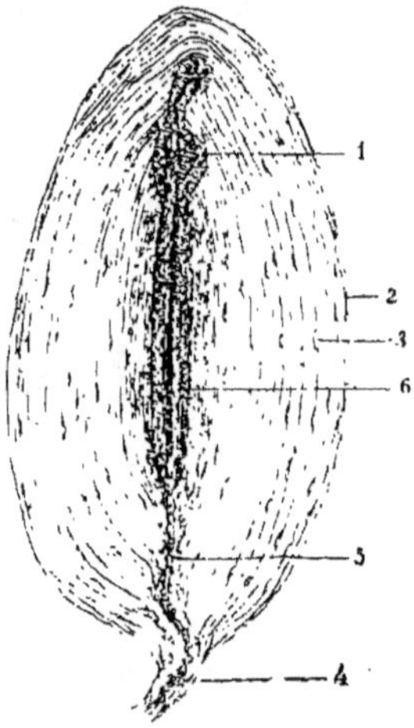

Fig. 200. — Coupe d'un corpuscule de Pacini.

1. terminaison du cylindre-axe; 2. capsules; 3. endothélium séparant les capsules; 4. nerf afférent; 5. funicule; 6. massue centrale.

Avec la face palmaire des doigts on peut obtenir des renseignements sur la forme des objets, que d'autres parties du corps seraient incapables de nous fournir : c'est que les corpuscules du tact sont plus nombreux dans cette région, siège du *toucher* proprement dit.

Ce ne sont pas là les seules sensations que peuvent donner les extrémités nerveuses dermiques et sous-cutanées, la température peut être appréciée; le dos de la main, la peau de la pommette semblent former des régions plus aptes que les autres dans ce genre de perception; enfin en d'autres points c'est la sensibilité à la *pression* qui prédomine.

La *douleur* n'est pas une sensation spéciale, elle est due à l'exagération d'une des sensibilités précédentes.

La finesse du toucher est appréciée en physiologie en se servant d'un compas dont les deux pointes sont placées au contact de l'épiderme; on les écarte jusqu'à ce que le sujet ait nettement *deux sensations.* A la pulpe des doigts l'écartement atteint 2 millimètres, sur le dos de la main 4 millimètres, au milieu de la région dorsale il faut écarter les tiges de 5 centimètres, ce qui prouve que cette dernière région est peu riche en corpuscules du tact.

§ II. — *Pathologie.*

Un grand nombre d'affections médicales ou chirurgicales ont pour siège unique ou principal la peau et ses dépendances. Au premier rang se trouvent toutes les fièvres éruptives, si fréquentes dans l'enfance : rougeole, scarlatine, variole, varicelle, etc.

FIÈVRES ÉRUPTIVES

Rougeole. — La rougeole est une maladie contagieuse, endémique, dont le microbe est inconnu. Elle est annoncée par des signes prodromiques : abattement, vomissements, maux de tête, accès de fièvre, et surtout *coryza* avec éternuement, *larmoiement, toux,* et *légère angine.* Après une dizaine de jours d'incubation apparaît l'*éruption,* qui se manifeste d'abord au niveau de la face, derrière les oreilles ; elle gagne ensuite le cou, le thorax, les membres supérieurs, l'abdomen et les lombes, et enfin les membres inférieurs. Elle est caractérisée par des petites taches rosées ou rouges, peu saillantes, souvent groupées en croissants. Elles s'éteignent trois ou quatre jours après leur apparition, la température s'abaisse à ce moment, mais la toux persiste par suite de la bronchite qui accompagne toujours la rougeole ; une desquamation légère se produit à la fin de la période d'état.

Au bout d'une huitaine de jours tout est terminé s'il ne survient pas de complications, dont les plus fréquentes sont localisées sur les voies respiratoires, laryngite, *broncho-pneumonie,* catarrhe suffocant, tuberculose, etc. De celles-ci dépend le pronostic, qui varie aussi avec les formes.

Scarlatine. — Maladie infectieuse, contagieuse, épidémique, son incubation ne dure pas plus de quatre à cinq jours : alors surviennent des frissons, de la fièvre 40°, et de l'*angine* souvent très importante ; l'abattement ou l'agitation est considérable. Puis vingt-quatre ou quarante-huit heures plus tard apparaît l'*éruption* sur le thorax d'abord ; elle se présente sous forme de larges plaques framboisées, irrégulières, piquetées de points plus foncés, elle envahit les parties qui avoisinent le thorax et se termine par la face et les mains.

Alors que dans la rougeole les lésions concomitantes sont surtout localisées dans les voies respiratoires, dans la scarlatine c'est le tube digestif qui est plus spécialement atteint : les amygdales, le voile du palais présentent une teinte rouge vif, ils se recouvrent d'un enduit blanchâtre (angine à fausses membranes).

Pendant toute la période éruptive la température est très élevée, 40° et même 41°, le pouls rapide (120 et plus), la langue est rouge à la pointe et sur les bords, la céphalalgie est intense, et on constate des vomissements, de la diarrhée ou de la constipation.

Après huit ou dix jours l'éruption s'éteint et la desquamation commence, des lambeaux épidermiques souvent très étendus se détachent.

Au cours de la scarlatine ou pendant la convalescence apparaissent souvent des *complications*, qui déterminent quelquefois des lésions graves pour le présent ou pour l'avenir. La principale est la *néphrite scarlatineuse* qui peut entraîner des phénomènes urémiques ou être le point de départ d'un *mal de Bright*. Les autres complications sont des douleurs articulaires (rhumatisme scarlatin), des inflammations ganglionnaires ou *adénites* pouvant suppurer, des péricardites, des endocardites, etc.

Le microbe de la scarlatine n'est pas connu, certains auteurs cependant ont incriminé le *streptocoque* : c'est pourquoi la scarlatine apparaissant chez la femme accouchée peut être le point de départ d'une infection puerpérale souvent mortelle. Une personne approchant un scarlatineux doit éviter tout contact avec une parturiente.

Varicelle. — Encore appelée *petite vérole volante*, la varicelle est une affection du jeune âge; endémique dans certaines villes, elle est d'ordinaire épidémique et contagieuse. Elle est annoncée par les symptômes généraux de toutes les infections : malaise, vomissements, abattement, fièvre; puis l'*éruption* apparaît sous forme de *macules* légèrement saillantes, auxquelles succèdent rapidement des *vésicules* transparentes, grosses comme une lentille; elles deviennent purulentes et se dessèchent dès le 3e jour. La croûte tombe et ne laisse presque jamais de cicatrice.

La durée moyenne est de sept à quatorze jours et la guérison est la règle.

Variole. — La variole est une maladie contagieuse, épidémique et inoculable, elle est devenue moins fréquente depuis l'emploi répandu de la vaccination.

Elle débute après une période d'incubation silencieuse de huit à douze jours par un grand frisson, par une fièvre élevée, 40 degrés avec pouls rapide 120 et plus, et par de fortes douleurs lombaires (rachialgie) irradiant jusque dans les membres inférieurs. Après deux ou trois jours apparaissent d'abord des *papules*, remplacées rapidement par des *vésicules* transparentes, souvent ombiliquées, auxquelles font suite des *pustules* purulentes le 5ᵉ jour. L'éruption débute par la face et gagne le cou et le tronc ; après une période de *suppuration*, dont la durée est de plusieurs jours, la *dessiccation* apparaît, les croûtes jaunâtres se rétractent, brunissent et tombent souvent très tard en laissant à leur niveau des dépressions rouges, pigmentées, puis blanches.

La gravité de la maladie dépend de l'intensité des phénomènes généraux et de la *confluence* des *papules* ; dans certaines formes presque toujours mortelles, *variole hémorragique* ou *variole noire* à laquelle la grossesse et la puerpéralité semblent prédisposer, les papules se remplissent de sang et des hémorragies se produisent par la bouche, l'anus, l'urètre, etc.

Les complications sont fréquentes au cours ou pendant la convalescence de la variole : pneumonie, pleurésie purulente, péricardite, myocardite, néphrite, abcès multiples, etc., elles rendent le pronostic plus sévère encore.

Vaccination. — Cette opération consiste à inoculer, c'est-à-dire à introduire sous la peau un virus appelé *vaccin* dont l'évolution donne lieu à une affection légère, la *vaccine*. Le sujet ainsi vacciné est à l'abri de la variole pendant une durée variable qui est d'environ une dizaine d'années. Cette belle découverte a été répandue par un médecin anglais, Jenner, en 1796. Avant lui on connaissait en Angleterre l'immunité dont jouissaient les personnes qui trayaient les vaches : ces dernières en effet portent souvent au niveau des pis des boutons (cow-pox) inoculables ; la moindre écorchure à la main de ceux qui touchent à ces boutons est le point de départ d'une pustule semblable, véritable *vaccination accidentelle*.

C'est à Jenner que revient la gloire d'avoir établi sur des preuves certaines la réalité d'une constatation empirique et d'avoir répandu dans l'humanité les avantages d'une telle découverte, qui nous met à l'abri des ravages de la variole.

Le vaccin peut être pris directement sur un être humain, *vaccine*

humaine de bras à bras, ou être emprunté à un animal; on
emploie pour cet usage de jeunes génisses, c'est la *vaccine animale jennérienne*. Le vaccin recueilli sur l'animal est tantôt
inoculé immédiatement, tantôt conservé en dilution ou desséché
aseptiquement pour être transporté et employé plus tard. Actuellement la vaccine animale a remplacé complètement la vaccine

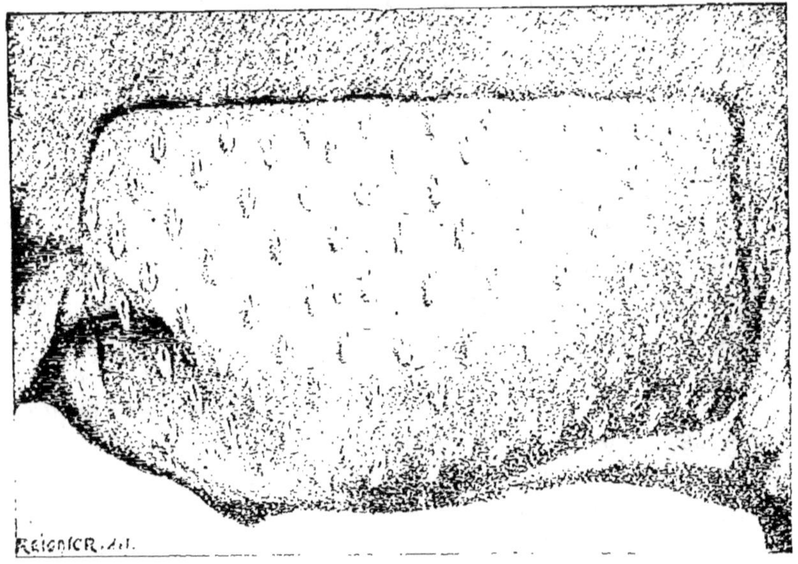

Fig. 201. — Pustules vaccinales chez la génisse (Lutzer et Desfosses)

de bras à bras, qui est dangereuse à cause des maladies qu'elle
peut transmettre : au premier rang de celles-ci se trouve la
syphilis.

Les instruments dont on se sert pour vacciner sont nombreux,
on emploie souvent une lancette spéciale portant sur l'une de ses
faces une légère rainure médiane aboutissant à la pointe, qui est
souvent en forme de fer de lance (fig. 202 et 203). On peut
encore se servir d'une aiguille, d'une plume métallique ou d'une
plume spéciale, le *vaccinostyle*. Tous ces instruments doivent
être stérilisés par l'ébullition ou par le flambage avant leur emploi.

L'opération peut être faite dans toutes les régions du corps, mais
on a choisi deux points principaux : la face externe et supérieure
du bras, et quelquefois chez les petites filles le mollet ou la cuisse,
afin d'éviter les cicatrices disgracieuses qui persistent pendant fort
longtemps. Dans quelques cas on profite de la vaccination pour faire

disparaître certaines taches rouges ou violacées de la peau, appelées tumeurs érectiles, en inoculant le vaccin à leur niveau.

Le bras ayant été savonné dans toute sa partie supérieure et externe, on le saisit par-dessous avec la main gauche, la main droite tient la lancette, sur laquelle le vaccin a été déposé près de la pointe, et l'enfonce dans l'épiderme très obliquement et très superficiellement. La pointe est soulevée en même temps qu'on la retire, cette manœuvre l'essuie contre les lèvres de la plaie. On peut pratiquer plusieurs piqûres sur chaque bras, deux sur le même bras suffisent le plus souvent et, chez les petites filles, ces deux

Lancettes à vacciner.

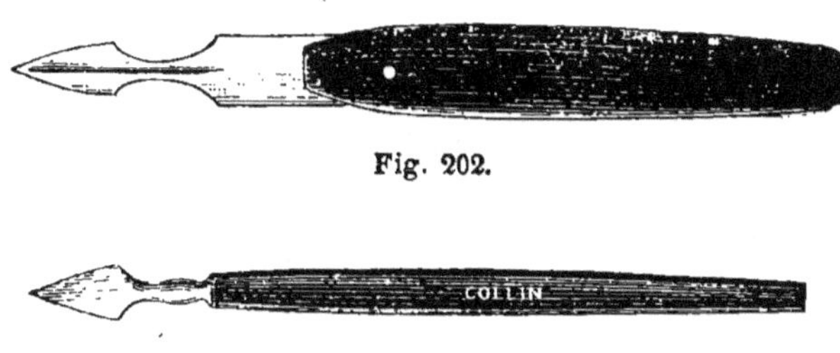

Fig. 202.

Fig. 203.

piqûres peuvent être faites à deux centimètres d'intervalle sur une même ligne horizontale au niveau de la partie médiane du deltoïde.

Les deux ou trois premiers jours on ne voit rien; vers la fin du troisième apparaît au niveau de chaque piqûre une tache rose reposant sur une base indurée; le quatrième jour, la rougeur est plus apparente, elle est circulaire et déprimée à la partie médiane; le cinquième jour la *papule* se transforme en *vésicule* aplatie, transparente, elle s'agrandit les jours suivants par sa périphérie qui prend une teinte nacrée. Le septième jour le tissu cellulaire sous-cutané s'enflamme et le huitième jour le bouton atteint sa maturité. Au niveau de chaque piqûre on voit une large vésicule à contours arrondis, de la dimension d'une lentille, la surface légèrement rugueuse est ombiliquée au centre, la couleur est blanchâtre, plus transparente à la périphérie. Les bords surélevés sont entourés d'une *aréole* rosée ou rouge. Le neuvième jour la transparence disparaît, la vésicule se transforme en *pustule* et une petite croûte noirâtre commence à apparaître à son sommet; la chaleur est mordicante, le bras est lourd et douloureux, quelquefois il existe une inflammation ganglionnaire (*adénite*) plus ou moins intense et accompagnée d'un léger accès fébrile. Le 10ᵉ jour la phase inflammatoire s'accentue et le bourrelet s'aplatit, le 11ᵉ jour l'inflammation s'atténue avec le commencement de la *dessiccation* qui s'étend du centre à la périphérie. Les jours suivants, la pustule est transformée en une croûte noirâtre, qui se dessèche peu à peu, elle ne tombe spontanément qu'au cours de la troisième ou quatrième semaine (20 ou 25ᵉ jour). Il persiste une cicatrice gaufrée, d'abord rosée, bleuâtre, mais elle devient plus tard blanchâtre et ne s'efface jamais.

L'éruption de la *fausse vaccine* diffère de la précédente par la rapidité de l'apparition de la vésicule (2ᵉ jour) et de la suppuration (3ᵉ ou 4ᵉ jour) ; la croûte se détache au bout de 5 à 6 jours et elle ne laisse pas de cicatrice. Cette fausse vaccine se produit chez les individus déjà vaccinés ou ayant eu la variole, elle est parfois déterminée par une pulpe vaccinale de mauvaise qualité.

La *vaccine généralisée* est une éruption pustuleuse diffuse, due à des inoculations secondaires produites par le grattage, elle peut souvent aussi apparaître spontanément.

A la suite de la vaccination on voit parfois survenir différents *accidents* : phlegmon, adénite suppurée, érysipèle, gangrène, septicémies diverses ; ils sont dus à l'emploi d'une *lymphe impure* ou d'*instruments septiques*.

Enfin rappelons que la vaccine prise sur un enfant atteint d'hérédo-syphilis a amené le développement d'un *chancre vaccinal* au point inoculé, c'est pour cette raison que la vaccination de bras à bras a été rejetée pour être remplacée par le vaccin de génisse.

Les enfants nouveau-nés doivent être vaccinés dans les trois premiers mois de leur naissance, en temps d'épidémie il faut les vacciner le plus tôt possible ; dans les maternités la vaccination est faite dans les huit premiers jours. L'immunité étant limitée, il est prudent de renouveler la vaccination tous les cinq ou six ans.

Rubéole. — Maladie contagieuse, la rubéole est caractérisée par un *exanthème* souvent prurigineux, auquel fait suite une desquamation légère.

Roséole. — Au cours de certaines intoxications médicamenteuses (antipyrine) ou alimentaires, de certaines maladies et en particulier de la *syphilis*, on peut voir le corps se couvrir de taches rosées ressemblant à la rougeole, on leur a donné le nom de roséole.

MALADIES DE LA PEAU

Suette miliaire. — Cette affection épidémique se manifeste sous forme de taches rosées, saillantes, plus ou moins confluentes, sur lesquelles apparaissent de fines *vésicules* (miliaire) pouvant se réunir sous forme de bulles. En même temps on constate des *sueurs* profuses et des accidents nerveux plus ou moins accentués.

Purpura. — Le mot *purpura* désigne une éruption de taches rouges ou violacées, produites par de petites hémorragies sous-cutanées ; leurs dimensions sont très variables, tantôt punctiformes (*pétéchies*), tantôt plus étendues (*ecchymoses*). Les causes sont nombreuses : infection, intoxication, cachexie, maladie nerveuse ; le purpura accompagne le plus souvent une autre affection, dont elle aggrave le pronostic, et indique une prédisposition aux hémorragies multiples. Elle n'est pas rare dans les lésions hépatiques graves accompagnées d'ictère.

Urticaire. — Sous l'influence d'une irritation externe, piqûres d'ortie par exemple, ou de l'ingestion de certains aliments, poisson, fraises, etc., ou de certains médicaments ou encore après une injection de sérum d'animal, on peut voir apparaître sur une partie plus ou moins étendue de la peau des *plaques* saillantes, arrondies, blanches, entourées d'une zone rouge, accompagnées de *démangeaisons*, c'est l'*urticaire*. Souvent cette éruption coïncide avec des troubles digestifs.

Erythème. — Ce terme s'applique à de nombreuses affections cutanées, dans lesquelles les téguments se recouvrent de taches rouges plus ou moins étendues. Chez les enfants en bas âge l'irritation causée par des selles acides produit de l'*érythème fessier*. Les personnes grasses ont souvent dans les régions irritées par le frottement de deux plis cutanés un érythème qui porte le nom d'*intertrigo*. Dans l'*érythème simple* on constate des taches rouges peu saillantes, dans l'*érythème noueux* il y a des nodosités dures et douloureuses, d'abord rouges, puis violacées.

Taches pigmentaires. — L'accumulation du pigment cutané en certains points produit des taches jaunes, grises ou noires, appelées *nævi* ou *envies*, *lentigo* ou *éphélides* (taches de rousseur), *chloasma* (*masque de la grossesse*).

L'absence de pigment, au contraire, donne naissance à des espaces cutanés plus clairs que les parties environnantes, *vitiligo*.

Herpès. — L'herpès, affection le plus souvent légère, apparaît quelquefois au cours et surtout pendant la convalescence d'une maladie aiguë (pneumonie).

Elle est caractérisée par l'apparition sur la peau ou sur une muqueuse de petites vésicules groupées et contenant une sérosité transparente. Souvent localisées sur les lèvres dans l'*herpès fébrile*, ces vésicules se développent sur la vulve dans l'*herpès génital*.

Dans le *zona* les vésicules herpétiques sont localisées sur le trajet d'un nerf ou de plusieurs filets nerveux.

Eczéma. — Cette maladie est caractérisée par la chute de la couche cornée de l'épiderme ; le corps muqueux de Malpighi mis à nu donne lieu à un suintement (eczéma humide) ou se recouvre de squames (eczéma sec). Dans l'*impétigo* ou *eczéma impétigineux*, si fréquent chez les enfants dont l'alimentation est défectueuse, il se forme de grosses pustules qui, par leur confluence, constituent sur le visage un véritable masque.

Pemphigus. — Au moment de la naissance ou quelques jours après on voit apparaître souvent chez les enfants issus de parents syphilitiques des bulles volumineuses à contenu laiteux, dont la dimension moyenne est à peu près celle d'une lentille. La couche superficielle peut disparaître, le derme est mis à nu sous forme d'une tache rouge ou il est recouvert par une croûte. Le pemphigus syphilitique se développe de préférence au niveau des extrémités, face palmaire des mains, face plantaire des pieds, et sur le visage.

Ecthyma. — Pustules larges, arrondies, à base dure et enflammée, elles s'ulcèrent et se recouvrent d'une croûte plus ou moins épaisse, laissant à sa chute une empreinte rouge ou une cicatrice. Cette affection survient chez les cachectiques et en particulier chez les enfants atteints d'athrepsie ou de syphilis.

Dans un certain nombre d'affections cutanées, *pityriasis*, *psoriasis*, *ichtyose*, l'épiderme est induré et rugueux et il se détache sous forme de *squames* minces et blanchâtres.

Lupus. — Le lupus est la *tuberculose* cutanée, il est caractérisé par de petits tubercules d'un rouge plus ou moins foncé qui se développent dans les régions profondes du derme et qui produisent l'ulcération ou l'atrophie cicatricielle de la peau. Ces tubercules cutanés s'étendent en surface et envahissent les parties voisines. Traité de bonne heure, le lupus peut guérir.

Syphilides. — La syphilis dans sa période secondaire et dans sa période tertiaire se localise fréquemment au niveau de la peau, ces manisfestations ont comme caractères communs d'être *indolentes, circulaires*, de coloration *cuivrée*.

Tantôt ce sont de simples *exanthèmes* (roséole), tantôt des *vésicules*, des *bulles*, des *papules* qui peuvent atteindre d'assez grandes dimensions et s'ulcérer. Les *gommes cutanées* sont des inflammations du derme et du tissu sous-jacent, qui s'ulcèrent et donnent issue à du tissu mortifié.

Pendant la grossesse les syphilides, situées au voisinage des organes génitaux externes, sont caractérisées par un développement exagéré en surface et en épaisseur, elles donnent naissance dans certains cas à de véritables proliférations cellulaires, *végétations syphilitiques*.

Tumeurs. — La peau peut être le siège de néoplasies dont les plus communes sont les *épithéliomas*, les *sarcomes*, les *myxomes,* les *fibromes*, les *angiomes*, les *lymphangiomes*.

L'*épithélioma* est dû à une prolifération de cellules épithéliales atypiques, qui ont tendance à envahir les tissus voisins et à se généraliser, c'est une variété de *cancer*.

Le *sarcome* est une tumeur formée de tissu embryonnaire, c'est-à-dire de grosses cellules nucléées, il récidive presque toujours.

Le *myxome* est constitué par une prolifération du tissu muqueux.

Le *fibrome* est dû à la formation exagérée du tissu fibreux.

L'*angiome* est formé par des vaisseaux de nouvelle formation, et le *lymphangiome* par des dilatations variqueuses des vaisseaux lymphatiques.

Le *lipome* est une tumeur composée de tissu cellulo-adipeux.

MALADIES PARASITAIRES DE LA PEAU

La gale est une affection cutanée due à l'irritation provoquée par un parasite appelé *sarcopte* ou *acare*.

La femelle seule pénètre dans l'épiderme en creusant une petite galerie; au fur et à mesure qu'elle s'enfonce, elle dépose ses œufs derrière elle. Ceux-ci vont éclore et les larves, après s'être développées, remonteront à la surface cutanée en perforant l'épiderme. Les *sillons*, qui permettent de porter le diagnostic de gale, s'observent surtout dans les espaces interdigitaux, aux plis de flexion des articulations; à ce niveau on peut rencontrer des papules, des vésicules, des pustules qui suppurent à la suite des inoculations secondaires déterminées par le *grattage*. Cette affection est caractérisée, en effet, par des *démangeaisons* dont l'intensité est plus grande la nuit que le jour.

Phtiriase. — On désigne sous ce nom une affection parasitaire due à la présence de *poux du corps*. Ils ont comme lieu de prédilection le pubis, qu'ils quittent pour se rendre sur les régions cutanées environnantes, abdomen, cuisse. Les piqûres qu'ils font donnent naissance à des taches bleuâtres. Dans les cheveux existent une autre variété de parasites appelés *poux de tête*.

Teigne. — Affection du cuir chevelu, elle est déterminée par un champignon qui se développe à la racine des cheveux et en amène souvent la chute (teigne tondante).

Alopécie. — On donne ce nom à la chute des cheveux par plaques, elle se produit sous diverses influences, la syphilis en est une cause fréquente. Elle peut être passagère, les cheveux repoussent en conservant leur coloration ou en prenant une autre teinte. Elle peut être plus ou moins étendue et envahir la totalité du cuir chevelu en provoquant une calvitie complète.

AFFECTIONS DES GLANDES DE LA PEAU ET DU TISSU CELLULAIRE SOUS-CUTANÉ

Acné. — L'acné est une inflammation légère des glandes sébacées, il se manifeste sous forme de boutons rouges développés sur le visage, le dos, la poitrine ; au centre on remarque souvent un point noirâtre, ils suppurent quelquefois. Son développement est sous la dépendance de l'état général et est fréquent à la puberté.

Furoncle. — Le furoncle est l'inflammation de l'appareil pilo-sébacé sous l'influence d'une irritation locale ou d'un mauvais état général (diabète par exemple), il reconnaît souvent pour cause des troubles du tube digestif. Rarement unique, le furoncle se localise surtout dans les régions riches en poils et par conséquent en glandes sébacées, visage, cou, etc.

C'est d'abord une petite élevure rouge, dure, présentant un poil à son sommet, puis sa base s'étend en même temps que son sommet devient saillant, violacé et enfin blanchâtre ; du 5e au 8e jour, si une incision n'a pas été faite, l'épiderme est détruit et il s'écoule un pus épais, concret, riche en *staphylocoques blancs*, microbes très fréquents à la surface de la peau. Le centre du furoncle est occupé par une substance spongieuse, jaunâtre, formée de tissu cellulaire mortifié : c'est le *bourbillon*, dont l'issue spontanée ou provoquée laisse une cavité en forme de cratère à la partie centrale. Le bourbillon éliminé, la douleur disparaît, le cratère se comble et la guérison est complète après quelques jours.

Le traitement consiste à appliquer localement des pansements humides, et non des cataplasmes, dont les bords desséchés provoquent par irritation le développement d'autres furoncles.

Anthrax. — Comme le furoncle, l'anthrax est une inflammation de l'appareil pilo-sébacé, mais il comprend plusieurs follicules, ses phénomènes généraux sont donc plus accusés, fièvre, céphalalgie, abattement, prostration, etc.; sa gravité est plus grande et sa durée plus longue.

La *chaleur* et la *douleur* apparaissent en même temps que la *tuméfaction* cutanée qui est plus ou moins étendue; celle-ci est d'abord rosée, puis violacée. Après quelques jours les parties centrales se couvrent de *phlyctènes*, c'est-à-dire de soulèvements épidermiques contenant une sérosité roussâtre. Celles-ci éclatent et par les ouvertures il s'écoule d'abord du pus, puis les différents *bourbillons* s'éliminent. Les cratères ainsi produits peuvent se réunir par mortification des tissus interposés aux ouvertures, il en résulte une vaste perte de substance qui met souvent longtemps à se combler. L'anthrax doit être ouvert de bonne heure pour éviter qu'il ne produise des décollements trop étendus.

Furoncles et *anthrax* sont souvent la signature d'une maladie diathésique, *albuminurie* ou *diabète*, aussi doit-on toujours analyser les urines des personnes atteintes de ces affections.

Kyste sébacé. — Le kyste sébacé est une petite tumeur, arrondie, mobile sous la peau, de consistance dure ou pâteuse; elle est constituée par la rétention de la matière sébacée dans une glande sébacée. Ce kyste peut s'enflammer et suppurer.

Onyxis. — On donne ce nom à l'inflammation du derme situé sous l'ongle ou sur ses côtés.

Phlegmon circonscrit ou abcès chaud. — Cette affection est constituée par l'inflammation du tissu cellulaire sous-cutané, celle-ci est occasionnée le plus souvent par la pénétration d'un agent septique, streptocoque ou staphylocoque, à la suite d'une piqûre ou d'une plaie. Les signes locaux sont la douleur, la tuméfaction, la chaleur et la rougeur; les signes généraux, peu accentués, se manifestent sous forme de fièvre, d'anorexie, etc.

La marche est rapide et la suppuration est habituelle; celle-ci donne à la palpation la sensation de fluctuation. Lorsque le pus est collecté, la peau qui le recouvre se sphacèle et, par la perte de substance, il s'écoule du pus blanchâtre renfermant des débris de tissu mortifié. Lorsque la suppuration est reconnue, l'abcès doit être incisé pour éviter des délabrements trop considérables.

Phlegmon diffus. — Localisé également dans le tissu cellulaire sous-cutané, il se distingue du précédent par sa tendance à envahir et à mortifier les couches cellulaires voisines. Il est dû soit à une cause locale, piqûre avec un instrument septique par exemple, soit à une cause générale, infection grave chez un sujet débilité ou cachectique. Il est déterminé par le streptocoque.

Les phénomènes généraux prédominent, la température est élevée (40°), le pouls est rapide (120-130 pulsations), l'abattement est considérable, le délire est fréquent, le malade peut être emporté avant que le pus ne soit formé.

Il siège soit directement sous la peau, soit sous l'aponévrose d'enveloppe du membre, qu'il peut envahir dans sa totalité et dont il détruit les muscles, les tendons et même les vaisseaux.

Quand il guérit, c'est souvent au prix de délabrements considérables et d'infirmités irrémédiables. Il évolue en trois périodes : pendant la première, période *inflammatoire*, la douleur est intense, la peau d'abord œdématiée devient rouge, chaude, marbrée; dans la deuxième période de *mortification*, la douleur s'atténue, mais l'œdème et les phénomènes généraux augmentent; dans la troisième ou période d'*élimination* la peau s'amincit, se recouvre de phlyctènes qui s'ouvrent et livrent passage à du pus et surtout à des lambeaux de tissus sphacélés.

Le traitement par excellence est de pratiquer de longues et profondes incisions qu'il ne faut pas craindre de multiplier. On facilite l'écoulement des débris mortifiés par des lavages, des bains locaux, des drains et des pansements humides antiseptiques.

Panaris. — Le panaris est le phlegmon des orteils et surtout des doigts. Il est dû à la pénétration dans les tissus de produits septiques, aussi le voit-on survenir à la suite de piqûres, écorchures, etc. On distingue le panaris *superficiel* ou *sous-épidermique*, le panaris *sous-cutané* et le panaris *profond*. Le panaris superficiel est encore appelé *mal blanc* ou *tourniole* quand il se localise autour de l'ongle. L'épiderme est soulevé et aminci, il prend une teinte blanchâtre, et son ouverture laisse sortir une petite quantité de sérosité purulente. Le panaris sous-cutané est caractérisé par une douleur très vive, exagérée par la moindre pression; le gonflement d'abord localisé à la face palmaire gagne la face dorsale, il se termine par suppuration, la peau est soulevée, amincie, et elle se rompt en donnant issue au pus.

Le panaris profond est souvent d'origine osseuse, il est peu apparent tant que le pus n'a pas perforé l'aponévrose d'enveloppe du doigt, il est fréquemment accompagné de nécrose de la phalange et des tendons des muscles fléchisseurs.

Le panaris s'accompagne de phénomènes généraux, malaise, inappétence, insomnie, fièvre, frissons.

Les panaris du pouce et du petit doigt sont les plus graves, parce que les synoviales, qui entourent les tendons de ces doigts, traversent la paume de la main et remontent jusqu'au-dessus du poignet; la pénétration du pus dans ces synoviales peut provoquer un phlegmon diffus de l'avant-bras.

Tout panaris doit être incisé rapidement pour éviter les nombreux délabrements que le pus peut provoquer par son extension.

Brûlures. — Les brûlures sont les lésions produites par une chaleur trop vive ou par des substances caustiques, telles que les acides, la potasse, la chaux, etc. La chaleur peut agir sous forme soit de solide, fer chaud, charbon, soit de liquide, boisson brûlante, injection trop chaude, soit de gaz ou vapeurs, gaz d'éclairage faisant explosion.

Suivant l'importance des lésions on distingue plusieurs degrés : au *premier degré* il y a de la rougeur (érythème) et de la douleur, au *deuxième degré* la brûlure va jusqu'au derme, l'épiderme est soulevé par des phlyctènes remplies de liquide séreux, transparent (vésication); au *troisième degré* la peau est détruite dans toute son épaisseur, il y a formation d'*eschares* qui se détachent en laissant une cicatrice; dans le *quatrième degré* la mortification des tissus intéresse la peau et le tissu cellulaire sous-cutané.

Dans le *cinquième degré* les muscles sont intéressés, enfin dans le *sixième degré* tout le membre est carbonisé.

Les brûlures sont graves par elles-mêmes et par le retentissement qu'elles produisent sur l'organisme (shock). La mort est déterminée par l'intensité de la douleur, par la réduction de la surface cutanée et par les complications qui peuvent se produire : phénomènes pulmonaires (congestion, pneumonie), phénomènes rénaux (anurie), etc.

Emphysème traumatique. — Ce nom est donné à tout épanchement de gaz dans le tissu cellulaire, il se produit par formation gazeuse spontanée dans le cas de septicémie suraiguë amenant des décompositions putrides, ou par introduction de l'air provenant de l'extérieur ou d'un organe interne (poumon).

Hygroma. — L'hygroma est une inflammation avec épan-

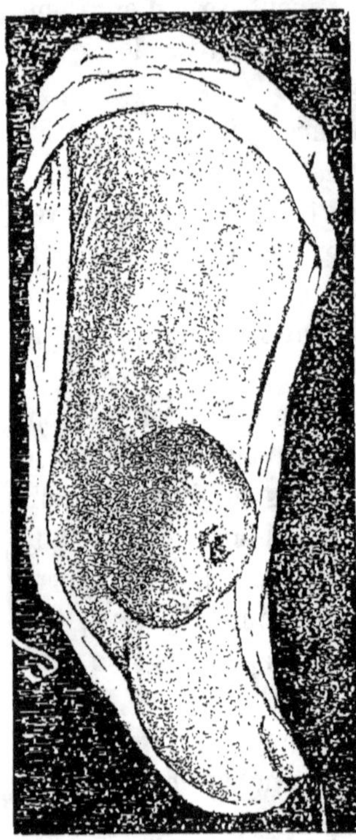

Fig. 204. — Hygroma du pied, oignon (Reclus).

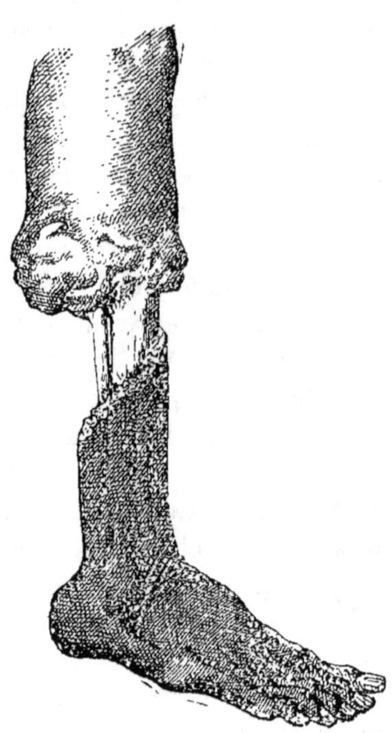

Fig. 205. — Gangrène sèche du pied.

chement séreux ou purulent d'une bourse séreuse (fig. 204); il est aigu ou chronique. Il siège de préférence sur les points où existent des frottements répétés.

Synovite. — Inflammation d'une gaine synoviale entourant un tendon, elle est aiguë ou chronique et elle s'accompagne toujours d'un épanchement séreux ou purulent. On rencontre quelquefois dans le liquide des petits corps étrangers (synovite à grains riziformes) ou des fongosités (synovite fongueuse ou tuberculeuse).

Sclérème. — Chez les enfants débiles, souvent nés avant terme, et chez les enfants mal soignés, exposés au froid, on voit apparaître d'abord une infiltration du tissu cellulaire sous-cutané; il y a de l'œdème, auquel succède bientôt une induration du tissu cellulaire appelée *sclérème*. Ce dernier est dû à la coagulation de la graisse; le derme lui-même paraît distendu et induré, il est lisse, luisant, de couleur jaunâtre. Le sclérème siège surtout sur les membres inférieurs, dans la région sus-pubienne et au niveau des organes génitaux.

Le traitement consiste à réchauffer les enfants : enveloppement ouaté, boules d'eau chaude dans un berceau bien fermé sur les côtés, bains chauds, massages légers. Quelquefois il est nécessaire de les mettre dans une couveuse.

Gangrène. — La gangrène est la mortification des tissus à la suite d'une oblitération vasculaire; ceux-ci prennent un aspect grisâtre, puis noirâtre et ils se détachent des tissus sains; la gangrène peut être *sèche* (fig. 205) ou *humide*. Le *sphacèle* est une variété de gangrène. Dans les gelures et en particulier dans la gelure des pieds, qui ont été fréquentes au cours de la dernière guerre à la suite de longs séjours dans les tranchées humides, de véritables gangrènes sont apparues sur les orteils. Un grand nombre ont nécessité des amputations et quelques-unes ont été suivies de névrites très douloureuses et tenaces.

Ulcère. — On donne ce nom à une plaie suppurante d'aspect grisâtre et atone, ayant tendance à rester stationnaire et à s'étendre. Elle est souvent la conséquence d'un traumatisme cutané surtout chez les variqueux; l'ulcère variqueux est localisé à la face antérieure de la jambe.

Emphysème cutané. — Cette affection est déterminée par la pénétration de gaz dans le tissu cellulaire sous-cutané, soit accidentellement, plaie de poitrine, perforation du larynx par l'insufflateur au cours de manœuvres de respiration artificielle, soit par la formation spontanée de gaz putrides comme dans la gangrène gazeuse, si fréquente au cours de la dernière guerre.

CHAPITRE II

ORGANE DE LA VISION

§ I. — *Anatomie.*

L'appareil de la vision comprend l'organe de la vue proprement dit, c'est-à-dire l'*œil* ou *globe oculaire*, et des organes accessoires destinés à mouvoir ou à protéger l'œil.

A. — ŒIL

L'œil est un corps sphéroïde de la grosseur d'une bille et renfermé dans la cavité orbitaire. Il se compose de membranes enveloppantes et de milieux transparents et réfringents. Les membranes d'enveloppe sont au nombre de trois : 1° la *sclérotique*, la plus externe, modifiée en avant pour constituer la *cornée transparente*; 2° la *choroïde*, qui est vasculaire; 3° la *rétine*, partie noble de l'œil (fig. 208).

La *sclérotique*, encore appelée *cornée opaque*, est blanche et d'apparence fibreuse, elle est la véritable membrane protectrice de l'œil.

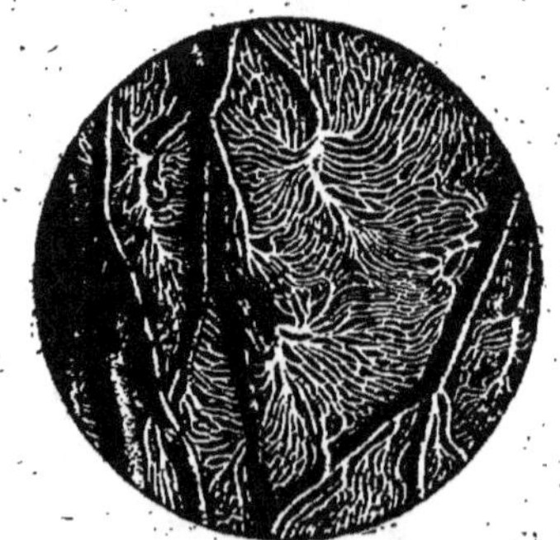

Fig. 206. — Choroïde avec son plexus veineux.

A la partie antérieure elle change de structure et de courbure pour constituer la *cornée transparente*, qui est plus bombée et qui paraît enchâssée dans le bord antérieur de la sclérotique.

La *choroïde*, membrane conjonctive, est très vasculaire (fig. 206); à la partie antérieure elle se renfle et forme une zone annulaire, *zone* ou *région ciliaire*, constituée par le *muscle ciliaire* et par une sorte de couronne festonnée dont les plis constituent les *procès ciliaires*. Plus en avant encore et faisant suite à la zone ciliaire la choroïde prend une direction presque verticale et change de couleur, elle constitue l'*iris*. Celui-ci est un véritable diaphragme percé à son centre d'un orifice, la *pupille*; sa coloration varie avec les individus : bleu chez les uns, il est gris ou noir chez les autres. L'iris renferme des fibres musculaires destinées à modifier les dimensions de la pupille :

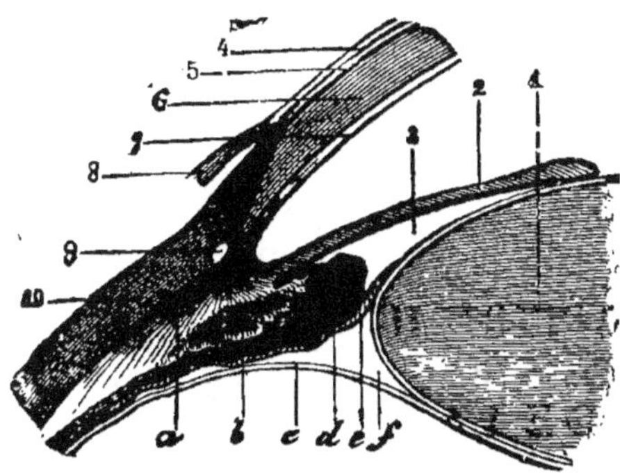

Fig. 207. — Muscle ciliaire.

1. cristallin ; 2. iris ; 3. chambre postérieure ; 4. membrane conjonctive recouvrant la cornée ; 5. 6. 7. cornée ; 8. conjonctive recouvrant la face interne de la paupière ; 10. sclérotique ; a. partie superficielle du muscle ciliaire ; b. partie profonde ; c. membrane hyaloïde enveloppant l'humeur vitrée ; d. procès ciliaire.

les unes sont longitudinales, elles ont pour but de tirer sur la petite circonférence de l'iris, elles sont *dilatatrices de la pupille*;

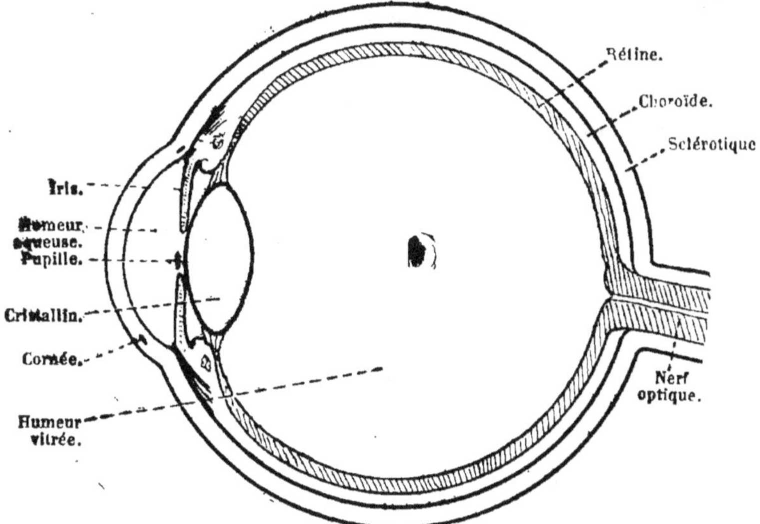

Fig. 208. — Coupe de l'œil droit.

les autres sont circulaires, elles rétrécissent l'ouverture pupillaire, c'est le *sphincter iridien*; ces muscles se contractent sous l'influence de l'action des nerfs ciliaires.

La rétine est la membrane sensible de l'œil, l'embryologie nous apprend du reste qu'elle est une dépendance du cerveau. Sur la face qui regarde l'intérieur de l'œil la rétine est recouverte d'une couche de cellules à pigment noir, qui transforme l'intérieur du globe oculaire en chambre noire. Au niveau de la partie postérieure on aperçoit une petite cupule blanchâtre, appelée *papille optique*, elle répond au point de pénétration du nerf optique. A peu de distance et en dehors de cette papille on voit à l'extrémité postérieure de l'axe antéro-postérieur de l'œil la *tache jaune*, au milieu de laquelle se trouve la *fossette centrale*. C'est à ce niveau que se forment les images des objets extérieurs, c'est donc la *région visuelle* par excellence.

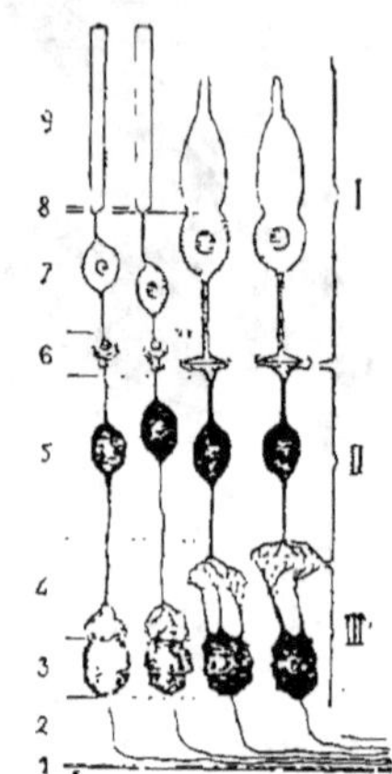

Fig. 209. — Schéma de la constitution de la rétine (Launois).

I. cellules visuelles; II. cellules bipolaires; III. cellules nerveuses multipolaires; 2. fibres du nerf optique; 3. 4. 5. 6. 7. 8. différentes cellules; 9. couche des cônes et des bâtonnets.

Le *nerf optique* en arrivant au pôle postérieur de l'œil s'épanouit en un grand nombre de fibrilles, celles-ci se terminent par des cellules spéciales, dont les unes ont la forme de *cônes*, les autres celle de *bâtonnets* (fig. 209). Les extrémités libres de ces cônes et bâtonnets sont tournées du côté de la choroïde; les rayons lumineux arrivent sur cette membrane, ils s'y réfléchissent et viennent impressionner les terminaisons nerveuses des cellules rétiniennes. Entre les cellules nerveuses proprement dites il en existe d'autres constituant les cellules de soutien de la rétine; celle-ci est donc constituée par plusieurs assises de cellules qui alternent avec des plexus nerveux.

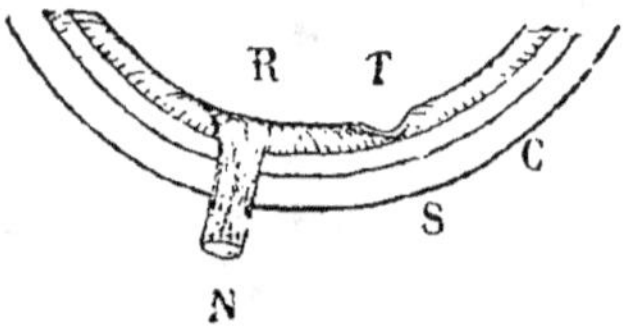

Fig. 210. — Coupe du fond de l'œil.
N. nerf optique; R. point aveugle; T. tache jaune; C. choroïde.

L'*appareil réfringent* se compose de dehors en dedans : 1° de la *cornée transparente*; 2° de la *chambre antérieure* qui a pour limite en avant la cornée et pour limite postérieure l'iris et le cristallin, elle est occupée par un liquide, l'*humeur aqueuse*; 3° du *cristallin*, lentille biconvexe formée d'une série de lamelles emboîtées les unes dans les autres, comme les lamelles du bulbe d'un oignon.

Le cristallin est maintenu dans sa situation par des expansions de la choroïde qui se détachent en arrière de l'iris et qui viennent emboîter la lentille. Celle-ci change de forme fréquemment au cours de la vision, ce changement se produit presque uniquement aux dépens de sa face antérieure qui se bombe ou s'aplatit pour permettre de voir aux différentes distances; c'est là le phénomène de *l'accommodation*. La substance contenue à l'intérieur du cristallin et limitée par une capsule ou *cristalloïde* est d'autant plus compacte qu'on se rapproche plus du centre.

4° Enfin entre le cristallin et la rétine se trouve la *chambre postérieure* de l'œil, occupée par le *corps vitré*. Celui-ci est une substance ressemblant à une masse de gélatine et renfermée dans une membrane transparente, *membrane hyaloïde*.

B. — ORGANES MOTEURS ET PROTECTEURS DE L'ŒIL

L'œil se meut sur place dans la cavité orbitaire grâce à un certain nombre de muscles qui prennent leur insertion fixe sur l'orbite,

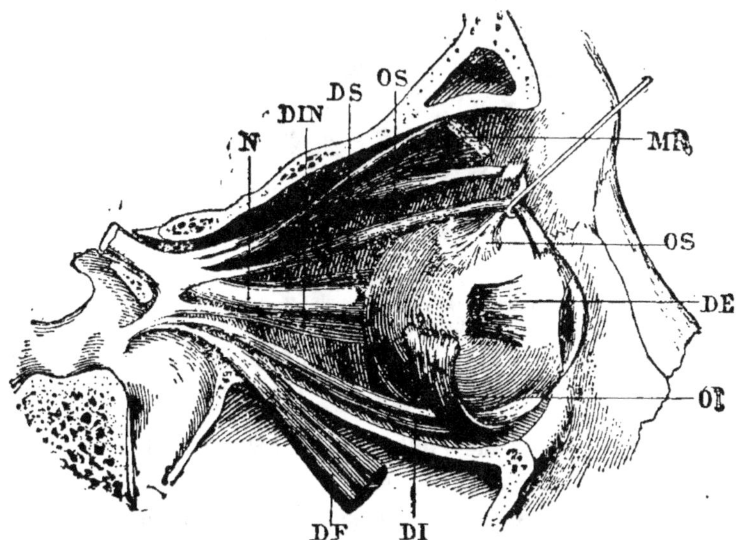

Fig. 211. — Muscles de l'œil.

DE. droit externe; DI. droit inférieur; DIN. droit interne; DS. droit supérieur; OS. oblique supérieur; OI. oblique inférieur; MR. releveur de la paupière; N, nerf optique.

la plupart à son sommet, et leur insertion mobile sur le globe oculaire. Au nombre de six, quatre ont une direction antéro-posté-

rieure, le *droit supérieur*, le *droit inférieur*, le *droit interne* et
le *droit externe* (fig. 212). Les deux premiers font mouvoir l'œil
autour d'un axe transversal, les deux derniers le font tourner
autour d'un axe vertical, chacun de ces muscles attire la cornée et
par conséquent la pupille de son côté. Les deux autres muscles
sont le *grand oblique* et le *petit oblique*, le premier porte la
pupille en bas et en dehors, le second la porte en haut et en dehors.

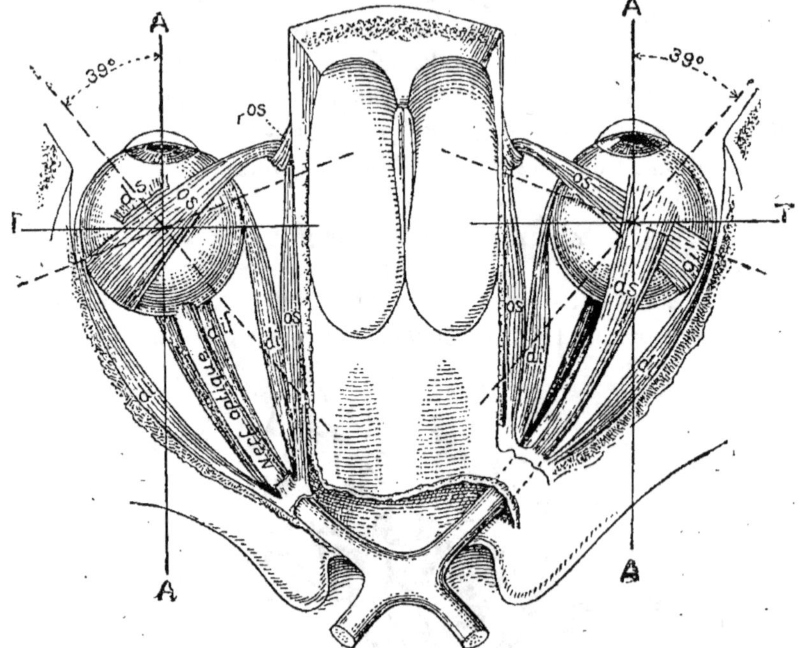

Fig. 212. — Coupe horizontale à travers les orbites montrant la disposition des
muscles de l'œil.

ds. droit supérieur; *dl.* droit externe; *di.* droit interne; *os.* grand oblique; *pos.*
sa poulie de renvoi; *oi.* insertion du petit oblique; AAT. axes de l'œil.

La partie antérieure de l'œil est protégée par les *paupières*,
l'une est supérieure, l'autre inférieure; elles se portent à la rencontre l'une de l'autre et cachent complètement l'œil. Elles sont
constituées par des replis musculo-membraneux; extérieurement
se trouve la *peau* fine, intérieurement une membrane muqueuse,
la *conjonctive*, qui se continue sur la partie antérieure du globe
oculaire. Entre ces deux couches il y a un squelette cartilagineux,
le *cartilage tarse*, et des muscles, l'un destiné à écarter les paupières, *releveur de la paupière supérieure*, l'autre à les rapprocher, *orbiculaire de la paupière*. Chaque paupière présente un

bord adhérent qui se continue avec les parties molles des régions voisines, et un bord libre donnant implantation à des poils arqués, les *cils*. Ces derniers ont pour fonction d'empêcher les poussières de tomber dans l'œil. Sur la lèvre postérieure du rebord palpébral on aperçoit les ouvertures d'un certain nombre de glandes contenues dans la paupière, ce sont les *glandes de Meibomius*.

Les bords des paupières supérieure et inférieure se rejoignent et s'unissent en dedans et en dehors pour former les angles ou commissures interne et externe. A la partie profonde des bords adhérents la conjonctive palpébrale pour devenir conjonctive oculaire se réfléchit et constitue les *culs-de-sac conjonctivaux*, dans lesquels s'accumule le pus dans l'ophtalmie purulente.

Entre le front et la paupière supérieure au niveau de l'arcade sourcilière se développe une ligne courbe de poils appelés *sourcils*, destinés à protéger l'œil contre les rayons lumineux venant d'en haut et contre les poussières.

A l'organe de la vision sont annexées des glandes situées dans une cavité creusée à la partie supéroexterne de l'orbite, ce sont les *glandes lacrymales* qui sécrètent les larmes. Celles-ci se répandent à la surface de l'œil, elles sont étalées d'une façon continuelle par les mouvements de clignement des paupières et elles ont pour but de conserver humide la cornée et d'empêcher son contact avec les poussières extérieures. Les larmes, sécrétées d'une façon continue mais en petite quantité, s'écoulent vers l'angle interne de l'œil où elles forment le *lac lacrymal* (fig. 213). A ce niveau chaque paupière porte sur une saillie, *tubercule lacrymal*, un orifice punctiforme, *point lacrymal*, qui se continue avec un petit canal, *conduit lacrymal*. Dans chaque œil les deux conduits lacrymaux se dirigent en dedans, se réunissent et se dilatent en une poche commune, le *sac lacrymal*, d'où

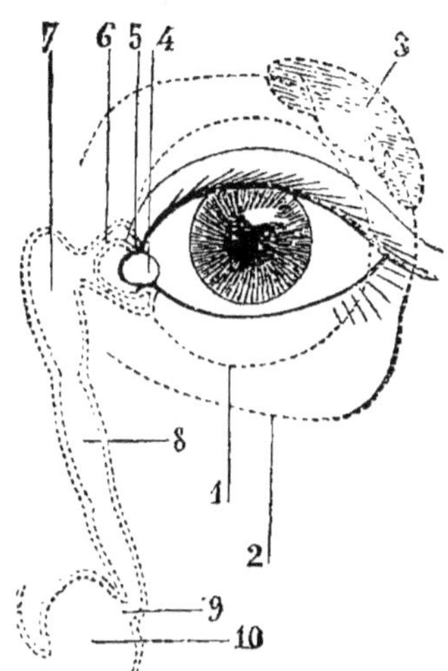

Fig. 213. — Appareil lacrymal.

1. contour du globe oculaire; 2. contour de l'orbite; 3. glande lacrymale; 4. caroncule lacrymale; 5. tubercule et point lacrymal supérieur; 6. conduit lacrymal supérieur ponctué; 7. sac lacrymal; 8. canal nasal; 9. ouverture inférieure du canal; 10. méat inférieur des fosses nasales.

part le *canal lacrymal* ou *nasal*; celui-ci s'ouvre en bas dans le méat inférieur des fosses nasales. Normalement les larmes sont en totalité déversées dans le nez, mais, si elles sont sécrétées en trop grande quantité, elles débordent et s'écoulent sur les joues, c'est ce qui passe dans les *pleurs*.

Vaisseaux et nerfs. — L'artère principale de l'organe de la vision est l'*artère ophtalmique*, les veines se réunissent pour former la *veine ophtalmique* qui communique avec les veines superficielles de la face.

Le nerf sensoriel est le *nerf optique*, les nerfs moteurs sont multiples, ce sont les nerfs moteur oculaire commun, pathétique et moteur oculaire externe.

§ II. — *Physiologie.*

La cornée et surtout le cristallin forment un système de lentilles qui font converger l'image des objets extérieurs sur une membrane sensible, la rétine. Cette image est *réelle* et *renversée* (fig. 214), comme on peut le constater par l'expérience suivante : on prend un œil de bœuf, dont on enlève la moitié postérieure de la sclérotique et de la choroïde, on place une bougie dans l'axe antéro-postérieur de l'œil, on aperçoit son image renversée sur la rétine.

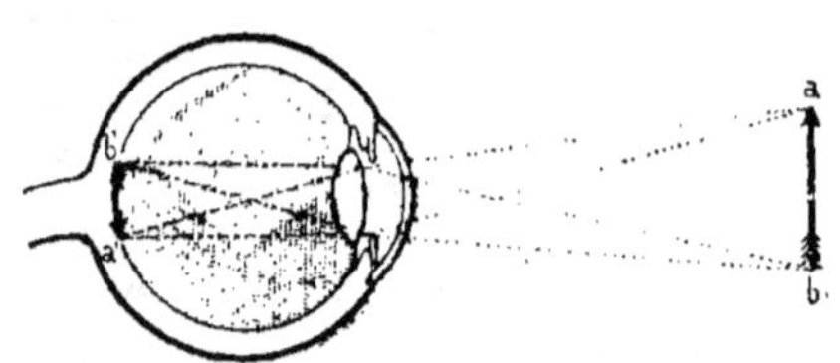

Fig. 214. — Trajet des rayons dans l'œil. *a'b'.* image renversée sur le fond de l'œil de l'objet *ab*.

Si les milieux réfringents de l'œil ne se modifiaient pas à tout moment, les objets ne seraient vus distinctement qu'à la condition d'être toujours placés à la même distance, il faudrait *mettre au point*, comme il est nécessaire de le faire avec un appareil photographique. Grâce aux changements de courbure du cristallin l'œil peut faire cette mise au point, c'est ce qui constitue le phénomène de l'*accommodation* (fig. 215). Il y a cependant une limite pour l'accommodation : les objets sont vus distinctement de l'infini jusqu'à un point rapproché de 25 centimètres (punctum proximum); au-dessous de cette distance un œil normal ou *emmétrope* n'est plus capable de faire bomber suffisamment son cristallin pour permettre à l'image de se faire sur la rétine, et la vision n'est plus distincte. Avec les progrès de l'âge les muscles chargés de donner au cristallin sa plus grande épaisseur se fatiguent, se relâchent, les objets placés à la distance minima d'un œil normal ne sont plus vus distinctement, le punctum proximum s'est éloigné à 40, 50.

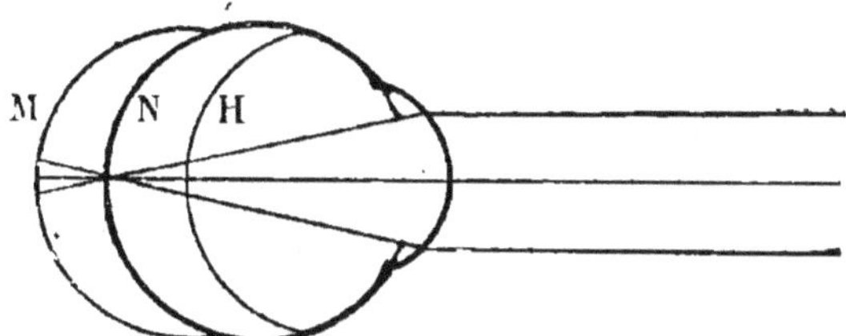

Fig. 215. — Schéma indiquant la position des images des objets éloignés.

N. dans un œil normal l'image se fait sur la rétine; M. dans un œil myope l'image se fait en avant de la rétine; H. dans un œil hypermétrope l'image se fait en arrière de la rétine.

60 centimètres, l'œil est *presbyte*. C'est pourquoi les vieillards sont obligés de mettre le journal qu'ils lisent à une assez grande distance, ils le tiennent généralement *à bout de bras*. Pour y remédier il faut aider la convergence du cristallin par des moyens artificiels, qui consistent à employer des verres biconvexes destinés à faire converger les rayons pour que l'image se fasse sur la rétine et non au delà.

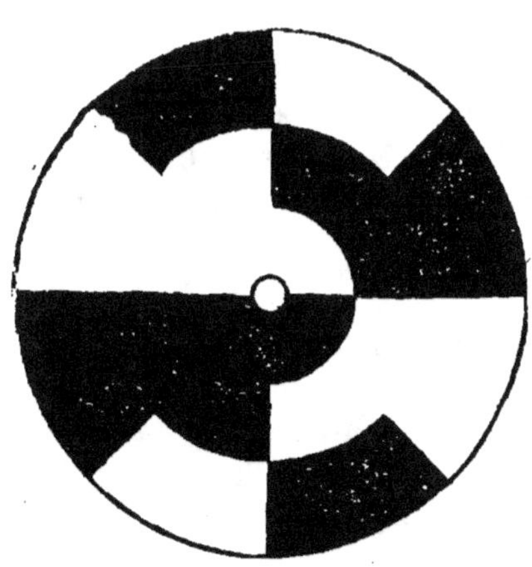

Fig. 216. — Disque rotatif de Newton.

Certains yeux sont congénitalement mal construits : les uns sont trop longs (*myopie*); pour que les images se produisent avec netteté sur la rétine, les objets doivent être très rapprochés de l'œil, 20, 15, 10 centimètres; les autres au contraire sont trop courts, les objets placés à 25 centimètres, distance de la vision distincte dans un œil normal, ont leur image en arrière de la rétine; pour qu'elle se fasse sur la rétine, il faut que l'objet soit placé à une distance éloignée (*hypermétropie*). Pour remédier à ces infirmités le myope doit employer des lunettes avec verres biconcaves, dont l'action est de faire diverger les rayons lumineux, et par conséquent de porter l'image plus en arrière;

l'hypermétrope au contraire, pour rapprocher l'image de la rétine, doit chercher une convergence plus grande des rayons lumineux, il y parvient par l'emploi de verres biconvexes.

Lorsqu'une impression lumineuse vient frapper la rétine, elle persiste pendant une demi-seconde environ; si les images se succèdent plus vite qu'elles ne s'effacent, elles se superposent et donnent lieu à une seule sensation. C'est pour cette raison que le charbon rouge tourné rapidement dans l'obscurité donne l'impression d'un cercle lumineux, c'est sur ce principe que sont construits le phénakistiscope et le cinématographe.

La lumière blanche est un composé de sept couleurs : violet, indigo, bleu, vert, jaune, orangé, rouge. On le démontre en faisant passer un rayon solaire à travers un prisme; si l'on recueille sur un écran les rayons qui ont traversé le prisme, on voit les différentes couleurs énumérées plus haut, c'est ainsi qu'on explique la production de l'arc-en-ciel. Ces différentes couleurs, reproduites sur un disque qu'on fait tourner très rapidement, *disque de Newton* (fig. 216), donneront à l'œil l'impression d'un disque blanc; par suite de la persistance de l'impression lumineuse les couleurs se superposent sur la rétine, elles se fondent, et cette synthèse reproduit la couleur blanche.

Certains yeux ne voient pas toutes les couleurs : c'est ainsi que Dalton ne voyait pas le rouge, de là le nom de *daltonisme* donné à cette infirmité.

§ III. — *Pathologie.*

Toutes les membranes de l'œil peuvent être le siège d'affections distinctes. On donne le nom de *kératite* à l'inflammation de la cornée, caractérisée surtout par une congestion intense, d'*iritis* à l'inflammation de l'iris; elle est reconnue à la vascularisation exagérée de cette membrane.

La *cataracte* est l'opacité du cristallin, elle est tantôt congénitale, tantôt acquise. Au centre de la pupille on voit un point blanchâtre, nacré, opaque qui arrête les rayons lumineux et qui produit la *cécité.*

Le *glaucome* est une affection caractérisée par une augmentation de volume du globe oculaire avec tension et douleurs souvent très aiguës.

Le *strabisme* (fig. 217) est une difformité dans laquelle les

deux yeux ne dirigent pas leur grand axe vers l'objet qu'ils
regardent : tantôt l'un des deux yeux est tourné plus en dedans
(*strabisme convergent*), tantôt il est dirigé plus en dehors

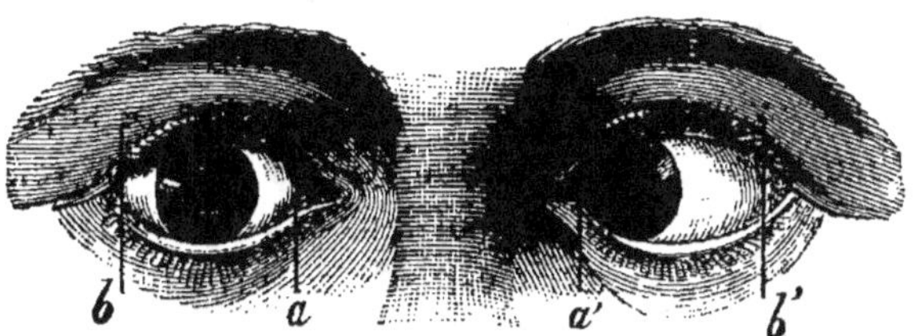

Fig. 217. — Strabisme interne de l'œil gauche.

(*strabisme divergent*). Les causes du strabisme sont multiples, il
est congénital ou acquis; apparaissant souvent au cours de quelques affections nerveuses, il est dû à la contracture, à la faiblesse
ou à la paralysie de certains muscles de l'œil. Lorsque, par
exemple, le droit externe est affaibli ou paralysé, le droit interne,
son muscle antagoniste, devient plus puissant et la pupille est attirée en dedans.

La *cécité* est la perte complète de la vision, c'est l'état d'une personne devenue *aveugle*.

L'inflammation du rebord palpébral porte le nom de *blépharite*, et le furoncle d'une glande sébacée de la paupière ou d'une glande de Meibomius est appelé *orgelet*.

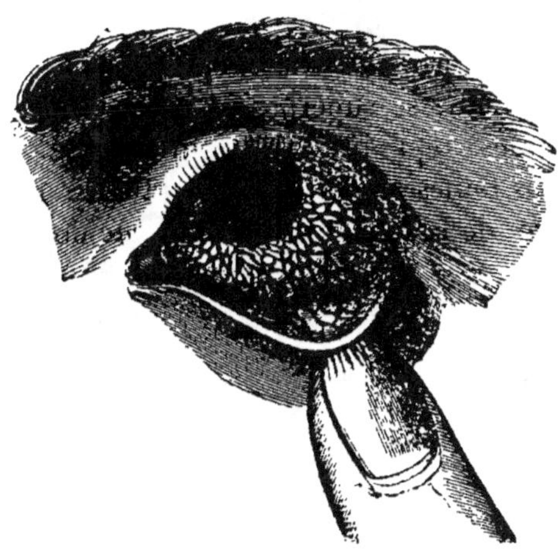

Fig. 218. — Injection des vaisseaux de la
conjonctive.

On donne le nom d'*ec-
tropion* au renversement de la paupière en dehors. Dans cette
affection la conjonctive palpébrale est devenue apparente, et l'ouverture palpébrale est limitée par un cercle rouge. L'*entropion*
au contraire est le renversement en dedans de la paupière, les cils
dirigés alors d'avant en arrière frottent sur la conjonctive oculaire,
l'irritent et déterminent une inflammation de la cornée.

Sur cette membrane de l'œil il n'est pas rare de rencontrer des taches blanchâtres, plus ou moins opaques : ce sont des *taies de la cornée*, constituées par du tissu cicatriciel qui a succédé à une ulcération.

La *conjonctivite* est l'inflammation de la conjonctive palpébrale ou oculaire ; les variétés sont nombreuses. Nous n'étudierons que la conjonctivite catarrhale et surtout la conjonctivite ou ophtalmie purulente.

La *conjonctivite catarrhale* (fig. 218) est une affection caractérisée par une congestion plus ou moins intense, accompagnée souvent de douleur et de l'impossibilité de supporter la lumière (photophobie) ; elle précède toujours l'éruption de la rougeole. Dans la diphtérie des fausses membranes peuvent apparaître sur la conjonctive et constituer la *conjonctivite diphtérique*.

Ophtalmie purulente. — L'ophtalmie ou conjonctivite purulente est une maladie microbienne déterminée par le *gonocoque de Neisser* (fig. 219) ; on peut y trouver également le streptocoque.

Cette affection se rencontre à tous les âges, mais elle est particulièrement fréquente chez le nouveau-né. Elle est due dans ce cas à l'inoculation de la conjonctive du fœtus pendant sa descente dans la filière pelvi-génitale, lorsque la mère présente un écoulement blennorragique.

Les premiers symptômes apparaissent vers le 3e ou le 4e jour après la naissance ; quand ils surviennent après le 9e jour, c'est que l'inoculation a été déterminée pendant les premiers jours de la vie par l'emploi de linges malpropres. Chez les petites filles atteintes de vulvite on peut constater l'ophtalmie purulente, le pus est transporté aux yeux par les mains ; c'est par le même procédé que se produit l'ophtalmie purulente de l'adulte atteint de blennorragie.

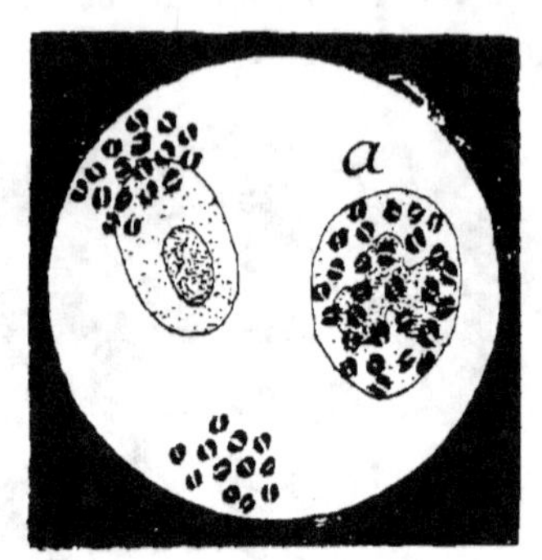

Fig. 219. — Gonocoques (Dieulafoy).

a. gonocoques renfermés dans un globule blanc.

Vers le 3e ou 4e jour apparaissent sur un œil, rarement sur les deux à la fois, un *gonflement* des paupières (fig. 220) et un *écoulement de liquide jaunâtre* qu'on constate surtout en écartant les paupières. Trente-six ou quarante-huit heures plus tard, le liquide devient séro-purulent en même temps que la conjonctive, qui était d'abord congestionnée, prend une teinte rouge foncé et un aspect boursouflé et rugueux. Le lendemain le liquide est franchement purulent, crémeux, jaune verdâtre; quand il est sécrété en petite quantité, il colle les rebords palpébraux l'un contre l'autre; s'il est abondant, il s'écoule au dehors ou il est retenu sous pression entre les paupières et l'œil et, dès qu'on entr'ouvre les paupières, il s'échappe sous forme de jet.

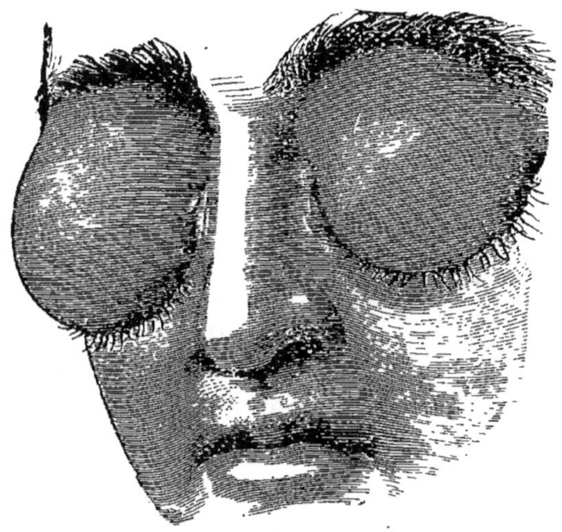

Fig. 220. — Œdème des paupières dans l'ophtalmie purulente (Kirmisson).

Lorsque la maladie est soignée dès le début, la suppuration diminue le plus souvent après quelques jours et tout rentre dans l'ordre.

Il y a des cas où des complications surviennent : la conjonctive palpébrale peut s'œdématier d'une façon considérable et constituer un gros bourrelet rouge, appelé *chémosis*. Beaucoup plus graves sont les affections qui se produisent sur la cornée : celle-ci peut s'ulcérer et même se perforer, l'humeur aqueuse s'écoule au dehors et l'iris s'accole à la cornée; dans d'autres cas la cornée devient opaque, blanchâtre, et souvent la vision est perdue.

Le pronostic de l'ophtalmie est grave, puisque les complications sont fréquentes et qu'elles peuvent amener la cécité.

Le diagnostic est simple; il repose tout entier sur les caractères de la suppuration, il doit être posé rapidement pour que l'affection soit traitée à son début et d'une façon rationnelle.

Nous diviserons le traitement en deux chapitres : dans le premier nous étudierons les moyens employés pour éviter le développement de l'ophtalmie, *traitement prophylactique*; dans le second nous passerons en revue les différentes méthodes préconisées pour guérir l'affection, *traitement curatif*.

La prophylaxie de l'ophtalmie purulente repose tout entière sur l'antisepsie des voies génitales de la mère avant l'accouchement et sur les soins à donner au nouveau-né. Dès la naissance, avant même la ligature du cordon, il faut laver les yeux de l'enfant en employant du coton hydrophile stérilisé, de l'eau bouillie et un savon bien propre ou de préférence un savon antiseptique. Ensuite on écarte les paupières et un aide laisse tomber dans chaque œil quelques gouttes de *jus de citron*. Dans les maternités on emploie une solution de nitrate d'argent à 1 p. 100 ou d'argyrol à 1/20, dont on met quelques gouttes dans chaque œil; les paupières doivent être bien écartées l'une de l'autre pour que le liquide pénètre dans le fond des culs-de-sac conjonctivaux; quelques accoucheurs insufflent de l'iodoforme finement pulvérisé.

Lorsque l'ophtalmie est déclarée, on a recours aux cautérisations de la conjonctive en instillant dans chaque œil quelques gouttes de la solution de nitrate d'argent à 1 p. 100, d'argyrol à 1 p. 10, ou en faisant deux fois par jour des badigeonnages de la conjonctive palpébrale avec des pinceaux trempés dans une solution de nitrate d'argent à 2 p. 100. Dans ce cas il est nécessaire de neutraliser l'excès de nitrate d'argent par une solution saturée de chlorure de sodium (sel marin).

Pour bien exécuter la cautérisation d'un œil, il faut se procurer les objets suivants : deux pinceaux bouillis, deux petits récipients bouillis (verres à ventouses, coquetiers), dans l'un sera versée la solution de nitrate d'argent, dans l'autre l'eau salée; deux cuvettes, l'une contient des boulettes de coton baignant dans de l'eau bouillie ou boriquée, l'autre des petites compresses de tarlatane taillées en rondelles de la dimension d'une pièce de 5 francs et ayant une épaisseur de dix à douze doubles; enfin un petit carré de coton cardé et une bande de tarlatane non empesée ou une bande de Velpeau (crêpon de laine).

Ces préparatifs étant faits, l'enfant est couché sur les genoux, la tête maintenue entre les deux jambes; avec les mains bien nettoyées on lave d'abord les yeux de l'enfant et on retourne les paupières par une pression faite au niveau de leur bord adhérent; un aide passe deux ou trois fois sur la muqueuse le pinceau qui a été trempé dans le nitrate d'argent, puis l'autre pinceau imbibé d'eau salée. On essuie le liquide qui s'est écoulé hors de la cavité orbitaire, on applique les compresses chaudes, puis le coton, et la bande est enroulée autour de la tête pour maintenir tout en place.

Afin d'éviter la contagion, l'enfant devra être couché du côté de l'œil malade, on évitera ainsi que le pus, qui peut fuser sous le pansement, n'aille contaminer l'autre œil.

Lorsque le suintement purulent est abondant, il est nécessaire de faire fréquemment, toutes les deux ou trois heures, des lavages avec de l'eau bouillie tiède ou avec une solution d'oxycyanure de mercure au dix-millième. Ce qu'il faut surtout chercher au cours des lavages, c'est d'agir sur les culs-de-sac conjonctivaux dans lesquels séjourne le pus. Pour atteindre ce but, Kalt a imaginé l'*entonnoir-laveur*, cet appareil est composé d'une petite canule en verre ou en ébonite, celle-ci est adaptée à un tube de caoutchouc en communication avec un bock à injection. La partie large du laveur est glissée entre les paupières et l'œil, et le récipient est placé à environ 30 centimètres de hauteur pour n'avoir pas une pression trop forte. Dans la pratique on se servira avec avantage d'une petite poire entièrement en caoutchouc qui permet, les paupières étant écartées, d'irriguer sans danger les conjonctives palpébrales et d'en chasser la nappe purulente qui les recouvre.

Quand il y a œdème des paupières, il faut appliquer sur celles-ci, toutes les deux heures environ, des compresses trempées dans l'eau bouillie chaude (45°); d'autres cliniciens au contraire font usage de compresses glacées ou de petits sachets de glace. Mais cette dernière pratique nécessite une surveillance attentive par crainte de sphacèle de la peau de la paupière par gelure.

Le traitement d'une ophtalmie purulente est toujours très délicat; l'affection en apparence la plus légère peut en effet s'accompagner de complications souvent irrémédiables; aussi par prudence et pour couvrir sa responsabilité est-il préférable, quand cela est possible, de confier le traitement de cette maladie à un spécialiste.

Dacryocystite. — Affection des voies lacrymales, elle n'est pas rare chez le nouveau-né et elle apparaît d'ordinaire après la première semaine et souvent d'un seul côté. Elle est presque toujours déterminée par la non-ouverture du canal nasal dans le nez. Elle se manifeste par une sécrétion d'aspect purulent jaune et épaisse et par du larmoiement. Quelquefois même il y a une petite tumeur dans l'angle naso-palpébral.

CHAPITRE III

ORGANE DE L'AUDITION

§ I. — *Anatomie*.

Le sens de l'audition, chargé de percevoir les bruits et les sons, est dû à un appareil compliqué qui siège dans le rocher. Cet appareil porte le nom d'oreille et il est divisé en trois parties : *l'oreille externe*, *l'oreille moyenne* et *l'oreille interne*.

A. — OREILLE EXTERNE

L'oreille externe comprend une sorte de cornet acoustique destiné à concentrer les sons, c'est le *pavillon*, qui se continue avec un canal appelé *conduit auditif externe* (fig. 221).

Le *pavillon*, situé à la partie latérale et inférieure du crâne, en arrière de la partie supérieure de la branche montante du maxillaire inférieur, est constitué par une lame cartilagineuse disposée en forme de cornet replié sur lui-même. Il se compose d'un bourrelet périphérique, l'*hélix*, qui se termine à sa partie inférieure par une portion épaisse, non cartilagineuse, le *lobule* de l'oreille. L'*anthélix* est la saillie courbe concentrique à l'hélix, elle limite cette sorte de cupule qui se continue avec le conduit auditif externe. En avant de ce dernier on aperçoit une saillie triangulaire ou arrondie qui s'avance en arrière comme un opercule, c'est le *tragus*, vis-à-vis et en arrière duquel est placé l'*antitragus*.

Le pavillon de l'oreille est constitué par une charpente cartilagineuse, sur laquelle s'insèrent des muscles actuellement sans usage ; le tout est recouvert par la peau.

Le *conduit auditif externe* est un canal d'environ 3 centimètres de long qui se dirige de dehors en dedans et qui se termine au niveau de la membrane du tympan. Il est osseux et tapissé par la peau qui dans cette région est riche en follicules pileux, en

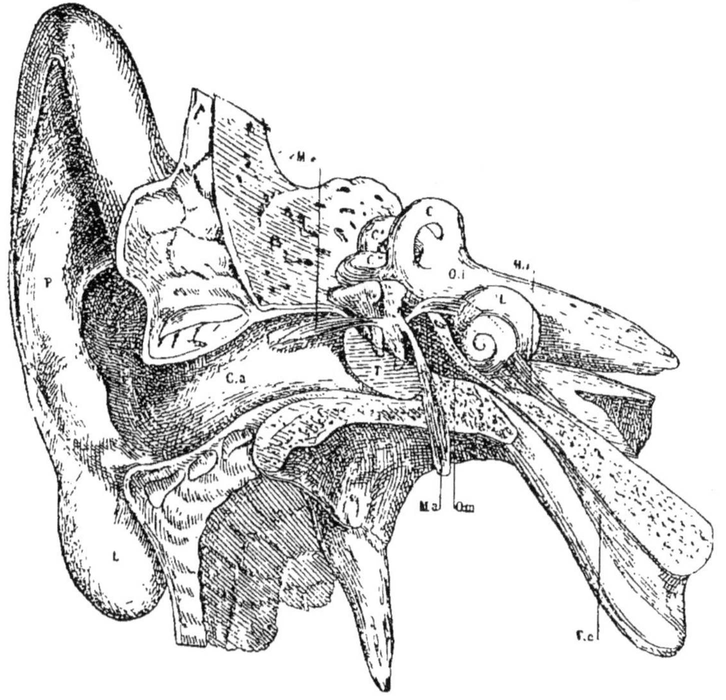

Fig. 221. — Oreille externe, moyenne et interne.

Ca. conduit auditif; L. lobule; P. pavillon; T. tympan; L. limaçon; C. canaux demi-circulaires; OM. paroi interne de l'oreille moyenne; *Te.* trompe d'Eustache.

glandes sudoripares et en glandes sébacées spéciales, encore appelées *glandes cérumineuses*, celles-ci sont chargées de sécréter une matière grasse, jaunâtre, épaisse, le *cérumen*.

B. — OREILLE MOYENNE

L'*oreille moyenne* (fig. 222) ou *caisse du tympan* est contenue dans le rocher, elle a la forme d'un tambour aplati, moins large au centre qu'à la périphérie, 2 centimètres de hauteur sur 2 millimètres d'épaisseur au centre. Elle a deux parois : l'externe est constituée par la *membrane du tympan* qui la sépare du conduit auditif externe, l'interne est *osseuse*. Le tympan est une membrane fibreuse recouverte du côté du conduit auditif externe par la peau et du côté de la caisse par une muqueuse, elle a une superficie d'un

centimètre carré environ. Elle est inclinée de haut en bas et de
dehors en dedans, formant un angle de
45 degrés avec la paroi inférieure du
conduit auditif externe. Elle a l'aspect

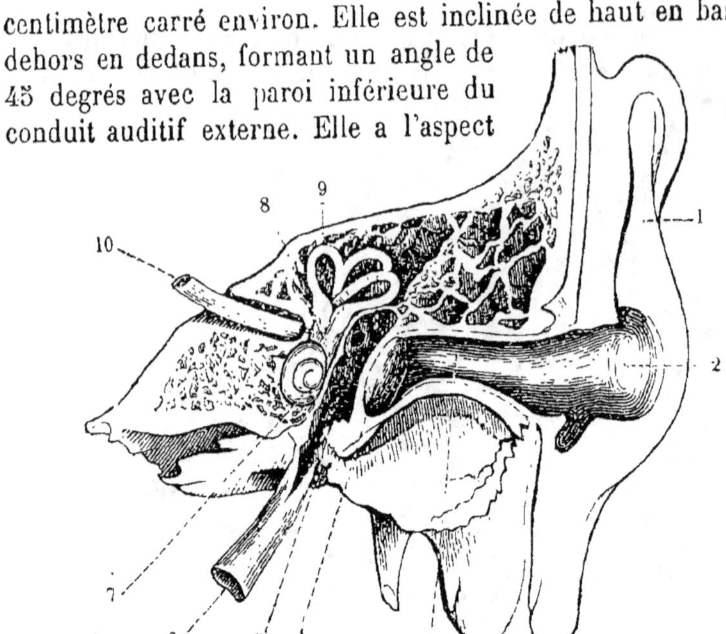

Fig. 222. — Appareil auditif.

1. pavillon de l'oreille ; 2. conque ; 3. conduit auditif ; 4. tympan ; 5. caisse
du tympan ou oreille moyenne ; 6. trompe d'Eustache ; 7. limaçon ; 8. vestibule ;
9. canaux demi-circulaires ; 10. nerf acoustique.

d'une coupe à convexité tournée du
côté de l'oreille moyenne. La paroi
interne, osseuse, est renflée au
centre, *promontoire*, et perforée
de deux orifices, l'un ovale, *fenêtre
ovale*, l'autre rond, *fenêtre ronde*,
ces deux orifices sont fermés par
une membrane fibreuse.

La caisse du tympan communique en arrière avec les *cellules
mastoïdiennes*, alvéoles creusées
dans l'apophyse mastoïde, et en
avant avec le pharynx nasal et par
conséquent avec l'extérieur par un
long canal d'abord osseux, puis cartilagineux, appelé *trompe d'Eus-
tache*. A l'intérieur de la caisse du tympan on voit une chaîne de

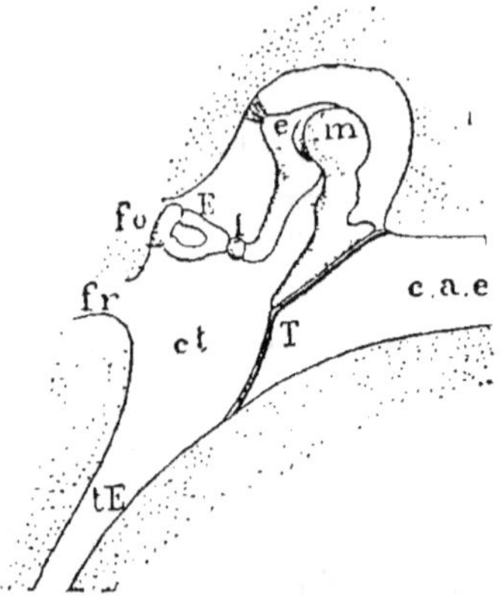

Fig. 223. — Coupe verticale de
l'oreille moyenne.

c. a. e. conduit auditif externe ;
T. tympan ; *m.* marteau ; *e.* enclume ;
E. étrier ; *ct.* caisse du tympan ; *fo.*
fenêtre ovale : *fr.* fenêtre ronde ;
tE. trompe d'Eustache.

petits os articulés les uns avec les autres, ils se portent de la mem-

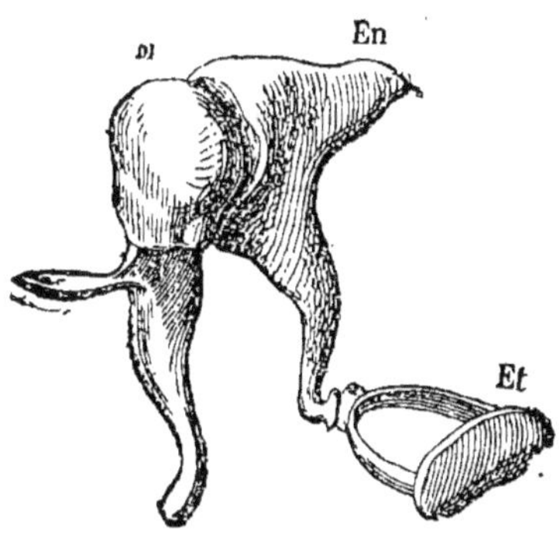

Fig. 224. — Osselets de l'oreille
moyenne.

M. marteau; En. enclume; Et. étrier.

brane du tympan à la fenêtre ovale. Ces *osselets* (fig. 224), au nombre de quatre, sont 1° le *marteau* dont un prolongement est contenu dans l'épaisseur de la membrane du tympan; 2° l'*enclume*; 3° l'os *lenticulaire*; 4° l'*étrier*, appliqué par sa base sur la fenêtre ovale. Ces osselets peuvent se mouvoir les uns sur les autres grâce à des muscles, *muscle tenseur du marteau* et *muscle de l'étrier*, dont les contractions sont destinées soit à tendre la membrane du tympan, soit à la relâcher.

C. — OREILLE INTERNE

Très compliquée, cette portion de l'oreille a reçu le nom de *labyrinthe*, elle est creusée dans le rocher. Le labyrinthe osseux comprend trois parties : 1° le *vestibule*; 2° le *limaçon*; 3° les

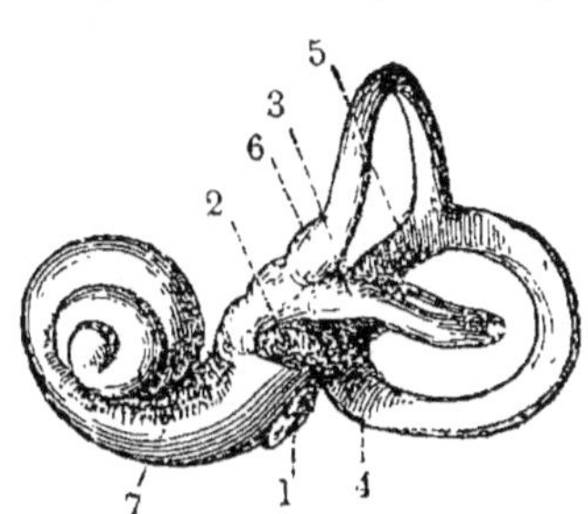

Fig. 225. — Oreille interne.

1. fenêtre ronde; 2. fenêtre ovale; 3. canal demi-circulaire horizontal; 4. canal postérieur; 5. partie commune aux canaux demi-circulaires horizontal et supérieur; 6. ampoule de ce dernier; 7. limaçon.

canaux demi-circulaires, au nombre de trois, orientés suivant les trois directions de l'espace et se coupant deux à deux à angle droit; deux sont verticaux et le troisième est horizontal (fig. 225).

Sur le labyrinthe osseux est moulé le *labyrinthe membraneux*, partie essentielle de l'oreille interne.

Le *vestibule membraneux* est composé de l'*utricule*, sorte de petit sac communiquant avec les canaux demi-circulaires, et du *saccule*, qui se continue avec la partie membraneuse du limaçon. L'utricule et le saccule reçoivent des filets terminaux du nerf auditif au niveau d'un épaississement appelé *tache auditive*.

Le *limaçon membraneux* est formé de deux canaux : l'un communiquant avec le vestibule, *rampe vestibulaire*; l'autre n'est séparé de la caisse du tympan que par la fenêtre ronde, c'est la *rampe tympanique*. Ces deux rampes limitent un troisième canal, limaçon membraneux proprement dit ou *canal cochléaire*, qui décrit près de trois tours de spire et se termine après un trajet de 3 centimètres par un cul-de-sac au sommet du limaçon. C'est ce canal qui renferme l'*organe de Corti* ou appareil nerveux de l'audition. Ce dernier est constitué d'une grande quantité de *fibres élastiques* d'inégale longueur, qui forment autant de cordes vibrantes, au nombre d'environ 3 000, et de *cellules ciliées*, qui reçoivent les terminaisons d'une des branches du nerf acoustique.

Toutes les portions de l'oreille interne renferment un liquide appelé *endolymphe* à l'intérieur des canaux membraneux et *périlymphe* à l'extérieur de ces canaux. Dans ce liquide nagent des petits grains de substance calcaire portant le nom d'*otolithes* ou d'*otoconies*.

§ II. — *Physiologie*.

L'*oreille externe* est destinée à recueillir les sons, à les concentrer et à les porter vers la membrane du tympan qui vibre sous leur influence. Les vibrations de cette membrane sont transmises à l'oreille interne soit par l'air de la caisse, soit par les osselets. L'air de la caisse est toujours à la même pression que l'air extérieur grâce à la communication établie par la trompe d'Eustache, qui est largement ouverte à chaque mouvement de déglutition. La membrane du tympan se relâche lorsque le son est bas, elle se tend au contraire si le son est aigu; elle vibre sous l'influence des sons compris entre 32 et 73 000 vibrations.

L'*oreille interne* a pour but de recevoir les vibrations transmises par la fenêtre ronde et par la fenêtre ovale et de les transformer en *sons* et en *bruits* grâce à sa richesse en terminaisons nerveuses. Les vibrations se transmettent à la périlymphe d'abord, puis celle-ci réagit sur l'endolymphe, dans laquelle les *soies auditives des crêtes et des taches auditives* impressionnées par les mouvements vibratoires se mettent à vibrer.

Le *bruit* est caractérisé par une sensation non harmonieuse, il est recueilli par le vestibule et par les canaux demi-circulaires.

Le *son* au contraire est une sensation harmonieuse, il est recueilli par l'*organe de Corti*, c'est-à-dire par le limaçon. Dans le son il faut distinguer trois qualités : la *hauteur*, l'*intensité* et le *timbre*. La hauteur est en rapport avec le nombre de vibrations exécutées dans un temps donné : plus celles-ci sont nombreuses, plus le son est haut, plus il est aigu. L'*intensité* dépend de l'amplitude, de la force de la vibration. Le timbre est la qualité du son déterminée par la nature de la vibration, il est en rapport avec des sons surajoutés, appelés *sons harmoniques*, ces derniers ont des rapports mathématiques avec le *son fondamental*. Au moment où un son est produit, un certain nombre de fibres entrent en vibration, et le son fondamental fait vibrer une corde spéciale de Corti. La *rampe cochléenne* du limaçon est seule capable de différencier les différents sons musicaux qui forment la gamme.

Quant aux canaux demi-circulaires disposés suivant les trois directions de l'espace, ils sont destinés à nous renseigner sur la situation du corps dans l'espace; leur destruction produit la perte de l'équilibre, affection connue sous le nom de *vertige de Ménière*.

§ III. — *Pathologie.*

De nombreuses affections peuvent se localiser sur l'oreille, nous ne citerons que les principales. Lorsqu'on perce le lobule pour mettre des boucles d'oreille, il peut se produire une inflammation, un abcès et même un érysipèle, si l'instrument employé est malpropre. Le conduit auditif externe est le siège fréquent de petits *furoncles* extrèmement douloureux, ils se développent soit dans les grosses glandes sudoripares, soit dans les glandes cérumineuses. C'est surtout au niveau de l'oreille moyenne que se développent les inflammations aiguës ou chroniques, constituant les *otites aiguës ou chroniques*, ces complications accompagnent souvent un certain nombre d'affections locales ou générales.

L'*otite moyenne aiguë* se manifeste par des douleurs d'une acuité extrême, accompagnées de battements et de bourdonnements. Le malade accuse en même temps une céphalalgie intense qui empêche tout sommeil et qui détermine soit un abattement profond, soit au contraire de l'excitation.

L'état général est mauvais, le pouls est rapide, la température élevée, l'appétit nul, le faciès altéré.

L'otite moyenne se propage assez souvent aux cellules mastoïdiennes, *mastoïdite*, celle-ci est caractérisée en dehors des symptômes précédents par une *douleur* aiguë, spontanée et surtout augmentée par la pression locale, par de la rougeur derrière l'oreille et quelquefois par de l'*œdème*. Il arrive aussi que l'otite moyenne se complique de méningite aiguë ou d'*abcès du cerveau*.

Chaque fois qu'on est en présence d'une affection pharyngienne ou nasale, c'est-à-dire d'une affection des voies respiratoires supérieures, les microbes peuvent emprunter la voie de la trompe d'Eustache pour remonter et se localiser dans l'oreille moyenne. La suppuration se produit, le pus se collecte dans la caisse du tympan et refoule cette membrane qui devient convexe en dehors. Souvent elle est perforée spontanément par le pus; dans d'autres cas, il est nécessaire de l'inciser, le pus s'échappe alors de l'oreille moyenne et entraîne un soulagement local et général presque immédiat.

Il arrive parfois que des bourgeons charnus ayant leur point de départ dans la caisse du tympan traversent cette dernière membrane perforée et constituent de véritables polypes. Ils se présentent sous la forme de masse grenue de coloration rouge.

Lorsque l'inflammation se localise sur l'oreille interne, les organes essentiels à l'audition peuvent être détruits et il en résulte de la *surdité*. Lorsque celle-ci est congénitale et double, elle s'accompagne de *mutité*; les muets ne sont muets que parce qu'ils sont sourds.

On donne le nom d'*otorrhée* à l'écoulement de pus par l'oreille. Le liquide purulent, qui a son point de départ soit dans le conduit auditif, soit plus profondément dans les otites moyennes ou internes, varie de quelques gouttes à une centaine de grammes dans les vingt-quatre heures. Ce liquide est tantôt clair, tantôt jaune ou verdâtre, d'aspect nettement purulent; il dégage parfois une odeur fétide.

Parmi les soins à donner au nouveau-né après la naissance, il ne faut pas oublier les conduits auditifs et les fosses nasales presque toujours souillés au cours de l'accouchement. On éviterait ainsi les écoulements qu'on rencontre si fréquemment chez les enfants dans les premiers mois de leur existence. Des germes infectieux ont pu suivre le trajet des trompes d'Eustache et se localiser dans l'oreille moyenne en y déterminant une otite.

CHAPITRE IV

ORGANE DE L'ODORAT

§ I. — *Anatomie.*

Le *sens de l'olfaction* est localisé dans les fosses nasales, qui chez le vivant se composent des *fosses nasales osseuses* en arrière

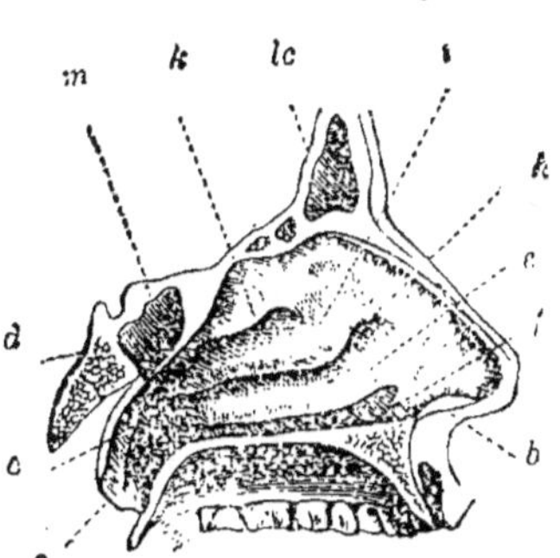

Fig. 226. — Fosses nasales.

a. bouche; *b.* narines; *c.* trompe d'Eustache; *d.* os sphénoïde; *e. i.* cornets; *f. h. k.* méats; *m.* sinus; *o.* pharynx.

(fig. 226) et du *nez* en avant. Ce dernier, qui s'implante sur le squelette facial, a comme soutien des cartilages; les deux orifices par lesquels il communique avec l'extérieur portent le nom de *narines*. La muqueuse, qui tapisse les fosses nasales, est la muqueuse *pituitaire* ou *membrane de Schneider*, elle présente un aspect différent suivant qu'on l'examine à la partie supérieure ou à la partie inférieure (fig. 227). La partie *inférieure* ou portion *respiratoire* est rouge, violacée, très vasculaire; son chorion est recouvert d'une assise de cellules cylindriques à cils vibratiles, dont les mouvements se dirigent de l'entrée des fosses nasales vers le pharynx. Elle est très riche en glandes en grappes et en terminaisons nerveuses qui appartiennent à la sensibilité générale. La portion *supérieure* ou *olfactive* est jaunâtre, coloration due à un pigment; elle a un épithélium cylindrique sans cils vibratiles et des glandes en tubes. Ce qui la caractérise surtout c'est la présence au milieu des cellules épithéliales ou de soutien des *cellules nerveuses olfactives*; ces dernières sont ovoïdes et se terminent par un *cil* ou un *groupe de cils* chargés de recueillir les impressions odorantes; par leur pôle

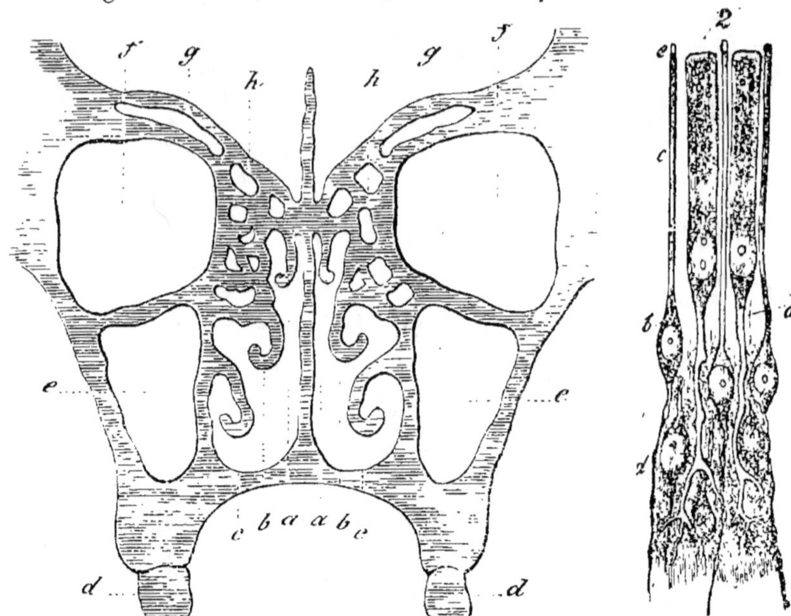

Fig. 227. — Coupe verticale des fosses nasales suivant un plan transversal.

a. a. cornet supérieur; *b. b.* cornet moyen; *c. c.* cornet inférieur; *d. d.* première grosse molaire; *e. e.* sinus maxillaire; *f. f.* orbites; *g. g.* sinus frontaux; *h. h.* cellules ethmoïdales.

Fig. 228. — Cellules olfactives.

a. cellules de soutien; *b.* cellule sensorielle avec son prolongement périphérique *c. e.* et son prolongement interne *d.* qui traverse l'ethmoïde.

opposé elles se continuent avec un filet nerveux appartenant au nerf olfactif (2ᵉ paire des nerfs crâniens).

§ II. — *Physiologie.*

Les fosses nasales par leur partie respiratoire sont destinées à livrer passage à l'air, qui se porte dans les voies respiratoires ou qui en sort, à l'échauffer grâce à sa grande vascularisation et enfin à arrêter les particules étrangères entraînées par le courant d'air. Par leur partie olfactive localisée à la voûte, au cornet supérieur, au méat supérieur, au cornet moyen, ainsi qu'à la partie correspondante de la cloison, les fosses nasales sont chargées de recueillir certaines sensations appelées *odeurs*.

Pour que l'odorat puisse recevoir ces sensations, il est nécessaire que les corps odorants soient volatils (fig. 229) et qu'ils laissent échapper des particules odorantes invisibles. Celles-ci montent dans la partie supérieure des fosses nasales et impressionnent les *bourgeons olfactifs*; les impressions transmises au cerveau par les nerfs olfactifs seront alors transformées en *sensations odorantes*.

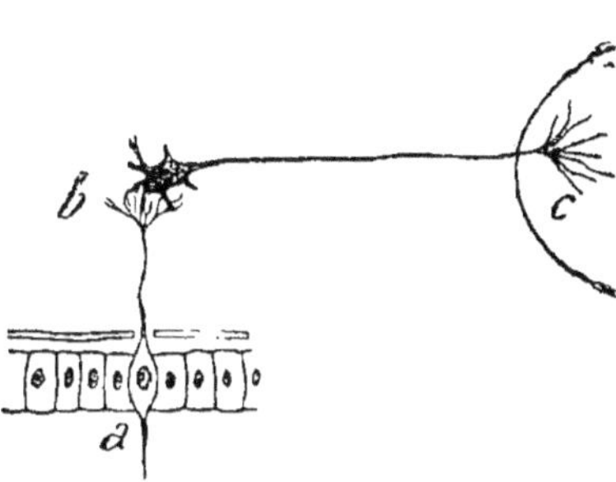

Fig. 229. — Mécanisme de la perception des odeurs

a. cellule sensorielle s'épanouissant en *b*, au contact d'un neurone du bulbe olfactif; ce neurone se termine en *c* dans les hémisphères cérébraux.

Chez l'homme l'odorat est relativement peu développé; chez les animaux, au contraire, c'est grâce à l'odorat qu'ils peuvent sentir à grande distance la proie ou l'ennemi. Le chien de chasse le plus apprécié est celui qui a l'odorat le plus fin.

Certains mets ne doivent leur qualité qu'au parfum qui s'en échappe, les vins entre autres dégagent un fumet qui n'est pas perçu par le goût, mais par l'odorat.

§ III. — *Pathologie.*

Épistaxis. — On donne le nom d'*épistaxis* à une hémorragie d'origine nasale, celle-ci est vulgairement appelée *saignement* de nez. Le plus souvent le sang s'écoule à l'extérieur goutte à goutte ou plus abondamment, quelquefois il tombe dans le pharynx et il est rejeté par la bouche, dans ce cas il est possible de croire à un vomissement de sang venant de l'estomac, *hématémèse*, ou des poumons, *hémoptisie.*

Les causes de l'épistaxis sont générales ou locales. Parmi les premières nous citerons les hémorragies nasales qui surviennent au début d'une maladie infectieuse, fièvre typhoïde par exemple, ou chez les individus dont la circulation est gênée ou hypertendue. Les causes locales sont les ulcérations, les plaies, les polypes, etc. Certaines femmes mal réglées ont tous les mois des saignements de nez d'autant plus abondants que les règles utérines le sont moins : on leur a donné le nom de *règles supplémentaires.*

Les épistaxis s'arrêtent d'ordinaire spontanément; dans certains cas on est obligé d'avoir recours à l'introduction de tampons imbibés de liquides hémostatiques, sérum gélatiné, solution d'antipyrine, d'adrénaline, à des injections d'eau très chaude (48°) ou d'eau glacée. Si ces procédés ne réussissent pas, il faut faire le *tamponnement des fosses nasales*, c'est-à-dire obturer par un tampon l'orifice antérieur et l'orifice postérieur des fosses nasales.

Coryza. — Le *coryza* est l'inflammation aiguë ou chronique de la membrane pituitaire. Il est dû soit à une infection, et c'est souvent le début d'une affection des voies respiratoires, soit à une irritation de la muqueuse par des vapeurs irritantes.

La muqueuse est injectée, épaissie, elle est le siège d'une exsudation d'abord séreuse, puis louche, purulente, quelquefois même sanguinolente. On appelle encore le coryza aigu *rhume de cerveau.*

Certaines personnes présentent chaque année au printemps et en été un coryza persistant connu sous le nom de *rhume des foins.*

Le coryza chronique caractérisé par une suppuration chronique est d'origine tuberculeuse ou syphilitique; chez les *nouveau-nés* c'est une des manifestations de la *syphilis héréditaire* précoce.

Dans certains cas, le pus qui s'écoule des fosses nasales dégage une odeur repoussante, cette affection constitue l'*ozène* ou *punaisie.*

Tumeurs. — Les plus fréquentes sont les *polypes*; les uns sont *muqueux*, les autres *fibreux*. Ces derniers constituent les *polypes naso-pharyngiens*, ils prennent naissance dans le pharynx nasal ou dans la partie postérieure des fosses nasales. Ils ont une marche envahissante et destructive, ils envoient des prolongements dans les fosses nasales, dans la cavité buccale et même dans les cavités orbitaires.

Les fosses nasales peuvent également être le siège de *lupus*, d'*épithéliomes* et de *sarcomes*.

Végétations adénoïdes. — Ces tumeurs du jeune âge ont leur point de départ dans une hypertrophie des glandes lymphatiques situées dans l'arrière-cavité des fosses nasales. Elles peuvent prendre un tel volume qu'elles obturent complètement la partie supérieure du pharynx ou pharynx nasal, elles gênent la respiration et par cela même empêchent le développement du thorax; elles retentissent sur l'état général et sont l'origine des rhumes fréquents et d'infections avec poussées thermiques.

Leur ablation s'impose le plus souvent.

CHAPITRE V

ORGANE DU GOUT

§ I. — *Anatomie.*

Le *sens du goût* nous permet de percevoir la propriété des
corps appelée *saveur*, il est localisé à l'isthme du gosier et particulièrement dans la muqueuse de la base et des bords de la langue.

La *langue* est un organe musculo-membraneux placé dans la
cavité buccale; elle adhère par sa base au plancher de la bouche,
par son corps et par sa pointe elle est libre et très mobile. Aplatie de
haut en bas, elle présente deux faces, une supérieure très étendue
ou *dos de la langue* et une inférieure, et un sommet antérieur
ou *pointe*. Cet organe est recouvert par une *muqueuse dermo-
papillaire*, dont l'épithélium est constitué par des cellules pavimenteuses stratifiées; le dos de la langue, les bords et la pointe
sont hérissés de petites saillies de forme très variée, ce sont les
papilles linguales. Celles-ci ont été divisées en quatre types :
papilles *caliciformes*, *fongiformes*, *filiformes* et *hémisphériques*; les plus importantes appartiennent aux deux premiers
groupes (fig. 230).

A l'union du tiers postérieur avec les deux tiers antérieurs du
dos de la langue (fig. 231) on aperçoit rangées sur deux lignes
obliques d'avant en arrière et de dehors en dedans des petites fossettes qui sont les *papilles caliciformes*. La réunion de celles-ci
constitue un V à sinus regardant la pointe de la langue, chaque
branche du V est formée par 3 à 4 papilles; celle qui occupe le
sommet du V lingual, plus volumineuse que les autres, a reçu le
nom de *trou borgne de Morgagni* ou *foramen cæcum*. Si l'on
fait une coupe verticale d'une de ces fossettes, on voit au centre
une saillie entourée d'un fossé ou sillon, celui-ci est limité en
dehors par un bourrelet (fig. 231).

Les *papilles fongiformes* sont disposées surtout en arrière des papilles caliciformes, elles sont formées par un petit bourgeon renflé au niveau de sa partie libre, véritable champignon (fungus en latin). Les papilles caliciformes sont des papilles fongiformes enfouies dans la muqueuse par une sorte d'invagination.

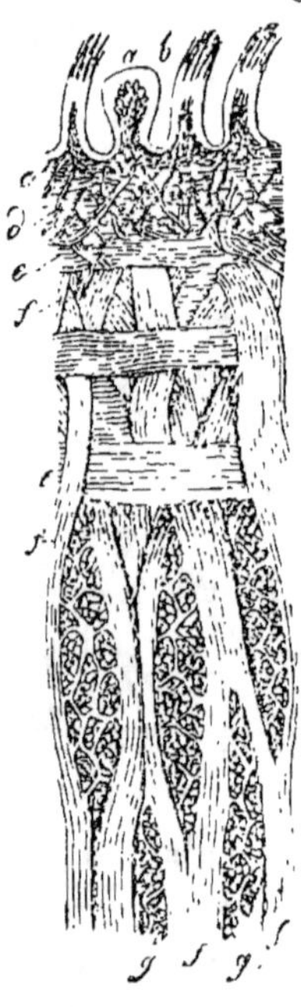

Fig. 230. — Papilles de la langue.

a. papille fongiforme; *b.* papille filiforme; *c.* muqueuse linguale; *d* couche fibreuse de la langue; *e. f. g.* muscles de la langue.

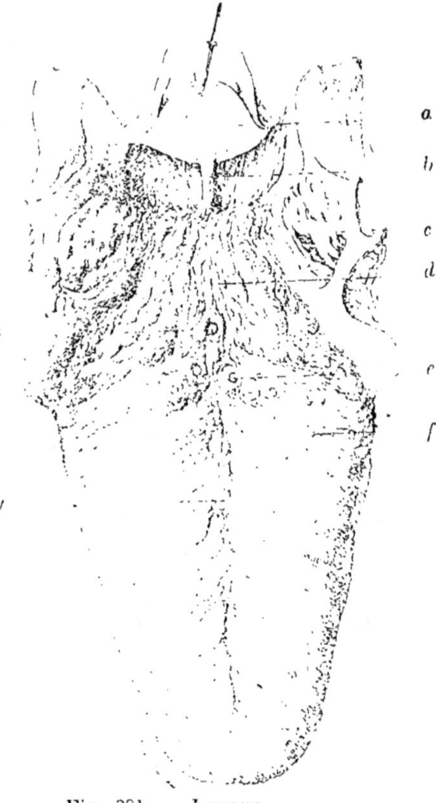

Fig. 231. — Langue.

a. épiglotte; *b.* r. glos.-ép. med.; *c.* amygd. palat.; *d.* follicule ling.; *e.* pap. calicif.; *f.* pap. fongif.; *g.* sillon méd.; *h.* trou borgne.

Les *papilles filiformes* sont surtout situées en avant du V lingual, elles sont constituées par un filament; si plusieurs filaments partent d'un même point, ils donnent naissance aux papilles *corolliformes* (fig. 233).

La langue possède deux sensibilités bien distinctes : l'une d'ordre général est la sensibilité *tactile*, l'autre est sensorielle, c'est la sensibilité *gustative*. Les nerfs chargés de recueillir la sensibilité tactile se terminent par des *corpuscules du tact*, qui ne diffèrent en rien de ceux que nous avons décrits en étudiant la structure de la peau ; ces nerfs sont fournis par le nerf *lingual*, branche du maxillaire inférieur, celui-ci appartient lui-même au

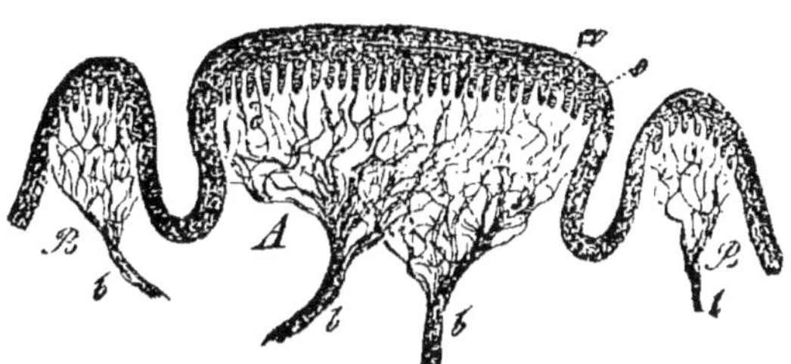

Fig. 232. — Coupe d'une papille caliciforme.

A. papille ; B. bourrelet qui l'entoure ; *a*. épithélium ; *b*. nerf des papilles ; *c*. papille secondaire.

trijumeau, qui innerve au point de vue sensitif les deux tiers antérieurs de la langue.

La sensibilité *gustative* est sous la dépendance du nerf *glossopharyngien* (IXe paire des nerfs craniens) et de la

corde du tympan, fournie par le *nerf intermédiaire* de *Wrisberg*. Les filets terminaux de ces nerfs destinés au tiers postérieur

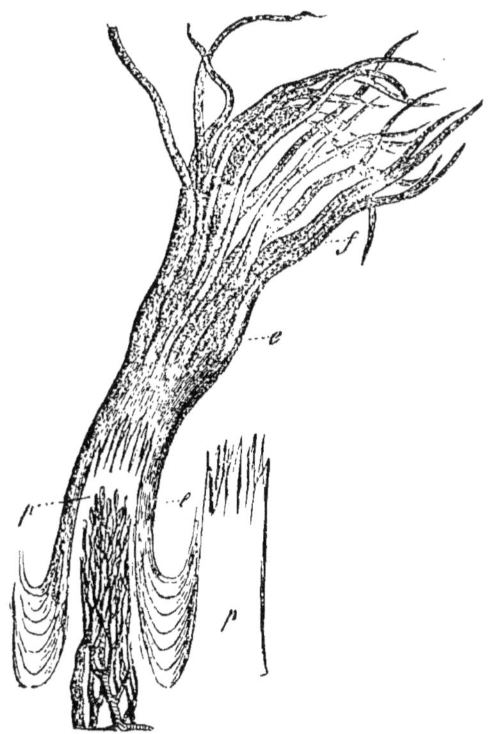

Fig. 233. — Papille filiforme ou corolliforme.

de la langue portent des renflements appelés *bourgeons du goût* (fig. 234) ; ceux-ci ont la forme de petites olives de 1 millimètre

environ, logées dans l'épaisseur de l'épithélium lingual. On les
rencontre à la surface des papilles fongiformes ; dans les papilles
caliciformes ils sont plus nombreux et sont disposés sur toute la
périphérie de la portion saillante centrale et sur la paroi du sillon
qui entoure cette papille. Les bourgeons du goût sont constitués
par des cellules groupées ; les unes, *cellules de soutien ou de*

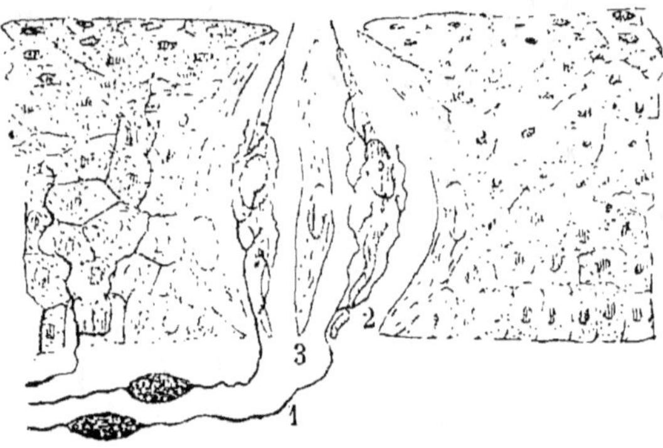

Fig. 234. — Bourgeon du goût. — 1. fibre nerveuse ; 2. cellule sensorielle ;
3. cellule de soutien.

soutènement, sont destinées à maintenir les cellules *sensorielles*
ou *gustatives* (fig. 234). Ces dernières sont allongées, fusiformes,
une de leurs extrémités se continue avec une fibre nerveuse ;
l'autre extrémité, superficielle, est hérissée de petits filaments ou
cils gustatifs, destinés à recevoir les impressions gustatives.

§ II. — *Physiologie.*

Nous n'étudierons pas ici la physiologie de la langue musculaire, nous nous réservons de le faire au chapitre traitant la
physiologie de la mastication et de la déglutition.

Les corps *sapides* doivent être dissous pour déterminer des
sensations gustatives ; ne sont véritablement sapides que les corps
dits *amers* et *sucrés.* Les autres saveurs ne sont que des impressions tactiles, comme les saveurs salées, acides, âcres, ou des
perceptions de l'odorat, prises à tort pour des perceptions de
l'organe du goût. Les substances amères, qui agissent à dose
extrêmement faible, sont surtout perçues par la région de la
langue située *en arrière du V lingual,* les substances sucrées
par la région *en avant du V.*

La saveur d'un corps ne dépend pas de sa composition chimique ;
des corps très différents comme le sucre, la glycérine, les sels de
plomb déterminent la même saveur sucrée.

LIVRE V

APPAREIL RESPIRATOIRE

Les voies respiratoires proprement dites sont constituées par une série de conduits permettant à l'air de se rendre de l'extérieur à l'intérieur et ensuite de l'intérieur à l'extérieur. Elles comprennent les *fosses nasales* et accessoirement la *cavité buccale*, ensuite un carrefour commun aux voies aériennes et aux voies digestives, le *pharynx*. Dans la portion de cet organe située en arrière de la cavité buccale, *pharynx buccal*, les voies respiratoires et les voies digestives s'entre-croisent, les premières d'abord postérieures deviennent antérieures; à partir de l'extrémité inférieure du pharynx, les deux conduits sont accolés l'un à l'autre dans un plan antéro-postérieur, l'antérieur est respiratoire, le postérieur digestif. Au pharynx fait suite dans le cou le *larynx*, organe musculo-cartilagineux, qui se continue à peu de distance de la limite inférieure de la région cervicale avec la *trachée-artère* (fig. 235). Ce conduit musculo-membraneux descend dans le thorax et, à peu près au centre de cette cavité, il se divise en deux conduits qui se portent en dehors : ce sont les *bronches extra-pulmonaires* droite et gauche, qui se dirigent l'une vers le poumon droit, l'autre vers le poumon gauche. Après avoir pénétré dans le poumon chaque bronche se divise en autant de divisions qu'il y a de lobes, *bronches principales* ou *lobaires*; à leur tour les bronches principales se ramifient en conduits de calibre de plus en plus petit pour arriver à l'unité du poumon, le *lobule pulmonaire*. La bronche qui précède le lobule est extrêmement courte, elle forme le pédicule du lobule pulmonaire et porte le nom de *bronche sus-lobulaire.*

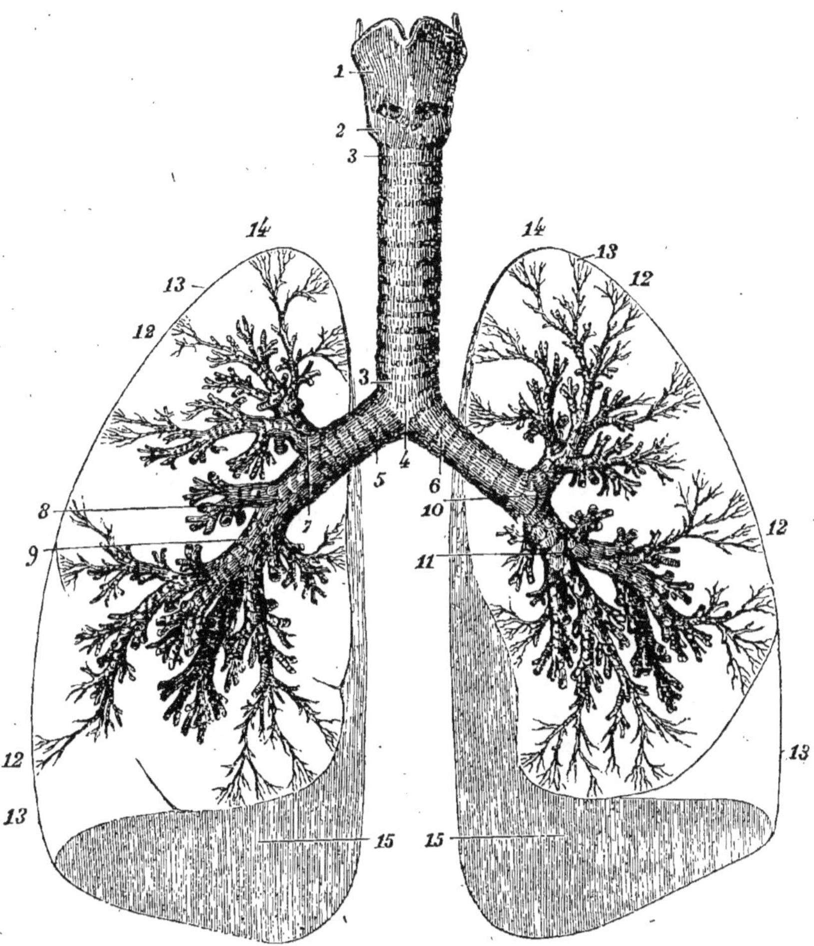

Fig. 235. — Arbre aérien.

1. cartilage thyroïde; 2. cartilage cricoïde; 3. 3. trachée artère; 4. bifurcation de ce conduit; 5. bronche droite; 6. bronche gauche; 7. division qui se rend
au lobe supérieur du poumon droit; 8. division qui se rend au lobe moyen; 9.
division qui se rend au lobe inférieur; 10. division destinée au lobe supérieur du
poumon gauche; 11. division destinée au lobe inférieur; 12. 12. 12. 12. les dernières ramifications des divisions bronchiques; 13. 13. 13. 13. les poumons dont
le contour seul est ici représenté; 14. 14. le sommet de ces organes; 15. 15. leur
base.

Par conséquent les voies respiratoires comprennent :

Fosses nasales;

Pharynx nasal et buccal;

Larynx;

$$\text{Trachée} \begin{cases} \text{Bronche} \\ \text{extra-pulmonaire droite} \\ \text{Bronche} \\ \text{extra-pulmonaire gauche} \end{cases} \begin{cases} \text{Bronches} \\ \text{intra-pulmonaires.} \end{cases}$$

Fosses nasales. — Nous avons étudié la constitution des fosses nasales au chapitre consacré à l'organe de l'olfaction; la partie inférieure très vasculaire constitue seule la portion respiratoire.

Pharynx. — Cet organe appartient surtout aux voies digestives, aussi sera-t-il décrit au livre VI.

A. — LARYNX

§ I. — *Anatomie*.

Le larynx est situé dans la région du cou dont il occupe la partie antérieure et supérieure; il renferme un appareil spécial destiné à l'émission des sons, la *glotte*, organe de la *phonation*. Il est placé en avant du pharynx, qui le sépare de la colonne vertébrale, 5e,

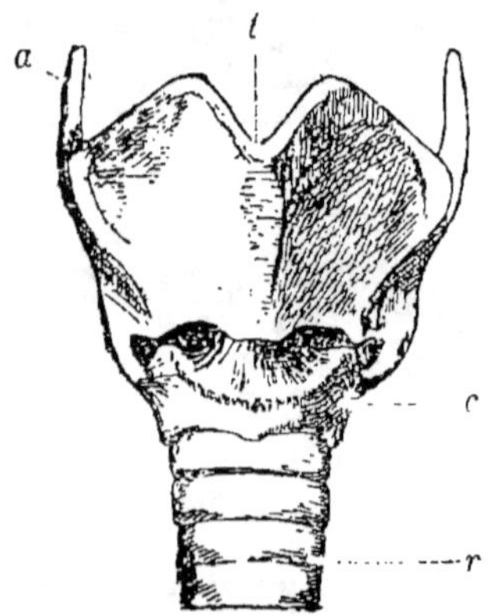

Fig. 236. — Larynx vu de face.

t. cartilage thyroïde; *a.* corne de ce cartilage; *c.* cartilage cricoïde; *r.* trachée.

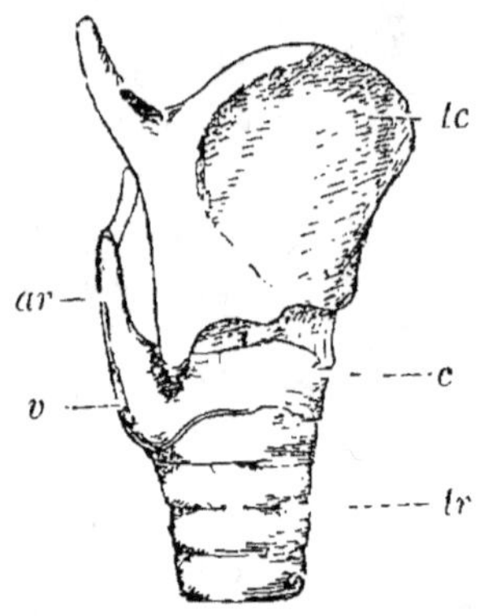

Fig. 237. — Larynx vu de profil.

tc. thyroïde; *c.* cricoïde; *ar.* aryténoïde; *tr.* trachée; *v.* paroi postérieure du larynx.

6e et 7e vertèbres cervicales, il se continue en bas avec la trachée et il s'ouvre en haut dans le pharynx. Il a la forme d'une pyramide triangulaire à base supérieure et à sommet tronqué inférieur, haute de 44 millimètres et large de 43 millimètres.

Le larynx est constitué par un *squelette cartilagineux*, formé de quatre cartilages, dont deux impairs et un pair : le *cartilage thyroïde*, le *cartilage cricoïde* et les *cartilages aryténoïdes* (fig. 236); à la partie supérieure l'organe est suspendu à un petit os en forme de fer à cheval, l'*os hyoïde*, dont la concavité regarde en arrière. La cartilage *thyroïde* ressemble à un livre ouvert dont l'angle est antérieur et dont le sinus est tourné en arrière, c'est lui qui constitue en avant la saillie de la *pomme d'Adam*. Le cartilage *cricoïde* situé au-dessous du thyroïde a la forme d'une bague dont le chaton est en arrière. A la partie postérieure du larynx sur le bord supérieur du chaton cricoïdien il existe deux facettes destinées à recevoir la base de petits cartilages pyramidaux, les cartilages *aryténoïdes*.

Ces différents cartilages sont reliés entre eux par des membranes fibreuses : l'une va de l'os hyoïde au cartilage thyroïde, *membrane thyro-hyoïdienne*; l'autre se porte du cartilage thyroïde au cartilage cricoïde, *membrane crico-thyroïdienne*; à la partie inférieure, une membrane relie le cricoïde au premier anneau de la trachée. A l'extrémité supérieure il existe un fibro-cartilage, l'*épiglotte*, destiné à se rabattre sur l'ouverture du larynx comme un véritable couvercle au moment où les aliments passent de la cavité buccale dans le pharynx. Le larynx est pourvu d'un certain nombre de muscles : les uns (extrinsèques) sont destinés à mouvoir l'organe tout entier; les autres (intrinsèques) prennent leurs deux insertions sur les cartilages laryngiens et ils ont pour but de les mouvoir les uns sur les autres afin d'ouvrir ou de fermer l'orifice glottique et de concourir par conséquent à l'émission des sons.

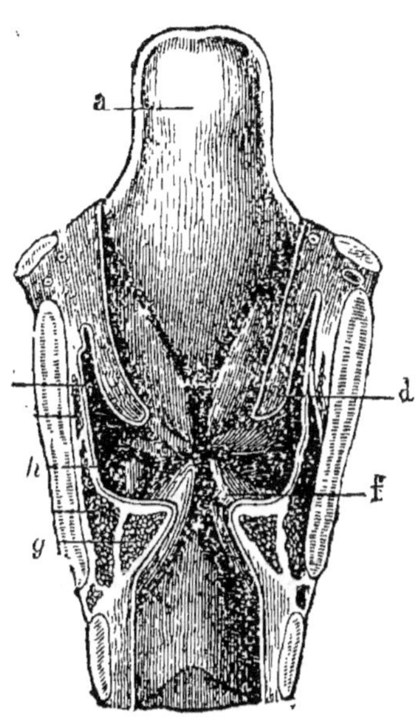

Fig. 238. — Coupe du larynx permettant de voir les cordes vocales.

a. épiglotte; *d.* corde vocale supérieure; *f.* corde vocale inférieure; *g.* muscle thyro-aryténoïdien; *h.* ventricule du larynx.

Lorsqu'on examine un larynx par son orifice supérieur ou lorsqu'on le sectionne pour étudier sa conformation intérieure (fig. 238), on voit à la partie moyenne de chaque côté de la ligne

médiane une fente, la *glotte*, limitée par deux bandelettes qui se
portent d'avant en arrière, les *cordes vocales*. Celles-ci sont
de chaque côté au nombre de deux, les supérieures et les
inférieures; les *cordes vocales supérieures* sont constituées par
deux lames rubanées, adhérentes aux cartilages par leur bord
externe, libres par leur bord interne; leur rôle dans la phonation
est très peu important; les *cordes vocales inférieures* au contraire
sont destinées à l'émission des sons. Elles s'attachent en avant
dans l'angle rentrant du cartilage thyroïde et en arrière à l'angle

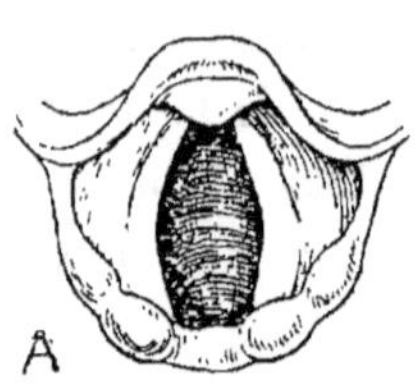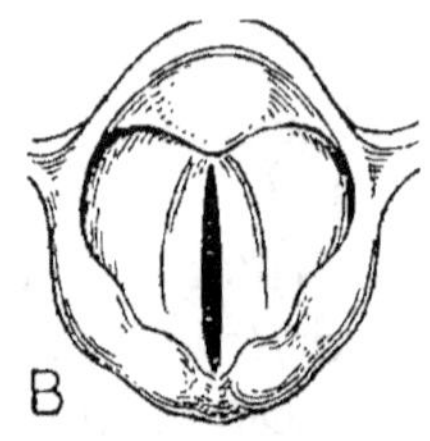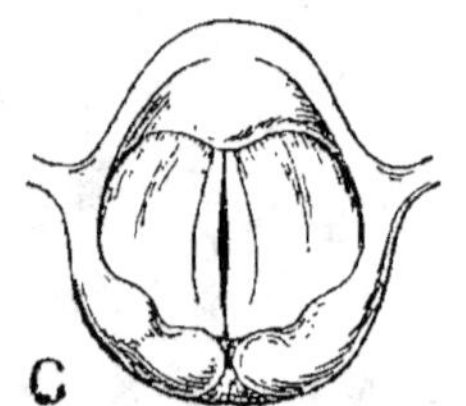

Fig. 239. — Ouverture de la glotte.

A. dans l'inspiration; **B.** dans les sons graves; **C.** dans les sons aigus.

interne de la base du cartilage aryténoïde, elles sont constituées
par un ligament fibreux sur lequel s'attachent les nombreuses
fibres musculaires du thyro-aryténoïdien, chargées de tendre ou
de relâcher la corde vocale.

L'espace limité par les cordes vocales, ou *glotte*, est un triangle
à sommet antérieur et à base postérieure (fig. 239); il a environ
20 millimètres de longueur. Celle-ci varie avec les âges et avec
les sexes; jusqu'à la *puberté* les dimensions sont à peu près les
mêmes dans les deux sexes, mais à cette époque le développement
est plus considérable chez les garçons que chez les filles, la voix
devient plus grave; cette transformation porte le nom de *mue
de la voix*. La glotte interligamenteuse est continuée en arrière
par un espace long de 6 à 7 millimètres situé entre les cartilages
aryténoïdes, *glotte intercartilagineuse* ou *respiratoire*. Entre les
cordes vocales inférieures et supérieures il existe de chaque côté
une sorte de diverticule appelé *ventricule du larynx* ou de
Morgagni.

Le squelette fibro-cartilagineux du larynx est recouvert intérieurement d'une muqueuse qui se continue en haut avec la
muqueuse buccale et pharyngienne et en bas avec celle de la
trachée. Elle se compose d'un *chorion* ou *derme*, formé de fibres

élastiques contenues dans le tissu conjonctif, et d'un épithélium *cylindrique à cils vibratiles*, excepté au niveau des cordes vocales inférieures où il est pavimenteux stratifié. On rencontre aussi dans cette couche des glandes muqueuses chargées de sécréter un liquide qui lubrifie la face interne de la muqueuse, et des follicules lymphatiques dont la réunion constitue une sorte d'amygdale

Les *artères* chargées de nourrir le larynx sont fournies par les artères laryngées, branches de la thyroïdienne inférieure, les *veines* qui leur font suite se terminent directement ou indirectement dans la veine jugulaire. Les nerfs viennent du pneumogastrique, qui envoie le nerf récurrent, et du spinal; ils sont chargés d'innerver les muscles du larynx pour faire mouvoir les articulations de cet organe et pour permettre les changements de forme de la glotte.

§ II. — *Physiologie.*

Le larynx joue deux grands rôles dans l'économie : il sert au passage de l'air nécessaire à la respiration à l'aller et au retour ; il est en outre l'organe de l'émission des sons ou *organe de la phonation.* Les cordes vocales inférieures sont capables de s'écarter ou de se rapprocher l'une de l'autre, ce qui a pour résultat d'augmenter ou de diminuer l'espace limité par leur bord interne ou glotte : l'air chassé de la cage thoracique s'échappe alors plus ou moins facilement à travers cet espace rétréci, il force les lèvres de la glotte et détermine les vibrations des cordes vocales. Plus celles-ci seront tendues, plus le son sera aigu ; à la *tension des cordes vocales* et au nombre de vibrations correspondent les *variations de hauteur des sons* ; à la *vigueur* du *courant d'air* passant entre les cordes vocales et par conséquent à l'amplitude des vibrations correspond l'*intensité* ou la *force des sons.* La voix humaine peut émettre des sons aigus et des sons graves ; pour aller des premiers aux derniers elle passe par des intermédiaires, qui constituent des gammes, mais elle ne peut aller au delà de certains sons aigus, ni descendre au-dessous de certains sons graves ; chaque voix a une *étendue* qui lui est propre. Chez la femme, les cordes vocales étant moins longues, les sons émis sont plus aigus.

Le *timbre* dépend de sons accessoires surajoutés au son principal, ceux-ci sont dus à des résonances qui se produisent dans le larynx, la cavité buccale, les fosses nasales, etc.

La *parole* est un composé de sons produits au niveau du larynx et transformés dans la cavité buccale; les *voyelles* sont des sons émis au niveau de la glotte; les *consonnes* sont plutôt des bruits que des sons, elles ne peuvent être prononcées qu'associées à une voyelle, et, selon leur lieu de production, elles sont dites linguales, labiales, gutturales, suivant que c'est la langue, les lèvres ou le voile du palais qui les émettent par leurs mouvements.

Les voyelles associées aux consonnes constituent une *syllabe*, plusieurs syllabes réunies forment un *mot*.

§ III. — *Pathologie*.

Laryngites. — On donne le nom de *laryngite* à toute inflammation *aiguë* ou *chronique* de la muqueuse laryngée. Elle se caractérise par une *toux* rauque, douloureuse et par de l'enrouement dû à l'épaississement des cordes vocales enflammées, cet épaississement empêche les vibrations; dans certains cas même la voix est complètement éteinte, il y a *aphonie*. Chez les enfants, la glotte étant très petite, des spasmes peuvent survenir et amener des crises de suffocation.

Nombreuses sont les variétés de laryngites aiguës : *laryngite catarrhale* souvent associée au coryza et à la pharyngite, ce qui constitue le *rhume* vulgaire; *laryngite phlegmoneuse*, complication d'une maladie générale; *laryngite érysipélateuse, varioleuse, morbilleuse* (rougeole), *typhique*, etc.

Laryngite striduleuse ou faux croup. — Cette affection frappe les enfants de trois à huit ans, elle est déterminée par une congestion de la muqueuse du larynx et elle est reconnue à des accès de suffocation survenant surtout la nuit et accompagnés de toux *rauque et aboyante*.

Laryngite diphtérique ou croup. — On appelle *croup* les accidents de suffocation causés par la présence de fausses membranes développées dans le larynx et en particulier sur les cordes vocales. L'espace limité par celles-ci est rétréci par la muqueuse épaissie et par les dépôts membraneux déposés sur cette dernière; l'air éprouve de la difficulté à pénétrer dans les poumons : apparaissent alors la *dyspnée*, puis le tirage sus et sous-sternal, c'est-à-dire une dépression de la peau dans les régions situées au-dessus de la fourchette sternale et au-dessous de l'appendice xyphoïde. Au moment de l'inspiration le thorax se dilate et le poumon suit cette expansion thoracique; l'air contenu dans les alvéoles pulmonaires est à une tension moindre, puisqu'il occupe un espace plus grand; il se produit donc un vide relatif dans la cavité thoracique, l'air extérieur n'est plus capable de le combler rapidement à cause de l'obstacle qui siège au niveau de la glotte, aussi la pression atmosphérique déprime-t-elle la peau dans la région où elle n'est pas soutenue par le squelette (tirage).

La voix est souvent éraillée, la toux est sourde, *éteinte*, ce qui la caractérise du faux croup où elle est rauque, aboyante. Les accès de suffocation se reproduisent et sont de plus en plus longs et de plus en plus fréquents, l'enfant est en lutte avec l'asphyxie, il est cyanosé, il prend point d'appui aux barreaux de son lit et fait de grands mouvements inspiratoires, mais l'air ne pénètre qu'à peine et en sifflant dans sa poitrine. Si les fausses membranes ne se détachent pas, l'obstruction peut être complète et l'enfant meurt *asphyxié*, c'est-à-dire *privé d'oxygène*.

Le traitement a pour but de rétablir le passage de l'air, on y parvient par deux procédés : le *tubage*, qui consiste à introduire dans le larynx un tube métallique rigide, et la *trachéotomie*, dans laquelle on incise la trachée au-dessous de l'obstacle pour y passer un tube spécial, *canule* (fig. 240), destiné à laisser passer l'air à l'inspiration et à l'expiration.

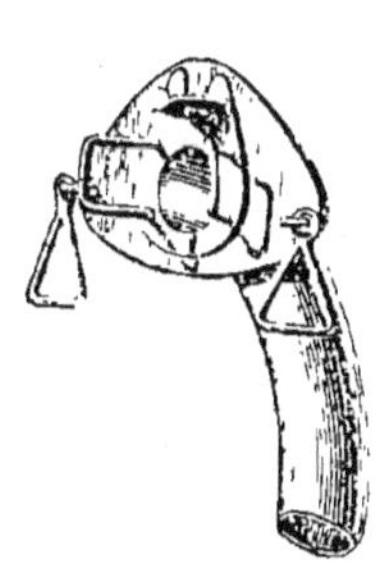

Fig. 240. — Canule à trachéotomie.

Le croup est plus fréquent chez l'enfant que chez l'adulte à cause de la petitesse de l'*orifice glottique infantile* plus facilement obstrué. Il est dû le plus souvent au bacille de Klebs-Lœffler, microbe de la diphtérie, aussi devient-il de plus en plus rare depuis l'emploi des injections sous-cutanées de sérum anti-diphtérique. Dans certains cas cependant les fausses membranes peuvent être produites par d'autres microbes, le *streptocoque*, le *pneumocoque*, etc.

Œdème de la glotte ou laryngite œdémateuse. — Cette affection, caractérisée au point de vue anatomique par une infiltration séreuse ou purulente du tissu sous-muqueux, reconnaît des causes diverses (brûlures ou infections). L'air ne peut pénétrer dans le larynx, d'où *dyspnée* et *tirage* avec crises de suffocation qui peuvent entraîner la mort par asphyxie comme dans le croup.

Laryngites chroniques. — Occasionnées par des inhalations de poussières irritantes, par le tabac, l'alcool, elles sont reconnues à la voix éraillée, à la toux fréquente, accompagnée d'expectoration muqueuse, à un enrouement continuel ou intermittent. Dans certains cas il y a épaississement chronique de la muqueuse, *laryngite hypertrophique*, dans d'autres il y a augmentation de volume des glandes, *laryngite glanduleuse*, enfin on peut rencontrer une infiltration *cancéreuse*, *syphilitique* ou *tuberculeuse* des parois laryngées.

La *tuberculose du larynx* n'est pas rare, elle est une localisation primitive ou secondaire du bacille tuberculeux ou bacille de Koch. Cette affection est très aggravée par la grossesse.

Au début la voix est rauque et la toux fréquente, la voix change de ton, elle devient sourde et éraillée, puis elle est presque éteinte, l'expectoration d'abord claire est ensuite purulente. Des ulcérations se produisent et peuvent être le point de départ de la suppuration des cartilages (chondrites et périchondrites), et d'abcès pouvant venir faire saillie à l'extérieur ; sa terminaison est toujours fatale.

Spasmes de la glotte. — Chez les *nourrissons* nés de parents nerveux sous l'influence de la dentition, du sevrage ou d'une affection quelconque on peut voir apparaître des *accès de suffocation* : l'inspiration est d'abord difficile et sifflante, puis impossible, l'enfant se cyanose ou pâlit, puis brusquement une inspiration bruyante apparaît mettant fin à la scène angoissante à laquelle on a assisté. Ces accès sont fréquemment accompagnés de convulsions ou de contractures de la face et des membres. Les accès peuvent se rapprocher, *véritable éclampsie des nourrissons*, et amener la mort.

B. — TRACHÉE-ARTÈRE

La trachée est un conduit musculo-membraneux qui fait suite au larynx, elle est limitée en haut par le bord inférieur du cartilage cricoïde situé au niveau de la sixième vertèbre cervicale, en bas elle se divise en deux conduits, les bronches (fig. 241). Cette bifurcation a lieu au niveau de la quatrième vertèbre dorsale. Situé sur la ligne médiane en avant de l'œsophage, cet organe a une portion *cervicale* et une portion *thoracique*, il se dirige de haut en bas et un peu d'avant en arrière, sa longueur est plus considérable chez l'homme que chez la femme (22 centimètres et 18 centimètres). La trachée a la forme d'un cylindre dont le cinquième postérieur est remplacé par un plan musculo-membraneux; sa surface extérieure, de couleur blanchâtre, présente une série de saillies et de dépressions transversales, cette inégalité est due à la présence d'arceaux cartilagineux au nombre de 12 à 16, réunis entre eux par du tissu fibreux.

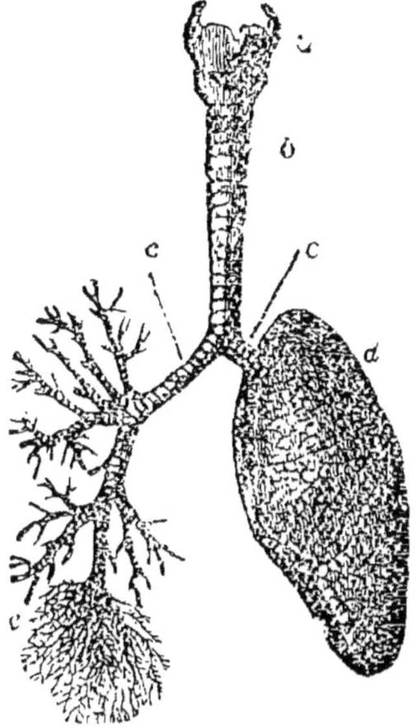

Fig. 241. — Poumons et ramifications bronchiques.

a. larynx; *b.* trachée; *c.* division bronchique; *d.* poumon intact; *e.* ramuscules bronchiques.

La *portion cervicale* bien que courte est la plus importante au point de vue chirurgical, car c'est sur elle qu'on pratique la *trachéotomie*. Elle est placée dans l'intervalle laissé entre les deux muscles sterno-cléido-mastoïdiens, elle est recouverte en partie par la glande thyroïde, elle a sur ses côtés le paquet vasculo-nerveux du cou (artère carotide primitive, veine jugulaire interne et nerf pneumogastrique); en arrière elle repose sur l'œsophage.

La *portion thoracique* plus longue descend en suivant le grand axe du thorax, elle marque la limite entre le médiastin antérieur et le médiastin postérieur.

La trachée est formée de plusieurs couches, l'externe est fibreuse en arrière, cartilagineuse en avant et sur les côtés; la portion cartilagineuse est représentée par des anneaux incomplets à l'extrémité postérieure desquels s'insèrent des fibres musculaires transversales, *muscle trachéal*. La couche interne ou *muqueuse* est riche en glandes en grappes; son épithélium stratifié est constitué par des cellules superficielles *cylindriques à cils vibratiles*. Les artères sont fournies par les thyroïdiennes, les thymiques et la bronchique gauche, les nerfs viennent du pneumogastrique et du grand sympathique.

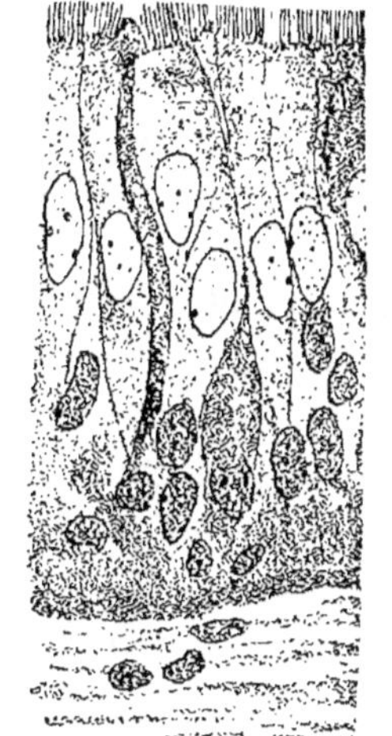

Fig. 242. — Épithélium vibratile de la trachée artère.

La trachée est destinée au passage de l'air se portant de l'extérieur au poumon ou du poumon à l'extérieur.

C'est sur ce conduit qu'on pratique la *trachéotomie*, opération destinée à rétablir le passage de l'air dans les voies respiratoires lorsqu'un obstacle siège au niveau du larynx. Un orifice artificiel est créé par la section verticale de plusieurs anneaux trachéaux et de la membrane qui les réunit ; pour que cet orifice reste béant, on y introduit un petit cylindre creux recourbé à son extrémité supérieure, c'est la *canule à trachéotomie* (fig. 240).

C. — BRONCHES

La trachée en se bifurquant donne naissance à deux conduits appelés *bronches* (fig. 243). Nées dans le médiastin, elles s'écartent l'une de l'autre et se portent en dehors vers la face interne du poumon dans lequel elles pénètrent, elles deviennent *bronches intra-pulmonaires*. Le point où elles perforent le poumon accompagnées de la branche de division de l'artère pulmonaire et des veines pulmonaires constitue le *hile du poumon* (fig. 245). La réunion des organes qui entrent dans le poumon ou qui en sortent : bronche, artère pulmonaire, veines pulmonaires au nombre de 3 à droite et 2 à gauche, artères bronchiques, veines bronchiques, lymphatiques, nerfs, forment le *pédicule du poumon*. La longueur des bronches extra-pulmonaires est très courte, elle est de 5 à 6 centimètres à gauche et de 2 à 3 centimètres à droite ; le calibre plus considérable à droite a environ 1,5 centimètre de diamètre. Comme la trachée les bronches sont cylindriques en avant et aplaties en arrière, elles sont constituées également par des anneaux cartilagineux réunis par une portion membraneuse.

A la bifurcation de la trachée dans les différents angles formés par cet organe et les deux bronches, véritable étoile à trois branches, il existe de nombreux *ganglions lymphatiques* appelés *trachéo-bronchiques*. Lorsqu'ils s'enflamment, ce qui est assez fréquent chez les enfants, ils augmentent de volume, compriment les bronches auxquelles ils sont accolés et donnent naissance à une affection appelée *adénopathie trachéo-bronchique* et caractérisée par de la toux quinteuse et des crises de suffocation.

La bronche gauche est croisée sur son bord supérieur par la crosse de l'aorte ; en avant de la bronche droite passe la veine cave supérieure recevant la grande azygos dont la crosse est à cheval sur la bronche droite.

Dans le poumon les bronches se divisent en autant de bronches

principales qu'il y a de lobes, il y a donc *trois bronches principales à droite* et *deux bronches principales à gauche*. A leur
tour ces bronches se ramifient en bronches de plus en plus petites,

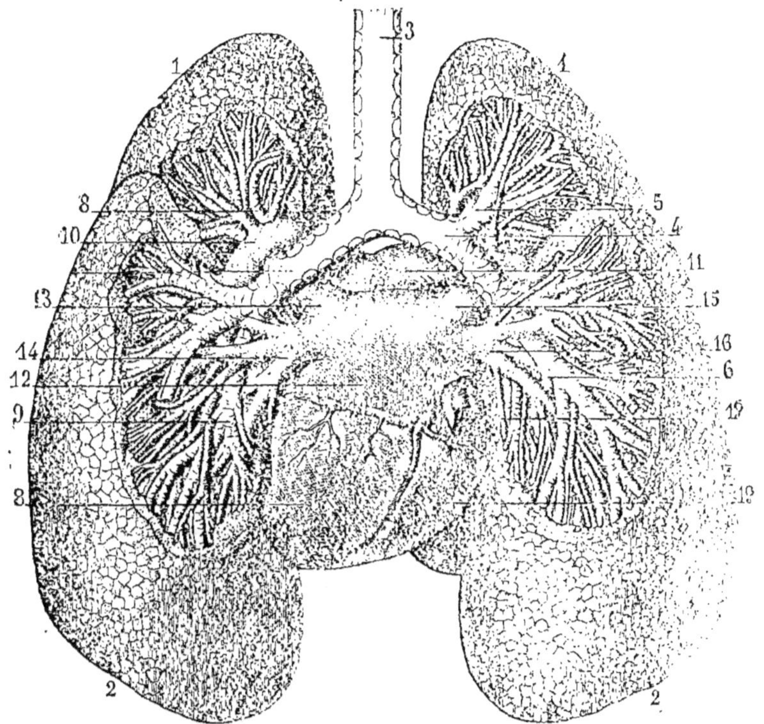

Fig. 243. — Trachée et divisions bronchiques, vue postérieure.

1. 1. sommet des poumons; 2. 2. leur base; 3. moitié inférieure de la trachée
artère; 4. bronche droite; 5. division qu'elle donne au lobe supérieur du poumon;
6. division qui se rend dans le lobe inférieur; 7. bronche gauche; 8. division qui
se ramifie dans le lobe supérieur; 9. division beaucoup plus importante qui se dis-
tribue au lobe inférieur; 10. branche gauche de l'artère; 11. branche droite de
cette artère; 12. oreillette gauche; 13. veine pulmonaire supérieure gauche;
14. veine pulmonaire inférieure gauche; 15. veine pulmonaire droite supérieure;
16. veine pulmonaire droite inférieure; 17. partie terminale de la veine cave inférieure; 18. ventricule gauche; 19. ventricule droit.

ce sont les *ramifications bronchiques* que nous retrouverons en
étudiant la constitution du poumon.

La structure des bronches extra-pulmonaires est la même que
celle de la trachée; les bronches intra-pulmonaires se différencient
par le remplacement des anneaux cartilagineux par des fragments
de cartilages, d'autant plus petits qu'on se rapproche des bronches
terminales, et par la transformation des *cellules cylindriques à
cils vibratiles* en *cellules cubiques* dans les bronchioles.

Les artères sont fournies par les artères bronchiques.

D. — POUMONS

§ I. — *Anatomie.*

Les poumons sont les organes essentiels de la respiration, c'est
dans leur intérieur que s'accomplit le phénomène de la transfor-

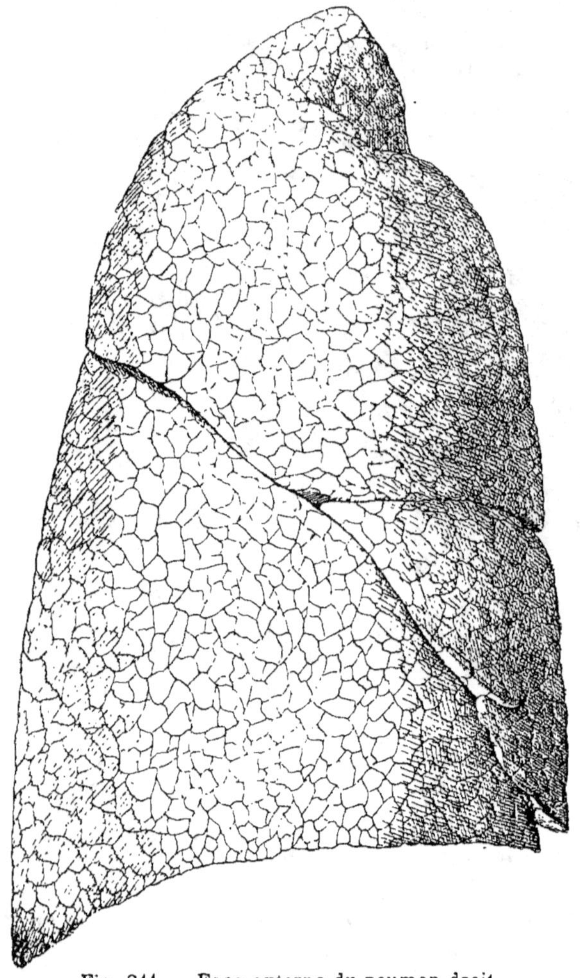

Fig. 244. — Face externe du poumon droit.

mation du sang noir en sang rouge. Au nombre de deux, l'un *droit*,
l'autre *gauche*, ils sont placés dans la cavité thoracique au-dessus
du diaphragme, ils limitent entre eux un espace appelé *médiastin*
dans lequel est situé le cœur. Ils ont la *forme* d'un cône, dont une
face aurait été aplatie, c'est la portion qui regarde le centre du thorax.

Le *volume* est très variable avec les individus et surtout avec l'âge; au fur et à mesure que se développe la cage thoracique, la masse pulmonaire prend une extension plus grande.

La *couleur* du poumon d'un fœtus qui n'a pas respiré est rouge foncé, comme le tissu hépatique; chez le nouveau-né le poumon

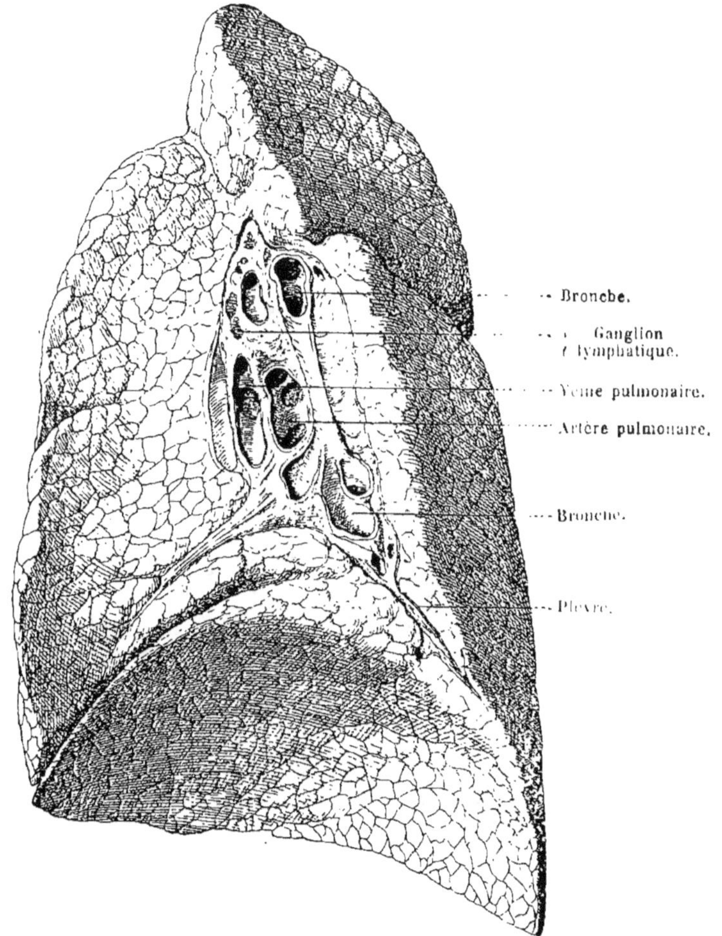

Fig. 245. — **Face interne du poumon droit avec le hile du poumon** (Poirier).

est rouge clair, chez le jeune enfant il est rose, chez l'adulte il est gris cendré, enfin il devient noir chez le vieillard par suite de l'accumulation dans le tissu conjonctif pulmonaire de particules de charbon, celles-ci sont d'autant plus abondantes que le sujet est plus avancé en âge et surtout qu'il vit dans une atmosphère très chargée de poussières charbonneuses.

Le *poids* des poumons est d'environ 1 000 à 1 200 grammes chez l'adulte; chez le fœtus, qui n'a pas respiré, il est de 60 à 65 grammes, chez l'enfant qui a fait quelques respirations, il est de 90 à 95 grammes, cette augmentation est due au sang qui a pénétré dans l'artère pulmonaire et dans ses branches. Quant au poids spécifique, il diffère selon que le poumon a ou n'a pas fonctionné; dans le premier cas le poumon est plus léger que l'eau,

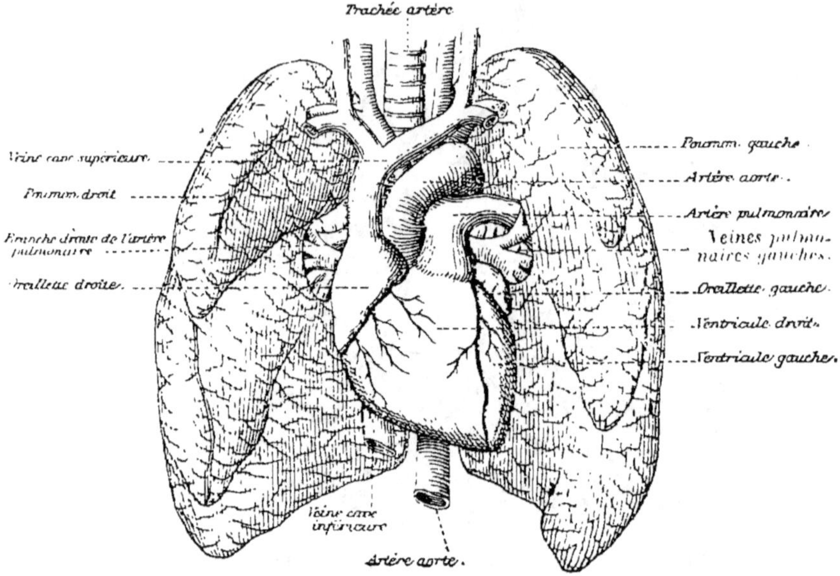

Fig. 246. — Rapports des poumons.

sur laquelle il surnage, dans le deuxième cas le poumon mis dans un verre d'eau tombe immédiatement au fond. En médecine légale cette propriété est utilisée pour savoir si le nouveau-né trouvé mort après sa naissance a ou n'a pas respiré.

La *capacité* varie à tout moment, elle est d'environ 3 à 4 litres.

La *consistance* du poumon est molle, spongieuse, elle donne à la main qui le comprime une sensation spéciale de petits craquements, appelée *crépitation*; *très élastique*, le poumon se laisse distendre par l'insufflation, puis il revient à son volume primitif.

Rapports. — Le poumon, qui a la forme d'un cône irrégulier à base coupée obliquement aux dépens de la face antérieure, possède deux faces, une interne et une externe, deux bords, un antérieur et un postérieur, une base et un sommet (fig. 243 et 245).

La *face externe ou costale* est convexe pour se mouler sur la concavité des parois latérales du thorax. Elle est parcourue par un sillon profond ou *scissure interlobaire* qui pénètre jusqu'à la racine des poumons. A droite cette scissure se bifurque et divise ainsi la masse pulmonaire en trois parties ou *lobes*, dont l'inférieur est le plus grand et le moyen le plus petit. A gauche cette scissure ne divise le poumon qu'en deux lobes à peu près égaux.

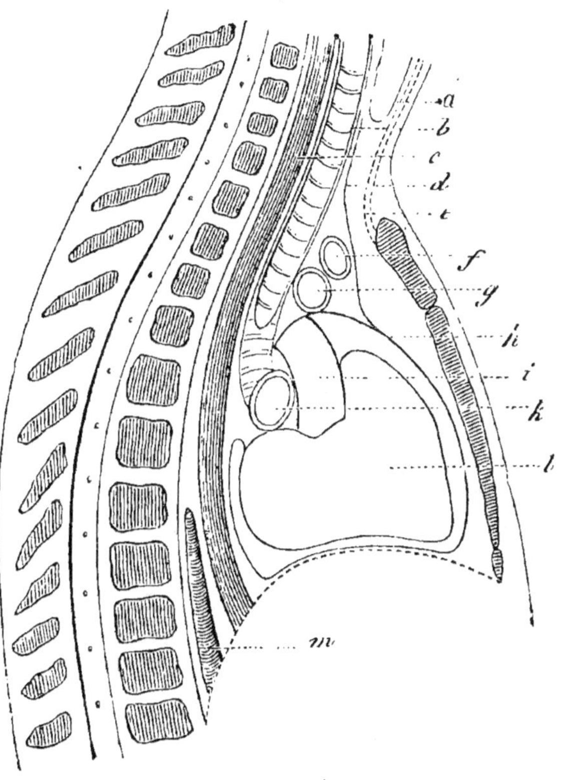

Fig. 247. — Coupe verticale antéro-postérieure du thorax sur la ligne médiane.

a. glande thyroïde; *b.* trachée; *c.* œsophage; *d.* aponévrose cervicale profonde; *e.* muscles sterno-hyoïdien et sterno-thyroïdien; *f.* tronc veineux brachio-céphalique gauche; *g.* tronc innominé; *h.* péricarde; *i.* aorte ascendante; *k.* branche gauche de l'artère pulmonaire; *l.* cœur; *m.* aorte thoracique.

La face *interne* ou *médiastine* est concave d'avant en arrière, elle limite avec celle du côté opposé d'une part, avec le sternum en avant, la colonne vertébrale en arrière d'autre part un vaste couloir, le *médiastin*, qui renferme un grand nombre d'organes en rapport par conséquent avec la face interne du poumon. En allant d'arrière en avant on trouve (fig. 247) un long conduit musculo-membraneux aplati dans le sens antéro-postérieur et placé près de la colonne vertébrale, c'est l'*œsophage*, sur lequel sont appliqués les nerfs *pneumogastriques*; en avant de lui se voit l'*aorte* qui dans sa descente croise à un certain moment l'œsophage pour se placer derrière lui au niveau du diaphragme; à la partie antérieure derrière le sternum il y a le *cœur* entouré du *péricarde*, il se creuse une dépression dans le poumon gauche, *lit du cœur*. On rencontre encore dans le médiastin les organes qui constituent le pédicule pulmonaire, bronches, artères et veines pulmonaires, etc. ; à la partie supérieure se trouvent la trachée et la veine cave supérieure. La trachée et sa division en deux bronches forment la limite conventionnelle qui divise le médiastin en médiastin antérieur et en médiastin postérieur.

La *face inférieure* ou *base* repose sur les parties latérales de la face convexe du diaphragme; en s'unissant à la face costale elle pénètre dans le sinus costo-diaphragmatique. Elle est séparée par le diaphragme du foie à droite, de l'estomac et de la rate à gauche.

Le *sommet* arrondi dépasse très légèrement la première côte.

Le *bord antérieur* mince et ondulé se prolonge sous forme de *languettes* entre le cœur et la région précordiale. Le *bord postérieur* au contraire est épais et arrondi; très long, il occupe toute la gouttière costo-vertébrale.

Conformation intérieure. — Dans l'intérieur du poumon les bronches se ramifient de plus en plus jusqu'à leur terminaison, c'est-à-dire jusqu'au moment où elles forment la *bronche sus-lobulaire* qui supporte une petite pyramide, le *lobule pulmonaire*.

Le lobule pulmonaire représentant l'unité du poumon est une petite vésicule d'un centimètre cube de volume environ, dont la base a en moyenne un centimètre carré. C'est celle-ci qu'on aperçoit à la périphérie du poumon limitée par des lignes colorées en noir chez l'adulte; cette coloration est due aux particules de charbon accumulées dans le *tissu conjonctif* qui relie les lobules entre eux. A la surface du poumon les lobules ont une forme pyramidale, tandis que dans l'intérieur de l'organe ils sont plus ou moins ovoïdes, leur nombre est d'environ 18 000 par poumon.

La bronche sus-lobulaire sert de pédicule au lobule, elle est accompagnée d'une branche de l'artère pulmonaire, elle pénètre dans le lobule, *bronche intra-lobulaire*, et donne des collatérales (fig. 248), puis elle se bifurque. Chacune de ses branches se subdivise dichotomiquement en un certain nombre (20 à 30) de ramifications terminales, *bronchioles acineuses*, qui supportent les acini ; la bronchiole acineuse se rétrécit, puis elle se dilate en constituant le *vestibule*. De celui-ci, véritable carrefour, partent 4 à 5 canaux très courts, *conduits alvéolaires*, qui se terminent par des cavités plus vastes latérales ou terminales, les *infundibula*. Chaque infundibulum porte sur ses parois une série de petites ampoules, logettes en nid d'abeilles appelées *alvéoles pulmonaires* (fig. 249).

Si, pour mieux fixer dans la mémoire ces différents détails, nous reprenons la composition du lobule en partant de sa division ultime l'*alvéole* (fig. 249), nous dirons que la réunion d'un certain nombre d'alvéoles groupées sur le même conduit constitue

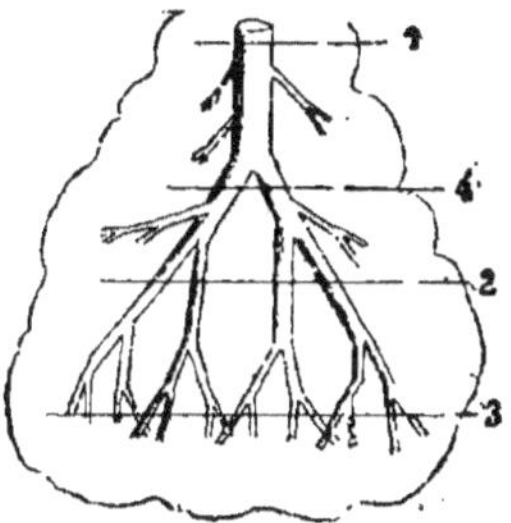

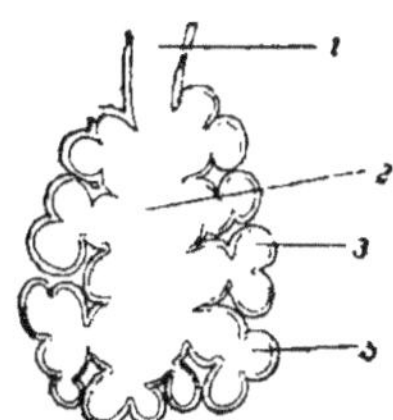

Fig. 248. — Schéma des divisions de la bronche pulmonaire.

1. 2. 3. différents étages du lobule ; 4. division en deux espaces.

Fig. 249. — Schéma de la dernière division bronchique.

1. bronchiole terminale ; 2. conduit alvéolaire ; 3. alvéoles.

l'*infundibulum* : les infundibula se portent comme les rayons d'une roue vers un centre ampullaire, le *vestibule*, qui se continue avec un conduit, la *bronche terminale*. Les bronches terminales ou acineuses se réunissent deux à deux pour constituer enfin un canal unique, la *bronche intra-lobulaire*, qui sort du lobule à son sommet et devient *bronche sus-lobulaire* ou pédicule du lobule.

La *structure* de ces différentes parties du *parenchyme pulmonaire* est la suivante : la bronche est formée de deux tuniques, une *externe fibro-cartilagineuse* composée de tissu conjonctif, de nombreuses fibres élastiques et de segments d'anneaux de cartilages, qui disparaissent dans les divisions bronchiques ayant un demi-millimètre de diamètre. Dans cette couche on trouve également des fibres musculaires circulaires, les *muscles de Reissessen* ; ceux-ci n'existent plus au niveau des bronchioles intra-pulmonaires. La tunique *interne* ou *muqueuse* est tapissée par des cellules cylindriques à cils vibratiles qui deviennent cubiques au niveau des bronchioles.

Quant à l'*alvéole*, sa paroi conjonctive est doublée extérieurement de *fibres élastiques* à direction très variable (fig. 250) et

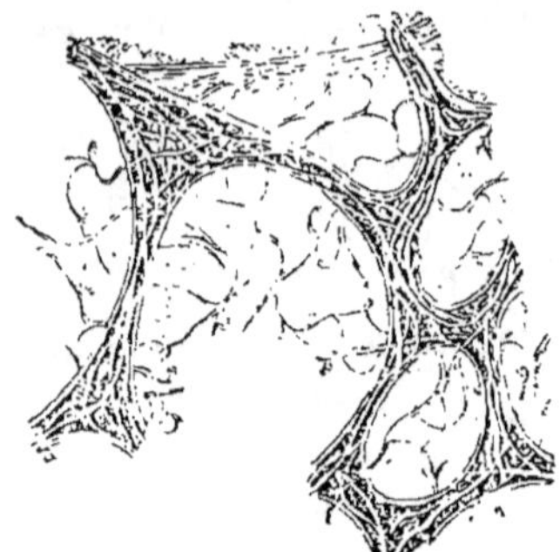

Fig. 250. — Squelette élastique de l'acinus.

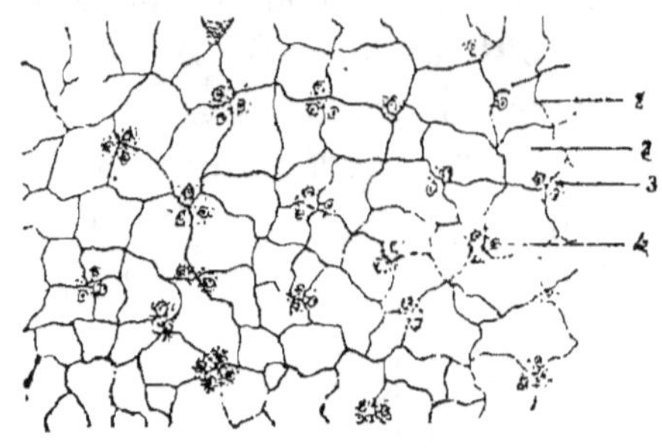

Fig. 251. — Epithélium du poumon.

1. séparation des cellules ; 2. protoplasma ; 3. protoplasma condensé ; 4. noyau.

intérieurement par une seule rangée de *cellules aplaties* polygonales, constituant l'*épithélium pulmonaire* (fig. 251) qui recouvre les nombreux capillaires du poumon. En effet dans cet organe il existe *deux circulations* indépendantes, l'une *fonctionnelle*, artères et veines pulmonaires, l'autre *nutritive*, artères et veines bronchiques. L'*artère pulmonaire* envoie dans chaque poumon une branche importante qui y pénètre au niveau du hile, puis se divise comme la bronche. Arrivé au lobule, elle pénètre dans celui-ci et se ramifie pour aboutir enfin à la formation d'un réseau très fin, contenu dans l'épaisseur de l'alvéole sous l'épithélium pavimenteux. Les mailles vasculaires constituent une

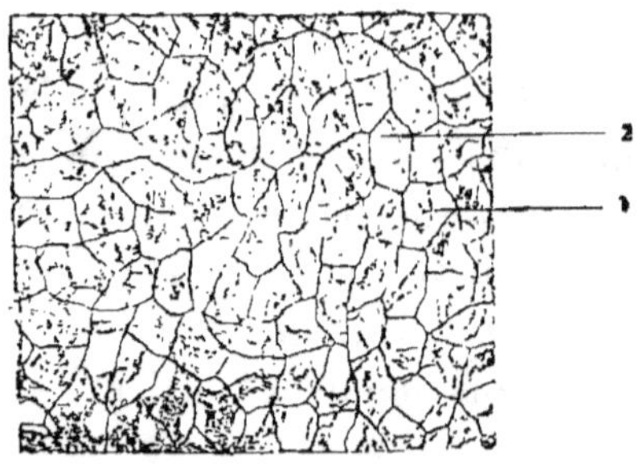

Fig. 252. — Réseau vasculaire vu par transparence à travers l'épithélium.

1. réseau capillaire ; 2. épithélium pulmonaire.

vaste nappe sanguine occupant les trois quarts de la surface intérieure du poumon, c'est le *champ de l'hématose* (fig. 252) qui n'est séparé de l'air contenu dans les alvéoles que par l'épaisseur de l'épithélium alvéolaire et par la mince paroi du vaisseau.

Aux capillaires des artères pulmonaires font suite les veines pulmonaires, dont la réunion forme des veines de plus en plus volumineuses, elles finissent par constituer les *veines pulmo-*

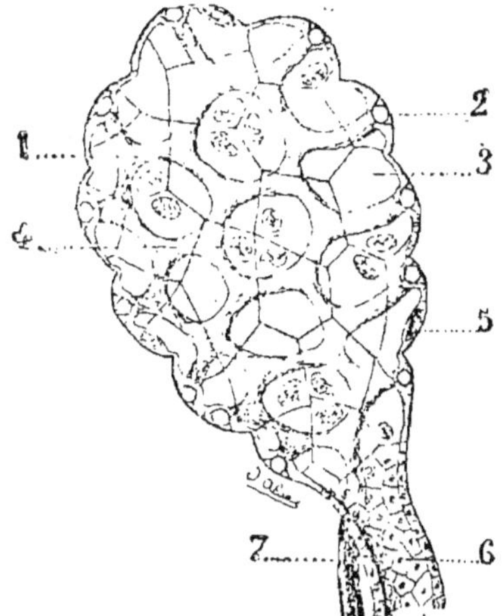

naires, qui sortent du poumon au niveau du hile pour aller se jeter dans l'oreillette gauche. Les *artères bronchiques* nées de l'aorte suivent les bronches, se divisent comme elles, les nourrissent, elles donnent naissance aux veines bronchiques qui vont se jeter dans le système des azygos.

Les *lymphatiques* nombreux se portent tous vers le hile du poumon et se jettent dans les ganglions *broncho - pulmonaires*, remarquables par leur coloration noirâtre. Les nerfs émanent des *plexus pulmonaires* constitués par le *grand sympathique* et par le *pneumogastrique* ; ces nerfs

Fig. 253. — Circulation à la surface d'un lobule pulmonaire.

1 et 2. réseau capillaire ; 3. paroi de l'alvéole ; 4 et 5. noyaux des cellules épithéliales ; 6. bronchiole ; 7. vaisseau sanguin afférent.

transmettent aux centres nerveux. au bulbe en particulier, le besoin de respirer. Quand le pneumo-gastrique est lésé, la respiration s'arrête, ainsi est expliquée la mort subite qui se produit par lésion du *nœud vital de Flourens*, point d'origine du nerf.

Plèvres. — Les plèvres ou séreuses pulmonaires forment deux sacs sans ouverture, dont chacun joue vis-à-vis du poumon correspondant le même rôle que le péricarde vis-à-vis du cœur.

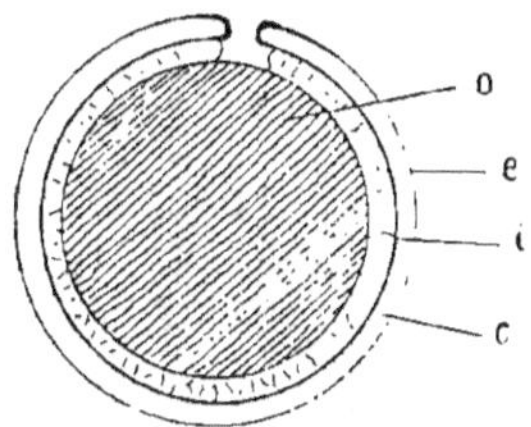

La plèvre entoure de toute part le poumon (fig. 255), excepté au niveau du point où la bronche et les vaisseaux pulmonaires pénètrent dans le poumon ; ces organes forcent en effet la plèvre à se réfléchir sur elle-même pour aller tapisser les régions voisines, d'où deux feuillets, l'un accolé directement au poumon dans les scissures duquel

Fig. 254. — Schéma d'une séreuse.

o. organe recouvert ; e. feuillet externe de la séreuse ; i. feuillet interne ; c. cavité séreuse.

il pénètre, c'est le *feuillet viscéral*, l'autre situé en dehors revêt les parois de la cavité thoracique, *feuillet pariétal*. Ce dernier porte des noms différents suivant les régions qu'il recouvre : *plèvre costale, plèvre diaphragmatique, plèvre médiastine.* Aux points, où la plèvre se réfléchit pour passer d'une paroi sur une autre, elle forme les *culs-de-sac pleuraux* dont les principaux sont · le *cul-de-sac postérieur* qui vient se cacher dans l'angle formé par les côtes et les vertèbres dorsales, le *cul-de-sac antérieur* qui passe en avant du cœur, le *cul-de-sac du sommet de la plèvre*

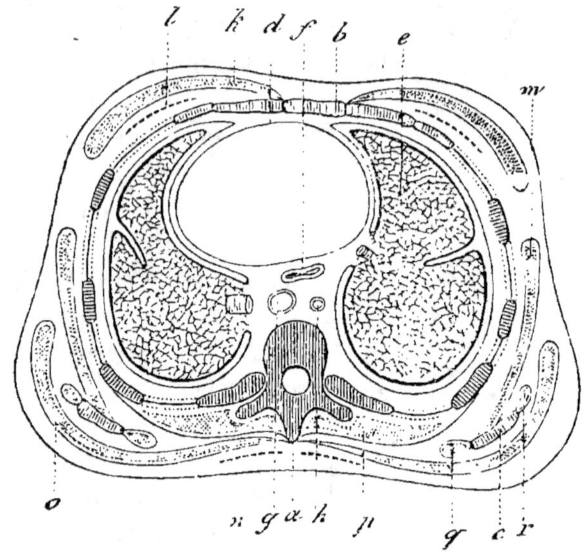

Fig. 255. — Coupe horizontale du thorax à la hauteur du mamelon (demi-schéma).

a. huitième vertèbre dorsale; *b*. sternum; *c*. pointe de l'omoplate; *d*. péricarde; *e*. poumon; *f*. œsophage; *g*. aorte thoracique; *h*. veine azygos; *k*. muscle grand pectoral; *l*. petit pectoral; *m*. grand dentelé; *n*. trapèze; *o*. grand dorsal; *p*. muscles profonds du dos; *q*. rhomboïde; *r*. extrémité inférieure du grand rond.

ou *dôme pleural*, enfin le *cul-de-sac costo-diaphragmatique*, dans lequel le poumon ne pénètre que dans les inspirations profondes.

La plèvre se compose d'une couche conjonctive, riche en fibres élastiques, elle est recouverte du côté de la cavité pleurale, c'est-à-dire du côté où les deux feuillets se regardent, d'une couche de cellules pavimenteuses.

§ II. — *Physiologie*.

Les poumons sont les organes de l'*hématose*, c'est-à-dire de la transformation du sang *noir* (veineux) en sang *rouge* (artériel), transformation qui se produit grâce à un échange gazeux entre le sang et l'air extérieur. L'air pur est apporté du dehors et renouvelé constamment grâce à la *respiration* : il y a donc dans cette fonction deux actes distincts, l'un *mécanique* dont le but est d'introduire l'air dans les voies respiratoires, puis de le chasser au dehors, l'autre *chimique*, qui repose sur les échanges gazeux entre l'air et le sang.

L'air extérieur arrive au poumon en passant par les voies respiratoires, fosses nasales, pharynx, larynx, trachée, bronches et ramifications bronchiques ; les premiers conduits sont destinés à le réchauffer et à l'épurer en lui enlevant les poussières qu'il contient. Les fosses nasales dans leur portion respiratoire sont chargées de ces deux fonctions. Jusqu'au poumon le conduit respiratoire peut être considéré comme un conduit de calibre à peu près égal, mais dans le poumon l'espace que peut occuper l'air est accru dans des proportions considérables grâce à la superficie occupée par les alvéoles pulmonaires évaluée à environ 200 mètres carrés. Nous avons vu qu'au-dessous de la couche épithéliale alvéolaire se trouve une nappe sanguine constituée par les mailles fines et nombreuses des capillaires de l'hématose ; ceux-ci sont en rapport avec les trois quarts de la surface pulmonaire, la nappe sanguine occupe donc une superficie de 150 mètres carrés sur une épaisseur très mince, 7 à 8 μ environ ; elle est renouvelée à chaque contraction cardiaque, c'est-à-dire soixante-dix fois par minute. La quantité de sang lancée par le ventricule droit dans l'artère pulmonaire est d'à peu près 180 grammes, de sorte que dans les vingt-quatre heures il en passe 20 000 litres dans les poumons ; ceux-ci seront en contact avec 10 000 litres d'air dans les vingt-quatre heures.

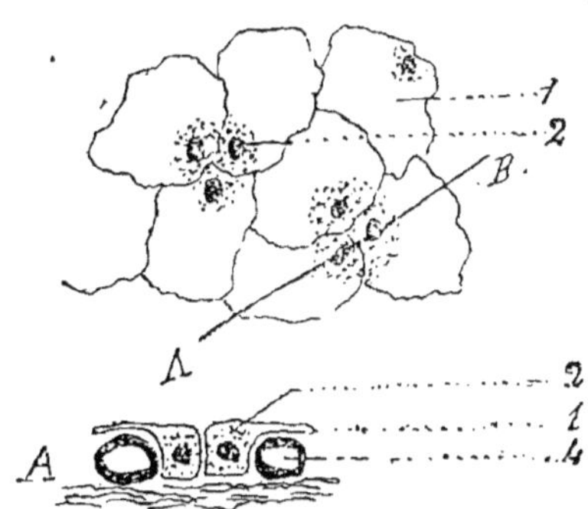

Fig. 256. — Rapport de l'épithélium pulmonaire avec les capillaires de l'hématose (Launois) ; en A coupe suivant la ligne AB.

1. partie de l'épithélium située au-dessus des capillaires ; 2. partie granuleuse correspondant aux mailles du réseau capillaire ; 4. section des capillaires.

Les petites dimensions des capillaires sanguins des poumons (7 à 8 μ) forcent les globules rouges à passer un à un dans les canaux qui les renferment ; quelquefois même les globules sont obligés de s'allonger pour diminuer leur largeur, ils ne sont séparés de l'oxygène de l'air contenu dans les alvéoles que par l'épaisseur de l'épithélium du poumon et de la paroi du capillaire; ces deux dimensions réunies ne dépassent pas 1 à 2 μ (fig. 256).

Le contact entre le sang et l'air est donc très intime et les échanges sont faciles, c'est ce qui explique le phénomène de l'hématose, dont le but est de permettre à l'oxygène de l'air de passer dans les capillaires sanguins, et à l'acide carbonique contenu dans ces derniers de passer dans les alvéoles et d'être exhalé avec l'air expulsé du poumon.

Mécanisme de la respiration. — Le poumon est *passif*, l'organe *actif* de la respiration est la cage thoracique. La respiration se compose de deux mouvements : l'*inspiration*, c'est-à-dire l'acte par lequel l'air extérieur est appelé dans le poumon, et l'*expiration* dans laquelle l'air contenu dans les poumons est expulsé au dehors.

L'*inspiration* se produit sous une influence véritablement active; lorsque le besoin de respirer se fait sentir au niveau du bulbe, il part de cet organe des ordres transmis par différents nerfs et en particulier par le nerf *phrénique*. Celui-ci se rend au *diaphragme*, muscle courbe à convexité supérieure, la contraction abaisse sa partie médiane et tend à redresser la courbure de ses fibres musculaires : il en résulte un *agrandissement de la cage thoracique dans le sens verti-*

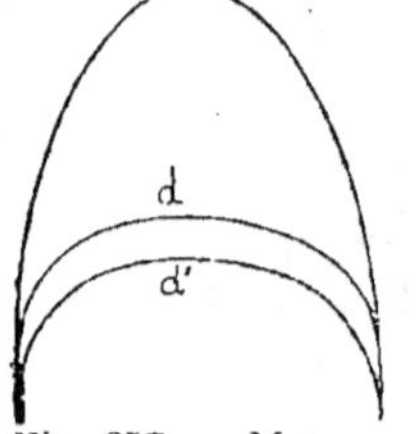

Fig. 257. — Mouvements du diaphragme pendant l'acte respiratoire (schème).

d. diaphragme au repos; *d'*. abaissement du diaphragme pendant l'inspiration.

cal, en même temps qu'un refoulement des organes abdominaux qui soulèvent les parois de l'abdomen.

Le diaphragme prenant point d'appui par son centre sur ces organes élève les côtes inférieures, sur lesquelles il s'insère à sa périphérie. Celles-ci sont obliques de haut en bas et d'arrière en avant, leur extrémité postérieure articulée avec la colonne vertébrale est fixe : aussi quand les côtes s'élèvent, leur inclinaison par rapport à la colonne vertébrale diminue et leur extrémité antérieure seule déplacée est projetée en avant entraînant avec elle le sternum, d'où *agrandissement antéro-postérieur du thorax*. En même temps que les côtes se soulèvent, elles s'écartent par suite de leur mode d'articulation, leur partie moyenne se porte en dehors : il en résulte une *augmentation du diamètre transverse du thorax.*

Les muscles qui élèvent les côtes sont en dehors du diaphragme *a*) dans l'*inspiration ordinaire*, les *surcostaux*, les *scalènes*, le *petit dentelé supérieur et postérieur*, et *b*) dans l'*inspiration forcée*, le *sterno-cléido-mastoïdien*, le *grand dentelé*, le *grand pectoral*, le *petit pectoral*, le *grand dorsal*.

Lorsque la cage thoracique est ainsi agrandie dans toutes ses dimensions, le vide se produit dans la plèvre, dont le feuillet pariétal a suivi la paroi thoracique; le poumon, organe très élastique, est attiré par le vide pleural et accompagne le mouvement d'expansion du thorax. L'air contenu dans le poumon occupe alors un espace plus grand, sa pression est donc diminuée et n'est plus en équilibre avec la pression de l'air extérieur : voilà pourquoi celui-ci se précipite dans les voies respiratoires jusque dans les alvéoles pulmonaires pour rétablir une pression égale.

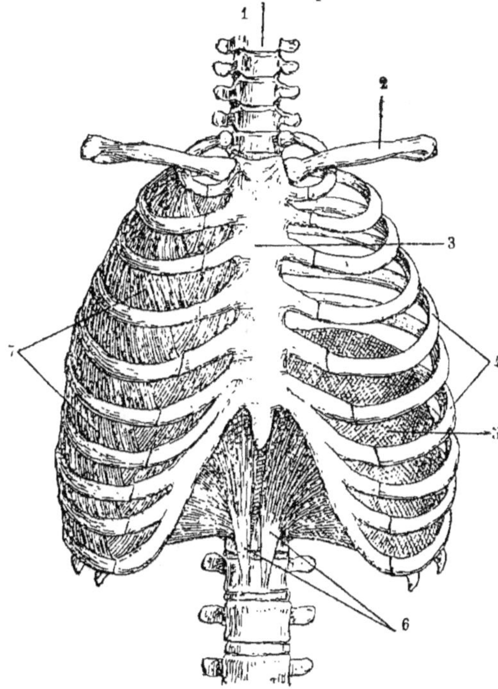

Fig. 258. — Cage thoracique et diaphragme.

1. colonne vertébrale; 2. clavicule; 3. sternum; 4. côtes; 5. diaphragme; 6. piliers du diaphragme; 7. muscles intercostaux.

Cette dilatation thoracique est un phénomène *actif* qui ne peut persister, aussi le thorax revient-il rapidement sur lui-même et il chasse une partie de l'air contenu dans le poumon : tel est l'*acte passif de l'expiration*, véritable réaction des parties élastiques violentées par l'effort de l'inspiration. Le poumon en vertu de sa *rétractilité élastique* tend à revenir sur lui-même et il entraîne avec lui le diaphragme et la paroi thoracique; l'air qu'il renferme est comprimé, sa pression augmente et devient supérieure à la pression atmosphérique; pour rétablir l'équilibre une portion s'échappe au dehors par les conduits respiratoires : telle est l'*expiration ordinaire*. Dans certains cas la cage thoracique ne se

contente pas de suivre le poumon, certains muscles (expirateurs)
la forcent à diminuer ses trois dimensions et à réduire sa capacité ;
le poumon comprimé expulse une quantité d'air plus considérable,
il y a *expiration forcée*.

Le nombre des mouvements respiratoires (inspiration et expiration) est par minute de 14 à 16 chez l'adulte, 25 à 30 chez l'enfant, 40 à 45 chez le nouveau-né : à partir de trente ans ils
augmentent pour devenir très fréquents chez les vieillards.

Les côtes ne prennent pas toutes une part égale dans les mouvements de la cage thoracique chez tous les sujets ; on peut distinguer à ce point de vue trois types respiratoires :

1° Le *type abdominal*, propre à l'enfant, dans lequel les côtes

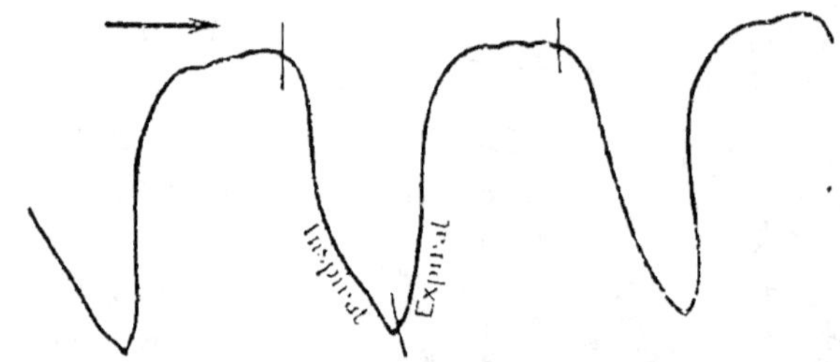

Fig. 250. — Graphique de la respiration (Doyon et Morat).

restent relativement immobiles : à chaque inspiration le ventre
devient plus saillant, le diaphragme est presque seul en jeu ;

2° Le *type costal inférieur*, réalisé surtout par l'homme : la
moitié inférieure du thorax paraît seule se dilater ;

3° Le *type costal supérieur*, spécial à la femme : les mouvements de dilatation thoracique ne s'accusent qu'au niveau des
côtes supérieures ; ce type est parfaitement approprié à l'état de
grossesse.

Certaines modifications dans les fonctions respiratoires donnent
naissance à des actes spéciaux, c'est ainsi que l'*effort* n'est possible qu'à la condition que le thorax soit dilaté par une profonde
inspiration suivie de la fermeture de la glotte. La cage thoracique
constitue alors un solide point d'appui permettant aux muscles qui
s'insèrent sur elle de se contracter avec énergie ; nous étudierons
de nouveau ce phénomène important au point de vue obstétrical
en décrivant les muscles de la paroi abdominale. Le *bâillement*
est une inspiration profonde, le *hoquet* est une inspiration courte
et spasmodique due à la contraction convulsive du diaphragme.

La *toux*, l'*éternuement*, le *rire* constituent au contraire des modifications de l'expiration normale.

On mesure la *quantité* d'air que le poumon introduit ou rejette à chaque inspiration ou à chaque expiration à l'aide d'un instrument spécial, le *spiromètre*; elle est d'environ un demi-litre, *air courant ou de la respiration*; comme nous faisons 16 respirations par minute, nous introduisons 8 litres d'air par minute, 480 par heure et en chiffres ronds 10 000 litres en vingt-quatre heures. L'air introduit à chaque inspiration vient s'ajouter à celui qui est contenu d'une façon permanente dans le poumon dont la *capacité totale* est d'environ 5 à 6 litres chez l'adulte. Après une expiration normale il reste à peu près 1 600 centimètres cubes d'air dans le poumon, *air de réserve*; après une expiration forcée il en reste encore 1 200 centimètres cubes, *air résidual*; nous ne pouvons donc jamais vider complètement nos poumons. Enfin, grâce à une inspiration énergique, nous pouvons faire pénétrer une quantité d'air supérieure aux 500 centimètres cubes de l'inspiration courante : elle est de 1 600 centimètres cubes, c'est l'*air complémentaire*.

La *pression* de l'air des poumons est moindre que la pression atmosphérique dans l'inspiration, et supérieure à cette pression dans l'expiration.

L'air, qui passe de l'extérieur à l'intérieur et arrive dans l'alvéole pulmonaire, produit un petit bruit qu'on entend en appliquant l'oreille sur la poitrine : c'est le *murmure vésiculaire* qui serait dû au frottement du courant d'air contre les petites bronches ou au décollement des alvéoles pulmonaires. Au moment de l'expiration, mais à son début seulement, on entend un bruit semblable, il est plus doux et plus court. Le murmure vésiculaire doit être bien connu du médecin, car celui-ci ne peut apprécier une lésion du poumon qu'en constatant la perversion d'un de ces bruits. Dans certains cas on les entend difficilement, il y a *diminution du murmure vésiculaire*; dans d'autres cas le bruit de l'expiration est plus long et plus intense qu'il ne l'est normalement, il y a *expiration prolongée*, symptôme fréquent au début de la tuberculose. On peut aussi entendre des bruits anormaux ou *râles*, constitués par le passage de l'air dans des voies respiratoires enflammées et rétrécies par l'épaississement de la muqueuse ou encombrées par des mucosités ou de la sérosité.

Le vide intra-thoracique déterminé par la dilatation du thorax ne produit pas seulement l'inspiration pulmonaire, il agit encore sur les organes circulatoires ; le sang veineux est attiré vers le cœur et la circulation de la veine cave inférieure est ainsi facilitée L'expiration au contraire est une gêne pour cette circulation, car la pression intra-thoracique est augmentée et tous les organes contenus dans le thorax sont comprimés ; cette compression seconde la contraction cardiaque et la rétraction artérielle, l'expiration favorise donc la circulation artérielle.

Phénomènes chimiques de la respiration. — Cette étude comprend : 1° les *modifications subies par l'air introduit dans le poumon*, et 2° les *modifications subies par le sang pendant son passage dans les capillaires pulmonaires.*

1° L'air inspiré a la composition de l'air extérieur, il renferme donc 21 volumes d'oxygène et 79 d'azote, 3 à 4 dix-millièmes d'acide carbonique et 5 à 15 millièmes de vapeur d'eau, c'est-à-dire des quantités infinitésimales de ces deux corps. L'air expiré contient toujours 79 volumes d'azote, mais il n'y a plus que 15,4 volumes d'oxygène ; quant à l'acide carbonique, sa quantité a augmenté, elle est de 4,30 volumes ; il existe également des traces d'ammoniaque, d'hydrogène sulfuré, etc.

Comme il passe dans les vingt-quatre heures 10 000 litres d'air dans les poumons, que l'air renferme environ 1/5 d'oxygène, et que le litre d'oxygène pèse 1 gr. 4, il y aura 2 kg. 500 d'oxygène inspiré, et 1 kg. 750 d'oxygène expiré. Les 750 grammes d'oxygène retenus par le poumon dans les vingt-quatre heures représentent environ 530 litres.

Quant à l'acide carbonique expiré dans les vingt-quatre heures, sa quantité est de 850 grammes, représentant à peu près 400 litres.

2° L'oxygène ainsi retenu pénètre dans le sang et l'hémoglobine des globules rouges s'en empare pour le transporter dans toutes les parties du corps. Au niveau des capillaires l'oxygène abandonne l'hémoglobine et se combine aux éléments des tissus vivants en voie de transformation continuelle ; ce phénomène constitue la *respiration des tissus.* L'oxygène sert donc aux combustions profondes des cellules, à leur nutrition et à leur reproduction ; les produits résultant des combustions seront les uns détruits complètement et assimilés par les tissus ; les autres, inutiles ou nuisibles, seront chassés au dehors (acide carbonique, urée, etc.).

Le poumon n'est qu'un centre d'échanges, c'est à son niveau que le sang vient apporter ses impuretés volatiles et s'en débarrasser d'une part, et d'autre part se charger d'oxygène pour le porter aux tissus. Le sang est l'intermédiaire entre les tissus et le poumon; 100 volumes de sang artériel contiennent 18 volumes d'oxygène et 38 d'acide carbonique, tandis que 100 volumes de sang veineux renferment 8 volumes d'oxygène et 48 d'acide carbonique. L'oxygène est fixé par l'hémoglobine des globules rouges, cette association forme l'*oxyhémoglobine*. L'acide carbonique est à l'état de dissolution ou de combinaison (carbonates) dans le *plasma*. Pour le chasser de ses combinaisons chimiques au niveau du poumon un acide est nécessaire; certains physiologistes ont cru à l'existence d'un acide spécial, l'acide *pneumique*, d'autres croient avec plus de raison que l'oxyhémoglobine forme un produit acide qui permet la décomposition des bicarbonates contenus dans le sang en carbonates et en acide carbonique; celui-ci très volatil traverse la mince pellicule qui le sépare de l'air et va se mélanger à ce dernier.

Tous ces échanges ne peuvent se produire que par des différences de pression entre l'air et le sang. L'oxygène contenu dans les capillaires du poumon est à une pression de 44 millimètres, tandis que la pression de l'oxygène de l'air est de 110 à 140 millimètres; l'acide carbonique des capillaires est à une tension (82 millimètres) bien supérieure à celle de l'acide carbonique de l'air (7 millimètres dans l'inspiration profonde et 67 millimètres dans l'expiration profonde).

Dans les cas où l'air renferme de l'oxyde de carbone produit par une combustion insuffisante, celui-ci pénètre dans les poumons avec l'oxygène et l'azote, il traverse les parois des vaisseaux plus rapidement que l'oxygène et constitue avec l'hémoglobine un composé, appelé hémoglobine oxycarbonée, beaucoup plus stable que l'oxyhémoglobine. C'est ce qui explique les difficultés éprouvées lorsqu'on veut rappeler à la vie les individus intoxiqués par l'oxyde de carbone provenant de poêles à tirage insuffisant ou de réchauds de charbon placés dans une pièce dans un but de suicide. Toute privation d'air entraîne la mort, comme le prouve l'expérience suivante : on met un oiseau sous une cloche à air dans laquelle on fait le vide (fig. 260), on voit bientôt l'animal s'agiter, puis mourir.

L'acide carbonique éliminé à chaque expiration est en quantité d'autant plus abondante qu'on a affaire à un individu plus fort, que les mouvements respiratoires sont plus amples, qu'on est à une période de la vie où les échanges se font avec le plus d'activité, c'est-à-dire à l'âge adulte.

L'élimination est plus grande chez l'homme que chez la femme, chez celle-ci *elle augmente pendant la grossesse.*

Quant à l'*azote*, il y a très peu de différence entre les quantités inspirées et expirées.

Pendant la respiration d'autres modifications se produisent également : *le sang élimine une partie de son eau sous forme de vapeur d'eau*, le sang se rafraîchit par conséquent au contact de l'air. La température du contenu des veines pulmonaires est inférieure à celle du contenu de l'artère pulmonaire ; cette évaporation pulmonaire sert d'auxiliaire à l'évaporation cutanée et maintient l'équilibre de la température du

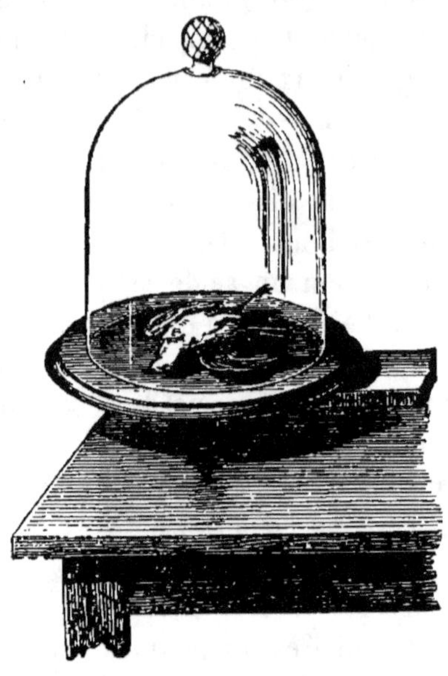

Fig. 260. — Mort d'un oiseau renfermé dans une cloche où le vide a été fait.

corps humain. Certains animaux, comme le chien, privés du système sudoripare, ne peuvent lutter contre l'élévation de la température du corps qu'en accélérant leur respiration pour éliminer plus de vapeur d'eau.

§ III. — *Pathologie.*

Bronchites. — On appelle ainsi toute inflammation *aiguë* ou *chronique* de la muqueuse bronchique ; les glandes sécrètent un liquide épais, jaunâtre ou verdâtre qui recouvre la tunique interne des bronches, celles-ci irritées par la présence de cette sécrétion cherchent à s'en débarrasser par la *toux.*

La *bronchite aiguë* fait souvent suite à un rhume (coryza, laryngite et trachéite) ou elle apparaît au cours d'une maladie infectieuse (rougeole, fièvre typhoïde, etc.) ; elle s'accompagne de phénomènes généraux, surtout chez les enfants où il n'est pas rare de voir la température monter à 39°.

Dans les bronches les mucosités sont secouées lors du passage de l'air pendant l'inspiration et l'expiration ; aussi entend-on à l'auscultation de gros *râles ronflants* et *sibilants*; ceux-ci sont quelquefois perçus à distance. La *toux*, d'abord sèche, s'accompagne bientôt d'une *expectoration* claire, puis muqueuse ou muco-purulente. La durée de l'affection est d'une huitaine de jours.

Lorsque l'inflammation descend dans les bronches de petit calibre, bronches sus-lobulaires, intra-lobulaires ou acineuses, elle donne naissance à la *bronchite capillaire*, fréquente chez les enfants et d'un pronostic souvent fatal.

Le petit calibre de ces bronchioles est la cause de leur obstruction facile par les mucosités, aussi, l'air ne pouvant plus pénétrer jusqu'aux alvéoles, voit-on apparaître une *dyspnée* plus ou moins intense, accompagnée souvent de tirage sous-sternal et de cyanose. A l'auscultation on entend des bouffées de *râles fins*. Les symptômes généraux sont accentués, la température peut même monter à 40° et 41°; dans certains cas l'enfant est en même temps sous le coup de l'intoxication générale dont la bronchite n'est qu'une manifestation.

La *bronchite pseudo-membraneuse* est caractérisée par la formation dans les bronches de fausses membranes semblables à celles que l'on rencontre dans le larynx au cours du croup.

La *bronchite chronique* est une affection qui peut survenir chez l'enfant à la suite de la rougeole, de la coqueluche, etc., ou chez l'adulte, à la suite d'une irritation continuelle des bronches par des poussières. Les symptômes sont des quintes de *toux*, surtout matinales, et une *expectoration* très abondante.

Broncho-pneumonie. — Lorsque l'infection des bronchioles terminales se propage au parenchyme pulmonaire, elle crée la broncho-pneumonie : celle-ci survient fréquemment chez l'enfant comme complication de la rougeole, de la diphtérie, de la coqueluche, elle est due au *pneumocoque*, au *streptocoque* ou même à un autre microbe.

Elle est caractérisée anatomiquement par des noyaux inflammatoires qui peuvent se produire à la fois ou consécutivement en plusieurs points du poumon. Les symptômes varient avec l'étendue ou la multitude des zones envahies; plus il y aura de noyaux et plus le champ de l'hématose sera diminué, aussi verra-t-on apparaître la *dyspnée* et même l'*asphyxie*. A l'auscultation on entend des souffles et des foyers de râles fins; à la percussion les régions envahies sont mates. Lorsqu'on percute un thorax normal au niveau du poumon, on obtient un *bruit sonore* comparable à celui que donne le choc d'un tonneau vide ; chaque fois qu'une portion de poumon ne renferme plus d'air, mais du sang, du pus, de la sérosité, la sonorité est remplacée par un bruit sourd, *matité*, semblable à celui qu'on obtient en percutant un tonneau plein.

Dans la broncho-pneumonie les symptômes généraux tiennent une place importante, la fièvre varie de 38 à 40°, elle est très capricieuse ; le pouls est rapide, on constate de la constipation, de l'insomnie, du délire, des convulsions ; la convalescence est souvent entrecoupée de rechutes. Lorsque la mort survient, elle est due soit à l'asphyxie, soit à l'intoxication générale : le pronostic est grave chez les jeunes enfants et chez les vieillards (50 p. 100 de mortalité).

Dilatation des bronches ou bronchectasie. — Cette affection est consécutive à des maladies des voies respiratoires ayant détruit les éléments musculaires et élastiques de la paroi bronchique, aussi peut-on la rencontrer à tous les âges. Les malades qui en sont atteints expectorent abondamment, surtout le matin, à la suite de quintes de toux ; quelquefois le liquide expectoré a une odeur fétide.

Grippe. — On donne le nom de *grippe* ou encore d'*influenza* à une maladie spéciale, épidémique ; elle peut envahir tout l'organisme et elle est due au bacille de *Pfeiffer*. Elle débute brusquement par de la fièvre et par un abattement général avec courbature, céphalée et douleurs dans les membres. Les manifestations sont multiples ; du côté de l'*appareil respiratoire* elle peut occasionner une *laryngite*, une *bronchite*, une *congestion pulmonaire*, une *pneumonie*, une *pleurésie* ; sa *forme cérébrale* peut être le point de départ d'une *méningite*, de *convulsions*, de *délire*, etc. ; sa *forme gastro-intestinale* peut simuler la fièvre typhoïde. Sa gravité varie avec les lésions produites et surtout avec les épidémies ; certaines ont été meurtrières.

Coqueluche. — La coqueluche est une maladie du jeune âge, contagieuse et souvent épidémique ; elle est caractérisée par une toux spasmodique revenant par accès et durant plus ou moins longtemps. Il y a lieu de distinguer trois périodes à la coqueluche : la première est une période de *bronchite catarrhale* durant huit à quinze jours, la toux devient plus fréquente et un jour elle se produit sous forme de *quintes*. Celles-ci se composent de plusieurs séries d'un nombre variable d'expirations suivies d'une longue inspiration, bruyante, sonore, produisant un bruit comparable au *chant du coq* : c'est la *reprise*. Les quintes créent un certain état de cyanose, pénible à voir et pouvant faire craindre l'asphyxie, elles se terminent souvent par un vomissement d'origine mécanique. Le nombre des quintes varie de 20 à 30, 40 et plus encore dans les vingt-quatre heures ; les efforts qu'elles nécessitent sont causes d'épistaxis, d'hémorragies, de hernies, de miction involontaire. Il est assez fréquent de constater des ulcérations du frein de la langue, qui est projetée en avant au moment de la quinte. A la troisième période les accès vont en diminuant et les signes de bronchite réapparaissent. La maladie dure un mois et demi à deux mois et demi ; pendant son évolution on peut voir apparaître des phénomènes fébriles et des *complications*, broncho-pneumonie, spasmes de la glotte, etc. ; le poumon devient un milieu de culture favorable au développement du microbe de la tuberculose, et il n'est pas rare de voir des phtisies à marche rapide succéder à la coqueluche des enfants.

Asthme. — L'asthme est une névrose du poumon, caractérisée par des crises de dyspnée spasmodique avec hypersécrétion des muqueuses respiratoires. Les symptômes d'un accès d'asthme sont caractéristiques, il débute brusquement au milieu de la nuit par un sentiment d'angoisse précordiale, accompagnée d'un besoin d'air. Assis sur leur lit, les malades s'arc-boutent et prennent un point d'appui sur les objets environnants, puis tout d'un coup les muscles inspirateurs et le diaphragme contractés se relâchent, et la face, qui était bouffie, cyanosée, reprend son aspect normal. Cette crise peut se reproduire pendant plusieurs nuits de suite (attaque d'asthme), puis cesser pendant une durée très variable. En général l'asthme persiste pendant toute la vie.

Emphysème pulmonaire. — Cette affection est caractérisée par la distension des alvéoles pulmonaires, en même temps que par la diminution de l'élasticité du poumon ; aussi l'air entre bien, mais il ressort mal, le poumon ne revenant plus suffisamment sur lui-même. L'emphysème se manifeste surtout à l'âge adulte, quarante à cinquante ans. On constate comme symptômes principaux : la *dyspnée*, la *déformation thoracique* consistant en une forme globuleuse de la poitrine, la *sonorité exagérée* du poumon à la percussion, et la *diminution du murmure vésiculaire*. Les emphysémateux sont prédisposés aux bronchites et à toutes les affections pulmonaires, qui souvent prennent chez eux un caractère plus grave.

Congestion pulmonaire et apoplexie pulmonaire. — Dans la *congestion pulmonaire*, qui est souvent le premier degré d'une affection aiguë du poumon, il se produit un exsudat séro-sanguinolent dans les lobules pulmonaires, de là les râles fins entendus à l'auscultation et les crachats sanguinolents rejetés par le malade. Dans l'*apoplexie pulmonaire* il existe un véritable épanchement de sang dans les alvéoles et dans les petites bronches, ce dernier constitue l'*infarctus hémoptoïque*. Il se produit quelquefois dans les jours qui suivent l'accouchement, il est dû dans ce cas à une petite embolie partie des vaisseaux de l'utérus.

Œdème du poumon. — Toutes les affections susceptibles de déterminer de l'œdème du tissu cellulaire sous-cutané peuvent être une cause d'œdème du poumon; en première ligne il faut placer les *maladies des reins*, puis les maladies du cœur. L'*éclampsie* détermine parfois de l'œdème du poumon, c'est-à-dire de l'infiltration de cet organe par une sérosité transparente, spumeuse, incolore ou rosée, donnant au poumon un aspect grisâtre et gonflé. Les symptômes sont en rapport avec la quantité de liquide infiltré; ce sont la dyspnée, la cyanose, et à l'auscultation une grande quantité de râles fins. Dans certains cas et en particulier dans les cardiopathies accompagnant la grossesse, la marche de l'affection est rapide surtout après l'accouchement, *œdème suraigu du poumon*, et la terminaison est le plus souvent fatale.

Fluxion de poitrine. — On donne le nom de fluxion de poitrine à une affection caractérisée par l'inflammation des différentes parois du thorax. Si l'on fait une coupe transversale de la poitrine, on trouve de dehors en dedans : la peau, le tissu cellulaire sous-cutané, l'espace intercostal ou une côte, puis la plèvre avec ses deux feuillets et enfin le poumon. Dans la fluxion de poitrine toutes ces couches sont congestionnées, l'inflammation du nerf intercostal explique le *point de côté souvent intense* dû à une névralgie intercostale, la plèvre enflammée donne naissance à une *pleurésie* sèche, l'inflammation de la couche corticale du poumon est le point de départ d'une *congestion pulmonaire*.

Pneumonie. — On donne le nom de *pneumonie franche aiguë* ou de *pneumonie lobaire* à une affection spécifique due au *pneumocoque* (fig. 261), microbe dont l'évolution est toujours la même, son existence est très limitée, car il meurt au bout de quelques jours. En général la durée de la pneumonie est de neuf jours après le début apparent de la maladie; si la guérison survient, la température, qui était élevée, tombe brusquement.

Au point de vue anatomo-patholo gique la pneumonie passe par trois phases : la première est l'*engouement*, c'est-à-dire la congestion intense d'un lobe du pou- mon qui a pris une teinte lie de vin et qui laisse couler par la pression une sé- rosité rougeâtre très riche en fibrine. Celle-ci sécrétée par les vaisseaux des alvéoles envahit ces dernières, se répand de proche en proche et se coagule, de sorte que le poumon se trouve transformé en un bloc fibrineux, dur, résistant, ne

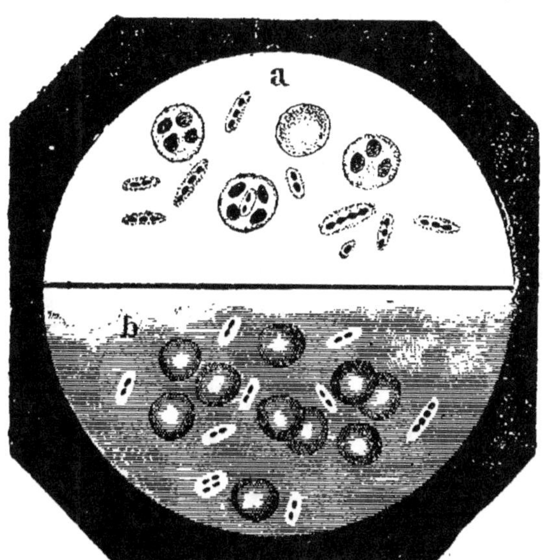

Fig 261. — **Pneumocoques.**

crépitant plus sous le doigt, ayant perdu son élasticité et dont la coupe ressemble à celle du foie. Cet état constitue la deuxième phase ou *hépatisation rouge*. Si la résolution a lieu, le tissu pul- monaire envahi par les phagocytes prend une apparence grisâtre, *hépatisation grise*, début de la guérison. Si, au contraire, les glo- bules blancs meurent dans leur lutte contre les pneumocoques, leurs cadavres transforment le tissu pulmonaire en une substance noirâtre semblable au tissu de la rate; cette *splénisation* du poumon, véritable suppuration, se transforme en abcès du pou- mon si le foyer est limité; elle entraîne la mort si la région envahie est considérable.

Symptômes. — La pneumonie débute par un *frisson pro- longé*, durant plusieurs heures, par un *point de côté* et par de la fièvre, 40°. Lorsque le malade éprouve le frisson, il est déjà sous le coup de la pneumonie qui manifeste ainsi son action générale sur l'organisme. Le point de côté est une manifestation

locale, il est dû à l'inflammation des nerfs intercostaux, c'est
une véritable *névralgie intercostale*. En même temps que l'élévation de température apparaissent la rapidité du pouls, la courbature, une dyspnée souvent vive et une toux d'abord sèche.
Lorsqu'on ausculte à cette période, on entend des râles fins,
appelés *râles crépitants*, ils ont été comparés au bruit que donne
une mèche de cheveux froissés entre les doigts ; ils correspondent
à l'épanchement de sérosité sanguinolente dans les alvéoles. Au
bout de deux jours les râles sont remplacés par un *souffle rude*
aux deux temps de la respiration (souffle tubaire ou souffle en O),
il est dû à la transmission à l'oreille par le poumon induré et
compact des vibrations de l'air contre les parois bronchiques. Peu
à peu, au huitième et au neuvième jour, le souffle s'atténue et
disparaît par dissolution de la fibrine, on entend de nouveau des
râles moins fins que ceux du début, ce sont les *râles sous-crépi-
tants de retour*.

L'*expectoration* est très importante au cours de la pneumonie ;
au début elle est muqueuse, puis elle devient rapidement fibrineuse, visqueuse, adhérant au crachoir ; sa coloration est rouge
brique, rouillée, rappelant la couleur du sucre d'orge ou de la
marmelade d'abricot. C'est l'aspect que doivent conserver les
crachats si le pronostic est bénin ; s'ils prennent au contraire une
teinte foncée, teinte de jus de pruneau, ils sont l'indice de la splénisation du poumon et annoncent une mort presque certaine.

Quand la maladie est en voie de guérison, la température tombe
du 7e au 9e jour de 40° à 37°, les lèvres se couvrent d'herpès,
des sueurs et des urines abondantes sont éliminées, et la convalescence commence.

Abcès du poumon. — Au cours de certaines maladies infectieuses comme l'infection puerpérale, le poumon peut être le siège
d'une ou de plusieurs collections purulentes, appelées *abcès
métastatiques* ; les microbes, et dans le cas que nous avons cité les
streptocoques, sont apportés dans cet organe par la voie sanguine.

Embolie de l'artère pulmonaire. — Les symptômes de
l'embolie pulmonaire varient avec le calibre de la branche artérielle oblitérée, aussi a-t-on établi la division suivante : grosses
embolies, embolies moyennes et embolies capillaires. Les premières sont celles qui nous intéressent le plus, car elles reconnaissent fréquemment comme cause la *phlébite puerpérale* ; dans
ce cas elle apparaît au début ou au déclin de cette affection, elle

est rare après six semaines. Le *caillot* ou *embolus* détaché de la veine s'arrête dans un rameau artériel de gros volume; comme ce dernier est terminal, la fonction respiratoire est abolie dans le territoire qu'il irrigue. La mort peut être immédiate par *syncope* ou par *asphyxie rapide* après l'apparition d'un point de côté très douloureux et d'une crise de suffocation.

Gangrène pulmonaire. — On donne ce nom à l'envahissement d'une portion du poumon par les bactéries de la putréfaction; cet accident survient le plus souvent au cours ou pendant la convalescence d'une maladie aiguë. Ce qui la caractérise spécialement, ce sont la gravité des symptômes généraux et la *fétidité de l'expectoration*.

Hémoptysie. — On a donné ce nom à toute hémorragie d'origine pulmonaire ou se faisant voie par les conduits aériens et rejetée par la bouche. Les formes varient avec la quantité de sang : tantôt il n'y a que quelques filets sanguinolents ou quelques crachats de sang pur; tantôt, au contraire, il y a un véritable vomissement sanguin. Celui-ci sera distingué de l'*hématémèse* ou vomissement de sang d'origine gastrique par la présence de bulles d'air et par l'absence de matières alimentaires mêlées au sang.

Nombreuses sont les causes de l'hémoptysie, mais il faut mettre en première ligne la *tuberculose* soit à la période du début ou période de congestion, soit à la dernière étape ou période des cavernes, puis viennent les *maladies du cœur* (rétrécissement mitral). Certaines femmes nerveuses peuvent avoir tous les mois des hémoptysies, surtout si elle sont mal réglées; ces vomissements de sang constituent des *règles supplémentaires*, indice le plus souvent d'une lésion pulmonaire latente.

Vomiques. — On donne le nom de *vomiques* au vomissements de pus par les voies respiratoires, soit que ce pus provienne directement du poumon (abcès du poumon), soit que, développé dans le voisinage de cet organe (pleurésie purulente), il se soit créé une voie à travers le parenchyme pulmonaire pour être rejeté au dehors.

Tuberculose en général. — La tuberculose est une maladie infectieuse due au *bacille de Koch* (fig. 262); celui-ci se comporte dans le poumon comme dans les autres organes, c'est-à-dire qu'il donne naissance à des *tubercules* sous forme de *granulations isolées, diffuses* ou *confluentes*. Dans d'autres cas, au contraire, ce sont de *gros tubercules* constituant de véritables tumeurs tuberculeuses. Tous les tubercules sont d'abord gris et demi-transparents, ils deviennent ensuite jaunes et opaques, enfin ils se ramollissent et se transforment en une substance molle, comparée à du fromage, de là le nom de *matière caséeuse* qui lui a été donné. L'évolution est la suivante : tantôt le tubercule passe par les phases énumérées plus haut, aboutit à la caséification, puis à la perte de substance, appelée *caverne dans le poumon*; tantôt le tissu conjonctif, qui entoure le tubercule, irrité par la présence de celui-ci, réagit en formant du tissu fibreux. Ce dernier entoure le tubercule, le comprime, l'*étouffe* et arrête son évolution envahissante soit en le pénétrant, soit en le transformant en matière calcaire.

Le bacille de Koch peut se localiser sur tous les organes et déterminer des affections dont la variété dépend non pas de la façon dont réagit le bacille, mais de la structure de l'organe envahi. Lorsqu'il a choisi comme domicile la *peau*, il donne naissance au *lupus* ou tuberculose cutanée, dans le *tissu cellulaire sous-cutané* c'est l'*abcès froid*, dans les *ganglions lymphatiques* c'est l'*adénite tuberculeuse*, celle-ci peut suppurer et ainsi est créé l'abcès froid d'origine ganglionnaire (humeurs froides). Sur les *muscles* le bacille tuberculeux donne les *gommes* tuberculeuses, sur les *articulations* ce sont les *tumeurs blanches*, les *arthrites tuberculeuses*, la *coxalgie*, sur les os ce sont la *tuberculose osseuse*, la *carie des os* (mal de Pott).

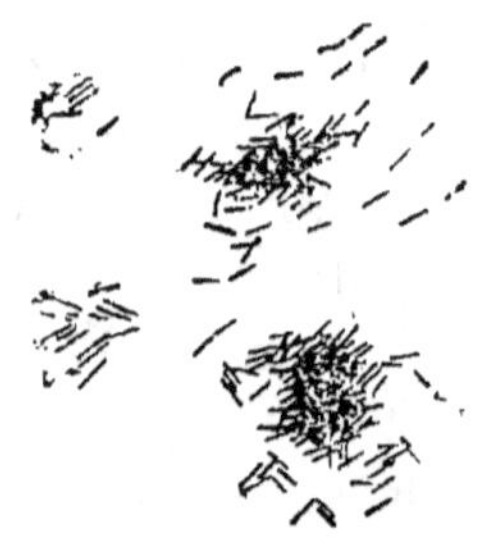

Fig. 262. — Culture de bacille de Koch.

Les *séreuses* constituent un des organes de prédilection pour la localisation de ce microbe; l'envahissement du péritoine donne lieu à la *péritonite tuberculeuse*, fréquente chez les enfants et caractérisée par une augmentation de volume du ventre due à un épanchement de liquide séreux (ascite) et à la formation de masses plus ou moins volumineuses (carreau). L'envahissement de la plèvre produit la *pleurésie tuberculeuse*, sur la pie-mère il donne la *méningite tuberculeuse*.

Tous les organes peuvent être atteints par le bacille, intestin (*entérite tuberculeuse*), rein (*néphrite tub.*), vessie (*cystite tub.*), langue (*tuberculose linguale*), etc.; l'organe le plus souvent atteint est le *poumon*.

Tuberculose pulmonaire. — L'évolution des lésions créées par le bacille de Koch varie beaucoup sans qu'on puisse en déterminer la cause : tantôt elle est rapide et se comporte comme une maladie aiguë, c'est la *phtisie aiguë* ou *granulie*, qui simule une *infection généralisée* comme la fièvre typhoïde, la grippe, ou une *infection à prédominance pulmonaire*, broncho-pneumonie, pneumonie ; tantôt au contraire l'évolution est lente, dure quelques mois et même quelques années, c'est la *phtisie chronique* ou *tuberculose pulmonaire chronique*. Dans la tuberculose pulmonaire le bacille de Koch se développe de préférence au sommet du poumon ; les lésions qu'il produit déterminent des symptômes généraux et locaux qui peuvent être divisés en *trois grandes périodes*.

1re période. — Après une phase de début plus ou moins longue caractérisée par de l'amaigrissement, des douleurs musculaires, de la fatigue, peuvent apparaître des signes congestifs sous forme d'hémoptysies (50 à 200 gr.), de dyspnée, de toux sèche et quinteuse ; le pouls est accéléré (90 à 120), la température s'élève par poussées. A l'auscultation on ne constate que la diminution du murmure vésiculaire ou des modifications dans les temps de la respiration ; tantôt c'est l'inspiration qui est rude ; tantôt, cas le plus fréquent, c'est l'expiration qui est rude et prolongée. La radioscopie est actuellement un excellent mode de contrôle.

2e période. — A la phase de congestion péri-tuberculeuse fait suite une phase de dissémination, de confluence et de ramollissement des tubercules ; aussi entend-on à l'auscultation des sommets ou d'un des sommets des *craquements secs* et des *râles de bronchite*. La toux est plus fréquente, l'expectoration devient abondante, spéciale, elle contient des bacilles, la dyspnée est plus intense, l'amaigrissement s'accentue, les accès fébriles se rapprochent.

3e période. — Le ramollissement des foyers se manifeste sous forme de craquements humides, puis de râles cavernuleux ; l'expectoration abondante, purulente, visqueuse est constituée en partie par la matière caséeuse expulsée en laissant à sa place une perte de substance ou *caverne*. Celle-ci est de dimension très variable, depuis le volume d'un grain de chènevis jusqu'à celui d'une noix et même du poing ; ses parois sont anfractueuses et portent quelquefois suspendues des petites dilatations vasculaires appelées *anévrismes de Rasmussen*. Ce sont les ruptures de ces anévrismes qui donnent naissance aux *hémoptysies* de la troisième période, caractérisées par leur violence, leur abondance et l'impossibilité de les arrêter, aussi sont-elles souvent foudroyantes. Pendant cette période la fièvre est presque permanente avec des poussées le soir, la dyspnée accentuée, les sueurs abondantes, la perte des forces considérable, l'amaigrissement extrême, les progrès sont constants et la mort survient le plus souvent d'une façon très douce.

Le pronostic est donc très grave, fatal même lorsque la maladie a franchi les deux premières étapes, mais à la première période elle peut guérir par formation de tissu fibreux qui emprisonne les tubercules, les empêche de se développer, les étouffe et les transforme en substance calcaire.

Le *traitement* est surtout hygiénique, tout au moins pendant la première période, il repose tout entier sur le *séjour au grand air* joint à la *suralimentation*, à la *récalcification* et au *repos*.

La tuberculose n'est pas *héréditaire*; le bacille de Koch en effet n'est pas transmis de la mère à l'enfant, ce qui est transmis c'est le *terrain*, la *prédisposition*; *on ne naît pas tuberculeux*, mais on peut naître *tuberculisable*. La grossesse est défavorable, elle donne souvent un coup de fouet à l'évolution de la maladie, quelquefois ce n'est qu'après l'accouchement que l'affection, restée latente pendant la durée de la grossesse, marche avec une rapidité surprenante qui peut entraîner la mort dans un temps très court. Toute femme tuberculeuse avérée ou présentant des signes de tuberculose probable, fréquence des bronchites, sueurs nocturnes, amaigrissement rapide, *ne doit pas allaiter*, car la lactation est comme la tuberculose une cause de déminéralisation très rapide, en particulier une cause d'élimination de phosphates.

Pleurésie. — On donne le nom de *pleurésie* à toute inflammation des feuillets de la plèvre. Au début il se forme sur les feuillets de cette séreuse des végétations, véritables *pseudo-membranes*, c'est la *pleurésie sèche*. Elle est caractérisée à l'auscultation par un *bruit de frottement* ressemblant au bruit que donne le cuir neuf; il est entendu à l'inspiration et à l'expiration et il est dû au frottement l'un contre l'autre des deux feuillets pleuraux devenus rugueux.

La maladie peut ne pas aller plus loin et guérir, mais assez souvent un *épanchement de liquide séro-fibrineux* produit la *pleurésie aiguë séro-fibrineuse*. Ce liquide interposé entre le feuillet viscéral et le feuillet pariétal refoule le poumon, le comprime et le fait remonter ; la quantité peut varier de quelques grammes à un litre, deux litres, quelquefois plus encore. Si l'épanchement est considérable, les organes voisins de la cavité thoracique sont déplacés, le foie s'abaisse dans les pleurésies droites, le cœur est refoulé à droite dans les pleurésies gauches, son fonctionnement peut même être gêné, et la mort survient par asystolie ou par syncope.

Le début de la pleurésie est marqué par des *frissons répétés*, par de la fièvre, 38° à 39°, par un *point de côté mamelonnaire* et par une *toux sèche*. Lorsque l'épanchement s'est produit, on note à la *percussion* une *matité* absolue dans toute la portion du thorax occupé par le liquide ; à la partie supérieure du thorax, au contraire, la sonorité est exagérée (skodisme), le poumon refoulé en haut occupe le sommet de la poitrine. Les vibrations thoraciques, produites par la voix et perçues par la main appliquée sur le thorax (*palpation*) chez un individu sain, sont abolies dans la portion de la cage thoracique qui renferme le liquide. A l'*auscultation* il y a *diminution* ou *absence complète du murmure vésiculaire* ; au même niveau on entend un *souffle* expiratoire, lointain, aigu (en é), la voix haute est perçue avec un timbre chevrotant (*égophonie* ou *voix de polichinelle*).

Si la maladie évolue vers la résolution, ces signes diminuent peu à peu d'intensité, puis disparaissent pour faire place lentement et progressivement au retour de la sonorité et des vibrations thoraciques, le liquide se résorbant petit à petit. La pleurésie aiguë guérit le plus souvent après une durée de quelques semaines à quelques mois, la guérison est longue et des adhérences entre les feuillets pleuraux peuvent persister.

Le médecin doit savoir évaluer la quantité de liquide épanché pour intervenir s'il y a menace d'accidents. L'opération consiste à ponctionner la plèvre à l'aide d'un trocart placé à l'extrémité d'un tube communiquant avec un appareil à aspiration (aspirateur de Potain ou de Dieulafoy), elle porte le nom de thoracentèse.

Le liquide épanché peut être mélangé à une quantité plus ou moins considérable de sang, *pleurésie hémorragique*, déterminée soit par une *tuberculose pleurale*, soit par un *cancer pleuropulmonaire*.

La *pleurésie purulente*, véritable phlegmon de la plèvre, n'est pas rare à la suite d'affections pulmonaires ou de *maladies générales infectieuses* comme la *fièvre puerpérale*. Elle est due au pneumocoque, au streptocoque, au bacille de Koch ou à d'autres microbes moins répandus. Elle est caractérisée par des signes locaux communs à tout épanchement et par des signes généraux plus accentués, indice d'une suppuration en un point de l'organisme : facies plombé, fièvre plus élevée, mauvais état général, etc. Elle se termine rarement par résolution : tantôt le pus s'ouvre dans les bronches et est expulsé au dehors sous forme de vomissement purulent (vomique), tantôt il s'ouvre en dehors en perforant un espace intercostal et la peau (empyème de nécessité).

Hydrothorax. — Épanchement rapide de liquide séreux dans la plèvre, il est accompagné souvent d'un épanchement dans le tissu cellulaire sous-cutané (œdème) ; on le rencontre surtout dans les maladies des reins ou du cœur.

Pneumothorax. — Il est constitué par la présence d'air ou de gaz dans la cavité pleurale. Le plus souvent l'air y pénètre à la suite d'une plaie de la paroi thoracique ou d'une plaie du poumon, ou bien encore il est déterminé par l'ouverture d'une *caverne pulmonaire* dans la cavité pleurale. Le début est caractérisé par une *douleur brusque et aiguë* accompagnée d'une *dyspnée angoissante*. Le *pneumothorax artificiel* est un mode de traitement dans la tuberculose pulmonaire.

Adénopathies du médiastin. — Les ganglions lymphatiques du médiastin peuvent être augmentés de volume sous des influences variées, tuberculose, cancer des organes thoraciques, etc. ; chez les enfants, l'*adénopathie trachéo-bronchique tuberculeuse* est fréquente. Les symptômes varient avec les organes comprimés.

E. — CORPS THYROIDE

§ I. — *Anatomie.*

Le corps thyroïde et le thymus, développés aux dépens des voies respiratoires, présentent avec lui des rapports intimes.

Le *corps thyroïde* est une glande vasculaire sanguine, c'est-à-dire une glande sans canal excréteur, une glande dont le produit de sécrétion passe directement dans la circulation : de là le nom de *glande à sécrétion interne* donné à cette variété d'organe. Il est impair, médian, couché sur la partie antérieure du conduit laryngo-trachéal à la face antérieure du cou, à l'union de son tiers inférieur avec ses deux tiers supérieurs. Il est maintenu dans sa situation par la capsule qui l'entoure et par trois ligaments, un médian et deux latéraux; le corps thyroïde a une coloration gris

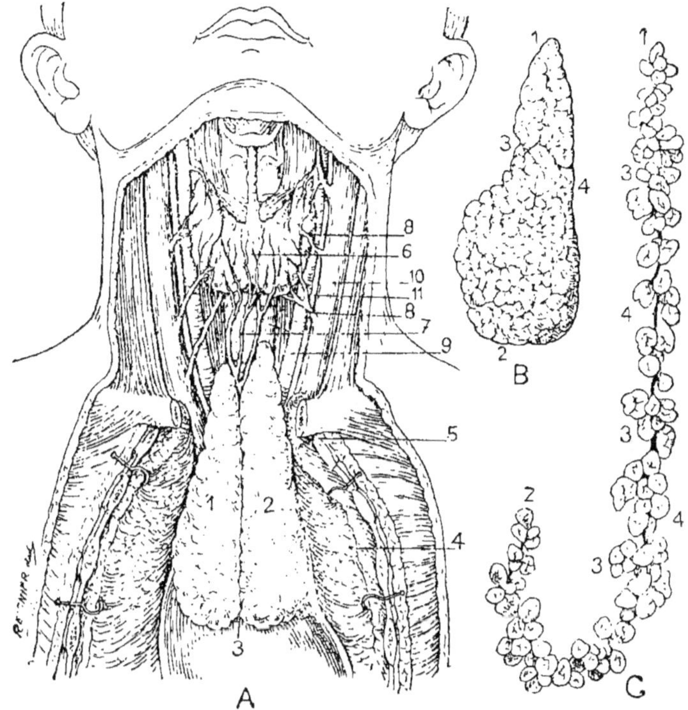

Fig. 263. — Corps tyroïde et thymus.

A. 1. lobe droit du thymus; 2. son lobe gauche; 3. sillon médian qui les sépare; 4. poumon dont le bord antérieur a été soulevé; 5. extrémité terminale des veines mammaires internes; 6. glande thyroïde; 7. veines thyroïdiennes inférieures moyennes; 8. veines thyroïdiennes inférieures latérales; 9. artère carotide primitive; 10. veine jugulaire interne; 11. nerf pneumogastrique.

B. *Lobe droit du thymus dont l'enveloppe a été enlevée pour montrer son mode de segmentation.* — 1. extrémité supérieure de ce lobe; 2. son extrémité inférieure arrondie et plus volumineuse; 3. son bord externe inégal et très mince; 4. son bord interne rectiligne et très épais.

C. *Mode de groupement des lobules autour du cordon central.* — 1. extrémité supérieure du lobe: 2. son extrémité inférieure; 3. 3. 3. ses lobules polyédriques et d'aspect foliacé; 4. 4. son cordon central auquel ils se trouvent tous rattachés.

rosé, une consistance assez ferme, il est large de 6 à 7 centimètres, haut de 3 centimètres et épais de 3 à 4 centimètres; il pèse 25 à 30 grammes.

Cette glande a la forme d'un segment d'anneau à concavité postérieure et elle est constituée (fig. 263) par deux parties latérales ou *lobes latéraux*, réunis par une portion médiane ou *isthme*; de ce dernier se détache une languette mince qui monte verticalement jusqu'à l'os hyoïde, c'est la *pyramide de Lalouette*. Par

son isthme elle recouvre les deux premiers anneaux de la trachée,
par ses lobes elle entre en contact avec l'artère carotide primitive,
la veine jugulaire interne et avec les parties latérales du larynx.

Structure. — La thyroïde est formée : 1° d'un stroma conjonctif constituant à la glande son enveloppe et à l'intérieur des
travées qui la divisent en un certain nombre de logettes; 2° de
petits corps arrondis, follicules thyroïdiens, véritables vésicules
closes de 0 mm. 1 à 1 millimètre de diamètre, groupés dans chaque
loge au nombre de 20 à 30; ce sont les parties sécrétrices de la
glande qui ne possède pas de canal excréteur. Ils sont entourés
du riche plexus vasculaire fourni par les artères *thyroïdiennes
supérieures* (carotide externe), *thyroïdiennes inférieures* (sous-
clavière) et par une artère qui n'existe pas toujours, la *thyroïdienne moyenne de Neubauer*, branche de l'aorte. Les veines
forment autour de l'organe un riche plexus, *plexus thyroïdien*,
d'où partent les *veines thyroïdiennes supérieures*, les *veines
thyroïdiennes moyennes* et les *veines thyroïdiennes inférieures*,
qui toutes vont se jeter directement ou indirectement dans les
jugulaires internes. Les *lymphatiques* aboutissent aux ganglions
latéraux du cou. Les nerfs proviennent du *sympathique* cervical
et des deux nerfs laryngés supérieur et inférieur.

A côté de la glande thyroïde principale il existe d'autres petites
glandes appelées *glandes thyroïdes accessoires* ou *parathyroïdes*,
elles peuvent suppléer la glande principale si celle-ci est détruite.

§ II. — *Physiologie.*

La glande thyroïde jouerait un rôle important dans la nutrition,
ce serait un organe dépuratoire agissant par destruction ou transformation d'une substance toxique contenue dans l'organisme.
Lorsque cette glande est enlevée ou détruite, cette substance accumulée dans l'économie produirait le *myxœdème*.

Pendant la grossesse le corps thyroïde s'hypertrophie et a cer-
tainement des fonctions spéciales à remplir, mais ces fonctions
nous sont encore inconnues.

Il existe sans aucun doute des relations physiologiques entre
cette glande et les organes génitaux considérés dans leurs fonctions glandulaires.

§ III. — Pathologie.

Goitre. — L'augmentation de volume du corps thyroïde porte le nom de *goitre*; tantôt elle est due à l'hypertrophie des follicules glandulaires dont le contenu est liquide ou colloïde, *goitre kystique*, tantôt, au contraire, elle est déterminée par l'atrophie du tissu conjonctif qui étouffe et atrophie les follicules, c'est le *goitre fibreux*. Cette affection se présente sous la forme d'une tumeur cervicale qui soulève la peau; son volume est très variable, depuis celui de la noix jusqu'à celui du poing et plus encore. Sa forme dépend de sa localisation, le corps thyroïde peut être transformé dans une portion seulement ou dans sa totalité; sa consistance varie suivant sa composition anatomique : rénitente, élastique, fluctuante dans le goitre kystique, elle est dure dans le goitre fibreux.

Il n'est pas rare de voir un goitre se développer ou s'accroître considérablement pendant la grossesse. Des accidents compressifs ne sont pas rares.

Dans le *goitre exophtalmique* déjà décrit, le corps thyroïde augmenté de volume est animé de battements perceptibles à l'ouïe ou au palper, il est accompagné de *tachycardie* et de saillie des globes oculaires (*exophtalmie*).

Myxœdème. — Encore appelé *cachexie strumiprive*, le myxœdème est caractérisé par une sorte d'*œdème* dur des téguments qui sont d'une *pâleur cireuse*; la peau est sèche, squameuse, le facies est hébété, la température est inférieure à la normale. Des troubles de la nutrition apparaissent rapidement.

Dans le *myxœdème congénital* il y a arrêt du développement physique et moral; les enfants sont difformes, le crâne est volumineux et le nez camus, ils sont arriérés ou idiots.

La maladie se termine par la mort après une période de cachexie plus ou moins longue; la tuberculose complique souvent cette affection.

Celle-ci est due à l'absence de développement, à l'atrophie ou à la destruction du corps thyroïde.

F. — THYMUS

Comme le corps thyroïde, le thymus est une *glande à sécrétion interne*; il est situé à la partie supérieure du médiastin antérieur, derrière le sternum, et son existence est passagère. Il apparaît chez l'embryon vers le troisième mois et il augmente de volume jusqu'à la fin de la deuxième année ; il s'atrophie ensuite jusqu'à l'âge de dix à douze ans et il ne laisse comme traces qu'un peu de tissu cellulo-adipeux. De couleur rosée chez le fœtus, il est grisâtre chez l'enfant, sa consistance est molle ; chez le nouveau-né il mesure 5 centimètres de hauteur sur 14 millimètres de largeur et d'épaisseur, il pèse 5 grammes en moyenne. Sa forme est difficile à décrire, sa partie inférieure ou bord est constituée par une masse unique, alors que son extrémité supérieure est bifurquée (*cornes du thymus*). Une partie est *cervicale* et couchée sur la trachée, une autre partie est *thoracique* et recouvre la base du cœur et les gros vaisseaux qui en partent ; sur les côtés cette portion de l'organe est en rapport avec les poumons.

Sa structure est composée : 1° d'une *membrane d'enveloppe conjonctive* qui envoie dans la glande des travées pour la diviser en lobes et en lobules ; 2° d'un *tissu propre* formé de lobules appendus à un cordon central (fig. 263). Dans les lobules se trouvent les glandes proprement dites sous forme de petits *follicules*.

Les vaisseaux artériels sont fournis par les artères thymiques, ses veines vont au tronc veineux brachio-céphalique gauche, ses lymphatiques se jettent dans les ganglions rétro-sternaux, et ses nerfs viennent du grand sympathique.

Le rôle du thymus est peu connu, il doit être très important dans les premières années de l'existence, si l'on en juge par son volume considérable. Il agirait sur le développement général et la croissance du corps. Sa sécrétion semble avoir pour but de modérer la calcification osseuse ; sa fonction serait terminée à l'époque de la puberté, car à ce moment elle subit une régression rapide.

On a attribué également au thymus d'autres fonctions : hématopoïétique et surtout lymphopoïétique, hypotensive sur l'appareil circulatoire, rôle dans le développement du système nerveux, des glandes génitales et des téguments, rôle dans la nutrition générale, etc.

Au point de vue pathologique, l'hypertrophie du thymus semble dans certains cas avoir une action compressive sur le larynx ou sur les nerfs qui côtoient cet organe et être le point de départ de troubles asphyxiques qu'il ne faut pas confondre avec les accidents de l'asthme thymique, véritable spasme essentiel de la glotte.

LIVRE VI

APPAREIL DIGESTIF

L'appareil digestif a pour fonction d'introduire dans l'organisme des *substances dites alimentaires*, de les transformer en d'autres produits assimilables, destinés à être *absorbés* pour réparer les dépenses de l'organisme, et de rejeter au dehors les déchets de ces substances.

Cet appareil est formé par la réunion d'un grand nombre d'organes : les uns constituent un long canal dilaté par places, c'est le *canal alimentaire* ou *tube digestif*; les autres sont des glandes annexées à ce canal dans lequel le produit de sécrétion est déversé, ce sont les glandes salivaires, le foie et le pancréas.

Cet appareil concourt par conséquent à un acte vital de première importance, la *nutrition*. La matière vivante a besoin en effet pour vivre de recevoir de l'extérieur des éléments particuliers, les *aliments*, mais ces derniers, au moment de leur introduction dans le tube digestif, ne sont pas assimilables, ils doivent être transformés et prendre une certaine forme chimique déterminée ; c'est le rôle des nombreuses glandes qui siègent dans toute la longueur du tube digestif lui-même ou qui viennent s'y déverser. A ce moment, ces éléments sont *digérés*, ensuite ils devront être *absorbés* et *transportés* dans toutes les cellules de l'organisme, rôle dévolu à la circulation. Enfin les déchets des cellules devront être rejetés au dehors par les voies d'*excrétions* ou détruits par certains organes.

CHAPITRE I

TUBE DIGESTIF

§ I. — *Anatomie.*

Le *tube digestif* proprement dit s'étend de la bouche à l'anus, il s'ouvre donc au dehors par deux orifices au niveau desquels l'endoderme se continue directement avec l'ectoderme; sa longueur est de 10 à 12 mètres. Il comprend la cavité buccale, le pharynx, l'œsophage, l'estomac, l'intestin grêle, le gros intestin et l'anus; il occupe donc la face, le cou, le thorax, l'abdomen et la cavité pelvienne.

A. — BOUCHE ET SES DÉPENDANCES

La bouche est une cavité ovalaire à grand axe antéro-postérieur; située au-dessous des fosses nasales, elle est, comprise entre la voûte palatine en haut, le plancher buccal et la langue en bas, elle est limitée en avant par les *lèvres*, latéralement par les *joues*; en arrière elle est incomplètement fermée par un voile membraneux, le *voile du palais*. Les arcades alvéolo-dentaires la divisent en deux parties : une antérieure, le *vestibule* situé en avant des arcades maxillaires; une postérieure, la bouche proprement dite.

Les **lèvres** sont des replis musculo-membraneux au nombre de deux, l'une supérieure, l'autre inférieure; par leur bord libre elles limitent un orifice qui change d'aspect suivant qu'elles sont en contact, *fente buccale*, ou qu'elles sont écartées, *orifice buccal*. Latéralement elles se réunissent et constituent les *commissures labiales*. Formées de quatre couches, on rencontre en allant d'avant en arrière : 1° la *peau*, riche en follicules pileux (moustaches); 2° la couche *musculeuse*, qui est composée d'un certain nombre de muscles ayant pour fonction les uns de dilater l'orifice buccal, les autres de le fermer ; 3° la couche *sous-muqueuse* riche en glandes ; 4° la couche *muqueuse* qui se continue au niveau du bord libre avec la peau.

Les **joues** sont limitées en haut par l'orbite, en bas par le maxil-

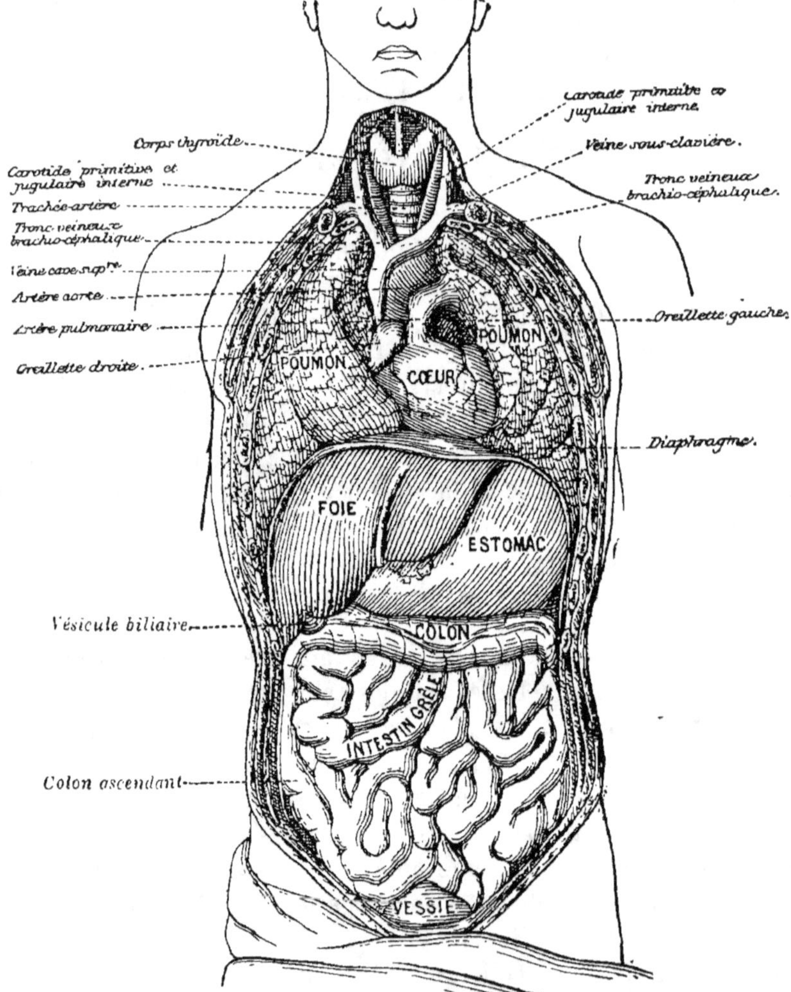

Fig. 264. — **Tube digestif de l'homme.**

laire, en avant par les sillons naso-génien et labio-génien ; leur épaisseur varie avec l'embonpoint par accumulation de graisse dans le tissu cellulaire sous-cutané.

La région sublinguale va des gencives à la base de la langue, une cloison antéro-postérieure et verticale très mince relie la face inférieure de la langue à la ligne médiane de cette région, c'est le *frein de la langue* ou *filet*. Dans certains cas celui-ci prolonge son insertion jusqu'à la pointe de la langue dont il arrête la projection en avant; il peut en résulter une gêne dans les mouvements' de succion, gêne qui nécessite la section de quelques millimètres de ce frein au niveau de son insertion linguale.

La **langue** est un organe musculaire recouvert d'une muqueuse, sa forme peut être comparée à une sorte de palette adhérente par sa base et libre par sa partie convexe. La portion postérieure ou *pharyngienne* est verticale; l'antérieure, *buccale*, est horizontale et se termine par le *sommet* ou *pointe* de la langue. Les bords latéraux s'amincissent à mesure qu'ils se rapprochent de la pointe, ils répondent aux arcades dentaires; la face supérieure est en rapport dans la partie buccale avec la voûte palatine et la face inférieure repose sur la région sublinguale. La langue est un organe très mobile par sa portion antérieure, aussi est-elle riche en fibres musculaires; son squelette est ostéo-fibreux, puisqu'il est composé par l'*os hyoïde* et par deux membranes fibreuses, l'une verticale et médiane (*septum médian*), l'autre antéro-postérieure et transversale (*membrane hyo-glossienne*). Les muscles très nombreux au nombre de dix-sept prennent une de leurs insertions sur les os ou sur les organes voisins, muscles *lingual inférieur*, *génio-glosse*, *hyo-glosse*, *stylo-glosse*, *palato-glosse*, *pharyngo-glosse*, *amygdalo-glosse*, *lingual supérieur*: un seul, le *transverse*, appartient tout entier à la langue.

La muqueuse linguale, que nous avons étudiée avec le sens du goût, se continue au niveau de la partie adhérente de la langue avec la muqueuse buccale. Les vaisseaux artériels sont fournis par la linguale et accessoirement par la palatine inférieure; les veines se portent à la jugulaire interne par la veine linguale. Les lymphatiques aboutissent les antérieurs aux ganglions sus-hyoïdiens, les postérieurs aux ganglions carotidiens. Les nerfs moteurs sont le *grand hypoglosse* et le *facial*, les nerfs sensitifs le *lingual*, le *glosso-pharyngien* et le *laryngé supérieur*.

Le **voile du palais** est une cloison musculo-membraneuse qui continue en arrière la voûte palatine osseuse; d'abord horizontal il se porte ensuite en bas et en arrière. De forme quadrilatère il a deux faces et quatre bords.

Par sa face inférieure ou antérieure concave il appartient à la cavité buccale; par sa face supérieure ou postérieure convexe il appartient au pharynx nasal. Ses bords antérieurs et latéraux se confondent avec la voûte palatine, son bord inférieur libre et mobile présente à sa partie médiane un petit appendice conique, la *luette*, longue de 1 centimètre à 1 centimètre et demi (fig. 265).

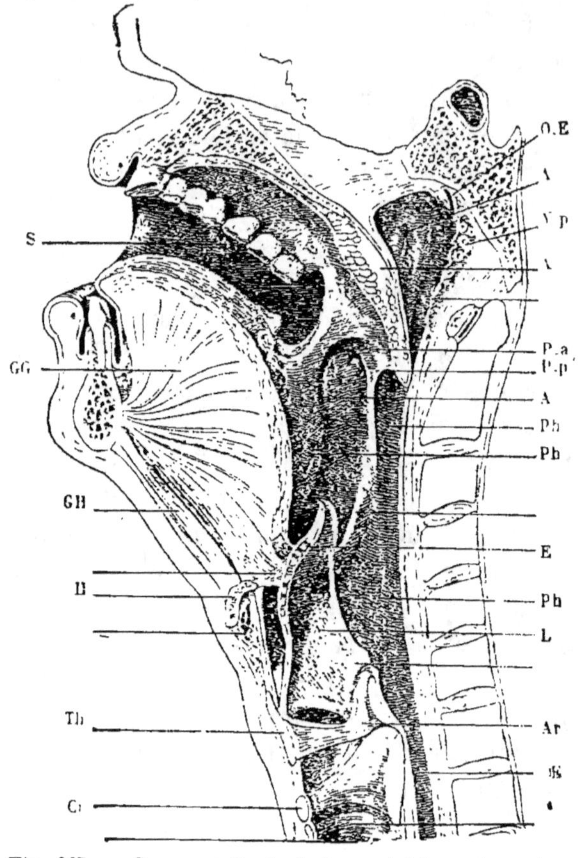

Fig. 265. — Coupe sagittale de la cavité buccale et du cou.

S. embouchure du canal de Sténon; O. E. orifice de la trompe d'Eustache; GG. et GH. muscles de la langue; A. amygdale; Ph. pharynx; Œ. œsophage; Vp. voile du palais; E. épiglotte; L. langue; Co. cavité de communication entre le pharynx et les fosses nasales; Pa. et Pp. piliers antérieurs et postérieurs du voile du palais; Th. cartilage thyroïde; H. os hyoïde; Cr. cartilage cricoïde; Ar. cartilage aryténoïde.

De celle-ci partent à droite et à gauche deux plis constituant les *piliers*; de chaque côté on distingue un pilier antérieur et un pilier postérieur, qui laissent entre eux un intervalle, *fossette amygdalienne*, ainsi nommée parce qu'elle loge l'amygdale. Les piliers antérieurs limitent avec la base de la langue l'*isthme du gosier*, alors que les piliers postérieurs séparent le pharynx buccal du pharynx nasal, ils forment l'*isthme naso-pharyngien*.

Les *amygdales* ou *tonsilles*, situées entre les deux piliers du voile du palais à droite et à gauche, ont la forme d'une amande : leur volume varie avec l'âge et avec les individus, il est plus considérable chez les enfants et chez les sujets lymphatiques. Leur face interne convexe, visible à l'ouverture de la bouche, est creusée de nombreux orifices qui sont les ouvertures de dépressions plus ou moins profondes ou *cryptes*. De structure adénoïde les amygdales renferment de multiples amas lymphatiques, destinés à donner naissance à des globules blancs. Les amygdales ne sont pas les seuls organes lymphatiques de cette région ; il existe au niveau de l'isthme du gosier une véritable couronne de petits follicules lymphatiques, ils sont placés là pour arrêter la marche descendante des microorganismes de la bouche : ceux-ci sont alors détruits par les globules blancs massés dans ces follicules.

Le voile du palais est constitué par une double couche muqueuse entre laquelle est interposée une couche musculaire ; la muqueuse supérieure est rouge, inégale et recouverte d'un *épithélium cylindrique à cils vibratiles* ; la muqueuse inférieure buccale est rose, lisse et son épithélium est *pavimenteux stratifié*. Cette couche muqueuse est doublée profondément d'une *couche glandulaire*, celle-ci est surtout très riche à la face antérieure où les glandes ont la constitution de petites glandes salivaires.

Quant aux muscles, ils sont nombreux, car le voile du palais est un organe *extrêmement mobile*, ils prennent leurs insertions fixes sur les os voisins. Au nombre de six paires, on distingue les muscles *palato-staphylin*, *péristaphylin interne*, *péristaphylin externe*, *occipito-staphylin*, *pharyngo-staphylin* et *glosso-staphylin*.

Le voile du palais joue un grand rôle dans le mouvement de *succion* du nourrisson et dans la déglutition ; dans le premier cas il ferme en arrière la cavité buccale et permet ainsi de faire le vide dans cette cavité. Dans le deuxième cas il constitue une véritable cloison entre le pharynx buccal et le pharynx nasal et il empêche le bol alimentaire de remonter dans les fosses nasales, accident qui se produit fréquemment dans le cas de paralysie de ce voile membraneux.

La muqueuse buccale repose soit sur des muscles comme sur la langue, soit sur le périoste des os, au niveau du palais par

exemple; elle possède un épithélium *pavimenteux stratifié*
(fig. 16), son derme constitué de tissu conjonctif et de fibres élastiques est très riche en éléments glandulaires. Au niveau des
arcades alvéolaires elle porte le nom de *gencives*.

Dents. — Les dents sont des formations osseuses d'origine
épidermique, elles sont implantées dans de petites cavités ou
alvéoles, creusées dans les rebords du maxillaire supérieur et du
maxillaire inférieur. Elles sont destinées à saisir les aliments, à les
déchirer et à les broyer, afin de les rendre plus accessibles à
l'action des sucs digestifs. Elles sont au nombre de 32 chez l'adulte,
16 sur chaque mâchoire; chez l'enfant il n'en existe que 10.
Comme elles sont symétriquement placées de chaque côté de la
ligne médiane, il nous suffit de les étudier sur une moitié du maxillaire. En partant du milieu de la mâchoire inférieure, par exemple,
et en nous portant d'avant en arrière (fig. 266) nous rencontrons
deux dents, aplaties dans le sens antéro-postérieur, coupantes à
leur extrémité libre; ce sont les *incisives*. En glissant contre celles
de la mâchoire supérieure elles agissent comme le font les deux
lames d'une paire de ciseaux; leur but est donc de *couper*,
d'*inciser*. On voit ensuite une dent conique, la *canine*, très développée chez le chien et surtout chez le sanglier, elle est destinée à
déchirer; après viennent deux dents qui ont la forme de cubes
dont la surface libre se termine par deux petits tubercules : ce
sont les *petites molaires*, auxquelles font suite les trois *grosses
molaires*, plus volumineuses que les précédentes; de forme
cuboïde, leur surface libre est surmontée de quatre tubercules.

La formule dentaire pour la moitié de la bouche est donc :

$$\text{I.}\ \frac{2}{2} + \text{C}\ \frac{1}{1} + \text{PM}\ \frac{2}{2} + \text{GM}\ \frac{3}{3}.$$

Caractères généraux. — Les dents sont formées d'une partie
libre, visible extérieurement, la *couronne*, d'une partie cachée
simple ou multiple, la *racine*, portant à son extrémité terminale
un orifice pour le passage des vaisseaux et du nerf allant à la dent,
enfin d'une partie intermédiaire, le *collet*, caractérisé par le changement d'aspect de la couronne et de la racine (267).

Caractères particuliers. — Les *incisives* (fig. 268) ont une
seule racine conique et aplatie transversalement, et une couronne
aplatie d'avant en arrière et taillée en biseau. Les *canines* ont une
couronne conique, légèrement contournée sur elle-même, et une

racine très longue, surtout au niveau de la mâchoire supérieure où elle peut monter jusque près de la cavité orbitaire, de là le nom de *dent de l'œil* ou *œillère* donné aux canines supérieures.

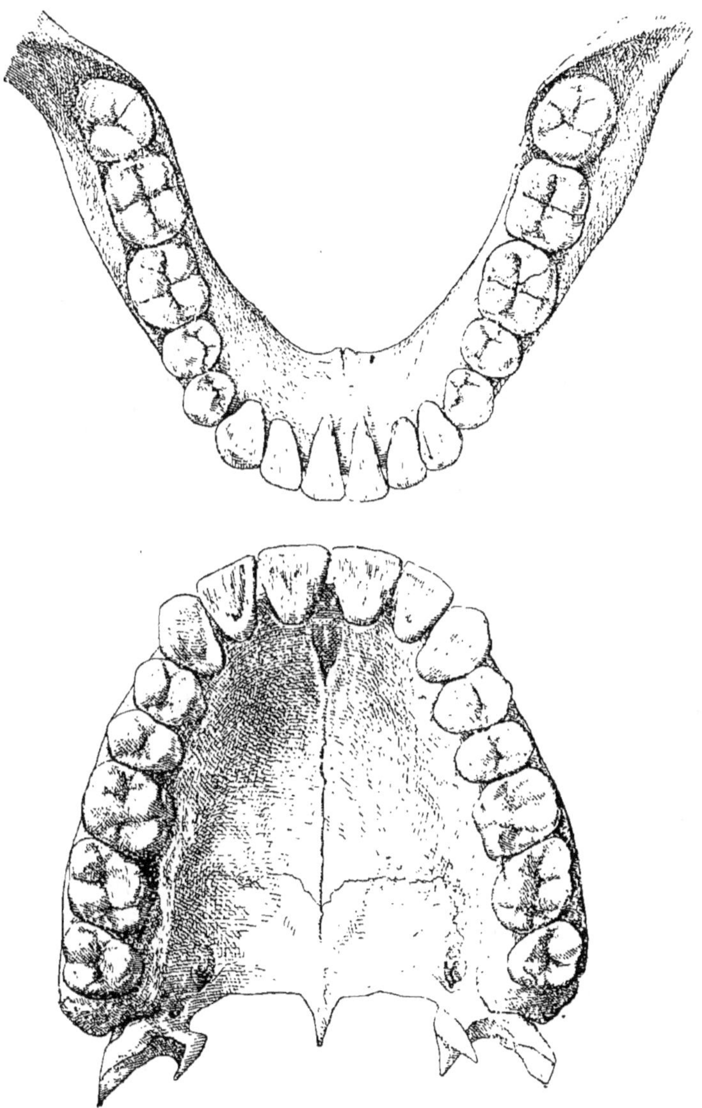

Fig. 266. — Arcades dentaires (Poirier).

Les *petites molaires* ou *prémolaires* ont une couronne cubique avec deux tubercules, la racine unique aplatie d'avant en arrière

porte sur chacune de ses deux faces un sillon qui indique une
tendance à la bifurcation. Les *grosses molaires* sont caractérisées par une couronne épaisse, cubique, pourvue du côté de la
surface triturante de quatre ou cinq tubercules ou cuspides constituant une véritable meule, et par des racines multiples, deux ou
trois, quelquefois plus. Dans quelques cas les racines par leur
extrémité libre se recourbent en crochet, embrassant ainsi une
portion du maxillaire ; la dent est alors dite *barrée*, son extraction
n'est possible qu'à la condition
de rompre la racine crochue ou
d'emporter une portion de l'os.
La dernière grosse molaire, la
plus rapprochée de l'angle de la
mâchoire, porte le nom de *dent
de sagesse*, car son évolution
est tardive, elle apparaît de vingt
à trente ans ; quelquefois même
elle est absente. Souvent elle ne
trouve pas la place suffisante
pour se loger, aussi pousse-t-elle
dans une mauvaise direction :
en se portant en dehors elle
ulcère la joue ; en se portant en
dedans elle gêne les mouve-

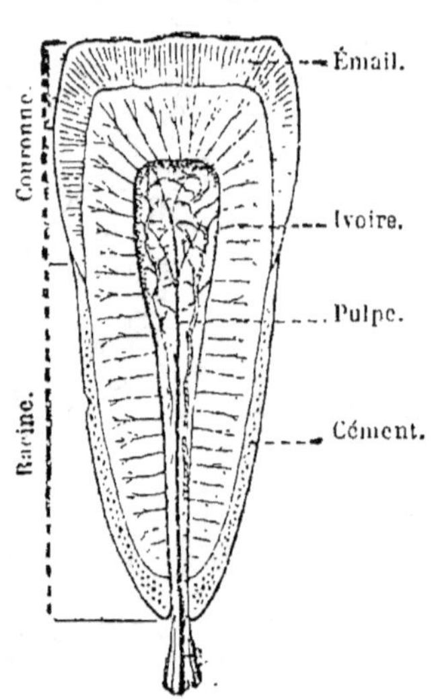

Fig. 267. — Coupe d'une dent.

ments de la langue qu'elle peut ulcérer. Son évolution est assez
souvent le point de départ d'adénites sous-maxillaires et de phelg-
mons du cou.

Au point de vue de sa *structure*, une dent se compose de trois
parties (fig. 267) : une principale, dure, l'*ivoire* ou *dentine*,
ayant à peu près la constitution du tissu osseux ; elle est recouverte au niveau de la couronne par de petits prismes transparents, l'*émail*, de coloration jaunâtre ou blanc bleuâtre et de
résistance considérable, et du côté de la racine par le *cément*,
substance dure, opaque, adhérant extérieurement au *périoste
alvéolo-dentaire*.

Les dents sont creusées d'une cavité qui renferme une substance
molle, rougeâtre, riche en vaisseaux sanguins et lymphatiques et
en nerfs, c'est la *pulpe dentaire*.

Quand une affection détruit l'émail, l'ivoire mis à nu est envahi
par les micro-organismes de la bouche, qui le détruisent peu à

peu, *carie dentaire*. Tant que la carie est superficielle, la douleur est à peu près nulle, mais lorsqu'elle atteint la pulpe, les filets nerveux s'enflamment et donnent naissance à des névralgies plus ou moins tenaces, exagérées par le contact de l'air, des

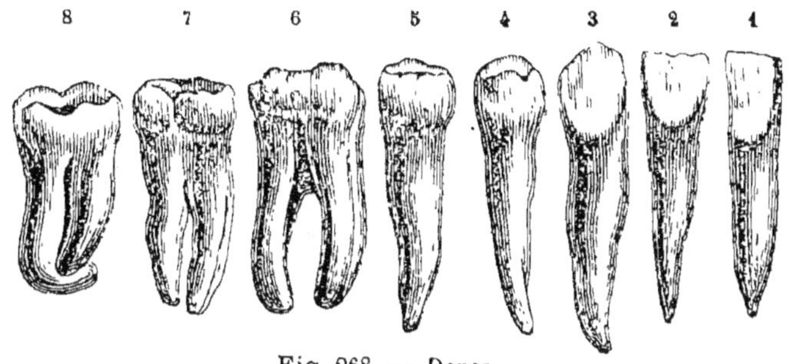

Fig. 268. — Dents.

1 et 2. incisives; 3. canine; 4 et 5. petites molaires; 6. 7. 8. grosses molaires.

aliments, du chaud et du froid. Pendant la grossesse il n'est pas rare de voir une ou plusieurs dents envahies par la carie.

Évolution des dents. — Les dents se développent vers la sixième semaine de la vie intra-utérine par une invagination de l'épithélium de la gencive (fig. 269). A la dixième semaine les dents sont constituées par un bourgeon caché dans ce qui sera plus tard le maxillaire; ce n'est guère que six mois après la naissance que la dent *commence à percer*, c'est-à-dire à devenir externe. La sortie des dents débute par le maxillaire inférieur et les dents de même nom apparaissent par paires sur chaque mâchoire. L'ordre d'apparition des dents est d'ordinaire le suivant :

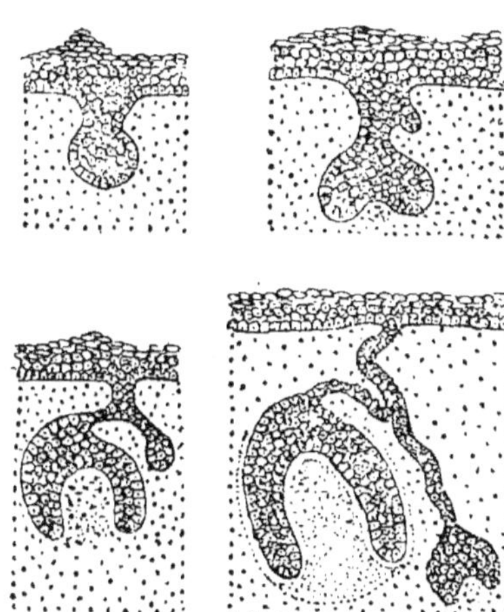

Fig. 269. — Schéma du développement d'un follicule dentaire.

l'incisive moyenne inférieure de six à huit mois, quelques semaines plus tard l'incisive moyenne supérieure; l'incisive latérale inférieure du septième au neuvième mois, quelques semaines plus tard l'incisive latérale supérieure; la première molaire à un an, la canine du quinzième au vingtième mois, et la deuxième molaire de deux à **six** ans. Cette dentition est complète à peu près vers la troisième année, elle constitue la *dentition temporaire* ou *dentition de lait* (fig. 270), elle sera remplacée par la *dentition permanente* formée de *dents de remplacement* ou *dents définitives*. Celles-ci existent à l'état de germes contenus dans l'épaisseur des maxillaires, elles commencent à se porter vers le rebord alvéolaire vers l'âge de cinq à six ans, c'est alors que les racines des dents de lait s'atrophient et que les couronnes finissent par tomber.

La dentition temporaire ne se compose que de 20 dents alors que la dentition permanente comprend 32 dents; les nouvelles dents font leur apparition dans l'ordre suivant : la première

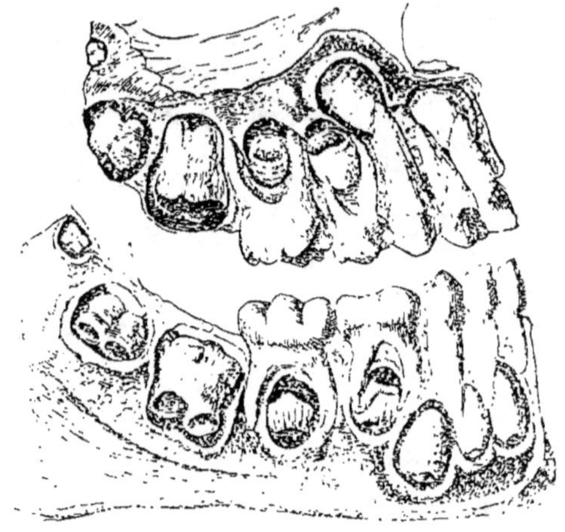

Fig. 270. — Dents de lait et germes de la deuxième dentition.

grosse molaire vers la septième année (dent de sept ans), les incisives moyennes vers la huitième année, les incisives latérales vers la neuvième année, la première petite molaire vers la dixième année, la deuxième petite molaire vers onze ans, la canine à douze ans, la deuxième grosse molaire à treize ans, enfin la troisième grosse molaire ou *dent de sagesse* de quinze à trente ans.

Les dents s'usent extérieurement, et avec l'âge la pulpe se détruit petit à petit; à un certain moment les vaisseaux et les nerfs disparaissent et la dent devenue corps étranger est expulsée; voilà pourquoi les maxillaires de vieillards se rapprochent comme configuration des maxillaires des enfants nouveau-nés.

B. — PHARYNX

Le pharynx est un conduit musculo-membraneux situé en avant de la colonne vertébrale, en arrière des fosses nasales, de la bouche et du larynx; il s'étend de l'apophyse basilaire de l'occipital à la sixième vertèbre cervicale. Dirigé verticalement il a une forme difficile à décrire; c'est une sorte d'entonnoir dont on aurait enlevé la paroi antérieure de la portion évasée; la partie inférieure est cylindrique et se continue avec l'œsophage au niveau du bord inférieur du cartilage cricoïde. On peut diviser le pharynx en trois régions (fig. 271) : 1° une supérieure ou *arrière-cavité des fosses nasales*, cylindro-conique, largement ouverte en avant où elle se continue avec les fosses nasales, c'est dans cette portion que vient s'ouvrir la *trompe d'Eustache* faisant communiquer l'oreille moyenne avec l'extérieur par le pharynx et les fosses nasales; 2° une moyenne située en arrière de la bouche, le *pharynx buccal*, séparé de la bouche par l'isthme du gosier; 3° une inférieure ou *pharynx laryngien*, infundibuliforme et situé derrière le larynx,

Cette division nous a montré en même temps les rapports antérieurs; en arrière se trouvent l'aponévrose prévertébrale, les muscles prévertébraux et la colonne vertébrale, la paroi postérieure est séparée de ces organes par le tissu cellulaire rétropharyngien, siège des abcès du même nom. Sur les côtés le pharynx est en rapport avec la carotide interne qui le suit jusqu'à la base du crâne, la jugulaire interne accompagne la carotide interne, puis la carotide primitive; à la partie supérieure il existe entre le pharynx et la face interne du maxillaire un espace très important, *l'espace maxillo-pharyngien*.

La longueur du pharynx est de 14 centimètres, la largeur varie avec les régions considérées : 3 centimètres dans la portion

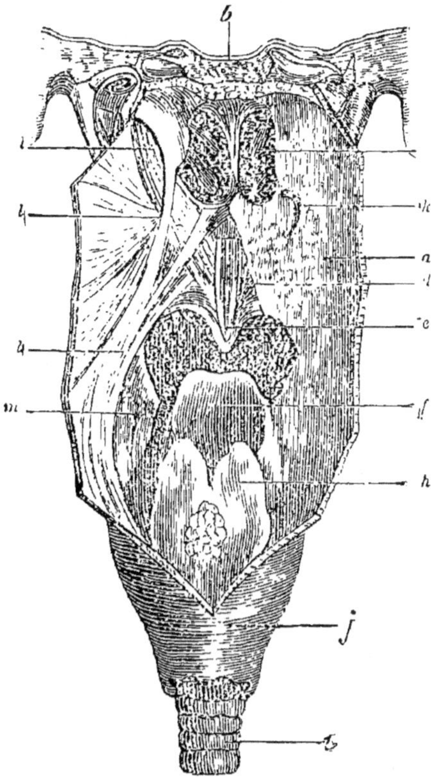

Fig. 271. — Face postérieure du pharynx ouvert.

a. cavité du pharynx; *b.* base du crâne; *c.* orifice postérieur des narines; *d.* voile du palais; *e.* luette; *f.* épiglotte; *h.* cartilages du larynx; *i.* trachée; *j.* œsophage; *k.* trompe d'Eustache; *l.* muscles du voile du palais; *m.* amygdale.

nasale, 5 centimètres dans la portion buccale, 2 centimètres dans la portion laryngienne.

Structure. — Le pharynx est formé d'une charpente fibreuse, l'*aponévrose pharyngienne*, doublée extérieurement de *muscles*, les uns intrinsèques (les *trois constricteurs*), les autres extrinsèques (stylo-pharyngien et pharyngo-staphylin) et, intérieurement d'une *muqueuse* dont l'épithélium est cylindrique à cils vibratiles dans la partie nasale et pavimenteux stratifié dans les portions inférieures. Des *glandes* en grappe sont disséminées au-dessous de la muqueuse; on y voit également de nombreux follicules lymphatiques dont la condensation constitue le *tissu adénoïde* et l'*amygdale pharyngienne*.

Le pharynx est une sorte de carrefour où se croisent les voies respiratoires et les voies digestives. Il est légèrement mobile; pour se porter à la rencontre du bol alimentaire il est attiré en haut par des fibres musculaires verticales. Quant à ses fibres horizontales, qui appartiennent aux muscles constricteurs supérieur, moyen et inférieur, elles prennent deux insertions fixes en avant au niveau de la base du crâne sur l'apophyse ptérygoïde, puis sur l'os hyoïde et le cartilage thyroïde; leur contraction rapproche la face postérieure du pharynx de ces différents points fixes et diminue ainsi le calibre de l'organe.

C. — ŒSOPHAGE

L'œsophage est un conduit musculo-membraneux destiné à transmettre les aliments du pharynx dans l'estomac; il a la forme d'un ruban aplati d'avant en arrière, quand il est vide, et d'un cylindre, quand il est distendu. La limite supérieure correspond à une ligne, qui part en avant du bord inférieur du cartilage cricoïde et aboutit en arrière au disque situé entre la sixième et la septième vertèbre cervicale; sa limite inférieure située dans l'abdomen correspond au point où ce conduit semble se renfler, c'est le *cardia*. L'œsophage a donc trois portions, une *cervicale*, une *thoracique* et une *abdominale*. Sa longueur totale est de 25 centimètres, son calibre diminue jusqu'à la quatrième vertèbre dorsale et augmente ensuite, il est de 23 à 27 millimètres. Son trajet est à peu près vertical, il suit la colonne vertébrale, mais les organes voisins le font dévier légèrement de la ligne médiane; la crosse de l'aorte le force à se porter à droite au niveau de la

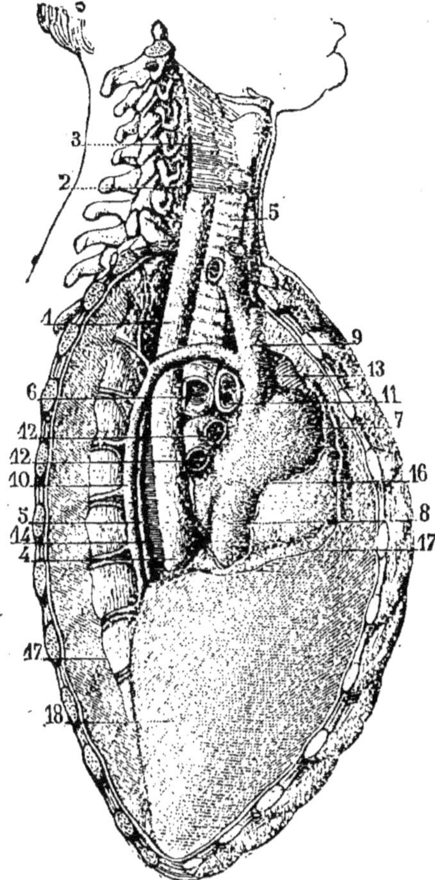

Fig. 272. — Œsophage.

1. œsophage; 2. sa limite supérieure représentée par le bord horizontal du constricteur inférieur du pharynx; 3. muscle
constricteur inférieur; 4. extrémité inférieure de l'œsophage s'engageant dans l'orifice diaphragmatique; 5. trachée-artère;
6. coupe de la bronche droite; 7. oreillette
droite; 8. veine cave inférieure se jetant
dans cette oreillette après avoir traversé
le diaphragme; 9. veine cave supérieure;
10. grande veine azygos, croisant l'œsophage et la bronche droite pour s'ouvrir
dans la veine précédente; 11. coupe de la
branche droite de l'artère pulmonaire; 12.
les deux veines pulmonaires droites; 13.
origines de l'aorte; 14. aorte thoracique;
15. canal thoracique; 16. coupe du péricarde; 17. coupe de la plèvre; 18. diaphragme recouvert par la plèvre diaphragmatique.

quatrième vertèbre dorsale,
puis il se porte à gauche pour
pénétrer dans le conduit
œsophagien du diaphragme.
Il est maintenu en place par
sa continuité avec le larynx
en haut et avec l'estomac en
bas, par de nombreux faisceaux conjontifs et musculaires et en bas par le péritoine.

Vu extérieurement, l'œso-
phage présente une coloration gris rosé, un aspect
lisse, luisant comme une séreuse; intérieurement sa
surface est blanchâtre et sil-
lonnée de replis muqueux.

Les rapports doivent être
étudiés dans les trois régions
qu'il traverse (fig. 272). Au
niveau du *cou* il est en arrière
de la trachée, en avant de la colonne vertébrale; sur ses parties latérales se trouvent l'artère carotide primitive, le
nerf récurrent et le corps
thyroïde. Dans la région *thoracique* il occupe le grand
axe du médiastin postérieur,
en avant de lui se voient la
trachée-artère, la bifurcation des bronches, puis le
péricarde; en arrière la colonne vertébrale, le canal thoracique, les veines azygos,
puis l'aorte. Celle-ci d'abord
antérieure, passe sur la partie
gauche de l'œsophage et
vient enfin se placer à sa face
postérieure en le débordant

même à droite, ce qui donne lieu à un entre-croisement en X. Latéralement sont les poumons, et à gauche la crosse de l'aorte. L'œsophage pénètre dans l'abdomen en traversant le diaphragme par un
orifice situé entre les piliers de ce muscle, en avant de l'orifice aortique ; dans l'*abdomen* son trajet est très court, 2 à 3 centimètres ; en avant de lui se trouve le foie, en arrière les piliers
entre-croisés du diaphragme et l'aorte, à droite un lobe du foie

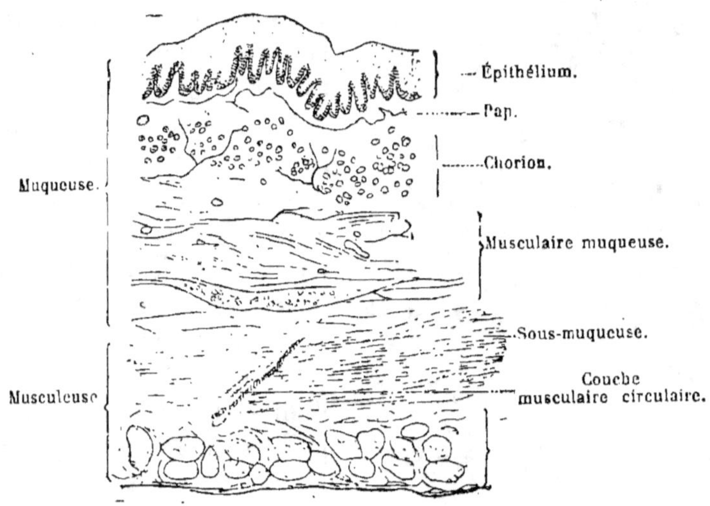

Fig. 273. — Coupe transversale de la partie moyenne
de l'œsophage (Launois).

appelé lobe de Spigel, à gauche la grosse tubérosité de l'estomac
et la rate. Dans ses deux tiers inférieurs les deux nerfs pneumo-
gastriques sont accolés à lui, le gauche est situé sur la face antérieure, le droit sur la face postérieure ; dans sa portion abdominale
il est entouré du péritoine.

L'œsophage est formé de trois tuniques superposées, qui sont
en allant de dehors en dedans (fig. 273) : 1° la tunique *musculaire*
dont les fibres externes sont longitudinales et les fibres internes
circulaires ; 2° la tunique *celluleuse ;* 3° la tunique *muqueuse,*
dont l'épithélium est pavimenteux stratifié et dont le chorion
renferme des *glandes* séro-muqueuses. Les vaisseaux viennent
des artères voisines et les nerfs sont fournis par le pneumogastrique et le sympathique.

D. — ESTOMAC

L'estomac est un renflement du tube digestif intermédiaire à l'œsophage et à l'intestin grêle; il est placé à la partie supérieure de la cavité abdominale au-dessous du diaphragme, il répond à la région épigastrique et à l'hypocondre gauche. Il est maintenu

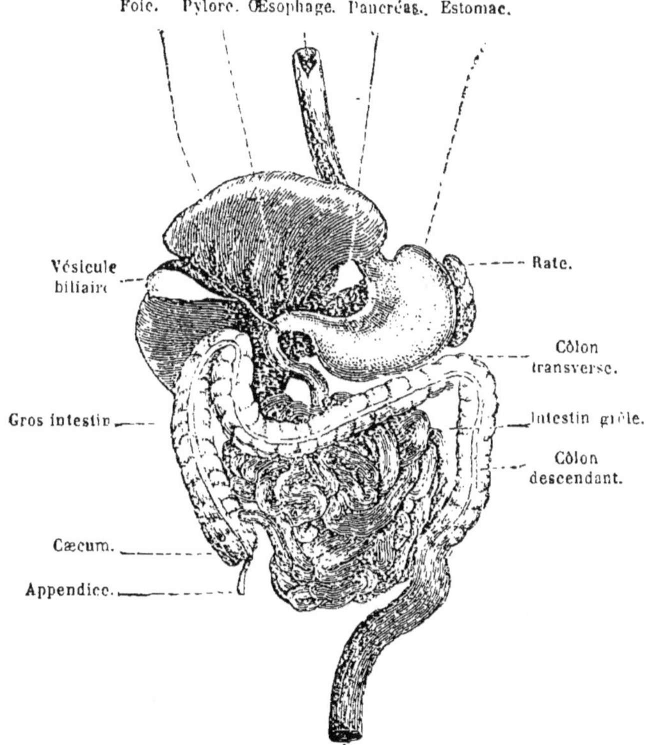

Fig. 274. — Appareil digestif sous-diaphragmatique.

dans sa situation par sa continuité avec l'œsophage et avec l'intestin grêle, et surtout par le *péritoine*, qui l'entoure de toute part et dont les feuillets s'accolent pour aller prendre point d'appui aux organes voisins ou à la paroi. La forme est celle d'une *cornemuse*, dont la direction est *verticale* pour les anatomistes modernes; sa longueur est de 25 centimètres, sa largeur 12 centimètres, son épaisseur 8 centimètres quand il est distendu; sa capacité est de 1 300 centimètres cubes. Toutes ces dimensions varient avec l'état de plénitude ou de vacuité de l'organe,

L'estomac présente à étudier *deux faces*, une *antérieure* et une *postérieure*, *deux bords*, un *droit* ou *petite courbure* et un *gauche* ou *grande courbure*, *deux extrémités*, une *droite* ou *petite tubérosité*, encore appelée *antre du pylore*, et une *gauche*, située à gauche de l'œsophage, *grosse tubérosité*, et *deux orifices*, l'un faisant communiquer l'œsophage avec l'estomac, le *cardia*, dépourvu de valvule et très dilatable, l'autre mettant en communication l'estomac avec l'intestin grêle, c'est le *pylore*, visible à l'extérieur sous forme d'un rétrécissement et caractérisé à l'intérieur par un repli de la muqueuse appelé *valvule pylorique*.

Rapports. — Par sa *face antérieure* (fig. 301) l'estomac n'est pas directement en rapport avec la paroi abdominale, il en est séparé par le lobe gauche du foie du côté droit, et du côté gauche il entre en contact avec le diaphragme au niveau des 5e, 6, 7e, 8e côtes gauches. Il n'est abordable en avant que par une petite surface triangulaire à limites précises et appelée *triangle de Labbé* (fig. 275).

Au niveau de sa *face postérieure* l'estomac est séparé par l'arrière-cavité des épiploons des organes accolés à la colonne vertébrale : aorte, duodénum, pancréas, rate, rein gauche, capsule surrénale, côlon transverse et son méso, veine cave inférieure, etc.

La *petite courbure* donne insertion à l'épiploon gastro-hépatique et elle entre en rapport avec un lobe du foie appelé lobe de Spigel, avec le tronc cœliaque et le plexus solaire.

La *grande courbure* accolée à la paroi abdominale près du côlon transverse est le point de départ du grand épiploon ou épiploon gastro-côlique.

La *grosse tubérosité* semble refouler le diaphragme pour pénétrer dans le thorax, elle n'est séparée du cœur et du poumon gauche que par le diaphragme ; dans l'abdomen elle est en contact avec la rate, le rein gauche, la capsule surrénale, c'est d'elle que se détachent deux replis péritonéaux appelés méso-gastro-phrénique et épiploon-gastro-splénique.

La *petite tubérosité* répond en arrière à la 4e portion du duodénum et au pancréas, en avant au foie.

Conformation intérieure. — La surface interne de l'estomac présente des replis flexueux, qui se coupent à angle droit et semblent partager la face interne en espaces quadrilatères (fig. 276) ; ils sont dus à la trop grande superficie de la muqueuse stomacale pour l'estomac revenu sur lui-même, ils disparaissent en effet par

la distension, la muqueuse prend alors un aspect lisse et
velouté.

Structure. — La paroi de l'estomac est formé de quatre

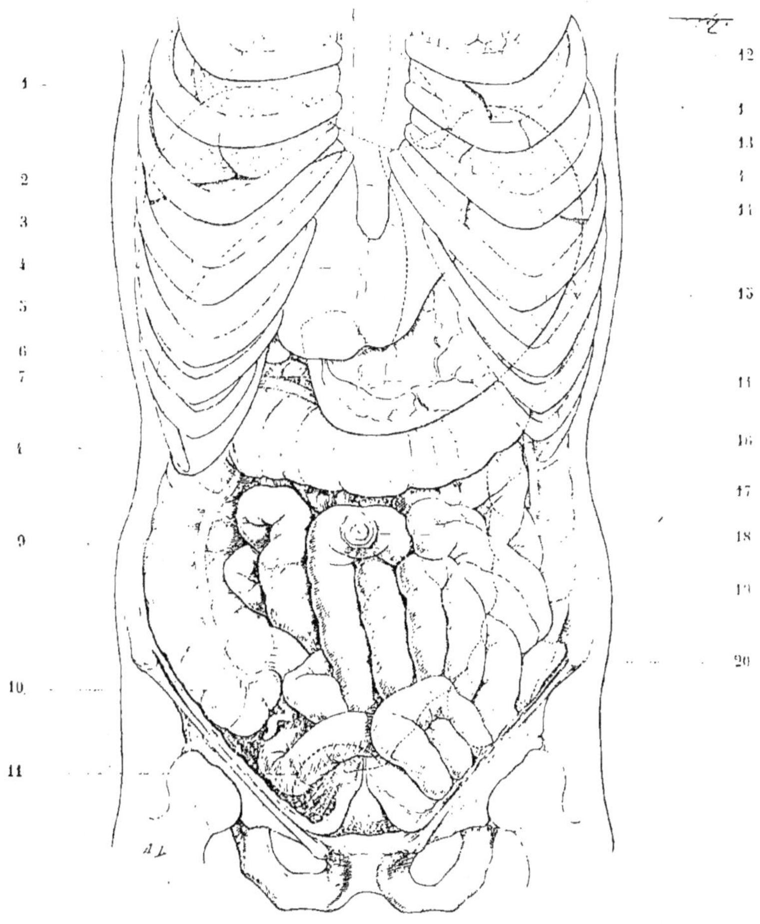

Fig. 275. — Estomac, face antérieure.

1. diaphragme ; 2. appendice xyphoïde ; 3. b. de l'estomac ; 4. foie ; 5. Plèvre ;
6. vésicule biliaire ; 7. pylore ; 9. côlon ascendant ; 10. cœcum ; 11. côlon pelvien ;
12. 4e côte ; 13 poumon gauche ; 14. estomac ; 15. râte ; 16. côlon transv. ; 17. côlon
desc. ; 18. ombilic ; 19. intestin grêle ; 20. côlon iliaque.

(in Landouzy-Bernard.)

tuniques, que nous étudierons en allant de dehors en dedans.
1° La *tunique séreuse* ou *péritoine* est constituée par deux

feuillets, dont l'un tapisse la face antérieure de l'estomac et l'autre la
face postérieure; au niveau des bords de l'organe les deux feuillets
s'accolent et se portent vers les viscères voisins pour se dédoubler
de nouveau et les entourer. La nappe étendue entre deux organes
porte le nom d'*épiploon*, alors que le repli péritonéal qui va

d'un organe à la paroi
est désigné sous le
terme de *méso*. De l'es-
tomac partent trois
épiploons : *épiploon
gastro-hépatique* ou
petit épiploon, qui va
de la petite courbure
au hile du foie, l'*épi-
ploon gastro-splé-
nique*, qui se porte de
la grosse tubérosité au
hile de la rate, et l'*épiploon gastro-côlique*
ou *grand épiploon*,
qui se détache de la
grande courbure, des-
cend en recouvrant le
paquet intestinal, se
replie sur lui-même et
remonte en s'accolant
aux deux feuillets an-

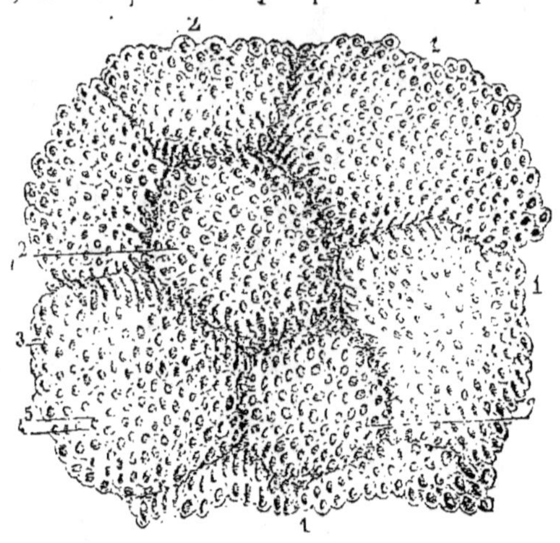

Fig. 276. — Face interne de l'estomac.

1. 1. 1. saillies mamelonnées dont la surface,
équivalente à 6 ou 8 millimètres carrés, a été
représentée en partie seulement; 2. 2. 2. saillies
mamelonnées dont la surface varie de 2 à 4 millimètres carrés; 3. saillie mamelonnée de 4 à 5
millimètres carrés. Toutes ces saillies sont recouvertes d'orifices glandulaires qui donnent à chacune d'elles l'aspect d'un petit crible; 4. épité-
lium d'un orifice glandulaire; 5. embouchure de la
glande.

térieurs jusqu'au niveau du côlon transverse. A la partie médiane
le grand épiploon est donc formé de quatre lames qui peuvent être
séparées chez le fœtus, mais qui sont intimement soudées chez
l'adulte pour ne plus former qu'un vaste *tablier* (toilette chez les
animaux).

2° La *tunique musculeuse* est formée de muscles lisses disposés sur trois couches ayant chacune une direction particulière; la
plus superficielle est constituée par des fibres *longitudinales*,
c'est-à-dire parallèles au grand axe de l'estomac, elle se condense
près de la petite courbure en un faisceau, la *cravate de Suisse*; la
moyenne est constituée par des fibres *circulaires*, la profonde
par des fibres *obliques* ou *en anse*, dont la partie moyenne est
au niveau de la grosse tubérosité (fig. 277).

3° La *tunique sous-muqueuse* ou *celluleuse* est très mince et conjonctive, elle renferme les vaisseaux et les nerfs et permet à la muqueuse de se plisser.

4° La *tunique muqueuse*, très importante au point de vue physiologique, a environ un millimètre d'épaisseur et une coloration qui varie du blanc grisâtre (vacuité) au rose (pendant la digestion); sur le cadavre elle est très rapidement détruite parce qu'elle est digérée par le suc gastrique. En dehors des plis, que nous avons signalés, on voit encore sur la muqueuse des

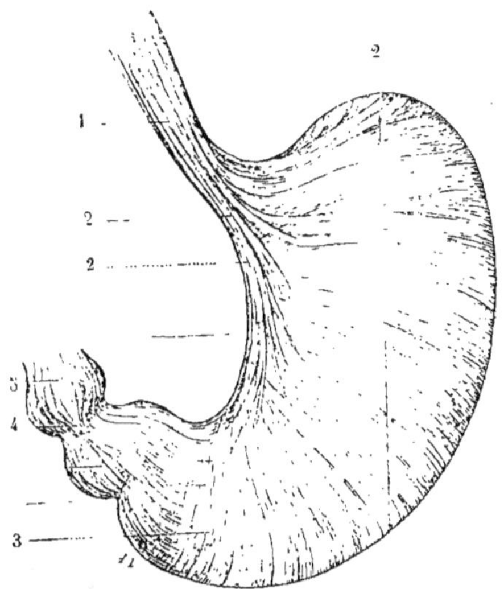

Fig. 277. — Couche musculaire de l'estomac.

1. œsophage; 2. fibres longitudinales; 3. fibres circulaires; 4. pylore. 5. duodénum.

petits mamelons de 2 à 4 millimètres de diamètre au sommet desquels viennent s'ouvrir les canaux des glandes. Cette tunique est formée de deux couches : une profonde, le derme ou *chorion*, et une superficielle, l'*épithélium* constitué par des *cellules cylindriques simples* (fig. 279). Au milieu de celles-ci on en rencontre qui sont excavées à leur partie superficielle, *cellules caliciformes*, elles ont pour fonction de sécréter du mucus. La muqueuse de l'estomac est remarquable par ses nombreuses glandes, les unes sont des *glandes en grappe*, les autres des *glandes en tubes*; les premières siègent près du pylore, ce sont les glandes à mucus; les glandes en tubes sont les *glandes à pepsine* et elles occupent les trois quarts de la surface de la muqueuse, elles sont tapissées par deux sortes de cellules, près de l'orifice des tubes sont de grosses cellules granuleuses (fig. 279), foncées (cellules bordantes); dans la profondeur se trouvent des cellules plus petites, transparentes (cellules principales).

Les *vaisseaux* de l'estomac forment autour de cet organe un *cercle* complet donnant naissance à des artérioles, qui pénètrent dans les différentes tuniques et s'y anastomosent en plexus, les

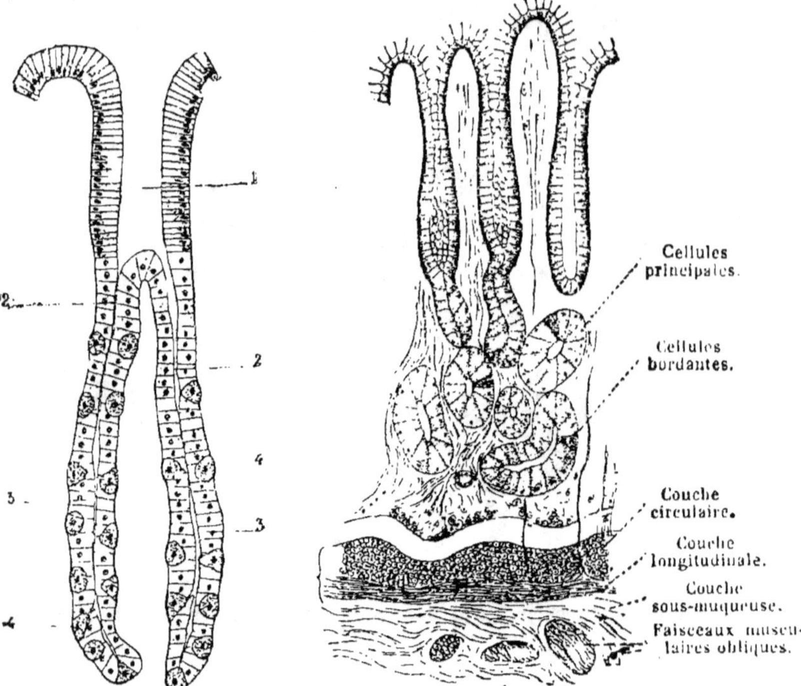

Fig. 278. — Glande de l'estomac.

1. canal excréteur: 2. tubes sécréteurs; 3. cellules claires; 4. cellules granuleuses.

Fig. 279. — Portion pylorique de la muqueuse de l'estomac (Launois).

plus importants de ceux-ci siègent dans la muqueuse autour des glandes, qui reçoivent ainsi les matériaux nécessaires à leur sécrétion. Toutes les *artères* viennent directement ou indirectement du *tronc cœliaque*, à la petite courbure est destinée la *coronaire stomachique*, à la moitié gauche de la grande courbure correspond la *gastro-épiploïque gauche*, branche de la splénique; tandis que la moitié droite reçoit la *gastro-épiploïque droite*, la grosse tubérosité est vascularisée par les *vaisseaux courts* venus de l'artère splénique. Les *veines* qui font suite aux artérioles se réunissent pour former des vaisseaux veineux accompagnant les artères, elle vont se jeter dans la *veine porte* ou dans ses branches de formation. Les *lymphatiques* abondants aboutissent aux ganglions situés le long des bords de l'estomac. Les *nerfs* fournis

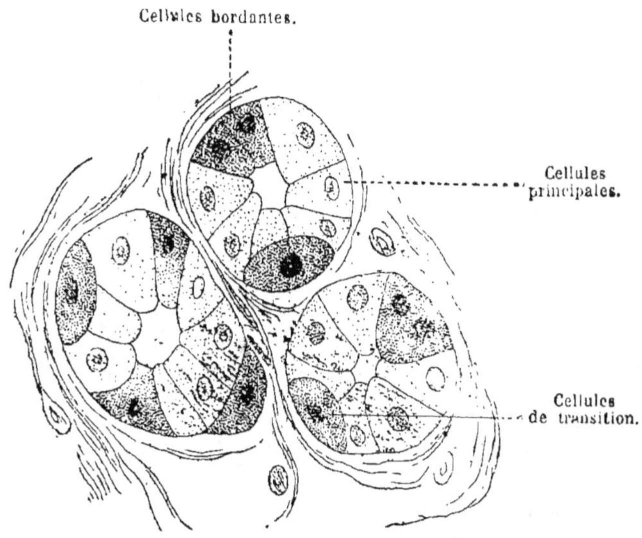

Fig. 280. — Coupe de glandes du fond de l'estomac (Launois).

par les pneumo-gastriques et par le grand sympathique pénètrent dans les différentes tuniques et y forment des plexus : l'un est intra-musculaire, c'est le *plexus d'Auerbach*, l'autre est sous-muqueux, c'est le *plexus de Meissner*, dont les terminaisons ultimes se perdent dans les cellules de la muqueuse.

E. — INTESTIN GRÊLE

Intermédiaire à l'estomac et au gros intestin, l'*intestin grêle*, long de 7 à 8 mètres, a comme limites d'un côté le pylore, de l'autre la valvule iléo-cæcale. Son diamètre est de 20 à 30 millimètres. Il occupe toute la cavité abdominale au-dessous du foie, de l'estomac et de la rate ; il descend souvent jusque dans la cavité pelvienne et il est maintenu par un vaste repli péritonéal, le *mésentère*. Celui-ci, de forme trapézoïde, s'insère par son petit côté à la colonne vertébrale suivant une ligne oblique qui va du côté gauche de la deuxième vertèbre lombaire à la symphyse sacro-iliaque droite; par son grand côté il semble s'insérer à l'intestin, qui en réalité est contenu entre ses deux feuillets.

Pour se loger dans l'abdomen, l'intestin est obligé de se replier sur lui-même, *circonvolutions de l'intestin* (fig. 281); la partie

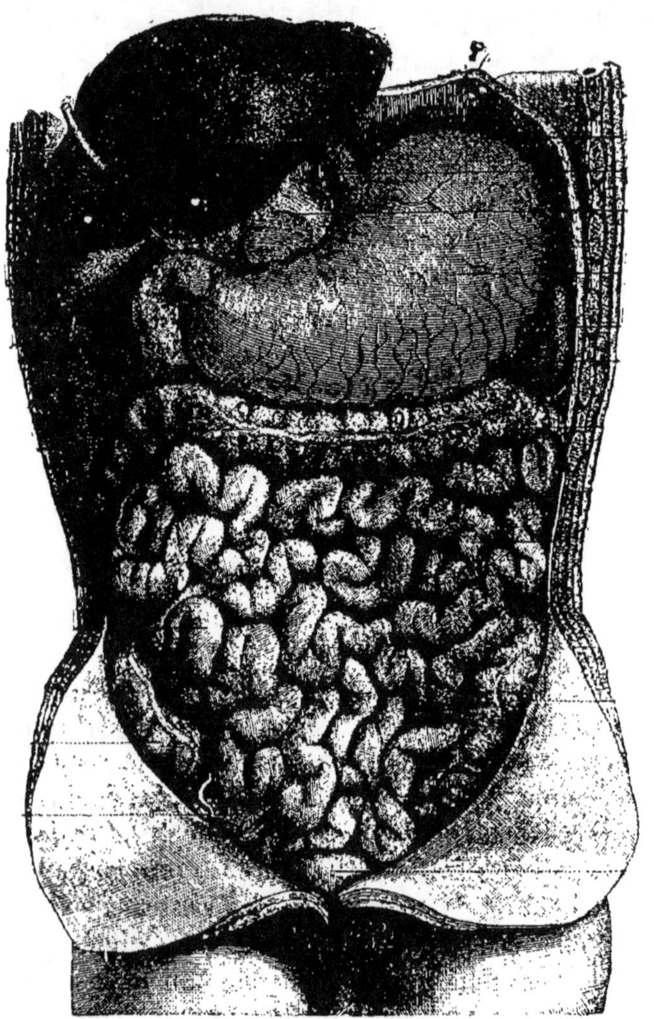

Fig. 281. — Circonvolutions de l'intestin grêle.

qui fait suite à l'estomac n'est pas entourée par le péritoine, elle est fixe et porte un nom spécial, le *duodénum*. Celui-ci a pour limite du côté de l'estomac la valvule pilorique, du côté de l'intestin un angle aigu que fait le duodénum avec la portion suivante appelée *jéjunum*, c'est l'angle *duodéno-jéjunal* situé près du hile du rein gauche, là où commence le mésentère: un certain nombre d'auteurs le font terminer au niveau du point où il est croisé par l'artère mésentérique supérieure. La longueur est de 25 centimètres, son diamètre, supérieur à celui de l'intestin grêle, est de 3 centimètres à 3 cent. 5. D'abord superficiel il se rapproche de plus en plus de la colonne vertébrale, sa fixité est due au péritoine, qui passe sur sa face antérieure, et à son union avec la tête du pancréas. En partant de l'estomac il se dirige d'abord en haut, en arrière et à droite (1re portion); au niveau du col de la vésicule biliaire il se réfléchit et se dirige en bas (2e portion); à la partie inférieure de la tête du pancréas il se porte horizontalement à gauche (3e portion); à partir des vaisseaux mésentériques il monte obliquement en haut et à gauche jusqu'à l'angle duodéno-jéjunal (4e portion). Dans sa totalité il décrit une courbe dont la forme varie, de là les types en U, en V ou O; la partie concave de la courbe, tournée à gauche, embrasse la tête du pancréas.

La première portion seule est contenue entre les deux feuillets du péritoine qui continuent l'épiploon gastro-hépatique; les autres portions sont extra-péritonéales.

La *première portion* est en *rapport* en avant avec la face inférieure du foie et le col de la vésicule biliaire, en arrière avec la veine porte, le canal cholédoque et l'hiatus de Winslow qui la sépare de la veine cave inférieure, en bas avec le bord supérieur de la tête du pancréas et le grand épiploon. La *deuxième portion* longe le bord interne du rein droit, en avant d'elle se trouve l'angle du côlon transverse, en arrière le rein droit, la veine cave et le canal cholédoque, en dehors le côlon ascendant, en dedans la tête du pancréas à laquelle elle adhère intimement. La *troisième portion* répondant à la 2e vertèbre lombaire est recouverte par le péritoine pariétal et croisée en avant par les vaisseaux mésentériques supérieurs, elle recouvre le psoas, la veine cave inférieure, l'aorte abdominale et les piliers du diaphragme. En haut se trouvent la tête du pancréas et en bas la masse intestinale supportée par le mésentère. La *quatrième portion* croise en montant le psoas, à gauche est le rein gauche, en avant se trouvent l'estomac et le méso-côlon transverse.

Au duodénum fait suite la partie flottante de l'intestin grêle, divisée en deux parties, le *jéjunum* et l'*iléon*, qui décrivent une série d'anses ou de replis portant le nom de *circonvolutions intestinales*. De forme cylindrique, son calibre est à peu près celui du pouce, un de ses bords est *libre*, l'autre est *adhérent* au mésentère qui, en réalité, comme nous l'avons dit, ne s'arrête pas au niveau de ce bord, à ce niveau en effet il se dédouble pour entourer complètement la circonférence de l'intestin. La masse intestinale est séparée de la paroi abdominale par le grand épiploon, en arrière et latéralement elle entre en contact avec les organes de l'abdomen, foie, rate, pancréas, vessie, utérus, rectum, et avec la colonne vertébrale, l'aorte et la veine cave supérieure.

Avant de se terminer dans le gros intestin, l'intestin grêle présente parfois (2 fois sur 100) un petit diverticule en cul-de-sac, *diverticule de Meckel*, reste du *canal omphalo-mésentérique de l'embryon*.

Au moment où l'iléon vient s'aboucher dans le gros intestin au niveau de la fosse iliaque droite, il semble vouloir faire hernie dans cette nouvelle portion du tube digestif et il constitue une valvule formée de deux valves, c'est la *valvule de Bauhin*, aussi appelée *valvule iléo-cæcale* ou *barrière des apothicaires*, parce qu'on supposait que le liquide des lavements ne pouvait pas la franchir.

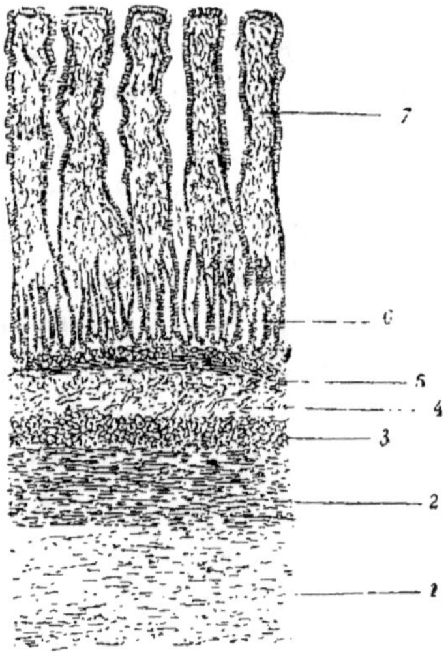

Fig. 282. — Coupe de l'intestin (Launois).

1. tunique cellulaire ; 2. fibres musculaires longitudinales ; 3. fibres circulaires ; 4. derme ou chorion de la muqueuse ; 6. glandes en tubes ; 7. villosité.

Structure. — La constitution anatomique de l'intestin est très importante, c'est au niveau de sa muqueuse que se passent le dernier *acte de la digestion* et *l'absorption* presque tout entière. Quatre tuniques entrent dans sa composition, elles sont en allant de dehors en dedans :

1° La *tunique séreuse* ou *péritonéale* ;

2° La *tunique musculeuse*, composée de deux couches de fibres musculaires lisses : l'externe est constituée par des fibres *longitudinales*, l'interne par des fibres *circulaires* ;

3° La *tunique sous-muqueuse* ou *celluleuse*, formée de tissu conjonctif ;

4° La *tunique muqueuse*, qui présente une teinte grisâtre et se trouve constituée par un *chorion* recouvert d'un *épithélium spécial*.

Cette muqueuse n'est pas lisse, elle forme des replis bien visibles, si on l'examine dans une cuvette d'eau, ce sont les *valvules connivantes* au nombre de 8 à 900, longues de 5 à 6 centimètres et hautes de 6 à 7 millimètres. Absentes dans la portion initiale de l'intestin, elles apparaissent vers le milieu du duodénum; elles sont imbriquées les unes sur les autres comme les tuiles d'un toit, leur but est d'augmenter la surface de l'intestin. Au microscope on voit également de petites saillies très nombreuses (plus de deux millions d'après Sappey), ce sont les *villosités intestinales* de forme conique ou cylindrique; accolées les unes aux autres elles recouvrent la surface libre de

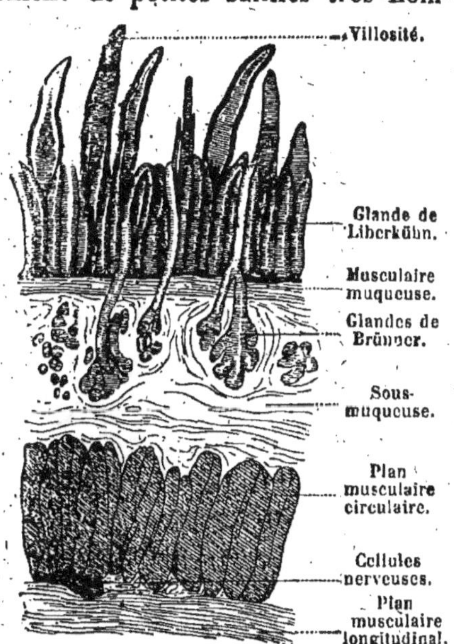

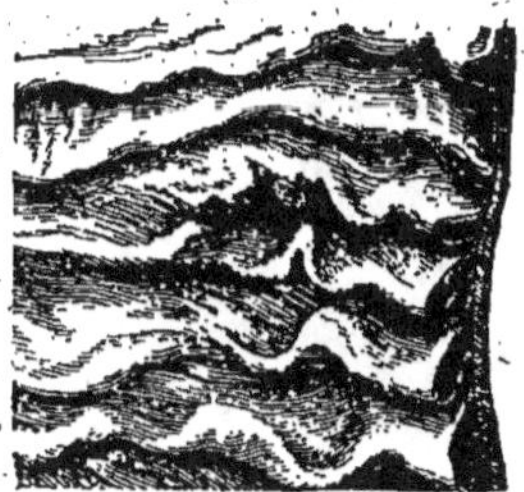

Fig. 283. — Replis de la muqueuse intestinale.

Fig. 284. — Coupe de l'intestin, duodénum (Launois).

l'intestin en même temps que les valvules connivantes (fig. 283 et 284), leur hauteur atteint 1 millimètre. Une villosité intestinale (fig. 286 et 287) est formée d'une expansion du chorion recouvert de l'épithélium intestinal; dans le tissu conjonctif du chorion on remarque trois sortes de vaisseaux : à la partie médiane un canal lymphatique appelé *chylifère central* qui s'ouvre à la base de la villosité dans le réseau lymphatique, sur les parties latérales une *artériole* et du côté opposé une *veinule*; ces deux vaisseaux communiquent au sommet de la villosité par un plexus capillaire.

A la surface de la muqueuse on aperçoit aussi les orifices nombreux des *glandes* de l'intestin; au niveau du duodénum ce sont des glandes en grappe, *glandes de Brünner*, dont la sécrétion

alcaline détruit l'acidité du suc gastrique. Dans le reste de
l'intestin grêle, ce sont des glandes en tubes, les *glandes de
Lieberkuhn* qui sécrètent le *suc intestinal.*

Enfin, la muqueuse intestinale est riche en *corpuscules lymphatiques* ou *follicules clos*, les uns sont isolés sous forme de
petites masses arrondies du volume d'une tête d'épingle au
maximum, les autres sont réunis, agminés et constituent les
plaques de Peyer (fig. 289)..Au nombre de 35 à 40, celles-ci sont
disposées sur le bord libre de l'intestin; de forme allongée
suivant le grand axe de ce conduit, elles sont longues de 2 à

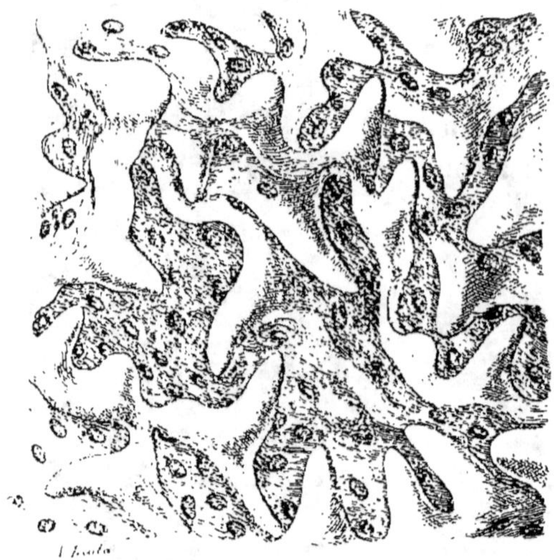

Fig. 285. — Villosités intestinales et orifice des glandes.

10 centimètres, et d'autant plus nombreuses qu'on approche plus
du cæcum. Ces plaques de Peyer deviennent surtout apparentes
lorsqu'elles sont enflammées; c'est à leur niveau que se localisent
de préférence les lésions de la fièvre typhoïde sous forme d'ulcérations, ces dernières atteignent parfois toute l'épaisseur de la paroi
et donnent naissance à une perforation.

L'épithélium intestinal est formé par une couche de *cellules
cylindriques* (fig. 290) dont la surface libre, plate et épaisse,
constitue une sorte de *plateau*; au milieu de celles-ci on voit
de distance en distance des cellules *caliciformes muqueuses*
chargées de sécréter le mucus de la cavité intestinale. On a
beaucoup discuté sur la constitution du plateau : les uns admettent
qu'il est formé par une grande quantité de petits cils vibratiles
accolés, les autres en font un épaississement véritable de la cellule

perforée à ce niveau d'un grand nombre de fins canaux qui permettent l'*absorption* des substances devenues assimilables par le travail des sucs digestifs.

Vaisseaux et nerfs. — L'intestin grêle est nourri par une artère spéciale, l'*artère mésentérique supérieure*, branche de l'aorte abdominale. Née au-dessous du tronc cœliaque, elle passe derrière, puis sous la tête du pancréas, devant le duodénum, et vient se placer entre les deux feuillets du mésentère qu'elle parcourt dans toute sa largeur a une petite distance de l'intestin en décrivant une longue courbe à convexité gauche. Par sa convexité elle émet

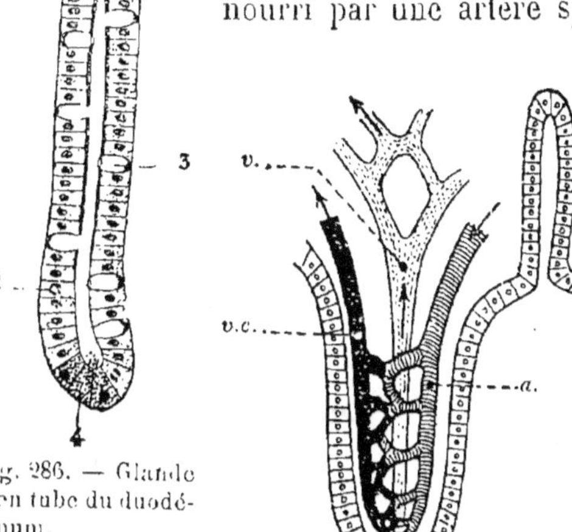

Fig. 286. — Glande en tube du duodénum.

1. cellules à plateau strié; 2. une de ces cellules en voie de division; 3. cellule sécrétrice; 4. cellules granuleuses.

Fig. 287. — Villosité intestinale.

a. artériole; *v.* veinule; *v.c.* vaisseau chylifère.

des branches nombreuses qui, avant de se porter à l'intestin, s'anatomosent entre elles et forment ainsi plusieurs séries d'arcades; les plus rapprochées de l'intestin donnent les branches, qui abordent cet organe par son bord adhèrent et se distribuent aux différentes tuniques dans lesquelles elles forment des *plexus*. Du plexus sous-muqueux partent les artérioles chargées de nourrir la muqueuse et ses différentes formations; un certain nombre ont une terminaison étoilée, *étoiles de Haller*.

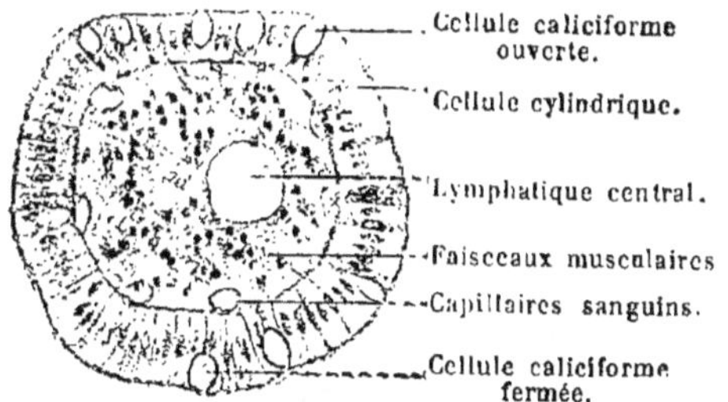

Fig. 288. — Coupe d'une villosité (Launois).

Les *veines* ont la même distribution que les artères, elles constituent la *grande mésaraïque*, branche d'origine de la veine porte.

Les *lymphatiques* très nombreux sont chargés de recevoir une partie des substances absorbées par les villosités, particulièrement

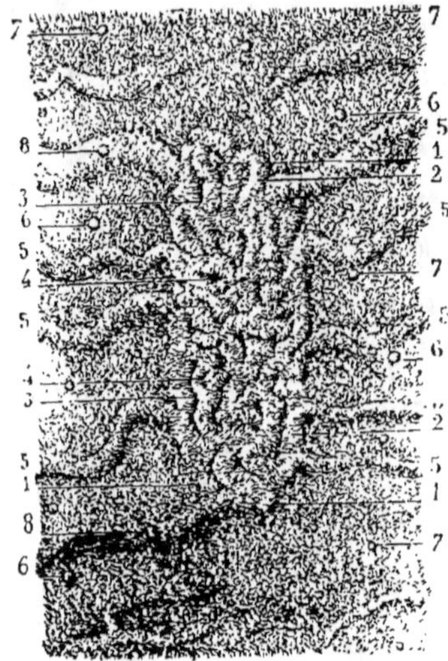

Fig. 289. — **Plaque de Peyer.**

1. plaque de Peyer plissée ; 2. replis que forme la muqueuse de cette plaque ; 3. sillons qui séparent ces replis ; 4. fossettes qu'on observe sur quelques points entre ces mêmes replis ; 5. valvules conniventes ; 6. follicules clos solitaires situés dans l'intervalle de ces valvules ; 7. autres follicules semblables aux précédents, mais plus petits ; 8. follicules clos situés sur le sommet des valvules conniventes.

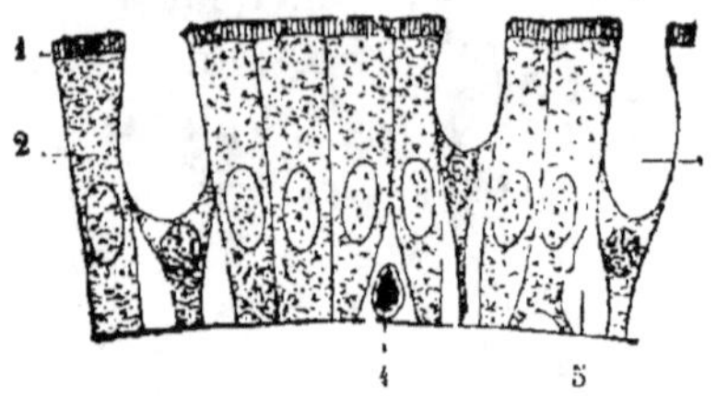

Fig. 290. — Épithélium intestinal.

1. plateau strié des cellules ; 2. cellule de l'intestin grêle ; 3. cellule sécrétrice ; 4. globule blanc.

les *graisses émulsionnées*. Le chylifère central de la villosité va se jeter dans un premier *réseau sous-muqueux* qui se rend à un deuxième réseau *intra-musculaire* ; celui-ci aboutit au réseau *sous-séreux*, point de départ des lymphatiques du mésentère, *chylifères* ou *vaisseaux lactés*. Entre les deux feuillets du mésentère se voient un grand nombre de ganglions lymphatiques, *ganglions mésentériques* (fig. 156), dont les chylifères sont les vaisseaux afférents ; quant à leurs vaisseaux efférents, ils se réunissent pour aboutir par un canal unique à la *citerne de Pecquet*, point de départ du canal thoracique qui va déverser le chyle dans la veine sous-clavière gauche.

Les nerfs sont fournis par le plexus solaire, constitué par le grand sympathique et le pneumogastrique. Dans la paroi de l'intestin les filets forment de nouveaux plexus : les uns destinés aux muscles sont intra-musculaires, *plexus d'Auerbach* ; les autres destinés a la muqueuse sont dans la couche sous-muqueuse, *plexus de Meissner* ; ce dernier envoie aux divers éléments de la muqueuse ses filets terminaux.

F. — GROS INTESTIN

Le *gros intestin* (fig. 291) fait suite à l'intestin grêle au niveau de la fosse iliaque droite, il est formé de plusieurs segments : le cæcum, le côlon et le rectum. Long de 1 m. 65 à 1 m. 70, son volume est supérieur à celui de l'intestin grêle ; au niveau du cæcum son diamètre est de 7 centimètres, dans sa dernière portion il n'est plus que de 3 centimètres.

Le gros intestin semble formé par une série d'*ampoules* superposées et reliées entre elles par trois *bandelettes musculaires* ; celles-ci dépriment la paroi intestinale, suivent le grand axe de l'organe et paraissent plisser l'intestin, constituant ainsi les *bosselures* qui sont séparées par des sillons perpendiculaires aux bandelettes. Vues intérieurement, les bosselures extérieures sont représentées par des

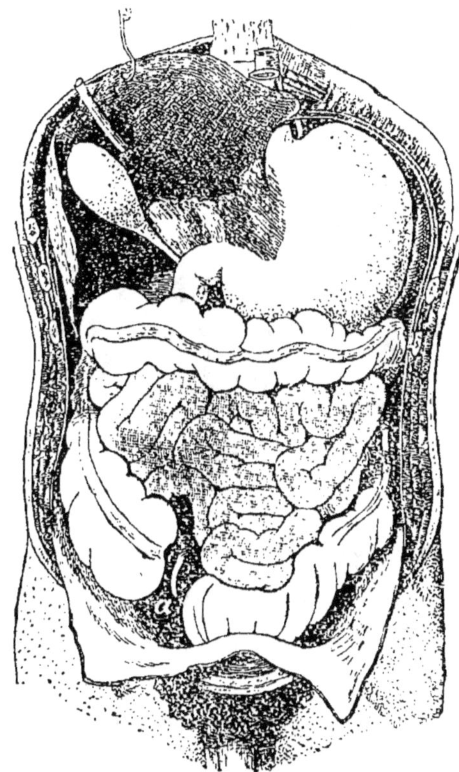

Fig. 291. — Abdomen ouvert pour montrer le trajet du gros intestin.

cupules ou *ampoules* et les sillons par des crêtes.

I. **Cæcum.** — Le cæcum (fig. 292) est un renflement qui succède à l'intestin grêle et dans lequel l'iléon déverse le résidu de la digestion ; il déborde en bas l'embouchure de l'intestin grêle, sa limite supérieure est constituée par une ligne horizontale passant au-dessus de la valvule iléo-cæcale. Il a la forme d'une ampoule terminée en cul-de-sac, il est situé dans la fosse iliaque droite à laquelle il est fixé par le péritoine constituant le méso-cæcum : il est dirigé de haut en bas, de dedans en dehors et d'avant en arrière. Long de 6 à 8 centimètres, son diamètre est d'environ 5 à 7 centimètres et sa capacité varie de 200 à 300 centimètres cubes.

De la partie inférieure et latérale gauche se détache un petit corps long de 6 à 8 ou 10 centimètres, du volume d'une plume à écrire, c'est *l'appendice iléocæcal ou vermiculaire* (figure 292), portion atrophiée du cæcum. Flexueux, il présente de nombreuses variétés de direction et de situation, il est rattaché au cæcum par un repli péritonéal appelé *mésoappendice*.

Le cæcum est en *rapport* en avant avec la paroi antérieure de l'abdomen au niveau de la fosse iliaque droite, en arrière avec l'aponévrose lombo-iliaque qui le sépare du muscle iliaque, en dehors avec la crête iliaque, en dedans avec le psoas et la portion de l'intestin grêle qui vient se jeter dans le cæcum en formant un angle aigu ouvert en bas.

Sa surface extérieure

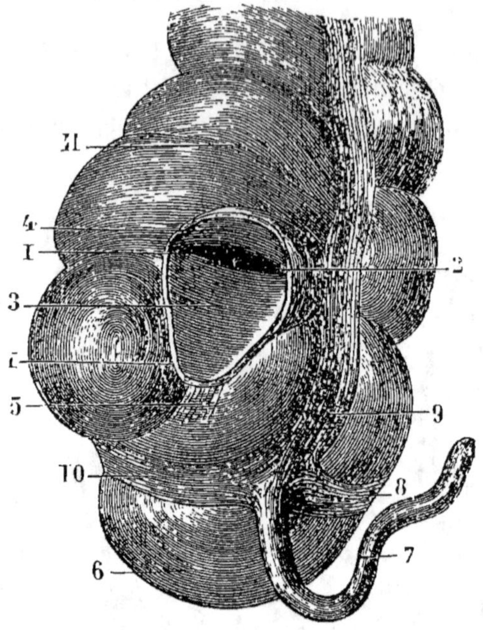

Fig. 292. — Cæcum.

1. 1. coupe de l'intestin grêle au niveau de son abouchement dans le cæcum et cavité infundibuliforme par laquelle il se termine; 2. orifice de la valvule iléo-cæcale occupant le sommet de cette cavité infundibuliforme; 3. valvule inférieure de la valvule iléo-cæcale, formée par l'adossement des trois tuniques internes de l'iléon et des trois tuniques correspondantes du cæcum; 4. valvule supérieure de cette valvule constituée par un adossement semblable; 5. quelques fibres musculaires longitudinales de l'iléon qui se détachent de celui-ci pour se prolonger sur le cæcum; 6. extrémité inférieure ou cul-de-sac du cæcum; 7. son appendice vermiforme; 8. bandelette longitudinale postéro-externe; 9. bandelette longitudinale postéro-interne; 10. bandelette longitudinale antérieure; 11. bosselures du cæcum et sillons angulaires qui les séparent.

nous montre le point de départ des trois bandelettes au niveau du point d'implantation de l'appendice : l'une se porte en avant, les deux autres en arrière (bandelettes postéro-interne et postéroexterne). Intérieurement (fig. 293) le cæcum offre à étudier, en dehors des ampoules déjà signalées, l'embouchure de l'intestin grêle fermée par deux valves horizontales saillantes dans le cæcum, elles sont réunies à leurs deux extrémités par des freins et forment la *valvule de Bauhin*; un peu plus bas se trouve un autre orifice, point d'abouchement de l'appendice, il est fermé par la *valvule de Gerlach*. La valvule iléo-cæcale a pour fonction de s'opposer au reflux des matières fécales et des gaz du gros intestin dans l'intestin grêle, quant à la valvule de Gerlach, son action paraît à peu près nulle, car l'appendice renferme du méconium chez le fœtus et souvent des corps étrangers chez l'adulte.

II. Côlon. — Le côlon (fig. 294) fait suite au cæcum, il monte verticalement dans l'abdomen, *côlon ascendant*; mais au niveau du foie il est obligé de changer de direction et il se porte à peu près horizontalement de droite à gauche, *côlon transverse*; rencontrant de nouveau un obstacle, la paroi abdominale latérale, il fait un angle ouvert en bas et à droite et se dirige en bas, *côlon descendant*. Dans la fosse iliaque il prend le nom de *côlon iliaque*, puis il descend dans le bassin, *côlon pelvien*; ces deux dernières portions sont décrites ensemble sous le nom de *côlon iliopelvien*, longtemps appelé *S iliaque*. Dans son ensemble le côlon décrit donc un vaste anneau brisé qui encadre toute la masse de l'intestin grêle. Il est fixé à la paroi abdominale latérale ou postérieure par le péritoine, qui tantôt l'entoure complètement en

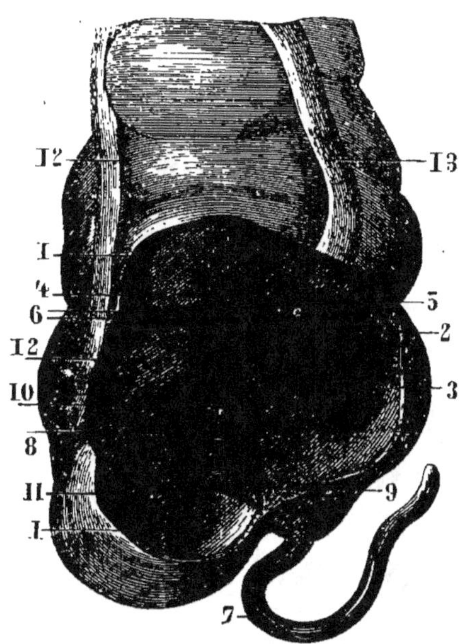

Fig. 293. — **Cæcum ouvert.**

1. 1. coupe circulaire de la partie antéro-externe du cæcum destinée à montrer la valvule iléo-cæcale; 2. orifice de cette valvule; 3. sa valve inférieure; 4. sa valve supérieure, vue ici en raccourci et d'ailleurs plus courte que la précédente; 5. frein antéro-interne de la valvule; 6. son frein postéro-externe plus long; 7. appendice cæcal; 8. son embouchure; 9. repli semi-lunaire qui la voile en partie; 10. bandelette longitudinale postéro-externe; 11. bandelette antérieure; 12. 12. son prolongement; 13. bandelette postéro-interne.

formant un *méso-côlon*, tantôt se contente de passer sur sa face antérieure en l'appliquant contre la paroi abdominale postérieure.

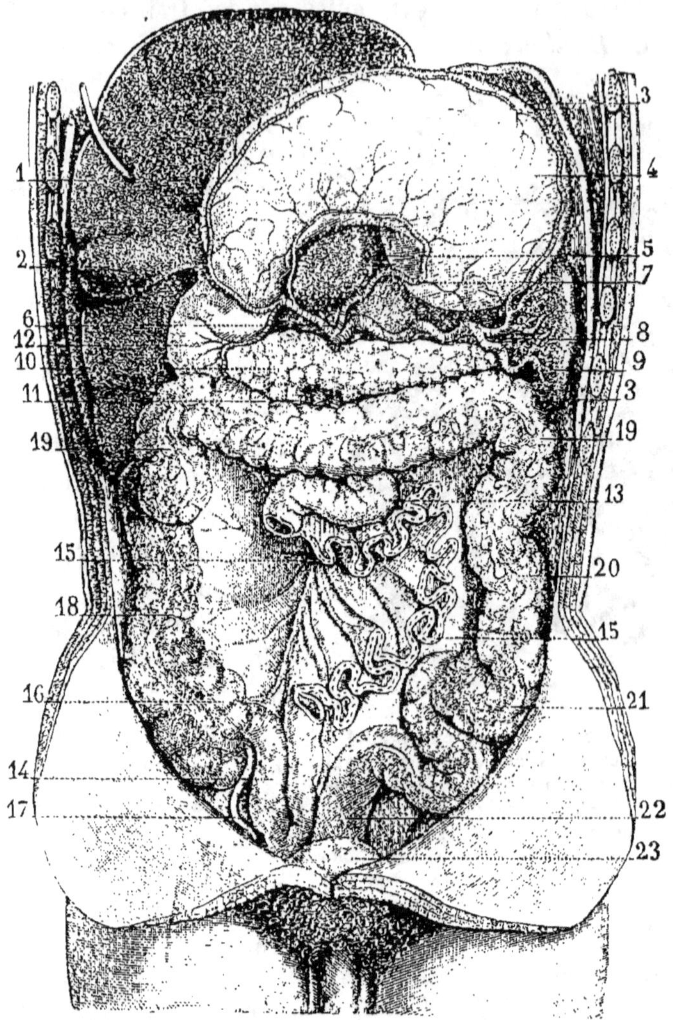

Fig. 294. — Gros intestin, côlon.

1. face inférieure du foie; 2. vésicule biliaire; 3. 3. coupe du diaphragme; 4. estomac soulevé et vu par sa face postérieure; 5. petit lobe du foie ou lobe de Spigel; 6. tronc cœliaque et artère hépatique; 7. artère coronaire stomachique; 8. artère splénique : 9. rate; 10. pancréas; 11. vaisseaux mésentériques supérieurs; 12. duodénum; 13. extrémité supérieure du jéjunum; 14. iléon se continuant avec le gros intestin; 15. mésentère; 16. cæcum; 17. appendice cæcal; 18. côlon ascendant; 19. côlon transverse; 20. côlon descendant; 21. S iliaque du côlon; 22. rectum; 23. vessie.

Les principaux *rapports* du côlon sont : pour le *côlon ascendant*, qui occupe la fosse iliaque droite et le flanc droit, le rein droit en arrière ; le *côlon transverse* en se portant de l'hypocondre droit à l'hypocondre gauche décrit une courbe à concavité postérieure, *arc du côlon*, et se trouve au-dessous du foie, de l'estomac et de la rate, en avant du rein droit, du pancréas, du duodénum et du rein gauche, en arrière de la paroi abdominale dont il est séparé par le grand épiploon. Le *côlon descendant* occupe le flanc gauche et le *côlon ilio-pelvien* par sa portion iliaque croise le psoas-iliaque et les vaisseaux iliaques externes situés en arrière de lui ; par sa portion pelvienne il vient se placer chez la femme entre l'utérus et le rectum, entre la vessie et le rectum chez l'homme.

Structure. — Le cæcum et le côlon sont formés par quatre tuniques : 1° l'externe *séreuse* est constituée par le *péritoine* ; 2° la tunique *musculeuse* comprend des fibres externes longitudinales qui, au lieu de former un plan complet comme sur l'intestin grêle, se réunissent en faisceaux pour constituer les trois bandelettes longitudinales, et des fibres profondes circulaires formant une nappe continue ; 3° la tunique *sous-muqueuse* ; 4° la tunique *muqueuse* ne présente ni valvules conniventes ni villosités, mais on y rencontre encore des *follicules clos abondants*, des *glandes en tubes* plus volumineuses que celles de l'intestin grêle, ce sont des glandes de Lieberkühn ; le chorion est peu épais et l'épithélium est cylindrique.

Les *vaisseaux* du cæcum sont fournis par la mésentérique supérieure, qui se divise en quatre branches au niveau de l'angle iléo-colique : 1° l'*artère iléo-cæcale antérieure* ; 2° l'*artère iléo-cæcale postérieure* ; 3° l'*artère iléale* ; 4° l'*artère appendiculaire*. La moitié droite du côlon reçoit ses artères de la *mésentérique supérieure*, qui fournit par sa concavité droite contenue dans le mésentère les artères *coliques droites* ; la moitié gauche du côlon est vascularisée par les artères *coliques gauches* nées de la *mésentérique inférieure*. Le côlon ilio-pelvien reçoit les *artères sigmoïdes* gauches, moyennes et droites, qui soulèvent le péritoine, ce qui détermine une sorte d'entonnoir, *fossette sigmoïde*.

Les *veines* suivent les artères, celles qui correspondent à la mésentérique supérieure entrent dans la constitution de la *grande mésaraïque* ; celles qui correspondent à l'artère mésentérique inférieure constituent la *petite mésaraïque* ; ces deux veines sont des branches d'origine de la veine porte.

Les *lymphatiques* vont aux ganglions les plus voisins. Les

nerfs provenant du *plexus solaire* forment, avant d'aller à l'intestin, les *plexus mésentérique supérieur et inférieur.*

III. Rectum. — Le rectum est la portion terminale du gros intestin. Pour les classiques anciens il continuait l'S iliaque au niveau de la symphyse sacro-iliaque gauche; pour les auteurs actuels sa limite supérieure commence au niveau de la 3ᵉ vertèbre sacrée, au moment où disparaît l'enveloppe péritonéale. En bas le rectum se termine au niveau de l'anus. Situé dans l'excavation pelvienne, il traverse le périnée dans sa dernière portion, et c'est là un de ses meilleurs moyens de fixité; sa longueur est de 12 à 14 centimètres, de 18 à 22 si on lui ajoute la portion péritonéale. Le calibre varie avec les différents états de vacuité ou de plénitude de l'organe; refoulé en arrière il s'aplatit, et son diamètre transversal l'emporte sur son diamètre antéro-postérieur. La partie la plus étroite correspond à l'anus et à la portion sus-jacente, c'est la *portion sphinctérienne*; au-dessus le rectum se dilate brusquement, *ampoule rectale*, celle-ci est surmontée de la *portion sus-ampullaire* cylindrique.

La *direction* du rectum est très importante, parce que sa connaissance précise permet d'introduire sans danger la canule d'un lavement (Voir fig. 564). Si nous partons de l'orifice anal, nous verrons le rectum se porter d'abord *en avant* et en haut jusqu'au sommet de la prostate chez l'homme, jusqu'au vagin chez la femme, puis à partir du coccyx il suit la concavité du sacrum, c'est-à-dire qu'il se porte en haut et en arrière, il décrit donc une première courbe concave en arrière, courbure embrassant le coccyx, puis une deuxième courbe concave en avant. Ses courbures latérales offrent peu d'intérêt.

Rapports. — Dans sa portion *supérieure* ou *pelvienne*, étendue de la 3ᵉ vertèbre sacrée à la pointe du coccyx, le rectum est séparé du sacrum par les insertions des muscles pyramidaux et du coccyx par du tissu cellulaire, dans lequel sont contenus le sympathique et le plexus sacré; sur les côtés sont le péritoine, puis l'aponévrose périnéale supérieure et le releveur de l'anus.

En avant les rapports varient avec les sexes : chez la *femme* (fig. 295) le rectum est séparé de l'utérus et du vagin par le cul-de-sac péritonéal de Douglas; au-dessous du péritoine il entre en contact avec la paroi postérieure du vagin, *paroi recto-vaginale*; chez l'homme il répond au cul-de-sac recto-vésical, puis à la vessie et aux deux vésicules séminales, et enfin à la prostate; il est séparé de ces organes par une nappe celluleuse transversale et verticale, l'*aponévrose prostato-péritonéale*.

Dans sa *portion périnéale*, longue de 2 centimètres et demi chez la femme, il est en rapport en arrière avec une portion du muscle releveur de l'anus, sur les côtés avec le même muscle, et au-dessous avec un espace triangulaire qui a pour paroi externe l'ischion, pour paroi interne le releveur de l'anus, pour paroi inférieure le périnée et pour sommet l'insertion du releveur de l'anus à la paroi du bassin ; cette région porte le nom de *fosse ischio-*

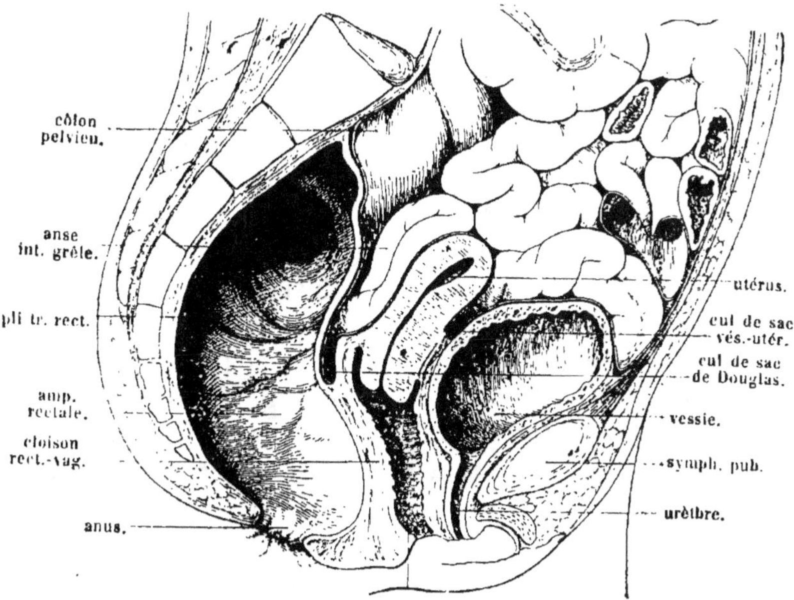

Fig. 295. — Coupe verticale médiane du bassin chez la femme pour montrer les rapports du rectum.

rectale. En avant chez la femme cette portion du rectum s'éloigne du vagin en se portant en arrière, elle forme avec cet organe le *triangle recto-vaginal*. En avant chez l'homme elle répond de haut en bas au sommet de la prostate, au bulbe de l'urètre et à la portion membraneuse de ce canal avec lequel le recteur forme le *triangle recto-urétral*.

Lorsqu'on examine la cavité du rectum, on voit des replis muqueux, les uns à sa partie moyenne, ce sont des *valvules de Houston*, les autres à sa partie inférieure, ce sont les *valvules semi-lunaires de Morgagni* séparées par des épaississements verticaux ou *colonnes de Morgagni*

Structure. — A peu près semblable à celle du côlon, elle en diffère par l'absence de tunique séreuse dans sa moitié inférieure, par l'épanouissement des bandelettes musculaires longitudinales qui s'insèrent en bas à la peau de l'anus et aux aponévroses péri-rectales, par des fibres circulaires qui s'épaississent au-dessous de l'ampoule rectale pour constituer le *sphincter interne* lisse. Celui-ci est emboîté par un muscle également circulaire, mais strié, appartenant aux muscles du périnée et appelé *sphincter externe*, enfin elle en diffère aussi par sa muqueuse, qui glisse facilement sur la couche musculaire et qui est riche en glandes en tube.

Les *artères* viennent de trois sources : les *hémorroïdales supérieures*, terminaison de la mésentérique supérieure, les *hémorroïdales moyennes*, fournies par l'iliaque interne, et enfin les *hémorroïdales inférieures*, branches de la honteuse interne. De leurs divisions ultimes dans les différentes tuniques naissent des *veines* qui vont constituer dans la couche sous-muqueuse le *plexus hémorroïdal*, extrêmement riche. Les vaisseaux qui le composent ont une prédisposition à se dilater sous forme de petites ampoules dont l'exagération constitue les *hémorroïdes*. Les veines destinées à emporter le sang de ces nombreux vaisseaux sont les *veines hémorroïdales supérieures*, origine de la petite mésaraïque, les *veines hémorroïdales moyennes* se rendant à la veine iliaque interne et les *veines hémorroïdales inférieures* affluents de la veine honteuse interne. Les nerfs viennent des plexus lombo-sacré, hypogastrique et sacré.

IV. **Anus**. — L'anus, qui termine en bas le tube digestif, n'est pas un simple orifice, c'est un canal long de 15 à 20 millimètres, situé dans le sillon interfessier à 25 ou 30 millimètres de la pointe du coccyx chez la femme. Fermé à l'état de repos, ses bords sont plissés, *plis radiés de l'anus* qui disparaissent par la distension ; la peau qui entoure cet orifice est caractérisée par une teinte plus pigmentée que les régions environnantes et par des caractères anatomiques qui tiennent à la fois de la structure de la peau et de la structure d'une muqueuse ; l'anus constitue en effet une région de transition. Son plissement est dû à la contraction permanente des fibres circulaires qui l'entourent, *sphincter interne* et *sphincter externe* de l'anus.

Les *lymphatiques* de l'anus se rendent au groupe interne des ganglions de l'aine.

ANNEXES DU TUBE DIGESTIF

Les annexes du tube digestif sont toutes des glandes qui diffèrent par leur aspect, par leur constitution et par leur physiologie; elles sont échelonnées sur toute la longueur du canal alimentaire. Autour de la bouche se trouvent les *glandes salivaires*, dans l'abdomen on rencontre le *foie* et le *pancréas*, dont les canaux excréteurs viennent s'ouvrir dans l'intestin, enfin la *rate*, bien que n'ayant pas une relation aussi intime avec le tube digestif, paraît cependant en dépendre.

A. — GLANDES SALIVAIRES

Les glandes salivaires sont des *glandes en grappe composée*, elles sont destinées à fournir la salive; elles forment trois groupes situés symétriquement de chaque côté de la face, la *parotide*, la *sous-maxillaire* et la *sublinguale* (fig. 296).

Glande parotide. — La glande parotide, la plus volumineuse des glandes salivaires, est placée en avant et au-dessous du conduit auditif externe, immédiatement en arrière de la branche montante du maxillaire inférieur; elle est contenue dans une loge limitée par un feuillet aponévrotique dépendant de l'aponévrose cervicale superficielle, c'est la *loge parotidienne* qui s'étend de la joue au pharynx. La glande parotide a la forme d'un prisme triangulaire, un aspect lobulé, une coloration grisâtre, elle pèse 25 à 30 grammes. Par sa face postérieure elle touche l'apophyse styloïde, par sa face antérieure elle embrasse le bord postérieur de la branche montante du maxillaire inférieur, la face externe est recouverte par la peau, son bord antérieur envoie en avant sur le masséter le *prolongement génien*. La parotide est traversée longitudinalement par l'*artère carotide externe* et par la *veine jugulaire externe* placée en dehors de la précédente, et dans le sens antéro-postérieur par le *nerf facial* et le nerf auriculo-temporal.

Son canal excréteur ou *canal de Sténon* sort de la glande au niveau du bord antérieur, il se dirige en avant et un peu en haut en croisant le masséter et la branche montante du maxillaire inférieur; au niveau du bord antérieur de celle-ci il change de direction pour se porter en dedans; il perfore la muqueuse et s'ouvre au niveau de la 2ᵉ grosse molaire supérieure.

Glande sous-maxillaire. — La glande sous-maxillaire, moins volumineuse, puisqu'elle ne pèse que 7 à 8 grammes, occupe une loge spéciale, *loge sous-maxillaire*, située dans la région sus-hyoïdienne latérale, entre l'os hyoïde et le bord inférieur du corps du maxillaire inférieur, entre le ventre antérieur et le ventre postérieur du digastrique (fig. 296). De forme prismatique triangu-

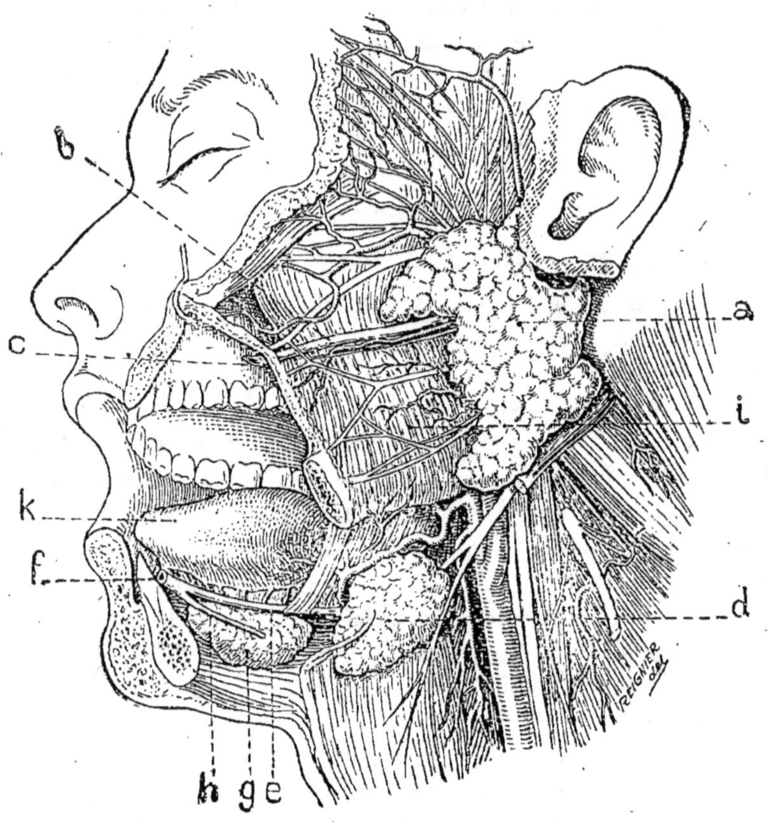

Fig. 296. — Glandes salivaires.

a. parotide; *b.* canal de Sténon; *c.* son orifice dans la bouche; *d.* glande sous-maxillaire; *e.* canal de Warthon; *f.* orifice de ce canal; *g.* glande sublinguale; *h.* conduit de Bartholin; *i.* muscle masséter; *k.* langue.

laire, sa face externe répond à la fossette sous-maxillaire du maxillaire inférieur; sa face interne, appliquée sur le muscle mylo-hyoïdien qui forme le plancher de la bouche, envoie deux prolongements, un postérieur qui atteint presque la parotide, et un antérieur qui va jusqu'à la glande sublinguale. La face inférieure est superficielle, elle est recouverte par la peau; l'extrémité postérieure est creusée d'un sillon qui loge l'artère faciale.

Le canal excréteur, appelé *canal de Wharton*, naît de la face interne et se porte en avant et en dedans vers le frein de la langue; il s'adosse à celui du côté opposé, glisse sous la muqueuse et vient s'ouvrir sur les côtés du frein au sommet d'un petit tubercule.

Glande sublinguale. — Située dans le plancher de la bouche de chaque côté du frein de la langue, cette glande a le volume d'un haricot et pèse 3 grammes. Sa face externe est moulée sur la fossette sublinguale du maxillaire

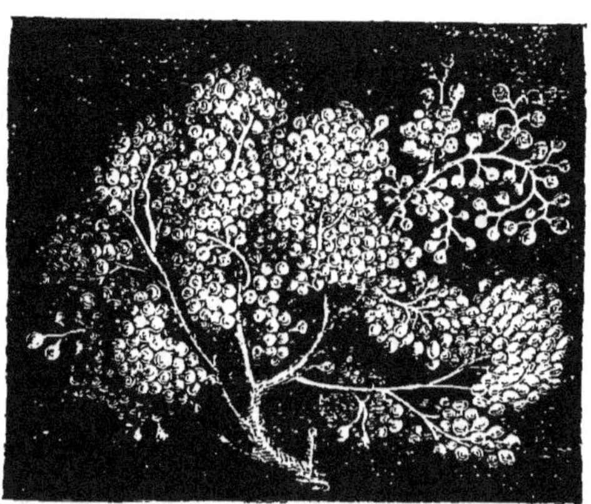

Fig. 297. — Structure d'une glande en grappe.

inférieur, sa face interne est longée par le canal de Wharton, le nerf lingual et la veine ranine; son bord supérieur soulève la muqueuse et forme les *caroncules sublinguales*. Cette glande possède des canaux excréteurs multiples, dont le principal, *canal de Rivinus* ou *canal de Bartholin*, s'ouvre près du tubercule du canal de Wharton, et des canaux accessoires ou *canaux de Walter*.

Structure des glandes salivaires. — Comme toutes les glandes en grappe les glandes salivaires sont constituées par des petites ampoules ou *acini*, dont les canaux se

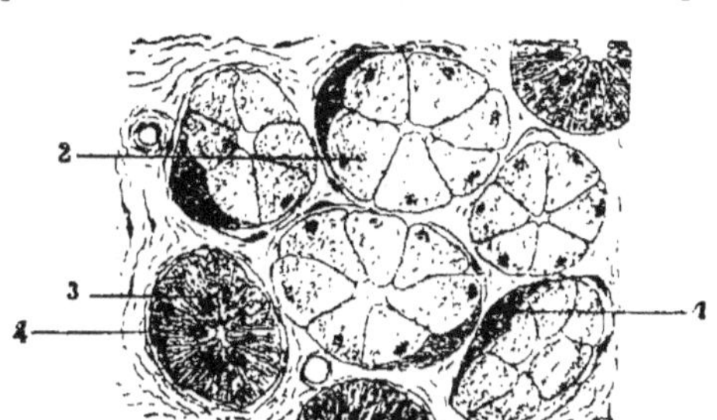

Fig. 298. — Coupe de la glande sous-maxillaire
(Launois).

1. croissant de Gianuzzi; 2. cellule muqueuse; 3. canal excréteur; 4. cellules en panier de Boll.

réunissent pour former un segment de grappe ou *lobule primitif*; chaque lobule primitif a un canal excréteur unique qui va rejoindre plusieurs canaux semblables, le tout constituant le *lobule composé*; enfin les canaux lobulaires aboutissent à un canal commun, canal de Sténon ou de Wharton.

Les acini et les canaux qui en partent sont destinés à sécréter la salive, aussi sont-ils tapissés par un épithélium qui se modifie selon que la glande est à l'état de repos ou à l'état d'activité. Dans la parotide ce sont des *cellules séreuses* cylindriques ou cubiques laissant peu de place à la lumière de l'acinus; dans la sous-maxillaire les cellules sécrétantes sont les unes *séreuses*, les autres *muqueuses*, certains acini sont uniquement muqueux, d'autres uniquement séreux, enfin d'autres sont mixtes; les cellules muqueuses sont hautes, à côté de celles-ci on voit des cellules basses ou *croissants de Gianuzzi*.

Salive. — Le produit de sécrétion n'est pas le même dans chaque glande salivaire, la *parotide* sécrète un liquide limpide, très fluide, renfermant des sels de chaux, de l'albumine et un ferment spécial, la *ptyaline*. La quantité varie de 80 à 100 grammes dans les vingt-quatre heures, elle est augmentée par les mouvements de la mâchoire inférieure, *la parotide est la glande de la mastication*. La *salive sous-maxillaire* est filante, visqueuse, limpide, elle est riche en *mucine* et contient moins de ptyaline que la précédente; la quantité sécrétée est plus considérable et elle augmente avec l'introduction d'un corps sapide dans la bouche, *la sous-maxillaire est la glande de la gustation*. Quant à la *salive sublinguale*, elle est également très visqueuse, très épaisse et très riche en *mucine* et en *ptyaline*, elle enrobe les aliments et elle joue un grand rôle dans la *déglutition*. Le mélange de ces différents liquides dans la cavité buccale forme la *salive mixte*, dont nous étudierons les divers rôles au chapitre de la physiologie de la digestion.

B. — PANCRÉAS

Le pancréas, encore appelé *glande salivaire abdominale* à cause de sa ressemblance avec les glandes salivaires, est une glande en grappe composée. Étendue transversalement dans la cavité abdominale elle est située en avant de la colonne vertébrale, au niveau de la deuxième vertèbre lombaire, en arrière de l'estomac; elle est encadrée à droite par le fer à cheval que décrit le duodénum, cette portion est la plus fixe. Sa longueur est de 16 centimètres, sa hauteur de 4 centimètres et son épaisseur de 2 centimètres; son poids est de 70 à 75 grammes. Sa surface est irrégulière et sa coloration est blanchâtre.

La forme du pancréas est caractéristique : il est allongé transversalement et aplati d'avant en arrière, il décrit une courbe à concavité postérieure. Son extrémité droite volumineuse constitue

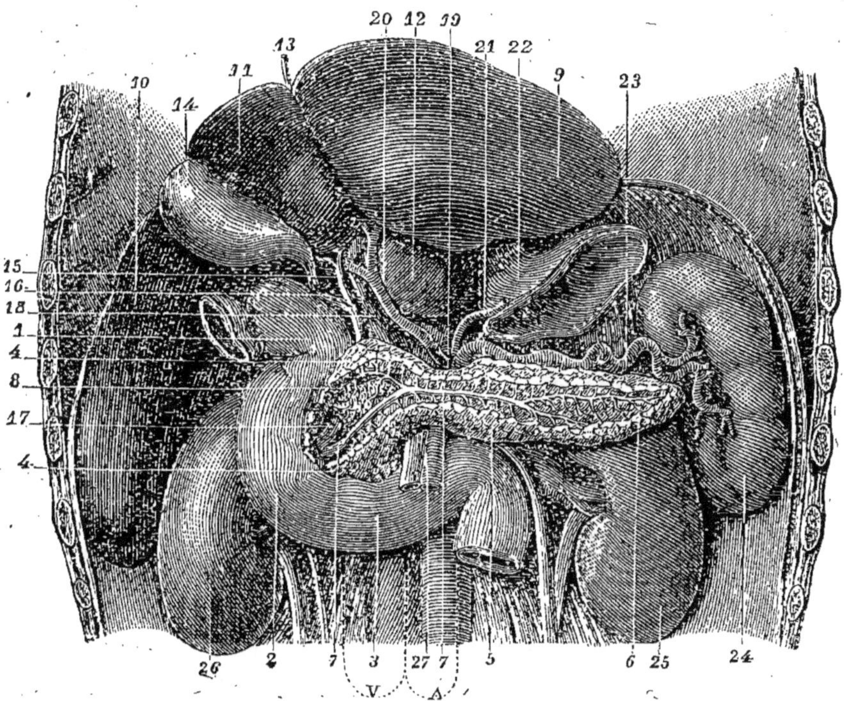

Fig. 299. — Rapports et constitution intérieure du pancréas.

1. première portion du duodénum ; 2. seconde portion de cet organe ; 3. troisième portion limitée à gauche par l'artère et la veine mésentérique supérieure ; 4. tête du pancréas ; 5. partie moyenne ou corps de la glande ; 6. son extrémité terminale ou queue du pancréas ; 7. son conduit excréteur principal ; 8. son conduit accessoire qui se continue avec le précédent par son extrémité gauche ; 9. lobe gauche du foie ; 10. lobe droit ; 11. éminence porte antérieure ; 12. éminence porte postérieure ou lobe de Spigel ; 13. sillon antéro-postérieur du foie, dans lequel pénètre le cordon résultant de l'oblitération de la veine ombilicale ; 14. vésicule biliaire ; 15. canal hépatique ; 16. canal cystique ; 17. canal cholédoque formé par la réunion des précédents et se réunissant lui-même au grand conduit pancréatique pour aller s'ouvrir avec celui-ci dans l'ampoule de Water et le duodénum ; 18. tronc de la veine porte recouvert par le canal cholédoque à droite et l'artère hépatique à gauche ; 19. tronc cœliaque ; 20. artère hépatique ; 21. artère coronaire stomachique, divisée près de son origine ; 22. portion cardiaque de l'estomac ; 23. artère splénique ; 24. rate ; 25. rein gauche ; 26. rein droit ; 27. artère et veine mésentérique supérieure ; 28. veine cave inférieure.

la *tête*, la partie moyenne est le *corps* séparé de la précédente par l'*isthme* ou *col*, enfin son extrémité gauche effilée forme la *queue* (fig. 299). Les *rapports* sont les suivants : la *face antérieure* est recouverte par le péritoine constitué à ce niveau par le feuillet postérieur de l'arrière-cavité des épiploons, laquelle la sépare de l'estomac. La *face postérieure* est en rapport par sa *tête* avec la veine porte et la veine cave inférieure, par son *corps* avec l'aorte, l'origine de la veine porte, la veine splénique et l'artère mésentérique supérieure. Le *bord supérieur* est creusé d'une gouttière qui loge l'artère splénique, il est en rapport avec le tronc cœliaque, le lobule de Spiegel, le plexus solaire et les ganglions lymphatiques. Le *bord inférieur* est croisé par la troisième portion du duodénum, les vaisseaux mésentériques supérieurs, et il est séparé de l'intestin grêle par le mésocôlon transverse. L'*extrémité droite* est encadrée par l'anse duodénale, l'*extrémité gauche* entre en contact avec le hile de la rate, à laquelle elle est reliée par l'*épiploon pancréatico-splénique*.

Structure. — Lorsqu'on fait une coupe transversale suivant le grand axe du pancréas, on voit à la partie centrale un canal collecteur qui parcourt la glande de la tête à la queue, c'est le *canal pancréatique* ou de *Wirsung* (fig. 299), dont le calibre augmente à mesure qu'il se rapproche de la tête. Il reçoit une quantité considérable de petits conduits qui supportent les *lobules* ; ceux-ci sont de véritables *petites grappes* décomposables en *grapillons* ou *lobules primitifs*, constitués eux-mêmes par les *grains* ou *acini*. Tous ces éléments sont reliés entre eux par du tissu conjonctif émanant sous forme de prolongement d'une *enveloppe cellulo-fibreuse*. Les acini sont constitués par une *paroi propre* et par des *cellules glandulaires*, les unes prismatiques, *cellules sécrétoires*, les autres plates, losangiques, *cellules de Langherans*.

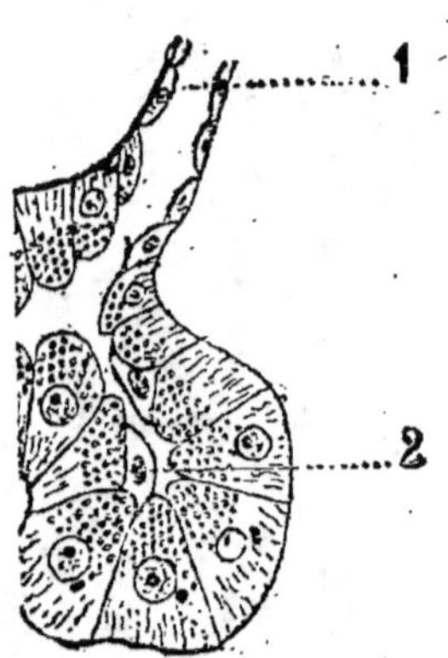

Fig. 300. — Acini du pancréas.

1. canalicule excréteur;
2. cellules sécrétrices.

Le canal excréteur principal ou canal de Wirsung arrive dans la tête du pancréas, se recourbe en bas et en arrière, s'accole au *canal cholédoque* et vient s'ouvrir avec ce dernier dans une petite cavité du bord gauche de la deuxième portion du duodénum : c'est l'*ampoule de Vater*, saillante dans la cavité duodénale sous forme d'un petit tubercule dont le sommet est percé d'un orifice, *caruncula major de Santorini*. Au niveau de la tête du pancréas le canal de Wirsung donne naissance à un *conduit accessoire*, qui se dirige en haut et à droite pour aller se jeter dans le duodénum à 2 centimètres au-dessus de l'ampoule de Vater au niveau d'un petit tubercule appelé *caruncula minor*.

Les *artères* du pancréas sont fournies par la *splénique* et par une branche de l'artère *pancréatico-duodénale supérieure*, qui, anastomosée avec l'artère *pancréatico-duodénale inférieure*, branche de la splénique, encadre la tête du pancréas. Les *veines* vont aux veines *grande mésaraïque*, *splénique* et à la veine *porte*. Les *lymphatiques* nombreux se jettent dans les ganglions qui entourent le pancréas. Les *nerfs* fournis par le *plexus solaire* pénètrent dans la glande avec les vaisseaux et forment des plexus autour des lobules et des acini.

Le pancréas est destiné à sécréter un liquide, le *suc pancréatique*, que nous étudions plus loin.

C. — FOIE

Anatomie.

Le foie est la glande la plus volumineuse de l'organisme, il est destiné à sécréter la bile, à former du glucose et à détruire des poisons absorbés au niveau de l'intestin. Le foie occupe tout l'hypocondre droit, une partie de l'épigastre et il s'avance jusque dans l'hypocondre gauche; il est situé au-dessous du diaphragme, au-dessus de l'estomac et de la masse intestinale (fig. 301).

Il est maintenu dans sa position grâce à son adhérence intime à la *veine cave inférieure* et grâce à plusieurs ligaments fournis presque tous par des replis du péritoine.

a) Le *ligament suspenseur du foie*, de forme triangulaire, est étendu de l'ombilic au bord antérieur du foie, il suit une direction oblique de gauche à droite, de telle sorte que sa face droite est en même temps supérieure. Au niveau du bord antérieur du foie il se divise en deux parties : l'une accompagne le cordon de la veine ombilicale, *ligament rond du foie*; l'autre se porte sur la face supérieure de cet organe et se prolonge jusqu'au ligament coronaire, il fait partie de la *grande faux* du péritoine.

b) Le *ligament coronaire* unit le bord postérieur du foie à la face inférieure du diaphragme, il est divisé en deux feuillets, entre lesquels le foie est en contact direct avec le diaphragme, *c)* Les *ligaments latéraux* ou *triangulaires* adhèrent par un de leurs côtés au foie et par un autre au diaphragme.

Le foie est donc intimement rattaché à la face inférieure du diaphragme, dont il subit les déplacements soit physiologiques,

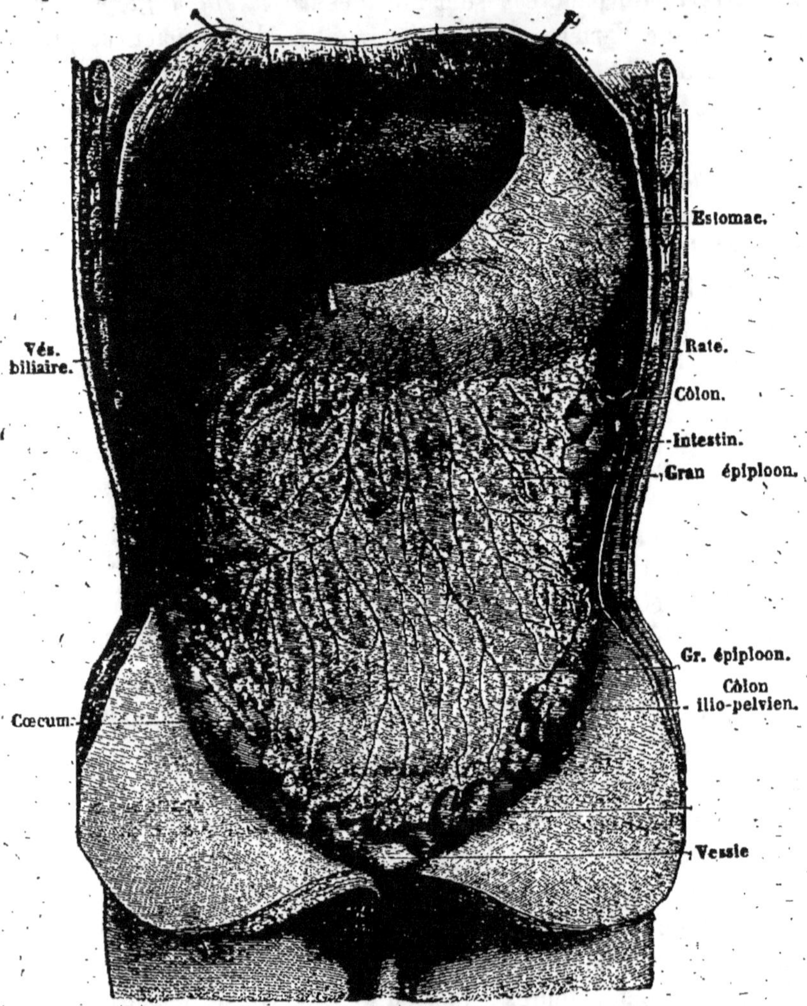

Fig. 301. — Organes de l'abdomen. Rapports du foie.

soit pathologiques; dans l'inspiration il s'abaisse et il dépasse en bas le niveau des fausses côtes.

Le *volume* varie avec l'âge, avec les individus et avec l'état de santé ou de maladie. Les diamètres moyens sont :

Diamètre transversal . . . . 28 centimètres.
  —   antéro-postérieur. 20   —
  —   vertical 6   —

Le *poids* absolu est proportionnel à son volume et à la quantité du sang qu'il renferme : privé de sang (poids cadavérique) il pèse 1 kilog. 500 (1 450 gr.) ; sur le vivant (poids physiologique) il pèse à peu près 2 kilogrammes (1 937 gr. ; Sappey).

Sa *coloration* est rouge brun et sa *consistance*, quoique ferme, se laisse déprimer par les organes voisins qui s'impriment à sa surface. Sa *forme*, pour cette raison, est assez difficile à préciser, elle a été comparée à un segment d'ovoïde comprenant

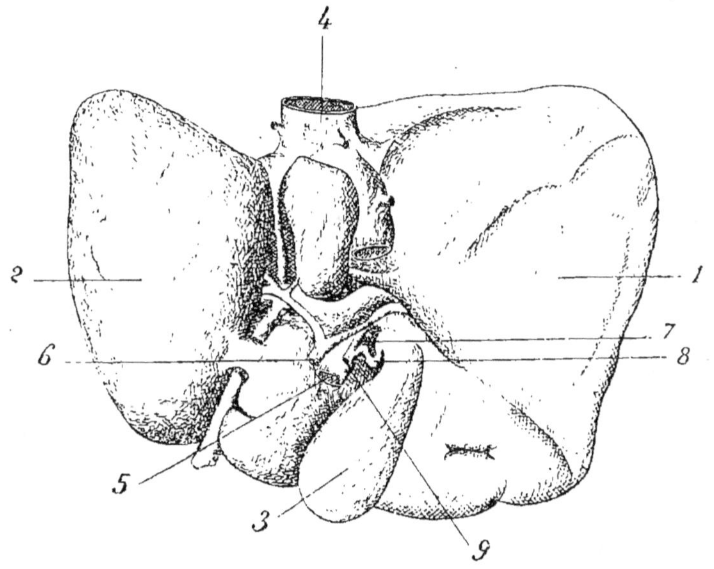

Fig. 302. — Face inférieure du foie.
1. lobe droit; 2. lobe gauche; 3. vésicule biliaire; 4. veine hépatique; 5. veine porte; 6. artère hépatique; 7. canal hépatique; 8. canal cystique; 9. canal cholédoque.

toute la grosse extrémité et la moitié supérieure de la petite. Il présente deux faces, deux bords et deux extrémités.

Rapports. — La *face antéro-supérieure* est convexe, elle est en rapport : 1° avec le diaphragme qui la sépare du cœur, des poumons et des côtes ; 2° avec la paroi abdominale au niveau de la région épigastrique. Sur cette face on aperçoit à l'union des deux tiers droits avec le tiers gauche un sillon antéro-postérieur occupé par le *ligament falciforme* ; il divise cette face en deux *lobes* inégaux, un droit et un gauche.

La *face postéro-inférieure* concave regarde en dedans et à gauche, elle présente (fig. 302) trois sillons, deux antéro-postérieurs et un tranversal, disposés de façon à rappeler la lettre

H majuscule : 1° le *sillon antéro-postérieur gauche* est constitué dans sa moitié antérieure par le *cordon fibreux*, qui remplace chez l'adulte la *veine ombilicale* du fœtus, et dans sa moitié postérieure par le *cordon fibreux* résultant de l'oblitération du *canal veineux d'Aranzi*; 2° le *sillon antéro-postérieur droit* est formé dans sa moitié antérieure par la *loge de la vésicule biliaire, fossette cystique*, et dans sa moitié postérieure par la *veine cave inférieure*; 3° le *sillon transverse*, qui réunit les deux précédents et est perpendiculaire à eux, est situé à l'union du tiers postérieur avec les deux tiers antérieurs de la face inférieure. Il est occupé par les organes qui pénètrent dans le foie ou qui en sortent, il forme donc le *hile du foie*. Celui-ci est occupé par la *veine porte* qui, à ce niveau, se divise en deux branches droite et gauche, par l'*artère hépatique* qui subit la même division, par les *canaux biliaires* qui constituent le *canal hépatique*, enfin par des *nerfs* et des *lymphatiques*; c'est également à ce niveau que vient s'insérer l'*épiploon gastro-hépatique*.

Ces différents sillons partagent la face inférieure du foie en plusieurs segments ou *lobes* : tout ce qui est à droite du sillon longitudinal droit constitue le *lobe droit*, ce qui est à gauche du sillon longitudinal gauche forme le *lobe gauche*; la partie moyenne comprise entre les deux sillons longitudinaux est subdivisée par le sillon transverse en *deux lobes* : l'un, *antérieur*, est le *lobe carré* ou éminence porte antérieure; le *postérieur* est le *lobe de Spiegel* ou éminence porte postérieure.

Le *lobe droit* est en rapport (fig. 294) avec trois organes qui laissent sur lui trois empreintes à limites peu accusées : 1° la *facette postérieure* est constituée par la capsule *surrénale*; 2° la *facette moyenne* est *rénale*; 3° la *facette antérieure colique* est due à l'angle du côlon ascendant avec le côlon transverse. Le *lobe gauche* triangulaire recouvre une partie de la face antérieure de l'estomac, *empreinte gastrique*, et elle est séparée par l'épiploon gastro-hépatique du lobe de Spiegel et de la tête du pancréas; chez le fœtus ce lobe est tellement développé qu'il occupe tout l'hypocondre gauche et peut toucher la rate. Le *lobe carré* est en rapport avec la première portion du duodénum; quant au *lobe de Spiegel*, il envoie deux prolongements : un postérieur passe en arrière de la veine cave à laquelle il forme un canal complet, un antérieur va rejoindre le lobe droit en passant entre la veine porte et la veine cave. Le lobe de Spiegel est en rapport avec les piliers du diaphragme, avec le cardia et la petite courbure de l'estomac, avec le pancréas, le tronc cœliaque, le plexus solaire, l'aorte et la colonne lombaire.

Le *bord antérieur*, dirigé en haut et à gauche, présente une première échancrure correspondant à la vésicule biliaire et une deuxième constituée par la veine ombilicale; il est mince, tranchant et répond aux fausses côtes droites, au creux épigastrique et aux 6e et 7e côtes gauches.

Le *bord postérieur* horizontal va en s'amincissant vers la gauche; au niveau de la colonne vertébrale il est échancré et répond à l'aorte, à la veine cave inférieure et à l'œsophage. Par sa partie moyenne ce bord donne attache au ligament coronaire, et par ses extrémités aux ligaments latéraux.

L'*extrémité droite* volumineuse est en rapport avec le diaphragme, l'*extrémité gauche* mince s'applique sur la grosse tubérosité de l'estomac.

Structure. — Le foie est une glande; l'étude de sa structure comprend donc la description du tissu propre, des vaisseaux et des voies d'excrétion.

Le foie possède deux enveloppes, une externe séreuse, le *péritoine*, et une profonde fibreuse, la *capsule de Glisson*. Le péritoine, comme nous l'avons vu, ne se contente par d'entourer le foie, il se porte aussi de cet organe aux parois voisines en constituant les ligaments *suspenseur* ou *grande faux du péritoine*, *coronaire*, *triangulaires* droit et gauche, *hépato-rénal* et *hépato-colique*, ou de cet organe à un organe voisin comme l'estomac, en formant l'*épiploon gastro-hépatique* ou *petit épiploon*.

La *capsule de Glisson* est mince, transparente, très adhérente à la séreuse et au tissu hépatique; au niveau du hile elle se réfléchit de dehors en dedans et pénètre dans l'intérieur du foie pour former aux vaisseaux qui y pénétrent une gaine fibreuse contenant une division de la veine porte et de l'artère hépatique, ainsi qu'un conduit biliaire et du tissu conjonctif lâche. Ces tubes se ramifient à l'infini et constituent ainsi des gaines de plus en plus petites se terminant au voisinage des lobules. De la face interne de la membrane de Glisson et de la face externe des tubes ramifiés partent des tractus fibreux qui constituent un vaste treillis; celui-ci renferme les lobules hépatiques; le tissu fibreux forme ainsi le véritable squelette fibreux du foie.

a) Tissu propre du foie. — Si l'on fait une coupe du foie, on

constate que celui-ci est constitué par une quantité considérable
de petits grains visibles à l'œil nu, car ils ont à peu près le volume
d'un grain de millet : ce sont les *lobules hépatiques*. De forme
ovoïde à facettes planes une de leurs extrémités est libre, *base
du lobule*; l'autre extrémité ou *sommet* paraît suspendue à un
vaisseau veineux qui sort du lobule à ce niveau après en avoir
parcouru le grand axe, c'est la veine *intra-lobulaire* qui devient

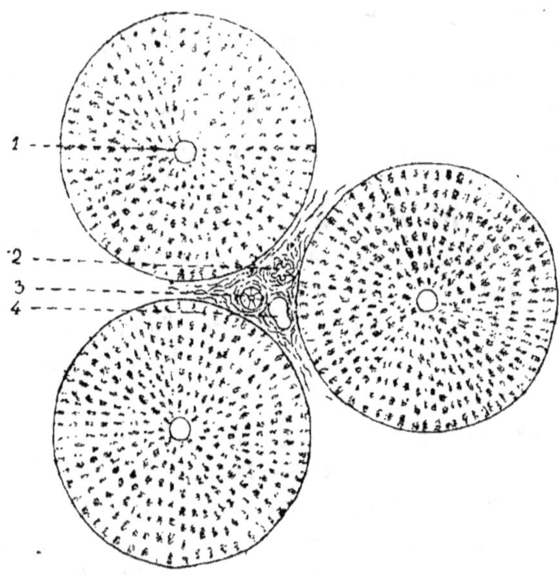

Fig. 303. — Schéma montrant la disposition des lobules hépatiques et d'un espace
de Kiernan (Launois).

1. coupe de la veine sus-hépatique; 2. artère hépatique; 3. canal biliaire;
4. veine porte.

à ce niveau veine *sus-lobulaire*. Les lobules hépatiques ne sont
pas accolés intimement; entre eux se trouve du tissu conjonctif
interlobulaire, surtout développé chez le porc, dont le foie sert de
type pour les études histologiques. Sur une coupe on constate que
trois lobules voisins ménagent entre eux un espace triangulaire,
espace porte ou de *Kiernan* (fig. 303), dont le tissu conjonctif se
prolonge entre les lobules sous le nom de *fissures de Kiernan*.
Chaque lobule est donc en rapport avec plusieurs espaces de
Kiernan, et, comme ces derniers renferment un rameau de la
veine porte et de l'artère hépatique et un canalicule biliaire, le
lobule recevra par sa périphérie les branches de division de ces
différents vaisseaux.

Pour bien comprendre la structure intime du lobule hépatique, véritable *foie en miniature*, il est nécessaire de connaître la façon dont se comportent les vaisseaux dans le lobule.

1° *Vaisseaux du lobule.* — Les vaisseaux sont les uns afférents, branches de la veine porte et de l'artère hépatique, les autres sont efférents, ce sont les veines sus-lobulaires.

La *veine porte* (fig. 134) arrivée au hile du foie se divise en deux branches, une droite courte et une gauche, elles occupent la partie profonde du sillon transverse et donnent naissance aux

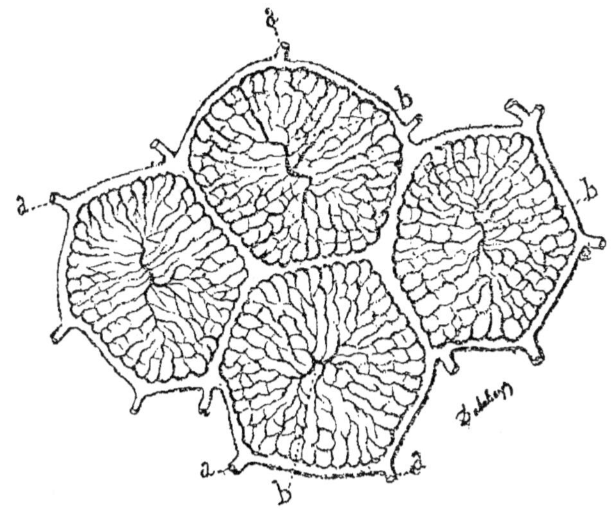

Fig. 304. — Distribution schématique de la veine porte dans les lobules hépatiques.

a. branches de la veine porte; *b*. veine sus-hépatique.

rameaux destinés au tissu hépatique. Ceux-ci suivent les gaines fournies par la capsule de Glisson et se divisent avec les divisions de ces tubes fibreux pour se terminer par les *veines inter-lobulaires* situées dans les espaces de Kiernan. De ces dernières partent des *branches* qui se portent aux lobules limitant cet espace et qui forment en s'anastomosant avec les branches venues d'un autre espace de Kiernan le *plexus péri-lobulaire* (fig. 304).

Du plexus péri-lobulaire naissent des veinules très fines, *veines radiées*, qui se capillarisent et qui se portent de la périphérie au centre du lobule, où nous les retrouvons en étudiant le vaisseau efférent.

L'*artère hépatique* ou vaisseau nourricier du lobule est une branche du tronc cœliaque; au niveau du hile elle se divise

également en deux branches, une droite volumineuse et une
gauche plus petite ; de ces deux branches naissent les rameaux
qui pénètrent dans le foie avec les rameaux de la veine porte et
s'y divisent comme eux. Autour du lobule les *artères inter-lobulaires* forment le *plexus péri-lobulaire* d'où partent des capillaires, les uns entourant les conduits biliaires et les autres pénétrant directement dans le lobule.

Le vaisseau efférent est constitué par un vaisseau collecteur
médian, *veine intra-lobulaire*, qui naît à la base du lobule par

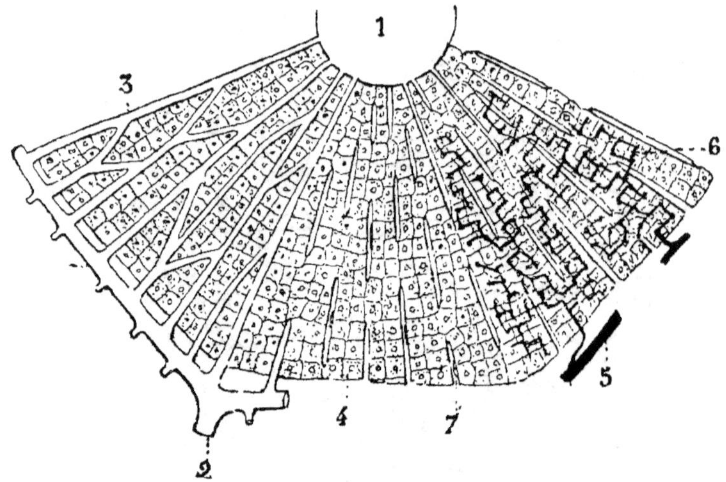

Fig. 305. — Fragment d'un lobule hépatique. Disposition des vaisseaux portes
et des canaux biliaires.

1. veine sus-hépatique ; 2. branches périlobulaires de la veine porte ; 3. rameaux
intra-hépatiques de la veine porte ; 4. cellules hépatiques ; 5. canaux biliaires
interlobulaires ; 6. canalicules biliaires.

la réunion de capillaires disposés en étoile (étoile de Héring),
suit son grand axe et en sort au niveau du sommet pour former
la *veine sus-lobulaire*. Cette dernière se réunit à d'autres semblables, et ainsi se trouvent constituées des veines de plus en plus
volumineuses qui se dirigent vers le bord postérieur du foie au
niveau de la gouttière occupée par la veine cave. Sous le nom de
veines sus-hépatiques elles forment deux groupes, l'un supérieur
constitué par deux veines, l'autre inférieur constitué par dix
à quinze vaisseaux plus petits ; toutes se jettent dans la veine
cave. Les veines sus-hépatiques n'ont pas de valvules et cheminent en plein tissu hépatique, aussi sont-elles très apparentes
sur les coupes du foie.

2° *Cellule hépatique.* — Connaissant maintenant le squelette vasculaire du lobule nous pouvons y placer l'élément noble, la *cellule*. Celles-ci sont situées dans les mailles vasculaires sous forme de travées radiées, *cordons de Remak* (fig. 306). La cellule est une masse polyédrique à six ou huit faces, longue de 20 à 25 μ, ses bords excavés logent les vaisseaux intra-lobulaires. Elle est constituée par une masse de protoplasma renfermant un

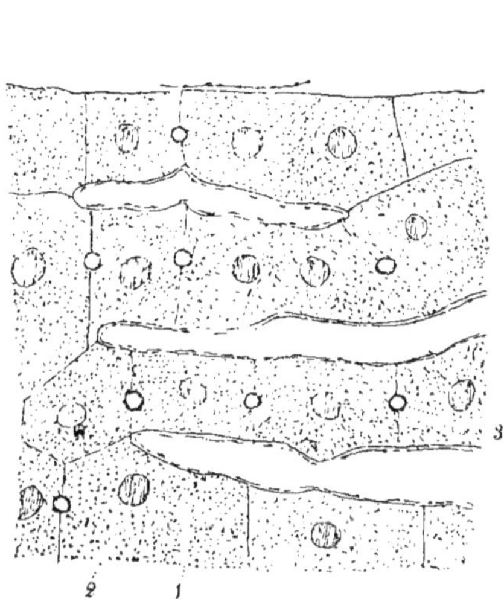

Fig. 306. — Foie humain.
1. cellule hépatique; 2. noyau; 3. canalicules biliaires à mi-face des cellules.

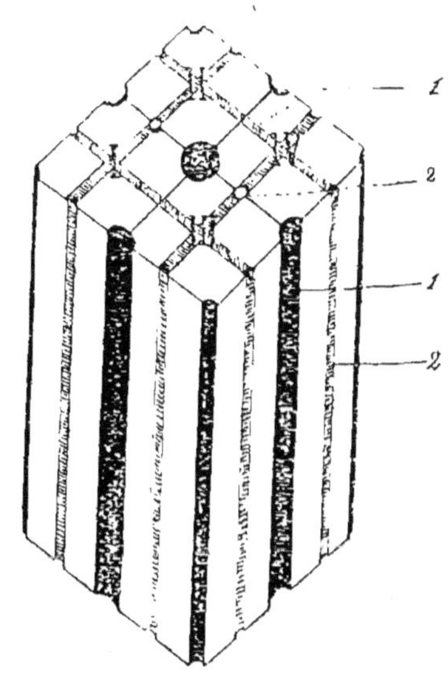

Fig. 307. — Schéma montrant les rapports réciproques de 4 cellules hépatiques entre elles et la formation des capillaires sanguins et biliaires (d'après Mathias Duval).

I. II. III. IV. cellules hépatiques; 1. capillaires sanguins; 2. capillaires biliaires.

gros noyau ; de celui-ci partent des travées protoplasmiques qui en s'anastomosant limitent des petits espaces ou *vacuoles* renfermant la matière glycogène sous forme de liquide sirupeux ; dans l'épaisseur des travées s'accumule la graisse. La cellule hépatique se modifie fréquemment, elle varie suivant que l'animal sacrifié était à jeun ou en période de digestion.

3° *Canalicules biliaires.* — Ceux-ci naissent entre les cellules par des extrémités libres et renflées ; ils se portent en suivant une direction radiée entre les cellules vers la périphérie du lobule (fig. 306). En ce point au canalicule intra-lobulaire *sécréteur* succède le canalicule inter-lobulaire *excréteur*, qui se réunit aux canalicules semblables pour former les *canaux biliaires* que nous étudierons plus loin.

4° *Lobule biliaire.* — Sabourin a décrit le foie comme une *glande en tube ramifiée*; les canalicules biliaires sont les lumières glandulaires limitées par les cellules sécrétrices. Le lobule biliaire a pour centre le conduit biliaire de l'espace de Kiernan, il reçoit ses canalicules au nombre de quatre d'un segment des quatre lobules hépatiques voisins, chaque segment constitue l'*acinus*. Cette manière de voir repose sur l'embryologie, sur l'anatomie pathologique et sur l'anatomie comparée.

b) Vaisseaux et nerfs du foie. — Il existe dans le foie comme dans le poumon deux circulations, une circulation *fonctionnelle* constituée par la *veine porte*, et une circulation nutritive constituée par l'*artère hépatique*; mais la circulation de retour est *unique*, alors qu'elle reste *double* dans le poumon ; elle est formée dans le foie par les *veines sus-hépatiques*.

Chez le *fœtus* la veine *ombilicale* venue de l'ombilic se dirige vers le bord antérieur du foie et, se creusant un canal dans le tissu hépatique à qui elle abandonne des collatérales, elle se porte vers le sillon transverse.

A ce niveau elle se divise en deux branches terminales, le *canal de communication avec la veine porte* et le *canal d'Arantius* qui va se jeter dans la veine cave inférieure. Chez l'adulte la veine ombilicale et le canal d'Arantius ou d'Aranzi sont remplacés par des cordons fibreux; quant au canal de communication avec la veine cave il constitue la branche gauche de la veine porte.

Nous avons dit que la *veine porte* était le vaisseau afférent fonctionnel du foie; ce n'est que le principal; en réalité il existe d'autres vaisseaux afférents qui sont groupés sous le nom de *veines portes accessoires* et qui comprennent : 1° le *groupe gastro-*

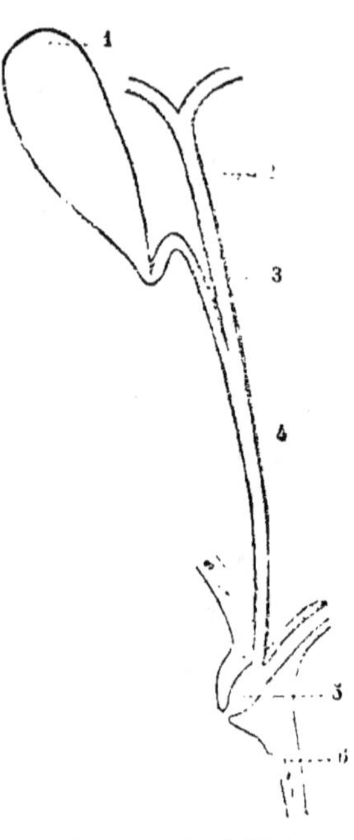

Fig. 308. — Voies biliaires et ampoule de Vater.

1. vésicule biliaire; 2. canal hépatique; 3. canal cystique; 4. canal cholédoque; 5. ampoule de Vater; 6. paroi du duodénum.

hépatique venu du petit épiploon ; 2° le *groupe cystique* fourni par les parois de la vésicule biliaire ; 3° le *groupe diaphragmatique* venu du diaphragme par le ligament suspenseur ; 4° le *groupe para-ombilical* venant de la paroi abdominale en suivant la veine ombilicale ; 5° enfin les *vaisseaux veineux* provenant des parois des canaux biliaires, de tous les vaisseaux contenus dans la glande et du tissu conjonctif des espaces de Kiernan.

Les *lymphatiques* naissent autour des lobules et se portent les uns vers les ganglions du hile en suivant les tubes fournis par la capsule de Glisson, les autres vers les ganglions sus-diaphragmatiques en empruntant le trajet des veines sus-hépatiques.

Les *nerfs* sont fournis par la *pneumogastrique gauche* et par le plexus hépatique, émanation du *plexus solaire* ; quelques-uns viennent du nerf phrénique droit.

c) Voies biliaires. — Les *canaux biliaires inter-lobulaires* se réunissent pour constituer les *conduits biliaires* ; ceux-ci suivent les tubes fournis par la capsule de Glisson et se portent vers le hile du foie en constituant des canaux de plus en plus volumineux qui se résument en deux ou trois conduits. La réunion de ces derniers forme le *canal hépatique* (fig. 308) qui descend dans l'épiploon gastro-hépatique et, après un trajet moyen de 3 centimètres, reçoit un autre canal, le *canal cystique* ; à partir de l'abouchement de ce dernier il se dirige en bas, en arrière et un peu à gauche sous le nom de *canal cholédoque.* Long de 7 à 8 centimètres ce canal passe derrière la tête du pancréas, il se creuse une gouttière dans cet organe, s'engage ensuite dans la paroi du duodénum et, accolé au canal pancréatique, il vient s'ouvrir dans l'ampoule de Water (fig. 309).

Le canal cystique conduit dans la *vésicule biliaire* ; ce réservoir membraneux a la forme d'une poire couchée dans la fossette cystique qui sépare le lobe droit du foie du lobe carré. Longue de 10 centimètres en moyenne, son extrémité antérieure ou fond a environ 4 centimètres de large, sa capacité est à peu près de 50 à 60 centimètres cubes, elle est appliquée contre la face inférieure du foie par le péritoine. Son *fond* déborde le bord antérieur de la glande hépatique et est en rapport avec la paroi abdominale au niveau de l'extrémité antérieure du dixième cartilage costal droit ; son extrémité rétrécie ou *col*, contournée en S, est située en avant du hile, elle se continue avec le *canal cystique.* Celui-ci, dont la longueur est de 3 à 4 centimètres, est d'abord flexueux, il se

porte vers le canal hépatique, auquel il se réunit pour constituer
le canal cholédoque.

Les canaux biliaires extra-hépatiques sont constitués par *deux
tuniques* : 1° une externe, *conjonctive* et *musculaire* ; les fibres
superficielles sont longitudinales, les fibres profondes sont circulaires ; 2° une interne, *muqueuse*, dont l'épithélium est cubique

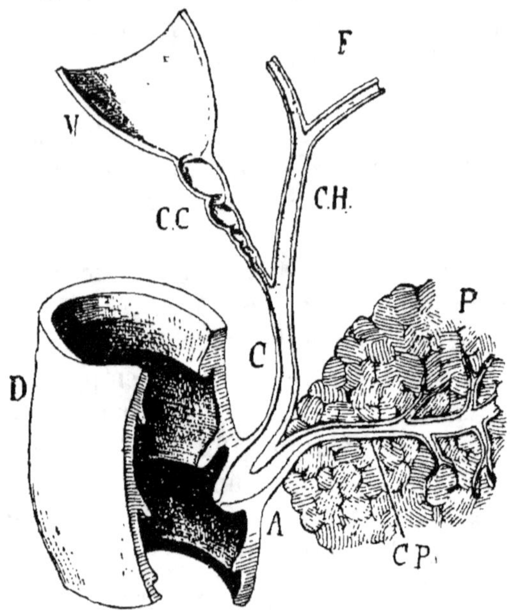

Fig. 300. — Ampoule de Vater et canaux biliaires.

V. vésicule biliaire ; CC. canal cystique ; CH. canal hépatique ; C. canal cholédoque ; F. foie ; P. pancréas ; CP. canal pancréatique ; A. ampoule de Vater ;
D. duodénum ouvert (Dieulafoy).

dans le canal hépatique et cylindrique à plateau strié dans le canal
cholédoque. Quant à la vésicule biliaire, elle est formée de trois
couches : 1° l'externe, *séreuse*, n'existe pas sur la face supérieure ; 2° la moyenne, *fibro-musculaire*, permet à la vésicule de
se dilater et de se contracter ; 3° l'interne, *muqueuse*, de coloration
jaunâtre présente des saillies entre-croisées limitant des *aréoles* ;
les vaisseaux viennent de l'artère cystique et les veines forment
des veines portes accessoires.

La muqueuse de la vésicule et des canaux biliaires renferme un
grand nombre de *glandes en grappe*.

Physiologie du foie.

Le foie a des fonctions multiples, que nous allons passer en revue.

1° Il forme la *bile*, dont l'action sera étudiée au chapitre de la digestion et au chapitre de l'absorption : c'est la *glande biliaire* de Sabourin.

2° Il forme du *glycogène*, fonction dont la découverte a été faite par un grand physiologiste français, Claude· Bernard. La glycogénèse ne commence dans le foie du fœtus que vers le troisième ou quatrième mois, avant cette époque elle siège dans le *placenta*. Lorsqu'on examine le sang contenu dans la veine porte et dans les veines sus-hépatiques en dehors de la période de digestion, on constate que dans la veine porte il n'y a pas de sucre, alors qu'on en trouve dans le sang des veines sus-hépatiques. Pour prouver que le foie forme réellement le sucre et n'est pas seulement un lieu d'emmagasinement du sucre absorbé, on soumet un animal à une alimentation uniquement azotée ; les analyses du sang des veines sus-hépatiques révèlent toujours la même quantité de sucre. Celui-ci n'est pas formé directement, le *glycogène* seul est sécrété par le foie, puis il est transformé en *glycose* par un *ferment* spécial sécrété par le foie ou apporté par le sang. Si en effet on enlève le foie et si l'on fait passer ensuite un courant d'eau jusqu'à ce que celle-ci ne renferme plus trace de sucre (*expérience du foie lavé*), on constate après un certain temps de repos, surtout si le foie a été soumis à une température constante de 38°, que de nouveau il renferme du sucre. Celui-ci est destiné à être porté par le sang dans les tissus où il est détruit par les combustions : à ce titre le foie est une *glande vasculaire sanguine* ou *glande à sécrétion interne*.

Le foie n'est pas seulement l'organe *formateur* du sucre, c'est aussi l'organe *régulateur* de la distribution de cette substance ; absorbée au niveau de l'intestin, elle est entraînée par la veine porte dans le foie qui la retient et la transforme en glycogène. Ces quelques notions physiologiques nous permettent d'interpréter la théorie de la *glycosurie* et du *diabète*. Si le foie fabrique trop de sucre d'une part ou s'il n'arrête pas celui qui vient de l'intestin d'autre part, il en résulte une quantité trop considérable dans le sang, le sucre en excès filtre au niveau du rein et est expulsé au dehors avec les urines. La *glycosurie* peut être produite par certaines substances irritantes, comme le chloroforme, les matières putrides, etc., en un mot par tout ce qui favorise les fermentations. Elle peut être occasionnée également par le système nerveux : c'est ainsi que la piqûre d'un point spécial du plancher du 4e ventricule à la face postérieure du bulbe est suivie de glycosurie passagère.

3° Le foie forme de l'*urée*, comme l'a démontré le professeur Brouardel, en achevant les métamorphoses désassimilatrices des substances albuminoïdes.

4° Le foie *détruit les poisons* en les transformant, il agit aussi bien sur ceux qui ont été fabriqués par l'organisme, *ptomaïnes*, que sur ceux qui sont apportés du dehors, *alcaloïdes*. Cette fonction est très importante pendant la grossesse; elle tient sous sa dépendance l'état général de la femme. Les accidents d'auto-intoxication de la grossesse ne peuvent survenir que si le foie surmené laisse passer les toxines sans les arrêter; les troubles de nature diverse qui apparaissent appartiennent au grand chapitre de l'*hépatotoxémie*.

5° On a prétendu que le foie était également un organe *hématopoïétique*, c'est-à-dire un lieu de formation de globules rouges, comme semble le démontrer la présence du fer et de certaines matières colorantes dans la bile.

D. — RATE

La rate est une *glande vasculaire sanguine*, c'est-à-dire une glande sans conduit excréteur; elle est située dans la *loge splénique*, limitée en haut et en dehors par le diaphragme, en dedans et en arrière par l'estomac et le rein, en bas par le côlon. Elle occupe donc l'hypocondre gauche où elle est maintenue en place par des replis du péritoine, les *épiploons gastro-splénique* et *pancréatico-splénique* et le *ligament phréno-splénique* ou suspenseur de la rate.

Longue de 12 centimètres, large de 6 à 8 centimètres et épaisse de 3 centimètres, son poids est de 180 à 200 grammes, sa couleur est rouge lie de vin, sa consistance est faible et friable, aussi son tissu se laisse-t-il facilement déchirer.

La rate est un ovoïde aplati transversalement, elle présente deux faces, deux bords et deux extrémités.

Rapports. — La face externe convexe répond au diaphragme

qui la sépare de la plèvre et des côtes ; la face interne concave est
divisée en deux parties par un sillon vertical constituant le *hile*
(fig. 310) ; la portion de cette face placée en avant du hile est en
rapport avec la grosse tubérosité de l'estomac ; la portion placée
en arrière répond au pilier gauche du diaphragme, à la queue du
pancréas et à l'arrière-cavité des épiploons. Le bord antérieur
mince présente des incisures et est en rapport avec le diaphragme
et la paroi abdominale ; le bord postérieur arrondi répond au rein

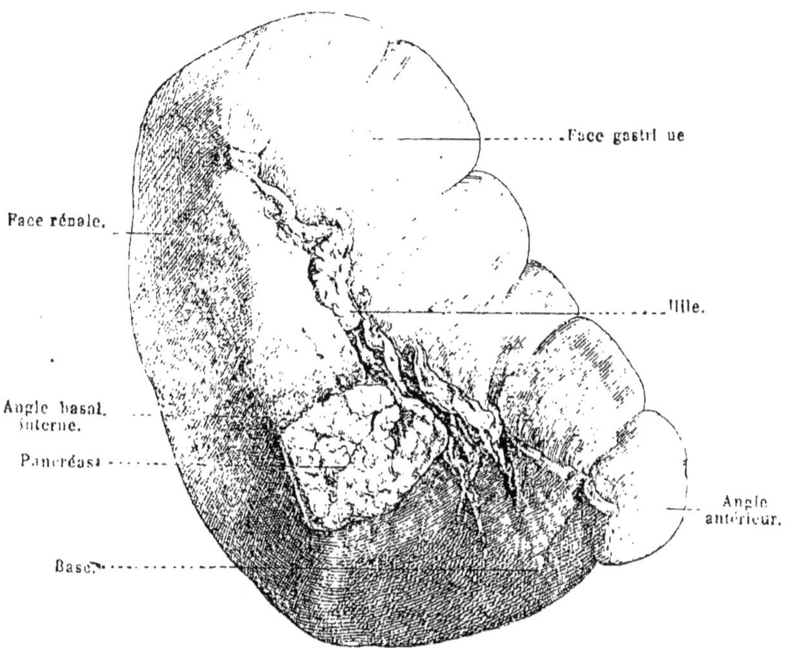

Fig. 310. — Rate de nouveau-né vue par sa face interne (Poirier).

et à la capsule surrénale gauche. L'extrémité supérieure ou *tête*
est en rapport avec le diaphragme et l'extrémité inférieure ou
queue repose sur le méso-côlon transverse.

Structure. — 1° Extérieurement la rate est entourée par le
péritoine qui, en se portant de cet organe aux organes voisins
ou à la paroi voisine, constitue soit des épiploons, soit des ligaments que nous avons cités plus haut.

Débarrassée de sa tunique externe séreuse, la rate présente à
étudier une membrane d'enveloppe et le tissu propre ou parenchyme (fig. 311).

2° La *tunique fibreuse* ou *capsule de Malpighi* entoure la rate et pénètre dans cet organe au niveau du hile en formant aux vaisseaux des gaines fibreuses; elle se comporte donc de la même façon que la capsule de Glisson au niveau du hile du foie. Cette capsule est élastique et contractile, car elle renferme des fibres musculaires lisses. De la face interne de la membrane d'enveloppe et de la face externe de la portion réfléchie de cette tunique partent des travées, qui s'entre-croisent et donnent naissance à des petites cavités contenant le tissu propre de la rate.

3° Le *parenchyme* renfermé dans les aréoles précédentes porte le nom de *pulpe* ou de *boue splénique* à cause de sa mollesse; elle est constituée par des globules blancs (cellules spléniques),

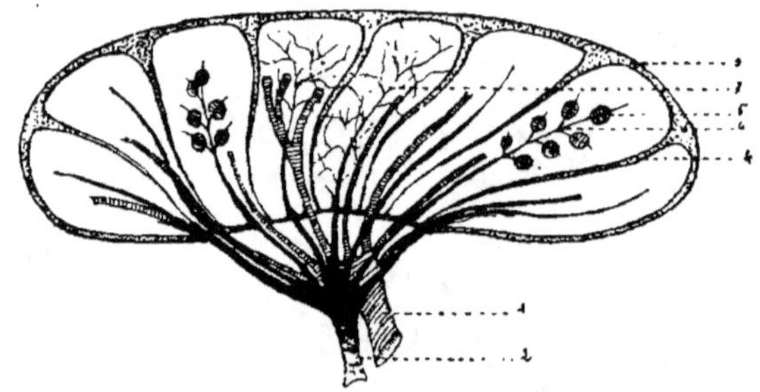

Fig. 311. — Schéma de la rate (Launois).

1. veine splénique; 2. artère splénique; 3. capsule de Malpighi; 4. cloison;
5. corpuscule de Malpighi; 6. artère pénicillée; 7. tissu réticulé.

des globules rouges, des cellules pigmentées et granuleuses, par des débris de globules rouges et par une certaine quantité d'hémoglobine. C'est pour cette raison, présence de ces éléments, que les physiologistes modernes ont fait de la rate non pas un lieu de formation, mais un lieu de destruction des globules rouges. Enfin, il existe dans cet organe des petits renflements sphériques, blanchâtres, développés dans l'expansion de la tunique fibreuse qui enveloppe les petits vaisseaux: ce sont les *corpuscules de Malpighi* formés de *tissu lymphoïde*, c'est-à-dire de tissu conjonctif renfermant des globules blancs dans ses mailles.

Vaisseaux. — L'*artère splénique*, branche du tronc cœliaque, arrivée au niveau du hile de la rate se divise en sept ou huit branches. Celles-ci pénètrent dans le tissu splénique et s'y divisent sans s'anastomoser; elles se terminent par un bouquet de fines artérioles (artères pénicillées), qui se capillarisent et donnent naissance aux veinules. Ces dernières se réunissent, puis vont s'accoler à la division artérielle correspondante pour arriver au hile au nombre de sept à huit branches; leur réunion forme la *veine splénique*, une des trois branches d'origine de la veine porte.

Les *lymphatiques* nombreux vont aux ganglions situés près du hile entre les deux feuillets péritonéaux.

Les *nerfs* émanés du plexus solaire sont apportés par l'artère splénique sous le nom de *plexus splénique*.

Physiologie. — Le rôle de la rate a été très discuté et a donné lieu à de nombreuses théories, la plupart hypothétiques.

Les uns la considèrent comme un organe de formation des globules rouges, d'autres, au contraire, comme l'organe de destruction de ces mêmes globules. On admet plus généralement que la rate, par suite de sa richesse en tissu lymphoïde, *fabrique des globules blancs*, de là son augmentation de volume au cours des maladies infectieuses; enfin elle paraît être également un lieu d'emmagasinement du fer et peut-être du potassium.

§ II. — *Physiologie générale de la digestion.*

Physiologie du tube digestif. — Le tube digestif sert à transformer les aliments introduits dans l'organisme en substances assimilables, susceptibles d'être absorbées par les cellules vivantes pour servir à l'entretien, à l'accroissement et au bon fonctionnement du corps.

Cette étude est assez complexe puisqu'elle comprend l'étude des matériaux empruntés au monde extérieur ou *aliments*, l'étude des transformations que le tube digestif fait subir à ces substances ou *digestion* proprement dite, l'étude du passage des substances transformées dans la circulation ou *absorption*, enfin l'étude de la manière dont le tube digestif se débarrasse des substances qui n'ont pu lui servir, c'est-à-dire de la *défécation*.

1. ALIMENTS

L'organisme est composé surtout de carbone, d'oxygène, d'hydrogène et d'azote; aussi les aliments devront-ils renfermer ces quatre éléments pour constituer un *aliment complet*. Le type le plus parfait est le *lait*, qui suffit à l'alimentation du nouveau-né.

Le plus souvent en effet les aliments, dont nous nous servons, ne renferment pas ces quatre éléments, de là la nécessité d'avoir recours à plusieurs substances dont la réunion forme une alimentation complète et dont la quantité minima constitue la *ration d'entretien*. Il faut lui ajouter la *ration de travail* nécessaire à l'organisme lorsqu'il est obligé de se livrer à un travail augmentant les combustions et par conséquent les dépenses.

On divise les aliments de la façon suivante : 1° les *albuminoïdes* ou *aliments azotés*, dont le type est le blanc d'œuf ou albumine ; à cette classe appartiennent également la fibrine de la viande, la légumine, la caséine, etc. ; 2° les *aliments hydrocarbonés*, amidon, sucres, féculents, etc. ; 3° les *aliments gras*, beurre, huile, graisse, etc., et enfin 4° les *aliments minéraux*, eau, sel marin, phosphates, carbonates, etc.

Le lait, que nous avons dit être un aliment complet, renferme en effet : 1° une substance azotée, la *caséine*, 2° une substance hydrocarbonée, la *lactose* ou suc de lait, 3° une substance grasse, le *beurre*, et enfin 4° des substances minérales, *eau* et *sels*.

Le pain, au contraire, n'est pas suffisant à nourrir l'organisme ; il renferme bien du gluten, substance azotée, de l'amidon, substance hydrocarbonée, et des sels, il lui manque de la matière grasse et une certaine quantité d'eau.

Lorsque les cellules dont se compose le corps humain ont besoin de matériaux pour vivre ou pour fonctionner, elle font un appel ressenti par l'organisme sous la forme de sensations générales qui sont la *faim* et la *soif*. Si ces matériaux ne leur sont pas fournis, l'organisme, qui en a besoin, les emprunte à certaines parties de lui-même, il y a *auto-digestion* et par conséquent amaigrissement. Lorsque les matières de réserve sont épuisées, des phénomènes graves surviennent, abaissement de la température, abattement, il y a *inanition*, et la mort survient rapidement.

2. DIGESTION

Introduction des aliments dans la bouche. — Les aliments sont ou solides ou liquides : les solides sont portés à la bouche par la main directement ou indirectement et ils sont alors saisis par les lèvres et les dents ; les liquides sont le plus souvent versés dans la cavité buccale par une cuillère, un verre, etc., mais quelquefois ils sont aspirés ; c'est ainsi que le nouveau-né mis au sein aspire le lait par succion. Il applique ses lèvres à la base du mamelon, ce qui ferme complètement l'orifice buccal ; aspirant l'air contenu dans la bouche, il fait le vide dans cette cavité, la pression atmosphérique agit sur le sein et en chasse le lait qui passe dans la bouche. La langue joue un grand rôle dans ce mouvement de succion, elle se porte continuellement d'avant en arrière et d'arrière en avant, elle agit comme le piston d'une pompe, et, au moment où elle va se porter d'avant en arrière, la cavité buccale est fermée en arrière par le voile du palais. .

Mastication. — L'aliment solide introduit dans la bouche doit être divisé en petites parcelles pour être mieux attaqué par les sucs que sécrètent les glandes annexées au tube digestif. Ce sont les dents qui sont chargées de ce rôle, les molaires surtout, en broyant les aliments que la langue, les lèvres et les joues ramènent continuellement entre les arcades dentaires.

Insalivation. — En même temps que les aliments sont réduits en pulpe, ils sont humectés par la *salive* que sécrètent les glandes salivaires proprement dites et toutes les glandes contenues dans la muqueuse buccale. Le liquide ainsi sécrété prend le nom de salive mixte, qui est alcaline et dont la quantité varie de 500 à 1 500 grammes. Sa sécrétion est continuelle, mais au moment où les aliments sont introduits dans la bouche, elle devient plus abondante sous l'influence d'une action nerveuse réflexe. Cette sécrétion peut dans certains cas se produire en très grande quantité en dehors des repas, parfois même d'une façon continue; cette hypersécrétion constitue le *ptyalisme*, que l'on rencontre quelquefois chez les femmes enceintes. Sa cause est encore mal déterminée, elle paraît due à une action toxique; certaines substances peuvent aussi la déterminer; la salivation exagérée est bien connue chez les individus qui travaillent dans le mercure ou qui absorbent des médicaments mercuriels.

La salive a un rôle multiple à remplir : elle dissout les substances solubles, le sucre par exemple, elle se mêle aux aliments pour les rendre plus mous, elle transforme l'*amidon* en dextrine, puis en *glycose* grâce à un ferment spécial qu'elle renferme, la *ptyaline* ou diastase animale. Le contact de ce ferment soluble avec les matières féculentes doit être assez prolongé; aussi son action commencée dans la bouche se continue-t-elle dans l'estomac, Enfin la salive, par le mucus qu'elle renferme, agglutine les matières alimentaires pour en faire une pâte molle ou *bol alimentaire*, qui ainsi enrobé glissera plus facilement de la bouche dans le pharynx, puis dans l'œsophage.

Déglutition. — On donne ce nom à l'acte mécanique dont le but est de porter le bol alimentaire ou les boissons de la bouche dans l'estomac. La déglutition est divisée en trois temps : dans le *premier* le bol alimentaire est amené par les mouvements des joues et de la langue sur le dos de celle-ci qui s'élargit, se creuse en gouttière en relevant ses bords et enfin s'applique de la pointe vers la base contre la voûte palatine, chassant ainsi le bol alimentaire d'avant en arrière. *Dans le deuxième temps* le bol alimentaire qui a franchi l'isthme du gosier arrive dans le pharynx, celui-ci est monté à sa rencontre grâce à la contraction de ses muscles élévateurs, et il descend vers l'œsophage sous l'influence des contractions des muscles constricteurs du pharynx. Dans ce trajet le bol alimentaire rencontre plusieurs orifices qui se ferment sur son passage ; en haut le pharynx nasal est oblitéré par le voile du palais, aussi, lorsque ce dernier organe est paralysé, les aliments peuvent-ils remonter dans les fosses nasales ; en bas l'orifice supérieur du larynx est oblitéré par l'épiglotte sous laquelle il monte se cacher, celle-ci s'étant légèrement rabattue en arrière.

Le *troisième temps* est le parcours du bol alimentaire dans l'œsophage jusqu'à son arrivée dans l'estomac après la traversée du cardia. Les aliments ne tombent pas dans l'estomac en vertu de leur poids ; un individu ayant la tête en bas peut déglutir, car le bol alimentaire est poussé de place en place par un *mouvement péristaltique* produit par la contraction alternative des fibres longitudinales et des fibres circulaires de l'œsophage.

Digestion stomacale ou gastrique. — L'estomac est une des portions du tube digestif où s'accomplissent les actes les plus importants de la digestion. L'action de l'estomac est double, mécanique et chimique.

a) Phénomènes mécaniques. — Il est admis actuellement que les liquides ne séjournent que très peu de temps dans l'estomac ; ils passent dans le duodénum en suivant la petite courbure grâce au phénomène suivant. Au moment de la digestion les fibres obliques, qui entourent la partie moyenne de l'estomac et qui sont décrites sous le nom de *cravate de Suisse*, se contractent et transforment la cavité gastrique en deux conduits superposés : le supérieur forme une sorte de canal allant directement du cardia au pylore, canal suivi par les liquides ; l'inférieur forme un réservoir où séjournent les aliments.

Pendant la digestion l'estomac exécute des mouvements grâce à la contraction de ses fibres musculaires, mouvement dont le but est de brasser les aliments et de les mélanger plus intimement au suc gastrique. A la fin de la digestion ce sont encore les contractions du muscle gastrique qui font passer dans le duodénum en forçant la valvule pylorique les aliments transformés en *chyme*. Dans le *vomissement*, phénomène anormal par lequel le contenu de l'estomac est rejeté au dehors en parcourant de bas en haut l'œsophage, le pharynx et la bouche, les fibres musculaires de l'estomac n'interviennent pas; cet acte est entièrement dû à la contraction du diaphragme et des muscles de la paroi abdominale, qui déterminent une compression des viscères abdominaux pour en chasser le contenu.

b) Phénomènes chimiques. — Les nombreuses glandes de la muqueuse sont chargées de sécréter les deux produits nécessaires à la digestion gastrique, la *pepsine* et l'*acide chlorhydrique*. Ces deux substances mélangées au mucus constituent le *suc gastrique*. La pepsine est un ferment qu'on a pu isoler et qui se présente alors sous la forme d'une poudre blanchâtre; elle a pour fonction de transformer les substances albuminoïdes en *peptones*, c'est-à-dire en substances également azotées mais assimilables; cette transformation ne peut se faire qu'en présence de l'acide chlorhydrique. A la fin de la digestion gastrique la viande et la fibrine sont donc transformées en une pulpe presque liquide. Chez les jeunes sujets l'estomac renferme un autre ferment, la *présure* ou *lab*, qui a pour propriété de coaguler la *caséine* du lait; c'est cette propriété qui est employée dans la fabrication des fromages sous forme de caillette de veau.

Digestion intestinale. — Quand les aliments sont transformés en *chyme*, il passent dans le duodénum grâce au relâchement de la valvule pylorique. Leur parcours dans l'intestin dépend des contractions des fibres musculaires longitudinales et circulaires de cet organe, qui se font de proche en proche, véritables mouvements de reptation ou *vermiculaires*. Lorsque les contractions font cheminer le contenu de l'intestin du duodénum vers le gros intestin, les mouvements sont dits *péristaltiques*; lorsque au contraire les mouvements vont de là valvule iléo-cæcale vers le pylore, ils sont dits *antipéristaltiques*. Tels sont les *phénomènes mécaniques*, c'est au cours de ce trajet dans la longueur de l'intestin grêle que vont se produire les *phénomènes chimiques*; ceux-ci sont surtout sous la dépendance des sucs sécrétés par les glandes annexées au tube digestif et qui déversent leur produit au niveau du duodénum. Dans l'intestin les aliments subiront à la fois l'action du suc intestinal, du suc pancréatique et de la bile, la sécrétion grâce à une action réflexe devient abondante au moment où le chyme arrive dans le duodénum.

Dans la muqueuse duodénale les *glandes de Brünner* sécrètent un liquide alcalin destiné à détruire l'acidité du suc gastrique. Le *suc pancréatique* est un liquide clair, visqueux, alcalin, sécrété d'une façon permanente (350 grammes environ dans les vingt-quatre heures), mais en plus grande abondance au moment de la digestion. Il renferme un ferment, la *pancréatine*, décomposable en trois variétés de ferments : l'un a pour but de transformer les *albuminoïdes*, qui n'ont pas été attaqués par le suc gastrique, en *peptones*; le second agit sur les *féculents* qu'il transforme en *glucose*, complétant par conséquent l'action de la ptyaline de la salive; le troisième, le plus important, *émulsionne les graisses*, c'est-à-dire les réduit en très fines gouttelettes capables de traverser l'épithélium de l'intestin pour être absorbées par le vaisseau chylifère des villosités.

Dans l'intestin grêle proprement dit les glandes de Lieberkühn sécrètent le *suc intestinal*, qui dédouble le sucre de canne en *glycose* et en *nébuloses* grâce à l'action de son ferment, l'*invertine*. Le suc entérique ou intestinal est un liquide clair et très abondant, c'est lui qui est sécrété en quantité telle qu'il est expulsé sous forme de diarrhée séreuse au cours de certaines émotions ou après l'absorption de purgatifs salins.

Nous avons placé l'étude de la *bile* après celle du suc intestinal, car il est à peu près admis actuellement que son action est nulle dans la digestion. La bile est un liquide visqueux, de couleur jaunâtre, d'une saveur amère puis sucrée, sécrétée par le foie d'une façon continuelle et en grande abondance, 1 200 à 1 300 grammes en vingt-quatre heures. Elle est mise en réserve dans la vésicule biliaire, qui la déverse dans l'intestin quelque temps après le passage du chyme dans le duodénum. Sur 1 000 parties de bile il y a 850 parties d'eau; le reste est représenté par des *sels biliaires, taurocholates* et *glycocholates de soude*, par des *pigments biliaires* dont le principal est la *bilirubine* qui peut se transformer en *biliverdine*, par une matière excrémentitielle de la classe des alcools, la *cholestérine*, et enfin par du *mucus*.

Arrivant dans l'intestin après le passage du chyme, on lui attribue la fonction de dissoudre et de chasser l'épithélium intestinal qui vient de servir à l'absorption, et de hâter ainsi la rénovation cellulaire de cet épithélium. Mélangée aux matières fécales la bile s'opposerait à la putréfaction dans l'intestin, et c'est elle qui donne aux fèces leur coloration foncée; aussi, dès que la bile n'est plus déversée dans le tube digestif, les matières fécales prennent-elles une teinte blanchâtre et acquièrent-elles une odeur très fétide.

3. ABSORPTION

L'absorption est le but de la digestion, c'est le phénomène par lequel les matières alimentaires, complètement modifiées par leur passage à travers le tube digestif, passent dans le sang pour être transportées ensuite dans l'économie et servir ainsi à la *nutrition* des tissus.

L'absorption est sous la dépendance de conditions *physiques* et de conditions *vitales.* Aux premières appartiennent la *diffusion,* c'est-à-dire la propriété que possèdent certains corps de se disséminer dans le milieu où ils sont renfermés, et l'*osmose* ou mélange de deux liquides séparés par une membrane à travers laquelle ils passent. Quant aux conditions vitales, elles reposent tout entières dans la structure de l'*épithélium* qui revêt la face interne du tube digestif; certaines cellules s'opposent à l'absorption, d'autres au contraire ont ce rôle à remplir. Cette fonction est dévolue à l'*épithélium de l'intestin grêle* et particulièrement à celui des *villosités,* véritables racines flottantes plongées dans le conduit intestinal. Leur richesse en vaisseaux lymphatiques et sanguins nous permet de comprendre que l'absorption puisse se faire par deux voies différentes : *celle de la veine porte* et *celle des chylifères.*

Les *veines* absorbent l'eau, les *sels,* les *sucres* et les *albuminoïdes* transformées en *peptones.* Ces substances, après leur passage dans les capillaires veineux de la villosité, sont emportées vers la *veine porte* et vers le foie, où elles subissent une sorte de *filtration,* certaines d'entre elles (sucres, poisons) sont, en effet, retenues à ce niveau. Les autres par les veines sus-hépatiques arrivent à la veine cave inférieure et sont emportées vers le cœur droit, puis vers le cœur gauche et enfin dans tous les tissus de l'organisme par le système artériel. Les *vaisseaux lymphatiques* ou *chylifères* absorbent les graisses émulsionnées grâce à une action de l'épithélium sur laquelle on n'est pas d'accord. Par les chylifères ces graisses sont transportées dans la citerne de Pecquet, puis le canal thoracique va les déverser dans la sous-clavière gauche, c'est-à-dire dans le torrent circulatoire veineux ; dans le cœur droit elles se mélangent aux substances qui ont été absorbées directement par les veines.

Dans le *gros intestin*, dont l'action digestive est à peu près nulle, l'absorption de l'eau, des sels, de la glycose et des peptones s'exerce encore dans le cæcum et dans la première partie du côlon, mais elle est terminée à partir du milieu du gros intestin.

4. DÉFÉCATION

A mesure que l'absorption se produit dans l'intestin grêle et dans le gros intestin le chyme prend de plus en plus de consistance. Pendant son séjour dans le gros intestin il perd encore de l'eau, devient plus solide et constitue le *bol fécal* ou *excréments*. Ceux-ci s'accumulent dans le côlon ilio-pelvien, puis en descendant dans le rectum ils déterminent une sensation particulière, le *besoin*. Deux cas se présentent : ou bien le besoin est aussitôt satisfait, les matières sont chassées par les contractions de l'intestin et des muscles de l'abdomen (effort), elles forcent les sphincters de l'anus et sont expulsées au dehors, tel est le phénomène de la *défécation* ; ou bien le besoin ne peut être satisfait, le sphincter externe strié se contracte volontairement ; cette contraction se propage aux fibres circulaires du rectum, et par un mou-

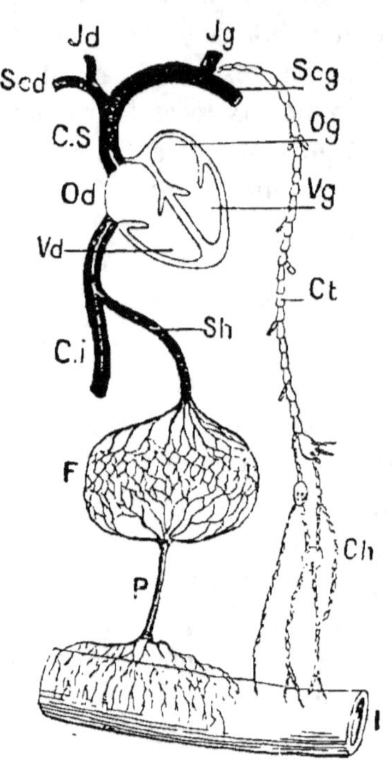

Fig. 312. — Schéma des voies d'absorption.

I. intestin grêle ; P. veine porte ; F. foie ; Sh. veine sus-hépatique ; C.i. veine cave inférieure ; C.S veine cave supérieure ; Scd. et Scg. veines sous-clavières droite et gauche ; Jd. et Jg. veines jugulaires droite et gauche ; Ch. vaisseaux chylifères ; Ct. canal thoracique ; Od. et Og. oreillettes droite et gauche du cœur ; Vd. et Vg. ventricules droit et gauche.

vement anti-péristaltique les matières sont refoulées du rectum vers le côlon ilio-pelvien. La défécation est un réflexe, dont le centre siège à la partie inférieure de la moelle lombaire au niveau du *centre ano-spinal*.

Les matières fécales sont constituées par des débris de l'épithélium intestinal, par les parties non assimilables des aliments, tissus élastiques et cornés, cellulose, etc., et par de la cholestérine ; elles sont colorées par les matières colorantes de la bile, et leur odeur dépend des nombreuses *fermentations* qui se produisent dans le gros intestin. Ces dernières sont dues à des actions chimiques et microbiennes ; elles donnent naissance à des *acides gras*, à des toxines ou *ptomaïnes* et à des *gaz*, acide carbonique, hydrogène et hydrogène sulfuré.

Le *méconium*, qui constitue l'excrément fœtal, est uniquement constitué par des débris de cellules épithéliales, colorées en vert par la biliverdine de la bile.

§ III. — *Pathologie.*

A. — MALADIES DE LA BOUCHE ET DES GLANDES SALIVAIRES

Stomatite. — On donne le nom de *stomatite* à toute inflammation de la muqueuse buccale et celui de *gingivite* à l'inflammation unique des gencives. Il existe de nombreuses variétés de stomatites, variétés basées sur la cause et sur les symptômes.

Stomatite ulcéro-membraneuse. — La stomatite ulcéro-membraneuse est une maladie spécifique, contagieuse, parfois épidémique ; elle se développe au moment de la deuxième dentition, surtout chez les enfants dont la bouche n'est pas soignée. Les *ulcérations* d'abord localisées aux gencives peuvent se propager aux joues, aux lèvres, à la langue ; elles sont douloureuses, à fond grisâtre, à bords déchiquetés, elles sont limitées par un liséré blanc et saignent très facilement. La *salivation* est exagérée et l'*haleine fétide* ; la durée est d'une huitaine de jours, à moins qu'elle ne devienne chronique.

Stomatite aphteuse. — Elle est due au développement sur le palais, la langue, la face interne des lèvres de petites vésicules appelées *aphtes*, auxquelles font suite des ulcérations grisâtres déterminant une douleur aiguë au moindre contact. Elle s'accompagnent presque toujours de fièvre plus ou moins élevée, *fièvre aphteuse*. Cette affection est transmise par certains animaux, vaches, moutons, etc., chez lesquels elle porte le nom de *cocotte*.

Stomatite mercurielle. — C'est le type des stomatites toxiques ; elle peut apparaître avec tous les modes d'administration du mercure, injections, frictions, ingestions, ou chez les individus travaillant dans des substances à base mercurielle. Elle revêt des formes variables, depuis l'*érythème* simple de la gencive jusqu'aux *ulcérations* étendues avec perte de substance et suppuration péridentaire ; les lésions peuvent s'étendre aux joues, à la langue, à la voûte palatine et au voile du palais. La *salivation* est abondante et l'haleine est souvent d'une *fétidité* repoussante.

Pour l'éviter ou pour la combattre il faut recommander un nettoyage fréquent de la bouche, surtout après chaque repas, avec une brosse et de l'eau antiseptisée ; il est souvent nécessaire d'administrer du chlorate de potasse à l'intérieur.

Stomatite saturnine. — Chez les personnes, qui travaillent dans les substances contenant du plomb, on voit un liséré bleuâtre au niveau du collet des dents : il est dû à l'accumulation de poussières métalliques dans ces régions.

Muguet. — Le *muguet* ou *blanchet* est une affection fréquente chez les *nourrissons athrepsiques* ; elle peut aussi se rencontrer au cours, pendant la convalescence ou au déclin d'un certain nombre de maladies graves. Elle est caractérisée par un semis de points blanchâtres développés sur la muqueuse de la langue, des lèvres, des joues, elle peut aussi gagner le pharynx, l'œsophage, l'estomac et l'intestin. D'abord isolés, ces grains blancs, puis jaunâtres se réunissent parfois pour constituer une nappe très adhérente à la muqueuse sous-jacente ; lorsqu'on les enlève, celle-ci est rouge et vernissée.

Le muguet est dû à une moisissure, l'*oïdium albicans*, dont certaines cellules sont allongées, *mycélium*, et les autres arrondies, *spores* ; ce champignon se développe de préférence dans les milieux sucrés ou acides. Pour le faire disparaître il faut nettoyer la muqueuse buccale avec un tampon de coton trempé dans un liquide alcalin, eau de Vichy, eau de chaux, solution de borax, ou antiseptique, liqueur de Van Swieten.

Noma. — Véritable gangrène de la bouche, cette affection grave commence par un ulcère qui gagne en largeur et en profondeur. On le rencontre surtout chez les enfants des classes pauvres au cours de certaines infections générales.

Glossite. — Inflammation aiguë ou chronique de la langue, elle peut être infectieuse, cancéreuse, tuberculeuse ou syphilitique (gommes de la période tertiaire et leucoplasie).

La syphilis se localise souvent sur la langue ou sur les lèvres à la période secondaire sous forme de *plaques muqueuses*; dans la syphilis héréditaire les ulcérations buccales de l'enfant peuvent inoculer cette affection au sein de la nourrice et transmettre à celle-ci la syphilis sous forme de *chancre mammaire*.

Oreillons. — On donne ce nom à une infection contagieuse, épidémique, localisée sur les glandes salivaires et en particulier sur la *parotide*. Celle-ci augmente de volume et devient douloureuse; les glandes se prennent l'une après l'autre et le catarrhe peut s'étendre aux glandes sous-maxillaires, aux testicules (orchite ourlienne), aux ovaires, aux glandes mammaires. Cette inflammation est précédée et s'accompagne de symptômes généraux : fièvre, courbature, délire, convulsions, etc.

Parotidite. — C'est une inflammation aiguë ou chronique de la glande parotide par infection remontant par le canal de Sténon. Dans certains cas elle est de cause générale, les microbes sont apportés par le sang et se localisent dans la glande, qui peut suppurer, *parotidite phlegmoneuse*.

Grenouillette. — On donne ce nom à un kyste des glandes sublinguales; de coloration rosée ou violacée cette tumeur, grosse comme une noisette ou une noix, soulève la langue et gêne la mastication et la parole. Congénitale, elle peut être, chez le nourrisson, un obstacle sérieux pour la succion.

Maladies de la bouche particulières aux femmes enceintes.

Maux de dents et névralgies faciales. — Assez fréquemment pendant la grossesse les femmes éprouvent des névralgies occasionnées par une dent cariée; ces névralgies peuvent apparaître à toute heure du jour ou de la nuit et troublent la santé de la femme si elles sont persistantes. On doit conseiller dans ce cas l'application de pansements antiseptiques dans la dent, car une périostite alvéolo-dentaire peut survenir et un abcès en sera la conséquence.

Gingivite. — L'inflammation des gencives se localise de préférence à la partie antérieure au niveau des incisives et des canines. Elle provoque des douleurs aiguës, sorte de brûlure, et elle peut déchausser les dents et amener leur chute. On la rencontre souvent chez les multipares, chez les personnes surmenées ou cachectiques, comme les tuberculeuses. Elle se prolonge jusque pendant l'allaitement. Il faut conseiller les soins de propreté exagérés de la cavité buccale : brossage avec une brosse douce et une poudre antiseptique, lavages de la bouche, application d'une très légère couche de teinture d'iode dédoublée. Un traitement interne de récalcification est utile.

Ptyalisme et Syalorrhée. — Ainsi est appelée une salivation abondante qui survient souvent dès le début de la grossesse. La quantité de salive est parfois considérable, les femmes crachent sans cesse et remplissent quelquefois plusieurs cuvettes dans les vingt-quatre heures ; la salivation peut persister la nuit et priver la femme de sommeil, aussi un état grave en est-il la conséquence fréquente. Pinard, considérant cette salivation exagérée comme une des manifestations de l'auto-intoxication gravidique, conseille le régime lacté, qui donne d'excellents résultats. Si le ptyalisme persiste jusqu'à la fin de la grossesse, il disparaît aussitôt après l'accouchement ou dès la mort du fœtus, si celui-ci meurt *in utero*.

B. — MALADIES DU PHARYNX

Angines. — L'inflammation de l'isthme du gosier (amygdales, voile du palais, luette) porte le nom général d'*angine*. Les causes et les symptômes sont multiples, de là les nombreuses variétés d'angines décrites dans les traités de pathologie.

La simple inflammation de la muqueuse porte le nom d'*angine catarrhale* ; si à la rougeur vient s'ajouter un enduit crémeux, on a l'*angine pultacée* ; dans d'autres cas ce sont des fausses membranes qui recouvrent les amygdales, *angine pseudo-membraneuse* ; enfin l'amygdale peut être le siège d'un véritable abcès, *angine* ou *amygdalite phlegmoneuse*.

Toute angine débute brusquement par de la fièvre, 38°, 39°, 40°, par de la céphalalgie, de la courbature, de l'embarras gastrique, des vomissements ; elle est accompagnée de douleurs dans la gorge empêchant la déglutition, d'adénite des ganglions sousmaxillaires ; la voix est nasonnée. La durée est variable, cinq à dix jours ; la guérison est la règle, bien qu'il y ait des formes graves, mortelles par l'infection qui en est la cause ou par les complications qu'elle détermine : œdème de la glotte, broncho-pneumonie, etc.

Diphtérie et angine diphtérique. — On donne le nom de diphtérie à une maladie générale, infectieuse, épidémique, due au bacille de Klebs-Lœffler. Cette infection est importante non seulement à cause des lésions locales (angine), mais aussi parce que le microbe sécrète des toxines, qui sont emportées par la circulation dans tout l'organisme et qui peuvent agir sur des organes très éloignés du point primitif de l'affection.

Localisé sur la muqueuse des amygdales ou du voile du palais, le bacille de Klebs-Lœffler produit des fausses membranes d'abord blanchâtres, puis grises, jaunâtres ou brunes; celles-ci peuvent gagner soit les fosses nasales, *diphtérie nasale*, caractérisée par une sécrétion abondante de mucosités noirâtres et souvent fétides, soit le larynx et les bronches en donnant naissance au *croup* et à la *bronchite pseudo-membraneuse*. Le début de cette affection est insidieux, la fièvre est modérée, la douleur locale peu accentuée; les ganglions lymphatiques sont presque toujours envahis rapidement (adénite sous-maxillaire). La diphtérie se présente quelquefois sous l'aspect d'une affection plus générale que locale, c'est la *diphtérie toxique*, souvent due à l'association du *streptocoque* au *bacille de Lœffler* et reconnue au mauvais état général, à la fièvre élevée, 39°, 39°,5, au teint plombé, à l'albuminurie rapide. Cette forme est fréquemment mortelle, car elle n'est pas influencée par le *sérum anti-diphtérique*, qui n'agit que sur les fausses membranes constituées par le bacille de Lœffler.

Pendant la convalescence de la diphtérie, il n'est pas rare de constater des *paralysies variées*, dues à l'action des toxines sur le système nerveux; la paralysie diphtérique la plus fréquente est la *paralysie du voile du palais*, caractérisée par le rejet par le nez des liquides avalés. On peut constater aussi la paralysie des membres inférieurs (paraplégie), des muscles de l'œil et même du cœur: c'est ce qui explique les morts subites notées pendant la convalescence de cette affection.

Syphilis. — Parmi les différentes manifestations de la syphilis, les *plaques muqueuses* sont plus fréquemment localisées aux piliers du voile du palais qu'au pharynx proprement dit; on peut rencontrer aussi à ce niveau le chancre induré.

Abcès rétro-pharyngien. — L'abcès rétro-pharyngien est une affection des enfants en bas âge ; le point de départ siège presque toujours dans les ganglions lymphatiques situés à la base du crâne, en arrière de la paroi postérieure du pharynx. La collection purulente repousse d'arrière en avant la paroi pharyngienne et devient un obstacle à la déglutition et même à la respiration. Dans d'autres cas, le pus suit l'œsophage et vient faire saillie à l'angle de la mâchoire ; il peut même descendre dans le médiastin. Dès que le diagnostic d'abcès rétro-pharyngien aura été porté, il ne faudra point tarder à ouvrir largement la collection purulente pour éviter l'asphyxie et les fusées purulentes.

C. — ŒSOPHAGE

Cet organe peut être atteint d'inflammation, *œsophagite*, occasionnée quelquefois par l'ingestion de boissons trop chaudes, de *rétrécissement* d'origine cancéreuse, cicatricielle ou syphilitique, et de *cancer*. L'œsophagisme est caractérisé par des contractions spasmodiques de l'œsophage, qui empêchent la descente du bol alimentaire.

D. — MALADIES DE L'ESTOMAC

Par *gastrite* on entend l'inflammation de la muqueuse de l'estomac ; elle peut être aiguë ou chronique. Les *gastrites aiguës* sont dues à l'ingestion d'un repas trop copieux ou indigeste, de mets avariés, de médicaments toxiques ; en dehors des symptômes généraux qui varient avec l'étendue des lésions, on note surtout une douleur épigastrique et des vomissements répétés, renfermant quelquefois des stries sanguinolentes.

Les *gastrites chroniques* reconnaissent pour cause l'alcoolisme, les dyspepsies, les insuffisances rénales, etc. ; elles sont caractérisées par des digestions difficiles, douloureuses, par des vomissements fréquents et par un mauvais état général.

Embarras gastrique. — L'embarras gastrique est un trouble dans les fonctions digestives, il est dû à un mauvais état général, à une fatigue de l'estomac, à une intoxication gastrique. Il s'accompagne de courbature, de céphalée, de fièvre, de vomissements ; la langue est blanche, l'appétit est nul, la diarrhée fréquente, souvent on remarque sur la peau une légère teinte jaunâtre (subictère). Cette affection est assez fréquente chez les enfants, et elle nécessite la diète et l'administration d'un vomitif ou d'un purgatif.

Gastralgie. — La gastralgie ou crampe d'estomac est une névralgie de l'estomac, caractérisée par des douleurs dans la région épigastrique, elles se produisent le plus souvent sous forme d'accès.

Gastrorragie et hématémèse. — On donne le nom de *gastrorragie* à une hémorragie d'origine gastrique; quand elle est abondante, le sang est rejeté par la bouche, ce qui constitue l'*hématémèse* ou vomissement de sang par les voies digestives. Si l'hémorragie est peu abondante, le sang est en partie digéré par l'estomac et il est expulsé par l'intestin mélangé ou non aux matières fécales, c'est le *mélæna*.

Ulcère de l'estomac. — L'estomac, chez les femmes surtout, est quelquefois le siège d'une ulcération arrondie ou ovalaire de la dimension d'une pièce de 50 centimes ou d'une pièce de 5 francs, unique ou multiple. Elle a comme symptômes principaux la *douleur*, dont les deux points maxima sont en avant l'appendice xyphoïde et en arrière la fin de la colonne dorsale (*douleur en broche*), les *vomissements*, les *hématémèses*, le *mélæna*, etc. Si l'ulcération se creuse en profondeur, elle détermine la perforation des tuniques de l'estomac jusqu'au péritoine et, par conséquent, une *péritonite aiguë* rapidement mortelle.

Cancer de l'estomac. — Fréquemment héréditaire, le cancer de l'estomac n'est pas rare, il représente la moitié de tous les cancers, il apparaît surtout après quarante ans. Il occupe de préférence la région du pylore ou de la petite courbure, et ses variétés les plus fréquentes sont l'épithélioma et le carcinome. Il commence par des troubles digestifs vagues, par des dégoûts pour la viande, la graisse, le vin, puis apparaissent la *douleur* rongeante ou brûlante, continue ou intermittente, souvent exaspérée par les repas, les *vomissements* pituiteux (glaireux) ou alimentaires, les *hématémèses* couleur marc de café.

Le pronostic est toujours fatal après une durée très variable de quelques mois à plusieurs années, pendant lesquelles la cachexie avec la teinte jaune paille s'installe peu à peu.

Dilatation de l'estomac. — Cette maladie est caractérisée anatomiquement par l'augmentation des dimensions de l'estomac à la suite du relâchement de sa tunique musculaire, et cliniquement par des troubles dans les fonctions de cet organe.

Dyspepsie. — Ce terme signifie *difficulté habituelle de la digestion*; aussi la dyspepsie est-elle souvent secondaire à une affection de l'estomac.

Boulimie. — Exagération de la faim.

Polyphagie. — Perte du sentiment de la satiété.

Anorexie. — Perte de la faim.

Inanition. — Privation de nourriture.

E. — MALADIES DE L'INTESTIN

Diarrhée. — La diarrhée est l'évacuation de selles abondantes et liquides, due à une irritation de la muqueuse intestinale, aussi la rencontre-t-on dans tous les cas d'embarras gastro-intestinal. Chez les femmes enceintes elle peut être la conséquence d'une auto-intoxication gravidique, comme les vomissements incoercibles au cours desquels elle n'existe pas, mais auxquels elle peut succéder. Chez les femmes accouchées elle peut survenir soit sous l'influence d'une intoxication, par le sublimé par exemple, soit au cours de l'infection puerpérale. Chez les nouveau-nés, elle est fréquemment de coloration verdâtre, *diarrhée verte*. Elle est due le plus souvent à une alimentation mal réglée ou à l'administration de lait non stérilisé ou donné dans des récipients malpropres. En présence de cet accident il faut, si l'enfant est nourri au sein, régler les tétées et la quantité de lait pris à chacune d'elles; si l'enfant est nourri au biberon, il faut exiger l'emploi du lait stérilisé et la propreté des biberons et des tétines, que l'on fera bouillir plusieurs fois par jour et que l'on conservera dans de l'eau bouillie. Si l'on est en présence d'un cas grave, hyperthermie ou hypothermie, facies cachectique, yeux excavés, amaigrissement rapide, il faut, en attendant le médecin, ne donner à l'enfant toutes les deux heures que de *l'eau bouillie pure, diète hydrique*, faire des lavages de l'intestin avec un appareil spécial et de l'eau bouillie, et enfin injecter dans le tissu cellulaire de 10 à 20 grammes de sérum artificiel.

Constipation. — La constipation est l'absence d'évacuation de matières fécales pendant un ou plusieurs jours. Elle est assez fréquente chez la femme enceinte, chez qui elle apparaît quelquefois dès le début de la grossesse. L'absence de garde-robes peut occasionner différents troubles : malaise général, disparition de l'appétit, digestions pénibles, ballonnement du ventre. Au début de la grossesse elle peut par congestion du petit bassin être la cause d'un avortement; dans le cours de la grossesse la rétention des produits toxiques ou *stercorémie* est parfois le point de départ de troubles d'intoxication gravidique; pendant le travail le rectum rempli de matières fécales peut retarder l'accouchement.

Il faut donc veiller d'une façon constante à ce qu'une femme enceinte ne soit jamais constipée; une hygiène spéciale devra être instituée et des laxatifs doux, écorce de bourdaine, préparations à base d'agar-agar, huile de paraffine, huile de ricin ou sulfate de soude à petite dose devront être administrés.

Entérites. — On donne le nom d'*entérite* à l'inflammation de la muqueuse intestinale; elle peut être aiguë ou chronique.

L'*entérite aiguë* est assez fréquente chez les nourrissons pendant les chaleurs, surtout chez ceux qui sont élevés au biberon avec du lait non stérilisé. On la reconnaît aux *coliques* qui s'accusent par des cris aigus, de l'agitation, de la rétraction des cuisses, et surtout aux *selles* abondantes (5, 7, 10 et plus), blanchâtres, grumeleuses ou vertes; la langue est blanche, bordée de rouge, la température peut atteindre 40°, le pouls est rapide, 110-120, le ventre est sensible, la peau est grisâtre, quelquefois l'amaigrissement est rapide et la mort peut survenir. Une forme plus grave est le **choléra infantile**, dû à une intoxication aiguë ou à l'infection par le *bacterium coli commune*. Ses symptômes sont des *vomissements* incessants et brusques, des *selles* fréquentes, liquides, jaunâtres ou noirâtres, fétides, l'*agitation* ou l'*abattement*. La soif est vive pour compenser les pertes liquides, le pouls est rapide et la fièvre peu élevée, 38° à 39°, le facies est particulier : le teint plombé, les yeux excavés et entourés d'un cercle noir, le nez effilé. Si la maladie n'est pas arrêtée dans son évolution, la température s'abaisse au-dessous de la normale, il y a *hypothermie* (35°) et *algidité*, l'amaigrissement est rapide, la peau plissée conserve le pli par perte d'élasticité, la langue est sèche, le pouls est à peine perceptible, le ventre est creusé en bateau, les *urines* sont rares ou absentes. La mort survient rapidement ou après un coma plus ou moins long. La durée varie avec la forme, en moyenne deux ou trois jours, quelquefois quelques heures dans les cas suraigus.

Les **entérites chroniques** reconnaissent des causes multiples; celle des nourrissons est due à une mauvaise alimentation et à l'athrepsie, qui en est la conséquence.

La plus importante est l'ENTÉRITE TUBERCULEUSE, occasionnée par la pénétration du bacille de Koch dans le tube digestif au moyen du lait ou de la viande, ou chez les phtisiques par les crachats qu'ils avalent; dans ce cas l'affection est secondaire.

Le caractère de l'entérite tuberculeuse est la *diarrhée* abondante, liquide, grisâtre et fétide, et la *douleur* sur toute la région du côlon. Quelquefois les lésions localisées au niveau du cæcum donnent naissance à la *typhlite tuberculeuse*; après un temps plus ou moins long, l'amaigrissement, puis la cachexie apparaissent et la mort en est la terminaison.

Entérite muco-membraneuse. — Fréquente chez la femme, cette affection entretenue par la constipation a comme symptômes principaux l'évacuation de *glaires* et de *mucus* avec des matières dures, petites et rondes accompagnées de crises de *coliques* périombilicales.

Typhlite. — La typhlite, qui se rencontre fréquemment au cours de l'entérite muco-membraneuse, est due à une accumulation de matières fécales dans le cæcum; cet amas donne la sensation d'une tumeur empâtée en forme de boudin située dans la fosse iliaque droite.

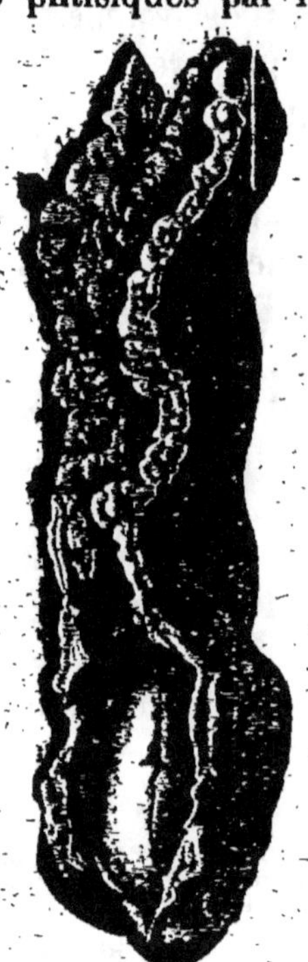

Fig. 313. — Appendicite calculeuse (Peyrot). — L'appendice à été sectionné suivant son grand axe pour montrer le calcul situé à son sommet.

Appendicite. — De la typhlite il faut rapprocher une affection fréquente, avec laquelle elle a été confondue longtemps, l'*appendicite* ou inflammation de l'appendice vermiculaire. C'est surtout dans le jeune âge, cinq à quinze ans, et en particulier chez le garçon, qu'apparaît cette maladie brusquement, brutalement, par une *douleur* siégeant dans la fosse iliaque droite, des *vomissements*, un pouls syncopal, petit, rapide, et une température peu élevée (38 à 38°,5). La palpation de la fosse iliaque est à peu près impossible à cause de la contraction des muscles, *défense musculaire*; la douleur est très aiguë, lorsque avec un doigt on appuie sur le milieu de la ligne qui va de l'épine iliaque antérieure et supérieure à l'ombilic : c'est le point de *Mac Burney*, signature de l'appendicite.

La crise peut ne durer que quelques heures, *colique appendiculaire*, ou quelques jours, mais elle peut aussi s'accompagner d'inflammation des régions avoisinantes, *péri-appendicite*, dont les fausses membranes créent un rempart à l'appendice. Si l'appendice se *perfore*, ou bien les fausses membranes protégeront le péritoine et il y aura *péritonite enkystée* et *abcès péricæcal* pouvant s'ouvrir à l'extérieur ou dans un organe abdominal, ou bien la perforation se produit rapidement avant la formation des fausses membranes; le contenu de l'appendice, liquide, microbes, calcul, tombe dans la cavité péritonéale et une *péritonite aiguë*, diffuse, en est la conséquence.

- L'appendicite est une maladie à répétition; la première crise est ordinairement la plus grave, mais il ne faudrait pas croire qu'on doive échapper à la malignité de cette terrible affection, lorsqu'on a déjà supporté plusieurs crises.

Pendant la *grossesse* l'appendicite n'est pas rare et elle est caractérisée par la rapidité et la gravité de la marche des lésions, elle nécessite une intervention précoce. En présence d'une femme enceinte ou accouchée accusant une *douleur vive* dans la fosse iliaque droite, il faut toujours penser à l'appendicite et savoir qu'on ne doit *donner ni purgatif ni lavement*; en attendant l'arrivée du médecin, le plus sage est d'appliquer sur la région douloureuse un *sac de glace*.

Dysenterie. — Entérite infectieuse, contagieuse et épidémique, elle appartient aux pays chauds et frappe le gros intestin. Elle est caractérisée par une *diarrhée* abondante avec expulsion de selles visqueuses, glaireuses, comparées au frai de grenouilles, et par des *coliques* du gros intestin avec *ténesme rectal*. Quelquefois la muqueuse du gros intestin est expulsée par lambeaux qui nagent au milieu du liquide séro-sanguinolent, *lavure de chair* et *raclure de boyaux*. La mort survient après une période de *collapsus*, c'est-à-dire d'état de faiblesse extrême, accompagné d'abaissement de température.

Fièvre typhoïde. — La fièvre typhoïde, encore appelée *fièvre* *continue* à cause du plateau que forme la température, est due à la pénétration dans l'organisme du *bacille d'Eberth* (fig. 314). La porte d'entrée la plus habituelle est le tube digestif, et l'*eau* est le principal facteur de contagion, comme le prouvent les épidémies qui surviennent à Paris chaque fois que pendant les chaleurs on est obligé de faire des distributions d'eau de Seine. La fièvre typhoïde n'est pas contagieuse à la façon de la scarlatine ou de la variole par exemple.

Le bacille d'Eberth se localise dans le tube digestif et surtout dans l'intestin au niveau des formations lymphoïdes et en particulier des *plaques de Peyer*. Celles-ci sont le siège d'*infiltration*

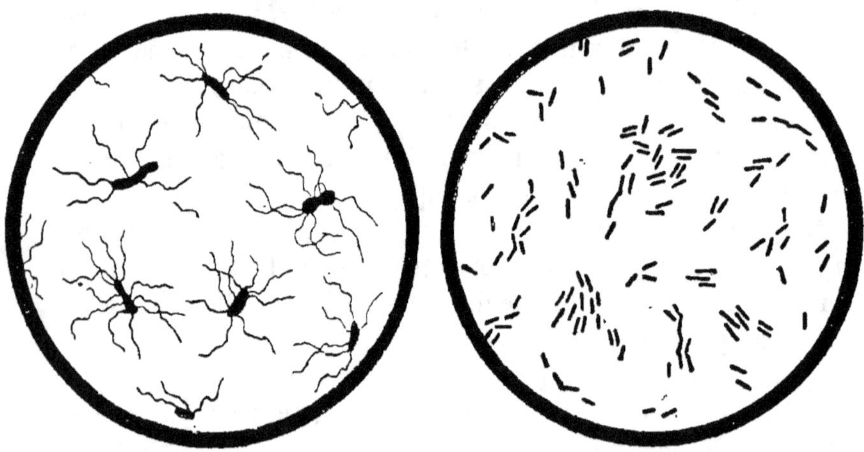

Bacilles d'Eberth avec cils colorés.
Culture de bacilles d'Eberth
(forme moyenne).

Fig. 314. — Bacilles d'Eberth.

et par conséquent d'épaississement, d'*eschares*, dont l'élimination donne naissance à une *ulcération*, celles-ci peuvent se compliquer d'*hémorragies intestinales* et de *perforations*. Ces différentes lésions ne sont pas guéries lorsque le malade entre en convalescence; c'est pour éviter les perforations et par conséquent la *mort par péritonite aiguë* qu'il est recommandé de ne pas alimenter trop tôt les typhiques convalescents.

Symptômes. — Après une phase d'*incubation* plus ou moins longue caractérisée par des malaises, la maladie s'annonce par des maux de tête, des vertiges, des saignements de nez, de l'anorexie, des vomissements, de la constipation.

En trois ou quatre jours la température atteint progressivement 39°,5 le matin et 40° le soir, et elle se maintient pendant trois semaines environ. En même temps surviennent une *diarrhée* très liquide et de couleur spéciale jaune ocre, du *gargouillement* de la fosse iliaque droite perceptible à la palpation, une *augmentation du volume de la rate*. Vers le huitième jour, c'est-à-dire au commencement de la deuxième semaine, apparaissent sur la peau au niveau des lombes et sur le ventre des petites taches rouges, de la dimension d'une tête d'épingle, à peine saillantes : ce sont les *taches rosées lenticulaires*, dont la caractéristique est de s'effacer passagèrement sous la pression du doigt. Elles marquent la *période d'état* pendant laquelle la *température* reste élevée (40°), le *poûls* est rapide, 120, 140, quelquefois dicrote ; la *langue* est rouge à la pointe et sur les bords, blanche à la face dorsale, quelquefois sèche et rôtie, noirâtre, *langue de perroquet* ; les *urines* sont rares et albumineuses, l'insomnie persistante. L'abattement, la stupeur, la prostration, en un mot l'*état typhoïde*, sont surtout accentués vers la troisième semaine ; c'est à cette époque que les symptômes varient suivant l'issue heureuse ou malheureuse de la maladie. Si la mort doit en être la terminaison, on voit survenir le délire, la bronchite aiguë, les tremblements, le collapsus, à moins que des *complications* ne viennent amener un dénouement rapide. Parmi celles-ci nous citerons les *hémorragies intestinales*, annoncées par un abaissement rapide de température, les *perforations intestinales*, l'*ictère grave*, la *bronchepneumonie*, l'*embolie pulmonaire*, la *pneumonie*, la *myocardite aiguë*, la *syncope*, la *néphrite aiguë*. La gravité dépend aussi de la *forme* que prend la maladie : forme *ataxique*, forme *adynamique*, forme *hémorragique*, forme *rénale*, etc.

Si la maladie doit guérir, la température s'abaisse par oscillations, le sommeil réapparaît peu à peu, les urines sont plus abondantes, le corps se couvre de *sudamina* ou petites vésicules transparentes, et la convalescence commence. Celle-ci n'est pas à l'abri des complications, elles sont même fréquentes pendant cette période : les principales sont les *pleurésies purulentes*, la *phlegmatia alba dolens*, les *artérites* suivies de *gangrène*, les *paralysies*, la *néphrite*, la *cystite*, la *parotidite*, l'*ostéo-périostite*, les *arthrites*, les *suppurations cutanées et sous-cutanées*, les *eschares*.

Le *pronostic* est toujours grave, la mortalité étant de 11 et 15 p. 100. Chez les *femmes enceintes* la fièvre typhoïde est une cause d'avortement ou d'accouchement prématuré avec mort du fœtus dans les deux tiers des cas.

Le *diagnostic* au début est souvent fort difficile, mais dans ces dernières années la bactériologie a fourni un procédé précis et rapide, auquel on a donné le nom de *séro-diagnostic*. Il faut pour cela avoir une culture pure et fraîche de bacille d'Eberth dans du bouillon; on place une goutte de ce bouillon dans le champ du microscope et on voit les bacilles isolés se mouvoir dans toutes les directions; si l'on ajoute à un petit volume de bouillon quelques gouttes de sérum provenant du sang d'un typhique et qu'on examine une goutte de ce mélange, on constate que les bacilles s'agglomèrent et deviennent immobiles; dans une préparation on peut voir un certain nombre de groupes séparés par des espaces dépourvus de bacilles, on dit qu'il y a *agglutination* des bacilles.

La *paratyphoïde* présente des symptômes identiques à ceux de la dothiénenterie. L'hémoculture précoce permet seule de poser un diagnostic exact.

Le traitement de la fièvre typhoïde consiste à abaisser la température par des bains froids et à soutenir les forces du malade en n'employant que des liquides. Cette affection peut être évitée dans bien des cas par des injections préventives de sérum anti-typhoïdique qui ont donné des résultats remarquables au cours de la guerre.

Occlusion intestinale. — On donne le nom d'*occlusion intestinale* ou d'*obstruction intestinale* à tout obstacle empêchant le cours des matières et des gaz dans l'intestin, en exceptant l'étranglement herniaire. Multiples sont les causes : les unes sont *extrinsèques*, comme les *compressions* exercées sur une anse intestinale par une tumeur quelconque, kyste de l'ovaire, fibrome de l'utérus et même grossesse, les *étranglements* par des brides normales (replis du péritoine) ou pathologiques, sur lesquelles l'intestin vient se mettre à cheval. Dans la cavité péritonéale il existe des orifices, un des principaux est situé derrière la tête du pancréas, c'est l'*hiatus de Winslow*, qui fait communiquer la grande cavité péritonéale avec un diverticule, l'arrière-cavité des épiploons; si une anse intestinale pénètre dans cet orifice, il y a *hernie interne*, et, si des gaz distendent l'anse herniée, il se produit un *étranglement interne* et par conséquent arrêt des matières. Les causes *intrinsèques* sont : les *tumeurs* des parois, comme le cancer de l'intestin, les *rétrécissements* après ulcérations, les *invaginations* dues à la pénétration d'un segment d'intestin dans le segment suivant qui comprime le premier et le congestionne, le *volvulus* ou torsion d'une anse intestinale sur elle-même.

L'occlusion intestinale peut encore être due à une sorte de paralysie des fibres musculaires appelée *parésie intestinale* ou *atonie intestinale*; on rencontre quelquefois celle-ci dans les suites de couches après un accouchement laborieux; enfin, certains corps étrangers, noyaux, matières fécales durcies, calculs biliaires, peuvent former des bouchons créant un obstacle au cours des matières.

Les *symptômes* sont la *douleur*, les *vomissements*, d'abord alimentaires, puis bilieux et ensuite *fécaloïdes*, *l'arrêt des matières et des gaz*, qui sont la cause du *ballonnement* considérable du ventre ou *météorisme*. En même temps le *facies* devient grisâtre, le nez est effilé, les yeux sont excavés, la voix est faible, l'abattement est considérable, les sueurs sont froides, la respiration est courte et rapide, le pouls devient imperceptible, les extrémités se refroidissent, la température s'abaisse, et le malade meurt dans le collapsus. Une intervention chirurgicale pratiquée à temps peut rétablir le cours des matières et amener la guérison.

Vers intestinaux. — L'intestin est le repaire d'un certain nombre de parasites; chez les enfants ce sont le plus souvent des petits vers, ressemblant à du vermicelle très fin, les *oxyures vermiculaires*, longs de 5 à 12 ou 15 millimètres. Leur siège préféré est l'ampoule rectale; ils sont expulsés avec les matières fécales, ils sortent quelquefois spontanément et occasionnent des démangeaisons, *prurit anal*.

L'*ascaris lombricoïde* est un ver rond ressemblant au ver de terre ou lombric; il est long de 20 à 30 ou 40 centimètres. Communs chez les enfants, ils siègent dans l'intestin grêle et donnent lieu à des coliques et quelquefois à des troubles généraux; ils peuvent remonter dans l'estomac et être expulsés par vomissement.

L'*ankylostome duodénal*, fréquent chez les mineurs et les terrassiers, est un petit ver long de 6 à 15 millimètres, la tête est armée de crochets au nombre de deux à trois cents. Ces vers se localisent dans le duodénum et occasionnent des *hémorragies* peu abondantes, mais continues, des selles glaireuses et une *anémie progressive* (anémie des mineurs).

Les différentes espèces que nous venons de passer en revue appartiennent à la classe des vers ronds ou *nématodes*; nous allons maintenant étudier les vers plats ou *tænias*, dont la longueur peut être de plusieurs mètres et dont le corps est formé d'anneaux remplis d'œufs. On en distingue plusieurs variétés : 1° le *tænia inerme*, absorbé à l'état de vésicule dans la viande de bœuf; 2° le *tænia armé* ou *ver solitaire*, absorbé à l'état embryonnaire dans la viande de porc; 3° le *bothriocéphale*, dont l'embryon vit dans certains poissons.

Les tænias ont une tête fort petite, supportée par des anneaux dont les dimensions vont en diminuant à mesure qu'ils approchent de la tête (fig. 315); celle-ci, armée le plus souvent de ventouses et de crochets (fig. 316), se fixe au niveau du duodénum près du pylore, et le corps se pelotonne dans l'intestin.

Ils peuvent amener des troubles variés : appétit exagéré, douleurs abdominales, vomissements, etc. ; le diagnostic ne peut être fait que par la découverte des anneaux dans les matières fécales.

Hernie. — On donne le nom de *hernie* à la tumeur formée par un organe échappé en tota-

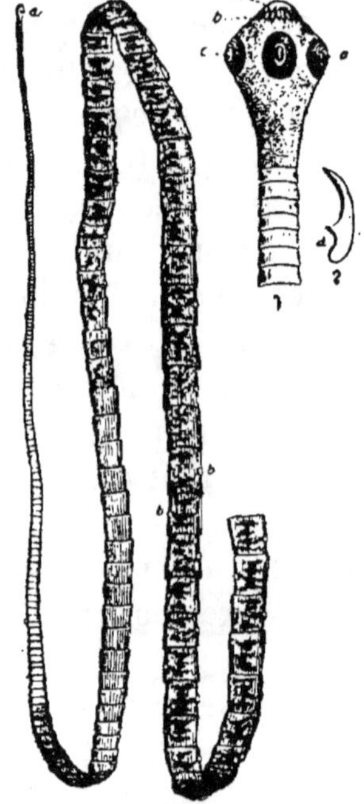

Fig. 315. — Tænia solium.

A gauche : *a*. tête; *b.b.* anneaux; à droite : 1. tête avec sa double couronne de crochets *a* et *b*; *c*. ventouses; 2. crochet isolé.

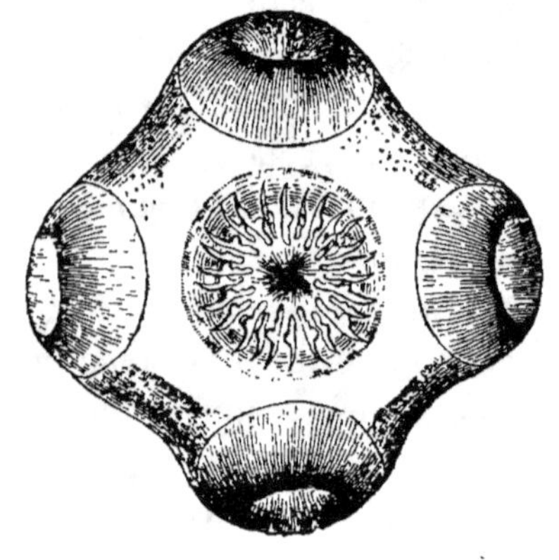

Fig. 316. — Tête grossie pour permettre de voir le rostre entouré de ses crochets et les ventouses.

lité ou en partie de la cavité dans laquelle il est contenu normalement. C'est ainsi qu'une partie du cerveau ou des méninges, sortie de la cavité crânienne et soulevant le cuir chevelu, constitue une hernie du cerveau ; le poumon, en abandonnant la cavité thoracique, donne naissance à une hernie du poumon.

Dans l'*abdomen* tous les organes peuvent sortir de cette cavité, mais la plupart du temps c'est à l'intestin ou à l'épiploon qu'on a affaire. La porte de sortie peut être *accidentelle*, traumatisme de la paroi abdominale ayant créé un point faible, ou *naturelle*, orifices normaux de la paroi abdominale. Les trois principales voies suivies par l'intestin sont : le *canal inguinal*, situé à la partie inférieure de la paroi abdominale antérieure, au-dessus du pli de l'aine ; le *canal crural*, situé au-dessous du pli de l'aine, immédiatement en dedans des vaisseaux fémoraux, et l'*orifice ombilical*.

Si la sortie des viscères s'est produite lentement et paraît due à l'affaiblissement des parois abdominales, on la considère comme une *hernie de faiblesse* ; si, au contraire, elle s'est produite brusquement sous l'influence d'un effort, on la qualifie de *hernie de force*. Chez les *jeunes enfants* on désigne sous le nom de *hernies congénitales* des hernies se produisant par le fait d'un arrêt de développement ou

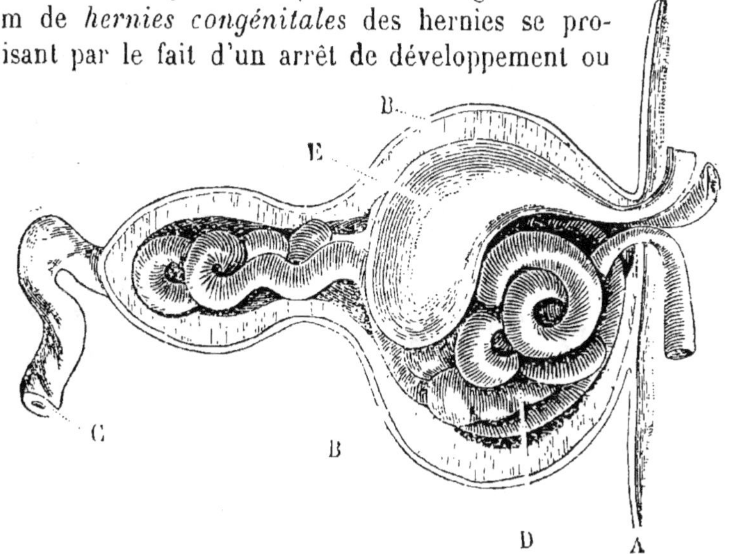

Fig. 317. — Hernie ombilicale congénitale contenant le foie
et les anses intestinales (Peyrot).

A. coupe de la paroi abdominale; B. paroi de la hernie ombilicale; C. cordon ombilical; D. intestin; E. foie.

de la persistance d'une disposition congénitale, comme la persistance du canal vagino-péritonéal, que nous étudierons avec les organes génitaux de l'homme.

Lorsque l'intestin sort de l'abdomen, il entraîne avec lui le *péritoine pariétal* dont il s'entoure, celui-ci constitue le *sac herniaire* ; cette enveloppe péritonéale est elle-même recouverte par une enveloppe graisseuse et cutanée. Tantôt les organes herniés rentrent d'eux-mêmes ou grâce à une légère pression dans la cavité abdominale, *hernie réductible* ; tantôt ils ne rentrent plus, soit parce qu'ils ont contracté des adhérences avec les parois du sac, soit parce que leur volume est devenu peu à peu trop considérable pour franchir le collet du sac : dans ce cas la hernie est dite *irréductible*.

Enfin, dans certains cas, une constriction se produit au niveau de l'ouverture du sac, la circulation est entravée en ce point, les matières fécales ne peuvent plus circuler, le viscère enflammé se gangrène et des symptômes graves, le plus souvent mortels, apparaissent : la hernie est *étranglée* (fig. 320).

Une hernie se reconnaît aux signes suivants : *tumeur* plus ou moins volumineuse (fig. 318), *molle, dépressible, indolente, sonore* à la percussion et *réductible* avec gargouillement, si c'est l'intestin (*entérocèle*) ; elle est pâteuse, inégale, mate à la percussion, si c'est l'épiploon (*épiplocèle*).

Les hernies du jeune âge peuvent guérir spontanément, à la condi-

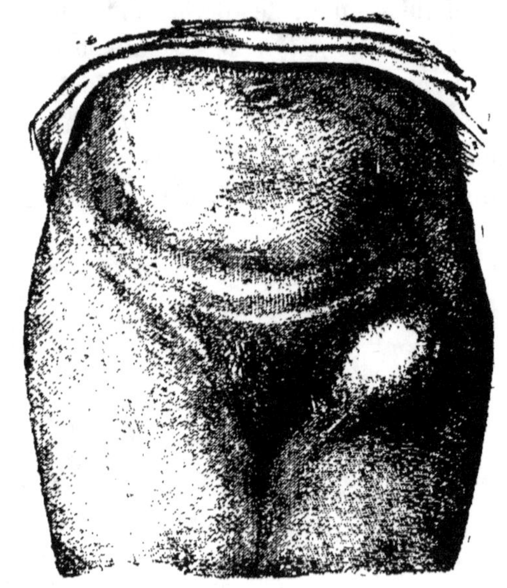

Fig. 318. — Hernie crurale gauche (Peyrot).

tion qu'elles soient *réduites* et *bien maintenues* par un *bandage* (fig. 319). Chez l'adulte la guérison est plus rare, mais un bon bandage empêche l'organe hernié de sortir ; si elle n'est pas maintenue, elle augmente progressivement ou par poussées et devient *irréductible*. La hernie est donc une *infirmité permanente* et un *danger menaçant*, car à tout moment elle peut s'étrangler ; dans certains cas l'étranglement se produit en même temps que la hernie apparaît pour la première fois. Le malade accuse une *douleur aiguë* dans une région, siège habituel des hernies ; à ce niveau on constate une *tumeur* souvent petite, tendue, douloureuse à la pression. Il y a *arrêt dans la circulation des matières intestinales et des gaz* ; les *vomissements* apparaissent rapidement ; d'abord alimentaires, ils deviennent muqueux, bilieux, puis *stercoraux* ou *fécaloïdes*. Le *hoquet* survient, les forces diminuent, les yeux sont excavés, la peau prend une teinte terreuse et se couvre de sueurs froides, le pouls devient petit et rapide, la température s'abaisse au-dessous de la normale et la *mort* survient. Dans certains cas un calme trompeur se produit, c'est que l'anse her-

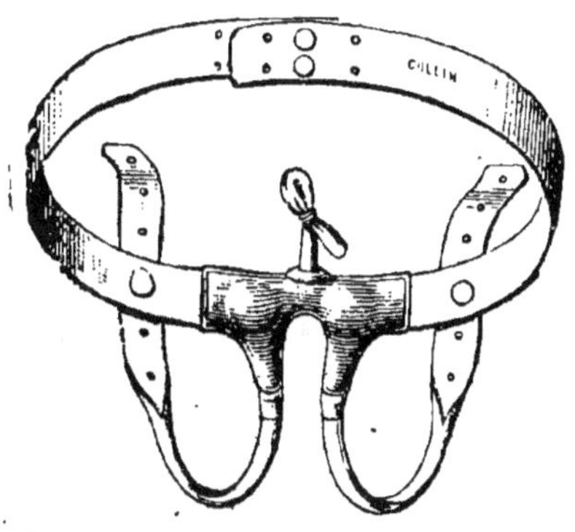

Fig. 319. — Bandage pour hernie inguinale double chez l'enfant.

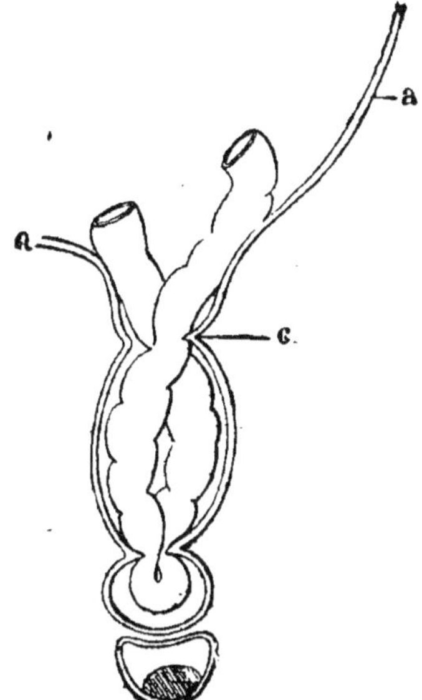

Fig. 320. — Étranglement herniaire.

niée s'est sphacélée et qu'un gros abcès s'est produit ; son ouverture à la paroi abdominale donne naissance à un *anus contre nature* ou, si l'orifice est petit, à une *fistule stercorale*.

F. — AFFECTIONS DU RECTUM ET DE L'ANUS

Rectite. — On donne le nom de rectite à l'inflammation de la muqueuse rectale ; elle se manifeste par un *suintement purulent*, par des envies fréquentes d'aller à la garde-robe, *ténesme rectal*, et par des douleurs au moment de la défécation.

Phlegmons de la marge de l'anus. — Le tissu cellulaire, qui entoure la partie inférieure du rectum, est assez fréquemment le siège de collections purulentes très douloureuses auxquelles on a donné le nom d'*abcès* ou de *phlegmons de la marge de l'anus*, parce qu'ils viennent en général faire saillie sur les parties latérales de l'orifice anal. Ces abcès récidivent souvent et, dans ce cas, ils sont presque toujours d'origine tuberculeuse.

Fistules ano-rectales. — Ce sont les plus fréquentes des affections du rectum et elles ont pour origine un phlegmon de la marge de l'anus, qui s'est ouvert soit dans le rectum soit au niveau de la peau qui entoure l'anus, soit à la fois en ces deux points : de là, la division en *fistule borgne interne*, *fistule borgne externe* et *fistule complète* (fig. 321). L'orifice cutané est généralement très petit et placé au milieu d'un tubercule charnu, il laisse sourdre à la pression une gouttelette purulente; assez souvent il se bouche, le pus retenu constitue un nouvel abcès qui s'ouvre à son tour au niveau du tubercule primitif.

Fissures à l'anus. — On donne ce nom à des *ulcérations* plus fréquentes chez la femme que chez l'homme, étroites et allongées, cachées entre deux plis de l'anus, elles s'accompagnent de *névralgie* aiguë, surtout au moment du passage des matières fécales, et de *contracture* de la région sphinctérienne. Ces crises douloureuses persistent pendant cinq, six, et même dix heures; elles sont d'ordinaire atroces; elles ont été comparées à la brûlure que produirait l'introduction dans l'anus d'une tige de fer rouge. Pour éviter la défécation le malade mange peu et se cachectise, jusqu'à ce qu'une opération vienne le guérir.

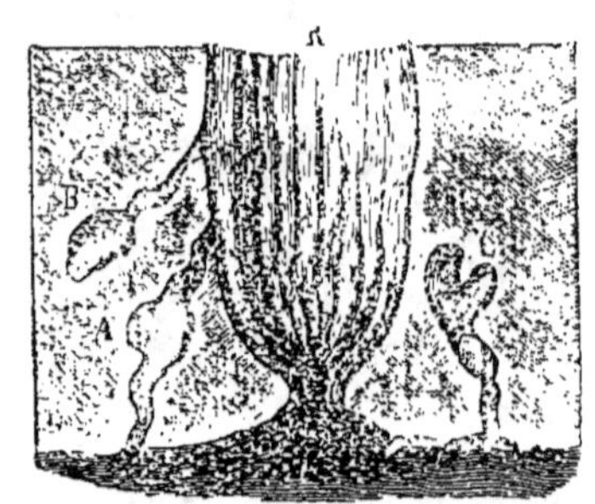

Fig. 321. — Fistules à l'anus (Reclus).

A. fistule complète; B. fistule borgne interne; C. fistule borgne externe.

Hémorroïdes. — Les *hémorroïdes* sont constituées par la dilatation variqueuse des veines hémorroïdales qui siègent sous la muqueuse de la partie inférieure du rectum et de l'anus. Les unes sont *externes*, c'est-à-dire situées au-dessous du sphincter anal, elles se présentent sous la forme d'une petite tumeur arrondie, sessile ou pédiculée; les autres sont *internes*, elles font saillie dans le rectum et ne se révèlent que par une sensation de pesanteur rectale.

Les hémorroïdes subissent des *poussées fluxionnaires*, qui donnent aux hémorroïdes externes, caractérisées par une *tumeur* grosse comme une noisette ou une noix ou par un *bourrelet*, un aspect violacé et tendu. Les hémorroïdes internes congestionnées déterminent du ténesme rectal; elles peuvent, sous l'influence des contractions du rectum, franchir l'orifice anal et devenir *procidentes*. Si elles ne sont pas réduites rapidement, leur pédicule est comprimé par le sphincter, et il y a *étranglement* suivi de *sphacèle*, de *suppuration* ou d'*hémorragie*.

Dans certains cas les hémorroïdes diminuent de volume et de tension, elles semblent s'étioler ; elles forment alors de petites saillies mollasses, rosées ou blanches, appelées *marisques*.

Les hémorroïdes sont plus fréquentes chez la femme que chez l'homme, car elles reconnaissent comme principales causes la constipation, la vie sédentaire et la grossesse. Après l'accouchement il n'est pas rare de voir les femmes se plaindre d'une dou-

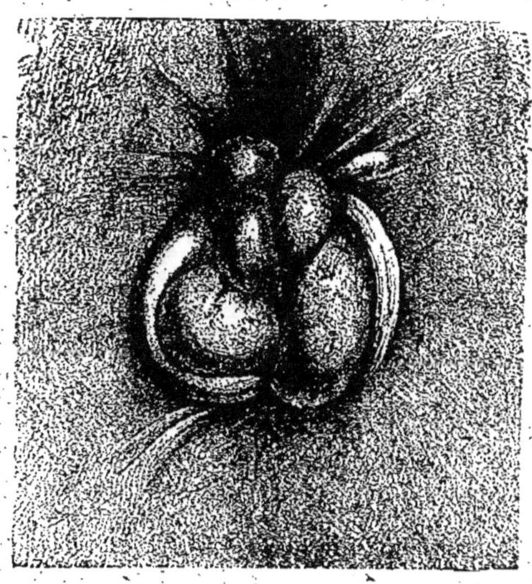

Fig. 322. — Hémorroïdes.

leur à l'anus ; on regarde et on constate un énorme bourrelet tendu, luisant, blanchâtre, douloureux au contact, siège d'élancements aigus. Pour amener un soulagement rapide, il faut appliquer sur toute la région anale des compresses imbibées d'eau boriquée très chaude, les recouvrir de taffetas gommé et les renouveler fréquemment. On a aussi préconisé des petits sachets de glace.

Prolapsus du rectum. — Le prolapsus du rectum ou *issue par l'anus de la muqueuse rectale* est assez fréquente chez les jeunes enfants ; on l'appelle encore *chute* ou *procidence* du rectum (fig. 322). La muqueuse rectale se détache de la tunique externe et descend, entraînée par les matières fécales ou simplement sous l'influence d'un effort, comme la *doublure trop longue ou détachée d'une manche d'habit* (Gosselin). La procidence de la muqueuse peut n'être que partielle ; lorsqu'elle est totale, elle forme un véritable *bourrelet rougeâtre* avec un orifice au centre (fig. 323) ; réductible facilement au début, elle se reproduit plus ou moins vite et devient permanente.

On décrit aussi des *prolapsus de toutes les tuniques du rectum* dénommés également *chute du rectum.*

Rétrécissement du rectum. — Il y a rétrécissement du rectum chaque fois que le calibre de ce canal est diminué sous l'influence d'une rétraction fibreuse de ses parois.

Le rétrécissement peut être *congénital* par arrêt dans l'union de l'intestin et du cul-de-sac anal au cours du développement ; il peut être *cicatriciel* ou *inflammatoire* à la suite de plaies, de suppuration des parois rectales ou des tissus qui l'entourent ; enfin, il peut être *syphilitique* par formation d'un néoplasme syphilitique, le *syphilome* ano-rectal.

Les symptômes dépendent du degré de rétrécissement : il y a d'abord de

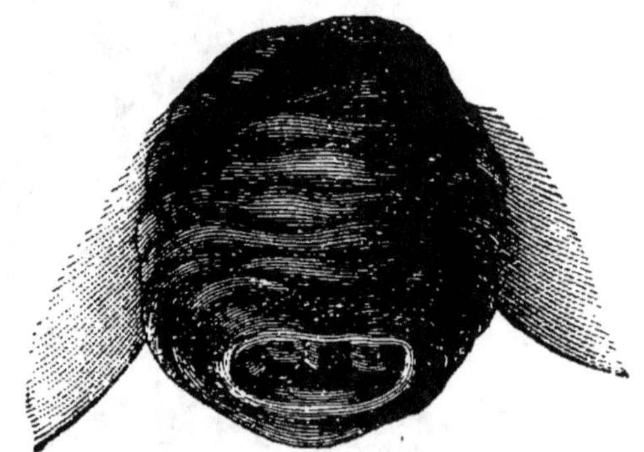

Fig. 323. — Prolapsus rectal (Peyrot).

la *constipation*, puis des *troubles de la défécation* qui devient difficile et douloureuse ; enfin apparaissent des symptômes d'*occlusion* intestinale en même temps que des troubles généraux : anémie, cachexie, etc. ; la *mort* en est la terminaison habituelle.

Tumeurs de l'anus et du rectum. — Les unes sont des tumeurs *bénignes* comme les *végétations*, les *condylomes* et les *polypes* ; les autres sont *malignes* comme le *cancer.*

Toutes les causes d'*irritation* de la peau qui entoure l'anus peuvent déterminer des *hypertrophies papillaires* sous forme de petites masses végétantes, *crêtes de coq* ou *choux-fleurs.* Si cette hypertrophie est localisée au niveau du *derme*, elle donne naissance à une petite *tumeur arrondie* ou *ovalaire*, le *condylome.* Ces productions cutanées sont assez fréquentes chez les femmes enceintes, elles sont accompagnées d'un *écoulement vaginal*, qui en est le point de départ, de *démangeaisons*, d'*ulcérations* et de *suppuration.*

Les *polypes* sont considérés comme une maladie de l'enfance ;

ils siègent d'ordinaire sur la paroi postérieure du rectum à une distance de 2 à 6 centimètres de l'anus. Gros comme un pois ou une cerise, ils sont rattachés à la muqueuse par un fin pédicule qui leur permet quelquefois de venir sortir par l'orifice anal. Ils sont le plus souvent *muqueux*, quelquefois *fibreux*.

Le *cancer* du rectum est un *épithélioma*, qui se montre tantôt sous forme de *tumeur* faisant saillie dans le rectum, tantôt sous forme d'*ulcération* reposant sur une large base indurée, tantôt sous forme d'un cylindre *rétrécissant* le rectum. Il manifeste d'abord

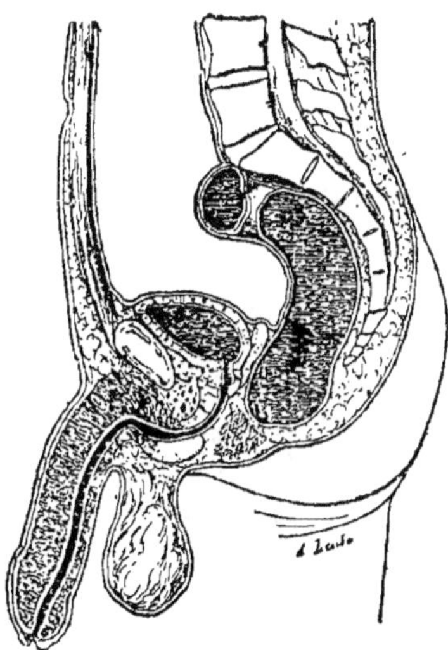

Fig. 324. — Imperforation de l'anus (Peyrot).

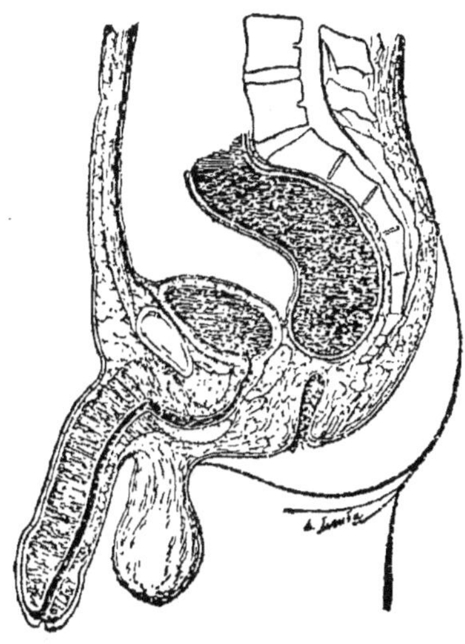

Fig. 325. — Imperforation de l'anus avec dépression au niveau de l'anus (Peyrot).

sa présence par des signes locaux, *constipation, diarrhée, hémorragies, ténesme rectal*, puis apparaissent les signes généraux, *douleurs, amaigrissement, cachexie, teinte jaune paille, obstruction intestinale*; la mort survient après une durée plus ou moins longue en rapport avec la forme du cancer.

Ulcérations de l'anus et du rectum. — Nous avons déjà cité la *fissure anale*, véritable gerçure située entre deux plis de l'anus; la *dysenterie*, la *tuberculose* et surtout la *syphilis* sont les causes les plus fréquentes d'ulcérations dans cette région. Cette dernière s'y montre soit sous forme de *chancre*, soit sous forme de *plaques muqueuses*.

Traumatismes de l'anus et du rectum. — Les plus intéressants sont ceux qui sont produits par l'introduction d'un corps

étranger, *canule de lavement mal dirigée*, ou par la *tête fœtale*
pendant l'accouchement, *déchirure complète du périnée et
déchirure de la cloison recto-vaginale*, que nous étudions avec
plus de détails au chapitre PÉRINÉE.

Anus contre nature. — On donne ce nom à l'ouverture anormale de l'intestin en un point quelconque de la paroi abdominale
permettant l'issue au dehors des matières fécales. Quelquefois il
est *spontané*, l'intestin étranglé se gangrène et se perfore, un

abcès stercoral se pro-
duit et s'ouvre au dehors ;
dans d'autres cas il est
artificiel ou chirurgical.
Le cours des matières
étant obstrué dans la partie inférieure de l'intestin,
cancer ou rétrécissement
du rectum par exemple,
on abouche le côlon dans
la région iliaque ou dans
la région lombaire, on le
suture à la paroi et on
l'ouvre.

**Vices de conforma-
tion de l'anus.** — Pour
bien comprendre les vices
de conformation de l'anus
et du rectum il faut con-

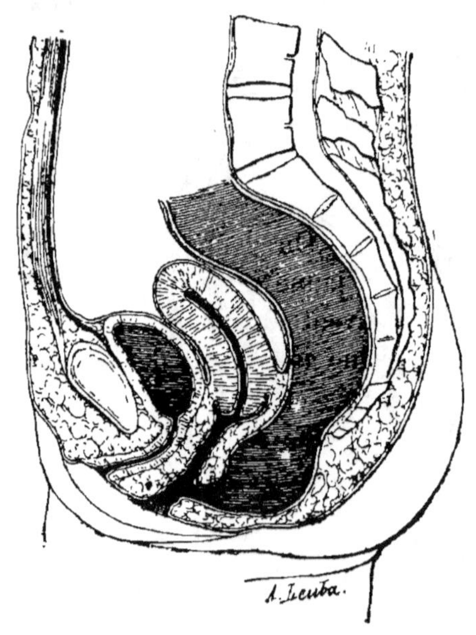

Fig. 326. — Rectum s'ouvrant dans le vagin
(Peyrot).

naître la façon dont se développent ces organes. Primitivement
l'intestin se termine par un *cul-de-sac* ; du côté de la région qui
sera occupée par l'anus le feuillet externe se déprime de plus
en plus, constituant un autre *cul-de-sac* qui va à la rencontre
du premier ; par leurs fonds ces deux culs-de-sac s'accolent et
la cloison de séparation disparaît.

Si cette cloison ne se résorbe qu'incomplètement, il y aura à
son niveau un *rétrécissement congénital* Si les deux culs-de-sac
rectal et anal restent fermés par défaut de rencontre ou de résorption de la cloison, il y a *imperforation* (fig. 324 et 325) ; quelquefois la dépression anale ne s'est pas produite, il y a *absence*
d'anus ; enfin le cul-de-sac rectal peut venir s'aboucher dans le
vagin (fig. 326), la vessie, etc. ; ce sont là des *abouchements*

anormaux. Toutes ces malformations sont le plus souvent accompagnées d'autres vices de développement, spina bifida, pied bot, et quelquefois de malformations incompatibles avec la vie, etc.

Imperforation de l'anus. — Dans cette malformation l'enfant, né en apparence bien portant, est agité après un ou deux jours; son ventre se ballonne, il vomit le lait ingéré, puis du liquide mélangé de méconium, et on apprend que celui-ci n'a jamais été expulsé. Si une intervention rapide n'est pas faite, le ballonnement abdominal augmente, le facies devient terreux, l'abattement apparaît et va en s'accentuant; la mort survient au bout de quatre à six jours.

G. — MALADIE DU FOIE

Ictère. — On donne le nom d'*ictère* à la coloration jaune, quelquefois jaune verdâtre de la peau et des muqueuses, accompagnée souvent d'émission d'urines couleur acajou; cette coloration est due au passage des pigments biliaires dans le sang, puis dans les tissus et dans les urines. L'ictère, plus rarement appelé *jaunisse*, résulte soit d'un obstacle au cours de la bile, *ictère primitif ou par rétention biliaire*, soit d'une *intoxication* ou d'une *infection*.

Quand le cours de la bile est arrêté par suite de calcul retenu dans le canal cholédoque ou par suite de compression soit du canal hépatique, soit du canal cholédoque, la bile ne peut plus s'écouler dans l'intestin. Les matières fécales n'étant plus ni colorées ni désinfectées, elles prennent un aspect blanchâtre et une odeur fétide; d'autre part la bile accumulée au-dessus de l'obstacle est soumise à une augmentation de pression qui entraîne le passage des pigments biliaires dans le sang et ensuite dans les urines.

Toute femme *enceinte* atteinte d'ictère est sous le coup d'un avortement ou d'un accouchement prématuré, car la bile est *toxique* et elle a une tendance à déterminer des hémorragies nasales, gastro-intestinales et utérines.

Ictère des nouveau-nés. — Toujours bénin, cet ictère apparaît aussi bien chez des enfants nés à terme et bien constitués que chez des enfants chétifs ou nés prématurément; on le constate d'ordinaire deux ou trois jours après la naissance, et il dure huit, quinze, vingt jours et plus encore. On ignore sa cause : les uns croient qu'il est dû à une faible tension dans les capillaires hépatiques qui favoriserait la résorption, les autres à une destruction trop abondante de globules rouges, dont la matière colorante passerait dans les tissus, ce serait donc un *ictère hémaphéique*.

Ictère émotif. — On donne ce nom à une teinte ictérique des téguments survenant rapidement, deux ou trois heures, après une profonde émotion. Cette affection est d'ordinaire bénigne.

Ictère infectieux. — Sous cette dénomination générale on range un grand nombre d'états infectieux à prédominance hépatique; la *grossesse*, par le surmenage qu'elle impose au foie, semble y prédisposer; la cause déterminante est due à des germes infectieux venus de l'organisme ou apportés du dehors. La gravité repose sur la résistance de la cellule hépatique, la virulence microbienne et le bon fonctionnement des reins; elle a permis de créer trois divisions : 1° l'*ictère catarrhal*, dont le retentissement général peu accentué est représenté par un embarras gastrique; 2° l'*ictère infectieux* bénin, dans lequel les symptômes généraux et digestifs tiennent la première place au point même de prendre une *forme typhoïde*; 3° l'*ictère grave*.

Ictère grave. — Cette maladie, plus commune chez la femme, peut être primitive ou apparaître au cours d'une affection hépatique, elle complique assez fréquemment la *grossesse*. Elle est due à la destruction de la *cellule hépatique* par des microbes variés ou par leurs toxines, cette destruction cellulaire produit l'*atrophie jaune aiguë* du foie.

L'*ictère* proprement dit est loin de tenir la première place, il est peu accentué; ce qui domine ce sont les symptômes généraux infectieux : d'abord embarras gastrique, vomissements, courbature, céphalalgie, puis délire, convulsions, *purpura*, *hémorragies* multiples (nasales, gastro-intestinales, gingivales, métrorragies), langue sèche et rôtie, respiration fréquente, pouls rapide, fièvre élevée, 39° à 40°, urines rares et albumineuses, enfin coma et mort. Celle-ci survient d'autant plus rapidement que le *rein* se trouve frappé en même temps que le foie; de là les formes *suraiguës*, quarante-huit heures, et *aiguës*, huit jours de durée.

Lithiase biliaire et colique hépatique. — La lithiase biliaire est une affection générale dont la tendance est de produire dans les voies biliaires du *sable*, des *graviers* ou des *calculs* : ceux-ci siègent surtout dans la vésicule biliaire. Cette tare est plus fréquente chez la *femme* et elle est favorisée par la *grossesse*. Elle ne se manifeste quelquefois par aucun symptôme ou seulement par des signes peu importants, comme l'endolorissement de la région hépatique, dans ce cas le foie ne fabrique que du sable. La migration des calculs au contraire provoque la **colique hépatique**, qui éclate brusquement trois heures après le repas par une *douleur* atroce dans l'hypocondre droit et irradiant vers l'épaule droite. Elle est accompagnée de *frissons* et de *vomissements* et suivie d'*ictère* plus ou moins foncé ; elle est due au passage à frottement dans les canaux biliaires des calculs qui les distendent et les parcourent dans un laps de temps ordinairement très long, de quelques heures à deux ou trois jours. On a cité des cas de *rupture* des voies biliaires, suivie soit de péritonite aiguë, soit de fistule cutanée ou organique et occasionnée par un calcul trop volumineux.

Cirrhose. — On donne le nom de cirrhose à une lésion du foie caractérisée par la formation exagérée de tissu fibreux dans la trame conjonctive de cet organe ; cette hyperplasie étouffe les autres éléments du tissu hépatique. Il existe un certain nombre de cirrhoses ou d'hépatites chroniques ; les principales sont la cirrhose atrophique et la cirrhose hypertrophique.

Cirrhose atrophique. — Due le plus souvent à l'intoxication par l'alcool, elle est encore appelée *cirrhose alcoolique*. Le foie est diminué de volume et sa consistance est augmentée, elle est ligneuse ; les vaisseaux portes sont comprimés par des anneaux de substance fibreuse qui entrave la circulation. Au début le malade accuse du dégoût pour la viande et les graisses, il a des *hémorragies* nasales ou gastriques, puis bientôt apparaît l'*ascite*, c'est-à-dire l'accumulation de liquide séreux dans la cavité péritonéale par suite de la gêne de la circulation porte ; on voit sur l'abdomen et le thorax des veines dilatées, c'est la *circulation collatérale* destinée à suppléer la circulation porte entravée. La mort est la terminaison constante de cette affection à marche chronique, elle est due à la destruction des cellules hépatiques et par conséquent à l'insuffisance du foie ou à une complication, œdème généralisé, broncho-pneumonie, tuberculose, etc.

Cirrhose hypertrophique. — Dans cette affection le tissu scléreux se localise autour des canaux biliaires, de là le nom de *cirrhose hypertrophique biliaire* qui lui est encore donné. Le foie et la rate sont augmentés de volume en même temps que la peau prend une teinte jaunâtre, véritable *ictère chronique* ou *jaunisse* ; les urines ont une coloration acajou, l'appétit est souvent exagéré. La durée est longue et la mort en est la terminaison fatale.

Tuberculose hépatique. — Le tissu hépatique envahi par les bacilles de Koch renferme des *granulations*; celles-ci par leur réunion forment des masses qui deviennent caséeuses et dont la fonte est l'origine de cavernes comme dans le poumon.

Syphilis hépatique. — La *syphilis congénitale* semble avoir pour le foie du *fœtus* ou du *nouveau-né* une prédilection marquée, car cet organe se trouve être le premier sur le trajet de la *veine ombilicale*. Pendant la *grossesse* la syphilis hépatique fœtale peut déterminer de l'*hydramnios* et être la cause de la mort du fœtus dans l'utérus ou peu après la naissance, elle peut provoquer aussi l'accouchement avant terme. Plus tard elle peut déterminer chez l'enfant des *hémorragies* nasales, ombilicales, gastro-intestinales, ou des *troubles de la digestion ou de la nutrition* qui l'entraînent vers l'athrepsie.

Chez l'*adulte* la syphilis acquise ou l'hérédo-syphilis tardive produit surtout des *gommes*.

Abcès du foie. — Nombreuses sont les voies par lesquelles le foie peut être envahi par des germes pathogènes, voie lymphatique, voie artérielle, voie veineuse, voie biliaire. Ces germes sont le point de départ soit de *petits abcès* qui surviennent après une maladie infectieuse, soit de *grands abcès* ou *hépatite suppurée des pays chauds* d'origine dysentérique. Ces derniers se caractérisent par des *douleurs* plus ou moins aiguës dans l'hypocondre droit avec irradiations vers l'épaule du même côté et par des signes de suppuration : fièvre, frissons, vomissements, état typhoïde, etc. Ces abcès doivent être opérés même lorsqu'ils viennent à s'ouvrir spontanément dans un organe de la cavité abdominale.

Angiocholite et cholécystite. — On donne le nom d'*angiocholite* à l'infection, suivie le plus souvent de suppuration, des canaux biliaires; celui de *cholécystite* à l'inflammation de la vésicule biliaire qui peut se transformer en cholécystite suppurée.

Pyléphlébite. — La *pyléphlébite* est l'inflammation des parois de la *veine porte* et de ses branches principales; la coagulation du sang dans ce vaisseau est suivie d'*ascite* et de congestion de la muqueuse gastro-intestinale pouvant déterminer des hémorragies intestinales. Le contenu de la veine peut devenir purulent, c'est la *pyléphlébite suppurée*, qui se manifeste par une *douleur* dans l'hypocondre droit, des *accès de fièvre*, des *troubles gastro-intestinaux* et de l'*ictère*.

Kyste hydatique — Il existe chez le chien une variété de tænia appelée *tænia échinocoque* (fig. 327), dont les œufs peuvent être absorbés par l'homme avec l'eau ou des légumes. Dans l'estomac la coque de l'œuf est dissoute et l'embryon *hexacanthe* mis en liberté perfore les parois de l'estomac et se dirige vers le foie, où il peut être entraîné par la veine porte. Dans le tissu hépatique il sécrète une *membrane propre*, gélatiniforme, transparente, dont la couche interne, *membrane fertile* ou *germinative*, sup-

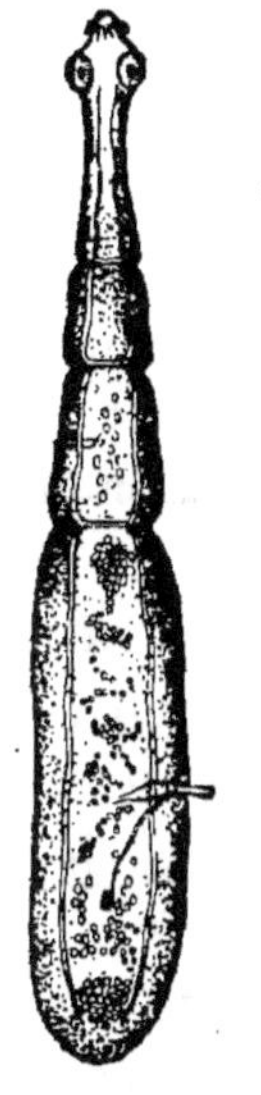

Fig. 327. — Tænia echinococcus.

porte des échinocoques avec tête pourvue de crochets et de ventouses. Ces échinocoques sont entourés d'une vésicule, *hydatide*, laquelle peut renfermer une vésicule plus petite, *hydatide fille*, capable elle-même de produire une troisième génération. A l'intérieur des vésicules se trouve du liquide limpide renfermant des crochets; ce liquide peut suppurer, *kyste hydatique suppuré*; dans d'autres cas, si le parasite meurt, le kyste se résorbe en partie et se transforme en une masse d'abord caséeuse, puis crétacée.

Le kyste hydatique peut se rencontrer dans tous les organes de l'économie, mais le foie est son siège de prédilection.

Le kyste hydatique a des symptômes locaux qui varient suivant sa localisation dans le foie : s'il proémine du côté du thorax (kyste de la convexité), il donne naissance à des signes thoraciques; s'il proémine vers l'abdomen (kyste de la face inférieure), il peut être pris pour une tumeur d'un autre organe abdominal. Quelquefois le kyste détermine au niveau de la paroi une *voussure* et un endolorissement de tout l'hypocondre, il provoque du dégoût pour les matières grasses, des éruptions d'urticaire et des épistaxis. Dès qu'il est diagnostiqué, il doit être opéré afin d'éviter toutes les complications qu'il peut entraîner.

Cancer du foie et des voies biliaires. — Rarement primitif, le *cancer du foie* est surtout secondaire aux néoplasmes de l'estomac et de l'intestin, il détermine une *cachexie* rapide et la mort. Le *cancer des voies biliaires*, au contraire, est le plus souvent primitif, il atteint surtout les femmes et a pour point de départ la vésicule biliaire.

Diabète. — A l'état normal, le sang artériel contient 1 gr. 30

de sucre par litre; si cette quantité augmente et atteint ou dépasse
3 grammes, le sucre filtre dans les urines, il y a *glycosurie*. Les
causes qui produisent l'augmentation du sucre du sang varient
et ont permis d'établir des classifications : on décrit un *diabète
nerveux*, le foie produisant un excès de sucre sous l'influence
d'excitations provenant du bulbe ou d'un nerf périphérique, un
diabète pancréatique, le pancréas étant considéré comme une
glande à sécrétion interne dont le produit règle la quantité du
sucre du sang, et enfin un *diabète constitutionnel*. Dans celui-ci
ou bien le foie fonctionne trop et fabrique trop de glycose, ou bien
il fonctionne normalement, mais les tissus ne consomment pas tout
le sucre qui leur est destiné, il y a *ralentissement dans la nutrition*.

Le *diabète* est une des manifestations de l'*arthritisme*, il attaque de préférence l'âge adulte et les professions libérales. Parmi
les causes occasionnelles pouvant le déterminer nous citerons la
grossesse, la *lactation*, la *ménopause*. Tantôt c'est par hasard,
tantôt c'est à la suite de certaines affections, éruption de furoncles,
anthrax, gingivite, qu'on examine les urines et qu'on y trouve du
sucre. Les principaux symptômes sont la *polyurie* ou augmentation de la quantité d'urine éliminée, trois à quatre litres en
moyenne par jour, la *glycosurie*, le sucre éliminé dans les vingt-
quatre heures variant entre 12 et 40 grammes et plus (voir plus
loin l'analyse des urines), la *polydipsie* ou soif ardente et la
polyphagie ou appétit exagéré. La bouche est sèche, la lassitude
est fréquente, la peau est souvent le siège d'éruptions de toutes
sortes, les suppurations sont longues et abondantes. Le diabète
peut durer fort longtemps, mais le malade meurt le plus souvent
emporté par une des nombreuses complications qui le menacent :
pneumonie, cardio-sclérose, urémie, apoplexie, coma, phlegmon,
tuberculose.

Il ne faut pas confondre la glycosurie, si fréquente chez les
femmes enceintes, avec le diabète. Dans la glycosurie la présence
du sucre dans les urines est le seul symptôme, il n'y a ni polyurie,
ni polyphagie, ni polydipsie.

H. — MALADIES DE LA RATE

L'hypertrophie de la rate ou *splénomégalie* se constate d'une
façon passagère dans toutes les maladies infectieuses; véritable
organe de défense, la rate donne naissance à des **phagocytes**

nombreux chargés de détruire les germes pathogènes et leurs toxines.

Paludisme ou malaria. — On donne ce nom à une maladie infectieuse, qui se développe dans les endroits humides et marécageux sous l'influence d'un petit animalcule appelé *hématozoaire de Laveran* (fig. 328). Celui-ci est contenu dans le sang, dont il détruit les globules rouges: il est introduit dans l'organisme par les *piqûres des moustiques.*

Sa réaction sur l'organisme n'est pas toujours la même; les

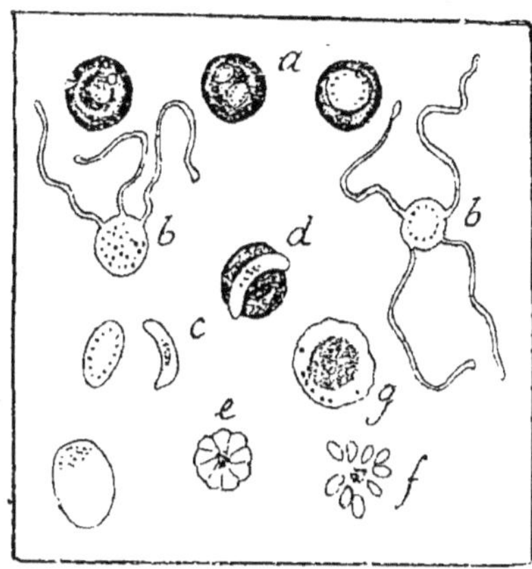

Fig. 328. — Hématozoaire du sang (Dieulafoy).

formes principales sont : la *fièvre intermittente*, les *accès pernicieux* et la *cachexie palustre.*

La *fièvre intermittente* est caractérisée, comme l'indique son nom, par des accès de fièvre se produisant en général à heure fixe, un grand *frisson* avec claquement de dents ouvre la marche, puis vient une sensation de *chaleur* ardente, 40 à 41°, enfin l'accès se termine par des *sueurs* plus ou moins abondantes. La durée est variable : on distingue des accès *courts,* quatre à huit heures; *moyens,* huit à douze heures, et *longs*, plus de douze heures. Ces accès se produisent tous les jours, *type quotidien,* tous les deux jours, *type tierce*, ou tous les trois jours, *type quarte.* Ils cèdent à la quinine rapidement, mais les *rechutes* sont certaines; lorsqu'elles sont fréquentes, elles déterminent l'*anémie palustre.*

LIVRE VII

APPAREIL URINAIRE

L'appareil urinaire se compose de deux parties bien distinctes : une sécrétante, le *rein* ; une excrétante constituée par les *uretères*, la *vessie* et l'*urètre* (fig. 329).

A. — REIN

§ I. — *Anatomie.*

Les *reins*, appelés vulgairement ro-gnons, sont des organes glanduleux desti-nés à sécréter l'urine. Au nombre de deux, ils sont situés à droite et à gauche de la colonne lombaire, à la partie supérieure et postérieure de la cavité abdominale, au niveau des deux dernières vertèbres dor-sales et des deux ou trois premières lom-baires. Dirigés de haut en bas et de dedans en dehors, ils sont fixés dans leur situa-tion : 1° par leurs *vaisseaux* constituant le *pédicule* du rein ; 2° par le *péritoine*, qui passe au-devant de lui sans l'entourer de toutes parts, comme il le fait pour les autres organes de l'abdomen ; 3° par le *fascia rénal* (fig. 330), feuillet fibreux qui au niveau du bord externe du rein, se dédouble pour former la *loge rénale*, comblée par du tissu adipeux n'apparaissant que

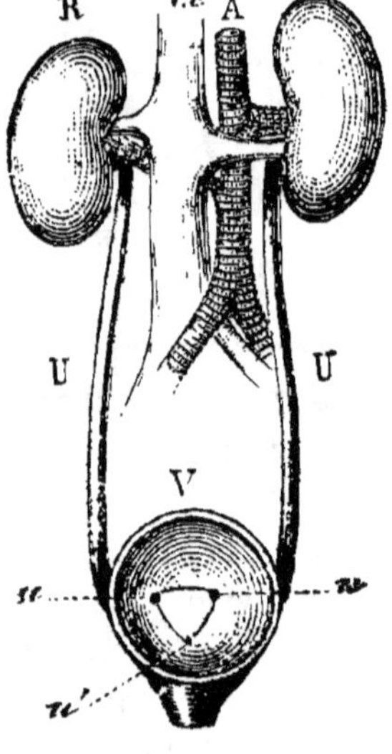

Fig. 329. — Schéma de l'appareil urinaire.

R. reins ; U. uretère ; u. orifice de l'uretère dans la vessie V ; u'. orifice de l'u-rètre ; Vc. veine cave infé-rieure ; A. aorte.

vers l'âge de huit ans. Cette graisse forme le principal soutien du rein, c'est ce qui explique que sa disparition rapide permette au rein mal soutenu de glisser et de devenir *rein flottant*.

Le rein est *long* de 12 centimètres, *large* de 7 centimètres et *épais* de 3 à 4 centimètres; il *pèse* en moyenne 140 grammes chez l'homme et 125 grammes chez la femme; il a une *coloration rouge* et une *consistance ferme*.

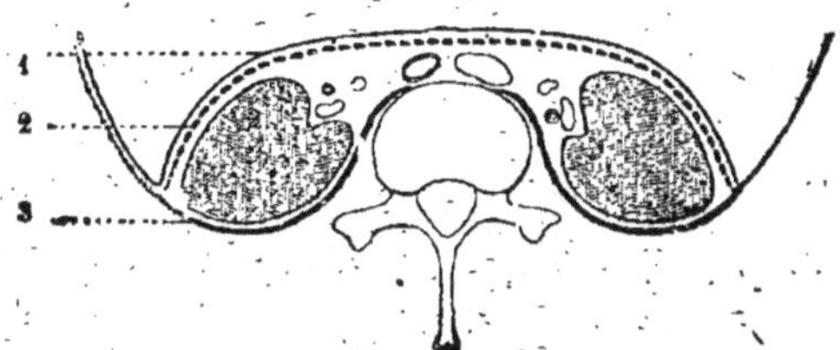

Fig. 330. — Enveloppe du rein, coupe.
1. feuillet rétrorénal; 2. lame prérénale; 3. péritoine pariétal (Poirier).

Dans certains cas on peut rencontrer un *rein supplémentaire* ou au contraire ne trouver qu'un *seul rein*; quelquefois ce rein

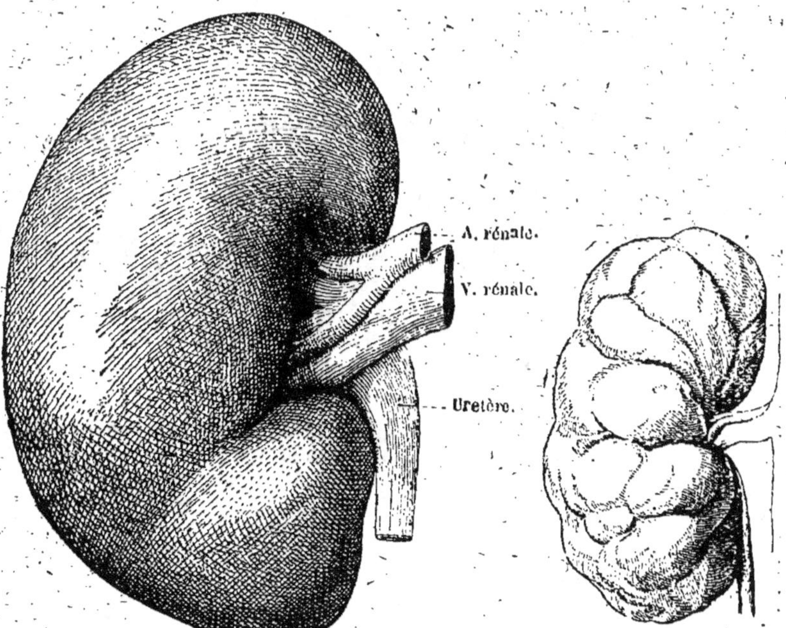

Fig. 331. — Face antérieure du rein droit (Poirier).   Fig. 332. — Rein lobulé d'un enfant nouveau-né (Poirier).

unique est dû à la soudure des deux reins par leur extrémité inférieure, *rein en fer à cheval*. Chez l'adulte le rein a la forme d'un *haricot*, il est allongé verticalement et aplati d'avant en

arrière; il a donc *deux faces* légèrement bombées, une antérieure
et une postérieure, et *deux bords*, un bord externe convexe et un

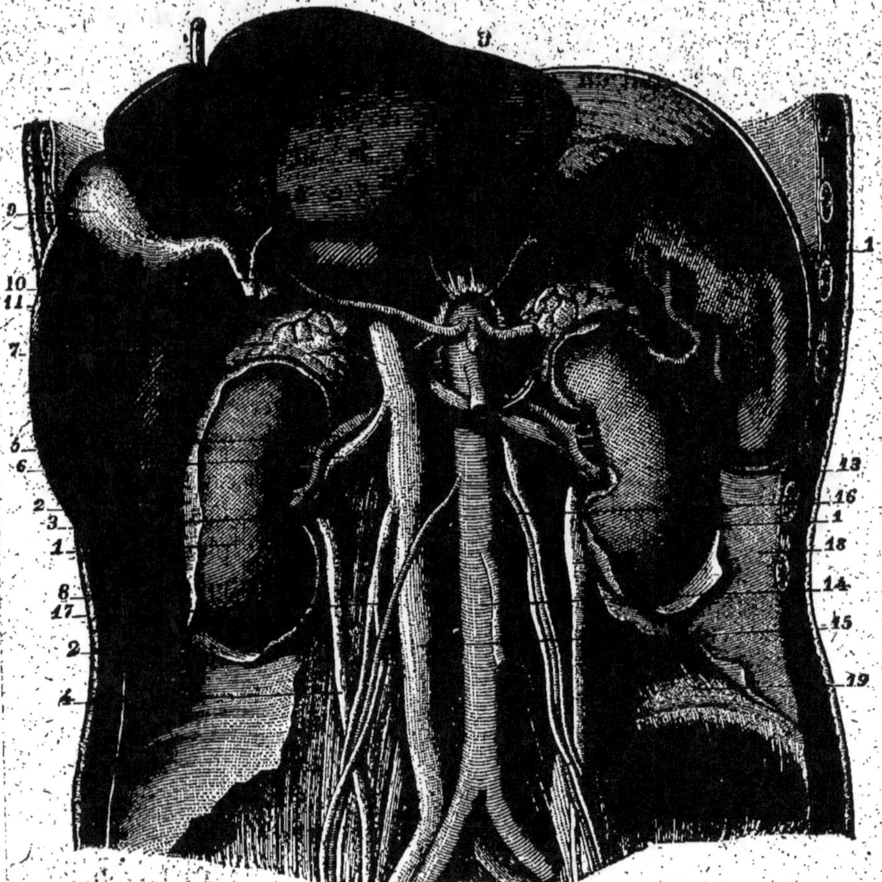

Fig. 333. — Rapports des reins.

1. les deux reins; 2. capsule fibreuse qui les rattache à la paroi postérieure de
l'abdomen; 3. bassinet; 4. uretère; 5. artère rénale; 6. veine rénale; 7. capsule
surrénale; 8. le foie qui a été soulevé pour montrer les rapports de sa face inférieure avec le rein droit; 9. vésicule biliaire; 10. partie terminale du tronc de la
veine porte au-devant duquel on voit l'artère hépatique à gauche, les conduits
hépatique et cystique à droite; 11. l'origine du conduit cholédoque, résultant de
la fusion des deux canaux qui précèdent; 12. la rate dont la face interne a été
renversée en dehors pour la montrer dans ses rapports avec le rein gauche; 13.
repli demi-circulaire sur lequel repose son extrémité inférieure; 14. aorte abdominale; 15. veine cave inférieure; 16. artère et veine spermatiques gauches;
17. veine spermatique droite allant s'ouvrir dans la veine cave; 18. lame cellulo-
fibreuse sous-péritonéale ou facia propria se dédoublant au niveau du bord convexe des reins pour former l'enveloppe qui les fixe dans leur situation; 19. extrémité inférieure du muscle carré lombaire.

bord interne concave à sa partie médiane, point de pénétration des
vaisseaux ou *hile du rein* (fig. 331). Chez le *fœtus* la surface

externe n'est pas lisse, elle présente des sillons partageant cette face en lobes, vestiges du *rein primitif* (fig. 332).

Rapports. — La *face antérieure* du rein *droit* est en rapport (fig. 333) avec la face inférieure du foie, dans lequel il s'imprime, avec l'angle **droit du côlon**, avec la deuxième portion du duodénum et la veine cave inférieure, et pour le rein gauche avec la queue du pancréas, la grosse tubérosité de l'estomac et avec l'angle gauche du côlon. Cette face est recouverte par le péritoine des deux côtés.

La *face postérieure* occupe deux régions, la *moitié supérieure* faisant saillie dans la cage thoracique est séparée des côtes et du cul-de-sac pleural costo-diaphragmatique par le diaphragme. La moitié inférieure *abdominale* est séparée du muscle carré des lombes par l'aponévrose antérieure du transverse.

Le *bord externe* est en rapport à droite avec le foie, à gauche avec la rate, il répond au bord externe du carré des lombes.

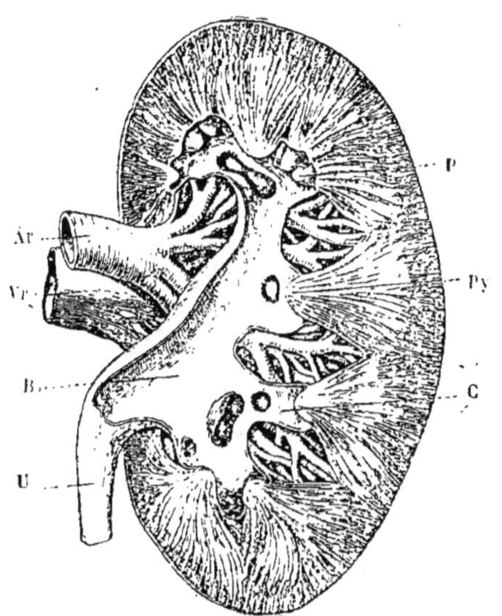

Fig. 334. — Coupe verticale médiane du rein droit.

B. bassinet; C. calices; **Py**. pyramides de Malpighi; **P**. papille; **U**. uretère; **Ar**. artère rénale; **Vr**. veine rénale.

Le *bord interne* repose sur le psoas, il porte à sa partie médiane le *hile* du rein; c'est à ce niveau que pénètre l'artère rénale et que sortent la veine rénale et l'uretère.

L'*extrémité supérieure*, coiffée par la *capsule surrénale*, répond à la 11e côte.

L'*extrémité inférieure*, située à 4 ou 5 centimètres de la crête iliaque, repose sur le carré des lombes et sur le psoas, elle répond à une ligne horizontale passant par l'apophyse transverse de la 3e vertèbre lombaire.

Structure. — Quand on fait une coupe du rein, on constate que cet organe est entouré d'une *membrane d'enveloppe* fibreuse, blanchâtre, très adhérente au tissu sous-jacent; celui-ci est constitué par deux substances de coloration différente (fig. 334). La *substance corticale* de couleur jaunâtre entoure complètement le rein, elle constitue la couche superficielle, épaisse de 3 à 6 millimètres, et envoie des prolongements vers le centre sous forme de larges travées appelées *colonnes de Bertin*. La *substance médullaire*, de couleur rouge, occupe les espaces circonscrits par ces colonnes, elle constitue des segments de forme triangulaire sur la coupe : ce sont les *pyramides de Malpighi*, dont la base tournée vers la périphérie émet d'autres petites pyramides pénétrant dans la substance corticale, *pyramides de Ferrein*, et dont le sommet fait saillie dans le sinus du rein et porte le nom de *papille rénale* (fig. 334). On compte environ de 12 à 15 pyramides de Malpighi par rein et 400 à 500 pyramides de Ferrein par pyramide de Malpighi.

Structure microscopique. — Lorsqu'on examine au microscope la substance corticale au niveau du *labyrinthe*, c'està-dire des régions situées entre les pyramides de Ferrein, on voit sur les parties latérales de ces dernières des petites masses arrondies d'où partent des tubes, c'est là l'origine des *tubes urinifères* au niveau du *glomérule de Malpighi*. Le

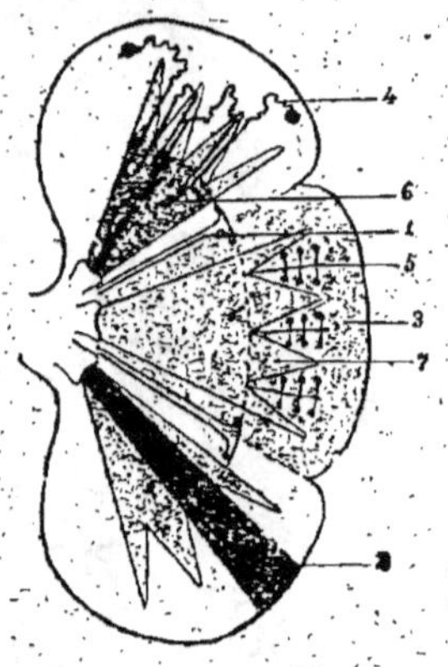

Fig. 335. — Schéma de la coupe du rein (Launois).

1. artère interlobaire ; 2. lobule rénal ; 3. substance corticale ; 4. tube urinifère ; 5. artère interlobulaire ; 6. substance médullaire formant une pyramide de Malpighi ; 7. pyramide de Ferrein.

rein en effet est composé d'une grande quantité de tubes : les uns contournés sont contenus dans la substance corticale ; les autres droits dans la substance médullaire ; ils ont tous pour point de départ un renflement, le glomérule de Malpighi, et leur longueur est de 6 à 8 centimètres. Étudier un de ces tubes urinifères au point de vue de sa direction, de sa situation, de sa terminaison et de sa structure, c'est faire l'étude du rein tout entier (fig. 336).

En partant du glomérule on constate que le tube flexueux ou *tube contourné* est séparé de l'ampoule glomérulaire par un rétrécissement ou *col*. Le tube contourné, en pénétrant dans la substance médullaire, *diminue de calibre*, prend une direction rectiligne et se dirige vers le sommet de la pyramide de Malpighi ; à une certaine distance de celui-ci il rebrousse chemin en décrivant une anse, augmente de calibre et remonte vers la substance corticale; la réunion de la *branche descendante* et de la *branche ascendante* constitue l'*anse de Henle*. Le tube pénètre de nouveau dans la substance corticale, devient flexueux et forme la *pièce intermédiaire* à laquelle fait suite le *canal d'union* plus étroit; celui-ci se porte dans la substance médullaire et va se jeter

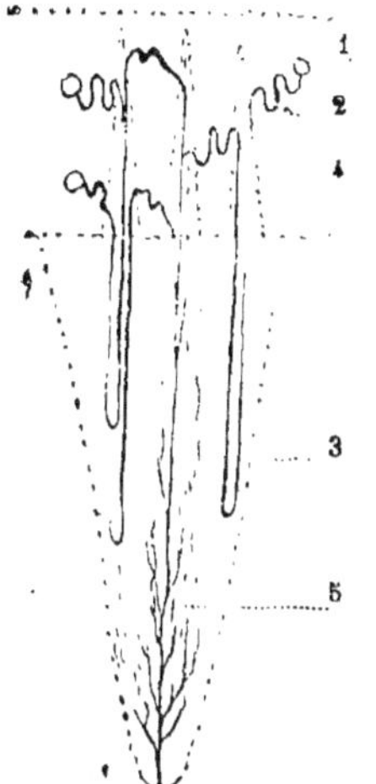

Fig 336. — Schéma des tubes uriniféres (Launois).

1. glomérule de Malpighi; 2. tube contourné; 3. anse de Henle; 4. canal d'union; 5. tube de Bellini.

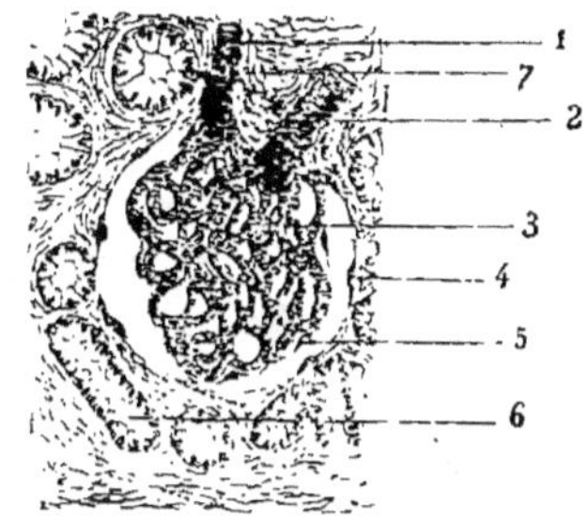

Fig. 337. — Glomérule de Malpighi (Launois).

1. vaisseau afférent; 2. vaisseau efférent; 3. réseau vasculaire; 4. endothélium du feuillet glomérulaire; 6, 7. tubes contournés en coupe.

dans un long tube, rectiligne, parcourant toute la pyramide de Ferrein et de Malpighi : c'est le *canal collecteur* ou *tube de*

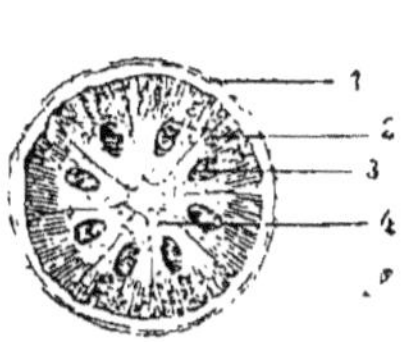

Fig. 338. — Coupe d'un tube contourné (Launois).

1. membrane d'enveloppe; 2. portion striée de la cellule; 3. noyau; 4. portion granuleuse de la cellule.

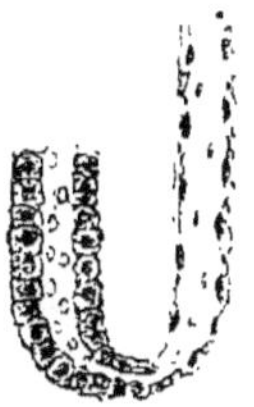

Fig. 339. — Anse de Henle (Launois).

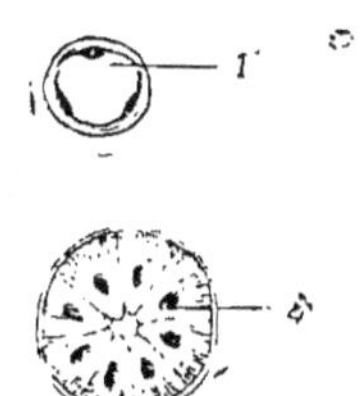

Fig. 340. — Coupe des branches de l'anse de Henle (Launois).

1. branche descendante; 2. branche ascendante.

Bellini. Ces tubes se réunissent les uns aux autres en approchant du sommet de la pyramide pour ne plus constituer que 12 à

30 tubes qui viennent s'ouvrir au sommet de la papille : la réunion des *pores urinaires* au niveau de celle-ci constitue l'*area cribrosa*.

Le corpuscule de Malpighi, encore appelé *glomérule du rein*, est constitué par une membrane d'enveloppe, *capsule de Bowmann* ou *de Müller*, et par un contenu formé de *capillaires*. Par le pôle opposé à celui occupé par le tube urinifère on voit deux

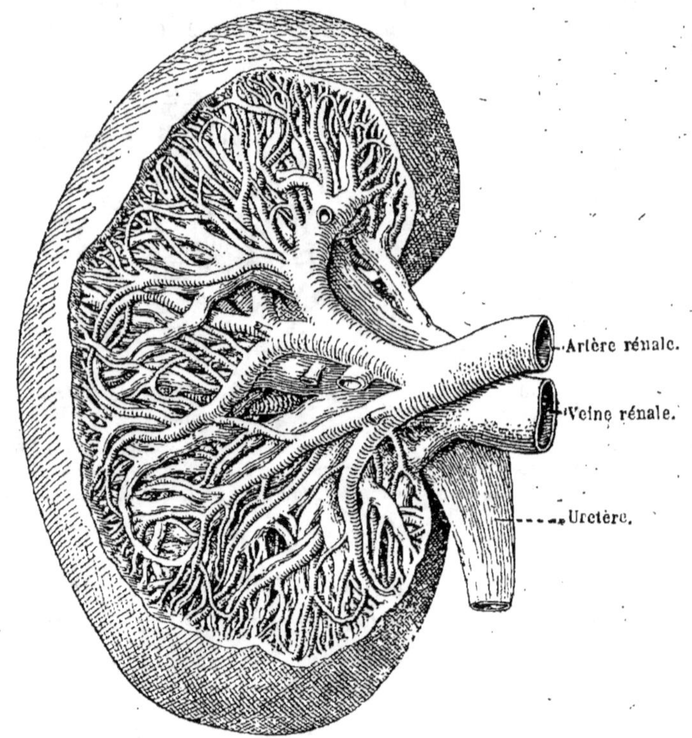

Fig. 341. — Distribution des artères et des veines dans la profondeur du rein

vaisseaux pénétrer dans le glomérule : en réalité l'un y pénètre, c'est le *vaisseau afférent*, et l'autre en sort, c'est le vaisseau *efférent*; le premier se divise en capillaires, qui se réunissent pour donner naissance au second. La *capsule de Bowmann* est constituée par une *membrane basale* que l'on retrouve comme couche externe de la paroi de tout le tube urinifère; cette membrane est recouverte intérieurement par des *cellules plates* (fig. 337). Dans le *tube contourné* et dans la *branche ascendante de l'anse de Henle* la tunique épithéliale est formée par des *cellules cylindriques, granuleuses, striées* ne laissant au centre du tube qu'une petite lumière (fig. 338 et 340). Dans la *branche des-*

cendante de l'anse de Henle (fig. 339 et 340) l'épithélium est clair et *aplati* · enfin dans le *tube collecteur* les *cellules claires* augmentent de hauteur en descendant et se continuent avec l'épithélium de la papille.

Le *stroma* du rein ou tissu de réunion de tous les éléments du rein, *tubes* et *vaisseaux*, est formé de tissu conjonctif et de tissu musculaire.

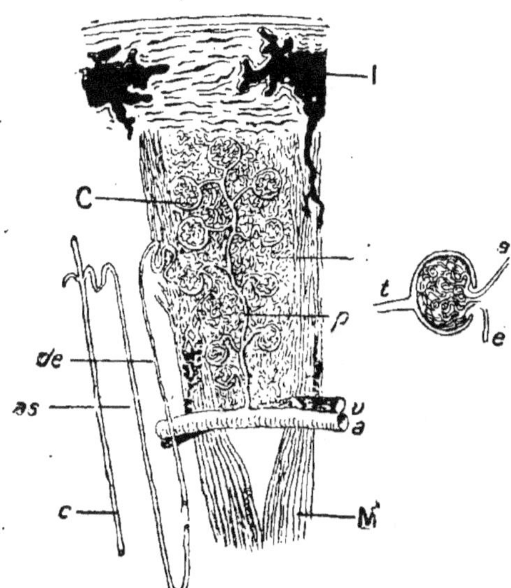

Fig. 342. — Rapports des vaisseaux et des tubes uriniféres.

a. artère ; *v.* veine ; C. corpuscule de Malpighi ; *de.* portion descendante de l'anse de Henle ; *as.* portion ascendante ; *c.* tube urinifère, *p.* artériole ; M. substance médullaire ; I. veinules rénales. A droite : *t.* vaisseau urinifère ; *a.* vaisseau afférent ; *e.* vaisseau efférent.

Vaisseaux. — Le rein est très vasculaire (fig. 341), il reçoit une artère dont le calibre est relativement très considérable pour le volume du rein, c'est que ce vaisseau a deux fonctions à remplir : il est à la fois *fonctionnel* et *nourricier*.

L'*artère rénale*, née de l'aorte, se divise au niveau du hile en 4 branches, deux antérieures, une supérieure et une postérieure. Dans le sinus du rein celles-ci se divisent et se subdivisent et chaque branche de subdivision pénètre dans la colonne de Bertin, où très rapidement elle se partage en deux rameaux qui se portent sur la pyramide de Malpighi voisine. Celle-ci est entourée ainsi de 4 à 5 artères *péripyramidales* ; au niveau de la base de la pyramide les vaisseaux s'anastomosent et constituent la *voûte artérielle suspyramidale*. De ce réseau partent du côté de la *convexité* les artères *radiées* ou *interlobulaires*, qui fournissent latéralement des branches aux glomérules, *artères glomérulaires* ; dans le glomérule le vaisseau devient l'*artère afférente*, qui, après capillarisation, forme l'*artère efférente* ; celle-ci se porte dans la substance corticale, où elle se capillarise de nouveau pour donner naissance aux origines de la veine rénale. Le vaisseau efférent est un tronc artériel intermédiaire à deux systèmes capillaires, c'est un *réseau admirable bipolaire artériel*, dont nous verrons l'importance en étudiant la physiologie du rein. Dans la pyramide de Malpighi se trouvent les *artères droites* qui naîtraient pour les uns des branches efférentes les plus rapprochées de la substance médullaire, pour les autres des capillaires profonds de la substance corticale.

Le rein reçoit aussi des *artères rénales accessoires* fournies par

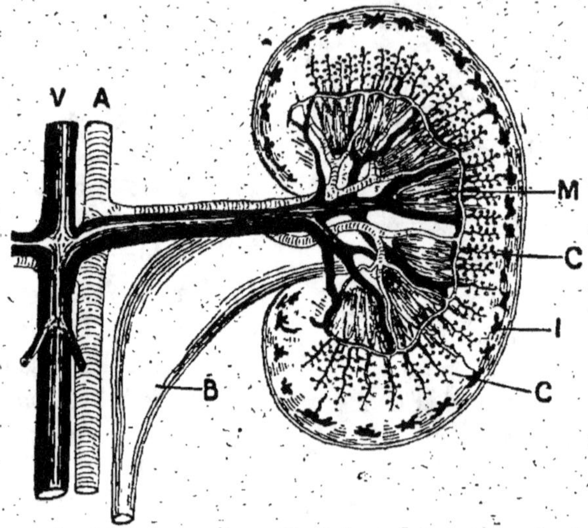

Fig. 343. — Circulation sanguine du rein.

A. aorte; V. veine cave inférieure; B. bassinet; M. zone médullaire et pyramides de Malpighi; C. zone corticale; 1. veinules rénales.

les artères lombaires et capsulaires et pénétrant dans la substance rénale par la capsule.

Les *veines* naissent des capillaires; au niveau de la capsule leurs origines constituent les *étoiles de Verheyen*, point de départ des *veines radiées*, qui viennent se jeter dans la *voûte veineuse sus-pyramidale*; celle-ci, qui reçoit aussi des *veines droites*, se continue avec les *veines péripyramidales*. La réunion de ces dernières au niveau du hile constitue la *veine rénale*, affluent de la *veine cave inférieure*. De la capsule du rein partent également des veines, qui constituent au niveau du bord externe l'*arcade veineuse exorénale*, dont les branches efférentes s'anastomosent avec toutes les veines du voisinage; elles forment ainsi une voie de décharge ou de suppléance en cas d'oblitération de la veine rénale.

Les *lymphatiques* superficiels et profonds aboutissent aux ganglions situés au niveau du hile du rein.

Les nerfs sont fournis par le plexus rénal constitué lui-même par le plexus solaire, le petit splanchnique et le grand sympathique.

Connaissant la structure du rein, nous pouvons comprendre les divisions en *lobes* et en *lobules* qui ont été établies en s'appuyant sur l'anatomie comparée; chez certains animaux ces différentes parties sont en effet complètement distinctes. Un *lobe* (fig. 344) est constitué par une *pyramide de Malpighi* entourée de la

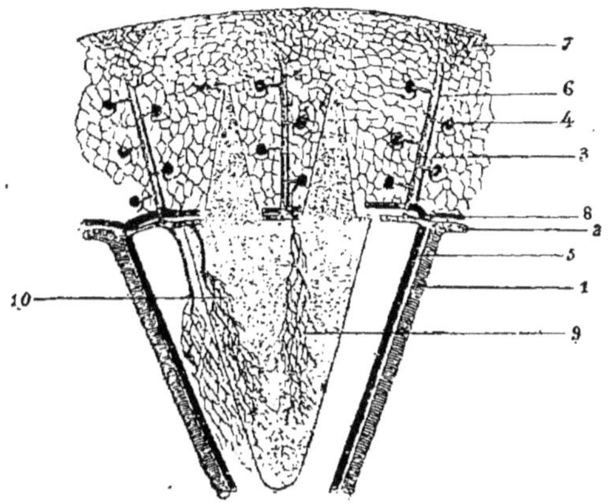

Fig. 344. — Schéma d'un lobe rénal (Launois).

1. artère interlobulaire; 2. artère de la voûte artérielle; 3. artère radiée; 4. glomérule de Malpighi; 5. veine interlobaire; 6. veine radiée ou interlobulaire; 7. réseau capillaire de la substance corticale formant les étoiles de Verheyen; 8. grande voûte veineuse; 9. réseau capillaire formé par l'artère efférente; 10. vaisseau droit.

moitié de l'épaisseur d'une colonne de Bertin et de la substance corticale en rapport avec sa base. Chaque lobe est divisé en 400 à 500 lobules, chaque lobule est formé par une *pyramide de Ferrein*, entourée d'un cylindre de substance corticale dont la limite peut être considérée comme étant l'*artère radiée*; celle-ci est donc *interlobulaire*, alors que les artères *péri-pyramidales* sont *intralobaires*.

§ II. — *Physiologie.*

I. **Urine.** — Le rein est chargé de sécréter l'*urine*, liquide *limpide*, de couleur *jaune ambré*, d'odeur spéciale dite *urineuse*, de réaction *acide*, acidité qui persiste fort peu de temps, car sous l'influence de l'air il se forme du carbonate d'ammoniaque et l'urine devient alcaline. La densité moyenne est de 1 020; la *quantité* émise en vingt-quatre heures est en moyenne de 1 200 à 1 500 grammes, mais cette quantité présente des variations en raison directe des boissons ingérées et en raison inverse de l'abondance de la sécrétion sudorale. Les urines du jour ne sont pas les mêmes que celles de la nuit, ces dernières sont plus denses, plus foncées ; après les repas elles sont abondantes et très diluées : c'est de deux heures à quatre heures de l'après-midi que la sécrétion atteint son minimum. L'urine de la *femme* est plus pâle, moins dense et moins abondante ; quant à l'urine du *nouveau-né*, elle est incolore et sa densité va en diminuant du 1er au 10° jour.

L'urine normale est une *solution*, c'est-à-dire de l'eau renfermant en dissolution certaines substances. Sur 1 000 parties on trouve dans l'urine :

Eau.	955
Urée.	25
Acide urique	0,50
Chlorure de sodium	11
Sels (phosphates, sulfates, etc.).	8,5
	1 000.00

L'*eau* est la partie qui varie le plus ; l'*urée* est un produit excrémentitiel formé par la combustion des aliments azotés dans l'organisme ; aussi sa proportion, qui est de 30 à 35 grammes en moyenne dans vingt-quatre heures, augmente-t-elle avec une alimentation animale et diminue-t-elle avec une alimentation végétale ; elle est accrue également avec l'exercice musculaire et avec le travail cérébral. C'est l'urée qui dans l'urine donne naissance au carbonate d'ammoniaque à la suite des fermentations déterminées par le *micrococcus urea*.

L'*acique urique*, dont la quantité est minime, augmente avec une alimentation animale ; il peut alors se précipiter dans l'organisme sous forme d'urates et donner lieu à la *goutte*. Chez les animaux herbivores l'acide urique est remplacé par l'acide hippurique, dont on trouve quelques traces dans l'urine humaine.

Les *sels* sont par ordre de fréquence : le *chlorure de sodium* ou sel marin (10 à 12 grammes en vingt-quatre heures), les *sulfates* de soude et de magnésie (4 grammes), les *phosphates alcalins et terreux* (3 grammes). Ces sels en se précipitant donnent naissance à de petits grains calcaires qui constituent la *gravelle*.

Les *matières colorantes* sont constituées par l'*urobiline*, dérivée de l'hémoglobine ou de la bilirubine et donnant à l'urine sa coloration normale, et par l'*urochrome*.

Enfin on peut trouver dans l'urine des produits anormaux, comme le *sucre* et l'*albumine*; le premier passe dans l'urine quand il y en a plus de 3 grammes pour 1000 dans le sang, il donne alors naissance à la glycosurie étudiée précédemment.

II. Mécanisme de la sécrétion urinaire. — Les différentes substances, qui entrent dans la composition de l'urine, ne sont pas sécrétées par le rein, elles existent dans le sang de l'artère rénale et elles *filtrent* au niveau du rein. Il ne faudrait pas croire cependant que cet organe ne soit qu'un *simple filtre mécanique*; c'est, au contraire, un *filtre vivant, sélecteur*, ne prenant au sang que certains matériaux; dès que le rein est lésé, on voit aussitôt des matières anormales être éliminées par l'urine. Les expériences ont démontré que le sang de la veine rénale contient moins d'urée et de sels que celui de l'artère, et que cette différence dans un temps donné correspond exactement à la quantité d'urée ou de sels éliminée par le rein dans ce même temps.

La filtration se fait au niveau des tubes urinifères sous l'influence de la *pression sanguine*; les capillaires du glomérule ne sont pas les vrais capillaires, puisque au lieu de donner naissance à des veinules ils se reconstituent pour former le vaisseau efférent qui se capillarisera de nouveau dans la substance corticale. Ce sont ces derniers capillaires qui forment les origines des veines du rein. Dans les capillaires de l'organisme la pression est évaluée à peu près à la moitié de celle qui existe à l'origine de l'aorte, la pression au niveau de la terminaison des veines caves étant considérée comme nulle. Dans le rein c'est le vaisseau efférent qui correspond aux capillaires généraux; aussi dans les capillaires glomérulaires la pression est-elle supérieure à celle des capillaires de la circulation générale, c'est grâce à cette pression que les éléments de l'urine se séparent du sang et filtrent dans les tubes urinifères.

Différentes théories ont été émises pour expliquer le mécanisme et le siège de cette filtration ainsi que la nature du liquide filtré. *Bowmann* admet que l'*eau* et les *sels* filtrent au niveau des *glomérules* de Malpighi, tandis que les autres substances, comme l'*urée*, passent au niveau des *tubes contournés* et des *branches ascendantes des anses de Henle*, qui possèdent un *épithélium cylindrique strié*. Pour le démontrer Bowmann a injecté dans le sang d'un animal une solution d'indigo après avoir sectionné la moelle au niveau du bulbe afin de diminuer la pression sanguine et d'arrêter la filtration de l'eau dans le glomérule; puis il a sacrifié l'animal et il a constaté que les cellules des tubes contournés et des branches ascendantes de Henle étaient seules imprégnées de la matière colorante.

Pour *Ludwig*, la filtration se produit au niveau du *glomérule* seulement, mais, comme l'urine est trop diluée, l'excès d'eau repasserait dans le sang en traversant les tubes urinifères. Enfin, pour *Küss*, le *glomérule* laisse passer le *sérum sanguin* tout entier, *y compris l'albumine*, qui serait réabsorbée par les cellules des tubes urinifères. La théorie la plus généralement admise est celle de Bowmann.

Le *système nerveux* a une grande influence sur la sécrétion urinaire; il paraît n'agir qu'indirectement, l'excitation des nerfs vaso-dilatateurs produit une augmentation de la sécrétion, l'excitation des vaso-constricteurs la diminue. La piqûre d'un point du plancher du 4ᵉ ventricule amène de la *polyurie*; faite plus haut, elle produit de la glycosurie, plus haut encore de l'albuminurie, mais ces actions sont très passagères.

L'urine, passée dans les tubes urinifères, progresse chassée par celle qui est nouvellement filtrée; il y a une sorte de poussée des glomérules vers les tubes collecteurs; gouttelette par gouttelette l'urine traverse les pores urinaires et tombe dans les calices.

§ III. — *Pathologie du rein*.

EXAMEN DES URINES

Nous ne passerons en revue que les modes d'examen qui sont d'un usage courant, nous laisserons de côté les procédés d'analyse et de dosage employés par le chimiste.

Il est nécessaire de recueillir les urines émises pendant vingt-quatre heures consécutives, afin de pouvoir en apprécier la *quantité*; pour cela on se sert en général d'un bocal gradué. Si elle excède 1500 grammes chez l'homme et 1200 grammes chez la femme, c'est qu'il y a *polyurie*; on constate celle-ci dans certaines affections nerveuses et dans le diabète. Si, au contraire, la quantité est très au-dessous de la moyenne, il y a *anurie*.

La *couleur*, normalement *jaune ambré*, peut être modifiée : elle est *rouge* ou *brune* si l'urine contient du sang, *verdâtre* si elle renferme de la bile, couleur *acajou* si elle contient des pigments biliaires, peu colorée, *pâle* si les urines sont émises en grande quantité. Sous l'influence de certains médicaments, elle prend une coloration spéciale : c'est ainsi qu'un malade qui absorbe de l'*acide phénique* ou l'un de ses dérivés, comme le salol, peut avoir des urines *noirâtres*; les injections sous-cutanées de bleu de *méthylène* colorent en bleu les urines; ce procédé est mis en usage pour apprécier le degré de perméabilité du rein.

Normalement l'*odeur* de l'urine est peu accentuée; sous l'influence de certaines affections vésicales, l'urine peut prendre une odeur *ammoniacale* ou *putride*; l'essence de térébenthine donne à l'urine une odeur de violette.

Au moment où elles sont émises, les urines au lieu d'être claires peuvent être *troubles*, lorsqu'elles renferment du mucus, des sels en excès, du pus, du sable ou du sang. Chez la femme le trouble urinaire peut être dû au mélange à l'urine des produits de la sécrétion vaginale.

Les urines, normalement limpides, peuvent devenir épaisses et *visqueuses* si elles contiennent du pus.

Pour apprécier l'*acidité* ou l'*alcalinité* des urines, on emploie le papier de tournesol : le papier de *tournesol bleu* trempé aans des urines normales, c'est-à-dire *acides*, prend rapidement une teinte rouge. Le papier de tournesol rouge placé dans ces mêmes urines ne se modifie pas; trempé au contraire dans des urines devenues anormalement *alcalines*, il prend une *teinte bleue*.

Nous laissons de côté les procédés de dosage de l'*urée* employés en clinique; nous ne décrirons que les méthodes de *recherche des substances* dont on se sert journellement au lit des malades ou chez les femmes enceintes.

Recherche de l'albumine. — De nombreux procédés sont conseillés pour déceler la présence de l'albumine dans l'urine; ils reposent tous sur la précipitation de cette substance au moyen de la chaleur ou d'un acide.

1° *Recherche par la chaleur.* — Après avoir filtré les urines, on en verse dans un tube à essai bien propre une quantité occupant environ le tiers ou la moitié du tube; on tient celui-ci par son extrémité inférieure et, sur une lampe à alcool on ne chauffe jusqu'à ébullition que la couche supérieure en prenant la précaution de l'agiter très légèrement. Un *trouble* se produisant, il est facile de l'apprécier grâce à la comparaison qu'on peut établir entre la fraction des urines chauffées et des urines non chauffées. Le nuage peut être dû soit à l'albumine qui se coagule à 70° environ, soit à la précipitation de certains sels, phosphates et carbonates terreux.

Pour différencier les sels de l'albumine, il suffit d'*acidifier* les urines en y laissant tomber une ou deux gouttes d'*acide acétique* ou de vinaigre : si ce sont des sels, le gros nuage disparaît et les urines redeviennent claires; *le trouble persiste*, au contraire, si le trouble est constitué par de l'*albumine*. Dans les cas où l'albumine est très abondante, il se produit un véritable coagulum en masse et les flocons tombent lentement au fond du tube.

2° *Recherche à froid par les acides.* — On emploie un verre conique, dit *verre à expérience*, dont on remplit à peu près la moitié d'urine, puis on verse lentement, presque goutte à goutte, de l'*acide azotique* le long des parois du verre pour qu'il descende au fond et qu'il refoule l'urine. S'il y a de l'albumine, il se produit à la jonction des deux liquides un disque blanchâtre et opaque, dont l'épaisseur varie avec la quantité d'albumine, c'est le *cercle opaque de Haller*.

Il existe encore d'autres procédés; nous ne citerons que la recherche à l'aide du *réactif de Tanret*, qui permet de déceler des quatités très minimes d'albumine. Après avoir mis l'urine dans un tube à essai on verse deux ou trois gouttes de réactif; s'il y a de l'albumine, il se produit aussitôt des *flocons blanchâtres* qui tombent lentement au fond du tube.

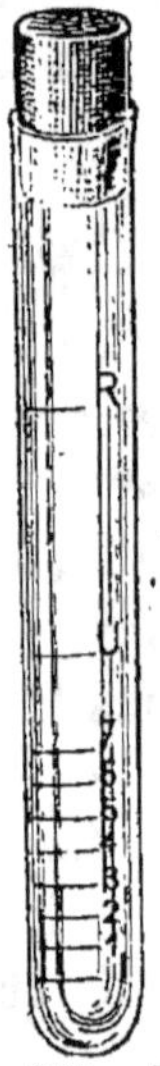

Dosage clinique de l'albumine. — Le seul procédé exact pour connaître la quantité d'albumine contenue dans un litre d'urine consiste à isoler cette substance et à la peser, mais un chimiste seul peut avoir recours à cette méthode. En *clinique* on se sert du *tube* et du *réactif d'Esbach*, liquide composé d'acide picrique et d'acide nitrique. Le tube porte des graduations (fig. 345); vers le milieu du tube on voit une ligne près de laquelle est la lettre U, plus haut une autre ligne ayant comme indice la lettre R; entre le fond du tube et la lettre U se trouvent des lignes superposées près desquelles se lisent les chiffres 1, 2, 3, 4, 5, 6, 7. On verse dans le tube de l'urine jusqu'à ce que son niveau atteigne le trait U, puis on le remplit jusqu'à la lettre R avec le réactif; on bouche avec le bouchon en caoutchouc et on mélange les deux liquides en

Fig. 345. — Tube d'Esbach.

retournant le tube plusieurs fois. On attend vingt-quatre heures, le tube étant placé verticalement, l'albumine se dépose au fond sous forme d'une poudre blanchâtre ; on lit alors sur l'échelle graduée le chiffre en regard duquel est situé le niveau supérieur du depôt ; s'il correspond, par exemple, au chiffre 5, on en conclut qu'il y a 5 grammes d'albumine.

Recherche du sucre. — On emploie pour cette recherche la *liqueur de Fehling* ou liqueur cupro-potassique, dont la coloration *bleue* est due au *sel de cuivre* qu'elle renferme. La réaction est basée sur la transformation de ce sel par oxydation en oxyde de cuivre *rouge*. On verse dans un tube à essai 2 ou 3 centimètres cubes de liqueur de Fehling qu'on chauffe jusqu'à ébullition pour s'assurer de sa bonne qualité ; on ajoute alors une quantité un peu supérieure d'urine, dont on chauffe la partie supérieure. S'il n'y a pas de sucre, aucune modification n'est constatée ; si, au contraire, les urines en renferment, on obtient une coloration *verte*, *orangée*, ou *rouge* en même temps qu'un trouble.

Quant à la recherche *quantitative*, elle est faite au moyen d'un appareil spécial, le *saccharimètre*, ou à l'aide d'une liqueur de Fehling titrée.

Recherche du pus. — On acidifie l'urine au moyen d'acide acétique et on laisse reposer une heure ou deux dans un verre à expérience. On décante pour ne conserver que quelques centimètres cubes auxquels on ajoute de l'ammoniaque en excès. On bat vigoureusement et on obtient ainsi une masse compacte et filante caractéristique de la présence du pus dans l'urine.

En clinique médicale on est appelé dans certains cas à rechercher la présence des *pigments biliaires*, de l'*urobiline*, de l'*indican*, ou de certains *médicaments* ; des procédés chimiques spéciaux sont appliqués à chacune de ces recherches. Lorsqu'on veut savoir si une urine renferme du *sang*, du *pus*, des cellules *épithéliales*, du *sperme*, de la *graisse*, des *parasites*, des *cristaux de sels*, c'est au *microscope* qu'il faut s'adresser. Enfin cet *instrument* et les *cultures* usitées en bactériologie permettent de découvrir et de différencier les différents *microbes* qui peuvent être contenus dans l'urine : *coli-bacilles, gonocoques, streptocoques, bacilles de Koch.*

AFFECTIONS DES REINS ET DU BASSINET

Avant d'étudier les maladies du rein il est nécessaire de définir certains termes qu'on est appelé à rencontrer dans les descriptions cliniques.

Polyurie. — Émission d'une quantité d'urine supérieure à la normale.

Pollakyurie. — Fréquence des mictions.

Anurie. — Suppression complète ou presque complète d'urine.

Dysurie. — Difficulté de la miction.

Hématurie. — Émission d'urine sanguinolente ou de sang pur (pissement de sang); elle peut être de cause *rénale*, *urétérique*, *vésicale* ou *urétrale*.

Pyurie. — Émission d'urine purulente.

Urémie. — L'urémie n'est pas à proprement parler une maladie, c'est un empoisonnement de l'organisme dû à l'insuffisance de la dépuration rénale et, par conséquent, à l'absence d'élimination des différents produits toxiques qui doivent être rejetés par les urines. Elle est la terminaison habituelle des différentes affections rénales; elle est généralement précédée d'œdème de la face, des membres inférieurs, d'épanchement péritonéal, ainsi que d'un abaissement dans la quantité des urines éliminées et d'une diminution de la toxicité de celles-ci; le sang au contraire contient un plus grand nombre de substances toxiques, dont l'action sur les organes produit les différentes *formes urémiques*. Tantôt il n'y a que des symptômes peu accentués (petite urémie) : ce sont la *céphalée*, les *troubles de la vue*, les *bourdonnements d'oreille*, la *surdité*, des *névralgies*, des *démangeaisons cutanées*, de l'*urticaire*, des *épistaxis*, la *sensation de doigt mort*. Tantôt on se trouve en présence d'une des formes suivantes : 1° l'*urémie cérébrale* peut se manifester sous la forme *convulsive*, *tétanique*, *délirante*, *maniaque*, *comateuse*; plusieurs de ces formes simulent l'éclampsie; 2° l'*urémie respiratoire* est caractérisée par des crises de dyspnée, de suffocation, d'œdème pulmonaire, de bronchite, de broncho-pneumonie, d'apoplexie pulmonaire. C'est dans ces affections qu'on rencontre la *respiration de Cheyne-Stokes*, constituée par des séries de mouvements respiratoires d'amplitude alternativement croissante et décroissante, séparées par des phases d'*apnée* [1] plus ou moins

____

1. Absence de mouvement respiratoire.

longue ; 3° la forme *gastro-intestinale* se manifeste par des vomissements répétés ou par des crises de diarrhée séreuse ou muco-purulente ; 4° enfin l'*urémie articulaire* simule le rhumatisme chronique.

Néphrite. — On donne le nom de néphrite à l'inflammation du parenchyme rénal ; elle est toujours occasionnée par une *intoxication* ou par une *infection*, aussi la voit-on apparaître au cours de la grossesse (auto-intoxication), du saturnisme, de l'alcoolisme, du diabète, de l'*insuffisance hépatique*, etc., ou bien au cours ou pendant la convalescence de la *scarlatine*, de la *fièvre typhoïde*, de certaines *angines*, de la *diphtérie*, de l'*érysipèle*, de la *fièvre puerpérale*.

Les symptômes principaux sont : l'*albuminurie* et la *présence de cylindres* dans l'urine, les *œdèmes* sous-cutanés ou organiques (œdème du poumon), l'*hypertrophie* du *ventricule gauche*, caractérisée par le *bruit de galop*. Suivant la marche de l'affection on a divisé les néphrites en *néphrites aiguës* et *néphrites chroniques*.

Néphrites aiguës. — Elles apparaissent au cours des maladies infectieuses par action des microbes ou de leurs toxines sur les tubes du rein. Le malade accuse une douleur violente dans la région lombaire, la fièvre est élevée (40°), les vomissements sont fréquents, les urines sont peu abondantes et quelquefois rougeâtres (hématurie d'origine rénale), elles renferment des quantités plus ou moins considérables d'albumine ; il y a de l'œdème du tissu cellulaire sous-cutané accompagné d'épanchements séreux dans le péritoine (anasarque), dans les plèvres (hydrothorax), dans le péricarde (hydropéricarde). Si ces symptômes ne s'atténuent pas pour amener la guérison, les troubles *urémiques* apparaissent et emportent le malade.

Néphrite chronique. — Encore appelée *mal de Bright*, elle est caractérisée *anatomiquement* par l'atrophie lente et progressive de la glande rénale. Elle est due à une *intoxication* agissant lentement, elle peut être la conséquence d'une *néphrite aiguë* plus ou moins ancienne ; aussi sous l'influence d'un refroidissement, d'un traumatisme, d'une *grossesse*, d'une maladie infectieuse légère, peut-elle changer d'allure et prendre la marche d'une néphrite aiguë ou subaiguë.

Elle est annoncée par une série de signes qui n'ont d'importance que par leur réunion : tintements d'oreille, vertiges, vomissements, palpitations, dyspnée, teinte blafarde des téguments, *pollakyurie* et *polyurie*. L'albumine est peu abondante, d'abord intermittente, puis continuelle ; les œdèmes sont fugaces : au réveil ils siègent sur le visage, le soir au niveau des chevilles. Plus tard apparaissent le bruit de galop ou d'autres troubles cardiaques ; le pouls est dur, très frappé par tension sanguine exagérée. La marche de la maladie est lente, 15 et 20 ans, et le malade meurt habituellement d'*urémie*, à moins que des complications ne surviennent, car les brightiques sont plus exposés aux infections par suite du mauvais fonctionnement de leurs reins. Une femme atteinte de néphrite chronique peut, sous l'influence d'une grossesse, devenir *éclamptique* si elle n'est pas soumise à un régime spécial.

Traitement. — Tout malade présentant de l'albumine en quantité notable doit être mis au *régime lacté absolu* pendant quelques jours ; il boira 2 à 3 litres de lait dans les 24 heures, soit pur, soit coupé avec de l'eau de Vichy ; la seule boisson permise en dehors du lait sera l'eau pure bouillie ou stérilisée. Plus tard, si l'albumine diminue ou est disparue, on permettra d'abord les légumes verts et les fruits cuits, puis les viandes blanches et fraîches.

Dans ces dernières années on a reconnu que les heureux résultats donnés par le régime lacté tenaient en grande partie à ce que le lait renferme peu de sel ; aussi peut-on permettre certains aliments aux brightiques à condition de ne pas les saler (régime déchloruré).

Il faut interdire le bouillon, les extraits de viande, la viande insuffisamment cuite, le poisson, le gibier, les asperges, les légumes et les fruits acides, les boissons alcooliques, bière et cidre, le thé et le café.

Tuberculose rénale. — Lorsque le bacille de Koch se localise sur le rein, il y produit ses lésions habituelles : tubercules, fonte caséeuse, cavernes purulentes, de là les *hématuries*, puis les *pyuries*. Le malade meurt de cachexie ou de complication locale (abcès périnéphrétique) ou générale (péritonite tuberculeuse, tuberculose généralisée).

Syphilis rénale. — Le rein, sous l'influence de la syphilis acquise, peut pendant les périodes secondaire et tertiaire ou sous l'influence de la syphilis héréditaire présenter des signes de néphrite ou être le siège de gommes.

Abcès du rein. — Le rein peut être envahi par une suppuration presque totale ou par des petits abcès disséminés : dans le premier cas c'est à la suite d'un traumatisme ou d'une suppuration d'origine urinaire avec infection ascendante; dans le deuxième cas on se trouve en présence d'embolies microbiennes au cours d'une maladie infectieuse.

La présence de pus dans le rein se manifeste par des frissons, des accès fébriles, des douleurs lombaires spontanées et provoquées par la palpation, par des troubles digestifs, un teint terreux, des urines sanguinolentes et purulentes. La fièvre uroseptique survient accompagnée de délire et emporte le malade.

Pyélo-néphrite de la grossesse. — On donne ce nom à l'inflammation du bassinet et du rein; elle est constatée parfois au cours de la grossesse. Plus fréquente à droite qu'à gauche, elle paraît due à la compression de l'uretère par l'utérus gravide, incliné le plus souvent du côté droit, et elle apparaît vers le cinquième ou sixième mois. Parmi les autres causes invoquées il faut citer le surmenage, les refroidissements, les troubles gastro-intestinaux, l'état de congestion des organes urinaires, etc.

L'uretère comprimé se dilate au-dessus du siège de la compression, il augmente de calibre par distension de l'urine et il peut prendre les dimensions d'un intestin grêle. Il y a donc d'abord *hydronéphrose*, puis l'infection survient, *pyélite*, les microbes, le coli-bacille habituellement, remontant par l'uretère ou étant apportés par le sang. L'infection gagne le rein et constitue la *pyélo-néphrite*. Cette affection se manifeste par des signes locaux, douleur spontanée et à la pression, et quelquefois œdème lombaire du côté malade, et par des signes généraux, frissons, fièvre, troubles digestifs, etc. La durée est généralement courte, dix jours environ avec un traitement approprié et immédiat.

Lithiase rénale. — On donne le nom de lithiase rénale ou de gravelle à la formation dans le rein de sable, de gravier ou de calculs provenant de la précipitation de certains sels urinaires. Le sable et le gravier ne se manifestent que par des urines troubles et par des dépôts qui se produisent au fond du vase, tandis que les calculs retenus déterminent de la *douleur lombaire* irradiée vers l'aine et des *hématuries*; s'ils progressent dans l'uretère, ils donnent lieu à la *colique néphrétique* et quelquefois à l'*anurie calculeuse*, s'il y a obstruction du bassinet par un calcul.

Colique néphrétique. — Celle-ci débute brusquement par une *douleur aiguë* irradiant vers les organes génitaux externes et accompagnée de *vomissements* et de *ténesme vésical*. Le facies est pâle, couvert de sueur, le corps est plié en deux; cette crise peut durer plusieurs heures et même plusieurs jours, elle cesse brusquement et elle est suivie d'une miction claire et abondante.

Rein mobile ou flottant. Un rein flottant est un rein qui abandonne sa situation normale et glisse dans l'abdomen. On le rencontre plus souvent *à droite* et chez la *femme*. Les traumatismes de la région lombaire, les efforts violents et répétés, l'amaigrissement rapide faisant disparaître la couche graisseuse péri-rénale, le *relâchement des parois abdominales après la grossesse*, l'hypertrophie du foie sont les causes généralement invoquées.

L'ectopie rénale peut déterminer les *douleurs* lombaires ou crurales, des crises douloureuses du côté de l'estomac ou de l'intestin, des vomissements. Elle est parfois le point de départ de troubles neurasthéniques ; elle produit l'*hydronéphrose intermittente* et quelquefois l'*étranglement rénal* par torsion du pédicule du rein : alors surviennent des douleurs aiguës, des signes de péritonite, de l'anurie et souvent la mort.

Phlegmon et abcès périnéphrétique. — On désigne sous ce nom l'inflammation de la couche graisseuse qui entoure le rein, on l'appelle encore *périnéphrite*. Cette affection est de cause *locale*, traumatisme, lithiase rénale, suppuration de voisinage (utérus, appendice, vésicule biliaire), ou de cause *générale* par localisation à ce niveau d'une pyémie au cours de la *fièvre puerpérale*, de la fièvre typhoïde, d'un anthrax, etc.

L'évolution peut être insidieuse ; parfois la maladie débute par un *grand frisson* et une *douleur lombaire* ; après un temps assez long apparaît une *tumeur*, qui devient fluctuante: la peau s'œdématie et rougit, l'abcès s'ouvre spontanément, si une intervention n'a pas donné issue au pus. La *suppuration* est longue et une *fistule* peut persister, à moins que les phénomènes généraux n'aggravent la situation et emportent le malade.

Tumeurs des reins. — Les unes sont liquides comme l'*hydronéphrose* et les *kystes*, les autres sont solides comme le *cancer*.

Hydronéphrose. — L'hydronéphrose est constituée par l'accumulation de l'urine aseptique dans les calices et dans le bassinet distendus par suite d'un obstacle à son écoulement. Plus fréquente chez la femme, elle est due à la coudure de l'uretère, à sa compression par une tumeur abdominale ou à son obstruction par un calcul; elle est caractérisée par une masse arrondie, mobile, fluctuante. Cette poche peut se vider brusquement, puis se remplir de nouveau, hydronéphrose intermittente; elle peut aussi s'infecter, *pyélite* ou *pyélo-néphrite*, et déterminer des accidents graves. Cette tumeur est quelquefois *congénitale* et due à une imperforation de l'uretère; elle est susceptible d'entraîner une *dystocie*.

Kystes du rein. — On en décrit plusieurs variétés : 1° Les *kystes congénitaux* à point de départ glomérulaire, encore appelés *dégénérescence kystique du rein*, ressemblent à une grappe de raisin, les grains renferment de l'urine, dont le cours a été gêné par un vice de développement des voies d'excrétion. Ils peuvent atteindre un volume considérable et donner à l'abdomen des dimensions telles qu'ils deviennent une cause de *dystocie*; si le fœtus naît vivant, il ne tarde pas à succomber. 2° Les *kystes séreux* ou *dégénérescence kystique de l'adulte* contiennent de la sérosité teintée en rose par du sang épanché à leur intérieur, ils évoluent lentement et entraînent toujours la mort par *urémie*. 3° Les *kystes hydatiques*, dont le diagnostic ne peut être fait que par l'expulsion d'hydatides dans l'urine, sont rares.

Cancer. — Le cancer du rein est un de ceux qui peuvent se développer chez l'enfant, il appartient à la variété *sarcome*. Il est reconnu à la douleur lombaire, aux hématuries et à la tumeur qui prend souvent des proportions considérables au point d'envahir une partie de l'abdomen. En comprimant les organes voisins, il détermine des névralgies, des dilatations veineuses par compression de la veine cave, de l'œdème des membres inférieurs et de l'ascite. Chez l'enfant la marche est rapide, six mois, alors que chez l'adulte il évolue plus lentement et ne détermine la mort qu'après plusieurs années **par** cachexie ou par hémorragie.

B. — CALICES, BASSINET, URETÈRE

§ I. — *Anatomie et physiologie.*

A leur partie supérieure les *canaux excréteurs* des reins présentent une disposition particulière pour recevoir l'urine qui suinte goutte à goutte au niveau des *papilles rénales*.

Chaque papille est engainée par un petit manchon membraneux, le *calice*, long d'un centimètre et large de 6 à 12 millimètres; par son *extrémité supérieure*, ce dernier entoure la base de la papille, par son *extrémité inférieure* il se réunit à 2 ou 3 canaux semblables pour constituer les *grands calices*. Ceux-ci au-nombre de trois, un *supérieur*, un *moyen* et un *inférieur*, se réunissent à leur tour pour constituer le *bassinet* (fig. 346).

Le *bassinet* a la forme d'un entonnoir, qui reçoit par sa partie évasée ou base les grands calices et qui se continue en bas au niveau d'un point rétréci ou *col* avec un conduit cylindrique, l'*uretère*. Il est situé au niveau du hile du rein, qu'il déborde en

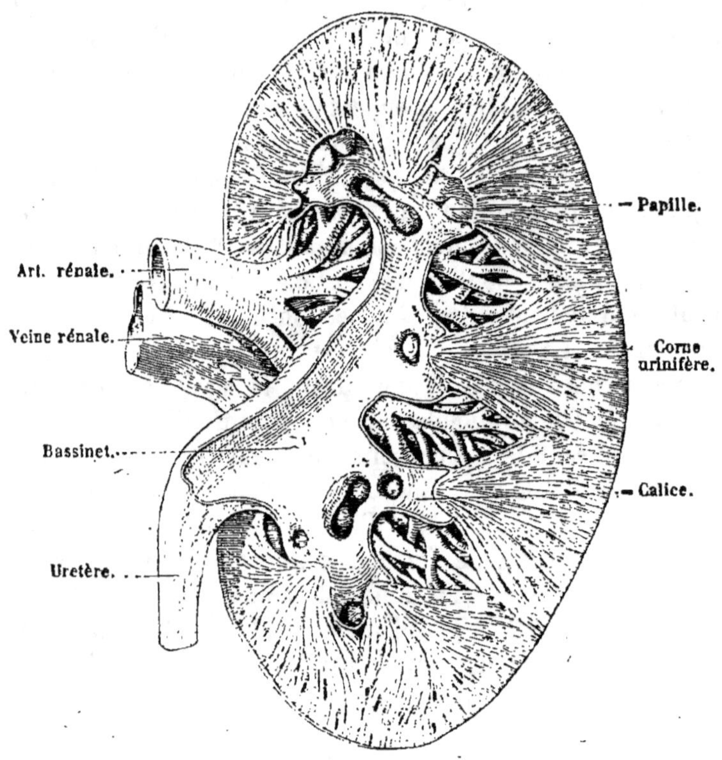

Fig. 346. — Section médiane verticale du rein droit montrant l'intérieur du bassinet et des calices (d'après Bourgery).

dedans, et derrière les vaisseaux; il est aplati d'avant en arrière et il a 2 à 3 centimètres de haut sur 1,5 à 2 centimètres de large. Il repose en arrière dans sa portion extra-rénale sur le muscle psoas, en avant il est recouvert par le péritoine et à droite par la deuxième portion du duodénum.

L'*uretère* est un conduit musculo-membraneux étendu du bassinet à la vessie, il descend à peu près verticalement dans l'*abdomen* vers la symphyse sacro-iliaque; à ce niveau il pénètre dans le *bassin*, il en suit d'abord la paroi, puis il change de direction et se porte en avant et en dedans vers la vessie, dont il perfore la paroi pour s'ouvrir dans sa cavité (fig. 334 et 346).

Il a la forme d'un tube cylindrique renflé dans sa portion abdominale et dans sa portion pelvienne, rétréci à son origine, *collet* ou *isthme* qui succède a l'infundibulum, et au moment où il croise le détroit supérieur du bassin. Sa longueur est de 25 à 30 centimètres, son diamètre moyen est de 5 à 6 millimètres.

La *portion abdominale* est longue d'environ 10 centimètres, croisée en avant par les *vaisseaux spermatiques* chez l'homme ou *utéro-ovariens* chez la femme, elle est recouverte par le *péritoine*, elle repose en arrière sur le *psoas*. En dedans d'elle se trouvent la *veine cave inférieure* à droite et l'*aorte* à gauche; en dehors on voit le rein en haut, puis le côlon ascendant à droite et le côlon descendant à gauche.

La *portion iliaque*, longue de 3 à 4 centimètres, repose sur les vaisseaux iliaques et est recouverte par le péritoine.

La *portion pelvienne*, longue de 13 à 14 centimètres, suit l'*artère iliaque interne* en passant en arrière de la *fossette ovarienne* chez la femme, puis elle change de direction pour suivre la *base du ligament large*, au niveau duquel elle est croisée par l'artère utérine qui passe en avant, elle côtoie le bord du vagin à la hauteur du col et passe sur la paroi vaginale antérieure avant d'aborder la vessie. Chez l'homme, cette portion croise le canal déférent et la base de la vésicule séminale.

La *portion vésicale* est courte, 10 à 15 millimètres, elle traverse obliquement la couche musculeuse, glisse entre celle-ci et la muqueuse et s'ouvre dans la vessie par un orifice taillé obliquement en forme de bec de flûte.

Structure. — L'uretère est formé de trois tuniques : l'externe est *conjonctive*, la moyenne est *musculeuse*, les fibres les plus externes sont circulaires, les fibres internes sont longitudinales, la tunique interne est constituée par la *muqueuse*. Celle-ci est lisse, grisâtre et tapissée par des cellules cylindriques dans la profondeur, aplaties à la superficie.

Les *artères* sont fournies par les artères du voisinage, la rénale, la spermatique, l'hypogastrique, les vésicales. Les veines vont se jeter dans les veines voisines.

Les nerfs émanent des plexus rénal, spermatique et hypogastrique.

Le bassinet recueille les urines qui lui sont apportées par les calices et qui passent ensuite dans l'uretère sous l'influence de la pesanteur et de la *vis a tergo*. La présence des fibres musculaires dans la paroi urétérale permet à celle-ci de se contracter sous forme de *mouvements péristaltiques* qui favorisent la progression de l'urine vers la vessie. La richesse des parois en terminaisons nerveuses explique les douleurs aiguës occasionnées par le passage de corps durs ou trop volumineux dans ce canal (coliques néphrétiques).

§ II. — *Pathologie*.

On donne le nom de *pyélite* à l'inflammation de la muqueuse du bassinet et des calices. La pyélite peut être *suppurée*; l'infection a beaucoup de chance alors pour se propager du côté des canaux du rein en donnant naissance à la *pyélo-néphrite*, étudiée précédemment.

L'inflammation de l'uretère, ordinairement de même origine, est l'*urétérite*; elle précède la pyélite dans les infections ascendantes ayant leur point de départ dans la vessie.

L'uretère peut se rompre sous l'influence d'un calcul trop volumineux qui s'y est engagé; enfin il peut se dilater comme dans l'*hydronéphrose*.

C. — VESSIE

§ I. — *Anatomie*.

La vessie est le réservoir musculo-membraneux dans lequel l'urine, amenée goutte à goutte et d'une manière continue par les uretères, s'accumule pour être expulsée en masse à des intervalles relativement éloignés.

Cet organe est *situé* dans le petit bassin entre la symphyse pubienne et le rectum chez l'homme, entre la symphyse d'une part, l'utérus et le vagin d'autre part chez la femme. Chez le fœtus elle est *abdominale*; par suite du développement du bassin elle paraît descendre pour venir occuper la situation que nous lui avons assignée chez l'adulte.

Sa *forme* varie avec l'âge : chez le fœtus elle est *fusiforme*; chez l'adulte elle s'élargit et se présente sous le *type sphérique* ou plus souvent sous le *type aplati* à l'état de vacuité; elle est *ovoïde* à l'état de plénitude et son grand axe se dirige de haut en bas et d'avant en arrière ; la grosse extrémité de l'ovoïde est inférieure.

Sa *capacité* moyenne à l'état physiologique est de 150 à 250 grammes, ce sont ces quantités d'urine qui déterminent le besoin d'uriner, mais, si ce besoin ne peut pas être satisfait, l'urine continue à s'accumuler dans la vessie qui peut alors contenir 300 à 350 grammes d'urine ; la capacité moyenne varie du reste avec le sexe, l'âge, les individus, les habitudes, le régime, etc. Chez le cadavre, le vessie inerte peut supporter facilement 500 à 550 grammes de liquide et même 800, 900, 1 000 grammes ; elle se rompt entre 1 200 et 1 500 grammes.

Moyennement distendue, elle a 11 à 12 centimètres de hauteur, 8 à 9 centimètres de largeur et 6 à 7 centimètres dans le sens antéro-postérieur.

La vessie est maintenue en place grâce à sa continuation avec l'urètre, lui-même bien fixé par le périnée. De sa face antérieure se détachent en bas des fibres musculaires, *ligaments vésico-pubiens*, qui vont s'attacher en avant à la face postérieure du pubis. Chez l'homme son adhérence à la prostate, remplacée chez la femme par l'adhérence au vagin, complète ses moyens de fixité inférieurs. A la partie supérieure de la vessie viennent aboutir trois *ligaments suspenseurs* : un médian, l'*ouraque*, vestige de la vésicule allantoïde qui part du sommet de la vessie, et deux latéraux, les cordons fibreux des *artères ombilicales* ; ces trois organes qui appartiennent à la période fœtale s'insèrent en haut à l'ombilic. Enfin la vessie est recouverte en partie par le *péritoine*, qui revêt seulement son sommet, sa face postérieure et une partie des faces latérales ; en se portant d'avant en arrière il forme le cul-de-sac vésico-rectal chez l'homme, *vésico-utérin* chez la femme.

Rapports. — La forme ovoïde de la vessie permet de lui décrire quatre faces, une base et un sommet.

La *face antérieure*, qui est cachée derrière le pubis à l'état de vacuité, vient à l'état de plénitude de l'organe se mettre en contact avec la paroi abdominale au-dessus du pubis, *espace prévésical de Retzius* ; plus haut cette face en est séparée par le *cul-de-sac péritonéal prévésical*. Elle est recouverte par l'*aponévrose ombilico-prévésicale*, qui va de l'ombilic au plancher pelvien dans le sens vertical et d'une échancrure sciatique à l'autre dans le sens transversal.

Les *faces latérales* sont croisées de haut en bas et d'avant en arrière par le péritoine, qui descend obliquement et qui se réfléchit pour aller s'insérer aux parties latérales du petit bassin, de sorte que la moitié supéro-postérieure est recouverte par le péritoine et que la moitié inférieure et antérieure en est dépourvue. Cette dernière est côtoyée par le *releveur de l'anus* qui la sépare de

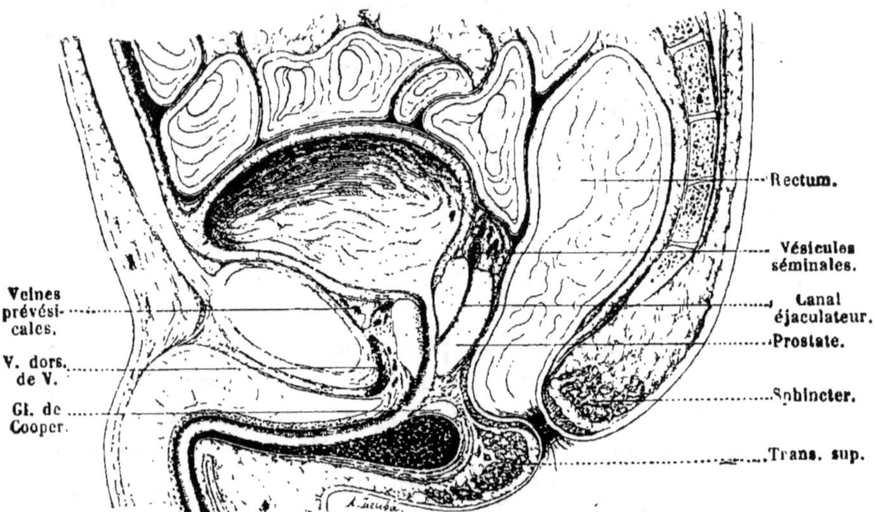

Fig. 347. — Rapports de la vessie distendue chez l'homme
(d'après Braune).

l'obturateur interne et des parois pelviennes ; chez l'homme on y rencontre le canal déférent, qui s'entre-croise en X avec l'artère ombilicale.

La *face postérieure*, plus convexe que l'antérieure lorsque la vessie est dilatée, est recouverte par le péritoine qui forme un cul-de-sac la séparant du rectum chez l'homme (cul-de-sac vésico-rectal), de l'*utérus* et des *ligaments larges* chez la femme (*cul-de-sac vésico-utérin*).

Le *sommet* se continue avec l'*ouraque* qui, avec les deux artères ombilicales, soulève le péritoine et constitue des fossettes.

La *base* est formée de deux parties, l'une antérieure correspond au trigone vésical, l'autre postérieure plus déclive, surtout accusée chez l'homme, est le *bas-fond*. Chez la *femme* elle adhère intimement à la face antérieure du vagin, *cloison vésico-vaginale*, et, plus haut, elle répond au *col* et au *segment inférieur de l'utérus*. Chez l'homme, elle est en rapport en avant avec la *prostate* et en arrière avec les *vésicules séminales*, les *canaux déférents*, les *uretères* et le *rectum*.

Conformation intérieure. — Quand on ouvre une vessie, on constate que sa face interne est *plissée* chez l'adulte (fig. 348), lisse chez le fœtus et l'enfant, les plis peuvent même chez les vieillards constituer de véritables *colonnes* limitant des petites

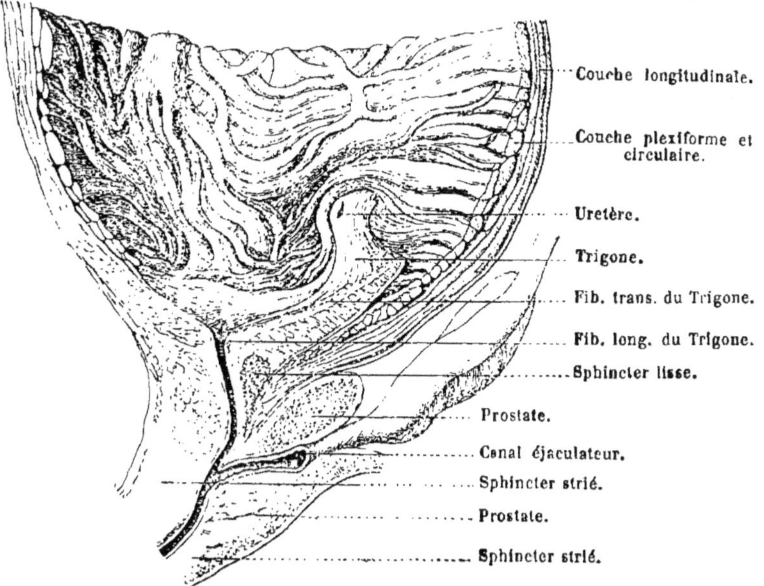

Fig. 348. — **Face interne de la vessie (Poirier).**

cavités ou *cellules*; elle est cendrée chez l'adulte, blanchâtre chez l'enfant, rosée chez le vieillard. La partie inférieure ou base présente trois ouvertures : en avant l'orifice urétral, région encore appelée *col de la vessie,* en arrière et symétriquement placés les orifices des uretères réunis par le *bourrelet inter-urétérique*; ces trois orifices constituent les trois angles d'un triangle appelé *trigone vésical* ou *triangle de Lieutaud*, en arrière duquel est le *bas-fond vésical.*

Structure. — Les parois vésicales sont formées de trois tuniques (fig. 348) :

1° La *tunique externe séreuse* est le péritoine, qui ne recouvre ni la face antérieure, ni la partie antérieure des faces latérales.

2° La *tunique moyenne musculeuse* est disposée sur trois plans de fibres lisses : la couche externe est constituée par des fibres *longitudinales*, la couche moyenne est *circulaire*, elle forme le *sphincter vésical* au niveau de l'origine de l'urètre; la couche interne est *plexiforme*.

3° La *tunique muqueuse ou interne* de coloration grisâtre est séparée de la couche précédente par du tissu conjonctif lâche, elle est formée d'un *chorion*, renfermant des glandes au niveau de la base, et d'un *épithélium mixte stratifié*; les cellules superficielles de forme spéciale sont appelées *cellules en raquette*.

. Les *artères vésicales supérieures, inférieures, postérieures* et *antérieures* sont fournies, les premières par la portion perméable de l'ombilicale, les secondes par l'hypogastrique, les troisièmes par l'hémorroïdale moyenne, les quatrièmes par la honteuse interne ou l'obturatrice. Des réseaux muqueux, sous-muqueux et périvésical naissent des *veines* qui se jettent dans les plexus voisins pour aller ensuite à la *veine hypogastrique*.

Les *lymphatiques* se rendent aux ganglions *hypogastriques* vésicaux-latéraux.

Les *nerfs* viennent du *plexus hypogastrique* et des branches antérieures des 3ᵉ et 4ᵉ nerfs sacrés.

§ II. — *Physiologie.*

L'urine, qui arrive goutte à goutte dans la vessie par les uretères, s'y accumule; elle ne peut ni refluer dans les uretères par suite de la situation oblique de ces conduits dans les parois vésicales, ni s'échapper par l'urètre grâce à la tonicité du *sphincter vésical*. Dès que la vessie est distendue, quelques gouttes d'urine s'échappent dans l'urètre, leur contact avec la muqueuse détermine le *besoin d'uriner*. *Si ce besoin est satisfait*, la *miction* a lieu, le sphincter se relâche, le muscle vésical se contracte d'abord seul, puis il est aidé par la contraction des muscles de la paroi abdominale, muscles de l'*effort*, dont l'entrée en jeu est nécessaire pour chasser les dernières gouttes d'urine. *Si au contraire le besoin ne peut être satisfait*, un réflexe produit la contraction du sphincter urétral; sa structure, plus forte chez *l'homme* que chez la femme, permet de comprendre pourquoi celle-ci retient moins bien ses urines. Le centre de la miction siège dans la moelle au niveau de la 4ᵉ vertèbre lombaire.

§ III. — *Maladies de la vessie.*

Exstrophie ou extroversion de la vessie. — L'exstrophie de la vessie est un vice de conformation dû à l'absence de développement de la paroi antérieure de cet organe et de la partie correspondante de la paroi abdominale. Les pubis ne sont pas réunis et à leur niveau on voit une *tumeur* peu saillante au

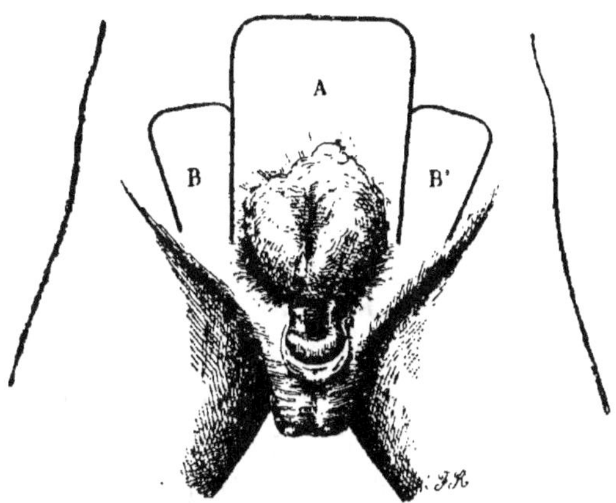

Fig. 349. — Exstrophie de la vessie avec épispadias (Monod et Vanverts).
Ne pas tenir compte des lambeaux A, B, B' qui doivent servir à l'opération plastique.

moment de la naissance, mais augmentant sous l'influence des efforts ; elle est rouge et saigne facilement ; elle est constituée par la face postérieure de la vessie (fig. 349), la verge est souvent absente ou mal développée. Chez les enfants du sexe féminin il n'y a aucune trace d'urètre, les grandes lèvres ne se rejoignent pas à leur partie supérieure, le vagin et l'utérus sont souvent bifides ; enfin il est fréquent de rencontrer en même temps d'autres malformations : imperforation de l'anus, spina-bifida, pied bot, etc.

L'urine s'écoule constamment au dehors goutte à goutte ; cette affection est compatible avec la vie et certains sujets ont vécu fort longtemps. Grâce au progrès de la chirurgie on a pu reconstituer une paroi abdominale par autoplastie et éviter ainsi les complications qui ne manquent presque jamais de se produire, cette muqueuse vésicale constamment exposée à l'infection finit en effet par s'infecter.

Persistance de la perméabilité de l'ouraque. Dans certains cas, le plus souvent sous l'influence d'un obstacle au cours de l'urine siégeant du côté du col de la vessie ou de l'urètre, l'ouraque reste perméable et laisse écouler de l'urine au moment des mictions.

Lésions traumatiques de la vessie. — Cet organe peut être lésé par des instruments traversant la paroi abdominable au-dessus du pubis ou au cours de certaines laparotomies. Pendant l'accouchement la vessie est parfois contusionnée par la tête fœtale ou par un instrument destiné à extraire cette tête, quelquefois le traumatisme détermine la *rupture* : c'est ainsi que se forment certaines fistules vésico-vaginales, qu'on constate le plus habituellement pendant les suites de couches.

Calculs de la vessie. — Les calculs vésicaux s'observent à tous les âges, ils ne sont pas très rares chez les enfants au-dessous de dix ans appartenant à la classe pauvre. Leur volume varie depuis le gravier jusqu'à l'œuf de poule; chez les enfants le calcul est généralement unique, alors que chez les vieillards on peut en trouver un grand nombre. La forme est très variable : les uns sont réguliers, lisses; les autres sont rugueux, recouverts d'aspérités; ils sont constitués soit par de l'acide urique, soit par de l'oxalate de chaux, soit par des phosphates ou des carbonates.

Ils déterminent des *troubles de la miction*, de la *douleur*, surtout à la fin de cet acte, des *urines boueuses, sanguinolentes* ou *purulentes*, quelquefois une véritable *hématurie* ou pissement de sang, et des interruptions dans le jet de l'urine. Le signe de certitude est fourni par l'exploration de la vessie avec une sonde métallique. L'opération destinée à broyer ces calculs dans la vessie porte le nom de *lithotritie*; elle a remplacé la *taille*, qui consiste à ouvrir le réservoir pour en retirer les calculs.

Cystites. — La cystite est l'inflammation de la vessie, elle est *aiguë* ou *chronique*. Elle se développe sous l'influence d'une *infection* venue du dehors, *cathétérisme* pratiqué *sans précaution*, urétrite, vulvite, etc., ou du dedans, infection généralisée, comme la fièvre puerpérale.

Pendant la grossesse elle peut être due à la rétention d'urine complète ou incomplète observée pendant les premiers mois (3ᵉ ou 4ᵉ), surtout dans les cas de rétroversion de l'utérus. Elle a d'autant plus de tendance à se produire chez la femme enceinte que la vessie a une circulation plus active par suite de son voisinage avec l'utérus gravide. A la fin de la grossesse elle peut être occasionnée par la pression de la présentation fœtale ou par une rétention due à la coudure de l'urètre.

Après l'accouchement elle reconnaît pour cause les traumatismes accompagnant l'extraction fœtale ou les cathétérismes répétés, nécessités par la paresse vésicale qui s'observe assez souvent pendant les premiers jours des suites de couches.

Les symptômes fonctionnels sont la *douleur* aiguë, accusée surtout au moment de l'émission des urines, et les *troubles de la miction*; celle-ci est fréquente et s'accompagne de *spasmes*. Les symptômes physiques sont constatés par l'examen des urines, qui contiennent du mucus, du pus et même du sang. La résolution est la règle dans les formes légères, mais les formes graves peuvent être mortelles; elles sont quelquefois compliquées de sphacèle de la paroi vésicale, les débris gangrénés sont expulsés avec les urines, comme on le constate parfois au cours d'une rétroversion de l'utérus gravide avec enclavement.

La *cystite chronique*, symptomatique le plus souvent d'une lésion des voies urinaires, est caractérisée par les mêmes signes physiques et fonctionnels que ceux que nous avons décrits dans la cystite aiguë. Elle en diffère cependant par une douleur moins intense et par des signes généraux moins accentués. C'est dans ce groupe qu'il faut placer la *cystite tuberculeuse*, qui débute souvent par une *hématurie*.

Tumeurs de la vessie. — Les unes sont bénignes, comme les *polypes* fibreux ou muqueux, les autres sont malignes comme le *cancer*. Le symptôme prédominant est l'*hématurie*, puis viennent la *douleur* et les *troubles de la miction*.

Incontinence d'urine. — L'incontinence d'urine est caractérisée par l'écoulement involontaire des urines hors de la vessie. On l'observe chez les enfants et dans un grand nombre de maladies du système nerveux central (paralysie générale, épilepsie); dans d'autres cas elle est due à une lésion du col vésical ou de l'urètre prostatique. Chez certains enfants il existe une *incontinence nocturne*, qui apparaît vers l'âge de quatre ou cinq ans et qui peut durer jusqu'à vingt ans; dans le jour les urines sont retenues, mais, dès que le besoin se fait sentir, elles doivent être rejetées, sinon elles s'écoulent dans les vêtements. Pendant la grossesse, particulièrement au cours des derniers mois, l'incontinence est assez souvent observée.

Parfois l'incontinence se produit lorsque la vessie fortement distendue se paralyse sous l'influence de cette distension anormale; elle est alors le résultat d'une *rétention prolongée*, c'est le trop-plein qui s'échappe; il y a dans ce cas *incontinence par regorgement*. Le palper de la région hypogastrique permet de sentir le globe vésical remontant quelquefois jusqu'à l'ombilic, globe qui disparaît sous l'influence du cathétérisme.

Rétention d'urine. — La rétention d'urine est caractérisée par l'impossibilité d'uriner, la vessie étant pleine, c'est ce qui la distingue de l'*anurie*. Le liquide retenu dans la cavité vésicale augmente continuellement et distend petit à petit l'organe, qui peut ainsi contenir des quantités considérables d'urine, 3, 4 et même 10 litres. Les causes sont nombreuses : rétrécissement de l'urètre, calcul urétral, affections cérébrales et médullaires; après l'accouchement la rétention d'urine est assez fréquente, elle est due à une sorte de paralysie ou de paresse de la vessie contusionnée pendant le travail; elle peut s'accompagner d'incontinence passagère et faire croire à des mictions.

Fièvre urineuse. — Encore appelée *empoisonnement urineux*, on décrit sous ce nom les accidents généraux survenant chez les malades ayant des lésions de l'appareil urinaire et en particulier de la vessie. Dans la *forme aiguë* tantôt elle se manifeste sous la forme d'*accès de fièvre* semblables à ceux de la fièvre intermittente, ils débutent par un grand *frisson*, auquel succèdent un *stade de chaleur* et un *stade de sueur*, tantôt ce sont uniquement des *accès fébriles isolés et répétés*. Ces symptômes sont ceux d'une infection qui se généralise d'abord, et qui ensuite peut se localiser du côté du poumon, du tube digestif, des articulations, du tissu cellulaire sous-cutané. Dans la *forme chronique* ou *lente* l'empoisonnement urineux se manifeste surtout par des *troubles digestifs*, langue sale, épaisse, disparition de l'appétit, subictère, et par une *altération de l'état général*.

D. — URÈTRE

§ I. — *Anatomie et physiologie.*

L'urètre est le conduit par lequel l'urine passe pour être expulsée au dehors; chez l'homme le canal de l'urètre sert aussi aux fonctions génitales.

1. URÈTRE DE LA FEMME

Chez la femme l'urètre est très court, il lui manque toute la *portion libre* de l'urètre masculin, sa longueur est d'environ 3 centimètres et demi, son diamètre est de 7 à 8 millimètres. La direction dans la station debout est presque verticale; comme le vagin il décrit une légère courbe à concavité antéro-supérieure. D'abord contenu dans la cavité pelvienne, il traverse l'aponévrose périnéale moyenne et devient périnéal; dans tout son trajet il repose *en arrière* sur la paroi antérieure du vagin, à laquelle il adhère intimement, *cloison urétro-vaginale*. *En avant* il est en rapport avec le constricteur du vagin et le plexus veineux de Santorini; sur ses *parties latérales* se trouvent les muscles profonds du périnée, muscles de Guthrie et de Wilson, le constricteur du vagin et la racine des corps caverneux du clitoris (fig. 295).

Son orifice supérieur correspond au *col de la vessie*; à ce niveau l'urètre est aplati dans le sens antéro-postérieur, à sa partie moyenne il est étoilé, à sa partie inférieure il est aplati transversalement et il se termine par un orifice externe appelé *méat*. Celui-ci est situé en avant du *tubercule antérieur du vagin*, qui sert de point de repère dans le *cathétérisme*.

Examinée *intérieurement* après avoir été fendue dans le sens de la longueur, on constate que la *muqueuse* est rosée, qu'elle porte des plis longitudinaux et des petits orifices disposés en séries parallèles au grand axe de l'urètre; ce sont les ouvertures des *lacunes urétrales ou de Morgagni*, on y voit aussi des orifices glandulaires.

Structure. — Les parois de l'urètre se composent de deux tuniques : l'externe, *musculeuse*, est constituée par des fibres musculaires lisses disposées sur deux plans; les fibres profondes sont longitudinales, les fibres superficielles sont circulaires; au niveau de l'orifice supérieur elles forment le *sphincter lisse de l'urètre* et elles sont renfoncées par des fibres *striées* circulaires, le *sphincter de l'urètre*, soumis à l'action de la volonté. La tunique interne ou *muqueuse* est tapissée d'un *épithélium pavimenteux stratifié*, son *chorion* renferme quelques papilles et des *glandes en grappes*. Les *artères* proviennent des vésicales antérieures, des vaginales et d'une branche de la honteuse interne;

les *veines* vont aux plexus de Santorini, du vagin et de la vulve ; les *lymphatiques* se rendent aux *ganglions pelviens latéraux*. Les *nerfs* sont fournis par le *grand sympathique* (plexus hypogastrique) et par le *honteux interne*.

Chez la femme l'urètre a pour unique fonction de permettre l'expulsion de l'urine hors de la vessie.

2. URÈTRE CHEZ L'HOMME.

Dans le sexe masculin l'urètre est un long conduit qui se porte d'abord en bas et en avant vers le bord inférieur de la symphyse, au niveau de laquelle il change de direction pour se porter en avant et en haut ; à la partie antérieure du pubis il décrit un angle, *angle prépubien*, il pénètre dans la verge et devient l'*urètre mobile*, par opposition à l'*urètre fixe*, qui comprend la première partie. L'urètre décrit donc deux courbures : l'une postérieure, à concavité antéro-supérieure embrassant le bord inférieur de la symphyse pubienne ; l'autre antérieure, à concavité postéro-inférieure, concavité qui disparaît au moment de l'érection.

La *longueur* est de 15 à 16 centimètres. Quant au *calibre*, il varie suivant les points considérés et il est en moyenne de 15 à 18 millimètres, mais l'urètre présente une série de dilatations et de points rétrécis. Au niveau du col il n'est que de 8 millimètres ; à ce point rétréci fait suite la *dilatation prostatique*, 20 à 25 millimètres, puis un nouveau point rétréci, le *collet du bulbe*, 11 millimètres, suivi de la *dilatation bulbaire*, 18 à 20 millimètres ; dans sa portion antérieure il se dilate pour constituer la *fosse naviculaire* qui se termine par l'orifice antérieur ou *méat*, *fente verticale* de 7 à 8 millimètres de diamètre.

Rapports. — L'urètre est divisé en trois *portions* : 1° une postérieure, l'urètre *prostatique* (3 à 4 centimètres) ; 2° une moyenne, l'urètre *membraneux*, très court (1 centimètre) ; 3° une antérieure, la plus longue (12 centimètres), l'urètre *spongieux*.

Dans la portion *prostatique* l'urètre traverse la prostate de la base au sommet ; dans la portion *membraneuse*, qui va de la prostate au bulbe, il traverse l'aponévrose périnéale moyenne et il se trouve en rapport avec les muscles de la couche profonde du périnée ; en arrière il est séparé du rectum par l'aponévrose prostato-péritonéale.

Dans la portion *spongieuse* ou pénienne l'urètre est placé dans l'angle que forment en arrière les corps caverneux, puis il traverse le *gland* pour s'ouvrir au niveau du méat.

Configuration intérieure. — A la partie moyenne de la paroi postérieure de l'urètre *prostatique* se trouve une saillie allongée suivant le grand axe du canal, c'est le *veru montanum* au sommet duquel s'ouvrent au milieu l'*utricule prostatique* et sur les côtés les *canaux éjaculateurs*; les glandes prostatiques se jettent surtout dans les rigoles placées de chaque côté du veru montanum. Dans l'urètre *membraneux* on voit des plis longitudinaux et les orifices des glandes de Littre; enfin, dans l'urètre *spongieux* viennent se jeter près du cul-de-sac du bulbe les conduits excréteurs des glandes de Cowper; c'est sur la muqueuse de cette portion que l'on voit une grande quantité de petits orifices, *sinus de Morgagni*, points d'abouchement de dépressions plus ou moins profondes, *foramina* et *foraminula*. A 1 ou 2 centimètres en arrière du méat la paroi supérieure forme un repli, c'est la *valvule de Guérin*, qui limite le *sinus* du même nom.

Structure. — Les parois urétrales sont constituées par trois tuniques : l'externe *musculeuse* est formée par un plan interne des fibres *longitudinales* lisses doublées extérieurement d'un plan de fibres *circulaires*, surtout importantes dans la portion prostatique où elles forment le *sphincter lisse* de l'urètre. La tunique moyenne est *vasculaire*, peu accentuée dans les deux premières portions, elle prend une grande extension dans la portion antérieure où elle forme le *corps spongieux de l'urètre*. La tunique interne *muqueuse* est rouge vif dans la portion spongieuse, pâle dans les portions membraneuse et prostatique; le *chorion* est un feutrage de fibres lamineuses et de fibres élastiques, l'*épithélium cylindrique stratifié* devient *pavimenteux* et corné près du méat. Les glandes sont ou de simples *follicules* ou des *glandes en grappe* situées dans la tunique musculaire; elles sont appelées *glandes de Littre*.

Les *artères* viennent des artères vésicales, dorsales de la verge et bulbeuses, les *veines* se rendent aux plexus de Santorini et péri-prostatique en arrière, à la veine dorsale profonde en avant; les *lymphatiques* des trois quarts antérieurs vont aux *ganglions inguinaux internes*. Les nerfs sont fournis par les plexus prostatique et caverneux, le nerf dorsal de la verge et le nerf périnéal profond.

L'urètre sert au passage de l'urine ; le contact de celle-ci avec
la muqueuse de la région prostatique fait naître le besoin d'uriner
dont la sensation est reportée au niveau du gland. Il sert aussi au
passage du sperme, comme nous le verrons plus loin.

§ II. — *Affections de l'urètre.*

Vices de conformation. — Parmi ceux-ci nous citerons
l'*étroitesse du méat*, les *rétrécissements congénitaux* du canal,
qui sont annulaires ou valvulaires, l'*imperforation de l'urètre*,
qui peut se compliquer de rétention
d'urine chez le fœtus ; celle-ci par
son volume devient une cause de
dystocie par augmentation de volume
de l'abdomen fœtal ; les *fissures*, qui
comprennent l'hypospadias et l'épispadias, les *dilatations* du canal
urétral et enfin les *embouchures
anormales* de l'orifice de l'urètre.

Hypospadias. — Ce vice de conformation est caractérisé par l'absence de la paroi inférieure de l'urètre,
de telle sorte que ce canal s'ouvre à
la partie inférieure de la verge à
une distance plus ou moins grande

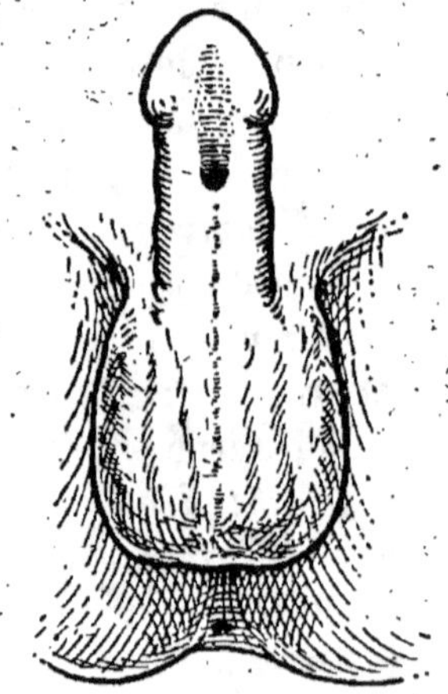

Fig. 350. — Hypospadias.

de l'extrémité du gland (fig. 350). Selon les points d'ouverture de l'urètre, on distingue l'hypospadias *balanique*
qui siège à la partie inférieure du gland, *pénien* sur la
verge, *scrotal* au niveau des bourses, et enfin *périnéal* sur
le périnée. Il en résulte que l'urine et le sperme sont émis
dans une direction vicieuse et que le coït est souvent impossible ; cette malformation est donc une cause de stérélité chez
l'homme.

Épispadias. — Dans l'épispadias c'est la paroi supérieure de
l'urètre qui manque, ce canal vient s'ouvrir sur le dos de la verge
(fig. 351). Il est *balanique*, *pénien* ou *complet* ; dans ce dernier
cas, qui est le plus fréquent, l'urètre s'ouvre au niveau du pubis,
et il y a souvent incontinence d'urine ; il s'accompagne parfois
d'exstrophie de la vessie et d'écartement des pubis.

Urétrites. — Les urétrites sont les inflammations de la

muqueuse urétrale : elles sont *aiguës* ou *chroniques*. Elles peuvent être *traumatiques*, cathétérisme, calculs, mais le plus souvent elles sont *infectieuses*. La plus fréquente est l'*urétrite blennorragique*, due au *gonocoque de Neisser*, qui pénètre dans l'urètre au cours d'un coït avec une femme atteinte de vaginite ; elle est encore appelée *chaude-pisse*. A l'état aigu elle est carac-

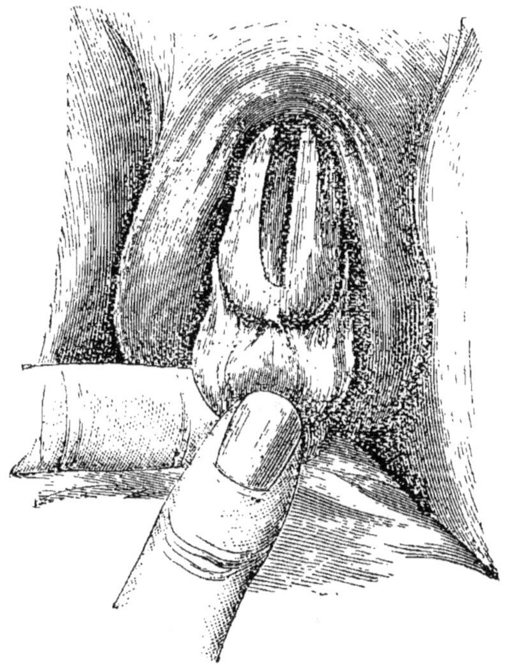

Fig. 351. — Épispadias (Kirmisson).

térisée par un *écoulement* quelquefois abondant et de coloration verdâtre et par des *douleurs* accentuées au moment des mictions. Le méat urinaire est rouge, par la pression sur le canal de l'urètre on fait sourdre plusieurs gouttelettes de pus. La durée est variable, depuis quelques semaines jusqu'à quelques mois et même plusieurs années ; elle se transforme souvent en urétrite chronique ou *blennorrhée, goutte militaire*.

Blennorragie. — L'urétrite blennorragique est chez l'homme la localisation du début de cette affection, alors que chez la femme c'est la *vulvite* et la *vaginite* qui sont les localisations les plus fréquentes, l'urétrite n'étant chez elle qu'une complication.

La blennorragie peut être considérée comme une maladie générale, car elle donne lieu à un certain nombre de manifestations à distance, comme l'*arthrite* blennorragique, la *synovite*, la sciatique, les hygromas, la myélite, etc. Le pus blennorragique inoculé dans les yeux produit l'*ophtalmie purulente*, que nous avons étudiée précédemment. Les complications *locales* sont chez l'homme l'*adénite* de l'aine, la *lymphangite* de la verge, la *balanite* et la *balano-posthite* ou œdème du gland et du prépuce, l'*inflammation des vésicules séminales*, la *prostatite*, la *cystite* et l'*épididymite*.

Rétrécissements de l'urètre. — Rares chez la femme, ce sont surtout des affections de l'urètre de l'homme; ils succèdent à des traumatismes ou à des inflammations, et en particulier à l'urétrite blennorragique. Ils sont parfois suivis de *ruptures* de l'urètre, point de départ d'*infiltration d'urine*, d'*abcès urineux* et de *fistules urinaires*.

Tumeurs de l'urètre. — Les plus fréquentes chez la femme sont les *polypes*, les *tumeurs hypertrophiques de la muqueuse*, qui font saillie entre les petites lèvres sous forme d'une tumeur arrondie, rouge vif, augmentant de volume pendant les règles et au cours de la grossesse, et enfin les *tumeurs vasculaires*.

Infiltration d'urine. — On donne ce nom à la sortie brusque de l'urine hors de ses voies naturelles par rupture de celles-ci et à son épanchement dans le tissu cellulaire voisin.

Tumeur urineuse. — Encore appelée *poche urineuse*, elle est constituée par une cavité en communication avec l'urètre et contenant de l'urine.

Abcès urineux. — L'abcès urineux est une inflammation du tissu cellulaire péri-urétral par pénétration d'urine; il succède le plus souvent à la rupture de l'urètre.

Fistules urinaires. — Les ouvertures anormales livrant passage aux urines chez la femme sont toujours des *fistules génito-urinaires*; ce sont les fistules *vésico-vaginale*, *vésico-utérine*, *vésico-utéro-vaginale*, *urétro-vaginale* (fig. 409). Elles sont dues au sphacèle déterminé par la pression de la tête fœtale pendant l'accouchement ou par un instrument, forceps, basiotribe.

E. — CAPSULES SURRÉNALES

A la partie supérieure des reins se trouvent deux organes appelés pour cette raison *capsules surrénales*. Elles ont la forme d'un cône légèrement aplati d'avant en arrière avec un sommet supérieur ; la base coiffe l'extrémité supérieure du rein, la face antérieure est en rapport avec le foie à droite, la rate et la grosse tubérosité de l'estomac à gauche, elle porte un sillon ou *hile* ; la face postérieure repose sur le diaphragme, qui la sépare du cul-de-sac pleural et des côtes. Les bords sont convexes, l'interne est longé à droite par la veine cave inférieure et le duodénum, à gauche par l'aorte (fig. 335).

La longueur est d'environ 3 centimètres, la largeur 2 centim. 5 et l'épaisseur 5 à 6 millimètres ; son poids est de 6 à 7 grammes. De couleur brun jaunâtre, sa surface est irrégulière.

Elle est formée d'une *membrane d'enveloppe celluleuse*, d'où partent des prolongements extérieurs allant se fixer aux parois de sa loge, commune avec celle du rein, et des prolongements intérieurs divisant l'organe en logettes, et d'un *tissu propre*. Celui-ci est divisé en *substance corticale*, jaunâtre et ferme, et en *substance médullaire*, brune et friable.

Les *artères* sont fournies par les artères capsulaires supérieure, moyenne et inférieure ; les *veines* se réunissent pour constituer la veine centrale, affluent de la veine rénale ; les lymphatiques vont à un ganglion voisin du hile du rein. Les nerfs viennent du plexus solaire et du plexus rénal.

Les capsules surrénales sont des *glandes vasculaires sanguines*, leur produit de sécrétion est encore peu connu. Lorsqu'elles sont détruites par une affection comme la tuberculose, on verrait survenir une pigmentation de la peau et des muqueuses (mélanodermie), accompagnée de faiblesse ou d'apathie (asthénie), de douleurs et de cachexie. Ces différents symptômes constituent la *maladie bronzée d'Addison*.

Pendant la grossesse ces organes paraissent avoir un rôle spécial à remplir ; un certain nombre de troubles survenant au cours de la gestation sont peut-être dus à une perturbation dans leur fonctionnement. C'est ce qui expliquerait la manière d'agir de l'adrénaline dans les vomissements incoercibles. Nous avons obtenu aussi d'heureux résultats en ordonnant à certaines femmes enceintes de la poudre de surrénale.

LIVRE VIII

ORGANES GÉNITAUX
DE L'HOMME

§ I. — *Anatomie.*

Les organes génitaux se composent au point de vue physiologique de deux parties : l'une uniquement glandulaire, le *testicule*, chargée de sécréter les spermatozoïdes ; l'autre formée de canaux destinés à transporter les spermatozoïdes et à sécréter un liquide qui entraînera ces derniers en constituant le *sperme* (fig. 352). Aux voies d'excrétion du sperme composées du *canal déférent*, des *canaux éjaculateurs* et de l'*urètre* viennent s'ajouter soit des réservoirs comme les *vésicules séminales*, soit des glandes comme la *prostate*, soit des organes érectiles comme le *pénis*.

A. — TESTICULE

Les testicules ou glandes génitales mâles sont situés dans les bourses ; au nombre de *deux*, ils sont suspendus au cordon spermatique. Ils se développent comme les ovaires dans la cavité abdominale de chaque côté de la colonne lombaire ; vers le troisième mois de la vie intra-utérine ils descendent lentement attirés vers les bourses, ils traversent le canal inguinal et, dans le cours du 9ᵉ mois, ils en franchissent l'orifice externe pour venir prendre leur place dans le scrotum. Si le testicule s'arrête dans son parcours, il est en *ectopie*, et les bourses vides donnent lieu à la *cryptorchidie* unilatérale ou bilatérale ; dans ce dernier cas il y a généralement *stérilité*.

Le testicule a la forme d'un *ovoïde* comprimé latéralement ; de *consistance* ferme et élastique, il est recouvert à sa partie postéro-supérieure par un autre organe qui paraît faire corps avec lui, c'est l'*épididyme*. La longueur totale du testicule est de 45 millimètres, sa largeur 35 millimètres et son épaisseur 25 millimètres ; le poids est de 16 à 18 grammes, dont 4 pour l'épididyme. La *direction* du grand axe de la glande est légèrement oblique de haut en bas et de dehors en dedans ; à son extrémité inférieure s'attache un ligament fibro-musculaire, *ligament scrotal* ou *gubernaculum testis*, qui va s'insérer par son autre extrémité au fond du scrotum. Le testicule est entouré par une séreuse, la *vaginale*, expansion du péritoine qui a été entraîné par la glande au moment de sa migration.

Structure.—Le testicule est entouré par une membrane d'enveloppe fibreuse et épaisse, l'*albuginée*, lisse en dehors, alors que par sa face interne elle envoie des travées fibreuses convergeant vers la partie postéro-supérieure de la glande pour constituer le *corps d'Highmore*. Les loges pyramidales, que limitent ces cloisons, sont remplies par le *tissu propre* du testicule ; chaque loge renferme un certain nombre de canaux (3 à 5) et constitue un *lobule*. Les *canalicules séminifères*, nés par un cul-de-sac ou par un plexus situé près de l'albuginée, sont enroulés sur eux-mêmes et anastomosés avec leurs voisins, ils se dirigent vers le corps d'Highmore au voisinage duquel tous les tubes d'un même lobe se réunissent en un canal court et rectiligne, *canal droit*. Les canaux droits appartiennent aux *voies d'excrétion*, ils forment dans le corps d'Highmore une sorte de plexus, *réseau de Haller* ou *rete vasculosum testis*, qui donne naissance à 10 ou 15 canaux repliés sur eux-mêmes de façon à constituer de petits cônes, de là le nom de *vaisseaux* ou de *cônes efférents*. Ils abandonnent le testicule et viennent se rendre successivement dans le *canal épididymaire* au niveau de la partie supérieure ou *tête* de l'épididyme. Ce canal offre des inflexions nombreuses pour

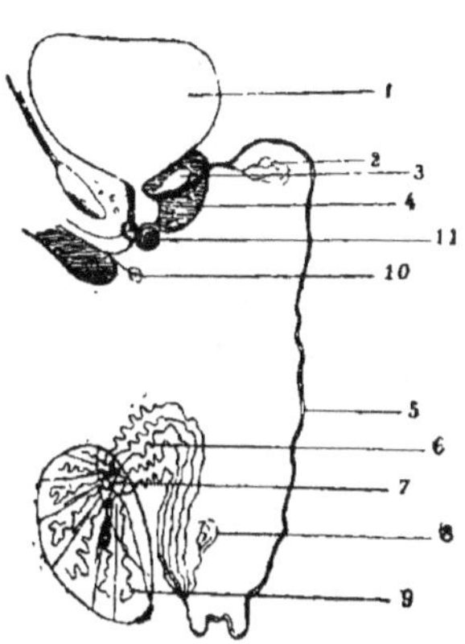

Fig. 352. — Schéma des voies spermatiques (Launois).

1. vessie ; 2. vésicule séminale ; 3. utricule prostatique ; 4. prostate ; 5. canal déférent ; 6. cônes épididymaires ; 7. corps d'Highmore ; 8. vas aberrans ; 9. tube séminifère ; 10. glande de Cooper ; 11. muscle de Wilson.

loger les quelques mètres de longueur, qu'il possède, dans les
5 centimètres de l'épididyme; au niveau de la partie inférecure ou
queue de cet organe il se continue avec le *canal déférent*.

Les *artères* viennent de la *spermatique*, branche de l'aorte et
de la *déférentielle*; les *veines* se réunissent à leur sortie du
testicule en deux groupes : un antérieur principal, le *plexus
spermatique*, qui va constituer le *plexus pampiniforme* dans la
fosse iliaque interne; ce dernier donne naissance à la veine
spermatique qui se jette à droite dans la
veine cave inférieure, à gauche dans la veine
rénale gauche; le groupe postérieur, moins
important, forme le *plexus déférentiel*, qui
se termine dans la veine épigastrique. Les
lymphatiques se rendent aux ganglions
lombaires en suivant les vaisseaux spermatiques et déférentiels.

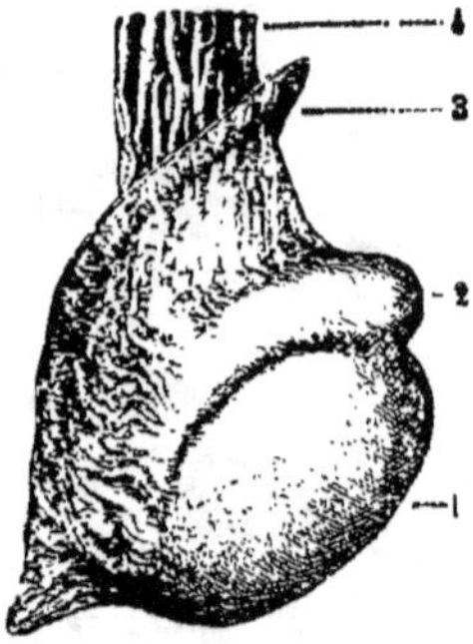

B. — CANAL DÉFÉRENT

Le canal déférent s'étend de la queue de
l'épididyme, au niveau de laquelle il fait
suite au canal épididymaire, jusqu'à la vésicule séminale. Long de 40 à 50 centimètres,

Fig. 353. — Testicule
(Poirier).

1. glande testiculaire
2. épididyme; 3. vaginale
4. cordon spermatique.

épais de deux millimètres, sa consistance est ferme; il est divisé
en plusieurs portions qui tirent leur nom de la position qu'elles
occupent (fig. 254).

Parti de l'extrémité inférieure de l'épidydime, il monte sur
le côté interne du testicule en décrivant quelques flexuosités,
portion testiculaire; il continue son trajet ascendant entouré des
autres éléments du cordon spermatique, *portion funiculaire*, et
arrive à l'orifice externe du canal inguinal, dans lequel il s'engage,
portion inguinale. Au niveau de l'orifice interne il décrit une
courbe qui embrasse celle de l'artère épigastrique, il devient *abdominal* et se dirige en bas, en dedans et en arrière pour pénétrer
dans le bassin, *portion pelvienne*; il côtoie les faces latérales de
la vessie, au niveau desquelles il est croisé par l'artère ombilicale;
il se porte alors en arrière de ce réservoir, suit le bord interne des
vésicules séminales, se réunit à leur col et devient *canal éjacu-
lateur*.

Le canal déférent est formé de trois tuniques (fig. 355) : 1° une externe *fibreuse*; 2° une moyenne *musculaire*, composée de trois plans de fibres, un plan circulaire compris entre deux couches de fibres longitudinales; 3° une interne *muqueuse*, tapissée d'un épithélium cylindrique. Les *artères* viennent de la déférentielle, branche de la vésicale inférieure; les *veines* se rendent aux plexus

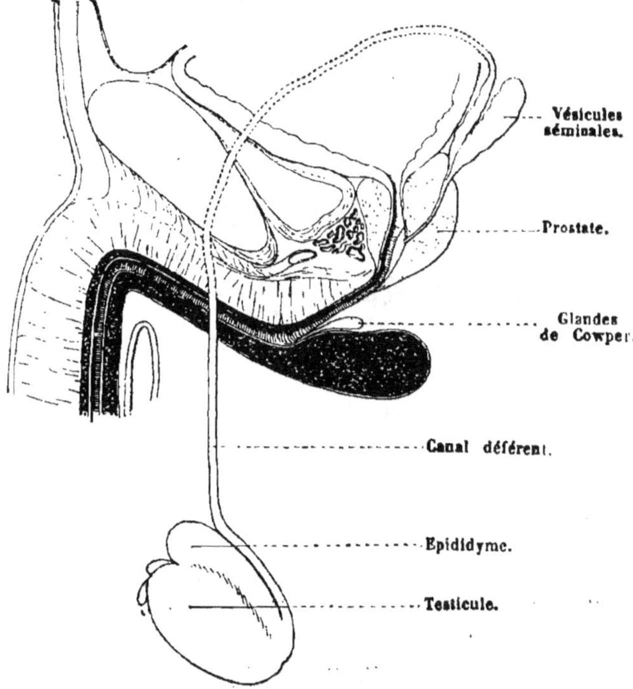

Fig. 354. — Voies spermatiques (Poirier).

vésical et pampiniforme; les lymphatiques se jettent dans les ganglions pelviens; les nerfs sont fournis par le plexus hypogastrique.

C. — VÉSICULES SÉMINALES

Les vésicules séminales sont deux petites poches allongées destinées à jouer le rôle de réservoir du sperme. Elles sont placées de chaque côté de la ligne médiane, entre la vessie en avant et le rectum en arrière, en dehors des canaux déférents. Longues de 5 à 6 centimètres, elles sont bosselées extérieurement et plus larges en haut, *base*, qu'en bas, *col*. Obliques de haut en bas, d'arrière en avant et de dehors en dedans, les deux vésicules forment entre elles un angle dans lequel sont contenues les ampoules de canaux déférents (fig. 354).

A la coupe on voit une série de petites cellules, car la vésicule séminale est constituée par l'enroulement sur lui-même d'un

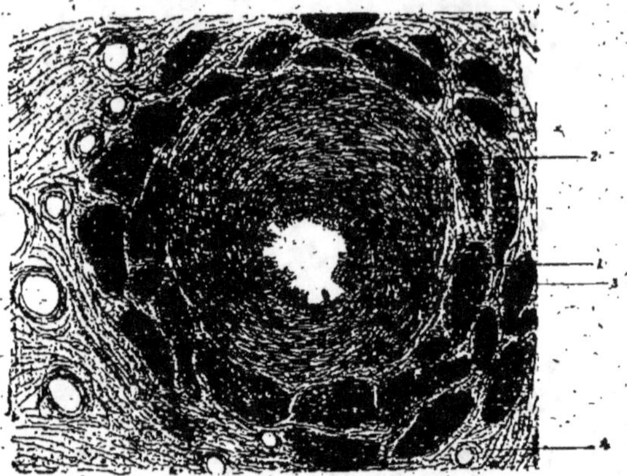

Fig. 355. — Coupe du canal déférent (Launois).

1. couche épithéliale; 2. fibres musculaires circulaires; 3. fibres musculaires longitudinales.

canal flexueux qui émet de distance en distance des prolongements en culs-de-sac.

Les vésicules séminales sont deux diverticules des canaux déférents dont elles ont la *structure*. Les *artères* viennent de la vésicule inférieure et de l'hémorroïdale moyenne ; les *veines* vont au plexus vésico-prostatique, les *lymphatiques* aux ganglions pelviens, les *nerfs* sont fournis par le plexus hypogastrique.

D. — CANAUX ÉJACULATEURS

Les canaux éjaculateurs naissent de la réunion à angle aigu du canal déférent et de la vésicule séminale du même côté. Ils se dirigent obliquement d'arrière en avant et de haut en bas dans l'épaisseur de la prostate et viennent s'ouvrir après un trajet de 2 centimètres environ dans la portion prostatique du canal de l'urètre de chaque côté du veru montanum.

E. — URÈTRE

L'urètre à partir du veru montanum jusqu'au méat appartient aux voies spermatiques ; nous étudierons plus loin l'organe dans lequel il est renfermé, c'est-à-dire le pénis.

F. — ENVELOPPES DES TESTICULES OU BOURSES

Les testicules sont renfermés dans une sorte de sac à deux compartiments, appelé *bourses* ou *scrotum* et situé entre les deux cuisses, en avant de la symphyse pubienne à laquelle il paraît être attaché. Chez l'enfant les bourses sont petites, chez l'adulte elles ont six centimètres de haut sur cinq de large. Elles sont constituées par *six tuniques*, les unes communes aux deux testicules, les autres propres à chaque testicule ; nous allons les énumérer en allant de la superficie à la profondeur.

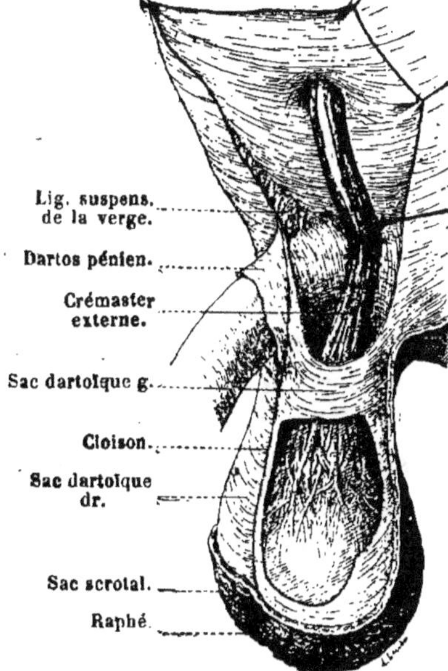

Fig. 356. — Enveloppes du testicule (Poirier).

1° Le *scrotum* est l'enveloppe externe cutanée, elle est très pigmentée, porte des poils épais, longs et raides ; on voit sur la ligne médiane un sillon ou *raphé*, indice de la soudure des deux bourrelets primitifs, et sur les parties latérales de nombreux plis transversaux, qui deviennent des rides profondes lorsque le scrotum est rétracté.

2° Le *dartos* est uni intimement au scrotum, il est constitué par des fibres musculaires lisses et des fibres lamineuses et élastiques. Il forme à la partie supérieure l'*appareil de suspension des bourses* et sur la ligne médiane l'*appareil de cloisonnement*.

3° La *tunique celluleuse*, représentant le tissu cellulaire sous-cutané, permet le glissement des couches superficielles sur les couches profondes.

4ᵉ La *tunique musculaire* ou *érythroïde* est formés de fibres musculaires striées, épanouissement du muscle *crémaster* ; celles-ci s'insèrent en bas sur la tunique suivante et elles soulèvent le testicule lorsqu'elles se contractent.

5° La *tunique fibreuse* est commune au testicule et au cordon qui soutient ce dernier, c'est une expansion du fascia transversalis de l'abdomen qui a été entraîné lors de la descente de la glande.

6° La *tunique vaginale* est une séreuse qui entoure le testicule. elle doit donc avoir deux feuillets, un *viscéral* directement en rapport avec la glande et un *pariétal* uni à la tunique précédente. La vaginale est une expansion du péritoine qui a été également entraîné par le testicule au moment de sa descente.

Pendant la vie intra-utérine le péritoine communique avec la vaginale par le *canal vagino-péritonéal* qui suit le trajet du canal inguinal. Peu après la naissance ce canal s'oblitère et se transforme en un cordon fibreux qu'on retrouve au milieu des éléments du cordon spermatique ; dans certains cas l'oblitération n'a pas lieu, ainsi sont expliquées les *hydrocèles congénitales* et certaines *hernies* de l'enfance.

Les *artères* des enveloppes des bourses sont fournies par la périnéale superficielle et par les honteuses externes ; les *veines* vont les unes à la fémorale ou à la saphène interne, les autres à la honteuse interne ; les *lymphatiques* se jettent dans les ganglions internes du triangle de Scarpa. Les *nerfs* viennent du nerf honteux interne et des branches génitales du plexus lombaire.

G. — CORDON SPERMATIQUE

On donne le nom de cordon spermatique à l'ensemble des organes qui pénètrent dans l'orifice interne du canal inguinal, il a comme limite inférieure la tête de l'épididyme. Il comprend le *canal déférent*, autour duquel se trouvent les artères spermatique, déférentielle et funiculaire, les deux groupes de veines spermatiques antérieures et postérieures, les lymphatiques, les nerfs, le cordon fibreux vagino-péritonéal. Ces organes sont enveloppés par la tunique *fibreuse* et par la tunique *musculaire*, décrites avec les enveloppes des bourses.

II. — PÉNIS OU VERGE

Le pénis est l'organe de la copulation, il se détache de la partie inférieure de l'abdomen au-dessus des bourses, le long desquelles il pend à l'état de flaccidité. Cylindrique mais légèrement aplati d'avant en arrière, il se termine par une extrémité renflée, conique, le *gland*, qui porte à son sommet le *méat urinaire*. Le gland est caché par un repli cutané, le *prépuce*, qui adhère à la partie inférieure du gland par le *frein* ou *filet*, et dont l'orifice antérieur ou *orifice préputial* peut être ramené en arrière du gland pour mettre ce dernier à nu. Lorsque cet orifice est trop petit, il y a *phimosis*.

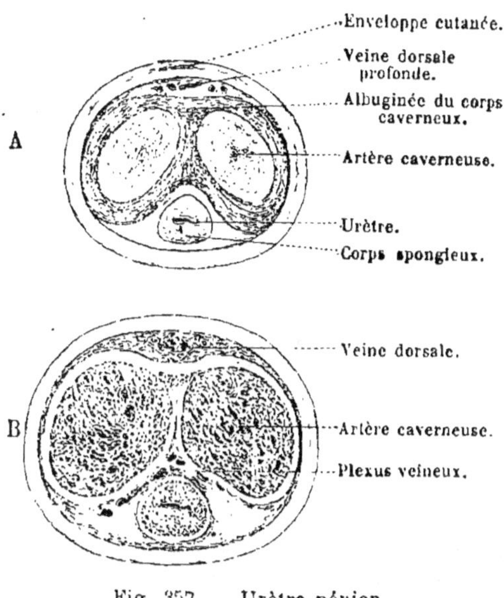

Fig. 357. — Urètre pénien.
A. à l'état de repos ; B. à l'état d'érection.

La verge est constituée par un organe principal, l'urètre, et par des organes érectiles surajoutés, les *corps caverneux* et le *corps spongieux* (fig. 357). Les premiers sont deux cylindres accolés comme les canons d'un fusil double, ils logent l'urètre dans leur angle inférieur ; le corps spongieux est impair et médian, il est situé au-dessous des corps caverneux et présente deux extrémités renflées : une postérieure le *bulbe*, une antérieure, qui constitue le *gland* ; à sa partie moyenne il est traversé par l'urètre. Ces deux organes ont la même structure, ils sont formés d'une membrane d'enveloppe *fibreuse*, d'où partent de fines travées divisant leur intérieur en petites *cavités* communiquant les unes avec les autres ; à certains moments elles se remplissent de sang et donnent au pénis un volume plus considérable et une consistance plus ferme, ce phénomène porte le nom d'*érection*. Les organes précédents sont entourés de quatre enveloppes : 1° une externe, *cutanée*; 2° une *musculaire*, formée de fibres lisses longitudinales et circulaires, muscle *péripénien* de Sappey; 3° une *celluleuse*, lâche; 4° une interne, *élastique*, qui s'arrête au niveau du prépuce; celui-ci en effet n'est constitué que par les trois premières enveloppes repliées sur elles-mêmes.

Les *artères* sont fournies par les honteuses externes et par la périnéale superficielle, et pour les portions érectiles par la bulbo-urétrale, la dorsale de la verge et par les artères caverneuses. Les *veines superficielles* aboutissent à la dorsale superficielle, les veines *profondes* vont à la veine dorsale profonde. Les *lymphatiques* se jettent dans les ganglions internes du triangle de Scarpa. Les *nerfs* sont fournis par les branches génitales du plexus lombaire, le nerf honteux interne, le plexus hypogastrique, le nerf dorsal de la verge et le nerf périnéal superficiel.

I. — GLANDES ANNEXÉES A L'APPAREIL GÉNITAL: PROSTATE ET GLANDES DE COWPER

I. — La *prostate* est une glande située au-dessous de la vessie, autour de l'origine de l'urètre. Elle a la forme d'une châtaigne à base supérieure, elle présente une coloration grisâtre, elle est plus large que haute, 5 centimètres sur 2,5 à 3 centimètres; son épaisseur est de 2,5 centimètres; elle pèse 20 à 25 grammes.

Elle est traversée par l'urètre en avant, par les canaux éjaculateurs et l'utricule prostatique en arrière; elle est contenue dans une loge à parois aponévrotiques, *loge prostatique*; sa face

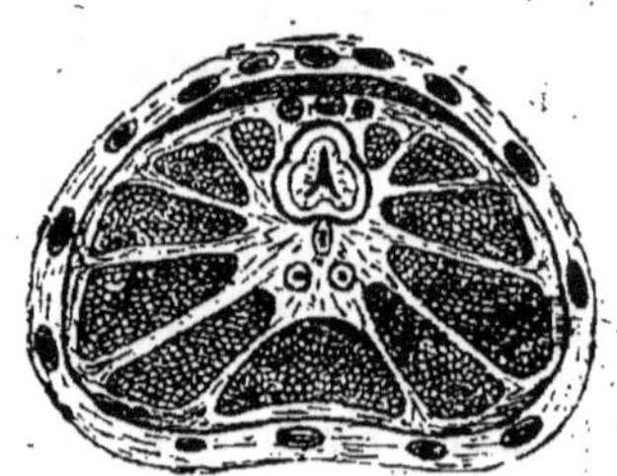

Fig.358.— **Coupe schématique de la prostate (Launois).**

postérieure est voisine du rectum par lequel la glande peut être explorée à l'aide du doigt (toucher rectal). Elle est constituée par une *membrane d'enveloppe*, qui envoie dans l'intérieur de la glande des *travées* aboutissant à un *noyau central* (fig. 358) et formant des *loges*. Dans celles-ci sont renfermés les lobules glandulaires, véritables glandes en grappe qui s'ouvrent isolément dans la portion prostatique de l'urètre. Le stroma qui entoure ces glandes est conjonctif et musculaire. Les *artères* viennent des vésicales inférieures et des hémorroïdales moyennes; les *veines* forment les plexus vésico-prostatiques, affluents de l'iliaque interne ; les *lymphatiques* se jettent dans les ganglions pelviens, et les *nerfs* sont fournis par les plexus hypogastriques.

II. — Les *glandes de Copwer* ou *de Méry* sont deux petites glandes en grappes, grosses comme un pois, situées en arrière du bulbe ; leur canal excréteur, long de 3 à 4 centimètres, s'ouvre dans le canal de l'urètre.

§ II. — *Physiologie.*

Les organes génitaux sont destinés les uns, comme les *testicules*, à élaborer les éléments mâles ou *spermatozoïdes*, les autres à sécréter un liquide qui entraînera les spermatozoïdes et constituera le *sperme* ; c'est là le rôle des *vésicules séminales*, de la *prostate*, des *glandes de Cowper*. Les *voies d'excrétion* proprement dites commencent dans la glande testiculaire et sont formées par les canaux droits, le rete vasculosum testis, les cônes efférents, le canal épididymaire, le canal déférent, les canaux éjaculateurs et l'urètre. Les vésicules séminales ont pour fonction de servir de *réservoir* au sperme.

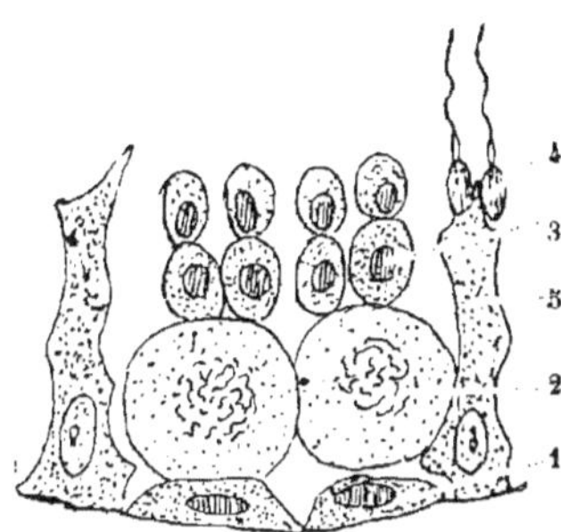

Fig. 359. — Collules des tubes séminifères (Launois).

1. spermatogonies ; 2. spermatocytes, 3. spermatides ; 4. spermatozoïdes ; 5. cellules de Sertoli.

Sperme. — Les *spermatozoïdes* ou *ovules mâles* se forment aux dépens de l'épithélium des tubes séminifères, dont ils ne sont qu'une différenciation. A l'époque de la maturité sexuelle, c'est-à-dire vers l'âge de seize à dix-sept ans, on voit certaines cellules, qui avoisinent la paroi du canalicule, s'aplatir et leur noyau s'éclaircir et augmenter de volume : ce sont les *spermatogonies* (fig. 359), qui donneront naissance à une grosse cellule arrondie, *spermatocyte*. Celle-ci à son tour se divisera et il en résultera quatre cellules plus petites pourvues d'un gros noyau ; ce sont les *spermatides* ou *spermatoblastes*, qui vont se grouper avant de se transformer en spermatozoïdes.

La *grappe de spermatoblastes* ainsi formée fait d'une part saillie dans la cavité du tube séminifère en dépassant les autres cellules moins avancées dans leur évolution ; elle adhère d'autre part à la paroi du tube par une sorte de pédicule commun à tous les spermatoblastes d'une grappe; ce pédicule est une cellule appelée *cellule en chandelier* ou de *Sertoli* (fig. 359).

Chaque spermatoblaste va se tranformer en spermatozoïde, le noyau constitue la *tête* du spermatozoïde et le protoplasme s'allonge pour former le *filament caudal*. La grappe de spermatoblastes est devenue une *grappe de spermatozoïdes* fixés au pédicule primitif par leurs têtes; ce pédicule se raccourcit, de sorte que toutes les têtes des spermatozoïdes sont accolées les unes aux autres et que les queues sont voisines et parallèles; la grappe est devenue, à cette phase terminale de son évolution, un *faisceau de spermatozoïdes*. Ce sont ces faisceaux qui se détachent en entier de la paroi des tubes séminifères et qu'on retrouve dans la lumière de ces tubes. Ils forment par leur agglomération le *sperme testicu-laire*, qui n'est pas liquide, mais qui a l'aspect d'une masse crémeuse, blanchâtre, filante, à peu près inodore. Dans leur trajet dans les voies d'excrétion, épididyme, canal déférent, etc., et par le mélange avec le liquide sécrété par les glandes de ces con-duits les faisceaux de spermatozoïdes se

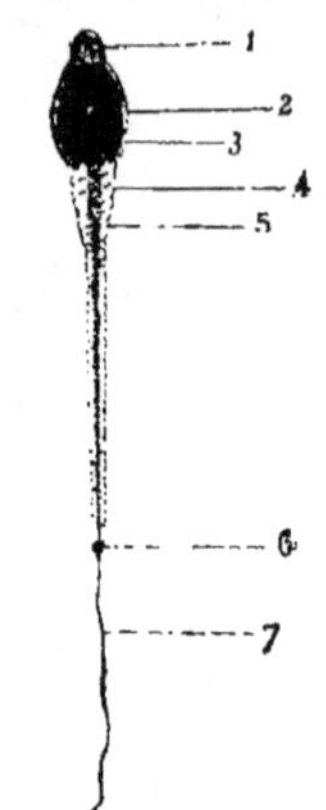

Fig. 360. — Spermato-zoïde (Launois).

1. bouton céphalique;
2. capuchon céphalique;
3. noyau de la cellule; 4.
protoplasma en spirale;
5. filaments axiaux; 6.
noyau intercalaire;7.fila-
ment caudal.

dissocient, les spermatozoïdes deviennent libres, c'est alors seu-lement qu'ils jouissent des mouvements qui leur sont propres.

Le liquide dans lequel ils baignent constitue le *sperme* propre-ment dit. A l'état de développement complet le *spermatozoïde* a 50 µ de longueur, il est constitué (fig. 360) : 1° par une extré-mité antérieure renflée ou *segment céphalique*, celui-ci est formé par une portion antérieure ou *bouton céphalique*, suivie du *capu-chon céphalique* plus volumineux et renfermant le noyau; 2° par une partie moyenne, *portion intermédiaire* ou *col*, constituée par un filament central décomposable en *fibrilles, filaments axiaux*, et entouré d'un autre filament enroulé en spirale; 3° par un *seg-ment terminal, queue* du spermatozoïde ou *filament caudal*.

Dans le sperme fraîchement éjaculé les spermatozoïdes, grâce à leur segment caudal, sont doués de mouvements rapides d'ondu-lation, analogues à ceux de l'anguille qui nage dans l'eau; ils peuvent ainsi progresser et monter dans les voies génitales de la femme, ils parcourent 3 à 5 millimètres par minute. Dans un milieu neutre ou alcalin et à une chaleur modérée ils peuvent conserver leurs mouvements pendant une huitaine de jours, tandis qu'un milieu acide, l'eau froide, une température inférieure à 30° ou supérieure à 50° arrêtent leurs mouvements et les immobilisent. La fonction du spermatozoïde est d'aller à la rencontre de l'ovule et de l'imprégner, ce qui constitue le phénomène de la *fécondation*.

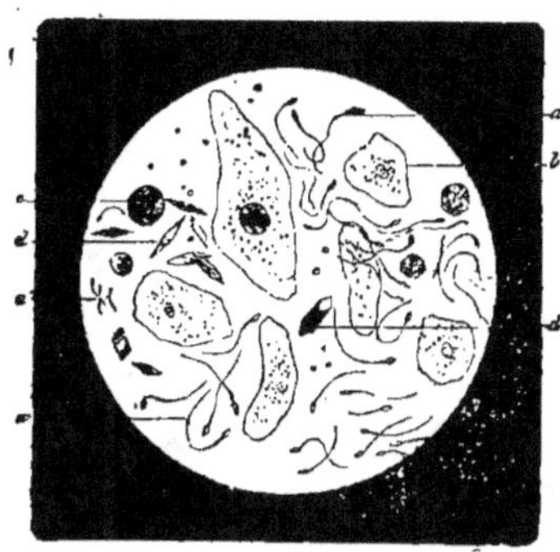

Fig. 361. — **Éléments** du sperme (Launois).

a. spermatozoïdes; *b.* cellules épithéliales; *c.* leucocythes; *d.* cristaux de phosphate de magnésie.

Le sperme avant d'être éjaculé est contenu dans les *vésicules séminales*, où il est constitué par le sperme testiculaire, auquel s'est ajouté le produit de sécrétion du canal déférent et des vésicules séminales elles-mêmes. Au moment de l'éjaculation il se mêle au liquide des *glandes prostatiques* blanc, crémeux, odorant, non filant, et au liquide des *glandes de Cowper*. Le sperme éjaculé (fig. 361) est un liquide mixte, blanchâtre, épais et filant, d'une réaction alcaline et d'une odeur caractéristique dite *odeur spermatique*.

Érection. — L'érection, qui précède l'éjaculation, a pour but de donner au pénis la rigidité nécessaire à son introduction dans le vagin; elle est due à l'afflux sanguin qui se produit dans les formations érectiles de la verge, corps caverneux et corps spongieux, et à la tension du sang dans ces organes. L'érection est un phénomène réflexe se produisant surtout sous l'influence de l'excitation de la muqueuse du gland et quelquefois par excitation cérébrale.

Éjaculation. — L'éjaculation est le résultat d'une excitation du gland; le sperme est chassé avec force et par saccades; la quantité éjaculée est de 7 à 8 grammes.

§ III. — *Affections des organes génitaux de l'homme.*

1. AFFECTIONS DU TESTICULE ET DE L'ÉPIDIDYME.

Anomalies. — On donne le nom d'*anorchidie* à l'absence de testicule, elle peut être simple ou double. Si au moment de la puberté les glandes ne se développent pas et conservent le volume qu'elles avaient chez l'enfant, il y a *testicule infantile.*

Ectopies. — Un testicule est en *ectopie* lorsqu'il s'est arrêté en un point quelconque de son parcours, il y a donc dans ce cas absence de testicule dans les bourses ou *cryptorchidie.* Si l'une des glandes est seule descendue occuper sa situation normale, on dit qu'il y a *monorchidie* ou *cryptorchidie simple*; dans le premier cas le scrotum n'est pas apparent.

Les différentes ectopies varient suivant le point où s'est arrêté le testicule : on distingue l'ectopie *inguinale*, la plus fréquente, caractérisée par la présence du testicule dans le canal inguinal au niveau duquel on le sent très facilement; l'ectopie *abdominale*, l'ectopie *cruro-scrotale*, dans laquelle le testicule non descendu reste fixé dans le pli cruro-scrotal après être sorti de l'orifice externe du canal inguinal. Dans l'ectopie *périnéale* la glande va se placer sous la peau du périnée.

Inversion du testicule. — L'épididyme peut être placé en avant du testicule, *inversion antérieure*, sur les faces latérales, *inversion latérale*, transversalement, inversion en *anse* ou en *fronde.*

Orchites. — On donne le nom d'orchite à l'inflammation du testicule; elle peut être *aiguë* ou *chronique.* L'*orchite aiguë* est *traumatique* ou *infectieuse*; les microbes sont apportés au testicule par les voies spermatiques, ils viennent dans ce cas presque toujours de l'urètre, *orchite blennorragique*, ou par la voie sanguine, comme dans l'*orchite ourlienne*, qui se développe au cours des oreillons.

En réalité l'épididyme est souvent envahi en même temps que le testicule, c'est l'*orchi-épididymite*, aussi la *douleur* siège-t-elle à la fois au niveau de l'épididyme et au niveau du testicule, qui sont tous deux *augmentés de volume.* La palpation est impossible, car elle détermine une douleur aiguë. La durée est variable et quelquefois l'affection est suivie de l'atrophie de la glande, qui s'accompagne de stérilité.

Syphilis du testicule. — La syphilis peut se localiser sur le testicule soit à la période secondaire, soit à la période tertiaire, elle est quelquefois une localisation de la *syphilis héréditaire*. Elle évolue insidieusement et transforme le testicule en une *masse dure* légèrement augmentée de volume, hérissée de place en place de *nodosités*, *insensible* à la pression; elle détermine peu à peu l'atrophie si le traitement antisyphilitique n'est pas appliqué.

Tuberculose du testicule. — La tuberculose frappe l'épididyme en même temps que le testicule; la marche des lésions est très variable : tantôt elle est rapide et elle se comporte comme une orchite aiguë, tantôt elle est lente. Le testicule et l'épididyme sont augmentés de volume, celui-ci surtout porte des *bosselures sphériques* d'abord indurées, puis *fluctuantes*, des abcès surviennent qui s'ouvrent à la face inférieure du scrotum. Le canal déférent, qui est envahi en même temps, est épais et irrégulier et transporte les germes jusque dans les vésicules séminales et dans la prostate. L'affection se termine par la perte de l'organe et quelquefois par une tuberculose généralisée.

Tumeurs du testicule. — Les plus fréquentes sont le *cancer*, qu'on peut même rencontrer dans la première enfance, et les *kystes* du testicule et de l'épididyme.

2. AFFECTIONS DU CORDON SPERMATIQUE

Funiculite. — On donne ce nom à l'inflammation du cordon, elle accompagne d'ordinaire l'orchite.

Hydrocèle du cordon. — Cette affection est caractérisée soit par une infiltration séreuse du tissu cellulaire du cordon, *hydrocèle diffuse*, soit par un épanchement dans une cavité préexistante, *hydrocèle enkystée* ou *kyste du cordon*, que l'on rencontre chez l'enfant et qui peut même être *congénitale*; elle forme une petite tumeur fluctuante et transparente, quelquefois réductible.

Varicocèle. — Le varicocèle est une tumeur constituée par la *transformation variqueuse* des veines spermatiques. Le scrotum est allongé et augmenté de volume, et par la palpation on sent un amas de cordons molasses, volumineux et enchevêtrés; la pression diminue leur calibre momentanément.

3. AFFECTIONS DES ENVELOPPES DU TESTICULE

Plaies et contusions du scrotum. — Ces lésions peuvent se constater chez le nouveau-né à la suite d'une présentation du siège, l'épiderme est soulevé et forme des phlyctènes d'où s'écoule un liquide séro-sanguinolent; elles guérissent rapidement par l'application d'un pansement aseptique.

Phlegmon des bourses. — Cette affection se rencontre quelquefois dans les premiers mois qui suivent la naissance; les nour-

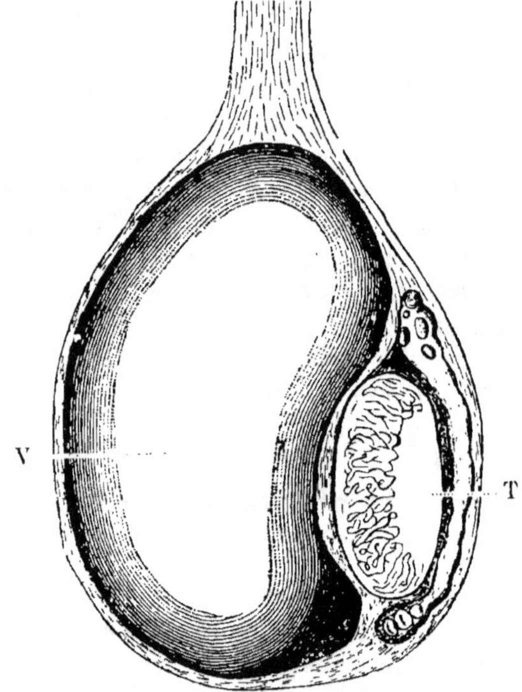

Fig. 362. — Hydrocèle vaginale.

T. testicule; V. vaginale dont les feuillets sont écartés par le liquide.

rissons mal alimentés et mal tenus présentent souvent de l'érythème fessier et scrotal, l'épiderme s'exfolie et des inoculations secondaires amènent un phlegmon des enveloppes des testicules. Le scrotum est rouge, chaud, tendu, puis il devient fluctuant, la peau se soulève en un point et il s'écoule une petite quantité de pus; la plaie est quelquefois assez longue à guérir.

Hydrocèle vaginale. — On donne ce nom à l'accumulation de liquide séreux dans la vaginale, enveloppe séreuse du testicule (fig. 363). Dans les jours qui suivent la naissance il n'est pas rare de constater qu'un des côtés du scrotum est augmenté de volume et que cette tumeur est très souvent plus accentuée le soir que le matin : on est en présence d'une *hydrocèle congénitale*, due à la persistance du canal vagino-péritonéal du fœtus. A la *palpation* on remarque que cette tumeur, grosse comme un œuf de pigeon et quelquefois un œuf de poule, est *fluctuante* ou *rénitente*, *lisse*, *régulière*, *indolente* et le plus souvent *réductible* par une pression lente et continue. Examinée à la lumière, elle est *transparente*; un point seul est opaque, c'est celui qui est occupé par le testicule. Elle guérit spontanément ou après une ponction simple.

L'hydrocèle de l'adulte peut atteindre des dimensions considérables. Elle a les mêmes signes que l'hydrocèle congénitale, *moins la réductibilité*.

Vaginalite chronique et hématocèle vaginale. — L'inflammation chronique de la vaginale produit un épaississement de cette tunique, les nombreux vaisseaux contenus dans ces néo-membranes peuvent se rompre, le sang épanché dans la vaginale donne naissance à l'*hématocèle vaginale*. Celle-ci se présente sous forme de tumeur lisse, régulière, fluctuante, ayant tous les symptômes de l'hydrocèle, moins la transparence.

Vaginalite aiguë. — L'inflammation de la vaginale accompagne d'ordinaire les lésions inflammatoires du testicule, du cordon ou des enveloppes superficielles des bourses; elle se caractérise par un épanchement plus ou moins considérable dans cette séreuse.

4. AFFECTIONS DES VÉSICULES SÉMINALES ET DE LA PROSTATE

Vésiculite. — L'inflammation des vésicules séminales porte le nom de *vésiculite*, elle est secondaire aux infections de l'urètre et ou testicule. Ces organes sont souvent envahis par la *tuberculose* génito-urinaire.

Prostatite. — Il en est de même de la prostate, la prostatite aiguë se termine assez souvent par un abcès.

Hypertrophie de la prostate. — Chez les vieillards l'augmentation de volume de cet organe est le point de départ de troubles urinaires qui deviennent de plus en plus graves.

5. AFFECTIONS DU PÉNIS

Les affections nous intéressant particulièrement sont celles qui sont *congénitales* et celles qui peuvent survenir chez le jeune enfant.

Phimosis. — On donne le nom de phimosis à une étroitesse de l'orifice du prépuce telle que ce dernier ne peut être ramené en arrière pour découvrir le gland (fig. 363). Chez les enfants à la

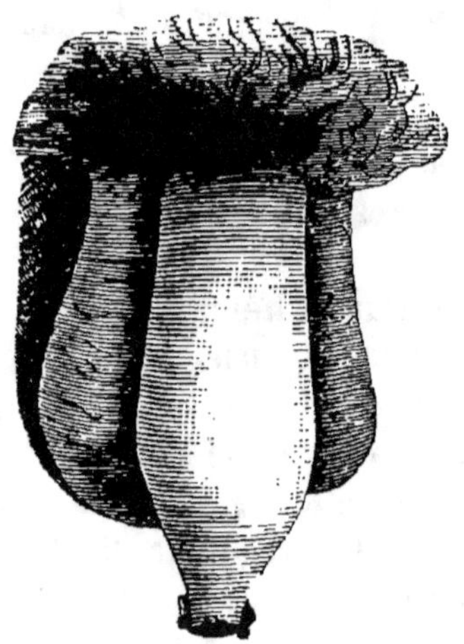

Fig. 363. — Phimosis (Kirmisson).

naissance il **y a** toujours un léger degré de phimosis ; dans certains cas l'orifice préputial peut même manquer : l'urine s'accumule entre le gland et le prépuce, et il devient nécessaire de faire une intervention ; on peut dans ce cas créer un orifice artificiel ou faire l'excision du prépuce (*circoncision*).

Chez certains enfants l'étroitesse de l'orifice est une gêne pour l'émission des urines ou devient une cause d'incontinence d'urine, de là nécessité de faire une dilatation ou la circoncision.

Paraphimosis. — Lorsque le prépuce porté en arrière du gland ne peut plus être ramené en avant, il y a *paraphimosis* ; celui-ci est bientôt suivi d'une tuméfaction considérable du gland et du prépuce. Pour éviter le sphacèle et la gangrène, qui ne manquerait pas de survenir, il faut *réduire* le paraphimosis, c'est-à-dire reporter le prépuce à sa place.

Posthite. — Inflammation du prépuce.

Balanite. — Inflammation de la muqueuse du gland.

Balano-posthite. — Inflammation du prépuce et du gland.

6. AFFECTIONS VÉNÉRIENNES

Syphilis. — Cette affection est due à un agent animé de la classe des Protozoaires, le Treponema pallidum, découvert en 1905 par Schaudinn et Hoffmann et appartenant à l'ordre des Spirochœtidés. Il ne se rencontre pas seulement au niveau des lésions locales, on le trouve aussi dans tout le torrent circulatoire, animé des mouvements qui lui sont propres. Chez l'homme, l'accident primitif de la syphilis se manifeste presque toujours au niveau du gland et du prépuce, *chancre syphilitique* ou *chancre induré*; les plaques muqueuses sont également très fréquentes à ce niveau.

Il ne faudrait pas croire à la guérison parce qu'aucune manifestation n'est apparente. L'agent peut continuer à vivre dans le milieu sanguin sans déterminer de lésions ou de troubles pendant fort longtemps. La maladie semble en sommeil, comme le démontre la réaction de Wassermann. Ce n'est parfois qu'après un certain nombre d'années que des accidents dits tardifs apparaissent le plus souvent du côté du système nerveux, paralysie générale, par exemple. Aussi le traitement soit par les sels mercuriels, le bismuth ou par les composés arsenicaux (arséno-benzol), soit par leur association doit-il être continué pendant plusieurs années, même en l'absence de tout accident. La réaction de Wassermann sert habituellement de guide pour fixer la durée de la thérapeutique.

C'est également sur ces parties des organes génitaux externes que se développe le *chancre mou*, qui n'est pas d'origine syphilitique.

Nous étudierons ces différentes affections à propos de leurs localisations chez la femme.

Blennorrhagie. — On range également parmi les maladies vénériennes la blennorrhagie, suppuration spécifique provoquée par le gonocoque de Neisser. Cette affection, en effet, se localise de préférence, chez l'homme comme chez la femme, au niveau des organes génitaux. Nous avons déjà étudié l'uréthrite blennorrhagique, localisation habituelle chez l'homme, nous verrons plus loin la vulvite et la vaginite, localisation habituelle chez la femme.

DEUXIÈME PARTIE

ANATOMIE
PHYSIOLOGIE ET PATHOLOGIE
GÉNITALES ET OBSTÉTRICALES[1]

---

1. Par anatomie obstétricale nous entendons l'étude du *bassin osseux*, du *bassin mou* surmonté de la *cavité abdominale* et des *organes génitaux externes* et *internes* de la femme.

LIVRE I

LE BASSIN

Le *bassin* ou *pelvis* est une ceinture osseuse, située au milieu du corps. Il est formé par la réunion des os *coxaux* entre eux et avec le *sacrum* et par l'union du sacrum avec le *coccyx* (voir p. 24, 28 et 67). Ces os, que nous avons étudiés précédemment dans le chapitre consacré à l'ostéologie, sont réunis par des *articulations* que nous décrirons tout d'abord. Nous examinerons ensuite le *bassin osseux* au point de vue anatomique et au point de vue obstétrical.

Cette étude est d'une importance capitale pour toute personne se livrant à l'art obstétrical, car c'est ce canal osseux que doit traverser le fœtus au cours de l'accouchement pour venir aborder le bassin mou. C'est également à son niveau que siègent les obstacles les plus difficiles à surmonter pour le fœtus, lorsque la conformation du pelvis aura été modifiée par des affections d'ordre général, comme le rachitisme, ou d'ordre local comme les affections de la colonne vertébrale ou des articulations pelviennes. Pour retentir sur la conformation du bassin, il est nécessaire que ces affections se soient développées pendant l'enfance, c'est-à-dire avant que la croissance ne soit terminée.

CHAPITRE I

ARTICULATIONS DU BASSIN

§ I. — *Anatomie*.

Les os du bassin sont réunis entre eux d'une part, à la colonne vertébrale et aux membres inférieurs d'autre part. Nous n'étudierons que les articulations du bassin proprement dit, c'est-à-

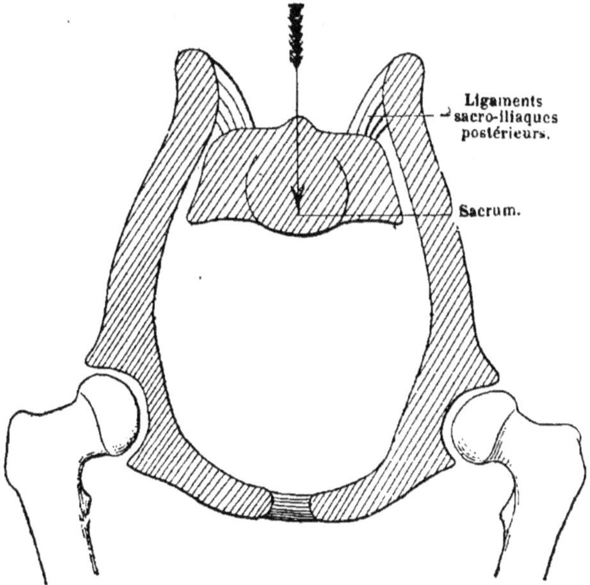

Fig. 364. — Schéma des articulations du bassin.

dire celles qui jouent un rôle pendant l'accouchement. En arrière les deux os iliaques s'unissent au sacrum pour former *l'articulation sacro-iliaque*, en avant la réunion des deux os iliaques constitue la *symphyse pubienne;* à la partie inférieure le sacrum est uni au coccyx, *articulation sacro-coccygienne*, et sa partie supérieure forme avec la colonne vertébrale l'*articulation sacro-vertébrale*.

ARTICLE I

ARTICULATIONS SACRO-ILIAQUES

L'articulation sacro-iliaque, encore appelée symphyse sacro-iliaque, est une diarthro-amphiarthrose, c'est-à dire une articulation à mouvements très limités. Elle présente à étudier des surfaces articulaires, les cartilages recouvrant ces surfaces et les ligaments qui les unissent.

Les *surfaces articulaires* sont les *facettes auriculaires* du *sacrum* et de l'*os iliaque* (fig. 32 et 70), elles sont hérissées de

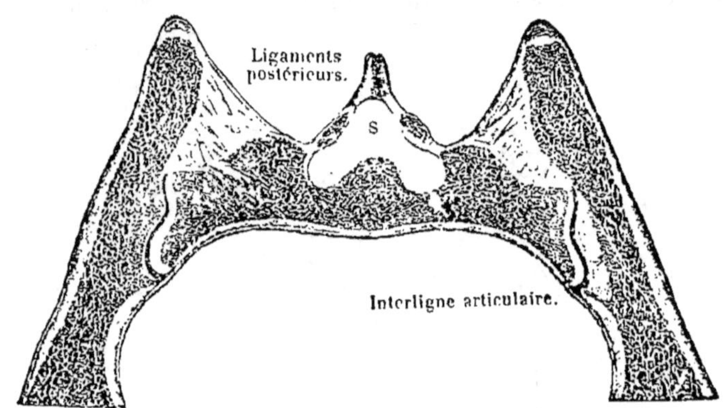

Fig. 365. — Coupe du bassin faite parallèlement au plan du détroit supérieur et au-dessous de lui (Poirier).

rugosités correspondant à des dépressions sur l'os voisin afin de permettre un engrènement réciproque. La facette sacrée est légèrement excavée, alors que la facette iliaque est en relief et forme une sorte de demi-cylindre plein qui sera reçu dans le demi-cylindre creux iliaque. A sa partie inférieure ce dernier envoie un prolongement interne destiné à supporter le sacrum, ce qui donne à l'interligne articulaire vu de face la forme d'un *S* italique.

A l'état frais ces surfaces sont recouvertes de *cartilage* plus épais sur le sacrum, 1 millimètre à 1 millim. 5, que sur l'os iliaque, 4 à 5 dixièmes de millimètre. Sur le premier il est *uni* et formé profondément par du cartilage et superficiellement par du fibro-cartilage; il est *granuleux* sur le second et uniquement constitué de fibro-cartilage.

Une *synoviale* très peu étendue se porte d'un rebord articulaire à l'autre.

Les surfaces osseuses sont maintenues en contact par des *ligaments* très importants, car leur rupture au cours d'un accouchement ou d'un agrandissement du bassin comme la symphyséotomie

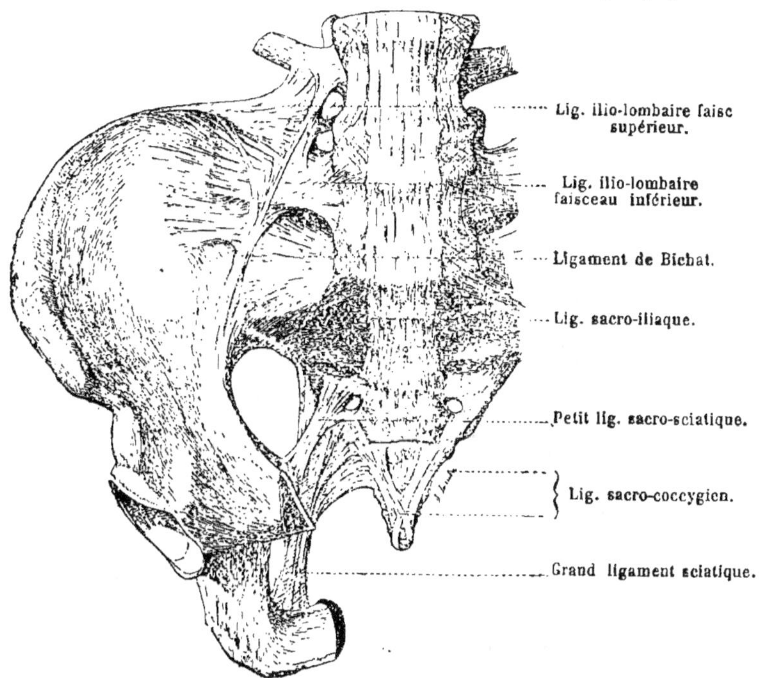

Fig. 366. — Articulation postérieure du bassin. Vue antérieure (Poirier).

entraîne des troubles de la marche. Les uns, *sacro-iliaques*, appartiennent en propre à l'articulation qu'ils entourent; d'autres sont des *faisceaux surajoutés*, véritables ligaments à distance destinés à renforcer les premiers.

a) Les *ligaments sacro-iliaques* sont au nombre de deux : l'un est antérieur, l'autre est postérieur.

Le *ligament sacro-iliaque antérieur* est formé de faisceaux rayonnés qui partent de la base du sacrum et de la portion de la face antérieure de cet os située en dehors des deux premiers trous sacrés, ils aboutissent en dehors à l'os iliaque; c'est une sorte d'épaississement du périoste (fig. 366).

Le *ligament sacro-iliaque postérieur* est plus complexe et plus fort, il est composé d'un certain nombre de faisceaux très résistants et disposés sur deux plans. Le plan *superficiel* (fig. 367) est formé par les faisceaux qui s'attachent d'une part à l'*os coxal* au niveau de la *tubérosité iliaque*, sur les deux épines iliaques postérieures et sur l'échancrure limitée par ces épines, et d'autre part au *sacrum* sur les *tubercules conjugués* situés en dehors des trois premiers trous sacrés postérieurs.

Il est constitué par quatre faisceaux qui sont en allant de haut

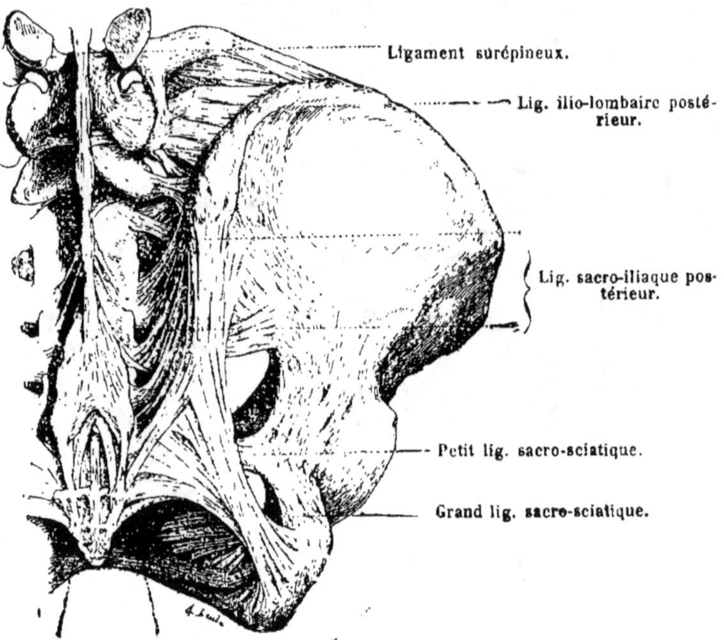

Fig. 367. — Vue postérieure de l'articulation du bassin (Poirier).

en bas : 1° le *ligament ilio-transverso-sacré*, qui se porte de la crête iliaque à l'apophyse transverse du sacrum ; 2° le *premier ilio-sacré* ou *ilio-transversaire*, encore appelé ligament *vague* ou *axile*, qui va de la crête iliaque au tubercule conjugué ; 3° le *second ilio-sacré* ou *ilio-transversaire* ou *ligament de Zaglas*, qui part de l'épine iliaque postéro-supérieure et se rend au deuxième tubercule conjugué ; 4° le *troisième ilio-sacré* ou *ilio-transversaire* ou *ligament sacro-épineux*, inséré à l'épine iliaque postéro-supérieure et à l'échancrure sous-jacente d'une part et au troisième tubercule conjugué sacré d'autre part.

Le *plan profond* est constitué par des faisceaux courts et forts allant de la tubérosité iliaque à la partie du sacrum limitée par la facette auriculaire; c'est le *ligament interosseux* des auteurs.

b) Les *ligaments surajoutés* sont en haut le ligament ilio-lombaire et en bas les ligaments sacro-sciatiques. Le *ligament ilio-lombaire* ou *ilio-transverso-lombaire* naît du tiers interne de la crête iliaque et de la tubérosité iliaque et il se porte en se condensant vers le sommet et le bord inférieur de la cinquième vertèbre lombaire; les fibres les plus élevées sont descendantes, les moyennes horizontales et les inférieures ascendantes.

Le *grand ligament sacro-sciatique* (fig. 366 et 367) est une bandelette fibreuse, épaisse, étranglée en son milieu, *isthme*, étalée à ses deux extrémités et particulièrement à son extrémité supéro-interne. Celle-ci s'insère : 1° sur les deux épines iliaques postérieures et sur l'échancrure située entre ces deux épines; 2° sur la partie la plus reculée de la fosse iliaque externe; 3° sur le bord du sacrum et du coccyx depuis la 3° vertèbre sacrée jusqu'à la partie moyenne du coccyx. Les fibres étalées en forme d'éventail se dirigent en bas, en dehors et en avant en se condensant au niveau de l'isthme, puis elles s'écartent de nouveau pour aller s'attacher à la partie postéro-interne de l'ischion et à sa branche ascendante. En arrière ce ligament est caché par les insertions du grand fessier, par son bord inférieur il forme la limite postérieure et latérale du détroit inférieur ostéo-ligamenteux.

Le *petit ligament sacro-sciatique* situé en avant du précédent est de forme triangulaire : sa base s'insère en dedans sur le bord du sacrum et du coccyx et sur la face antérieure du grand ligament sacro-sciatique; son sommet s'attache en dehors à la pointe et aux bords de l'épine sciatique.

Les deux ligaments sacro-sciatiques sont destinés à combler la grande échancrure située entre l'os coxal et la colonne sacro-coccygienne, échancrure qu'ils divisent en deux orifices faisant communiquer la cavité pelvienne avec la région fessière; l'orifice supérieur est le *grand trou sciatique*, l'inférieur le *petit trou sciatique*; ces orifices livrent passage à un certain nombre d'organes que nous énumérons plus loin.

ARTICLE II

SYMPHYSE PUBIENNE

Les deux os iliaques sont réunis l'un à l'autre en avant par l'accolement des deux pubis, dont le contact est assuré par un fibro-cartilage et par des ligaments. Cette articulation est une amphiarthrose, c'est-à-dire une articulation privée de mouvements; elle est encore appelée *symphyse*.

Les *surfaces articulaires* sont semblables des deux côtés, elles sont constituées sur chaque pubis par une facette rugueuse sur le squelette, de forme oblongue, dont le grand axe dirigé en bas et en arrière a 3 à 4 centimètres et dont le petit axe à direction antéro-postérieure a 1 centimètre à 1 centimètre et demi; ce dernier se dirige à la fois en arrière et en dedans, de sorte que les deux symphyses interceptent entre elles un espace prismatique à base antérieure. A l'état frais les surfaces articulaires sont recouvertes par une couche de cartilage de 1 à 3 millimètres d'épaisseur.

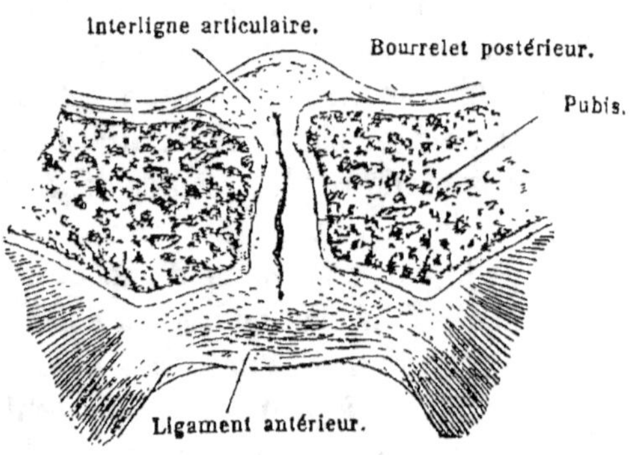

Fig. 368. — Coupe de la symphyse pubienne.

L'espace que laissent entre elles les deux surfaces articulaires est comblé par une sorte de coussinet fibro-cartilagineux, *disque interosseux* ou *ligament interpubien*, plus épais au niveau de sa face antérieure et à ses deux extrémités (fig. 368). Formé de fibro-cartilage dense à la périphérie, il est ramolli au centre; on y rencontre souvent une cavité qui augmente de dimensions pendant la grossesse et qui n'est pas tapissée par une synoviale.

Les *ligaments*, qui maintiennent en contact les deux pubis, forment un manchon fibro-tendineux décomposable en quatre ligaments : un antérieur, un postérieur, un supérieur et un inférieur. Ils sont sectionnés dans la symphyséotomie.

Le *ligament antérieur* est constitué par le périoste épaissi et il est renforcé par des faisceaux fibreux provenant des *aponévroses* des muscles de l'abdomen et des *tendons* des muscles pyramidal,

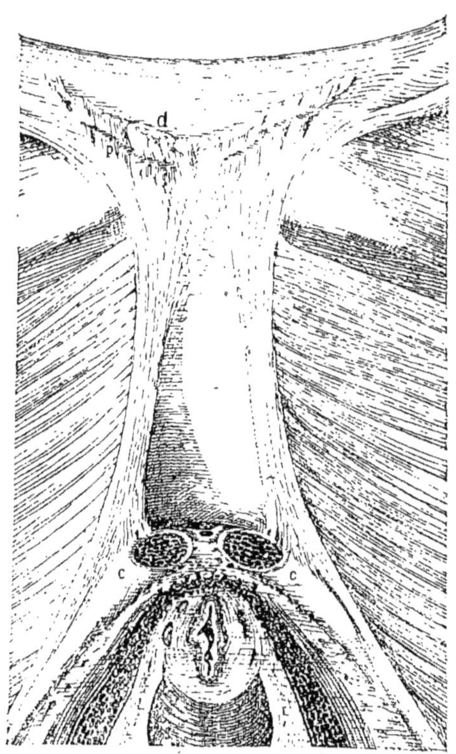

grand droit de l'abdomen et adducteurs de la cuisse.

Le *ligament inférieur*, encore appelé *ligament arqué* de Lauth, *ligament triangulaire* ou *sous-pubien*, a la forme d'un croissant à concavité inférieure et à convexité supérieure adhérente au fibro-cartilage interarticulaire; latéralement il s'insère aux branches descendantes des pubis. Haut de 15 millimètres, il constitue l'*arcade pubienne obstétricale* dont le but est d'adoucir l'angle trop aigu formé par les deux pubis.

Le *ligament postérieur* est représenté par un épaississement du périoste, auquel sont

Fig. 369. — Face antéro-inférieure de l'articulation bi-pubienne chez la femme. Les organes génitaux ont été sectionnés au ras du pubis (Farabeuf).

venues se joindre quelques fibres tendineuses.

Le *ligament supérieur* épais est une bandelette fibreuse qui passe au-dessus des pubis.

ARTICLE III

ARTICULATIONS SACRO-COCCYGIENNE ET INTER-COCCYGIENNE

L'*articulation sacro-coccygienne* est une amphiarthrose qui joue un grand rôle au moment de l'accouchement. Du côté du sacrum la surface articulaire est ovale à grand axe transversal et légèrement convexe; du côté du coccyx on trouve une facette semblable mais concave. Entre les deux surfaces il y a un *fibro-cartilage inter-osseux* avec cavité centrale, il disparaît avec l'âge. La réunion des deux os est formée par un *ligament antérieur* périostique, par un *ligament postérieur* ou *sacro-coccygien postérieur*, qui se porte du bord inférieur de la gouttière sacrée au coccyx et qui ferme la gouttière sacrée ; il est renforcé latéralement par des trousseaux fibreux, qui vont des cornes du sacrum aux cornes du coccyx, enfin par des *ligaments latéraux*.

Dans certains cas les vertèbres coccygiennes ne sont pas toutes soudées entre elles, il peut alors exister une articulation *médio-coccygienne*. Il existe dans ce cas un petit disque interosseux et un manchon fibreux destiné à maintenir la réunion des deux facettes ovalaires.

ARTICLE IV

ARTICULATION SACRO-VERTÉBRALE

Le sacrum s'articule avec la cinquième vertèbre lombaire par sa base, par ses apophyses articulaires et par des ligaments.

L'union du corps du sacrum avec le corps de la cinquième vertèbre lombaire est due à un *fibro-cartilage* ou *disque interarticulaire* plus épais en avant qu'en arrière et à des ligaments qui sont en avant le *ligament vertébral commun antérieur* et en arrière le *ligament vertébral commun postérieur*.

Les *apophyses articulaires* sont réunies par une capsule articulaire semblable à celle des autres vertèbres.

Les autres ligaments sont les *ligaments jaunes*, étendus du bord inférieur des lames de la cinquième vertèbre lombaire aux rebords latéraux du trou sacré ; le ligament *sacro-vertébral* qui va de l'apophyse transverse de la cinquième lombaire à la partie postérieure de l'aileron du sacrum ; le ligament *ilio-lombaire*, déjà étudié, et les ligaments *surépineux* et *interépineux*.

§ II. — *Physiologie des articulations pelviennes.*

Les mouvements des différentes articulations du bassin sont très limités à l'état normal; l'articulation sacro-iliaque cependant jouit de deux mouvements très peu accentués, il est vrai, mais qui ont leur importance en obstétrique. Ce sont des mouvements de *bascule* du sacrum autour d'un axe transversal passant par la deuxième vertèbre sacrée ; lorsque la base du sacrum se porte en bas et en avant, mouvement de *nutation*, la pointe est entraînée en haut et en arrière ; lorsqu'au contraire la base se porte en haut et en arrière, mouvement de *contre-nutation*, la pointe est entraînée en bas et en avant. Dans le premier mouvement il y a diminution du diamètre antéro-postérieur du détroit supérieur et augmentation du même diamètre du détroit inférieur ; le deuxième mouvement donne des résultats absolument opposés. Lorsque la symphyse pubienne a été sectionnée, les os iliaques peuvent s'écarter l'un de l'autre grâce à un mouvement de *balancement* et même de glissement au niveau de l'articulation sacro-iliaque.

La symphyse pubienne ne possède aucun mouvement à l'état normal, mais chez la femme enceinte il n'est pas rare de constater un ramollissement et une augmentation de volume du ligament interpubien permettant des mouvements de glissement des pubis l'un sur l'autre pendant la marche. L'importance de la symphyse pubienne dans la solidité de la ceinture pelvienne est bien modeste, comme l'a démontré la radiographie faite après la symphyséotomie ; le plus souvent, pour ne pas dire toujours, la symphyse qui a été sectionnée n'existe plus à l'état d'articulation véritable, il y a entre les deux pubis, réunis par un tractus fibreux, un écartement de plusieurs centimètres qui ne gêne en rien les différents mouvements des membres inférieurs, à la condition que les articulations sacro-iliaques soient intactes.

§ III. — *Pathologie*

L'articulation sacro-iliaque peut être le siège d'une *arthrite aiguë*, dont les principaux symptômes sont la *douleur* et la *difficulté dans la marche* ; elle est souvent confondue avec le *lumbago* ou névralgie lombaire.

La localisation de la tuberculose sur cette articulation est appelée *sacro-coxalgie*, que nous avons étudiée précédemment.

Pendant la grossesse les articulations sacro-iliaques et la symphyse pubienne peuvent subir une telle distension que leurs ligaments se relâchent (voir p. 97) ; enfin, au cours de l'accouchement et surtout au cours d'une intervention obstétricale, les ligaments se rompent parfois et cet accident donne naissance à une *entorse* grave, nécessitant un repos prolongé et des soins spéciaux.

Avec les progrès de l'âge, le coccyx peut se souder au sacrum ; les conséquences de cette fusion se font sentir au cours d'un accouchement et déterminent des difficultés au moment de l'expulsion. Il peut même en résulter une véritable dystocie dont on ne vient à bout qu'à l'aide d'une intervention sanglante.

Il arrive parfois qu'après un accouchement et le plus souvent après une période d'expulsion laborieuse ayant nécessité une intervention dans le plus grand nombre des cas, la femme éprouve une douleur persistante dans la région coccygienne. Cette douleur spontanée est réveillée par certains mouvements et par certains actes, défécation ; elle prend parfois des caractères d'acuité extrême, c'est la *coccydynie*. Le toucher vaginal ou rectal permet seul de localiser le siège exact du point de départ de la douleur.

Il est probable que dans ces cas il existait une sorte d'ankylose sacro-coccygienne que le passage du fœtus a rompue.

La *synostose sacro-iliaque*, accompagnée le plus souvent d'atrophie des régions osseuses voisines, masse latérale du sacrum et os iliaque, donne au bassin une configuration spéciale. Les trous sacrés antérieurs du côté dystrophié sont étroits et surélevés, la courbure de toute la paroi pelvienne latérale est redressée depuis le détroit supérieur jusqu'à l'ischion et refoulée en dedans ; cette paroi forme ainsi un plan incliné obliquement dirigé en dedans. Le bassin prend alors une configuration spéciale et porte le nom d'*oblique ovalaire* ou de Nægelé. Il ne faut pas confondre cette variété de viciation pelvienne, qui est congénitale, avec une viciation à peu près semblable mais acquise, bassin pseudo-oblique ovalaire, que l'on rencontre particulièrement dans les boiteries unilatérales survenues dans le jeune âge, bassin coxalgique et bassin de luxation congénitale de la hanche.

CHAPITRE II

BASSIN EN GÉNÉRAL

Le bassin est une ceinture osseuse, située à l'union du tronc avec les membres inférieurs, à peu près à la partie moyenne du corps. La forme a été comparée par Tarnier et Chantreuil à un

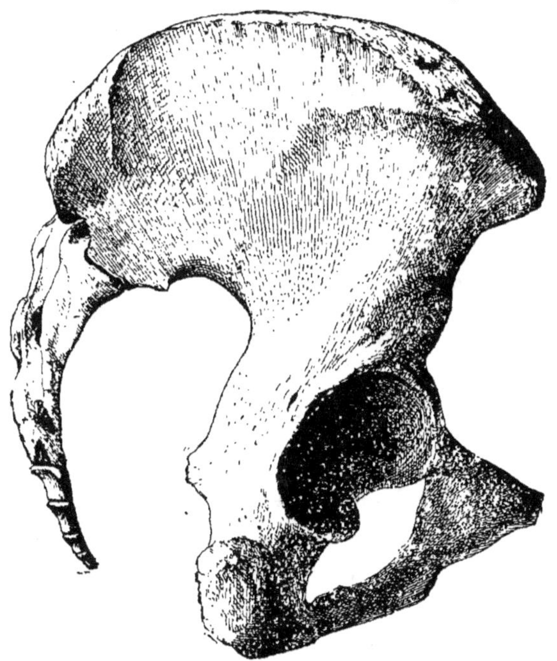

Fig. 370. — Face latérale du bassin (Poirier).

entonnoir incomplet; c'est un cône tronqué, dont la base supérieure est largement échancrée en avant.

Il présente à étudier deux surfaces, une extérieure et une intérieure, et deux ouvertures, une supérieure et une inférieure.

Conformation extérieure. — La surface extérieure est peu importante au point de vue obstétrical : *en avant* on voit les deux pubis réunis par la symphyse pubienne ; ils se continuent avec la branche horizontale et avec la branche descendante du pubis prolongée par la branche ascendante de l'ischion. Ces différentes branches osseuses limitent le trou obturateur.

Latéralement (fig. 370) on aperçoit au milieu la cavité cotyloïde, au-dessus de laquelle se trouve la fosse iliaque externe, et au-dessous le trou obturateur et l'ischion. Les faces latérales sont

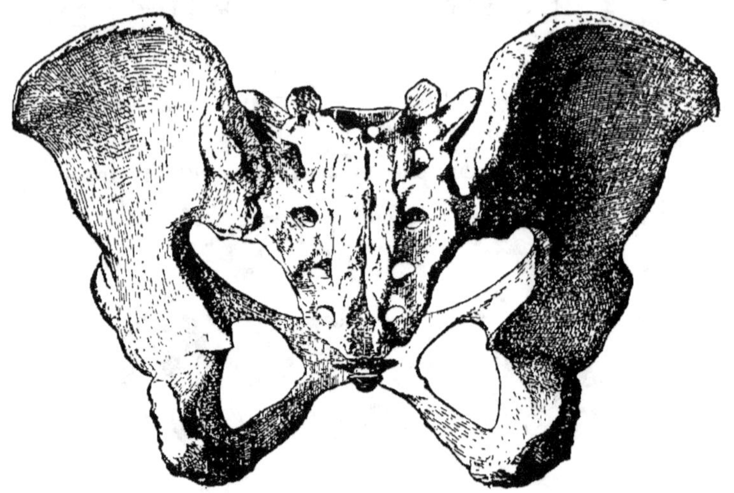

Fig. 371. — Face postérieure du bassin (Poirier).

limitées en avant par le bord antérieur de l'os coxal, en arrière elles s'arrêtent en avant du bord postérieur.

La *face postérieure* (fig. 371) est constituée sur la ligne médiane par le sacrum et le coccyx, et de chaque côté par le bord postérieur de l'os coxal, par la symphyse sacro-iliaque et par les deux ligaments sacro-sciatiques, qui comblent en partie l'échancrure sciatique.

Configuration intérieure. — La surface intérieure du bassin est beaucoup plus importante parce que ses moindres détails jouent un rôle dans le mécanisme de l'accouchement. Lorsqu'on l'examine dans son ensemble, on constate qu'elle est rétrécie en son milieu par un anneau passant en arrière par la base du sacrum et en avant par le bord supérieur de la symphyse pubienne, c'est le *détroit supérieur*. La partie excavée située au-dessus de cet étranglement annulaire forme le *grand bassin* ; le canal ostéo-fibreux situé au-dessous du détroit supérieur constitue le *petit bassin*, encore appelé *excavation*, *cavité pelvienne*, *filière osseuse pelvi-génitale*.

GRAND BASSIN

Le grand bassin est composé en grande partie par les *fosses iliaques internes* (fig. 372), qui sont déjetées en dehors et qui sont continuées en dedans et en arrière par les ailerons du sacrum ; à la partie postérieure la cinquième vertèbre lombaire comble

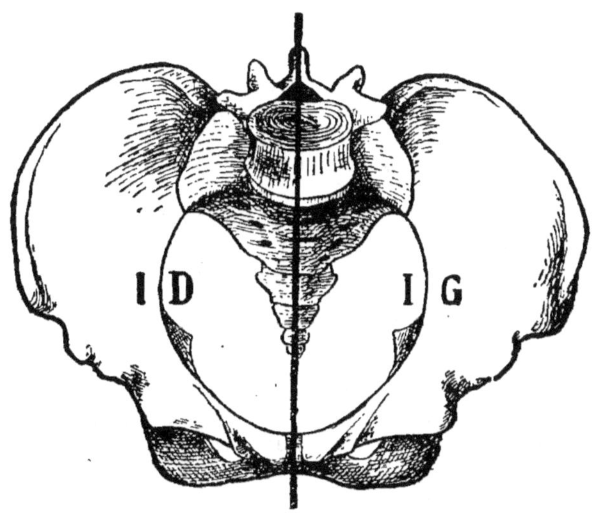

Fig. 372. — Grand bassin (Ribemont-Dessaignes et Lepage).
ID. fosse iliaque droite ; IG. fosse iliaque gauche.

l'échancrure située entre les angles postéro-supérieurs de l'os iliaque et limite de chaque côté la gouttière dans laquelle glisse le muscle psoas. La paroi antérieure du grand bassin fait défaut sur le squelette, elle est remplacée chez le vivant par l'arcade de Fallope et par les muscles et aponévroses de la paroi antérieure de l'abdomen. Le *bord supérieur* regarde en avant, il est constitué d'arrière en avant par le bord postérieur des ailerons du sacrum, par l'articulation sacro-iliaque, la crête iliaque et par le bord antérieur de l'os coxal.

Dans le grand bassin se trouvent des muscles, qui en diminuent les dimensions, et des vaisseaux comme les artères iliaques interne et externe et les veines correspondantes ; on y rencontre aussi des circonvolutions de l'intestin grêle, le cæcum à droite et le côlon ilio-pelvien à gauche.

Un certain nombre de dimensions, qu'il est nécessaire de connaître, car elles peuvent rendre des services en obstétrique, ont été mesurées avec soin au niveau du grand bassin :

1º *Diamètre antéro-postérieur*, encore appelé *diamètre conjugué externe* ou *diamètre de Baudelocque* : il va de l'apophyse épineuse de la dernière vertèbre lombaire au bord supérieur de la symphyse pubienne, il mesure 20 centimètres.

2º *Diamètres transversaux.*

	Centimètres.
Entre les deux épines iliaques antérieures et supérieures (diamètre bisiliaque)	24
Entre les deux points les plus éloignés des crêtes iliaques	27 à 29
Entre les deux épines iliaques antérieures et inférieures	20
Entre les deux épines iliaques postérieures et supérieures.	7,3
Entre les deux trochanter (bi-trochantérien).	31

3º *Diamètres obliques.*

	centimètres.
Distance d'une tubérosité ischiatique à l'épine iliaque postérieure et supérieure de l'autre côté.	17,5
Distance de l'épine iliaque antérieure et supérieure d'un côté à l'épine iliaque postérieure et supérieure de l'autre côté.	21
Distance de l'apophyse épineuse de la 5e vertèbre lombaire à l'épine iliaque antérieure et supérieure.	18
Distance du milieu du bord inférieur de la symphyse pubienne à l'épine iliaque postérieure et supérieure.	17,2

DÉTROIT SUPÉRIEUR

Le détroit supérieur est un contour osseux en forme d'*ovale* ou d'*ellipse* présentant une saillie postérieure qui est constituée par l'angle sacro-vertébral ; il sépare le grand du petit bassin.

Symétrique, il nous suffira pour connaître sa constitution de le suivre pas à pas sur une moitié de son parcours. Si nous allons d'arrière en avant en partant de l'*angle sacro-vertébral* ou *promontoire des accoucheurs*, nous rencontrons le *bord antérieur mousse de l'aileron du sacrum*, *l'interstice de la symphyse sacro-iliaque*, la *ligne innominée*, la *crête pectinéale*, l'*épine du pubis*, le *bord supérieur du pubis* et de la *symphyse*. Le promontoire est situé sur un plan plus élevé que les lignes innominées, la différence de niveau varie de 5 millimètres à 45 millimètres.

Les diamètres de ce détroit offrent une très grande importance en obstétrique, car de leurs dimensions dépend l'engagement de la tête fœtale pendant l'accouchement (fig. 373 et 374).

On distingue au niveau du détroit supérieur sur le squelette :

1° Un *diamètre antéro-postérieur*, encore appelé diamètre

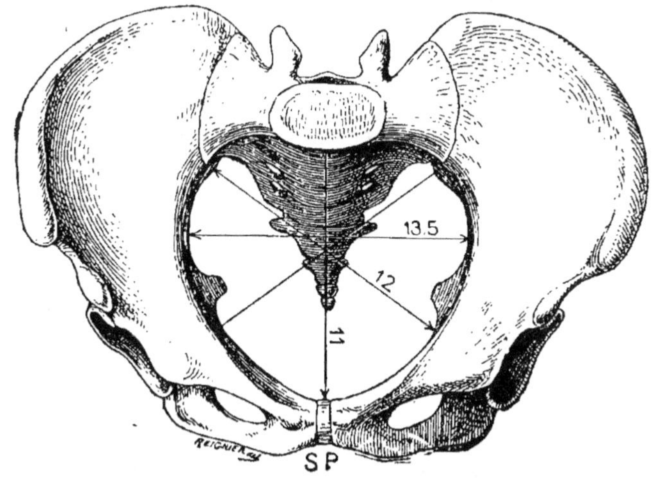

Fig. 373. — Bassin de femme vu d'en haut. Diamètres anatomiques du détroit supérieur (Poirier).

conjugué interne ou diamètre *sacro-sus-pubien*; il s'étend du milieu de l'angle sacro-vertébral à la partie supérieure de la symphyse pubienne et il mesure 11 centimètres.

2° *Deux diamètres obliques* symétriques, qui partent en avant de l'une des éminences ilio-pectinées et aboutissent en arrière à la symphyse sacro-iliaque du côté opposé. Le *diamètre oblique gauche* est celui qui part de l'éminence ilio-pectinée *gauche*, le *droit* part en avant de l'éminence ilio-pectinée *droite;* ils mesurent 12 centimètres et plus sur le squelette.

3° *Un diamètre transverse maximum*, qui joint les deux points latéraux les plus éloignés l'un de l'autre et passe à peu près par le milieu des lignes innominées; il mesure 13 cent. 5.

Ce diamètre transverse n'est pas le plus utile, il est trop

rapproché du promontoire ; aussi en trace-t-on un autre qui passe
par le milieu du diamètre antéro-postérieur ; il correspond à peu

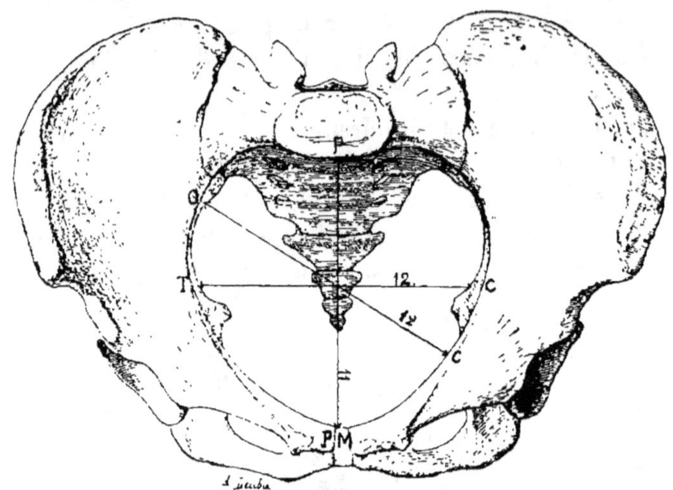

Fig. 374. — Diamètres obstétricaux du détroit supérieur (Poirier).

près au diamètre sagittal de la tête fœtale quand celle-ci se
présente au détroit supérieur, il mesure **12,8** centimètres.

Quant à la circonférence totale du détroit supérieur, elle a une
longueur de 40 centimètres.

PETIT BASSIN OU EXCAVATION PELVIENNE

Le petit bassin comprend toute la portion comprise entre le
détroit supérieur d'une part et l'orifice inférieur du bassin ou
détroit inférieur d'autre part. C'est un canal osseux que doit traverser la tête fœtale, il est normalement proportionné aux dimensions de celle-ci, aussi toute diminution de l'un de ses diamètres
peut-elle devenir un obstacle à l'accouchement.

Il a la forme d'un barillet, c'est-à-dire qu'il est plus large en son
milieu qu'à ses extrémités ; on lui décrit quatre parois : une antérieure, une postérieure et deux latérales.

La *paroi antérieure* est constituée sur la ligne médiane par la
symphyse pubienne, dont le bourrelet est saillant dans l'excavation, et de chaque côté par le corps du pubis, les branches horizontales et descendantes du pubis et une partie du trou obturateur
fermé par la membrane obturatrice. Cette face, dont la hauteur
est de 4 à 5 centimètres sur la ligne médiane, est dirigée oblique-

ment de haut en bas et d'avant en arrière, elle forme avec la verticale un angle de 60° environ.

La *paroi postérieure* est beaucoup plus longue, elle mesure 15 à 16 centimètres en suivant la courbe décrite par le sacrum et le coccyx, tandis que si l'on mène une ligne droite de la base du sacrum à la pointe du coccyx (corde de l'arc sacro-coccygien), la longueur n'est que de 12 centimètres ; la portion du sacrum la plus éloignée de cette ligne (flèche de l'arc) est à 27 millimètres de la corde. La paroi postérieure est constituée sur la ligne médiane par la face antérieure de la colonne sacro-coccygienne et par l'articulation sacro-coccygienne, et latéralement par la portion de l'articulation sacro-iliaque située au-dessous du détroit supérieur. Elle a la forme d'une voûte triangulaire regardant en bas et en avant, celle-ci permet à la bosse pariétale postérieure de gagner du terrain en arrière dans l'engagement asynclitique de la tête fœtale.

Les *parois latérales* (fig. 375) présentent une hauteur intermédiaire à celles des parois antérieure et postérieure, elles mesurent environ 10 centimètres à leur partie médiane. Elles sont inclinées de haut en bas et de dehors en dedans, ce sont les *plans inclinés du bassin* divisés en *plan antérieur osseux* regardant en arrière et plus large en haut qu'en bas et en *plan postérieur membraneux*. Le premier est constitué par la surface quadrilatère ou acétabulum, qui correspond extérieurement à la cavité cotyloïde, par la face interne du corps de l'ischion et de l'épine sciatique ; le second est formé par la face interne des ligaments grand et petit sciatique, elle est perforée des trous grand et petit sciatiques.

Pendant longtemps l'excavation a été considérée comme une filière régulière, mais il est démontré aujourd'hui qu'à la partie moyenne il existe un rétrécissement qui a été décrit par Budin et par Auvard et que Brindeau dans sa thèse a appelé *détroit moyen* ; il divise l'excavation en deux étages. Le détroit moyen est délimité par l'articulation de la quatrième avec la cinquième vertèbre sacrée, le quatrième tubercule sacré, le bord supérieur du petit ligament sacro-sciatique, l'épine sciatique et la ligne qui joint cette dernière au tiers inférieur de la symphyse pubienne.

Dans les principaux plans de l'excavation pelvienne on a décrit des diamètres, qui sont :

1° Pour l'*étage supérieur* (fig. 375), le *diamètre antéro-postérieur,* allant de la symphyse pubienne au-dessus de l'insertion du

releveur de l'anus à l'union de la troisième avec la quatrième
vertèbre sacrée, il mesure 12 centimètres ; le *diamètre transverse utile*, situé à égale distance du pubis et du sacrum et répondant latéralement au fond de la cavité cotyloïde, il mesure
également 12 centimètres. Les *diamètres obliques* offrent peu
d'intérêt ; ils correspondent à des points extensibles, ils partent en
avant du milieu du trou obturateur pour aboutir en arrière du côté
opposé au milieu de l'échancrure sciatique.

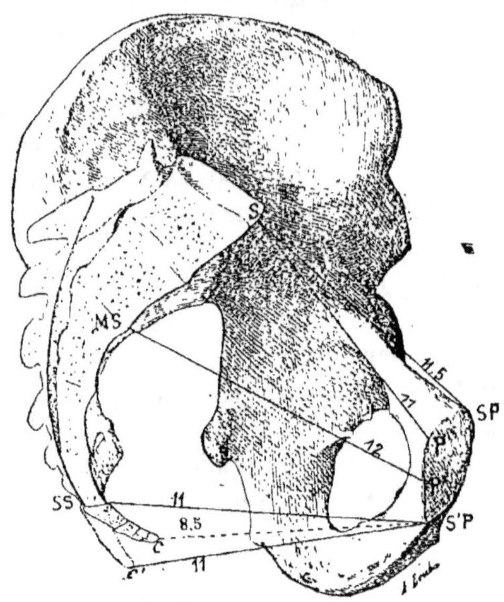

Fig. 375. — Diamètres antéro-postérieurs du bassin obstétrical (Poirier).

2° Au niveau du *détroit moyen* (fig. 376), le *diamètre antéro-
postérieur* a 11,8 centimètres ; le *diamètre transverse* ou *biscia-
tique*, qui passe par la pointe des épines sciatiques, a 10 centimètres ; le *diamètre transverse maximum*, passant par la base des
épines sciatiques, mesure 11 centimètres.

3° Dans le *détroit inférieur*, le *diamètre antéro-postérieur*
varie de 11 à 12 centimètres à cause de la rétropulsion du
coccyx, car normalement ce diamètre coccy-pubien n'a en moyenne
que 8,5 ; le *diamètre transverse*, qui passe par la partie postérieure
des ischions, mesure 11 centimètres.

Les diamètres les plus importants de l'excavation sont trois
diamètres antéro-postérieurs, qui permettent d'apprécier cliniquement les rétrécissements du bassin.

1° Le *diamètre promonto-sous-pubien* (PrSP) s'étend du promontoire au bord inférieur de la symphyse pubienne, il a une longueur de 12 centimètres et peut être mesuré avec le doigt lorsque le bassin est rétréci.

2° Le *diamètre promonto-pubien minimum, diamètre utile de Pinard*, diamètre *conjugué* ou *vrai obstétrical* (PU), part du promontoire et aboutit en avant à la partie du pubis la plus saillante en dedans (fig. 375); celle-ci est située le plus souvent à l'union du tiers supérieur avec les deux tiers inférieurs du pubis. Il mesure 11 centimètres, il a en général de 2 à 15 millimètres

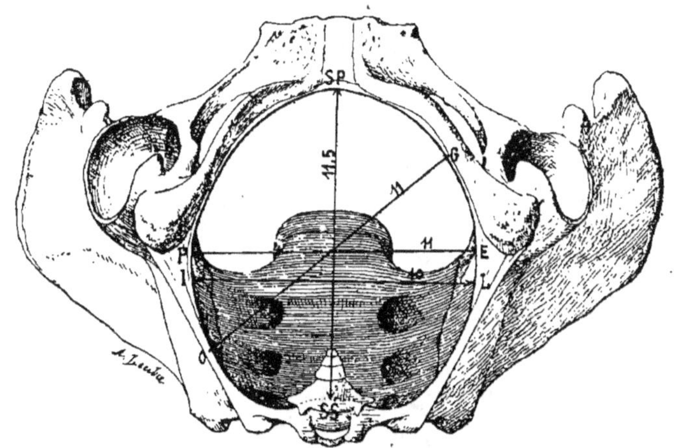

Fig. 376. — Diamètres du détroit moyen (Poirier).

de moins que le précédent. La quantité à retrancher à la longueur du diamètre promonto-sous-pubien pour obtenir le diamètre utile n'est pas fixe, car la différence de longueur de ces deux diamètres dépend de l'inclinaison du bassin, de la hauteur et de l'épaisseur de la symphyse. Il peut être mesuré directement à l'aide d'un instrument, qui a été construit par Farabeuf et qui se compose de deux tiges : l'une est entraînée par l'index dans le vagin jusqu'au promontoire, alors que l'autre introduite dans la vessie vient s'appliquer directement contre la portion la plus saillante de la paroi postérieure de la symphyse; les deux branches sont ensuite réunies et un index permet de lire sur une échelle la dimension exacte du diamètre promonto-pubien minimum, qui est en moyenne de 11 centimètres.

3° Le *diamètre mi-sacro-sous-pubien* va du bord inférieur de la symphyse à l'articulation de la deuxième avec la troisième vertèbre sacrée. Ce diamètre, étudié par Farabeuf, est de 12 centimètres ; il est très important, car c'est à ce niveau que la bosse pariétale vient se placer dans un bassin rétréci, quand la tête s'engage en asynclitisme postérieur.

DÉTROIT INFÉRIEUR

Le *détroit inférieur* est l'orifice inférieur de l'excavation, on peut le délimiter de deux manières différentes.

1° Au point de vue *anatomique*, si l'on regarde par en dessous un bassin pourvu de ses ligaments, on s'aperçoit que l'orifice inférieur n'est pas un *plan*, mais une ligne courbe et sinueuse partant

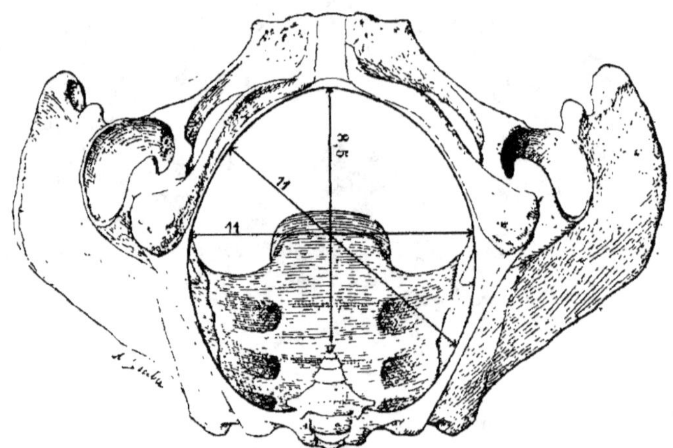

Fig. 377. — Diamètres du détroit inférieur (Poirier).

du *bord inférieur de la symphyse pubienne*, suivant le *bord inférieur de la branche ischio-pubienne*, atteignant la *tubérosité ischiatique* et finissant à la *pointe du coccyx* en longeant le *bord inférieur du grand ligament sacro-sciatique* (fig. 377).

2° **Au** point de vue *physiologique* ou *obstétrical* le détroit inférieur ne diffère du précédent que parce qu'il passe en arrière par *l'articulation sacro-coccygienne* (fig. 375).

Le *diamètre antéro-postérieur* du détroit anatomique est le *diamètre coccy-sous-pubien*, il mesure 8,5 centimètres et 10 et 10,5 et même plus de 11 par rétropulsion du coccyx, alors que le même diamètre du détroit inférieur obstétrical est le *diamètre sous-sacro-sous-pubien*, il mesure 11,5 centimètres.

Le *diamètre transverse maximum* ou *bi-ischiatique*, encore

appelé *diamètre transverse maximum pré-épineux* par Farabeuf
et Varnier, mesure 11 centimètres, mais dans le bassin recouvert
de ses parties molles, il est diminué par les muscles obturateurs
et par la graisse ischio-anale et tombe *au-dessous* de 11 ;
le *diamètre bi-sciatique* ou *interépineux* a 10 centimètres.

Les *diamètres obliques* vont du milieu de la branche ischio-
pubienne au milieu du ligament sacro-sciatique du côté opposé ;
ils ont 11 centimètres de longueur.

Le diamètre antéro-postérieur, qui était le plus petit au niveau
du détroit supérieur, est au contraire le plus grand au niveau du
détroit inférieur.

PLANS ET AXES

« Le *plan* d'un détroit du bassin est le plan fictif passant par le
diamètre antéro-postérieur de ce détroit, en touchant les points
similaires de chaque côté du bassin » (Ribemont-Dessaignes et
Lepage) ; l'*axe* est la perpendiculaire passant par le milieu du
plan.

Le *plan du détroit supérieur* forme avec un plan horizontal
passant par le bord supérieur de la symphyse pubienne un angle
de 60 degrés (deux tiers d'angle droit ouvert en arrière), il se
rapproche donc plus de la direction verticale que de l'horizontale
chez la femme debout ; chez la femme couchée il est dirigé de
haut en bas et d'avant en arrière. Le plan horizontal qui passe par
le promontoire chez la femme debout est à 9,5 centimètres du
bord supérieur de la symphyse pubienne (Spiegelberg).

L'*axe du détroit supérieur* (fig. 378) est dirigé de haut en bas
et d'avant en arrière, il coïncide à peu près avec une ligne partant
de l'ombilic et aboutissant à la pointe du coccyx ; lorsque la femme
est couchée, cette ligne est dirigée de haut en bas et d'arrière en
avant.

Le *plan du détroit inférieur* (fig. 378) passant par le bord
inférieur de la symphyse pubienne et par la pointe du coccyx
forme avec l'horizontale un angle de 10 degrés, il tend donc à se
rapprocher de la direction horizontale et il est dirigé obliquement
de haut en bas et d'arrière en avant dans la station verticale. Si la
femme est couchée et si le coccyx est rétropulsé, le plan devient
presque vertical, il est légèrement incliné de haut en bas et d'avant
en arrière.

L'*axe du détroit inférieur* (fig. 378) est légèrement oblique de haut en bas et d'avant en arrière, il rencontre en haut le promontoire, il est presque vertical dans la station debout, alors qu'il devient presque horizontal dans la position couchée.

Les plans des détroits supérieur et inférieur prolongés se rencontrent en avant de la symphyse pubienne, dans l'angle ainsi formé il est possible de mener une série de plans intermédiaires et de tracer les axes de ces plans. Si l'on réunit les pieds de ces axes, c'est-à-dire les points où les axes viennent aboutir sur leurs plans, on obtient une ligne *fortement courbe* (Pajot), à concavité embrassant le pubis et à convexité à peu près parallèle à la courbure du sacrum, c'est l'*axe de l'excavation*. Celui-ci reste toujours à égale distance des parois de l'excavation ; d'après Nægelé, cet axe est d'abord droit dans la partie qui correspond aux deux premières vertèbres sacrées, puis il devient courbe et concave en avant.

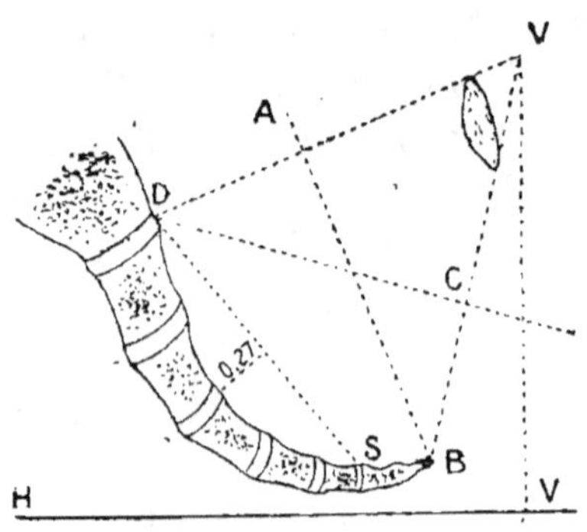

Fig. 378. — Détroits et axes du bassin chez la femme couchée, d'après Nægelé.

HV. horizontale ; VV. verticale ; DS. sacrum ; SB. coccyx ; DV. détroit supérieur ; AB. axe du détroit supérieur ; VB. détroit inférieur ; DC. axe du détroit inférieur.

Cet axe de la filière pelvi-génitale osseuse est immuable, tandis que, comme nous le verrons plus loin, son prolongement dans le bassin mou se modifie à certains moments.

Chez la femme couchée dans le décubitus horizontal, position de l'accouchement, l'axe de l'excavation ne varie pas, il est presque vertical, un peu oblique de haut en bas et d'arrière en avant, tandis que la direction de l'axe du bassin mou varie suivant l'ampliation plus ou moins grande nécessitée par le passage des parties fœtales.

CHAPITRE III

DU BASSIN DANS SES RAPPORTS AVEC LES AGES, LES SEXES, LES RACES

Le bassin présente des différences assez grandes suivant l'âge, le sexe, la race et la taille.

Du bassin suivant l'âge. — Le *bassin du fœtus* est surtout développé en hauteur, les ailes iliaques sont relevées, les os coxaux, constitués par la réunion de trois os, ilion, pubis et ischion, portent encore les bandelettes cartilagineuses qui unissent ces trois os primitifs ; les vertèbres sacrées et coccygiennes sont indépen-

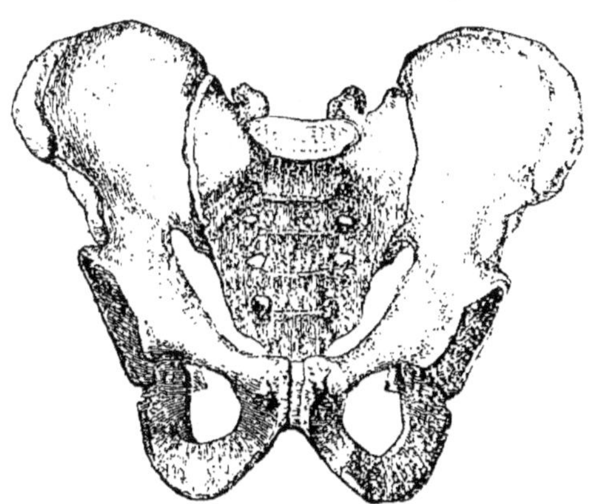

Fig. 379. — Bassin d'homme moins développé transversalement et plus développé verticalement que le bassin de la femme.
Comparer cette figure à la suivante.

dantes et maintenues en contact par des disques cartilagineux. Tous ces os sont malléables et le bassin tout entier a été comparé à un bassin en caoutchouc.

Le détroit supérieur à peu près circulaire est modifié par

certaines forces qui agiront pendant les premières années : 1° le poids du tronc; 2° les tractions ligamenteuses; 3° l'expansion intrinsèque des os; 4° la pesanteur. C'est cette dernière qui modifie la direction primitivement droite de la colonne vertébrale tout entière, elle porte la base du sacrum en avant, ce qui donne naissance au promontoire, et le sommet du sacrum en arrière, d'où agrandissement antéro-postérieur du détroit inférieur.

Chez le *jeune enfant* le bassin est moins étoffé que chez l'adulte, le promontoire est peu saillant, le sacrum presque plat, les fosses iliaques peu marquées, les crêtes iliaques ne décrivent pas encore leurs courbures normales, de sorte que la distance qui sépare le milieu des crêtes iliaques ne dépasse pas la distance

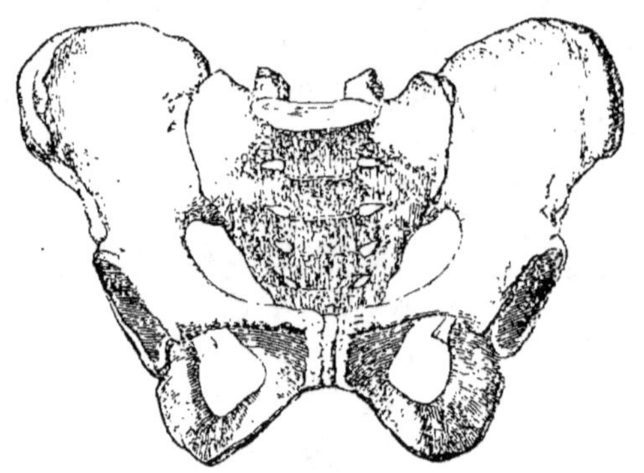

Fig. 380. — Bassin de la femme.

située entre les deux épines iliaques antérieures et supérieures. Le bassin est allongé et étroit, ce n'est qu'au moment de la *puberté* qu'une poussée se produit pour transformer le bassin infantile en bassin adulte.

Du bassin suivant les sexes. — Chez l'*homme* (fig. 379) les os du bassin sont plus épais, plus solides, les empreintes musculaires sont plus marquées, les dimensions verticales l'emportent sur les dimensions transversales. Les ailes iliaques sont moins déjetées en dehors, les arcades pubiennes sont plus étroites, les trous obturateurs ont une forme ovalaire, le petit bassin est moins développé dans tous les sens et les ischions plus rapprochés; l'axe du bassin est moins incliné, l'axe du détroit supérieur fait avec l'horizontale un angle de 54°.

Chez la *femme* (fig. 380) les os du bassin sont plus grêles, les dimensions transversales l'emportent sur les dimensions verticales,

les fosses iliaques internes sont plus évasées, la symphyse pubienne plus basse, l'angle interpubien plus ouvert, le trou obturateur est triangulaire, le promontoire est plus accentué, le sacrum plus concave, le petit bassin est plus vaste, l'axe du détroit supérieur fait avec l'horizontale un angle de 58°.

L'inclinaison du bassin est plus grande chez la femme, ce qui explique la cambrure lombaire plus accusée dans ce sexe.

Du bassin suivant les races. — Dans la *race nègre*, le bassin est arrondi au niveau du détroit supérieur et il y a entre le diamètre transverse et les diamètres obliques une différence d'un centimètre et demi. D'une façon générale il y a des différences peu notables suivant les races. Dans les races nègre et mongole, le bassin aurait une capacité moindre, mais il est moins profond et il a une arcade pubienne plus large.

DÉVELOPPEMENT DU BASSIN

Le bassin se développe plus tardivement que les trois autres grandes cavités du squelette. Chez le fœtus et chez le nouveau-né le contour du détroit supérieur est presque circulaire et le bassin est allongé et étroit; les parois de l'excavation convergent vers le bas et donnent à l'excavation l'aspect d'un entonnoir. Chez l'enfant ses dimensions sont encore très restreintes, aussi les organes qui doivent y être renfermés normalement, comme la vessie, restent-ils dans l'abdomen. Pendant les sept ou huit premières années il n'existe pas de différence sexuelle, les dimensions antéro-postérieures sont prédominantes; ce n'est qu'à partir de la neuvième année que le diamètre transverse prend de l'extension chez la fillette et que les organes pelviens viennent occuper leur situation normale dans le petit bassin. Les modifications survenant dans la conformation du bassin sont dues : 1° au développement du sacrum plus accusé en largeur qu'en hauteur; 2° au poids du tronc qui pousse en avant la base du sacrum; 3° à la contre-pression exercée au niveau des cavités cotyloïdes par la marche.

Au moment de la puberté il se produit du côté du bassin, comme du côté de tous les organes génitaux, une poussée destinée à lui donner tout son développement et par conséquent toutes les qualités nécessaires à la *reproduction*. Ce n'est guère que vers dix-huit ou vingt ans que le développement du bassin est complet.

LIVRE II

PAROIS ABDOMINALES

L'abdomen est la cavité comprise entre le thorax et le petit bassin, son squelette est constitué en arrière par la colonne lombaire, en haut par la partie inférieure du thorax, en bas par les crêtes iliaques et le bord antérieur des os coxaux. En avant et latéralement il est fermé par des parties molles.

La cavité abdominale a été subdivisée en un certain nombre de régions qu'on délimite de la façon suivante : on mène deux lignes horizontales, la supérieure passant par le bord inférieur des fausses côtes, l'infé-

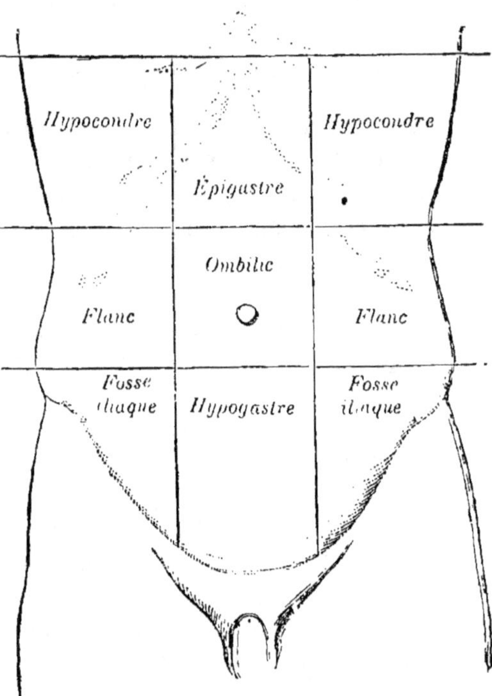

Fig. 381. — **Régions secondaires de l'abdomen.**

rieure par les deux épines iliaques antéro-supérieures. On a ainsi trois zones superposées, celle du milieu renferme l'ombilic; on trace ensuite deux lignes verticales partant du milieu des arcades crurales, les trois zones horizontales sont alors partagées en trois parties. L'abdomen est donc divisé en neuf régions, qui sont (fig. 381) pour la première zone ou zone supérieure au centre l'*épigastre* ou *région épigastrique* et de chaque côté les *hypocondres*

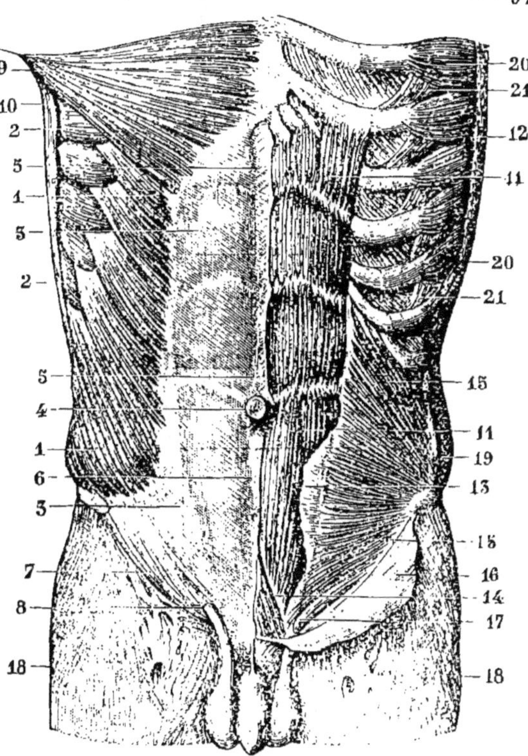

Fig. 382. — Ligne blanche.

1. grand oblique; 2. grand dentelé; 3. aponévrose de ce muscle; 4. ombilic; 5. partie supérieure de la ligne blanche; 6. partie inférieure; 7. arcade crurale ou ligament de Fallope; 8, anneau inguinal externe; 9. grand pectoral; 10. bord antérieur du grand dorsal; 11. muscle droit de l'abdomen; 12. son attache aux 5e, 6e et 7e côtes sternales; 13. feuillet antérieur de l'aponévrose du muscle petit oblique; 14. pyramidal; 15. petit oblique de l'abdomen; 16. extrémité inférieure de l'aponévrose du grand oblique; 17. cordon des vaisseaux spermatiques; 18, partie supérieure de l'aponévrose fémorale; 19. coupe du grand oblique; 20. grand dentelé; 21. extrémité antérieure des intercostaux externes.

droit et gauche; pour la deuxième zone, au centre la *région ombilicale* et latéralement les *flancs* droit et gauche; pour la troisième zone, au centre la *région hypogastrique* et de chaque côté les *fosses iliaques* droite et gauche.

Les muscles de la paroi antéro-latérale de l'abdomen prennent leurs insertions non seulement sur les os qui entrent dans la constitution du squelette de la cavité abdominale, mais aussi sur des formations fibreuses qui complètent le squelette osseux et dont les principales sont la ligne blanche et l'arcade crurale.

La *ligne blanche* est une longue bande fibreuse (fig. 382), étendue de l'appendice xyphoïde à la symphyse pubienne, elle est constituée par l'entre-croisement des fibres des aponévroses ou tendons plats des muscles de l'abdomen que nous étudierons plus loin.

L'*arcade crurale* ou *fémorale*, encore appelée *ligament de Fallope* ou *de Poupart*, est un cordon fibreux inséré d'un côté à l'épine iliaque antérieure et supérieure et d'un autre côté à l'épine du pubis (fig. 383). Les uns la considèrent comme ayant une existense propre, les autres ne veulent voir dans cette arcade qu'un épaisissement constitué par la réunion de plusieurs feuillets aponévrotiques. Elle transforme l'échancrure limitée par le bord antérieur de l'os coxal en un vaste orifice,

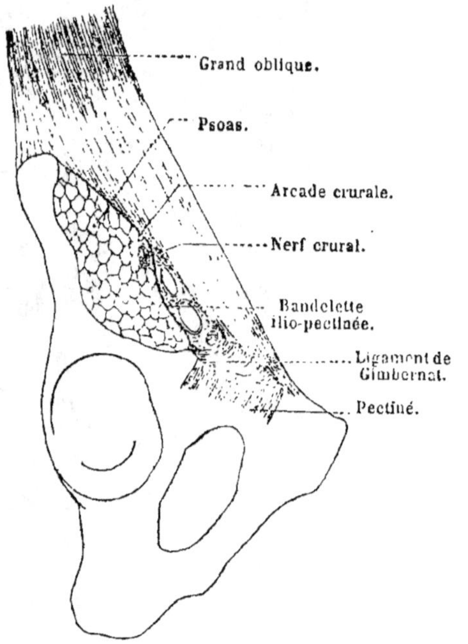

Fig. 383. — Arcade crurale (Poirier).

En dehors de la bandelette ilio-pectinée est la loge musculaire, en dedans la loge vasculaire ou anneau crural.

subdivisé lui-même par des expansions qui se portent de l'arcade au bord antérieur de l'os iliaque.

Du milieu du ligament de Fallope on voit en effet se détacher une bride fibreuse qui va s'insérer à l'éminence ilio-pectinée, c'est la *bandelette ilio-pectinée de Thompson*, qui appartient à l'aponévrose d'enveloppe du muscle psoas iliaque ou *fascia iliaca*. De la partie interne de l'arcade partent des fibres qui vont se fixer sur la crête pectinéale : c'est le *ligament de Gimbernat*, de forme triangulaire, son sommet interne est en rapport avec l'épine du pubis et sa base externe est libre.

L'espace délimité en arrière par la partie externe du bord antérieur de l'os coxal, en avant par la partie externe de l'arcade crurale, et en dedans par la bandelette ilio-pectinée laisse passer le muscle psoas iliaque et le nerf crural, il porte le nom de *loge musculaire de Thompson* (fig. 383). En dedans de cet orifice il en existe un autre destiné au passage des vaisseaux de l'abdomen à la cuisse, de là le nom de *loge vasculaire* ou encore d'*anneau crural* (fig. 283). Il est limité en avant par l'arcade crurale, en arrière par le bord antérieur de l'os iliaque, en dehors par la bandelette iléo-pectinée et en dedans par le bord externe du ligament de Gimbernat. Il est traversé en dehors par l'artère iliaque externe, qui à ce niveau prend le nom d'*artère fémorale*, en dedans de celle-ci par la *veine fémorale* qui devient en ce point veine iliaque externe, enfin la partie la plus interne de ce canal est occupée par des *lymphatiques* et en particulier par le ganglion de Cloquet.

MUSCLES ET APONÉVROSES DE LA PAROI ANTÉRO-LATÉRALE DE L'ABDOMEN

§ 1. — *Anatomie.*

Lorsqu'on fait une coupe transversale de la paroi abdominale (fig. 384), on rencontre la *peau*, le *tissu cellulaire sous-cutané* qui renferme des vaisseaux et des nerfs, une mince toile celluleuse ou *aponévrose d'enveloppe musculaire*, enfin des *muscles*, un muscle long de chaque côté de la ligne médiane, c'est le muscle *grand droit de l'abdomen* et trois muscles plats sur les parties latérales. Ceux-ci sont superposés, le plus superficiel est

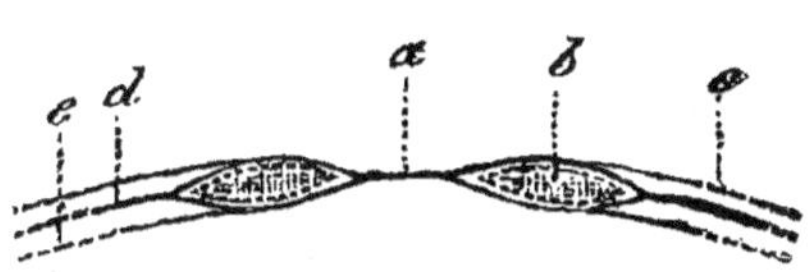

Fig. 384. — Coupe horizontale de la paroi abdominale antérieure (schéma).

a. ligne blanche; *b.* muscle grand droit de l'abdomen; *c.* muscle grand oblique; *d.* muscle petit oblique; *e.* muscle transverse.

le *grand oblique*, le moyen est le *petit oblique*, et le plus profond est le *transverse*; ces muscles se prolongent jusqu'à la ligne médiane par des tendons plats et blanchâtres appelés *aponévroses des muscles de l'abdomen.*

I. — **Muscle grand droit de l'abdomen et ligne blanche** (fig. 385). — Ce muscle de forme rubanée est placé de chaque côté de la ligne médiane et s'insère en haut par trois languettes à l'appendice xyphoïde et aux cartilages des 7ᵉ, 6ᵉ et 5ᵉ côtes, puis il

descend en se rétrécissant à sa partie inférieure pour venir s'insérer
au bord supérieur du corps du pubis entre l'épine et la symphyse.
Les insertions supérieures et inférieure sont constituées par de

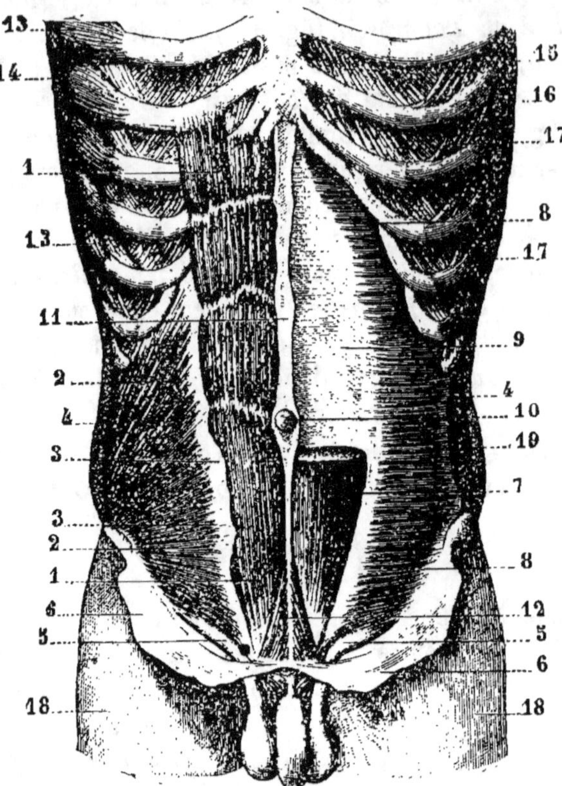

Fig. 385. — Muscles grand droit et pyramidal.

1. muscle droit de l'abdomen ; 2. petit oblique ; 3. feuillet antérieur de l'aponévrose du petit oblique ; 4. coupe du grand oblique ; 5. cordon des vaisseaux spermatiques cheminant au milieu des fibres les plus inférieures du petit oblique et
du transverse ; 6. partie inférieure de l'aponévrose du grand oblique ; 7. muscle
droit de l'abdomen dont la partie supérieure a été excisée pour laisser voir l'aponévrose antérieure du transverse ; 8. portion charnue de ce muscle ; 9. son aponévrose ; 10. ombilic ; 11. portion sus-ombilicale de la ligne blanche ; 12. sa portion sous-ombilicale séparant en bas les deux pyramidaux ; 13. grand dentelé ;
14. coupe du grand dorsal droit ; 15. coupe du grand dorsal gauche ; 16. coupe
du grand dentelé ; 17. intercostaux externes ; 18. aponévrose fémorale ; 19. coupe
du petit oblique.

courtes fibres aponévrotiques ; de distance en distance les fibres
musculaires du corps sont interrompues par des *intersections
aponévrotiques* transversales et symétriques, considérées comme
des rudiments de côtes abdominales.

Les bords internes des deux muscles interceptent une bande

fibreuse qui n'est pas autre chose que la *ligne blanche*. Celle-ci est formée par l'entre-croisement des aponévroses des muscles grand oblique, petit oblique et transverse de l'abdomen, qui se comportent de la façon suivante au niveau du bord interne du grand droit dans les trois quarts supérieurs de ce muscle : l'aponévrose du grand oblique, le plus superficiel, passe directement en avant du muscle ; l'aponévrose du transverse le plus profond passe directement en arrière ; quant à l'aponévrose du muscle moyen ou petit oblique, elle se divise en deux feuillets, l'antérieur s'accole à l'aponévrose du grand oblique (fig. 384) et le postérieur s'accole à l'aponévrose du transverse. Au niveau du quart inférieur du muscle grand droit les trois aponévroses s'accolent et passent toutes en avant du muscle.

La largeur de la *ligne blanche,* c'est-à-dire de l'espace limité par les bords internes des muscles grands droits de l'abdomen, est de 1 centimètre à 1,5 centimètre, mais sous l'influence d'une distension considérable de la paroi abdominale, la ligne blanche s'amincit en augmentant de superficie et elle gagne en largeur ce qu'elle perd en épaisseur. C'est ce qui se passe dans les derniers mois de la grossesse ; si les tissus sont de bonne qualité, ils reviennent sur eux-mêmes après l'accouchement en vertu de leur élasticité, la paroi abdominale conserve alors sa constitution normale et son rôle physiologique. Si, au contraire, les tissus sont de mauvaise qualité ou s'il y a eu de nombreuses grossesses, la ligne blanche garde la largeur et la minceur qu'elle a acquises pendant la distension abdominale, les muscles grands droits sont écartés, la paroi abdominale est devenue trop large, elle est flasque et incapable de lutter contre les pressions qui viennent du dedans. Au moment des efforts la masse intestinale refoule les parties les plus amincies, c'est-à-dire tout ce qui correspond à la ligne blanche, il se forme à ce niveau une saillie large et haute, appelée *éventration.* Au repos il est facile de déprimer la paroi au niveau de la ligne médiane, la main pénètre alors dans la cavité abdominale et elle peut en palper les différents organes.

L'action du muscle grand droit varie suivant le point où se fait l'insertion fixe : si c'est au niveau du pubis, le muscle agit sur le thorax en le fléchissant ou en abaissant les côtes, il est alors expirateur ; si au contraire le point fixe est thoracique, il élève le bassin. Dans certains cas le thorax et le bassin sont immobilisés, les contractions du muscle redressent sa courbure à concavité postérieure en comprimant le contenu abdominal : tel est son rôle dans la miction, la défécation et la *parturition*.

II. Muscle pyramidal. — A la partie inférieure du grand droit et en avant de lui se trouve un petit muscle de forme triangulaire, le *pyramidal*; il s'attache par sa base inférieure au pubis et par son sommet supérieur à la ligne blanche à peu près au milieu de la distance étendue du pubis à l'ombilic. Ce muscle, peu important au point de vue physiologique, manque quelquefois.

III. Grand oblique de l'abdomen (fig. 382 et 386). — Muscle plat et de forme quadrilatère, le grand oblique s'insère *en haut à la face externe et au bord inférieur des sept ou huit dernières côtes* par des digitations qui s'entre-croisent en haut avec celles du grand dentelé et plus bas avec celles du grand dorsal. Les fibres se dirigent alors en bas, en avant et en dedans; les plus élevées se portent à peu près horizontalement en dedans vers la ligne blanche, les moyennes sont obliques et les inférieures sont à peu près verticales, de sorte que le muscle prend l'aspect d'un éventail déployé dont la grande circonférence correspond à ses insertions inférieures. Les fibres verticales, qui sont en même temps les plus éloignées de la ligne médiane, viennent s'insérer sur la *lèvre externe* de la *crête iliaque*, puis sur l'*arcade crurale*, considérée par certains auteurs comme étant constituée par le bord inférieur du tendon du grand oblique; à partir du milieu de cette arcade le grand oblique se termine par de longues fibres tendineuses dont la réunion forme l'*aponévrose d'insertion*. Cette dernière s'insère sur le *pubis*, puis sur la *ligne médiane* en constituant une partie de la ligne blanche.

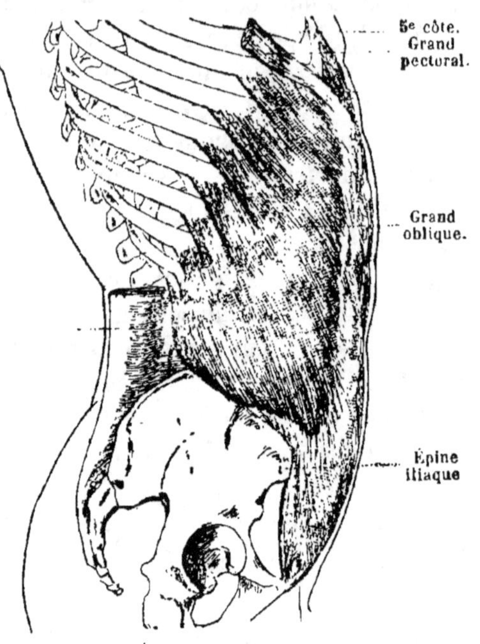

Fig. 386. — Muscle grand oblique (Poirier).

Les insertions au niveau du pubis méritent de nous arrêter un instant, car les fibres aponévrotiques se disposent sur deux plans :

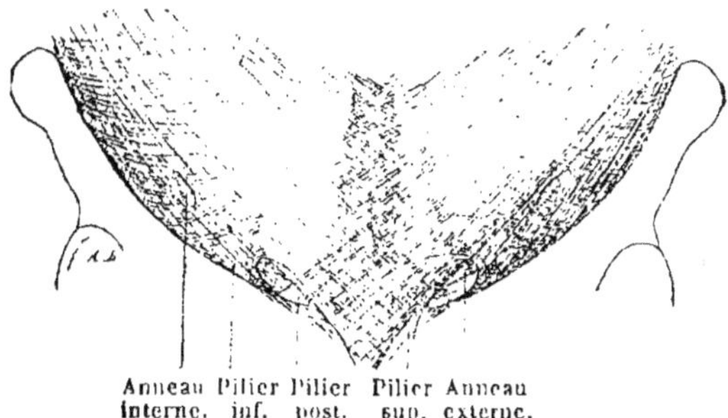

Fig. 387. — Anneau inguinal externe (Poirier).

les unes sont *superficielles*, les autres *profondes*. Les premières se divisent en deux faisceaux ou piliers circonscrivant un orifice,

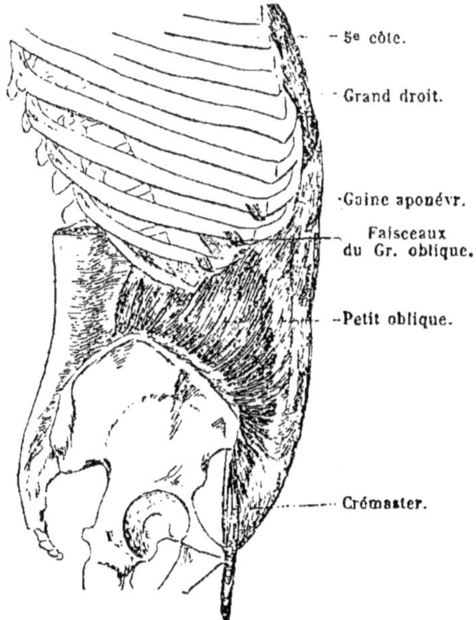

Fig. 388 — Muscle petit oblique (Poirier).

le *pilier externe* s'insère sur l'épine du pubis, et le *pilier interne* sur le corps du pubis en s'entre-croisant avec celui du côté opposé en avant de la symphyse pubienne. L'orifice n'est pas autre chose que l'*orifice externe ou cutané du canal inguinal*, dont la partie supérieure est constituée par les *fibres arciformes ou intercolumnaires*, destinées à relier les deux piliers (fig. 387). Les fibres profondes forment le *pilier postérieur* ou *ligament de Colles*, qui dépasse la ligne médiane pour aller s'attacher au pubis du côté opposé.

Par ses insertions thoraciques le grand oblique est fléchisseur du thorax et expirateur, par ses insertions pelviennes il est élévateur du bassin, enfin en prenant son point fixe à la fois sur le thorax et sur le bassin il est compresseur du contenu abdominal.

IV. Muscle petit oblique de l'abdomen. — Le petit oblique,

situé au-dessous du précédent, est composé de fibres, dont la
direction est perpendiculaire à celle des fibres du muscle grand
oblique (fig. 382 et 388).

Il s'insère *en arrière*, en allant de haut en bas et d'arrière en
avant : 1° *aux apophyses transverses des deux dernières
vertèbres lombaires* par des fibres aponévrotiques, qui forment
l'aponévrose posté-
rieure du petit obli-
que; 2° *aux trois
quarts antérieurs de
la crête iliaque*; 3°
*au tiers externe de
l'arcade crurale.*

Parti de ces diffé-
rents points, le muscle
rayonne et va s'insérer
par ses *faisceaux pos-
térieurs* ou *supérieurs
au sommet et au bord
inférieur des trois der-
niers cartilages cos-
taux*, par ses *faisceaux
moyens*, les plus nom-
breux, *à la ligne blan-
che* au moyen d'une
aponévrose qui se dé-

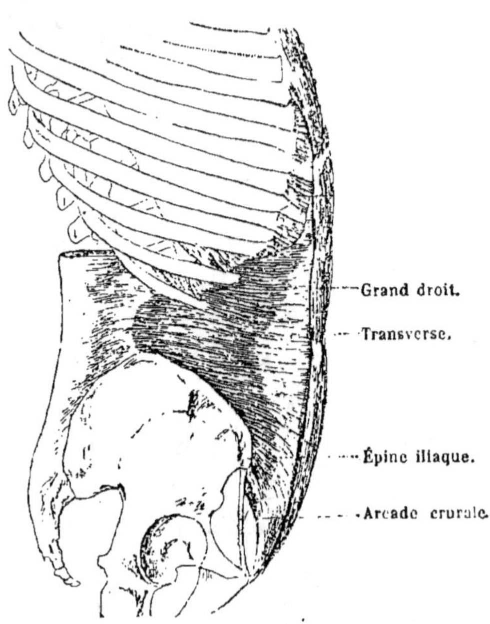

Fig. 389. — Transverse de l'abdomen (Poirier).

double au niveau du bord externe du grand droit dans les trois
quarts supérieurs de ce muscle et qui passe tout entière en avant
du muscle dans son quart inférieur; par ses *faisceaux antérieurs*
ou *inférieurs* il s'insère sur le *pubis*.

Son rôle est semblable à celui du grand oblique.

V. Transverse de l'abdomen. — Le transverse est le plus
profond des muscles de la paroi abdominale antérieure; comme
son nom l'indique, ses fibres ont une direction transversale
(fig. 385 et 389). Elles s'insèrent *en arrière* de haut en bas sur la
face interne des six dernières côtes par des digitations entre-
croisées avec celles du diaphragme, sur les *apophyses transverses des vertèbres lombaires* par l'*aponévrose postérieure du
transverse*, sur les trois quarts antérieurs de la lèvre interne de
la *crête iliaque* et sur le tiers externe de l'*arcade crurale.*

Pendant longtemps on a considéré le transverse comme s'insérant en arrière à la colonne lombaire par trois feuillets, le postérieur sur les apophyses épineuses, le moyen au sommet des apophyses transverses, c'est la véritable aponévrose, et l'antérieur à la base des apophyses transverses. Ces feuillets circonscrivent deux loges : une postérieure pour les muscles des gouttières vertébrales, une antérieure pour le carré des lombes.

Les fibres musculaires du transverse se portent vers la ligne médiane et avant d'aborder le muscle grand droit elles se continuent avec l'*aponévrose antérieure* du transverse, qui passe en arrière du grand droit dans les trois quarts supérieurs de ce muscle et en avant dans son quart inférieur. En arrière du transverse se trouve un feuillet cellulaire, le *fascia transversalis*, qui sépare le muscle du péritoine.

L'action propre de ce muscle est surtout de comprimer le contenu abdominal.

VI. Canal inguinal. — Le canal inguinal est un canal étroit, long de 5 à 6 centimètres, situé au-dessus de l'arcade crurale dans l'épaisseur des muscles de la paroi antéro-latérale de l'abdomen. La paroi antérieure est formée par l'aponévrose du grand oblique, sa paroi postérieure par le fascia transversalis doublé des ligaments de Henle et de Hesselbach, sa paroi inférieure par le ligament de Fallope, sa paroi supérieure par le bord inférieur du petit oblique et du transverse. Il possède deux orifices : un superficiel, cutané, limité par les piliers de l'aponévrose du grand oblique et situé entre l'épine et la symphyse du pubis ; l'autre profond, recouvert par le péritoine qui se déprime à son niveau et constitue une fossette. Le canal inguinal est traversé par le *cordon spermatique* chez l'homme ; c'est en suivant ce trajet que le testicule passe de l'abdomen dans le scrotum ; chez la *femme* il sert au passage du *ligament rond*, qui se porte de l'utérus à la partie antérieure du pubis. L'intestin et l'épiploon profitent souvent d'un canal inguinal à parois peu résistantes pour s'y engager et donner naissance à une *hernie inguinale*.

VII. Ombilic. — Sur la ligne blanche on rencontre un certain nombre de petits orifices ; le plus important est l'orifice ombilical, qui constitue à l'extérieur l'*ombilic*, encore appelé vulgairement *nombril*. Chez le fœtus l'ombilic est un orifice véritable par lequel passent les vaisseaux ombilicaux et le pédicule de la vésicule allantoïde, mais après la naissance ces organes devenus inutiles se transforment en cordons fibreux, dont la rétraction attire par en bas la cicatrice ombilicale. L'anneau ombilical a la forme de la gueule d'un four, sa partie inférieure est occupée par le noyau fibreux constitué par l'accolement des organes cités plus haut, sa partie supérieure au contraire est libre; à ce niveau la peau est directement en rapport avec le péritoine, c'est le point faible par où passe l'intestin dans la *hernie ombilicale*.

§ II. — *Physiologie des muscles de la paroi antéro-latérale de l'abdomen.*

Les muscles grand oblique et petit oblique sont perpendiculaires l'un à l'autre et les fibres du transverse croisent la direction des fibres des muscles précédents, de sorte que la superposition de ces trois muscles constitue une sorte de treillis très serré donnant une grande solidité à la paroi. Celle-ci est transformée en une sangle résistante et élastique destinée à maintenir en place tous les organes de l'abdomen.

L'action d'ensemble de ces muscles est, en dehors des déplacements du thorax ou du bassin, de rapprocher la paroi antéro-latérale de l'abdomen de la paroi postérieure immobile et résistante; celle-ci est en effet constituée par la colonne lombaire sur la ligne médiane et par l'énorme masse masculaire et aponévrotique sacro-lombaire sur les parties latérales.

La contraction concomitante du diaphragme diminue le diamètre vertical de la cavité abdominale, de sorte que celle-ci est rétrécie dans ses trois dimensions; les organes abdominaux sont alors comprimés et expulsent leur contenu, lorsqu'ils sont en communication avec l'extérieur comme le rectum, la vessie et l'utérus : c'est le phénomène de l'*effort* agissant dans la *défécation*, la *miction* et la *parturition*.

Pendant la grossesse la paroi abdominale antérieure refoulée en avant par l'utérus gravide se distend et prend des dimensions plus considérables, c'est ainsi que *debout* la distance séparant l'appendice xyphoïde du pubis est en moyenne de 47 centimètres; elle ne mesure plus que 40 centimètres lorsque la femme est couchée. L'ombilic attiré par l'ouraque se déprime au début de la grossesse chez une primipare, tandis que chez une multipare, dont les parois sont plus relâchées, il peut faire une saillie.

La peau de cette région se couvre souvent de taches rouges, sortes d'éraillures, ce sont les *vergetures*, elles sont surtout nombreuses et apparentes dans la portion sous-ombilicale. Chez les femmes brunes l'épiderme prend une teinte foncée par pigmentation exagérée : celle-ci est plus accusée sur la ligne médiane où elle donne naissance à la *ligne brune*.

Muscles et aponévroses de la paroi postérieure de l'abdomen ou région lombo-iliaque.

En arrière l'abdomen est fermé par la superposition de plusieurs masses musculaires : 1° la superficielle, composée par les muscles

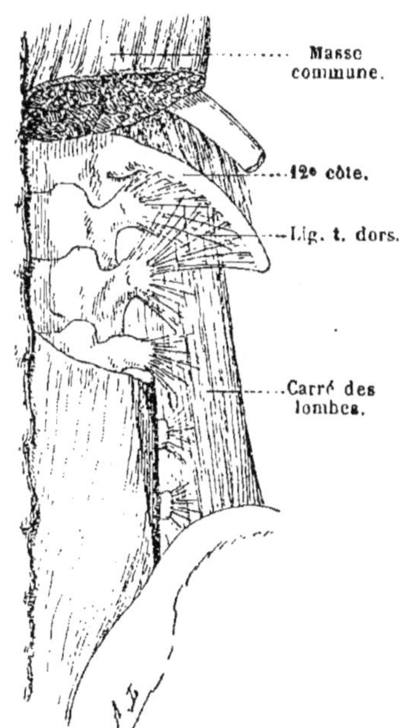

Fig. 390. — Carré des lombes, face postérieure (Poirier).

sacro-lombaire, long dorsal et *transversaire épineux*, forme la *masse commune*, logée dans l'angle constitué par les apophyses épineuses et les apophyses transverses, en un mot dans les *gouttières* des vertèbres lombaires ; 2° plus profondément se trouve le muscle *carré des lombes* sur lequel repose le suivant ; 3° le *psoas iliaque* fait saillie dans la cavité abdominale.

I. **Masse commune.** — Elle prend naissance par une aponévrose sur tous les points osseux avoisinant la région lombaire, crête sacrée et apophyses épineuses lombaires, tubérosité iliaque et ligament sacro-sciatique, et elle va s'insérer sur le thorax après s'être divisée en plusieurs muscles, *ilio-costal* ou *sacro-lombaire long dorsal* et *transversaire épineux*.

II. **Muscle carré des lombes.** — C'est un muscle aplati, situé de chaque côté de la colonne lombaire et étendu de la 12e côte à la crête iliaque. Formé de plusieurs faisceaux, les uns s'insèrent au ligament ilio-lombaire et à la lèvre interne de la crête iliaque et ils montent pour s'attacher au bord inférieur de la 12e côte et au sommet des apophyses transverses des quatre premières vertèbres lombaires ; les autres partent du bord inférieur de la 12ᵉ côte et descendent se fixer aux apophyses transverses des 2 ou 3 dernières vertèbres lombaires (fig. 390).

Lorsque ce muscle prend son point fixe en bas, il abaisse le

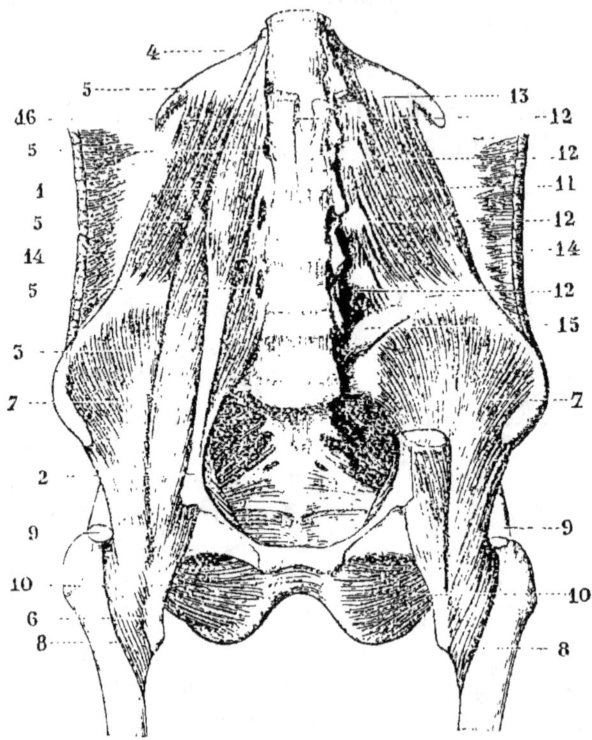

Fig. 391. — Muscles psoas-iliaque et carré des lombes.

1. petit psoas; 2. son tendon coupé au niveau de sa continuité avec le fascia iliaca ; 3. grand psoas ; 4. son attache au corps de la 12ᵉ dorsale; 5. ses attaches au corps des quatre premières vertèbres lombaires ; 6. tendon par lequel il s'insère au petit trochanter ; 7. muscle iliaque ; 8. fibres inférieures et externes de ce muscle ; 9. droit antérieur de la cuisse ; 10. obturateur externe ; 11. carré lombaire ; 12. ses faisceaux postérieurs montant obliquement pour aller s'attacher au sommet des apophyses transverses des quatre premières vertèbres lombaires ; 13. son faisceau externe plus considérable que les postérieurs; il s'insère à la 12ᵉ côte ; 14. transverse de l'abdomen ; 15. ligament ilio-lombaire ; 16. les deux piliers du diaphragme.

thorax et est expirateur; si le point fixe est supérieur, il incline la colonne lombaire et le bassin.

III. Muscle psoas-iliaque. — Le muscle psoas-iliaque est formé de deux muscles distincts à leur origine : l'un, le *psoas*, situé dans la région lombaire ; l'autre, l'*iliaque*, situé dans la fosse iliaque ; ils se réunissent au moment où ils vont passer à la partie antérieure de la cuisse (fig. 391).

Le *psoas* est un muscle long qui chez les animaux de boucherie constitue le *filet*, il s'insère : 1° sur les bords supérieurs et inférieurs des corps vertébraux des 12ᵉ vertèbre dorsale et 1ʳᵉ, 2ᵉ, 3ᵉ, 4ᵉ vertèbres lombaires par une série d'arcades fibreuses qui forment avec la gouttière du corps vertébral des anneaux superposés pour le passage des artères et veines lombaires et des filets du grand sympathique ; 2° aux disques inter-vertébraux, et 3° à la base des apophyses transverses.

De forme cylindrique ou plutôt fusiforme, il se dirige en bas, en avant et en dehors, traverse la région lombaire et le bassin, d'où il sort par une gouttière située entre l'épine iliaque antéro-supérieure et l'éminence ilio-pectinée. Il va s'insérer par un fort tendon à la face postérieure du petit trochanter.

L'*iliaque*, muscle aplati et rayonné en forme d'éventail, s'insère aux deux tiers supérieurs de la fosse iliaque, à la lèvre interne de la crête iliaque, au ligament ilio-lombaire, à la base du sacrum et à la capsule de l'articulation de la hanche. Les fibres nées de ces différents points convergent en bas et en dedans vers la gouttière du psoas sur le côté externe duquel elles se fixent.

Dans l'abdomen le psoas est en rapport en avant avec le diaphragme, le rein, les vaisseaux des organes génitaux internes et le côlon ascendant ou descendant ; il repose en arrière sur le carré des lombes et il est traversé par les branches du plexus lombaire ; la portion iliaque qui repose sur la fosse iliaque répond à droite au cæcum et à gauche au côlon iliaque ; le nerf crural se loge dans le sillon formé par l'accolement des deux portions du muscle.

Au niveau de l'arcade crurale il passe sous cette arcade en dehors de la bandelette ilio-pectinée dans la loge musculaire de Thompson déjà écrite.

A la cuisse il constitue la partie externe du plancher du triangle de Scarpa.

Son action est de fléchir la cuisse sur le bassin, de rapprocher le membre inférieur de l'axe du corps (adduction) et de faire tourner la cuisse de dedans en dehors (rotation en dehors).

Si les deux psoas prennent leur point fixe sur le fémur, ils fléchissent la colonne vertébrale et le bassin en avant ; s'il agit d'un seul côté, il fait tourner le tronc du côté opposé.

IV. **Fascia iliaca**. — On donne ce nom à l'aponévrose lombo-iliaque qui recouvre le muscle psoas-iliaque, elle possède la même étendue en largeur et en hauteur que le muscle. Réduite en haut aux proportions modestes d'une simple toile celluleuse, elle s'épaissit en descendant. Elle s'insère sur tout le pourtour du muscle; en haut elle se termine en formant une bandelette sur laquelle s'insèrent des faisceaux du diaphragme, en dedans elle envoie un feuillet pour constituer une gaine aux vaisseaux iliaques externes, en bas elle adhère à l'arcade crurale dans sa moitié externe et forme la bandelette ilio-pectinée dans sa moitié interne. Elle accompagne ensuite le muscle jusqu'à son insertion trochantérienne et elle se fusionne à la cuisse avec l'aponévrose fémorale et avec celle du pectiné. Cette aponévrose forme avec les os sur lesquels elle s'attache une gouttière ostéo-fibreuse que peut suivre un abcès froid d'origine vertébrale, aussi celui-ci s'ouvrira-t-il à la cuisse dans le triangle de Scarpa.

V. **Petit psoas**. — Situé en avant du grand psoas, ce muscle étroit et long se porte de la 12e vertèbre dorsale à l'éminence ilio-pectinée.

PAROI SUPÉRIEURE DE L'ABDOMEN

Diaphragme. — Le diaphragme est un muscle plat en forme de dôme dont la concavité est inférieure, il constitue une cloison qui sépare l'abdomen du thorax et il se dirige de haut en bas et d'avant en arrière. A sa partie centrale ce muscle présente une large aponévrose ressemblant à un trèfle avec une foliole médiane antérieure et deux folioles latérales : c'est le *centre phrénique*, d'où partent les faisceaux charnus, qui vont s'insérer d'autre part sur la paroi thoracique (fig. 392 et 393).

1° La partie antérieure de la foliole moyenne donne naissance à des fibres, *faisceaux sternaux*, qui vont s'attacher à la base de l'*appendice xyphoïde*. 2° Des parties latérales de la foliole moyenne et des bords des folioles latérales partent de nombreuses fibres qui en dehors s'insèrent au bord supérieur et à la face interne des *six dernières côtes* par des digitations s'entre-croisant avec celles du transverse de l'abdomen : ce sont les *faisceaux costaux*. 3° Les *faisceaux lombaires* naissent de la partie postérieure échancrée du centre phrénique et vont s'attacher : a) aux *vertèbres lombaires* en formant les *piliers* du diaphragme; le droit plus

long s'insère sur le corps des trois premières vertèbres lombaires
et sur les disques intervertébraux, le gauche plus court aux deux
premières vertèbres lombaires; chaque pilier envoie à son voisin
un faisceau anastomotique, qui croise la ligne médiane et divise
l'espace situé entre les deux piliers en deux orifices, l'un antérieur
œsophagien, l'autre postérieur aortique; *b)* à l'*arcade du psoas*

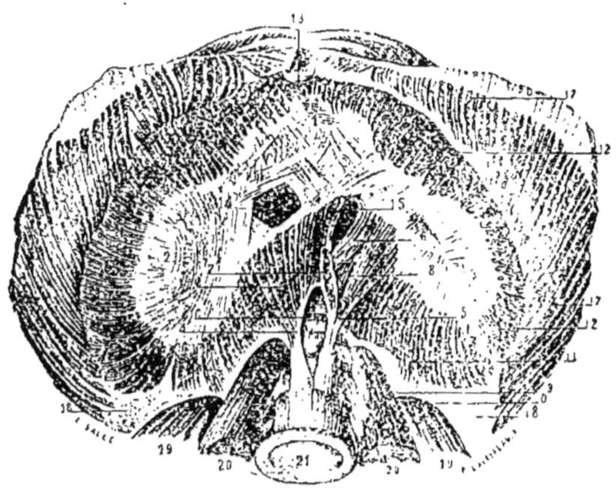

Fig. 392. — Diaphragme vu par sa face abdominale.

1. foliole antérieure du centre aponévrotique ; 2. foliole droite ; 3. foliole gauche ;
4. pilier droit; 5. pilier gauche ; 6. faisceau que le pilier droit envoie au gauche;
7. bandelette qui passe du pilier gauche au pilier droit en croisant le faisceau
précédent; 8. interstice celluleux qui sépare les deux moitiés de chaque pilier et
qui se termine en haut par une très petite arcade sous laquelle passe le nerf
grand splanchnique; 9. arcade fibreuse interne embrassant l'extrémité supérieure
du grand psoas; 10. arcade fibreuse externe recouvrant l'extrémité supérieure
du carré des lombes; 11. ensemble des fibres musculaires qui naissent de ces
deux arcades; 12. fibres musculaires qui partent de la face interne des six dernières côtes; 13. fibres qui s'attachent à l'appendice xyphoïde; 14. orifice qui
donne passage à la veine cave inférieure ; 15. orifice œsophagien ; 16. orifice
aortique; 17. partie supérieure du muscle transverse; 18. feuillet antérieur de
l'aponévrose de ce muscle; 19. muscle carré des lombes, recouvert par ce feuillet
antérieur dont la partie la plus élevée forme l'arcade fibreuse externe; 20. muscle
grand psoas; 21. troisième vertèbre lombaire.

étendue du corps de la 2e vertèbre lombaire à la base de l'apophyse
tranverse de la première; *c)* à l'*arcade du carré des lombes* ou
ligament cintré du diaphragme, qui va des apophyses transverses
des 1re et 2e vertèbres lombaires au sommet de la 12e côte.

Entre chacun des faisceaux du diaphragme il y a des ouvertures permettant au péritoine d'entrer en contact avec la plèvre;
il existe aussi dans le diaphragme des *orifices* destinés au passage
des organes qui se portent du thorax dans l'abdomen ou *vice
versa.* Entre la foliole moyenne et la foliole droite se trouve un

orifice quadrilatère pour la veine cave inférieure; l'aorte passe entre la colonne lombaire, les piliers et leurs faisceaux anastomotiques; le même orifice est traversé par les veines azygos et le canal thoracique; l'orifice situé en avant du précédent donne passage à l'œsophage accompagné des deux nerfs pneumogastriques; dans l'épaisseur de chaque pilier passent les nerfs grands

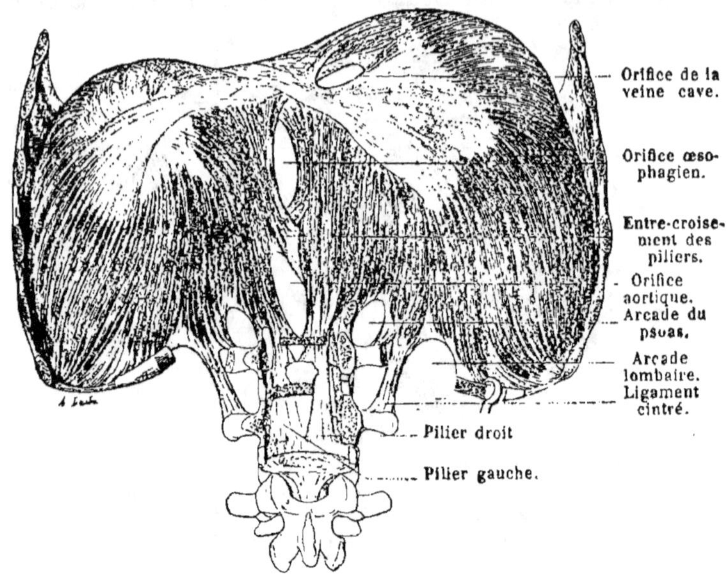

Fig. 393. — Diaphragme vu par sa face thoracique (Poirier).

et petits splanchniques; quant aux grands sympathiques, leur trajet est situé en dehors des piliers.

Rapports. — Par sa face supérieure ou convexe le diaphragme entre en rapport au milieu avec le *péricarde* auquel il est uni, et sur les côtés avec la *base des poumons* dont il est séparé par la *plèvre*. Sa face inférieure, concave et abdominale, est tapissée par le *péritoine* pariétal, à droite il est soulevé par le *foie*, à gauche il est en rapport avec la grosse tubérosité de l'estomac, la rate, le rein et la capsule surrénale. Les bords latéraux limitent avec les côtes un sillon appelé *sinus-costo-diaphragmatique*, dans lequel pénètrent les culs de-sac pleuraux costo-diaphragmatiques et les bords inférieurs des poumons dans les inspirations profondes.

Le diaphragme est un muscle qui se déplace à chaque mouvement respiratoire; à l'état de repos le sommet de la voûte qu'il décrit est au niveau de la 5e côte à droite et de la 6e à gauche;

dans les expirations forcées il peut atteindre le niveau de la 4ᵉ côte, tandis que dans une inspiration profonde il n'arrive qu'à la 10ᵉ côte.

Les *vaisseaux*, qui nourrissent le muscle, viennent des *artères* diaphragmatiques inférieures, branches de l'aorte, des diaphragmatiques supérieures, branches de la mammaire interne, et des intercostales. Les *veines* diaphragmatiques supérieures sont des affluents du tronc veineux brachio-céphalique, tandis que les veines diaphragmatiques inférieures se jettent dans la veine cave inférieure. Le diaphragme est riche en *lymphatiques*, qui se terminent les uns en avant dans les ganglions mammaires internes, les autres en arrière dans le canal thoracique.

Les *nerfs*, qui tiennent sous leur dépendance les contractions du muscle, sont au premier rang le *nerf phrénique*, puis le grand sympathique et les nerfs intercostaux.

Action. — Le diaphragme est le muscle *inspirateur* par excellence ; quand il prend son point fixe sur le centre phrénique considéré comme à peu près immobile grâce à son adhérence au péricarde et au point d'appui qu'il prend sur les viscères abdominaux, il agrandit le thorax. Dans un premier temps il transforme ses faisceaux musculaires arciformes en faisceaux rectilignes, d'où agrandissement du diamètre vertical du thorax et refoulement des viscères abdominaux ; dans un deuxième temps il élève les côtes qui se portent à la fois en dehors et en avant par suite de leur mode d'articulation, il en résulte un agrandissement des diamètres transversal et antéro-postérieur. Le thorax agrandi dans toutes ses dimensions entraîne les poumons, dont la dilatation produit un appel d'air ou inspiration. Dans cette contraction l'orifice œsophagien seul serait comprimé pour empêcher l'évacuation par la voie digestive supérieure du contenu de l'estomac.

En favorisant la respiration il agit aussi sur la circulation artérielle et veineuse grâce au vide thoracique et à la compression des viscères abdominaux qui accompagnent son abaissement.

Enfin il joue un grand rôle dans l'acte physiologique de l'*effort* : celui-ci se compose d'un premier temps ou introduction de l'air dans le poumon suivie de la contraction de la glotte ; le thorax ainsi rempli constitue un solide point d'appui ; dans le deuxième temps les muscles, qui s'insèrent sur le thorax, trouvent à ce niveau un point fixe qui leur permet d'agir sur leur extrémité opposée.

Dans l'*effort abdominal* les muscles de la paroi antéro-latérale de l'abdomen prennent un point d'appui à la fois sur le bassin et sur le thorax qui sont immobilisés, leurs contractions rapprochent alors la sangle abdominale de la paroi postérieure de l'abdomen et compriment le contenu de cette cavité. C'est ainsi qu'agit l'effort dans certains actes physiologiques, comme la *défécation*, la *miction*, la *parturition*, ou dans certains phénomènes anormaux comme le vomissement.

Le diaphragme produit aussi par des modifications dans ses contractions le hoquet, le sanglot, etc.

Ce muscle constitue la paroi supérieure de la cavité abdominale qu'il sépare ainsi de la cavité thoracique, les orifices dont il est percé permettent seuls à certains organes, œsophage, aorte, veine cave de passer d'une cavité dans l'autre.

Il arrive parfois qu'au moment de la naissance une partie du diaphragme est absente par suite d'un arrêt dans le développement; certains organes de la cavité abdominale peuvent alors passer dans le thorax, c'est la *hernie diaphragmatique congénitale*, le plus souvent incompatible avec la vie et constatée à l'autopsie. Le passage des organes abdominaux dans la cavité thoracique refoule les poumons et les déforment, le cœur est souvent situé à droite.

LIVRE III

PARTIES MOLLES DU BASSIN ET BASSIN MOU

CHAPITRE I

PARTIES MOLLES DU BASSIN

Le bassin osseux est tapissé extérieurement et intérieurement par des parties molles qui modifient ses dimensions.

Les *parties molles extérieures* sont peu importantes en obstétrique. En arrière elles sont représentées par le massif des *muscles fessiers*, latéralement par le muscle *obturateur externe* et les muscles *pelvi-trochantériens* (voir p. 122). A la partie postérieure, dans la région sacrée, on voit sur une femme bien conformée trois fossettes, deux placées sur une même ligne transversale commençant aux épines iliaques postérieures et inférieures, la troisième plus haut située correspond à l'apophyse épineuse de la cinquième vertèbre sacrée. Ces trois fossettes forment avec le sillon interfessier le *losange de Michaëlis*; chez les femmes rachitiques les trois fossettes sont sur une même ligne transversale, de sorte qu'elles ne forment plus qu'un triangle avec le sillon interfessier.

Les *parties molles intérieures* capitonnent la surface interne du bassin, dont elles diminuent les diamètres. Dans le grand bassin, c'est le muscle *psoas-iliaque*, dont le bord interne accompagné par les vaisseaux iliaques primitifs et iliaques externes empiète sur le détroit supérieur. Dans le petit bassin on trouve en arrière, de chaque côté de la ligne médiane, le muscle *pyramidal*, latéralement et en avant le muscle *obturateur interne* (voir p. 122), recouvert à sa partie inférieure par une partie des insertions du muscle *releveur de l'anus* ; ce dernier forme avec celui du côté opposé un véritable diaphragme pelvien à concavité supérieure. L'excavation est encore rétrécie par les organes qui y sont contenus, *vessie* en avant, *rectum* en arrière, *urètre*, *vaisseaux iliaques internes* et leurs branches, *plexus sacré* et origine du sciatique.

Nous allons passer en revue les *modifications* apportées aux dimensions du bassin par les différentes parties molles. Au point

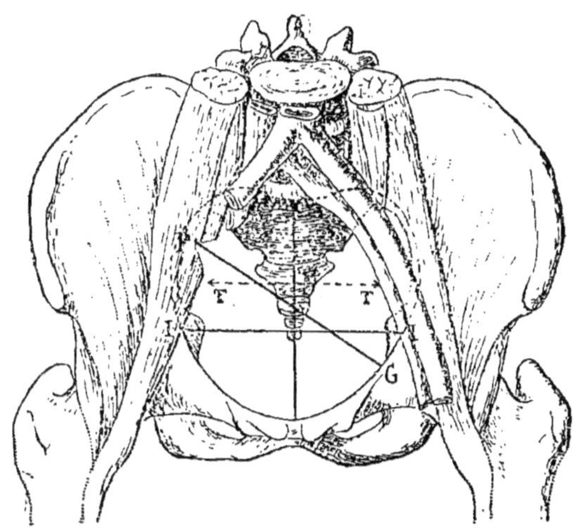

Fig. 394. — Parties molles rétrécissant le détroit supérieur
(Ribemont-Dessaignes et Lepage).

PG, diamètre oblique gauche passant par le centre de la figure et mesurant après refoulement des parties molles $(11 + 1) = 12^{cm}$; II, diamètre transverse maximum, mais impraticable ; TT, diamètre transverse trop rapproché du promontoire.

de vue obstétrical, en effet, ce ne sont pas les dimensions du squelette du bassin qui sont importantes, mais les dimensions du bassin réel, c'est-à-dire du bassin contenant les parties molles. Le *détroit supérieur* est rétréci transversalement par les muscles psoas et par les vaisseaux (fig. 394), mais ces organes dépressibles peuvent être refoulés de 1 centimètre au moment du passage de la tête fœtale, de sorte que le *diamètre transverse central*, c'est-à-dire celui qui est mené à égale distance du promontoire et de la symphyse, mesurant 11 centimètres, peut par refoulement atteindre 12 centimètres ; les diamètres obliques, qui ont sur le bassin mou 12 centimètres, peuvent aussi être agrandis par tassement des parties molles ; enfin le diamètre antéro-postérieur n'est pas modifié, il mesure toujours 11 centimètres.

Dans l'*excavation*, le diamètre antéro-postérieur est diminué d'environ 5 millimètres par la vessie et l'urètre en avant et par le rectum en arrière ; la diminution des diamètres obliques et transverses est à peu près la même, elle est due à l'épaisseur des muscles obturateurs internes et pyramidaux.

Le *détroit inférieur* est la partie la plus rétrécie par les parties molles, mais ses différents diamètres sont très modifiables : c'est ainsi que le diamètre antéro-postérieur ou coccy-pubien, long de 7 à 10 centimètres, 8,5 centimètres en moyenne, peut atteindre *plus de 11 centimètres* par refoulement en arrière du coccyx au niveau de l'articulation sacro-coccygienne ; que le diamètre transverse, très diminué à l'état de repos puisqu'il n'est représenté que par l'intervalle minime des releveurs de l'anus, a *près de 11 centimètres* lorsque les muscles releveurs sont accolés à la paroi pelvienne, la distance entre les deux ischions est bien de 12 centimètres, mais l'épaisseur des muscles obturateurs et du coussinet graisseux ischio-anal le réduit à 11 centimètres, et enfin que les diamètres obliques joignant le milieu d'une branche ischio-pubienne au milieu du muscle ischio-coccygien du côté opposé atteignent environ 11 centimètres par refoulement des muscles releveurs.

CHAPITRE II

PLANCHER PELVIEN

Si le bassin est largement ouvert du côté de l'abdomen, il est au contraire en partie fermé du côté de son orifice inférieur par un certain nombre de muscles et d'aponévroses, qui constituent le *plancher pelvien* ou *plancher périnéal*. Celui-ci est percé de trois orifices, qui sont en allant d'avant en arrière l'orifice de l'urètre, puis l'orifice du vagin, enfin l'orifice anal. Au moment de l'accouchement les tissus entrant dans la constitution du plancher pelvien forment un canal musculo-aponévrotique que traverse le fœtus, aussi en obstétrique leur a-t-on donné le nom de *bassin mou*. Il comprend toutes les parties molles situées au-dessous du bassin osseux, sur lequel elles s'insèrent, et étendues dans le sens antéro-postérieur du pubis au coccyx et à la partie inférieure du sacrum, et dans le sens transversal d'un ischion à l'autre. En réalité le bassin mou commence non pas au détroit inférieur, mais au détroit moyen, siège de l'insertion de cet entonnoir musculaire formé par les muscles *releveurs de l'anus* et *ischio-coccygiens*. Farabeuf les a décrits sous forme d'un seul muscle situé de chaque côté de la ligne médiane, muscle auquel il donne le nom de releveur *coccy-périnéal*.

A. — MUSCLE RELEVEUR COCCY-PÉRINÉAL

Ce muscle peut être comparé à un éventail déployé, dont le sommet inférieur serait situé au niveau du coccyx et la grande circonférence supérieure sur le pourtour de l'excavation pelvienne. Il s'insère en effet sur une ligne qui part en avant de la face postérieure du *corps du pubis*, suit la *branche horizontale* de cet os, passe transversalement sur le muscle obturateur interne pour atteindre l'*épine sciatique*. Au niveau de l'obturateur interne les insertions se font sur un épaississement de ce muscle, sorte de bandelette fibreuse appelée *arcus tendineus* qui s'étend du pubis à l'épine sciatique (fig. 395).

Toutes les fibres nées de ces différents points se portent en arrière et en bas dans la direction du coccyx, et elles se groupent en un certain nombre de faisceaux. Les fibres pubiennes par leur

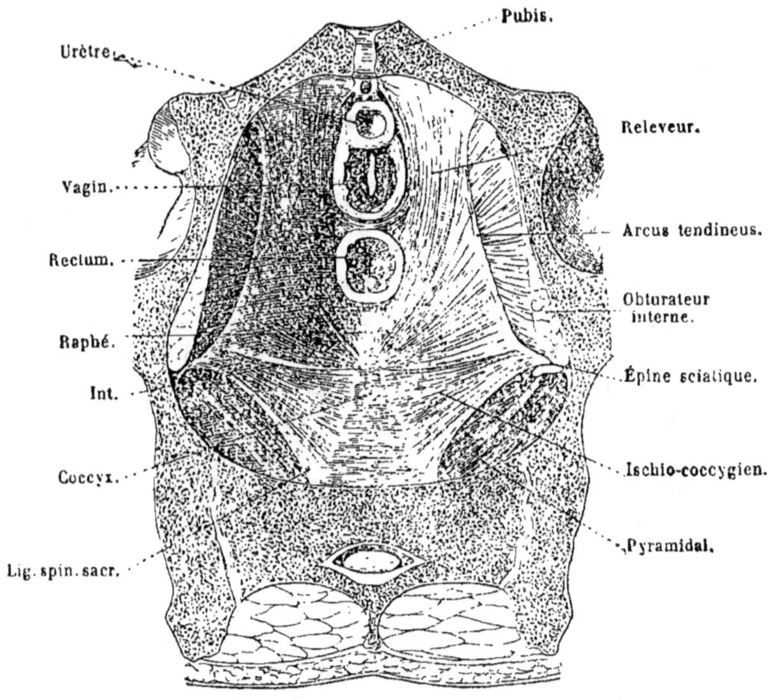

Fig. 395. — Muscle releveur coccy-périnéal (Poirier).

insertion supérieure s'insèrent les unes directement en arrière sur la ligne médiane, *faisceau rétro-anal* ; les autres s'attachent sur un raphé fibreux situé entre le coccyx et l'anus, *faisceau pré-coccygien* ; enfin quelques-unes se fixent à la quatrième pièce du coccyx, *faisceau pubo-coccygien*. Les fibres nées de l'arcade fibreuse vont à la pointe et aux bords latéraux du coccyx ; quant à celles qui partent de la face interne et des bords de l'épine scia-tique et du sommet du grand ligament sacro-sciatique, c'est l'ancien *muscle ischio-coccygien*, elles s'insèrent à toute l'étendue des bords du coccyx et à la face antérieure de cet os.

Enfin certaines fibres profondes iraient se terminer en avant de l'anus sur le raphé ano-vulvaire.

Les deux muscles coccy-périnéaux forment par leur réunion un diaphragme pelvien concave en haut et percé d'une *fente médiane antéro-postérieure pubo-anale*, que doit traverser le fœtus ; c'est donc un véritable détroit musculaire, qui peut par conséquent être modifié dans ses dimensions. Il y a *8 centimètres et demi* de *diamètre antéro-postérieur* et *4 centimètres et demi* de *diamètre transverse* à l'état de repos, dimensions qui augmentent lors du passage du fœtus.

Les deux muscles constituent deux *plans inclinés* dont les bords inférieurs convergent l'un vers l'autre ; ce sont ces plans inclinés qui commandent la rotation de la tête fœtale dans le mécanisme de l'accouchement.

La face supérieure de ces muscles est recouverte par une aponévrose qu'on décrit

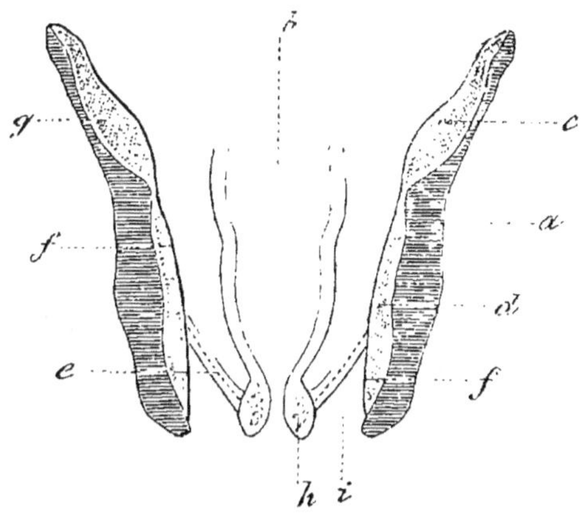

Fig. 396. — Coupe verticale du bassin par un plan transversal passant par l'anus (schéma).

a. os iliaque ; *b*. rectum ; *c*. muscle iliaque ; *d*. muscle obturateur interne ; *e*. releveur de l'anus entre ses deux aponévroses ; *f*. aponévrose de l'obturateur interne ; *g*. fascia iliaca ; *h*. sphincter externe ; *i*. fosse ischio-rectale.

sous le nom d'*aponévrose supérieure du périnée*, elle la sépare du fascia sous-péritonéal et du péritoine lui-même ; la face inférieure limite avec la paroi pelvienne un espace rempli de tissu graisseux et appelé *espace pelvi-rectal inférieur* ou *fosse ischio-rectale* (fig. 396).

L'action des muscles releveurs de l'anus est complexe : les fibres qui se terminent sur le coccyx attirent ce petit os en avant, aussi la tête fœtale aura-t-elle à lutter contre elles lorsqu'elle cherchera à rétropulser le coccyx ; celles qui s'attachent au raphé ano-coccygien sont chargées de tendre ce raphé fibreux pour rendre plus résistante cette portion du périnée postérieur ; il en est de même de l'action des fibres s'insérant au raphé ano-vulvaire. D'autre part les faisceaux qui croisent latéralement le vagin d'abord, puis le rectum, forment à ces organes deux sangles latérales qui les compriment ; au niveau du rectum les releveurs de l'anus semblent renforcer l'action du sphincter interne, au niveau du vagin ils peuvent par leurs contractions fréquentes et surtout par leur contracture provoquer un rétrécissement spasmodique de ce conduit, connu sous le nom de *vaginisme* supérieur. Enfin par quelques-unes de leurs fibres, qui viennent se perdre sur la peau entourant l'anus, ces muscles élèvent le rectum et sont *releveurs de l'anus*.

B. — PÉRINÉE

Le *périnée anatomique* est l'espace losangique qui ferme en bas le petit bassin et qui a comme limite en avant la symphyse pubienne, en arrière le coccyx et latéralement le bord inférieur des branches ischo-pubiennes et des grands ligaments sacro-sciatiques. Il est traversé sur la ligne médiane par trois canaux : l'urètre, le vagin et le rectum. Si l'on fait passer une ligne horizontale par le bord postérieur des ischions, on divise le losange en deux triangles : un antérieur ou *périnée antérieur* et un postérieur ou *périnée postérieur*.

Au point de **vue** *obstétrical* on donne plus spécialement le nom de périnée à la partie cutanée de la cloison qui sépare la vulve et le vagin de l'anus et du rectum.

Les différentes couches, qui entrent dans la constitution du plancher périnéal, sont de dehors en dedans :

1° La *peau*, qui se continue en arrière avec la peau des régions sacrée et fessière, latéralement avec la peau de la face interne des cuisses et en avant avec la peau du mont de Vénus. On voit sur la ligne médiane la prolongation antérieure du *sillon interfessier*, au fond duquel se trouve un raphé pigmenté et saillant ;

2° Le *tissu cellulaire sous-cutané*, qui contient du tissu graisseux plus ou moins abondant et plusieurs feuillets cellulaires, dont le plus important a été appelé *fascia superficialis* ;

3° La *couche musculo-aponévrotique*, disposée sur plusieurs plans que nous étudions plus loin ;

4° Le *tissu cellulaire sous-péritonéal* ;

5° Le *péritoine*.

APONÉVROSES ET MUSCLES DU PÉRINÉE

Périnée antérieur. — Lorsqu'on dissèque un *périnée antérieur*, après avoir enlevé la peau et le tissu sous-cutané on arrive sur un feuillet grisâtre, c'est l'*aponévrose superficielle* du périnée de forme triangulaire ; elle s'insère latéralement à la lèvre antérieure des branches ischio-pubiennes, et sa base postérieure se recourbe de bas en haut. Cette aponévrose forme le plancher d'une loge musculaire ou *loge périnéale inférieure*, qui renferme de

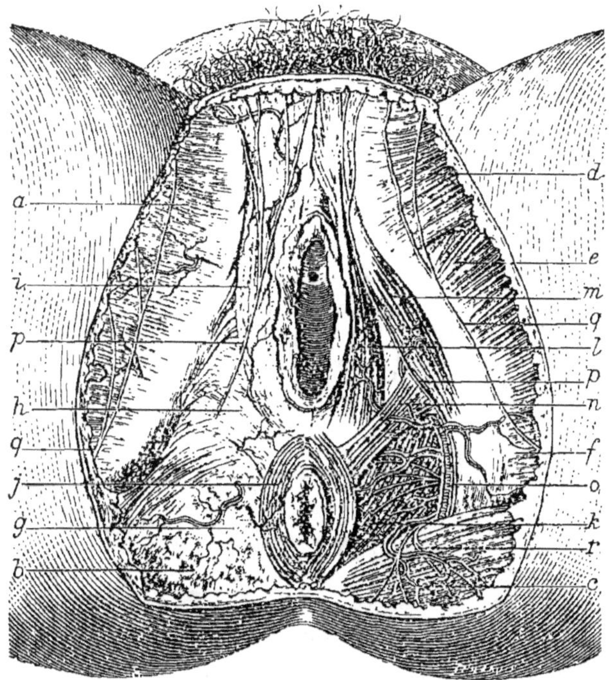

Fig. 397. — Région périnéale chez la femme (plans superficiels).

a. aponévrose de la cuisse ; *b.* aponévrose du grand fessier ; *c.* muscle grand fessier ; *d.* muscle droit interne ; *e.* muscle grand adducteur ; *f.* muscle demi-tendineux ; *g.* tissu adipeux du creux ischio-rectal ; *h.* aponévrose périnéale superficielle ; *i.* sac dartoïque ; *j.* sphincter externe de l'anus ; *k.* muscle releveur de l'anus ; *l.* muscle constricteur de la vulve ; *m.* muscle ischio-clitoridien ; *n.* muscle transverse ; *o.* vaisseaux et nerfs honteux internes ; *p.* nerf périnéal superficiel ; *q.* branche périnéale du petit nerf sciatique ; *r.* branche fessière cutanée du petit nerf sciatique.

chaque côté de la ligne médiane trois muscles disposés en triangle : l'un est postérieur et constitue la base, c'est le transverse du périnée ; les deux autres côtés du triangle sont formés par le bulbo-caverneux et par l'ischio-caverneux (fig. 397).

1° Le *transverse du périnée* est un petit muscle étendu transversalement de l'*ischion*, sur la face interne duquel il s'insère, à la ligne médiane, où il s'attache au raphé ano-vulvaire qu'il est chargé de tendre.

2° Le muscle *ischio-caverneux* ou *ischio-clitoridien* part de la tubérosité ischiatique et de la branche ischio-pubienne, qu'il suit en se dirigeant en avant et en dedans ; il se porte vers le coude du clitoris et il s'insère sur sa face supérieure et sur sa face latérale.

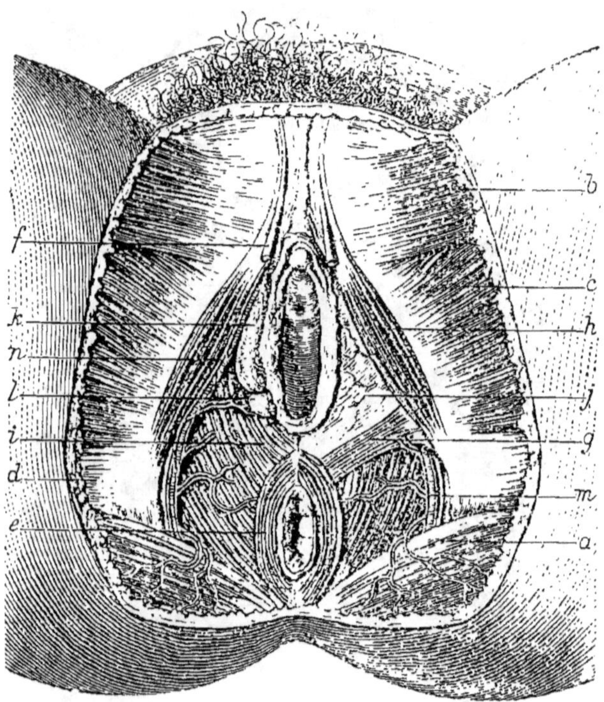

Fig. 398. — Région périnéale chez la femme (plans profonds).

a. muscle grand fessier ; *b.* muscle droit interne ; *c.* muscle grand adducteur ; *d.* muscle demi-tendineux ; *e.* sphincter externe de l'anus ; *f.* extrémité antérieure du muscle constricteur de la vulve ; *g.* muscle transverse ; *h.* muscle ischio-clitoridien ; *i.* muscle releveur de l'anus ; *j.* aponévrose périnéale moyenne ; *k.* bulbe du vagin ; *l.* glande vulvo-vaginale ; *m.* vaisseaux et nerfs honteux internes ; *n.* artères du bulbe.

Il est chargé d'abaisser le clitoris pour l'appliquer contre le pénis pendant le coït.

3° Le *bulbo-caverneux* forme avec celui du côté opposé une sorte de sphincter au niveau de l'orifice inférieur du vagin, de là le nom de *constricteur du vagin* donné à la réunion de ces deux muscles. En arrière il s'insère au raphé ano-vulvaire et il se porte en avant pour s'insérer comme le précédent au coude du clitoris par deux languettes, dont l'inférieure s'attache à la face dorsale du clitoris et l'autre supérieure sur le côté du ligament suspenseur. Il a pour fonction de comprimer la veine dorsale du clitoris, d'abaisser ce dernier, de comprimer le bulbe pour déterminer l'érection du clitoris, de comprimer la glande de Bartholin et de rétrécir l'orifice inférieur du vagin. C'est sa contracture qui provoque le *vaginisme inférieur*.

Le plafond de cette loge périnéale inférieure est formé par *l'aponévrose périnéale moyenne* ou *ligament de Carcassonne*. De forme triangulaire, cette aponévrose s'insère latéralement aux branches ischio-pubiennes, son sommet se continue avec le ligament sous-pubien. Elle est constituée par deux feuillets entre lesquels se trouve le *muscle de Guthrie*; le feuillet inférieur au niveau de la ligne bi-ischiatique se recourbe en arrière des muscles transverses pour se continuer avec l'aponévrose superficielle; le feuillet supérieur se redresse au contraire par en haut. Entre ces deux feuillets se trouvent également les vaisseaux et nerfs honteux internes.

Le *muscle de Guthrie* ou *transverse profond du périnée* s'insère à la lèvre postérieure des branches ischio-pubiennes et se divise en plusieurs faisceaux de fibres, dont les unes postérieures passent en arrière du vagin, les moyennes en avant de cet organe, les antérieures en avant de l'urètre.

Au-dessus de l'aponévrose moyenne on rencontre un petit muscle appelé *muscle de Wilson*; il s'insère au ligament sous-pubien et il se porte à la paroi antérieure du vagin, entre cet organe et l'urètre il s'entre-croise avec celui du côté opposé.

Le muscle *releveur coccy-périnéal* déjà décrit est également situé au-dessus de l'aponévrose périnéale moyenne et il est lui-même recouvert par *l'aponévrose périnéale profonde* ou *supérieure*, encore appelée *aponévrose pelvienne*. Celle-ci est formée par la réunion des diverses aponévroses qui revêtent la face supérieure des muscles *releveurs coccy-périnéaux, obturateurs internes* et *pyramidaux*, aussi a-t-elle la forme d'un entonnoir. Sa constitution diffère complètement des aponévroses superficielle et moyenne qui sont véritablement fibreuses, elle est celluleuse et n'est pas autre chose que la réunion des aponévroses d'enveloppe des muscles cités plus haut; il serait plus rationnel de ne pas la décrire avec les aponévroses du périnée dont elle n'a ni la structure ni la physiologie. Ce sont uniquement ces dernières qui constituent le *plancher uro-génital*, elles seules en effet s'attachent solidement aux branches ischio-pubiennes.

Ces deux aponévroses sont traversées par le vagin et l'urètre; l'aponévrose superficielle ou *feuillet inférieur* du plancher uro-génital correspond à l'orifice vulvo-vaginal auquel il donne une certaine inextensibilité; il suspend les bulbes du vagin et les lèvres de la vulve, aussi a-t-il été appelé par Jarjavay *feuillet ischio-bulbaire* ou *vulvaire*. L'*aponévrose moyenne* se fixe en dedans à la surface extérieure du vagin le long duquel elle remonte, de là le nom d'*ischio-vaginal* que lui donnait Jarjavay.

Périnée postérieur ou anal. — Celui-ci est formé superficiellement par le muscle *sphincter externe de l'anus* et plus profondément par les fibres postérieures du muscle *releveur coccy-périnéal*. Le *sphincter de l'anus* est un muscle elliptique, l'anus fermé, il est circulaire, l'anus ouvert; haut de 20 à 25 millimètres, il a 8 à 10 millimètres d'épaisseur. Il ressemble à un cornet qui emboîte le sphincter interne et le rectum. Ses fibres antérieures partent du raphé ano-vulvaire et de la peau, et ses fibres postérieures s'attachent au raphé fibreux ano-coccygien.

D'après Devraigne et Descomps, la zone postérieure du périnée profond est constituée par le grand fessier, les ligaments sciatiques et l'ischio-coccygien. La sangle précoccygienne est presque entièrement musculaire, très extensible et très dilatable, tandis que la sangle coccygienne est peu musclée et peu extensible.

La région située entre la commissure postérieure de la vulve et l'anus est donc occupée par de nombreuses fibres musculaires entre-croisées qui appartiennent aux muscles constricteurs du vagin, sphincter de l'anus et transverse du périnée. Ce sont elles qui forment la partie résistante du *périnée obstétrical* et qui seront divisées dans les *déchirures complètes* du périnée. Il y a dans ce cas communication du rectum avec le vagin, d'où infection facile des organes génitaux et incontinence des matières fécales, si une *périnéorraphie* n'est pas faite immédiatement après la délivrance.

Les *artères* du plancher périnéal sont fournies par la honteuse interne, les hémorroïdales, la sacrée moyenne et les sacrées latérales. Les *veines* se rendent à l'hypogastrique, les *lymphatiques superficiels* se terminent dans les ganglions lombaires et iliaques.

Les *nerfs* viennent des plexus sacré et hypogastrique.

Le plancher périnéal est destiné à fermer en bas les cavités pelvienne et abdominale et à maintenir les organes contenus dans ces cavités. Il a à lutter contre les augmentations de pression abdominale, qui se produisent surtout pendant l'acte physiologique de l'effort, aussi sa *tonicité* et sa *contractibilité* sont-elles considérables. Mais il est également *élastique* et *extensible*, comme on peut le constater pendant l'accouchement; on le voit alors s'amincir en s'allongeant et faire une saillie convexe extérieurement : à cette saillie correspond intérieurement une gouttière, que suit le fœtus pour sortir par l'orifice vulvaire, véritable *détroit inférieur musculaire*.

Pendant la grossesse les tissus du périnée se ramollissent, la peau prend à ce niveau une teinte pigmentée et celle qui entoure l'anus est soulevée assez fréquemment par des hémorroïdes.

Au cours du travail et surtout au cours d'une période d'expulsion un peu longue, il n'est pas rare de constater au niveau du périnée un œdème plus ou moins considérable, qui atténue l'élasticité de cette région et prédispose aux déchirures.

Celles-ci sont dites *incomplètes* lorsque le sphincter externe de l'anus n'est pas intéressé; elles sont complètes si ce dernier muscle est lésé et surtout si la cloison recto-vaginale est déchirée sur une certaine hauteur.

Toute déchirure périnéale reconnue après l'accouchement doit être aussitôt réparée, d'abord pour fermer des portes d'entrée à l'infection, ensuite et surtout pour reconstituer ce plancher musculo-aponévrotique si nécessaire au soutien des organes du petit bassin. Dans la suture il faut se souvenir que les muscles, qui ont perdu leur attache médiane par la solution de continuité, se sont portés vers leur insertion externe ou postérieure; il est donc nécessaire d'aller les chercher très loin en dehors ou en arrière pour les ramener et les fixer sur la ligne médiane. C'est là le seul moyen de refaire un véritable plancher physiologique et non un plancher purement de surface.

Ce sont ces effondrements périnéaux, associés souvent à un relâchement de la sangle abdominale, qui entraînent les déplacements de tous les organes abdominaux ou *ptose généralisée*.

LIVRE IV

ORGANES GÉNITAUX EXTERNES

VULVE

§ I. — *Anatomie.*

La vulve représente à elle seule l'ensemble des organes génitaux externes de la femme. Ses différentes formations sont disposées sur trois plans :

1° Un *plan superficiel*, constitué par le *pénil* en avant et par
les *grandes lèvres* sur les parties latérales ;

2° Un *plan moyen*, formé par les *petites lèvres* et le *clitoris* ;

3° Un *plan profond*, comprenant le *vestibule*, le *méat urinaire*,
l'*orifice vulvo-vaginal* et l'*hymen*.

A. — FORMATIONS EXTÉRIEURES

1° Pénil ou mont de Vénus. — Le mont de Vénus est l'éminence arrondie qui recouvre le corps du pubis, surmonte la vulve
et est limitée latéralement par les plis de l'aine (fig. 399 et 400).

Elle est glabre chez l'enfant et se recouvre de poils à la
puberté ; ceux-ci d'abord fins deviennent ensuite plus ou moins
longs chez l'adulte. L'épaisseur du mont de Vénus varie avec
l'embonpoint, elle va de 2 ou 3 centimètres à 7 ou 8 centimètres.

Cette région est constituée en allant de la superficie vers la profondeur par la *peau* riche en follicules pileux et en glandes séba-

cées et par une couche épaisse de *tissu cellulaire* et de *graisse* contenue entre des *lamelles de fibres élastiques.*

2° **Grandes lèvres.** — Les grandes lèvres sont deux replis cutanés situés sur les parties latérales de la vulve, elles vont de la partie inférieure du mont de Vénus, avec lequel elles se

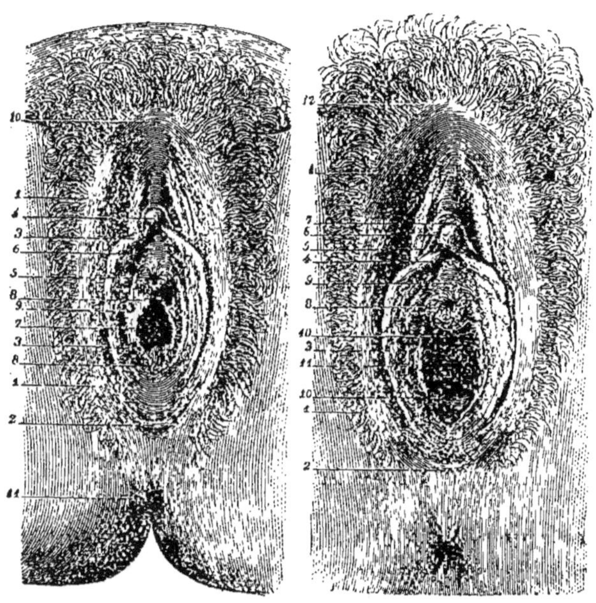

Fig. 399. — Vulve
avec hymen.

Fig. 400. — Vulve
chez une femme déflorée.

Fig. 399. — 1. grandes lèvres; 2. fourchette; 3. petites lèvres; 4. clitoris; 5. méat urinaire; 6. vestibule; 7. orifice du vagin; 8. membrane de l'hymen dont le bord libre circonscrit cet orifice; 9. embouchure des glandes vulvo-vaginales; 10. mont de Vénus; 11. orifice anal.

Fig. 400. — 1. grande lèvre; 2. fourchette; 3. petite lèvre; 4. sa branche inférieure par laquelle elle s'unit au clitoris: 5. sa branche supérieure se continuant avec l'enveloppe du clitoris; 6. clitoris; 7. prépuce; 8. méat urinaire; 9. vestibule; 10. orifice du vagin; 11. embouchure de la glande vulvo-vaginale; 12. pénil ou mont de Vénus.

confondent, à la partie médiane et antérieure du périnée (fig. 399 et 400).

Elles sont obliques de haut en bas et de dedans en dehors dans leur moitié supérieure, et de dehors en dedans dans leur moitié inférieure.

Longues de 7 à 8 centimètres, larges de 2 à 3 centimètres et épaisses de 15 à 20 millimètres, les grandes lèvres sont relativement grosses et résistantes chez les jeunes filles, elles perdent cette consistance avec l'âge pour devenir minces, flasques et très mobiles chez les vieilles femmes. Aplaties transversalement, on leur décrit *deux faces*, une externe et une interne, *deux bords*, un bord adhérent et un bord libre, et deux extrémités, une supérieure et une inférieure.

La *face externe*, cutanée, est de coloration foncée et elle est séparée de la cuisse par le *sillon génito-crural*; on rencontre à sa surface quelques poils.

La *face interne*, concave ou plane, rosée, dépourvue de poils, est séparée des petites lèvres par le *sillon labial*.

Le *bord supérieur* ou *adhérent* est épais, il correspond à la branche ischio-pubienne et il se continue avec les tissus des parties environnantes.

Le *bord inférieur* ou *libre* est mince, arrondi, légèrement convexe, il est couvert de poils qui diminuent au-dessous de la partie moyenne, il limite avec celui du côté opposé la *fente vulvaire*.

L'*extrémité supérieure* ou *antérieure* forme par sa réunion avec celle du côté opposé la *commissure antérieure*, épaisse et arrondie, elle se continue en haut avec le mont de Vénus et elle abrite en bas le clitoris.

L'*extrémité inférieure* ou *postérieure* en se réunissant avec celle du côté opposé constitue la *commissure postérieure* ou *fourchette vulvaire*; celle-ci est très mince, aussi se rompt-elle souvent pendant l'accouchement, surtout chez les primipares.

Structure. — Les grandes lèvres sont formées : 1° par la *peau*, plus pigmentée que les autres parties du corps, elle est riche en follicules pileux, en glandes sébacées et en glandes sudoripares; 2° par des *fibres musculaires lisses*, qui n'existent qu'au niveau de la face externe et du bord libre, elles s'entre-croisent et forment une nappe que Sappey a dénommée *dartos labial*; 3° par une couche de *tissu cellulaire* renfermant plus ou moins de tissu *graisseux*; 4° par une *membrane élastique* appelée par Sappey *sac élastique*, car il contient du tissu graisseux dans lequel se perdent les terminaisons du ligament rond et du canal de Nück.

Les grandes lèvres sont destinées à protéger les organes génitaux plus profondément situés; pendant l'accouchement leur souplesse et leur extensibilité leur permettent de se prêter pour le passage du fœtus.

3° Petites lèvres ou nymphes. — Les petites lèvres sont deux replis cutanés situés en dedans des grandes lèvres, longs de 30 à 35 millimètres, larges de 10 à 15 millimètres et épais de 4 à 5 millimètres ; ces dimensions augmentent avec l'âge. Normalement elles sont entièrement cachées par les grandes lèvres, elles ont alors une coloration rosée. Lorsqu'elles les dépassent, elles prennent une coloration plus ou moins foncée. Chez les Boschimanes elles sont très longues et atteignent 15 à 20 centimètres.

De même forme que les grandes lèvres, elles présentent à étudier les mêmes parties (fig. 399 et 490).

La *face externe* en rapport avec la face interne des grandes lèvres en est séparée par le sillon interlabial. La *face interne* limite avec celle du côté opposé l'orifice du canal vulvaire.

Le *bord supérieur* ou *adhérent* se continue en dehors avec la face interne des grandes lèvres et en dedans avec le vestibule et les bords de l'orifice vaginal. Le *bord inférieur* ou *libre* est convexe, mince et dentelé.

L'*extrémité antérieure* ou *supérieure* se dédouble en deux lames : la *supérieure* se réunit avec celle du côté opposé au-dessus du clitoris, dont elles forment le *capuchon* ou prépuce ; l'*inférieure*, plus courte, passe au-dessous du clitoris, dont elle constitue le frein après s'être unie à celle du côté opposé.

L'*extrémité postérieure* se perd sur la grande lèvre correspondante.

Structure. — Extérieurement les petites lèvres sont formées d'une *enveloppe tégumentaire* qui n'est pas encore une muqueuse bien qu'elle en ait l'aspect. Entre les deux feuillets de ce repli cutané on rencontre du *tissu conjonctif* avec *fibres élastiques*. Les petites lèvres sont riches en *glandes sébacées* volumineuses, dont la sécrétion, liquide épais et gras, forme le *smegma*, et en *papilles nerveuses*. Les corpuscules du tact et les terminaisons libres des nerfs existent sur toute leur surface, mais on les rencontre surtout sur la face interne des nymphes.

Au moment de l'accouchement les petites lèvres s'effacent et servent à l'ampliation de la vulve, elles subissent quelquefois à ce moment des déchirures plus ou moins profondes.

Vaisseaux et nerfs. — Les *artères* des différentes formations étudiées sont fournies par les artères *honteuses externes*, branches de la fémorale, et par la *périnéale inférieure*, branche de la honteuse interne. Les *veines* superficielles suivent le trajet des artères et vont à la fémorale et à la honteuse interne, les veines profondes vont aux plexus vaginaux. Les *lymphatiques* aboutissent aux ganglions du triangle de Scarpa. Les *nerfs* proviennent de la branche génitale du plexus lombaire; au niveau des petites lèvres ils se terminent dans des corpuscules de Meissner et de Krause.

B. — CANAL VULVAIRE

Le canal vulvaire a la forme d'une fente lorsque la vulve est fermée; quand au contraire les lèvres sont écartées, il prend la forme d'un entonnoir long de 6 à 7 centimètres et large de 20 à 25 millimètres. Le fond elliptique présente de haut en bas le *vestibule*, le *méat urinaire* et l'*orifice inférieur du vagin*.

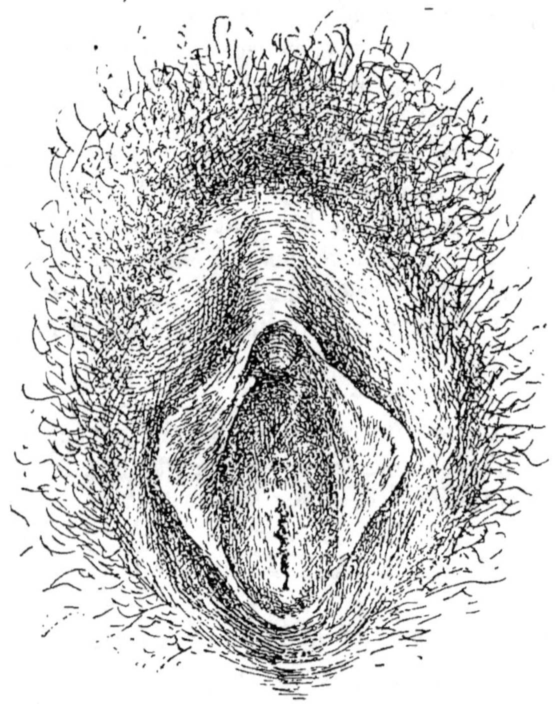

Fig. 401. — Hymen bilabié (Ribemont-Dessaignes et Lepage).

1° Vestibule. — Le vestibule est une petite surface triangulaire, limitée en haut par la réunion des petites lèvres au-dessous du clitoris, en bas par le méat urinaire, latéralement par le bord adhérent des petites lèvres. La muqueuse est lisse et rosée, elle possède des glandes et des papilles et présente sur la ligne médiane une bandelette large de 4 à 5 millimètres, appelée *bride* *masculine* par Pozzi, qui la considère comme la partie spongieuse de l'urètre non développée.

2° **Méat urinaire.** — Le méat urinaire ou orifice de l'urètre est situé sur la ligne médiane au-dessous du vestibule, au-dessus du *tubercule vaginal*, dont il est distant de 2 à 3 millimètres. Sa forme est variable : tantôt c'est une dépression, tantôt au contraire c'est un petit tubercule portant à son sommet un orifice de 3 à 4 millimètres de largeur.

3° **Orifice inférieur du vagin et hymen.** — Au fond du

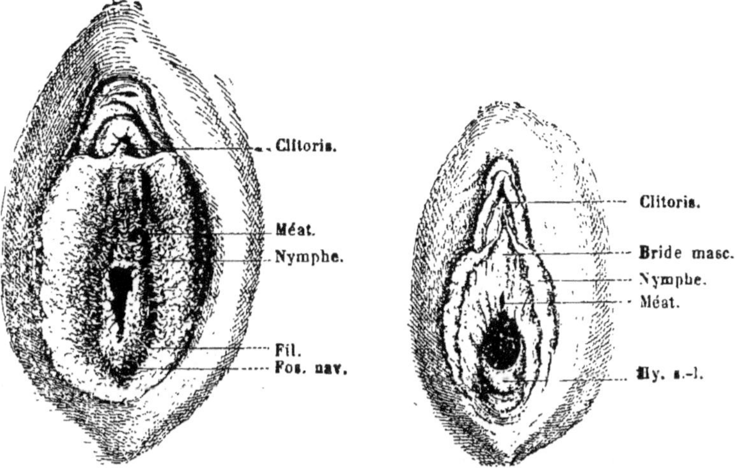

Fig. 402. — Hymen annulaire (Hofmann).   Fig. 403. — Hymen semi-lunaire.

canal vulvaire se trouve l'*orifice vulvo-vaginal*, qui est ovalaire chez la femme déflorée; chez la vierge cet orifice est fermé ou rétréci par une membrane, l'*hymen*.

L'hymen est une cloison perpendiculaire à l'axe vulvo-vaginal, elle est placée à la limite de séparation de la vulve et du vagin et presque toujours perforée au centre. Sa forme est très variable, on peut cependant la ramener à un des trois types suivants :

1er *type*, l'orifice central ou hyménéal est constitué par une fente médiane antéro-postérieure limitée par deux lèvres, hymen *labié* ou *bi-labié* (fig. 400);

2e *type*, la membrane forme un diaphragme à peu près complet perforé d'un trou au centre, *hymen annulaire* ou *circulaire* (fig. 402).

3e *type*, la membrane n'existe qu'à la partie postérieure de

l'orifice, elle a la forme d'un croissant dont la concavité regarde
le tubercule antérieur du vagin, *hymen semi-lunaire* ou *falciforme* (fig. 403).

A côté de ces variétés principales on rencontre des formes
plus rares : les bords de l'orifice peuvent être découpés, *hymen
frangé* (fig. 404); l'orifice central peut être divisé par une bride
médiane antéro-postérieure ou transversale en deux orifices,
hymen bi-perforé; la membrane peut être criblée d'orifices généralement très petits comme il
en existe sur une pomme d'ar-
rosoir, *hymen cribriforme*.

Il peut être *double*, *imper-
foré*, *absent* même; dans le
second cas on s'en aperçoit dès
le début de la menstruation,
car il y a rétention des règles.

Tout hymen présente deux
faces, une inférieure ou *vulvaire* recouverte par les petites
lèvres, une supérieure ou *vaginale*; deux *bords*, un interne
libre circonscrivant l'orifice hyménéal, un externe adhérent ou
base, séparé des petites lèvres
par le *sillon vulvo-hyménéal*;

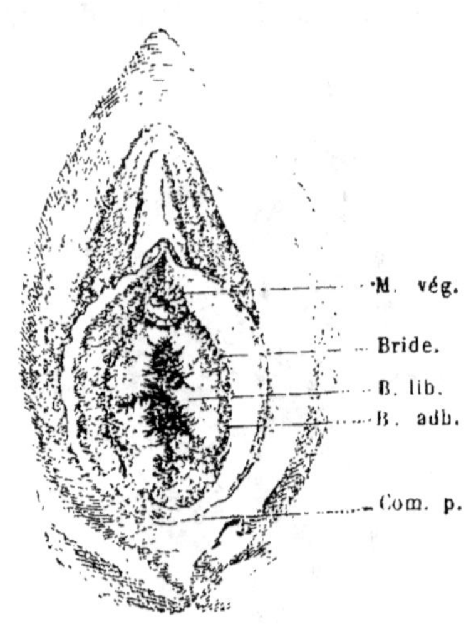

Fig. 404. — Hymen frangé (Hofmann).

ce dernier est interrompu de distance **en distance** par de petites
brides qui circonscrivent des fossettes vulvo-hyménéales.

L'hymen est *constitué* par un repli muqueux au milieu duquel
est contenu du tissu conjonctif riche en fibres élastiques; pour
certains auteurs on y rencontrerait aussi des fibres musculaires
lisses. Le chorion supporte quelques papilles, l'épithélium est
pavimenteux stratifié et il n'y a pas de glandes.

L'hymen ne disparaît pas avec les rapprochements sexuels, son
orifice est uniquement agrandi et on le retrouve jusqu'au premier accouchement. Au moment de la sortie fœtale l'hymen est
très distendu, il finit par céder et il se rompt; ces déchirures,
ordinairement multiples et plus ou moins profondes, peuvent
dépasser les limites de l'hymen et amener des *déchirures du
périnée* ou des *petites lèvres*.

La cicatrisation des lambeaux résultant de ces ruptures ou le

sphacèle de quelques points isolés de l'ancien hymen font qu'on
ne trouve plus à la place qu'il occupait que de petites saillies
irrégulières ou ces languettes, appelées *caroncules myrtiformes*
ou *hyménéales*. Il y en a généralement une médiane et une ou
deux latérales.

C. — ORGANES ÉRECTILES DE LA VULVE

Au nombre de trois : l'un est médian, c'est *le clitoris* (fig. 400) ;
les deux autres sont latéraux et symétriques, ce sont les *bulbes
du vagin.*

1° Clitoris. — Le clitoris est situé à la partie supérieure de la
vulve, mais il naît par deux *racines* longues et effilées dans la loge
inférieure du périnée sur les branches ischio-pubiennes. Chaque
racine suit dans un trajet ascendant le bord interne des branches
osseuses précédentes et, arrivée sur la ligne médiane au-dessous
de la symphyse pubienne, elle s'accole à celle du côté opposé
pour constituer le *corps* du clitoris. Celui-ci, après un court trajet
ascendant, change de direction, *angle du clitoris*, il se porte en
avant et il se termine par une extrémité libre plus ou moins volumineuse, le *gland du clitoris.*

Cet organe est maintenu dans sa situation par l'adhérence de
ses racines aux branches ischio-pubiennes, par sa situation entre
les deux aponévroses superficielle et moyenne du périnée, et enfin
par un *ligament suspenseur* formé de fibres élastiques qui descendent de la symphyse et qui entourent comme un collier le
corps du clitoris.

La longueur du clitoris est de 6 à 7 centimètres, dont 3 centimètres pour les racines, 3 centimètres pour le corps et 6 millimètres pour le gland ; son diamètre est de 6 à 7 millimètres au
niveau de la portion libre qui a une forme cylindrique. Le corps
est recouvert par le *prépuce*, enveloppe formée par l'extrémité
supérieure des petites lèvres, il donne attache au *frein* au niveau
de sa face inférieure.

Comme le pénis, le clitoris est constitué par *deux corps caverneux* formés extérieurement d'une membrane d'enveloppe, l'*albuginée*, et intérieurement de *tissu érectile*, c'est-à-dire d'aréoles
que limitent des travées musculaires et qui communiquent les
unes avec les autres. Le gland est un noyau conjonctif recouvert

d'une muqueuse dermo-papillaire riche en corpuscules sensibles de Meissner et de Krause.

Les *artères* sont fournies par la honteuse interne, ce sont les artères caverneuses et dorsales du clitoris.

Les *veines* sont nombreuses, les *supérieures* se jettent dans la veine fémorale par la *veine dorsale superficielle* et dans le plexus de Santorini par la veine *dorsale profonde*; les veines *inférieures* se rendent au plexus intermédiaire de Kobelt, les veines *postérieures* vont au plexus de Santorini. Les *lymphatiques* sont tributaires des ganglions de l'aine. Les nerfs sont fournis par le honteux interne.

2° **Bulbes du vagin.** — Les bulbes du vagin pourraient aussi être appelés *bulbes de la vulve*, ce sont deux organes érectiles situés sur les parties latérales de l'orifice vulvo-vaginal, derrière le constricteur du vagin ; ils correspondent au bulbe urétral de l'homme. De forme ovoïde à grosse extrémité postérieure, ils ont été comparés par Kobelt à des sangsues gorgées de sang; ils ont 30 à 35 millimètres de longueur, 12 à 15 de largeur, et 8 à 10 d'épaisseur (fig. 398).

La *face externe* convexe est en rapport avec la branche ischio-pubienne et avec le muscle constricteur du vagin ; l'*interne* concave entoure l'urètre, l'orifice inférieur du vagin et la glande vulvo-vaginale; le *bord antérieur* mince correspond aux petites lèvres; le *bord postérieur* plus épais est au contact de l'aponévrose périnéale moyenne ; l'*extrémité supérieure* très effilée au *sommet* s'insinue entre le méat et le clitoris, elle est unie à celle du côté opposé par des rameaux veineux constituant le plexus intermédiaire de Kobelt; l'*extrémité inférieure* ou *base* est renflée, elle est située au niveau de la fosse naviculaire.

Au point de vue de sa *structure* le bulbe est un organe érectile formé d'une membrane d'enveloppe très mince et de nombreuses mailles dans lesquelles le sang s'accumule pour donner à cet organe une résistance plus considérable.

Les *artères* viennent de l'*artère bulbeuse*, branche de la honteuse interne; les *veines* constituent deux réseaux, l'un superficiel et l'autre profond; elles se résument en 5 ou 6 troncs qui vont à la veine honteuse interne. Les nerfs sont fournis par le sympathique.

D. — GLANDES VULVO-VAGINALES

Encore appelées *glandes de Bartholin*, ce sont des glandes mucipares. Au nombre de deux elles sont situées sur les parties latérales de l'orifice vulvo-vaginal, entre le vagin et le rectum. Elles se développent au moment de la puberté, elles ont la forme d'une amande et le volume d'un pois, leur longueur est de 12 à 15 millimètres, leur largeur est de 8 à 10 millimètres et leur poids est de 4 à 5 grammes.

Aplaties transversalement, elles ont une *face externe* recouverte par le bulbe et le constricteur du vagin, une *face interne* en contact avec la paroi vaginale. Leur canal excréteur, long de 15 à 18 millimètres et large de 2 millimètres, vient s'ouvrir par un petit orifice dans l'angle formé par l'hymen et les petites lèvres.

Comme toutes les *glandes en grappe* elles se composent d'*acini*, dont la réunion forme des *lobules*. La membrane d'enveloppe conjonctive est tapissée de cellules caliciformes dans les lobules, cubiques dans les canaux lobulaires, cylindriques dans le canal excréteur.

Les *artères* viennent de la honteuse interne, les *veines* vont aux veines honteuses et aux plexus vaginaux, les *lymphatiques* se rendent aux ganglions de l'aine ; les nerfs sont fournis par la branche périnéale du nerf honteux interne.

Le produit de sécrétion est liquide, incolore et filant, il est destiné à lubrifier les organes génitaux externes, aussi la sécrétion est-elle plus abondante au moment du coït.

§ II. — *Physiologie et développement.*

Les organes génitaux externes sont surtout des organes de protection, ils jouent également un certain rôle dans l'accouplement, enfin pendant l'accouchement l'orifice vulvaire arrête la sortie trop rapide du fœtus, qui doit le distendre petit à petit avant de le forcer, et souvent au prix de déchirures plus ou moins étendues.

Pendant la grossesse la muqueuse des grandes et des petites lèvres prend un aspect rouge et violacé, la peau se pigmente et devient noirâtre. Les veines devenues variqueuses leur donnent souvent un volume plus considérable.

Les organes génitaux externes se développent aux dépens du *feuillet externe du blastoderme* vers la cinquième ou la sixième semaine. Il se forme à ce moment une fente sur la surface cutanée de l'embryon vis-à-vis des culs-de-sac de l'intestin et de la vésicule allantoïde (sinus uro-génital). Cette fente s'agrandit de la superficie vers la profondeur, puis elle est divisée en deux par une bride transversale, *futur périnée.*

De chaque côté de la fente apparaissent *deux bourgeons*, qui formeront les corps caverneux du clitoris, puis les *petites lèvres*, et au-dessous d'eux *deux renflements* qui restent indépendants dans le sexe féminin et constituent les *grandes lèvres*, tandis que chez le mâle ils se soudent et donnent naissance au scrotum.

§ III. — *Pathologie de la vulve.*

Traumatismes. — La vulve peut être le siège de *traumatismes*, de *contusions*, de *plaies*, dont les plus intéressantes sont produites pendant l'accouchement : tantôt ce sont des *éraillures*, des *déchirures* des petites lèvres, de la commissure postérieure ou de la commissure antérieure ; tantôt ce sont des *ecchymoses*, ou même des *hématomes*. Pendant la grossesse et surtout après l'accouchement l'hématome de cette région porte un nom spécial, c'est le *thrombus de la vulve*, caractérisé par une tumeur siégeant d'ordinaire dans une des grandes lèvres, elle est fluctuante et sa coloration varie du violet foncé au début au jaune clair au bout de quelque temps. Ce thrombus peut s'ouvrir ; si l'ouverture est suffisante, il s'échappe une grande quantité de caillots ; il peut aussi s'infecter et nécessiter une intervention chirurgicale. Il n'est pas rare de voir le décollement remonter du côté du vagin et donner naissance au *thrombus vulvo-vaginal.*

Vulvite. — L'inflammation des organes génitaux externes porte le nom de *vulvite* ; les causes sont multiples, tantôt microbiennes, tantôt simplement inflammatoires. Parmi les microbes, le *gonocoque de Neisser* est celui qui se localise le plus souvent sur cette région ; il gagne d'ordinaire le vagin et crée la *vulvo-vaginite blennorragique.* Elle est caractérisée par de la rougeur, une cuisson au niveau des petites lèvres et par un suintement jaunâtre ou verdâtre. Chez les petites filles la vulvite n'est pas rare, l'inoculation microbienne est apportée par des objets de toilette appartenant à la mère.

Bartholinite. — Les microbes situés au niveau de la vulve peuvent pénétrer par le canal excréteur jusque dans la glande de Bartholin, celle-ci s'enflamme et augmente de volume. La tuméfaction peut atteindre le volume d'une noisette ou d'une grosse noix; elle est douloureuse, les régions voisines sont œdématiées, la petite lèvre tout entière est volumineuse et déformée. La fluctuation est difficile à recherch~r à cause de la douleur aiguë que la palpation détermine. La collection purulente s'ouvre spontanément ou elle doit être incisée, une assez grande quantité de pus s'écoule au dehors. Lorsque la suppuration est tarie, il n'est pas rare de sentir pendant longtemps un noyau induré dans l'épaisseur de la petite lèvre.

Végétations. — Chez certaines femmes présentant un écoulement vaginal, le plus souvent blennorragique, ou chez certaines femmes enceintes les organes génitaux externes, la face interne des cuisses, le pli interfessier, la région anale se recouvrent de petites proliférations cutanées de volume variable. Quelques-unes atteignent la grosseur d'une noisette et même d'une noix, elles sont irrégulières, implantées sur la peau par un pédicule, et leur aspect peut être comparé à un petit chou-fleur. Elles donnent naissance à un écoulement leucorrhéique souvent très abondant; elles déterminent quelquefois des douleurs aiguës qui s'exagèrent par la marche. Elles se propagent facilement aux parties voisines, aussi n'est-il pas rare de rencontrer en même temps de la *vaginite granuleuse*, qui en a peut-être été le point de départ.

Il faut conseiller des lavages avec un liquide peu irritant, et surtout isoler l'une de l'autre la face interne des cuisses pour éviter les inoculations.

Elles disparaissent souvent spontanément après l'accouchement.

Prurit vulvaire. — Les organes génitaux externes sont souvent le siège de démangeaisons très intenses, surtout pendant la grossesse. Quelquefois on ne constate aucune modification locale, le plus souvent cependant la vulve et la face interne des cuisses sont rouges, on peut même rencontrer sur la muqueuse des petites lèvres des excoriations. Le grattage provoque des ulcérations et un écoulement muco-purulent; il peut être aussi le point de départ de petits furoncles par inoculation microbienne avec les ongles.

Le prurit vulvaire est souvent un indice de la présence du sucre dans les urines.

Les lavages locaux fréquents pratiqués avec de la liqueur de Van Swieten étendue d'eau tiède produisent un soulagement rapide, il en est de même des applications de compresses humides destinées à isoler les surfaces toujours en contact.

Erythème. — La vulve et la face interne des cuisses sont le siège fréquent d'*érythème*, accompagné d'une sensation de chaleur, de cuisson ou de démangeaison. Ces phénomènes se produisent soit à la suite d'écoulements vaginaux abondants, soit à la suite d'injections faites avec un liquide irritant comme le sublimé.

Chancres. — La région vulvaire est le lieu d'élection d'ulcérations spéciales portant le nom de *chancres*, on en distingue deux grandes variétés : le *chancre mou* et le *chancre induré*.

Le *chancre mou* ou *chancrelle* est un ulcère contagieux, auto-inoculable, d'origine vénérienne, il apparaît après un ou deux jours d'incubation. C'est d'abord une vésicule qui se transforme rapidement en une ulcération ronde ou ovale, à bords décollés et taillés à pic, à fond jaunâtre suppurant, à *base molle*. Il est fréquemment accompagné d'adénite de l'aine ou *bubon*, pouvant aller jusqu'à la suppuration. Sa durée est de vingt jours à deux mois et il laisse souvent une cicatrice persistante.

Le *chancre induré* ou *syphilitique* est une *érosion* plane, indolente, à fond grisâtre, à peine suintante, à *base indurée* résistante, donnant au doigt la sensation du cartilage. Son évolution est accompagnée de l'augmentation de volume des ganglions de l'aine, qui sont durs et insensibles.

Syphilis. — La syphilis est une infection déterminée par un micro-organisme, le Spirochœta pallida ou Treponema pallidum, découvert en 1905 par Schaudinn (voir Notions de bactériologie); elle est contagieuse directement par contact ou indirectement par des objets souillés; son évolution a été divisée en trois périodes.

La *première période* commence avec le *chancre*, qui apparaît vingt à trente jours après le contact; il siège généralement aux organes génitaux, homme ou femme, mais on peut le trouver aussi en bien d'autres régions, au niveau du doigt, par exemple, chez les médecins ou les sages-femmes.

La *deuxième période* ou *période secondaire* est caractérisée par une éruption rosée, *roséole syphilitique*, localisée au tronc, apparaissant un mois après le chancre et durant six semaines, par des ulcérations siégeant de préférence sur les muqueuses de la cavité buccale ou sur les organes génitaux externes, *plaques muqueuses*, par la chute des cheveux, *alopécie en clairière*, des sourcils, etc. D'autres manifestations cutanées ou *syphilides* peuvent survenir, elles prennent des aspects très variables, mais elles ont comme caractères communs d'avoir une teinte *cuivrée* ou *jambonnée*, d'avoir des bords arrondis, d'être disposées en anneaux et d'être indolentes.

Cette période peut être compliquée de *fièvre*, de *céphalée* surtout nocturne, de *névralgies*, de douleurs osseuses ou *ostéocopes*, de *troubles oculaires, hépatiques, nerveux*, etc.

La *troisième période* ou *période tertiaire* peut manquer, si la maladie est bénigne ou si elle a été traitée; ses principales manifestations sont soit des *gommes*, soit de la *sclérose* des viscères.

En obstétrique, il n est pas rare d'avoir l'attention attirée du côté de la syphilis par les constatations faites soit sur l'évolution de la grossesse, expulsion prématurée, expulsion d'un enfant mort, soit sur le placenta, excès de volume, soit sur l'enfant à la naissance ou dans les jours qui suivent, manifestations de la syphilis héréditaire. L'interrogatoire et l'examen de la mère révèlent assez souvent l'existence de cette affection. Mais il arrive parfois qu'on ne trouve aucune trace de la maladie, c'est alors que l'étude de la déviation de complément ou réaction de Wassermann peut rendre de grands services. Si elle est positive, elle tranche franchement la question. Si elle est négative, il est nécessaire de pratiquer le même examen chez le père qui peut être seul syphilitique.

Si la syphilis existe à la fois chez les deux procréateurs, il faut les soumettre tous deux au traitement mercuriel ou arsenical ou même mercuriel et arsenical. On leur déconseillera toute grossesse nouvelle avant que la réaction de Wassermann ne soit devenue franchement négative chez tous deux.

Si la réaction de Wassermann n'est positive que chez le père, il sera seul soumis au traitement avant toute procréation nouvelle. Si plus tard une grossesse survient même avec une réaction de Wassermann négative chez celui qui en avait présenté une positive antérieurement, il sera sage et prudent de soumettre la mère à un traitement mixte, iodure et mercure, pendant toute la durée de la gravidité.

Syphilis héréditaire. — On donne le nom de syphilis héréditaire aux accidents qui surviennent chez un enfant issu de parents syphilitique avant la conception. Le père ou la mère peut être seul syphilitique; les traces laissées sur le fœtus sont d'autant plus rares que l'affection est plus ancienne et qu'elle a été traitée.

La syphilis héréditaire est *précoce* ou *tardive*. *Précoce*, son action peut se faire sentir dès la grossesse en tuant le fœtus, en provoquant l'avortement ou l'accouchement avant terme avec expulsion d'un fœtus mort et macéré ou d'un enfant atteint de malformation congénitale, ou encore d'un enfant vivant, mais qui ne tarde pas à succomber. Quelquefois l'enfant naît en bon état apparent, mais il se développe mal dans le courant du premier mois, il maigrit et présente soit des *papules psoriasifomes* au niveau des fesses ou des cuisses, soit des *ulcérations* au niveau des lèvres ou de l'anus, soit du *pemphigus*, soit du *coryza* rebelle. Plus tard on peut voir apparaître des *exostoses*, des *empâtements articulaires*, des *paralysies*, des *perforations du voile du palais*, des *effondrements du nez*, de l'*orchite*, des *lésions oculaires* et *auriculaires*, de l'*hypertrophie du foie*, etc.

Tardive, elle apparaît de douze à dix-huit ans chez les sujets mal développés, malingres, infantiles, sous forme de *gommes cutanées* ou *osseuses*, d'*arthrites*, d'*hydrocéphalie*, d'*épilepsie*, de *sclérose cérébrale infantile*, cause d'*idiotie*.

Ulcérations syphilitiques. — A la période secondaire de la syphilis, les *plaques muqueuses* se localisent souvent sur les grandes et sur les petites lèvres. Chez la femme enceinte elles prennent un plus grand développement et elles semblent reposer sur une base exubérante.

Éléphantiasis de la vulve. — On donne ce nom à une *hypertrophie* de la vulve et en particulier des grandes lèvres, dont le volume peut atteindre celui d'une tête d'adulte.

Tumeurs. — La vulve est le siège d'un certain nombre de tumeurs, les unes bénignes, solides ou liquides, les autres malignes. Parmi les premières nous citerons les *fibromes*, les *kystes* des glandes vulvo-vaginales et les *kystes séreux* ou hydrocèles du canal de Nück. Les tumeurs malignes sont représentées par les *cancers* de la vulve, assez rares comme localisation primitive.

Hernie. — Chez la femme l'intestin, l'épiploon ou plus rarement un autre organe peut suivre le trajet du canal inguinal, venir soulever la grande lèvre et constituer une hernie *inguinale* ou *labiale*. La tumeur est caractérisée par de la fluctuation au palper, de la sonorité à la percussion et par du gargouillement à la réduction si le contenu est intestinal. La consistance est au contraire plus ferme, les limites sont plus irrégulières si l'organe hernié est constitué par de l'épiploon.

Varices. — Cette région est souvent le siège de varices chez la femme enceinte, varices qui prennent parfois des proportions considérables facilitées par le tissu lâche des grandes lèvres.

LIVRE V

ORGANES GÉNITAUX INTERNES

Les organes génitaux internes sont constitués primitivement par deux canaux et par deux glandes. Les deux canaux, qui portent le nom de *canaux de Müller* en embryologie, se fusionnent dans leur moitié inférieure pour former le *vagin* et l'*utérus*, ils restent indépendants dans leur moitié supérieure, *trompes de Fallope*, afin de s'adapter aux deux glandes ou ovaires (fig. 405).

ARTICLE I

VAGIN

§ I. — *Anatomie.*

Le vagin est un conduit musculo-membraneux qui est ouvert d'un côté à l'extérieur au niveau de l'orifice vulvo-vaginal et qui se continue en haut avec l'utérus.

Il est *situé* sur la ligne médiane et dans la cavité pelvienne par sa partie supérieure, dans l'épaisseur du périnée par sa partie inférieure. Il n'a pas de moyens de fixité qui lui soient propres, il est maintenu dans sa situation par ses adhérences au périnée en bas, à la vessie en avant, au rectum en arrière, à la gaine vasculaire latéralement; en haut il paraît être suspendu au col de l'utérus, la portion la mieux fixée de cet organe; en effet lorsque l'utérus descend, *prolapsus*, il entraîne avec lui le vagin.

Il est *dirigé* obliquement *de bas en haut* et *d'avant en arrière*,
aussi fait-il avec l'horizontale passant par son orifice inférieur un
angle de 65 à 75 degrés ouvert en arrière ; en haut il fait avec
l'axe de l'utérus un angle de 90 à 110 degrés regardant la

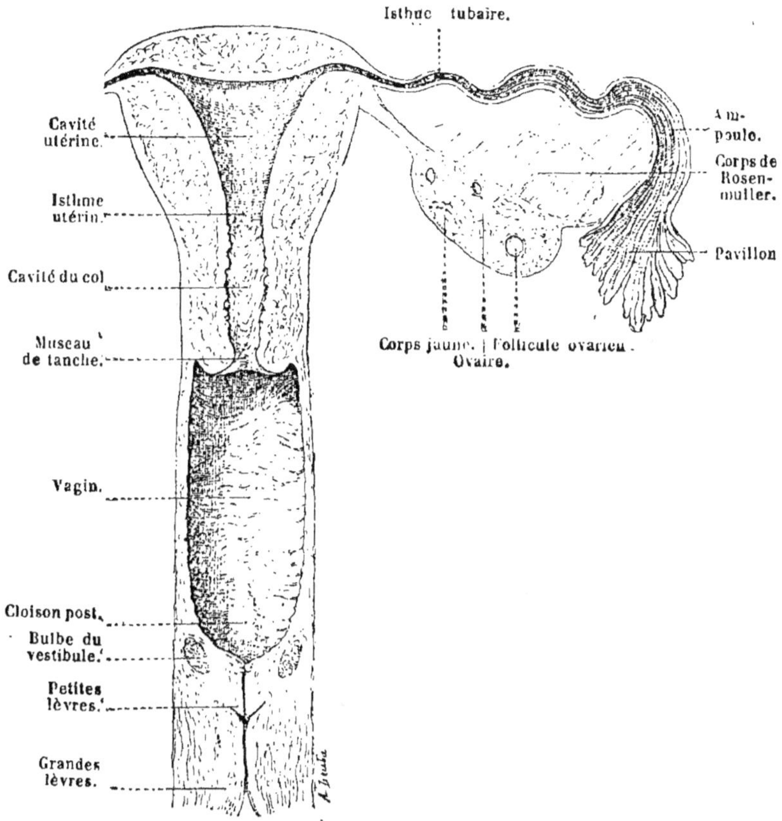

Fig. 405. — Ensemble des organes génitaux (d'après Henle).

symphyse. Son grand axe est constitué par une ligne légèrement
courbe à concavité postérieure.

Quant à sa forme, elle varie à l'état de repos suivant les points considérés. A la partie médiane il a la forme d'un cylindre aplati d'avant
en arrière par accolement des parois antérieure et postérieure ;
quelquefois la coupe de la cavité, au lieu de représenter une ligne
étendue transversalement, constitue une fente transversale portant
à ses extrémités une fente antéro-postérieure, le tout figurant la
lettre H. L'extrémité supérieure, qui reçoit le col utérin, est cylin-

drique, alors que l'extrémité inférieure est une fente antéro-postérieure par aplatissement transversal.

Le vagin mesure en moyenne 6 à 7 centimètres de longueur du centre de l'orifice vulvo-vaginal au sommet du col, la paroi antérieure a 7 centimètres et demi, et la paroi postérieure 8 à 8 centimètres et demi ; cette différence de longueur entre les deux parois tient à ce qu'en arrière le vagin s'insère sur le col plus haut qu'en avant. On rencontre quelquefois des *vagins longs* (10 à 14 centimètres) ou au contraire des *vagins courts* (4 à 5 centimètres).

Le *calibre* de ce conduit est très inégal ; étroit au niveau de l'orifice vulvaire, il est plus large dans la région voisine du col ; la la largeur moyenne est de 24 à 25 millimètres. Ces dimensions n'ont qu'une importance relative, car le vagin est très *extensible*, aussi est-il possible d'y introduire la main et même le bras au cours de certaines manœuvres obstétricales. Grâce à cette *extensibilité* la tête fœtale peut le parcourir de haut en bas, et grâce à son *élasticité* il reprend peu à peu ses dimensions normales. La partie la plus étroite et en même temps la moins extensible siège au niveau de l'orifice vulvo-vaginal à cause des rapports étroits de cette région avec les muscles constricteurs du vagin et avec l'aponévrose périnéale moyenne.

Conformation extérieure et rapports. — Par suite de sa forme aplatie le vagin présente deux faces et deux bords (fig. 406).

La *face antérieure* ou *supérieure*, car elle regarde en avant et en haut lorsque la femme est couchée horizontalement, est en rapport dans sa moitié supérieure avec le *bas-fond de la vessie* et avec le trigone vésical ; elle est séparée de cet organe par une mince couche de tissu cellulaire dans lequel passe l'uretère. La *cloison vésico-vaginale* a 8 à 10 millimètres d'épaisseur. Dans la moitié inférieure le *canal de l'urètre* est intimement uni à la paroi vaginale, *cloison urétro-vaginale*.

La *face postérieure* en rapport avec le *rectum* en est cependant séparée en haut par le péritoine, qui après un trajet de 15 à 20 millimètres se réfléchit d'avant en arrière pour se porter sur la face antérieure du rectum en formant le *cul-de-sac recto-vaginal* ou *de Douglas*. Celui-ci représente la partie la plus déclive de la grande cavité péritonéale, aussi est-ce à ce niveau que s'accumulent les collections purulentes ou sanguines intra-péritonéales. Au-dessous de ce cul-de-sac le rectum est accolé au vagin par du tissu cellulaire, *cloison recto-vaginale* ; à la partie inférieure les deux organes s'éloignent l'un de l'autre en limitant un triangle à sommet supérieur; cet espace triangulaire est occupé par de la graisse et par les muscles du périnée.

Les *bords* sont côtoyés par un riche plexus veineux, *plexus vaginal*; en allant de haut en bas on rencontre en outre la base du *ligament large* avec l'*artère utérine* qui décrit à ce niveau une courbe à convexité interne, l'*uretère*, qui croise d'arrière en avant et de dehors en dedans le bord du vagin, puis le *tissu cellulo-adi-*

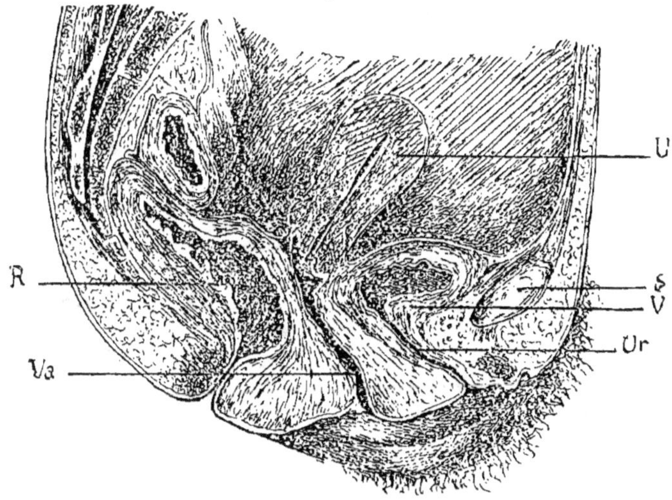

Fig. 406. — Rapports du vagin et de l'utérus (Ribemont-Dessaignes et Lepage).
U. utérus; S. symphyse pubienne; Ur. urètre; R. rectum; Va. vagin; V. vessie.

peux du petit bassin, l'*aponévrose périnéale supérieure*, les fibres antérieures du *releveur de l'anus*, dont la contracture provoque le *vaginisme supérieur*, enfin les *bulbes du vagin*.

L'*extrémité supérieure* adhère au tissu du col utérin, l'*extrémité inférieure* n'est pas autre chose que l'orifice vulvo-vaginal oblitéré en partie par l'hymen chez la femme vierge.

Configuration intérieure. — Quand on incise un vagin et qu'on examine sa paroi intérieure, on voit sur les faces antérieure et postérieure une série de plis transversaux superposés ou rides du vagin; ils sont d'autant plus accentués qu'ils sont plus rapprochés de la vulve. Ils s'épaississent sur la ligne médiane, de sorte qu'ils forment sur chaque paroi une saillie mousse, large de 5 à 15 millimètres, appelée *colonne* du vagin; ils s'atténuent à mesure qu'ils approchent des bords (fig. 407).

La *colonne antérieure* la plus développée se termine en avant par un épaississement plus ou moins accusé, le *tubercule vaginal*, et disparaît en arrière vers la moitié du vagin ; elle est quelquefois divisée en deux colonnes séparées par un sillon.

La *colonne postérieure*, moins accusée, se perd vers le tiers moyen.

Les deux colonnes antérieure et postérieure ne sont pas super-posées ; placées de chaque côté de la ligne médiane, elles sont juxta-

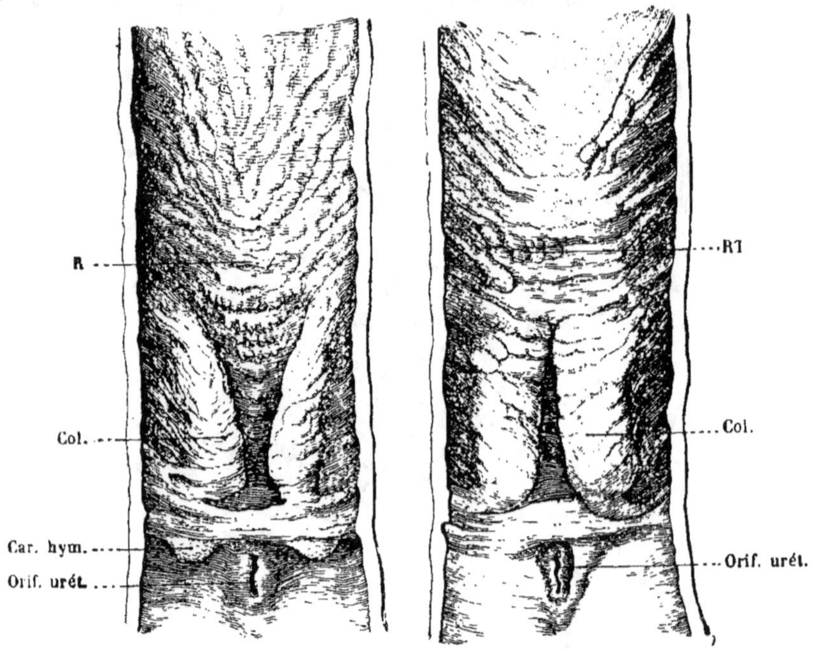

Fig. 407. — Aspect de la paroi vaginale antérieure dans ses deux tiers inférieurs (Henle).

Rides de la colonne antérieure (col) divergeant de bas en haut (en A) ou de haut en bas (en B).

posées, lorsque les deux parois du vagin sont en contact. Chaque colonne accompagnée de ses rides a reçu le nom de *lyre*.

Chez le fœtus les rides latérales ont un développement tel qu'elles ont été comparées à des valvules conniventes, elles sont encore très apparentes chez la jeune fille, mais elles disparaissent avec la grossesse.

L'*extrémité supérieure* du vagin s'insère sur le col utérin à l'union du tiers inférieur avec les deux tiers supérieurs de cet organe et à un niveau plus élevé en arrière qu'en avant, aussi est-elle taillée obliquement de haut en bas et d'arrière en avant. La muqueuse vaginale, en se réfléchissant de la paroi du vagin sur la portion du col de l'utérus saillante dans la cavité vaginale forme une rigole circulaire appelée *voûte du vagin*, *fornix*, *ampoule vaginale*. Cette rigole a été divisée artificiellement en quatre régions ou culs-de-sac qui servent de point de repère pour l'orientation du doigt dans les examens gynécologiques.

Le *cul-de-sac antérieur* peu prononcé répond à la vessie; le *cul-de-sac postérieur*, plus profond, a de 10 à 25 millimètres de profondeur, il est séparé du rectum par le *cul-de-sac de Douglas*, dont on peut explorer le contenu pathologique par le vagin. Les *culs-de-sac latéraux* droit et gauche ont une profondeur intermédiaire à celle des culs de-sac antérieur et postérieur, ils sont croisés par les uretères et longés par le plexus vaginal et par des lymphatiques; l'artère utérine est à 10 ou 15 millimètres. Le doigt en les déprimant peut explorer les faces latérales du bassin et même sentir l'ovaire et les trompes, lorsqu'on a soin de les empêcher de remonter en déprimant la paroi abdominale avec la main restée libre.

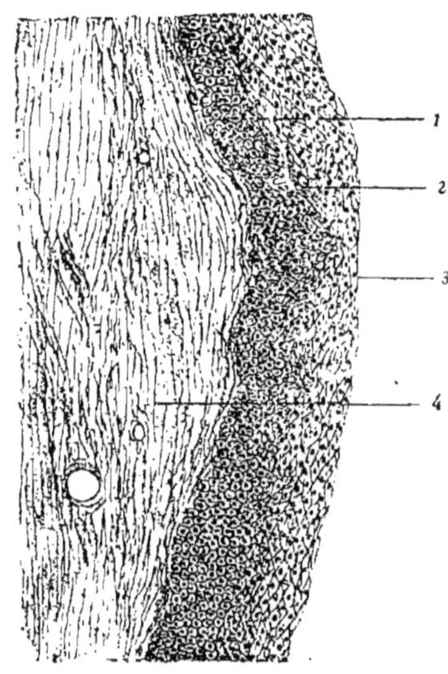

Fig. 408. — Coupe de la muqueuse du vagin (Launois).

1. couche basale de l'épithélium; 2. couche pigmentaire; 3. couche superficielle; 4. chorion muqueux.

L'extrémité inférieure appelée par Farabeuf *col vaginal* est une fente elliptique en rapport extérieurement avec le muscle constricteur; c'est à ce niveau que siège le *vaginisme inférieur*.

Structure. — La paroi du vagin, épaisse de 3 à 4 millimètres, est constituée par trois tuniques, qui sont de dehors en dedans (fig. 408) :

1° Une *tunique externe*, *conjonctive*, mince, blanchâtre, formée de fibres conjonctives et de quelques fibres élastiques;

2° Une *tunique. moyenne*, *musculaire*, formée par deux plans de fibres lisses; le plan *superficiel* est constitué par des fibres *longitudinales*, qui se terminent en haut dans l'utérus et dans les ligaments utéro-sacrés et en bas sur les branches ischio-pubiennes, sur les aponévroses du périnée et dans l'épaisseur des petites lèvres ; le plan *profond* est formé de fibres *circulaires* ou *obliques*, elles se confondent en haut avec le tissu du col de l'utérus, en bas elles s'épaississent et constituent le *sphincter lisse du vagin.*

3° Une *tunique interne* ou *muqueuse* de coloration grisâtre ou rosée. Elle prend une teinte rouge pendant la menstruation et violacée pendant la grossesse. Épaisse de 1 millimètre environ, elle est très résistante et extensible ; elle est constituée par un *chorion* riche en fibres élastiques qui porte sur sa face superficielle des papilles vasculaires coniques ou filiformes plus développées chez les nouveau-nés, et par un *épithélium pavimenteux stratifié.* A la partie supérieure Henle a décrit des follicules clos, mais cette muqueuse *ne renferme aucune glande.*

Les *artères* viennent de l'*artère vaginale,* branche de l'hypogastrique, et accessoirement de l'utérine, de la vésicale inférieure, de l'hémorroïdale moyenne et de la honteuse interne ; les branches de division forment dans l'épaisseur de la muqueuse un réseau capillaire d'où naissent des rameaux décrivant des anses dans chaque papille.

Les *veines* nombreuses et volumineuses naissent dans les tuniques muqueuse et musculeuse, elles se portent sur les bords du vagin où elles constituent de chaque côté un *plexus vaginal.* Celui-ci aboutit à l'hypogastrique, mais il communique avec les plexus utérins, vésicaux, hémorroïdaux et avec les bulbes du vagin.

Les *lymphatiques* proviennent de deux réseaux, l'un situé dans le chorion muqueux, l'autre dans la tunique musculeuse ; ils se portent, les *supérieurs* aux ganglions situés à la bifurcation de l'artère iliaque primitive, les *moyens* aux ganglions latéraux de l'excavation, les *inférieurs* aux ganglions de l'aine.

Les *nerfs* fournis par le plexus hypogastrique et par le nerf honteux interne forment un plexus péri-vaginal et se terminent dans les muscles et dans la muqueuse.

§ II. — *Physiologie et développement.*

Le vagin est avant tout l'organe de la *copulation,* le frottement du pénis contre les parois vaginales détermine l'éjaculation ; le sperme déposé à son intérieur y trouve un milieu humide et chaud qui entretient la vie des spermatozoïdes. C'est aussi le canal de communication entre l'utérus et l'extérieur, aussi sert-il à l'écoulement du flux menstruel et au passage du fœtus. Par ses fonctions il semblerait devoir être rangé dans le groupe des organes génitaux externes, mais par sa *situation* et surtout par son *développement* il appartient aux organes génitaux internes.

Il est en effet formé comme l'utérus par les canaux de Müller, dont l'accolement et la résorption de la cloison de séparation constituent le *canal utéro-vaginal.*

Pendant la grossesse le vagin se modifie considérablement. Au début l'ascension de l'utérus l'entraîne et l'allonge; à la fin au contraire l'utérus s'abaisse, le vagin se replie sur lui-même au point de former à sa partie inférieure un véritable bourrelet, tandis qu'à sa partie supérieure il s'élargit pour loger le segment inférieur de l'utérus déprimé par la présentation.

Ces différentes modifications sont favorisées par le ramollissement des tuniques, qui donne à l'organe une plus grande souplesse.

Dès le début de la grossesse la muqueuse prend une teinte violacée, les vaisseaux se dilatent, ce qui permet de sentir au niveau des artères le *pouls vaginal d'Osiander* et de constater au niveau des veines des dilatations variqueuses. La desquamation abondante, qui se produit également, donne naissance à cet écoulement leucorrhéique, que l'on considère comme un des signes de probabilité de la grossesse.

§ III. — *Pathologie.*

Traumatismes. — Le vagin peut être le siège de *contusions*, de *plaies*, de *ruptures* occasionnées soit par des corps étrangers, soit par le fœtus ou par des instruments pendant l'accouchement; c'est ainsi qu'une déchirure du périnée peut remonter du côté du vagin et s'étendre à la cloison recto-vaginale.

Vaginite. — L'inflammation de la muqueuse vaginale porte le nom de *vaginite*; elle est le plus souvent due au gonocoque, *vaginite blennorragique*, et accompagne la plupart du temps la vulvite. Elle se caractérise par un écoulement jaunâtre ou verdâtre, plus ou moins abondant, et par une sensation de chaleur, de cuisson ou de brûlure; au toucher la muqueuse paraît râpeuse et recouverte de petites granulations, *vaginite granuleuse.* Toute femme enceinte qui présente ces symptômes doit être traitée avec soin avant l'accouchement, car cette affection peut devenir le point de départ d'une infection puerpérale chez la mère ou d'une ophtalmie purulente chez le nouveau-né.

Comme le vagin est dépourvu de glandes, il est assez facile d'agir sur cette affection ; traitée au début par des injections antiseptiques, sublimé à 1/2 pour 1 000, permanganate de potasse à 1 pour 4 000, elle guérit rapidement.

Syphilis. — Le vagin peut être le siège d'accidents syphilitiques, chancre ou plaques muqueuses ; ces lésions passent souvent inaperçues et l'emploi du spéculum est nécessaire pour les constater.

La *tuberculose* se localise rarement sur cet organe.

Tumeurs. — Parmi les tumeurs développées à ce niveau, les unes sont liquides, *kystes du vagin*, elles sont reconnues par le toucher, qui permet de sentir la fluctuation et d'apprécier le volume variant de la grosseur d'une noisette à celle d'un œuf de pigeon ou de poule ; les autres sont solides. Les fibromes sont rares, plus fréquente est l'hypertrophie des papilles sous forme de *polypes muqueux*, ceux-ci peuvent attirer l'attention par les hémorragies fréquentes qu'ils déterminent.

Le *cancer* du vagin est rarement primitif, il est ordinairement secondaire à un cancer du col de l'utérus, *épithélioma* ou *carcinome*. Les parois vaginales envahies ont perdu toute souplesse, elles sont épaissies et indurées. Tout cancer utérin propagé au vagin est devenu inopérable, et un traitement palliatif seul peut être appliqué : il consiste en injections de liquide désinfectant, solutions de permanganate de potasse à 1 pour 4 000, de chloral à 1 pour 100 ou pour 200, d'eau oxygénée étendue.

Prolapsus. — Dans certains cas les cloisons antérieure et postérieure du vagin sont relâchées et font saillie dans ce conduit ; la cloison vésico-vaginale donne naissance à la *cystocèle* ; la cloison recto-vaginale est le siège de la *rectocèle*. Ces infirmités se présentent sous forme de tumeurs mollasses, réductibles, se reproduisant ou s'exagérant sous l'influence des efforts. Elles sont dues au relâchement de la paroi du vagin, relâchement déterminé par des grossesses multiples ou par l'expulsion de très gros enfants.

Quelquefois la muqueuse vaginale tout entière glisse sur les parties sous-jacentes et vient constituer à l'orifice externe du vagin un bourrelet rosé ou rouge : c'est le *prolapsus du vagin*.

Fistules. — La destruction d'une partie de la paroi vaginale par arrachement ou déchirure peut établir des communications entre ce canal d'une part et la vessie ou le rectum d'autre part. C'est à ces communications artificielles qu'on donne le nom de *fistules*; elles sont entretenues par le passage continuel de l'urine ou des matières fécales dans le vagin (fig. 409).

La *fistule vésico-vaginale* est le plus souvent consécutive à un accouchement laborieux terminé spontanément ou à l'aide d'une intervention manuelle ou instrumentale. On explique de la façon

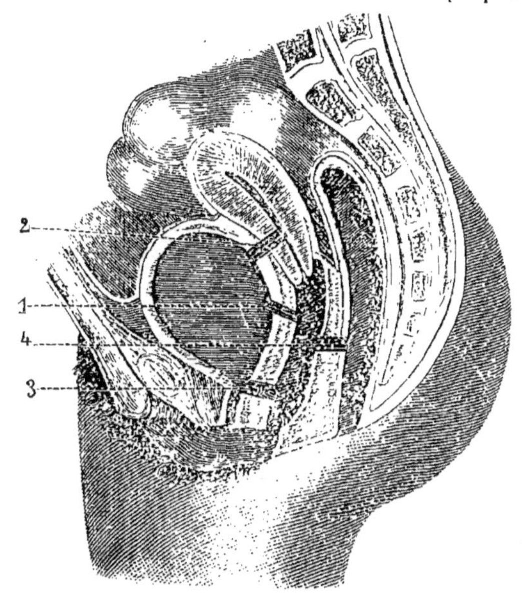

Fig. 409. — Fistules urinaires (Bouilly).

1. fistule vésico-vaginale; 2. fistule vésico-utérine; 3. fistule urétro-vaginale, 4. fistule recto-vaginale.

suivante les fistules qui surviennent à la suite d'un accouchement spontané : la tête fœtale ayant séjourné très longtemps dans le vagin et les contractions utérines ayant persisté, la paroi vaginale se trouve comprimée entre le pubis et la tête; cette compression arrête la circulation, la paroi se mortifie, une eschare se produit et à sa chute la fistule est constituée. Le signe caractéristique de cette infirmité est l'écoulement continuel de l'urine par le vagin; en cas de doute il suffit d'injecter dans la vessie un liquide coloré antiseptique ou aseptique, lait ou permanganate de potasse, et on le voit apparaître au niveau de l'orifice antérieur du vagin.

La *fistule recto-vaginale* est consécutive soit à une déchirure du vagin ou à une rupture complète du périnée mal consolidée,

soit à l'ouverture d'une collection purulente de la cloison recto-
vaginale à la fois dans le vagin et dans le rectum. Elle est reconnue
à l'expulsion de matières fécales par l'orifice vaginal pendant la
défécation.

Des interventions chirurgicales seules sont capables de faire
disparaître les fistules du vagin.

Vaginisme. — Le vaginisme est une névrose caractérisée par
une *contracture douloureuse* des fibres musculaires du vagin
proprement dit ou des
muscles qui entrent
en contact avec cet
organe et par une *hy-
peresthésie* de la mu-
queuse. Il est spon-
tané ou provoqué par
l'inflammation du
vagin ou par une
inflammation de voi-
sinage. Il peut être
localisé à tout l'or-
gane ou n'exister
qu'au niveau de l'ori-
fice vulvo-vaginal, ce
vaginisme inférieur
est dû à la contracture
du muscle sphincter
de la vulve, ou au

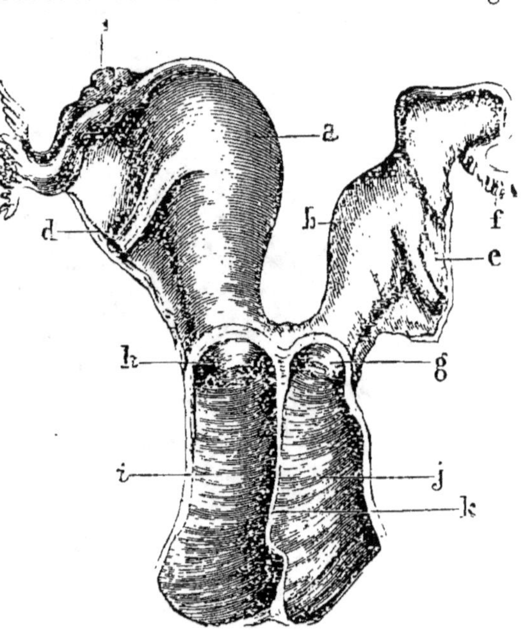

Fig. 410. — **Utérus** didelphe et **vagin** cloisonné

niveau de la partie supérieure, *vaginisme supérieur*, celui-ci est
provoqué par la contracture d'une portion du muscle *releveur de
l'anus* dans la partie qui côtoie les parois latérales du vagin.

Vices de conformation. — Ceux-ci ne peuvent être compris
que si l'on connaît bien le développement des organes génitaux. Le
vagin est formé par l'accolement de la partie inférieure de deux
canaux appelés *canaux de Muller*, dont la cloison de séparation se
résorbe. Si la résorption ne se fait pas, le vagin sera *double*
(fig. 410); si elle est incomplète, il y aura une *cloison incomplète*
longitudinale; si la couche persistante est minime, on aura le *cloisonnement transversal* se présentant sous forme de *diaphragme*
unique ou multiple, dont le siège le plus fréquent est l'union
des 2/3 inférieurs avec le tiers supérieur du conduit vaginal. A

l'arrêt de développement des deux canaux de Muller correspondent l'*absence de vagin* et le *vagin rudimentaire*; au développement unilatéral répond l'*étroitesse* de l'*organe*, celle-ci peut également être déterminée par un arrêt dans le développement après la naissance.

ARTICLE II

UTÉRUS

§ I. — *Anatomie*.

L'*utérus* ou *matrice* est l'organe de la gestation, c'est un muscle creux *situé* dans l'excavation pelvienne entre la vessie en

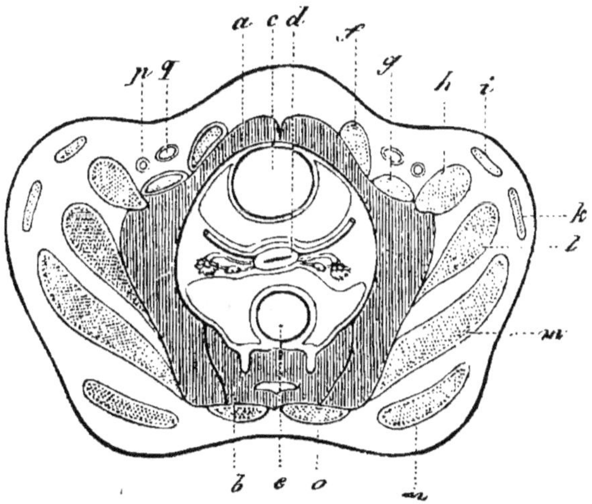

Fig. 411. — Coupe transversale du bassin chez la femme (demi-schéma).

a. os iliaque; *b.* sacrum; *c.* vessie; *d.* utérus; *e.* rectum; *f.* muscle moyen adducteur; *g.* muscle pectiné; *h.* muscle psoas; *i.* muscle couturier; *k.* muscle tenseur du fascia lata; *l.* muscle petit fessier; *m.* muscle moyen fessier; *n.* muscle grand fessier; *o.* muscles des gouttières vertébrales; *p.* artère fémorale; *q.* veine fémorale.

avant et le rectum en arrière (fig. 411), au-dessus du vagin, au-dessous des circonvolutions de l'intestin grêle. De *forme* conoïde à base supérieure et à sommet tronqué inférieur, il a été comparé à une *poire* renversée aplatie d'avant en arrière; au-dessous de sa partie moyenne on voit une dépression circulaire ou *isthme* divisant l'organe en deux parties, la supérieure plus volumineuse ou *corps*, l'inférieur cylindroïde ou *col* (fig. 412).

Constitué primitivement par l'accolement de la partie moyenne des *canaux de Muller* bientôt suivi de la disparition de la paroi commune, l'utérus peut dans certains cas conserver sa *duplicité* primitive par arrêt de développement (fig. 410).

Moyens de fixité. — L'utérus à l'état de vacuité est maintenu dans sa situation physiologique par sa continuité avec le vagin,

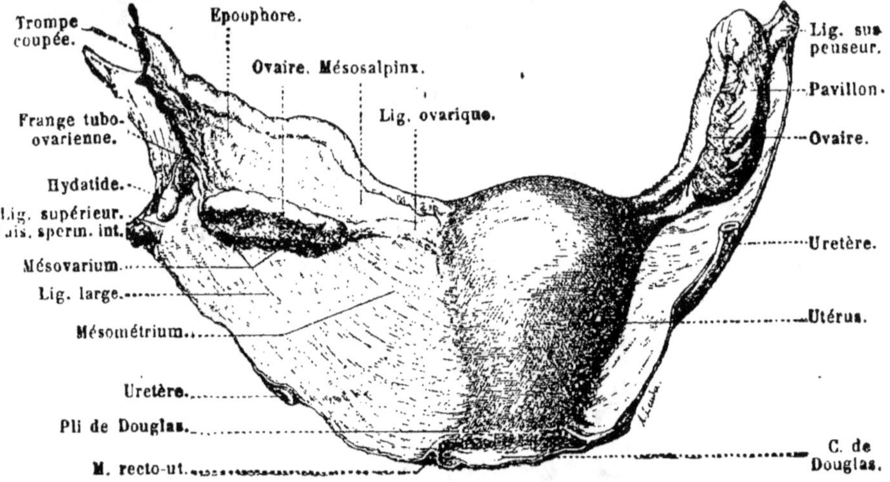

Fig. 412. — Vue postérieure de l'utérus, de la trompe et de l'ovaire (Spalteholz).

par ses rapports à distance avec le périnée et par des ligaments formés de fibres musculaires provenant de l'utérus ; ces ligaments entourés de replis péritonéaux vont s'attacher aux régions osseuses avoisinantes. Sur les parties latérales ce sont les *ligaments larges*, en avant et en haut les *ligaments ronds*, et en arrière et en bas les *ligaments utéro-sacrés*.

A. — LIGAMENTS LARGES

Les ligaments larges sont deux feuillets péritonéaux étendus des bords de l'utérus aux parois latérales de l'excavation pelvienne. Dirigés comme l'utérus de haut en bas et d'avant en arrière, ils forment ensemble une véritable cloison transversale divisant l'excavation en deux loges, une antérieure vésicale ou *cavum pré-utérin* et une postérieure rectale ou *cavum recto-utérin* (fig. 412). Ils sont constitués par l'accolement sur les bords de l'utérus des deux feuillets péritonéaux qui recouvrent les faces anté-rieure et postérieure de cet organe. De forme quadrilatère, ils

présentent à étudier deux faces et quatre bords. La *face antérieure* répond à la vessie, elle entre dans la constitution du cul-
de-sac vésico-utérin ; la *face postérieure* est en rapport avec le
rectum et elle forme une partie du feuillet antérieur du cul-de-sac
de Douglas. Le *bord externe* adhère à la paroi de l'excavation
pelvienne dans sa partie inférieure ; c'est au niveau de ce bord
que les deux feuillets devenant pariétaux se séparent, l'antérieur
pour se porter en avant, le postérieur en arrière. Le *bord infé-*

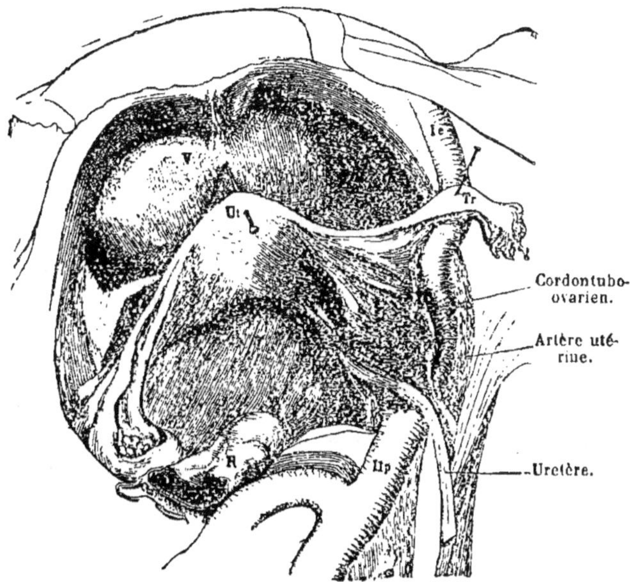

Fig. 413. — Ligaments larges vus d'en haut (Fredet *in* Poirier).
V. vessie; Ut. utérus; R. rectum; Tr. trompe.

rieur, encore appelé *base*, est en rapport avec l'aponévrose
pelvienne supérieure : les deux feuillets s'éloignent l'un de l'autre
et limitent un espace triangulaire rempli de tissu cellulaire dense
contenant les vaisseaux de l'utérus, c'est la *gaine vasculaire*. Le
bord interne assez large, puisque les deux feuillets sont obligés
de se séparer pour se porter sur les faces antérieure et postérieure
de l'utérus, se trouve en rapport avec l'artère utérine et le plexus
veineux utérin. En réalité on pourrait ne pas décrire de bord
interne en considérant le ligament large comme une nappe unique,
étendue transversalement d'une paroi latérale de l'excavation
pelvienne à celle du côté opposé et renfermant l'utérus sur la ligne

médiane ; les deux feuillets antérieur et postérieur passent en effet
en avant et en arrière de l'utérus sans solution de continuité. Le
bord supérieur libre est constitué par la réflexion en arrière
du feuillet péritonéal antérieur, réflexion se produisant au niveau
de la trompe, celle-ci se trouve ainsi entourée d'un véritable repli
péritonéal formant le méso-salpinx. En passant de la face antérieure à la face postérieure le péritoine se trouve soulevé par les
organes situés au-dessous de lui, et c'est à ces replis péritonéaux
qu'on a donné le nom d'*ailerons* du ligament large ; en avant c'est
le ligament rond qui le soulève et forme l'*aileron antérieur*, en
arrière c'est le ligament utéro-ovarien et l'ovaire qui donnent
naissance à l'*aileron postérieur*; quant à l'*aileron moyen*, il
n'est pas autre chose que le bord supérieur proprement dit, c'est-à-
dire le repli formé par la trompe.

Au point de vue de sa *structure* le ligament large est constitué
par deux *feuillets péritonéaux* doublés profondément d'une
couche de *fibres musculaires lisses*, qui prennent un développement plus grand pendant la grossesse. Entre les deux feuillets
il existe une nappe cellulaire ou plutôt *cellulo-vasculaire*, car
elle renferme les *vaisseaux* et les *nerfs utérins* et *utéro-ovariens*;
on y trouve aussi le ligament rond, la trompe, l'ovaire et des
organes rudimentaires, comme l'*organe de Rosenmüller*, bien
visible par transparence chez le nouveau-né.

Les ligaments larges sont destinés à maintenir l'utérus sur la
ligne médiane et à limiter les mouvements de bascule de l'organe
en avant et en arrière.

B. — LIGAMENTS RONDS

Les ligaments ronds naissent du fond de l'utérus sur la partie
antéro-latérale par des fibres musculaires qui d'abord étalées se
condensent pour constituer un cordon arrondi. Ils se dirigent en
bas, en avant et en dehors en cheminant dans l'aileron antérieur
des ligaments larges, c'est la *portion pelvienne*. Au niveau du
détroit supérieur ils pénètrent dans la fosse iliaque, *portion
iliaque*, et gagnent l'orifice interne du canal inguinal ; changeant
alors de direction, ils s'engagent dans le canal inguinal, *portion
inguinale*, et se portent en bas, en dedans et en avant. Après
avoir franchi l'anneau inguinal externe, ils s'étalent et vont se terminer en constituant la *portion vulvaire* sur l'épine du pubis et

dans la couche celluleuse du mont de Vénus et des grandes lèvres.

Leur *longueur* est de 12 à 14 centimètres, leur *diamètre* de 5 à 6 millimètres; leur *résistance* est considérable, car Beurnier a démontré qu'ils ne se rompent que sous un poids de 600 à 900 grammes.

Lorsque chez le fœtus le ligament rond abandonne la fosse iliaque pour pénétrer dans le canal inguinal, il entraîne avec lui le péritoine, qui forme un diverticule appelé *canal de Nück*. Chez l'adulte le péritoine s'arrête au niveau de l'orifice interne du canal inguinal, et ce n'est qu'exceptionnellement qu'on retrouve la persistance de ce cul-de-sac péritonéal.

Le ligament rond est constitué en grande partie par des *fibres musculaires lisses* qui partent de l'utérus et par des fibres conjonctives et élastiques; dans sa portion inguinale il reçoit un *faisceau de fibres musculaires striées* qui suit un trajet ascendant, mais qui ne va jamais jusqu'à l'utérus. Enfin dans l'épaisseur du ligament rond se trouvent des vaisseaux et des nerfs; au moment où il pénètre dans le canal inguinal il croise l'artère épigastrique, qui lui abandonne un petit vaisseau, *l'artère funiculaire*. Celle-ci remonte le trajet du ligament rond pour se porter à l'utérus. Les *veines* sont nombreuses; disposées en plexus, elles partent de la corne utérine et vont se jeter dans la veine iliaque externe, elles établissent des anastomoses entre la circulation veineuse utérine et la circulation veineuse de la paroi abdominale, des grandes lèvres et du mont de Vénus. Les plus volumineuses ont des valvules disposées de telle façon que le sang ne peut circuler que de l'utérus vers la paroi abdominale. Pendant la grossesse ces veines prennent un développement très considérable; elles forment quelquefois un véritable paquet variqueux au niveau de l'orifice inguinal externe. Les nerfs viennent du nerf génito-crural, branche du plexus lombaire.

Les ligaments ronds ont une action très restreinte dans la statique utérine; lorsque l'utérus est refoulé en arrière par la vessie distendue, leur élasticité ramène l'organe en avant dès que le réservoir urinaire se vide. L'*opération d'Alexander* se sert des ligaments ronds pour corriger la rétroversion de l'utérus; elle consiste en effet à faire des tractions sur ces ligaments et à les fixer à la paroi abdominale pour réduire et maintenir réduite la bascule de l'utérus en arrière.

C. — LIGAMENTS UTÉRO-SACRÉS

On donne le nom de ligaments utéro-sacrés à deux faisceaux qui partent de la face postérieure de l'utérus à l'union du corps avec le col pour aller s'insérer sur le sacrum au niveau des première et deuxième vertèbres sacrées; les fibres les plus élevées peuvent même se fixer à la colonne lombaire en formant le ligament *utéro-lombaire de Huguier*.

La présence du rectum oblige ces ligaments à décrire deux

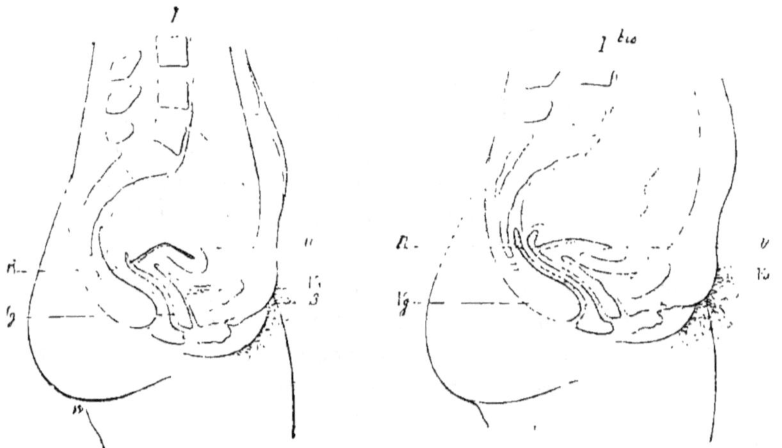

Fig. 414. — Situation normale de l'utérus chez la vierge (Schultze).

Fig. 415. — Situation normale de l'utérus chez la multipare (Schultze).

courbes qui limitent un orifice situé entre l'utérus et le rectum; le péritoine, qui passe du premier de ces organes sur le second, pénètre dans cette ouverture ovalaire; c'est à cette dépression profonde de 4 à 5 centimètres et la plus déclive de la cavité péritonéale qu'on a donné le nom de *cul-de-sac de Douglas*.

Les ligaments utéro-sacrés, encore appelés pour cette raison *replis de Douglas*, sont constitués par deux faisceaux de fibres musculaires lisses recouverts par le péritoine sur leurs faces interne et externe et au niveau de leur bord supérieur.

Ils sont destinés à empêcher l'abaissement de l'utérus, c'est leur relâchement après la grossesse qui permet le prolapsus de cet organe.

Direction de l'utérus. — La direction de l'utérus est une des questions les plus controversées, elle doit être envisagée à deux points de vue : l'utérus considéré isolément et l'utérus considéré dans ses rapports avec les parois du petit bassin et avec les autres organes pelviens.

L'axe de l'*utérus isolé* n'est pas représenté par une ligne droite, mais par une ligne courbe, le corps faisant avec le col un angle de 140 à 170 degrés, l'utérus est donc en *antécourbure* (fig. 414 et 415).

Les divergences d'opinion sont surtout relatives à l'utérus étudié dans ses rapports avec l'excavation pelvienne. Les uns, comme Cruveilhier et Sappey, disent que l'axe utérin se confond avec celui de l'excavation ; les autres prétendent que l'organe très incliné en avant est couché sur la vessie ou au contraire qu'il est incliné en arrière et regarde le sacrum par son fond. Il faut conclure de ces avis opposés que l'utérus est un organe très mobile, dont la direction est influencée par l'état de vacuité ou de plénitude de la vessie et du rectum.

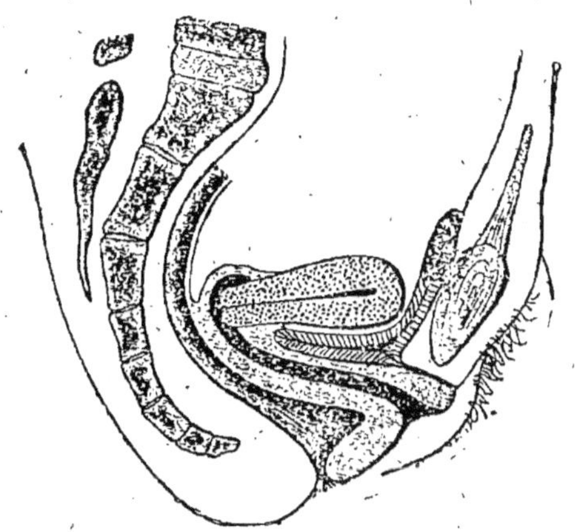

Fig. 416. — Antéversion de l'utérus (Bouilly).

Dans la position qu'on pourrait appeler *normale*, l'utérus *occupe l'axe de l'excavation pelvienne*, il décrit une légère courbe dont la concavité antéreure est tournée du côté de la symphyse pubienne, le fond regardant en haut et en avant dans la direction de l'ombilic. Très souvent l'extrémité supérieure est inclinée vers la droite, *latéro-version droite*, et en même temps une rotation légère autour de son grand axe fait que sa face antérieure regarde également du côté droit, *dextro-torsion*.

Déviations pathologiques. — Les déviations de l'utérus peuvent se produire soit dans un plan antéro-postérieur, soit dans un plan transversal.

Dans le premier cas ou bien l'utérus tout entier bascule en tournant autour d'un axe transversal passant au niveau de l'isthme, *versions de l'utérus*, ou bien le corps seul se fléchit en avant ou en arrière, *flexions de l'utérus*. Dans les versions le corps peut se porter en avant et le col en arrière, *antéversion* (fig. 416), ou au contraire le fond est renversé en arrière et le col est porté en avant, *rétroversion*. Dans les flexions le col reste

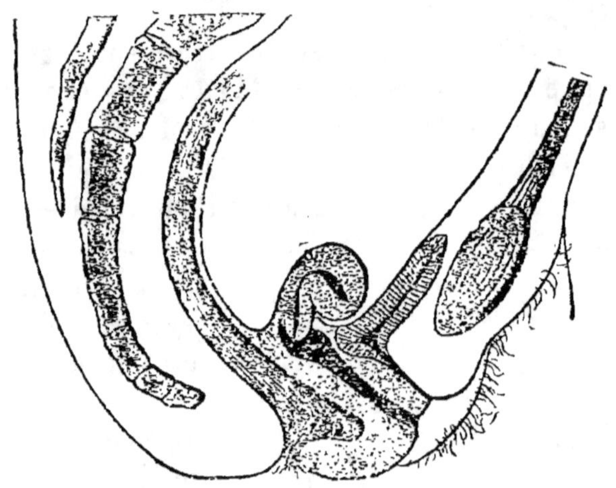

Fig. 417 — Antéflexion de l'utérus (Bouilly).

immobile, tandis que le corps s'incline soit du côté de la symphyse pubienne, *antéflexion* (fig. 417), soit du côté du sacrum, *rétro-flexion* (fig. 418).

Il en est de même des déviations dans le plan transversal, mais dans ce cas l'axe autour duquel tourne l'utérus est antéro-postérieur. Si le fond se porte à droite et le col à gauche il y a *latéro-version droite*, l'inclinaison du fond à gauche et du col à droite donne lieu à la *latéro-version gauche*. Si le col reste dans sa situation normale et que le corps seul s'incline à droite ou à gauche, il y a *latéro-flexion droite* ou *gauche*.

Enfin, dans certains cas, l'utérus tourne sur place autour d'un axe vertical, et sa face antérieure regarde ou à droite,

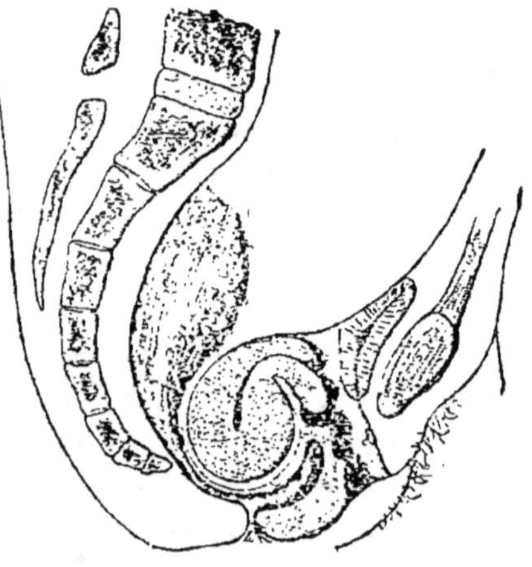

Fig. 418. — Rétroflexion de l'utérus (Bouilly).

dextro-torsion, où à gauche, *lævo-torsion*.

Dimensions. — Elles varient avec l'âge et avec l'état physiologique des sujets; la différence est peu considérable chez les femmes vierges et chez les nullipares, mais il y a des disproportions assez accentuées entre les dimensions de l'utérus d'une femme qui n'a pas eu d'enfants et d'une femme qui a eu une ou plusieurs grossesses.

	Longueur.	Largeur.
Nullipare	6 à 7 centimètres.	4 centimètres.
Multipare	7 à 8 —	5 —

L'épaisseur est d'environ 25 à 30 millimètres, le poids varie de 40 et 50 grammes chez la nullipare à 60 et 70 grammes chez la multipare. Pendant la menstruation l'utérus augmente de volume par suite de l'afflux sanguin considérable qui se produit à cette époque. Lorsque l'ovulation et la menstruation disparaissent vers l'âge de quarante-huit à cinquante ans (ménopause), l'organe de la gestation, dont le rôle est terminé, s'atrophie peu à peu en même temps qu'il devient scléreux.

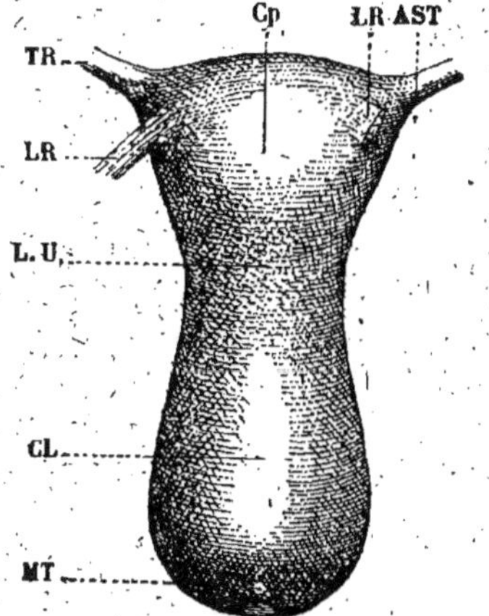

Fig. 419. — Utérus d'un fœtus à terme (Poirier).

Les rapports de longueur entre le corps et le col varient aussi suivant les âges; c'est ainsi que chez la petite fille le col forme les trois cinquièmes de la longueur totale (fig. 419); à la puberté le corps s'allonge et devient à peu près aussi long que le col; chez les nullipares le corps l'emporte très légèrement sur le col; enfin chez les multipares le corps utérin représente les deux tiers ou les trois cinquièmes de la longueur totale de l'organe.

Consistance. — Pendant la vie les parois utérines sont molles, malléables, elles conservent l'empreinte des organes voisins.

L'utérus est un organe creux, il présente donc à étudier une surface extérieure et une surface intérieure ou cavité.

Conformation extérieure et rapports. — La division de l'utérus en *corps* et en *col* permet d'étudier séparément ces deux parties.

1° Le *corps*, cône légèrement aplati d'avant en arrière, a deux faces, une antérieure et une postérieure, deux bords latéraux et deux extrémités, une supérieure ou fond et une inférieure ou *isthme*.

La *face antérieure* ou *vésicale*, de forme triangulaire, lisse et légèrement bombée, est recouverte par le *péritoine*, qui au niveau

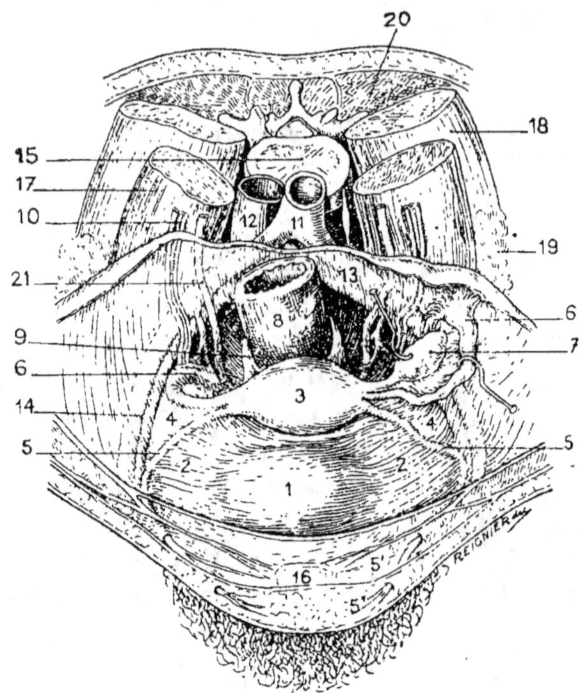

Fig. 420. — **Rapports de l'utérus** (Ribemont-Dessaignes et Lepage)

1. vessie; 2. fossettes para-vésicales; 3. fond de l'utérus; 4. ligaments larges; **5.** ligament rond venant s'attacher au pubis par ses faisceaux internes (5') et sur le pénil et la grande lèvre par ses faisceaux externes 5''; 6. trompe droite; 6. pavillon de la trompe gauche ayant été attiré en haut pour montrer l'ovaire (7) du même côté; 8. rectum; 9. ligaments utéro-sacrés; 10. vaisseaux utéro-ovariens; 11. portion terminale de l'aorte; 12. veine cave inférieure; 13. vaisseaux iliaques primitifs; 14. vaisseaux iliaques externes; 15. quatrième vertèbre lombaire; 16. pubis; 17. psoas; 18. carré des lombes; 19. tissu cellulo-adipeux sous-péritonéal; 20. masse sacro-lombaire.

de l'isthme se réfléchit d'arrière en avant et remonte sur la face postérieure de la vessie en formant ainsi le *cul-de-sac vésico-utérin*. Ce dernier varie d'aspect suivant l'état de vacuité ou de plénitude de la vessie, il ne renferme jamais d'anses intestinales d'après Rieffel, et il sépare l'utérus de la *face postérieure de la vessie* (fig. 406 et 420).

La *face postérieure* ou *intestinale* regarde plus en haut qu'en arrière, elle est plus convexe que la précédente; comme celle-ci elle est tapissée par le *péritoine*, qui descend jusque sur le vagin et se réfléchit ensuite en arrière sur le rectum, constituant ainsi un *cul-de-sac recto-vaginal* ou *cul-de-sac de Douglas*. L'espace situé entre le rectum et l'utérus ou *excavation recto-utérine* est occupé par le côlon pelvien ou par des anses grêles lorsque la vessie et le rectum sont vides, mais, dès qu'un de ces réservoirs est distendu, le contact devient immédiat entre l'utérus et le *rectum* (fig. 406 et 420).

Les *bords latéraux*, obliques de haut en bas et de dehors en dedans, sont convexes d'avant en arrière ; ils présentent *deux lèvres* antérieure et postérieure constituées par l'union des lames du ligament large au tissu utérin, et un *interstice* en rapport avec l'artère utérine, les plexus veineux utérins, les lymphatiques, les nerfs et le tissu cellulaire du ligament large. En haut ils sont limités par la trompe et en bas ils se continuent avec les bords du vagin.

L'*extrémité supérieure* ou *fond* (fig. 420) constitue la partie la plus large de l'utérus, elle est convexe transversalement chez la femme qui a eu des enfants, rectiligne chez la nullipare et concave chez le nouveau-né. A l'état normal le fond dépasse le plan du détroit supérieur de 2 à 3 centimètres. Il est en rapport avec les anses de l'intestin grêle, le côlon iléo-pelvien et quelquefois avec l'épiploon.

L'*extrémité inférieure* ou isthme se continue avec le col.

2° Le *col* de l'utérus a été comparé à un barillet, car il a la forme d'un cylindre renflé à sa partie moyenne. L'insertion du vagin permet de le diviser en trois parties : une supérieure ou supra-vaginale, une inférieure ou intra-vaginale et enfin une partie intermédiaire correspondant à l'insertion du vagin (fig. 412).

a) La *portion sus-vaginale*, longue de 15 à 20 millimètres, est en rapport en *avant* avec la *vessie* grâce à une mince couche de tissu cellulaire facilement décollable et renfermant des artérioles et des veinules. Sa *face postérieure* est recouverte par le péritoine formant à ce niveau la paroi antérieure de l'arrière-fond de Douglas, qui la sépare du rectum. Sur les *bords latéraux* on trouve la *gaine hypogastrique*, l'*artère utérine*, qui à ce niveau décrit une courbe pour devenir ascendante, les *plexus veineux utéro-vaginaux*, les *nerfs* de l'utérus et enfin l'*uretère*, qui croise ce bord de haut en bas et d'arrière en avant.

b) La *portion intra-vaginale*, encore appelée *museau de tanche*, a la forme d'un cône à sommet tronqué et arrondi, long de 8 à 12 millimètres, large et épais de 20 à 25 millimètres. Chez le fœtus il est long et mince, *museau de taupe*; chez la femme qui a eu des enfants il est globuleux ou aplati d'avant en arrière, il peut même disparaître en grande partie après plusieurs grossesses.

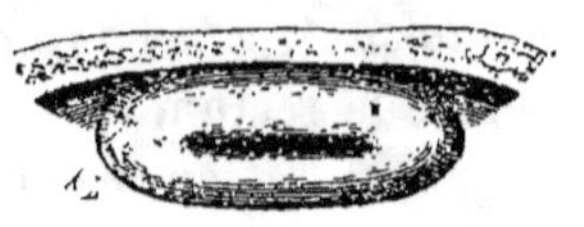

Fig. 421. — Orifice externe du col chez une fille vierge de 15 à 16 ans (Poirier).

Sa surface externe unie et rosée est séparée des parois vaginales par une rigole circulaire ou *culs-de-sac du vagin* que nous avons étudiés précédemment.

Le sommet est percé d'une ouverture, *orifice externe du col*; celui-ci est punctiforme chez la vierge (fig. 421), petit et circu-

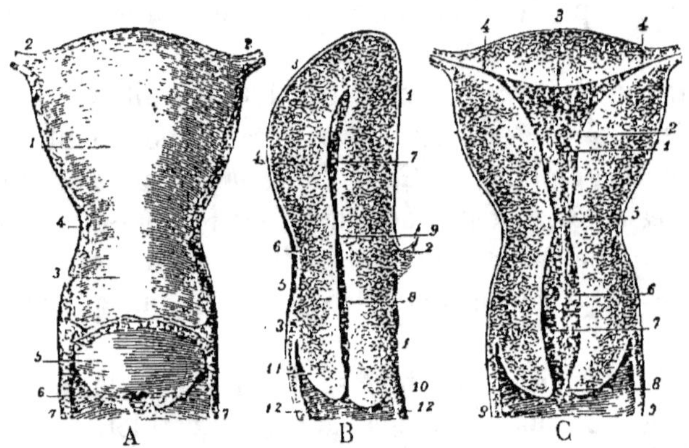

Fig. 422. — Utérus de vierge.

A. 1. son corps; 2. ses angles supérieurs; 3. son col; 4. isthme; 5. portion vaginale du col; 6. son orifice inférieur très petit et circulaire; 7. vagin. — *B*. 1. profil de sa face antérieure; 2. cul-de-sac vésico-utérin du péritoine partageant cette face en deux parties à peu près égales; 3. profil de la face postérieure; 4. corps de l'utérus; 5. son col; 6. isthme; 7. cavité du corps; 8. cavité du col; 9. son extrémité supérieure; 10. lèvre antérieure du museau de tanche; 11. sa lèvre postérieure; 12. vagin. — *C*. 1. cavité du corps; 2. son bord latéral gauche; 3. son bord supérieur; 4. ses angles latéraux infundibuliformes; 5. son angle inférieur; 6. cavité du col; 7. arbre de vie, sa paroi postérieure; 8. son extrémité inférieure; 9. vagin.

laire chez la nullipare; chez la femme qui a eu des enfants il a la forme d'une *fente transversale* de 10 à 15 millimètres limitée par deux *lèvres*, une *antérieure* épaisse, courte, plus accessible, et une *postérieure*, plus longue et accolée au vagin. Cette fente présente souvent des encoches, dues à des déchirures produites au cours des accouchements.

La *consistance* du museau de tanche varie avec les conditions physiologiques : chez la nullipare il est résistant, comparable à la sensation fournie par le lobule du nez; il se ramollit pendant la grossesse et présente des inégalités chez la multipare.

c) La *portion* qui correspond à l'insertion du vagin est constituée par une bande de 6 à 8 millimètres de haut dirigée oblique-

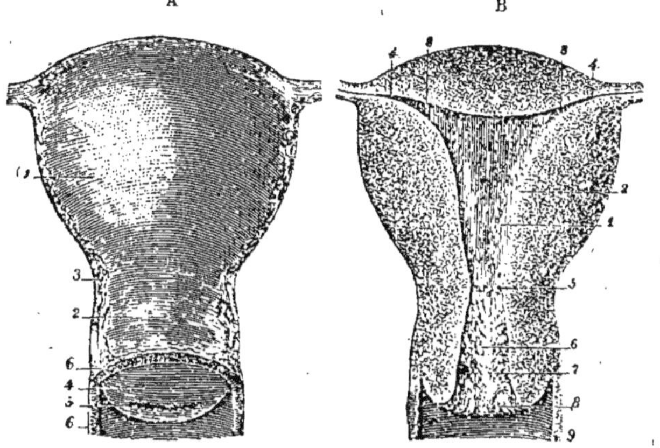

Fig. 423. — Utérus de multipare.

A. 1. corps de l'utérus remarquable par son volume très supérieur à celui du col; 2. son col dont la longueur est moins grande que celle du corps; 3. isthme; 4. museau de tanche; 5. orifice externe ou vaginal du col affectant chez la femme multipare la figure d'une fente transversale, à bords fendillés, crevassés; 6. extrémité supérieure du vagin se continuant avec le col au niveau de la base du museau de tanche. — **B.** 1. cavité du corps; 2. son bord latéral gauche; 3. son bord supérieur ou base; 4. ses angles supérieurs ou latéraux infundibuliformes se continuant par leur sommet avec l'extrémité interne des trompes utérines; 5. son angle inférieur formant l'orifice supérieur ou interne du col; 6. cavité du col; 7. arbre de vie de la paroi postérieure; 8. lèvre postérieure de son orifice externe; 9. extrémité supérieure du vagin.

ment de haut en bas et d'arrière en avant, le vagin s'insérant sur le col à un niveau plus élevé en arrière qu'en avant.

Conformation intérieure. — Au point de vue anatomique et physiologique, il faut étudier séparément la cavité du corps et la cavité du col.

1° La *cavité du corps*, de forme triangulaire, a deux faces, trois bords et trois angles (fig. 422). Les *faces* planes et lisses sont appliquées l'une contre l'autre, elles sont triangulaires avec base supérieure. Les *bords* sont au nombre de trois, deux latéraux et un supérieur répondant au fond de l'utérus; ils sont convexes chez la vierge (fig. 422), et concaves chez la femme qui a eu des enfants (fig. 423). Les *angles* correspondent à des orifices; les deux supérieurs sont percés de très fins pertuis, représentant l'ouverture de la trompe dans l'utérus, c'est l'*ostium uterinum*; ils sont cachés par des replis de la muqueuse que certains auteurs ont considérés comme des valvules. L'angle inférieur est formé par l'orifice qui met en communication le corps avec le col, c'est l'*orifice supérieur du col*.

2° La *cavité du col* a la forme d'un fuseau, c'est-à-dire qu'elle est étroite à ses deux extrémités et renflée à sa partie moyenne. On peut lui décrire deux faces, deux bords et deux extrémités : les *faces* sont antérieure et postérieure, elles portent sur la ligne médiane une crête d'où partent des saillies obliques en haut et en dehors. La réunion de ces différentes parties constitue l'*arbre de vie* (fig. 422 et 423), celui de la face antérieure n'est pas superposé à celui de la face postérieure, mais il lui est juxtaposé; l'arbre de vie antérieur est oblique de haut en bas et de droite à gauche, l'arbre de vie postérieur au contraire est oblique de haut en bas et de gauche à droite. Les arbres de vie existent chez la vierge, ils s'effacent dans leur partie inférieure chez la nullipare et ils disparaissent presque complètement chez la multipare.

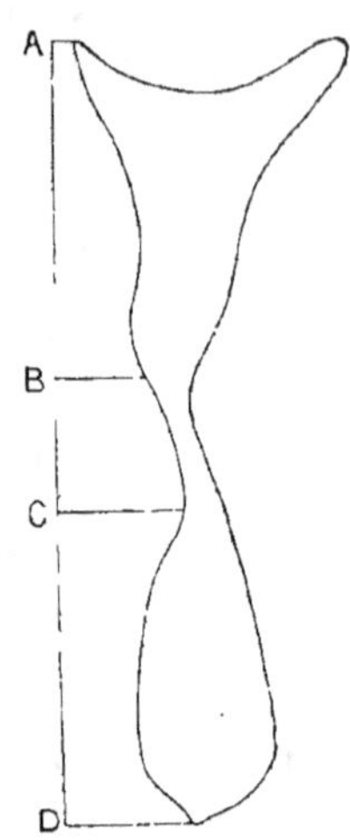

Fig. 424. — Moulage de la cavité utérine.

AB. corps; CD. col; BC. isthme.

Les *bords* latéraux décrivent deux courbes qui se regardent par leur concavité. L'*extrémité supérieure* est constituée par l'*orifice supérieur* ou *interne du col*, c'est un véritable canal ou *isthme*, long de 5 à 6 millimètres et large de 4 à 5 millimètres; il s'oblitère à la ménopause. L'*extrémité inférieure* n'est pas autre chose que l'*orifice externe du col*.

3° *Dimensions intérieures.* — Les dimensions verticales de la totalité de la cavité utérine sont :

        Chez la vierge . . . . 45 à 50 millimètres.
        Chez la nullipare. . . . . 50 à 55   —
        Chez la multipare . . . . 55 à 65   —

Elles peuvent être mesurées chez la femme vivante en employant un instrument spécial appelé *hystéromètre*.

Les dimensions verticales du corps sont :

        Chez la vierge . . . . 22 à 26 millimètres.
        Chez la nullipare. . . . . 25 à 27   —
        Chez la multipare . . . . 30 à 40   —

Les mêmes dimensions prises sur le col sont :

Chez la vierge. . . . . 28 millimètres.
Chez la nullipare 25   —
Chez la multipare. 22   —

Les dimensions transversales mesurées au niveau de la base équivalent à peu près à la moitié de la longueur totale, elles sont :

Chez la vierge et la nullipare. .   20 à 24 millimètres.
Chez la multipare . . . .   30 à 33   —

La *capacité* de l'utérus de la nullipare est de 3 à 4 centimètres cubes, et de 5 à 6 centimètres cubes chez la multipare.

Structure. — L'utérus est constitué par trois tuniques, une externe séreuse, une moyenne musculaire et une interne muqueuse (fig. 425), qui renferment des vaisseaux et des nerfs.

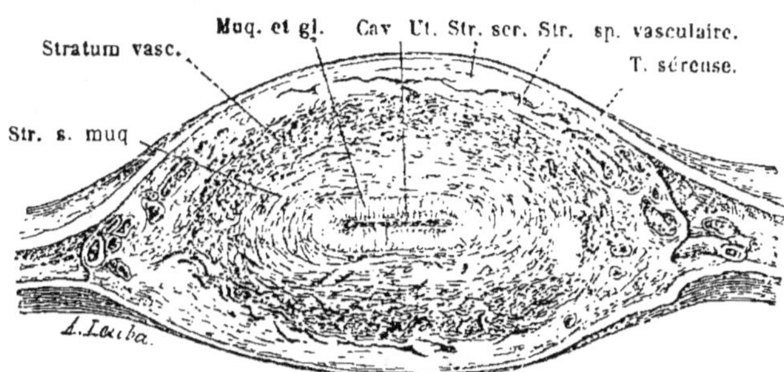

Fig. 425. — Section transversale du corps de l'utérus.

La *séreuse* est formée par le péritoine; celui-ci, après avoir recouvert la face postérieure de la vessie, se porte d'avant en arrière pour aborder l'utérus au niveau de l'isthme, cul-de-sac vésico-utérin. Il tapisse la totalité de la face antérieure, le fond et descend sur toute la face postérieure et même sur le vagin, dont il revêt la partie supérieure sur une longueur de 2 centimètres environ. A ce niveau il passe sur le rectum en formant le cul-de-sac recto-vaginal ou de Douglas. Les deux feuillets antérieur et postérieur du péritoine continuent leur chemin à droite et à gauche des bords de l'utérus pour constituer les lames antérieure et postérieure des ligaments larges (fig. 425).

La séreuse n'adhère intimement au tissu utérin qu'au niveau du fond et des deux tiers supérieurs du corps, particulièrement sur la ligne médiane; dans les autres points elle est unie à la tunique sous-jacente par du tissu cellulaire sous-péritonéal.

A. — La *tunique musculaire* est la plus épaisse, c'est elle qui compose presque entièrement la paroi de l'utérus. Elle est constituée par des *fibres musculaires lisses* enchevêtrées, réunies par une gangue conjonctive et élastique, elle forme le *muscle utérin*, dont il est impossible à l'état normal de déterminer l'agencement des faisceaux. La grossesse, qui donne à ces derniers un volume plus considérable et une teinte plus rouge, a permis à Sue (1753), à Mme Boivin (1821), et enfin à Hélie et Chenantais (1864) d'étudier la disposition des fibres musculaires de l'utérus. On décrit trois couches de muscles, mais cette description est purement schématique.

a) La *couche externe* (fig. 427 et 428) est constituée : 1° par un *faisceau longitudinal*, large de 2 centimètres environ, situé sur la ligne médiane des faces antérieure et postérieure et à cheval sur le fond, c'est le *faisceau ansiforme de Hélie*; et 2° par des *fibres transversales*, les unes à direction horizontale, les autres à direction oblique. La plus grande partie de ces fibres entourent complètement l'utérus et se prolongent sur le col, mais les plus superficielles se portent dans les ligaments larges, les ligaments ronds, les ligaments utéro-sacrés et dans la trompe.

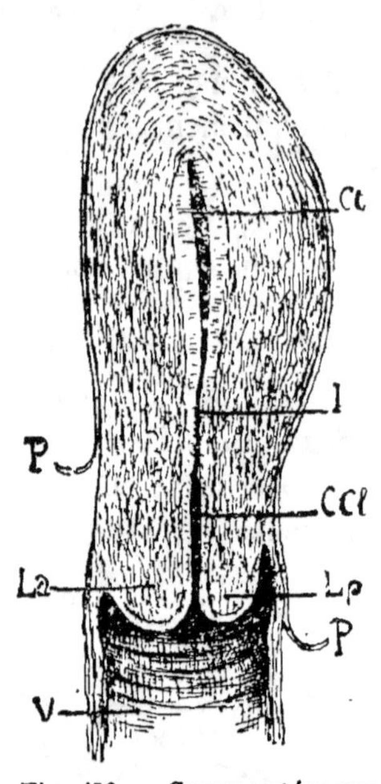

Fig. 426. — Coupe antéro-postérieure de l'utérus d'une multipare. Rapports du péritoine (Ribemont - Des - saignes et Lepage).

V. paroi latérale du vagin; PP. péritoine recouvrant l'utérus et descendant plus bas en arrière qu'en avant; La. lèvre antérieure du col; Lp. lèvre postérieure; CCl. cavité cervicale; I. isthme de l'utérus; CC. cavité du corps.

b) La *couche moyenne* est la plus épaisse, elle constitue à elle seule la moitié de la tunique musculaire et est limitée au corps. Les fibres qui la composent forment des faisceaux entre-croisés dans tous les sens, de là le nom de *couche plexiforme* qui lui a été donné; dans les mailles qu'elles limitent sont contenus de gros vaisseaux veineux ou *sinus utérins*. Ceux-ci transforment cette couche en une véritable éponge sanguine (stratum vasculosum), ils ont comme parois des fibres musculaires recouvertes d'une simple couche endothéliale. La disposition des fibres musculaires autour de ces canaux est spéciale, elles sont disposées sous forme d'*anses* embrassant une partie de la périphérie du vaisseau, de sorte que deux anses placées sur un même plan et aux extrémités d'un même diamètre peuvent par leur contraction jouer le rôle de

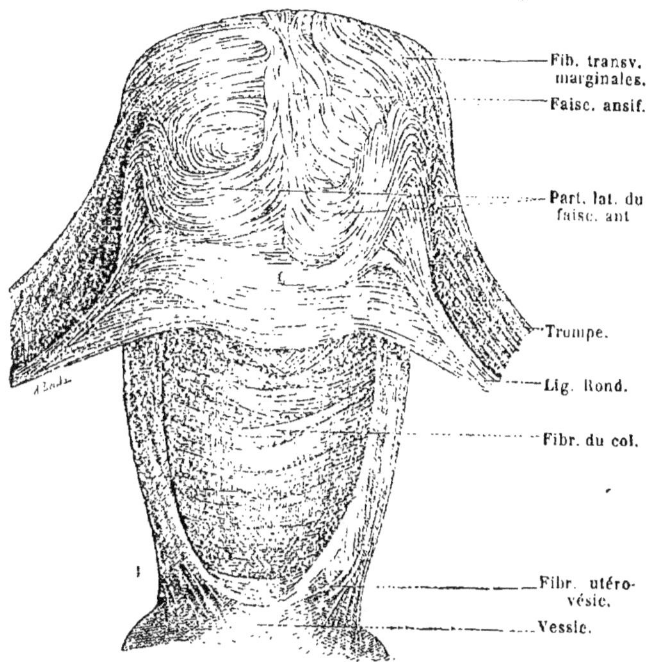

Fig. 427. — Surface antérieure de l'utérus. Fibres superficielles (Hélie et Chenantais).

sphincter ou fil à ligature; c'est pour cette raison que le professeur Pinard les a appelées *véritables ligatures vivantes*.

C'est à la contraction de cette couche musculaire qu'est due l'absence d'hémorragie après la délivrance (fig. 425 et 429).

c) La *couche interne* est constituée en allant toujours de dehors en dedans : 1° par des *fibres circulaires*, les unes horizontales se prolongeant dans le col et constituant au niveau de l'isthme une sorte de sphincter, les autres disposées autour des orifices des trompes; 2° par des *fibres profondes* ou *longitudinales* formées par deux faisceaux triangulaires occupant la partie médiane des faces antérieure et postérieure; un grand nombre de ces fibres prennent la forme de la lettre Z (fig. 430). Au niveau du col elles soulèvent la muqueuse et déterminent les saillies des arbres de vie.

B. — La *tunique muqueuse* tapisse toute la cavité utérine, elle se continue à la partie supérieure avec celle des trompes et à la partie inférieure avec celle du vagin, elle repose sur la tunique

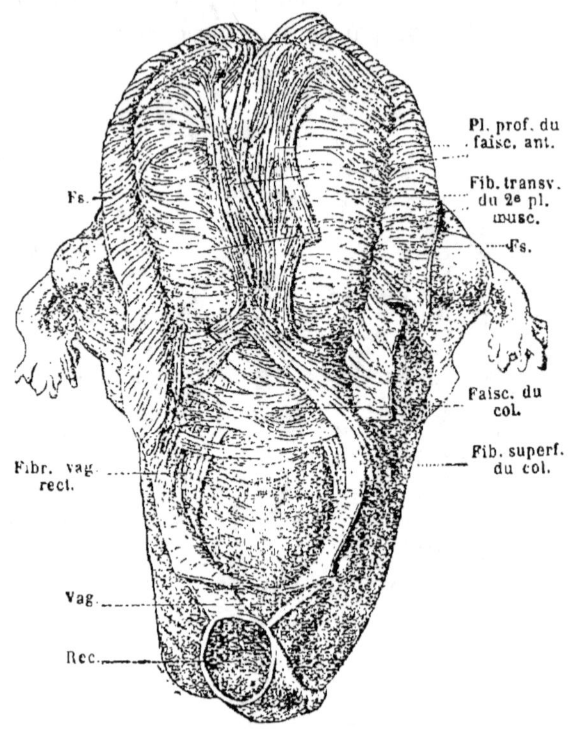

Fig. 428. — Face postérieure de l'utérus (Hélie et Chenantais).

2e plan de la couche musculaire externe. Section vertico-médiane, ayant divisé les fibres superficielles (Fs).

musculaire dont il est difficile de la séparer. Elle est différente dans le corps et dans le col.

a) La *muqueuse du corps* (fig. 431) est d'un gris rosé, elle est lisse, molle, très friable, et elle s'altère rapidement après la mort ; son épaisseur est de 1 millimètre et demi à la partie moyenne et un demi-millimètre au niveau du fond et de l'isthme. Unie en apparence, elle présente une multitude de petites dépressions qui sont les orifices des glandes. Elle est formée d'un chorion et d'un épithélium ; le *chorion* est constitué par de nombreuses fibrilles de tissu conjonctif entre-croisées ; au point d'entre-croisement se trouvent des cellules plates, étoilées ou fusiformes, et dans les mailles une grande quantité de cellules arrondies ou ovoïdes, fusiformes autour des glandes et dans la couche profonde.

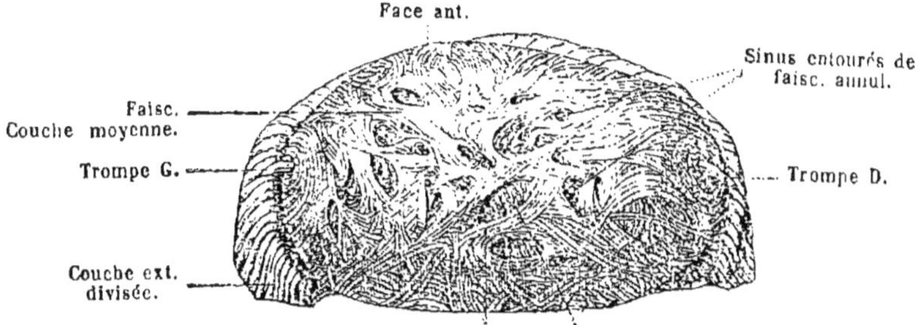

Fig. 429. — Fond de l'utérus. Couche musculaire moyenne (Hélie et Chenantais).

L'*épithélium* est formé par une rangée unique de *cellules cylindriques*, hautes de 25 à 30 µ; la surface qui regarde la cavité

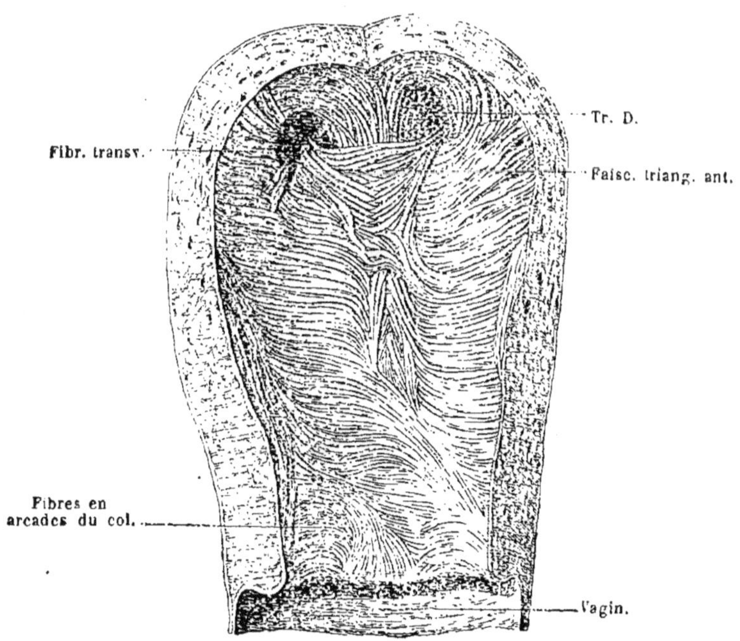

Fig. 430. — Surface interne de l'utérus (Hélie et Chenantais).

Paroi antérieure; plan superficiel; paroi postérieure de l'utérus divisée sur la ligne médiane.

utérine porte des cils vibratiles, qui n'existent que pendant la vie sexuelle et qui se meuvent de haut en bas, c'est-à-dire en sens opposé à l'ascension des spermatozoïdes.

Ces cellules renferment du protoplasma granuleux et un noyau
à la partie moyenne. Enfin la muqueuse est pourvue d'une
grande quantité de *glandes tubuleuses* simples ou bifurquées au
niveau du fond, qui plongent quelquefois dans la partie musculaire. Certains auteurs prétendent qu'elles ont une paroi propre
formée par une membrane conjonctive ; leur épithélium est cylindrique à cils vibratiles, ceux-ci se meuvent du fond vers l'orifice glandulaire. Elles sécrètent
comme tout l'épithélium utérin du
mucus alcalin, aussi la plupart des
auteurs les considèrent-ils comme
de simples dépressions de la
muqueuse, destinées à servir de
réserve à l'épithélium et à lui
permettre de se régénérer après
chaque époque menstruelle et
surtout après l'accouchement.

b) La *muqueuse du col* est
plus pâle, plus épaisse, plus con-
sistante, sa surface interne est
soulevée pour former l'arbre de
vie dont les plis secondaires et
tertiaires sont muqueux ; du côté

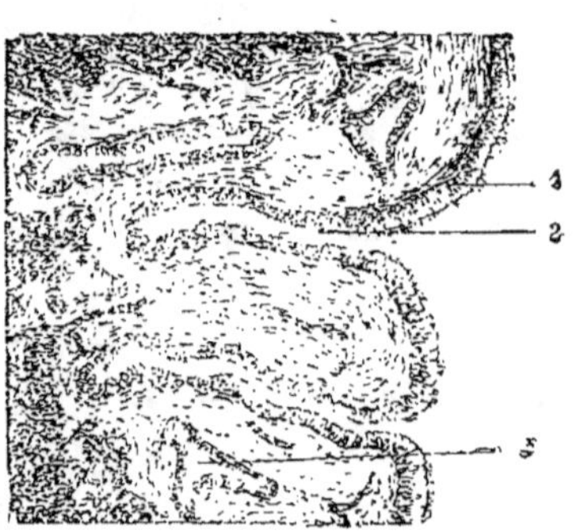

Fig. 431. — Coupe de la muqueuse
utérine (Launois).

1. épithélium cylindrique stratifié
avec cellules ciliées à la périphérie ; 2.
dépressions en culs-de-sac appelées
glandes ; 3. coupe oblique d'une dépression.

de la tunique musculaire avec laquelle elle se confond sa limite est
plus nette. Son *chorion* est riche en éléments fibrillaires conjonctifs et en fibres élastiques, et pauvre en cellules, c'est le type du
tissu conjonctif adulte.

Le revêtement *épithélial* est formé par des cellules cylindriques
ciliées plus hautes et moins larges, le noyau est voisin de la partie basale de la cellule. Près de l'orifice inférieur du col ou *zone de transition*, dont la limite supérieure est d'autant plus élevée que la femme
n'est plus vierge et qu'elle a eu des enfants, l'épithélium prend le *type
pavimenteux stratifié*, celui-ci se continue sur le *museau de tanche*.

Les *glandes du col* sont de moins en moins nombreuses à
mesure qu'on approche de l'orifice externe, elles sont *tubuleuses
simples*, *ramifiées* ou *composées* et elles sont formées par une
membrane d'enveloppe anhiste tapissée d'une rangée unique de
cellules cylindriques ciliées ou caliciformes. Elles ont pour but
de sécréter un mucus épais, visqueux, transparent, qui pendant la
grossesse constitue le *bouchon muqueux*.

Quand l'orifice des glandes vient à s'oblitérer, le produit de sécrétion s'accumule dans la cavité glandulaire, la distend et donne naissance à un petit kyste qui soulève la muqueuse; on a donné à ce kyste le nom d'œuf de Naboth. Cet auteur les avait pris pour des ovules greffés sur la muqueuse cervicale.

C. — *Vaisseaux et nerfs.* 1° Les *artères* viennent de trois sources; la principale est l'*artère utérine*, branche de l'hypogastrique. Elle naît au niveau de la symphyse sacro-iliaque et se porte presque aussitôt dans la base du ligament large jusqu'au niveau de la portion supravaginale du col; en ce point elle change de direction et monte en décrivant des flexuosités le long du bord utérin jusqu'à la corne utérine; elle se divise alors en deux branches, l'une inférieure s'anastomosant avec l'artère ovarienne, l'autre supérieure formant l'artère tubaire interne (fig. 432). Dans tout son trajet elle fournit des branches, dont les principales sont les *artères vésico-vaginales* nées au niveau du col, puis une série de branches transversales qui se portent sur les deux faces de l'utérus. Les artérioles, qui pénètrent dans la paroi utérine, sont hélicines et vont former dans la couche moyenne un riche réseau, stratum vasculosum, d'où naissent des rameaux externes pour la couche musculaire externe et pour le péritoine et des rameaux musculaires internes pour la couche profonde et pour la muqueuse. Dans cette tunique les artérioles constituent deux réseaux, l'un profond autour des culs-de-sac glandulaires, l'autre superficiel situé sous l'épithélium.

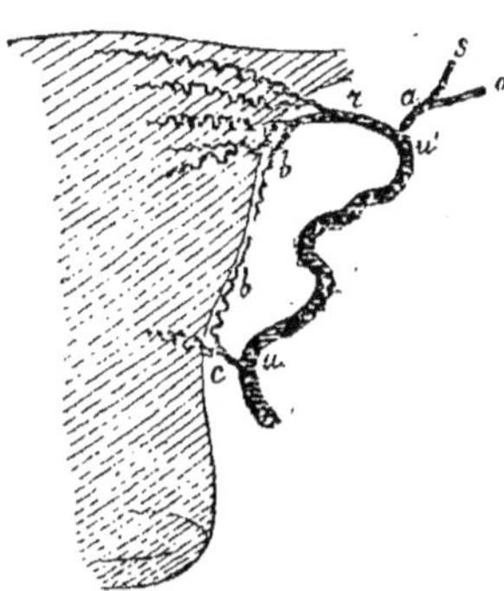

Fig. 432. — Type vasculaire de l'utérus (schéma d'après Fredet).

L'utérine (*uu"*) s'éloigne du bord de l'utérus dans la dernière partie de son trajet ascendant, et se termine par deux branches divergentes: l'artère rétrograde du fond (*r*) et l'artère annexielle (*a*), celle-ci presque aussitôt subdivisée en ovarienne (*o*) et salpingienne (*s*). L'artère rétrograde du fond s'anastomose, par une de ses branches, avec l'artère du corps (*c*) au contact même du tissu utérin.

Les artères accessoires sont l'*artère utéro-ovarienne*, dont une branche vient s'anastomoser avec une des branches de bifurcation de l'utérine, et l'*artère funiculaire*, qui naît de l'épigastrique et remonte vers l'angle de l'utérus en suivant le ligament rond.

2° Les *veines* de l'utérus sont remarquables par leur nombre, par leur volume et par leur absence de valvules.

Toutes les veinules des parois convergent vers les gros vaisseaux ou *sinus utérins* de la couche musculaire moyenne, ceux-ci à leur tour se déversent dans des veines situées le long des bords de l'utérus dans l'épaisseur des ligaments larges. Ce sont les *plexus utérins*, qui donnent naissance en bas à deux *veines utérines*, affluents des veines hypogastriques, en haut à des veines qui s'anastomosent avec celles de la trompe et de l'ovaire pour constituer le *plexus utéro-ovarien* ou *pampiniforme* (fig. 433).

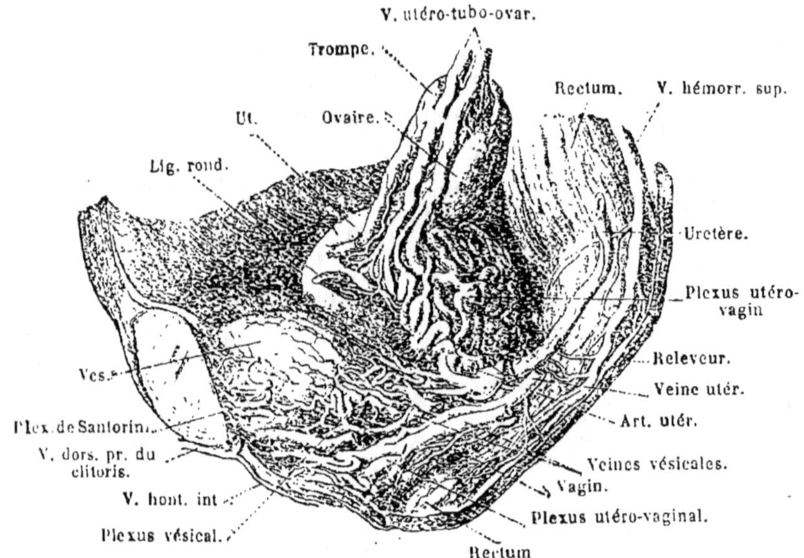

Fig. 433. — Veines des viscères pelviens de la femme, vues après ablation des plexus veineux superficiels. Le péritoine est presque entièrement enlevé (Spalteholz).

Celui-ci est l'origine des veines utéro-ovariennes, qui vont dans la région lombaire se jeter à droite dans la veine cave inférieure, à gauche dans la veine rénale gauche. Enfin de la partie supérieure des plexus utérins s'échappent encore les veines du ligament rond, qui vont se terminer en partie dans la veine épigastrique, en partie dans la veine fémorale.

3° Les *lymphatiques* prennent naissance dans les différentes tuniques de l'utérus et ils forment dans chacune d'elles de très riches plexus. Au niveau de la *muqueuse* ils naissent dans le chorion sous forme de fentes ou de lacunes, ils sont surtout développés au niveau de la muqueuse cervicale.

Les lymphatiques de la *musculeuse* se disposent sur trois plans : l'interne a ses vaisseaux dirigés transversalement, l'externe a une direction longitudinale ; quant au plan moyen, il est constitué par de larges canaux dilatés en certains points, rétrécis en d'autres et dirigés obliquement.

Tous ces vaisseaux de même que ceux de la séreuse viennent aboutir à un riche *plexus sous-séreux* situé dans le tissu cellulaire sous-péritonéal qui entoure l'utérus. De ce *réseau périphérique* partent trois groupes différents (fig. 434) : au niveau du fond de l'utérus ce sont les 2 ou 3 troncs constituant les *lympha-*

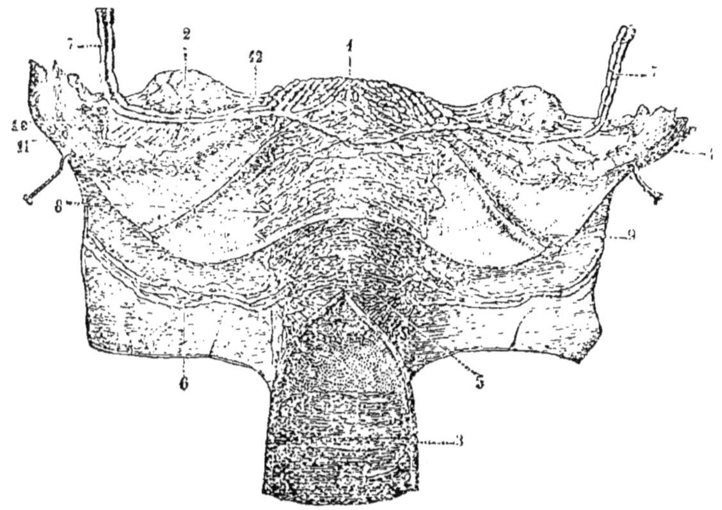

Fig. 434. — Lymphatiques de l'utérus (Poirier).

1. utérus ; 2. ovaire ; 3. vagin ; 4. trompe ; 5. lymphatiques du col ; 6. groupe de lymphatiques inférieurs ; 7. groupe de lymphatiques supérieurs ; 8. lymphatiques moyens ; 9. ligament rond.

tiques supérieurs qui se portent en dehors dans l'épaisseur du ligament large, s'accolent à ceux de l'ovaire et de la trompe et vont se jeter dans les *ganglions lombaires*. Du même point partent également des vaisseaux plus grêles qui se portent dans le ligament rond pour aboutir en partie aux *ganglions iliaques externes*, en partie aux *ganglions du pli de l'aine*, c'est le *groupe moyen*. Enfin les *lymphatiques inférieurs* résumant la circulation du col sont représentés par 3 ou 4 vaisseaux qui suivent le trajet de l'artère utérine et vont se jeter dans 2 ou 3 ganglions situés à la bifurcation de l'iliaque primitive.

4° Les *nerfs* proviennent de sources multiples : *plexus utéro-ovarien*, né lui-même du plexus lombo-aortique ; *plexus utérin,* issu du plexus hypogastrique ; *plexus hypogastrique, troisième et quatrième nerfs sacrés, grand sympathique.* Les deux premiers plexus suivent le trajet des vaisseaux pour se rendre à l'utérus, les autres viennent se réunir sur les parties latérales du col pour constituer le *plexus fondamental* de l'utérus ou *plexus latéro-cervical,* riche en ganglions. Quelquefois il n'y a qu'un seul ganglion, plus volumineux et appelé *ganglion de Frankenhäuser.* Les rameaux, qui pénètrent dans l'utérus, sont constitués les uns par des fibres à myéline, les autres par des fibres de Remak ; ils se rendent aux différentes tuniques de l'organe soit comme nerfs moteurs, soit comme nerfs sensitifs, soit comme nerfs vaso-moteurs. Dans les muscles les filets se terminent par des taches motrices de Ranvier, et dans la muqueuse ils forment des plexus péri-acineux.

§ II. — *Physiologie de l'utérus.*

L'utérus ne joue son rôle dans l'organisme que pendant la durée de la *vie sexuelle* de la femme, c'est-à-dire de la *puberté* à la *ménopause.* Pendant cette période, qui commence à l'âge de douze, quinze ou seize ans et finit en moyenne à l'âge de quarante-cinq ans, l'utérus a deux fonctions à remplir : l'une, mensuelle et régulière, est caractérisée par un écoulement sanguin, la *menstruation* ; l'autre, qui exclut la première, entre en jeu lorsqu'il y a eu *fécondation.* L'utérus est en effet destiné à recevoir l'œuf fécondé, à le protéger et à le nourrir pour lui permettre de se développer, il est ensuite chargé de se contracter pour expulser le produit de conception arrivé à son complet développement.

1. FONCTION DE L'UTÉRUS EN DEHORS DE LA GROSSESSE. MENSTRUATION

La menstruation est une fonction de la vie génitale de la femme, elle se produit *périodiquement* tous les vingt-huit jours en moyenne : de là les noms de *règles, époques, ordinaires, mois, menstrues,* donnés à ce phénomène.

Elle se manifeste sous forme d'un écoulement sanguin par la vulve, accompagné souvent de phénomènes généraux d'*ordre congestif,* maux de tête, migraines, névralgies, état nerveux, douleurs lombaires quelquefois très intenses, etc. Au début et à la fin le sang **est** poisseux, sa *couleur* rosée au commencement de l'écoulement prend une teinte plus foncée pendant la période d'état, puis elle pâlit ; la coloration varie d'ailleurs beaucoup avec la santé générale : c'est ainsi que le sang est rutilant chez les pléthoriques et pâle chez les chlorotiques. Il ne se coagule pas s'il se mélange au liquide vaginal ; il a une odeur particulière, souvent forte et comparée à celle de la fleur de souci, elle paraît déterminée par des altérations qui se produisent dans les voies génitales. La quantité de sang perdu à chacune des époques menstruelles est variable, 100 à 250 grammes ; elle est presque toujours la même chez une même femme, mais elle diffère avec les sujets. L'écoulement est continu ou intermittent et il dure de trois à huit jours, c'est en général pendant la troisième ou la quatrième journée que la femme *perd le plus*. Les examens microscopiques du liquide expulsé n'ont constaté dans celui-ci que des globules blancs et des cellules épithéliales.

C'est l'utérus et non le vagin qui est la source du sang menstruel, comme on peut le constater au spéculum ; ce fait est admis par tout le monde, mais les avis diffèrent lorsqu'il s'agit d'expliquer la cause de cet écoulement sanguin. Williams prétend que la muqueuse tout entière subit une dégénérescence graisseuse et s'exfolie, véritable *caduque menstruelle* dont la chute laisse largement ouverts les vaisseaux ; Engelmann limite la dégénérescence graisseuse à la partie superficielle de la muqueuse qui tombe à chaque période.

Pour Léopold, l'hémorragie résulte de l'extravasation des globules hors des capillaires les plus voisins de la cavité utérine. Cet épanchement soulevant la couche la plus superficielle de la muqueuse la détruit et l'entraîne. Enfin de Sinéty soutient que la muqueuse ne subit aucune destruction, il s'appuie sur les examens qu'il a faits d'utérus de femmes mortes pendant la période menstruelle, et sur l'absence de cellules cylindriques à cils vibratiles dans le sang des règles. Pour cet auteur la menstruation n'est constituée que par des ruptures vasculaires.

Il existe cependant des cas où la muqueuse utérine est expulsée en bloc ou par lambeaux, souvent au prix de vives douleurs, *dysménorrhée membraneuse*, et il a été démontré récemment que ce phénomène pouvait se produire dans un utérus normal.

Puberté. — L'établissement de la menstruation est le signe physique le plus apparent qui indique une période nouvelle de la vie féminine, la *puberté*. C'est alors que le bassin se développe, que les seins grossissent, que les poils apparaissent sur la région pubienne, la nature se transforme en vue de la reproduction. Lorsque toutes ces modifications sont achevées, la jeune fille est *nubile*, c'est-à-dire apte non pas à être fécondée, car cette aptitude apparaît à la puberté, mais à supporter une grossesse.

La menstruation fait son apparition tantôt tout d'un coup, tantôt à la suite de phénomènes précurseurs pouvant se manifester pendant plusieurs mois : les uns sont locaux, pesanteur dans le bas-ventre, douleurs lombaires ou inguinales, coliques, ballonnement du ventre, gonflement et sensibilité des seins, écoulement de mucosités ; les autres sont généraux, changement de caractère, irritabilité, symptômes nerveux, chlorose, etc.

L'époque d'apparition des premières règles est sous la dépendance de l'*énergie du sens génital* et elle varie suivant la température moyenne des régions : dans les climats chauds elle apparaît vers la douzième année, dans les climats tempérés vers la quatorzième année et dans les climats froids vers la quinzième année. Plus la température est élevée, plus la menstruation est précoce ; l'éducation et le régime alimentaire ont aussi une influence : les jeunes filles des grandes villes sont réglées plus tôt que celles des campagnes, les classes riches avant les classes pauvres.

La menstruation s'établit donc en moyenne de douze à quinze ans, mais on constate des menstruations précoces, huit à douze ans, et des menstruations tardives, vingt à trente ans. Il faut savoir aussi que certains nouveau-nés perdent du sang par la vulve quelques jours après leur naissance.

Quant à la *nubilité*, elle suit les mêmes modifications que la puberté ; en France la loi l'a fixée à quinze ans, mais dans la pratique on l'a reportée à la dix-huitième année.

Ménopause. — La ménopause est l'âge de la cessation des règles, on l'appelle encore *âge critique* et *retour d'âge*. Son apparition est très variable, elle survient en général de quarante-cinq à cinquante ans. Il est rare qu'elle soit brusque ; elle débute d'ordinaire par des irrégularités portant sur la durée, la quantité ou la fréquence du flux menstruel. Ces modifications dans la physiologie génitale s'accompagnent souvent de troubles généraux d'ordre congestif, étourdissements, migraines, bouffées de chaleur, douleurs lombaires.

Lorsqu'on enlève les ovaires d'une femme jeune, on la met dans les mêmes conditions qu'une femme atteinte par la ménopause.

Il est intéressant de rechercher la cause déterminante de la menstruation ; la plupart des physiologistes la considèrent comme un réflexe dont le point de départ siège dans la rupture d'un follicule de de Graaf. C'est la *loi de Négrier*, niée par certains gynécologistes prétendant que la menstruation est indépendante de l'ovulation et qu'elle n'est qu'une fonction de l'utérus liée au mode d'évolution de la muqueuse utérine. Ils s'appuient pour soutenir leur théorie sur les *faits d'ovulation sans menstruation*, démontrés par des grossesses survenant chez les femmes n'ayant pas leurs règles : menstruation non établie, allaitement, ménopause, et sur les *faits de menstruation sans ovulation*, dans les cas de persistance des règles après ablation des deux ovaires.

2. FONCTION DE L'UTÉRUS PENDANT LA GROSSESSE

L'ovule fécondé dans la trompe vient se greffer dans l'utérus, celui-ci subit un certain nombre de modifications en rapport avec ses nouvelles fonctions. Il augmente de volume et s'hypertrophie pour permettre à l'œuf de se développer et de se nourrir. Lorsque celui-ci a été chassé, un travail de régression et de réparation se produit afin de rendre à la matrice sa constitution normale et afin de la mettre en état de recevoir un nouvel ovule fécondé et de pouvoir supporter une nouvelle grossesse.

La gravidité réveille dans l'utérus des propriétés latentes : la *sensibilité* souvent peu accentuée, l'*irritabilité*, l'*extensibilité*, qui permet à l'utérus de prendre des proportions quelquefois très considérables (jusqu'à 30 litres de liquide amniotique), la *contractilité*, mise en jeu pendant la grossesse et surtout au moment du travail, et enfin la *rétractilité*, qui intervient aussitôt après la sortie du fœtus.

Les contractions de l'utérus sont *lentes*, elles durent près de deux minutes et sont dirigées du fond vers le col ; elles déterminent à l'intérieur de l'organe une pression de 30 à 37 millimètres de mercure, alors qu'à l'état de repos elle est de 20 à 25 millimètres, lorsque la paroi abdominale y ajoute son action.

Représentée en *poids* cette pression équivaut à 88 kilogrammes et à 154 kilogrammes, si les muscles abdominaux se contractent en même temps.

§ III. — *Modifications anatomiques en rapport avec certains états physiologiques.*

L'utérus subit des modifications de configuration extérieure, de rapports et de structure pendant la menstruation, pendant la grossesse et après l'accouchement.

1. MODIFICATIONS PENDANT LA MENSTRUATION

Pendant les quelques jours qui précédent les règles et pendant la durée de l'écoulement sanguin, l'utérus augmente de volume, il devient plus globuleux et plus mou, le museau de tanche est tuméfié et violacé, son orifice est légèrement ouvert.

La muqueuse du corps seule s'épaissit, devient inégale et prend une teinte rougeâtre ; les vaisseaux se dilatent et les glandes deviennent plus volumineuses et tortueuses ; tous ces phénomènes sont purement d'origine congestive. Le sang s'échappe alors par diapédèse et par rupture des vaisseaux capillaires, il infiltre la couche superficielle du chorion, puis traverse l'épithélium en le soulevant et en le perforant. Après l'écoulement sanguin il y a une phase de réparation, la muqueuse redevient pâle, l'épithélium détruit se régénère par caryocinèse aux dépens des cellules restées intactes.

2. MODIFICATIONS PENDANT LA GROSSESSE

La grossesse produit du côté de l'utérus des modifications qui portent beaucoup plus sur le corps que sur le col. Le corps utérin augmente de volume, de capacité et de poids, il change de forme, de situation, de direction, de rapports et de consistance.

Modifications générales.

1° **Corps.** — Le corps est transformé en une masse globuleuse, dont le volume à terme est 21 fois plus grand qu'à l'état de vacuité. A *trois mois* le corps arrondi a 7 centimètres dans toutes ses dimensions, et à quatre mois 9 centimètres et demi.

Dans la deuxième moitié de la grossesse l'augmentation porte beaucoup plus sur la longueur, aussi l'utérus prend-il une forme elliptique.

Dimensions.	À 6 mois.	à terme.
Longueur.	22 centimètres.	35 centimètres.
Largeur.	16 —	24 —
Épaisseur	16 —	22 —

Cet accroissement en volume ne tient pas seulement à la *distension*, il dépend aussi de l'*hypertrophie* de ses tuniques et de la *formation* de nouvelles fibres musculaires.

Capacité. — Sa capacité moyenne est de 5 litres, mais dans les cas d'hydramnios il peut renfermer des quantités considérables de liquide amniotique, 10, 20 et même 30 litres.

Poids. — A terme il pèse environ 20 fois plus qu'à l'état de vacuité, c'est-à-dire de 1 000 à 1 200 grammes, lorsque son contenu a été évacué.

Forme. — Pendant les trois premiers mois il est à peu près sphérique, puis, les dimensions longitudinales devenant prépondérantes, il prend une forme ovoïde.

Cette forme se modifie dans un certain nombre de cas : chez les multipares par exemple l'utérus a tendance à se développer transversalement ; c'est du reste ce qui se produit dans les présentations de l'épaule et dans certaines grossesses gémellaires.

Situation. — Sa situation change avec l'âge de la grossesse ; son fond en montant déborde la symphyse pubienne, longe la paroi abdominale, atteint l'ombilic et vient se placer au-dessous des fausses côtes. Au début de la grossesse l'utérus est uniquement pelvien, mais il devient rapidement abdominal. A deux mois le fond est situé un peu au-dessus du pubis, à trois mois et demi il est entre le pubis et l'ombilic, à cinq mois il est à un travers de doigt au-dessus de l'ombilic, à sept mois et demi il est au niveau de la partie inférieure des fausses côtes, à huit mois il se loge dans la concavité du diaphragme, à neuf mois il est redescendu et affleure le rebord inférieur des fausses côtes.

Direction. — L'axe de l'utérus occupe rarement la ligne médiane, le plus souvent il s'incline à droite par son extrémité supérieure ; cette déviation paraît due au paquet intestinal attiré à gauche par la direction du mésentère. En même temps l'utérus tourne autour de son grand axe et regarde à droite par sa face antérieure ; le bord gauche, ainsi ramené en avant, rend plus superficiel l'ovaire et le ligament rond du même côté ; aussi peut-on sentir ces organes par le palper de l'utérus gravide.

Rapports. — La *face antérieure* est le plus souvent directement accolée à la paroi abdominale amincie ; à sa partie inférieure elle est en rapport avec la vessie. Il est rare que l'épiploon ou les anses intestinales glissent entre l'utérus et la paroi.

La *face postérieure* repose sur la *colonne vertébrale* qui y laisse une empreinte, elle est par conséquent en contact avec l'*aorte* à gauche et la *veine cave* inférieure à droite, c'est ce qui explique la gêne de la circulation constatée souvent au cours de la grossesse. Elle est également en rapport avec les *reins* et les *uretères*, qui peuvent être pincés entre le bas-fond de la vessie et le détroit supérieur, de là les accidents d'hydronéphrose et même de pyélonéphrite signalés pendant la grossesse. Dans l'excavation elle répond au rectum, aux nerfs sacrés, à l'origine des sciatiques, à l'angle sacro-vertébral. Enfin les cornes utérines sont au voisinage du paquet intestinal, du côlon transverse, de l'estomac, du bord antérieur du foie et des dernières fausses côtes.

Les *bords* donnent attache aux ligaments larges hypertrophiés ; ils sont côtoyés par les artères utérines devenues *artères puerpuérales*. Ces bords sont en rapport avec les vaisseaux iliaques internes et externes, les nerfs obturateurs, le psoas, le cæcum et l'appendice, le côlon ascendant à droite, le côlon ilio-pelvien et le côlon descendant à gauche.

Consistance. — A la fin de la grossesse l'utérus, dont l'épaisseur est moindre qu'à l'état normal, n'offre que 2 à 8 millimètres d'épaisseur, il est mou et flasque.

2° Col. — Les modifications cervicales sont peu accusées : le col subit une légère hypertrophie et conserve sa longueur jusqu'au début du travail. Chez la primipare sa forme de barillet s'accentue et son orifice externe reste fermé ; chez la multipare au contraire cet orifice est largement béant, ce qui donne au col la forme dite *en éteignoir*.

La cavité est comblée par le *bouchon muqueux*, sécrété par les glandes cervicales et destiné à arrêter l'ascension des micro-organismes du vagin.

Le tissu se ramollit progressivement de bas en haut ; le *ramollissement* du col entier est terminé à la fin du neuvième mois pour permettre l'*effacement* au cours du travail. Le col s'efface de haut en bas, c'est-à-dire de l'orifice interne, fermé jusqu'à la fin de la grossesse, jusqu'à l'orifice externe fermé chez la primipare, entr'ouvert chez la multipare.

A la fin de la grossesse il arrive souvent que l'utérus s'abaisse et que le col se rapproche de la vulve en même temps qu'il se porte en arrière et à gauche par suite du plus grand développement de la partie antérieure du *segment inférieur*. Le corps de l'utérus gravide a été divisé en trois parties ou segments superposés ; celui qui est le plus rapproché du col porte le nom de *segment inférieur*. Certains accoucheurs prétendent que la partie supérieure du col entre dans la constitution de ce segment inférieur ; cette théorie est loin d'être admise par tous.

Modifications de structure.

1° La tunique externe ou *péritonéale* suit le développement de l'utérus en se distendant et en s'hypertrophiant, elle continue à adhérer au tissu sous-jacent jusqu'au-dessus de l'anneau de Bandl, *ligne de ferme attache du péritoine.*

2° La tunique moyenne ou *musculaire* augmente par *hypertrophie*, ses fibres musculaires devenant de 7 à 11 fois plus longues et de 2 à 7 fois plus larges, et par *hyperplasie*, c'est-à-dire par production de fibres nouvelles. Ranvier prétend que les fibres lisses deviennent striées à la fin de la grossesse.

3° La tunique interne ou *muqueuse* prend le nom de *caduque*, parce qu'elle est destinée à tomber après l'expulsion des annexes du fœtus. Elle s'épaissit en même temps que l'ovule est fécondé, et elle devient irrégulière, accidentée ; le petit œuf apporté dans l'utérus se loge dans un des replis de la muqueuse dont les bords se développent pour l'entourer complètement, constituant ainsi la *caduque réfléchie* ou *ovulaire*. La portion de caduque correspondant au point de contact de l'ovule porte le nom de *caduque inter-utéro-placentaire* ou *sérotine* ; le reste de la caduque forme la *caduque utérine* ou *directe*.

Au fur et à mesure que l'œuf se développe, il comble le vide de la cavité utérine ; au troisième mois la caduque ovulaire se trouve au contact de la caduque utérine et au quatrième mois il y a fusion de ces deux caduques.

Dès le début de la grossesse des modifications histologiques importantes se produisent, l'épithélium cilié disparaît, les glandes en tubes s'allongent et deviennent tortueuses, et leurs cellules prennent un aspect très complexe. A partir du troisième mois la caduque utérine cesse de s'accroître, elle s'atrophie et s'amincit jusqu'à quatre mois, époque à laquelle elle se soude avec la caduque ovulaire atrophiée déjà depuis un mois. A terme les deux caduques réunies se présentent sous la forme d'une matière glutineuse et rougeâtre.

Quant à la caduque inter-utéro-placentaire, elle est destinée à former le *placenta maternel,* aussi se développe-t-elle d'une façon continue.

La *muqueuse cervicale* n'entre pas dans la constitution des caduques, elle s'épaissit et ses glandes s'hypertrophient pour sécréter le bouchon gélatineux du col.

4° Le *système vasculaire* de l'utérus subit également des modifications importantes pendant la gravidité. Les *artères,* augmentées de volume et de longueur, décrivent un plus grand nombre de tours de spire (artères hélicines), elles ne pénètrent dans les caduques qu'au niveau de la portion placentaire. Les *veines* sont surtout abondantes dans la couche musculaire moyenne, où elles constituent les *sinus* utérins. Ceux-ci sont extrêmement nombreux dans la région qui avoisine le placenta, et à ce niveau ils se continuent directement avec les *lacs sanguins placentaires.* Les *lymphatiques* augmentent également de volume, surtout au niveau de la tunique interne considérée comme un vaste ganglion lymphatique.

3. MODIFICATIONS APRÈS L'ACCOUCHEMENT

Après l'expulsion du fœtus et de ses annexes, l'utérus en vertu de sa propriété rétractile diminue brusquement de volume, mais il a encore 18 à 20 centimètres de hauteur, dont 13 centimètres pour le segment supérieur épais (3 centimètres) et 7 centimètres pour le segment inférieur et le col plus minces (8 à 10 millimètres).

La muqueuse du segment supérieur est tomenteuse, grisâtre, recouverte de fragments de caduque; celle du segment inférieur est rosée et lisse.

Dans les jours qui suivent, l'utérus diminue lentement et progressivement de volume, cette période d'*involution* dure six semaines environ. A partir du quinzième jour l'utérus est rentré dans le petit bassin et la régression est moins rapide qu'au début.

Le *péritoine* revient moins vite sur lui-même que le myométrium, aussi forme-t-il des plis auxquels on a donné le nom de replis de Duncan.

Le plus grand nombre des *fibres musculaires* diminuent de longueur et d'épaisseur, tandis que certaines d'entre elles dégénèrent; il en est de même des fibres élastiques et conjonctives.

Les artères s'oblitèrent ou se rétrécissent, le sang se coagule dans les sinus et les caillots se transforment en tissu conjonctif.

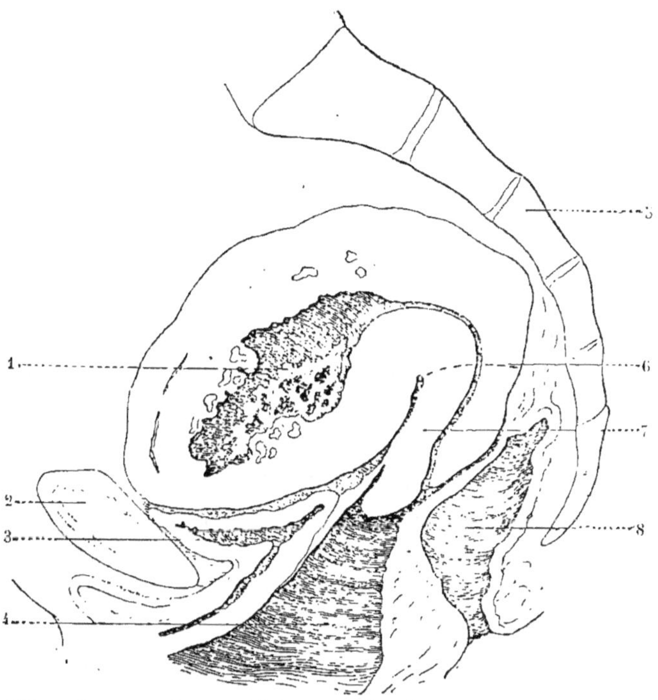

Fig. 435. — Coupe antéro-postérieure du bassin d'une nouvelle accouchée. Situation et direction de l'utérus (d'après Bar et Démelin).

1. cavité utérine; 2. symphyse; 3. vessie; 4. vagin; 5. sacrum; 6. orifice interne du col; 7. col; 8. rectum.

La *muqueuse utérine* se reforme aux dépens de l'épithélium des culs-de-sac glandulaires et du chorion muqueux après la chute de la caduque.

§ IV. — *Pathologie de l'utérus.*

Lésions traumatiques. — Les *ruptures utérines* en dehors de l'accouchement peuvent être occasionnées par l'introduction d'un hystéromètre ou d'un instrument piquant (aiguille à tricoter) dans les *tentatives d'avortement criminel*; une péritonite mortelle en est le plus souvent la terminaison.

Affections inflammatoires. — Les inflammations de l'utérus sont nombreuses et fréquentes, elles portent le nom de *métrites*; la lésion, d'abord localisée à la muqueuse, *endométrite*, gagne le muscle utérin, *métrite parenchymateuse.* Souvent, au début, le col seul est malade, aussi décrit-on séparément la *métrite du col*; enfin, suivant l'évolution, la métrite est *aiguë* ou *chronique.*

Métrite aiguë. — La cause de la métrite aiguë est la pénétration de microbes dans la muqueuse, aussi la voit-on apparaître le plus souvent lorsque l'utérus est largement ouvert, après l'accouchement ou après un avortement.

L'affection débute par un frisson avec claquements de dents et par les malaises qui accompagnent tout début d'infection; l'abdomen devient douloureux, surtout dans la région hypogastrique. Puis apparaissent des *hémorragies* et des écoulements muqueux ou muco-purulents.

Si l'on pratique le *toucher vaginal*, on constate que le vagin est chaud et douloureux, que l'utérus est augmenté de volume et que la pression détermine à son niveau une douleur très aiguë. L'inflammation peut se propager au péritoine et tout le cortège de la *péritonite* apparaît. En dehors de l'état puerpéral un apaisement se produit d'ordinaire au bout d'une quinzaine de jours; les lésions peuvent cependant persister et devenir le point de départ d'une *métrite chronique.*

Le *traitement* consiste à faire des irrigations vaginales chaudes et antiseptiques, et, en cas de réaction péritonéale, à appliquer sur la région hypogastrique une vessie de glace (fig. 460).

Métrite chronique. — Encore appelée *endométrite* ou *catarrhe utérin*, elle survient sous l'influence d'une *infection* de la muqueuse par des éléments septiques; aussi retrouve-t-on toujours dans les antécédents pathologiques de la malade des avortements, des suites de couches fébriles, des infections blennorragiques, comme la vulvite et la vaginite à gonocoques. Elle peut être *chronique d'emblée* ou succéder à une *métrite aiguë.*

Les malades éprouvent dans le bas-ventre une sensation de *gêne* et de *pesanteur* qui s'accentue pendant la marche et au moment des règles; quelquefois c'est une véritable *douleur* avec irradiations soit du côté des lombes, soit du côté des cuisses. La *leucorrhée* est constante et plus ou moins abondante; la *menstruation* subit des modifications variées: les règles ont une durée plus longue et elles se rapprochent, des *hémorragies* surviennent entre les périodes menstruelles, les femmes se plaignent d'être « toujours dans le sang ».

En dehors de ces symptômes *locaux* on note encore un retentissement à distance comme le *ténesme vésical et rectal*, des *névralgies* sciatiques, crurales, des *troubles dyspeptiques*. L'état général tout entier est influencé, aussi la physionomie prend-elle une teinte grise terreuse, les yeux sont excavés, c'est le *facies utérin*.

Les symptômes physiques permettent de compléter le diagnostic; le *palper* seul donne peu de renseignements, mais, s'il est combiné au *toucher* vaginal, on peut apprécier l'augmentation de volume de l'utérus tout entier et sa sensibilité, le col est gros, tuméfié, entr'ouvert. Au *spéculum* on constate la coloration violacée du col, l'épaississement des lèvres, l'ouverture du canal cervical dont la muqueuse est bourgeonnante, ulcérée et recouverte de glaires jaunâtres ou verdâtres.

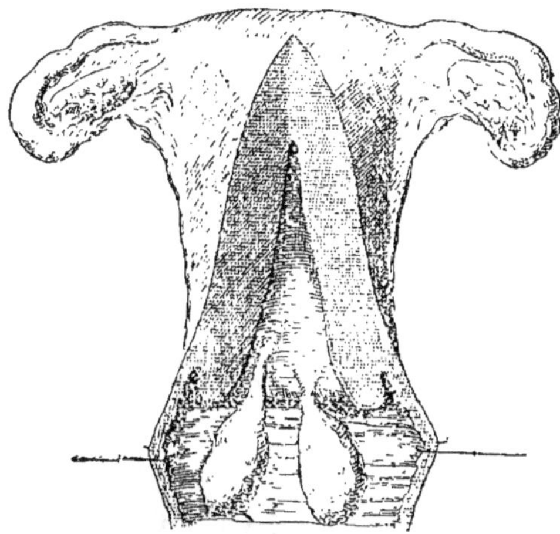

Fig. 436. — Polypes muqueux ayant franchi le col.

Syphilis de l'utérus. — Le chancre induré peut se localiser sur le col et passer inaperçu. A la deuxième période le col est parfois le siège de syphilides ulcéreuses ou papuleuses, enfin la période tertiaire peut déterminer le développement de tissu scléreux; c'est là la cause principale de la *rigidité syphilitique* du col, constatée dans certains cas au cours de l'accouchement.

Tumeurs. — Les tumeurs utérines sont très importantes, car, en dehors de leur retentissement sur l'état général, elles ont une influence sur la grossesse et sur le travail. On en distingue deux variétés : les tumeurs *bénignes* représentées par les *fibromes* et les *polypes*, et les tumeurs *malignes* représentées par le *cancer*.

Fibromes de l'utérus. — Les fibromes de l'utérus sont constitués par une hypertrophie du tissu musculaire de l'utérus, *myome*, et du tissu fibreux, *fibrome*; de là le nom de *fibromyome* donné à cette variété de tumeur. Ils sont assez fréquents,

20 pour 100 des femmes d'après Bayle ; ils se développent pendant la période d'activité sexuelle, c'est-à-dire de vingt à quarante-cinq ans, de préférence chez les nullipares et après trente-cinq ans ; ils sont rares après la ménopause.

Leur volume est extrêmement variable : les uns sont *petits*, noisette, noix ; les autres sont *moyens*, orange, tête de fœtus ; d'autres sont volumineux, tête d'adulte ; ils peuvent même atteindre des poids considérables, 15 à 20 kilogrammes.

Tantôt il n'y a qu'une tumeur, tantôt au contraire elles sont multiples, c'est en général dans ce cas qu'elles sont petites et diffuses, *utérus fibromateux*.

Développés dans la couche musculaire de l'organe, ils peuvent

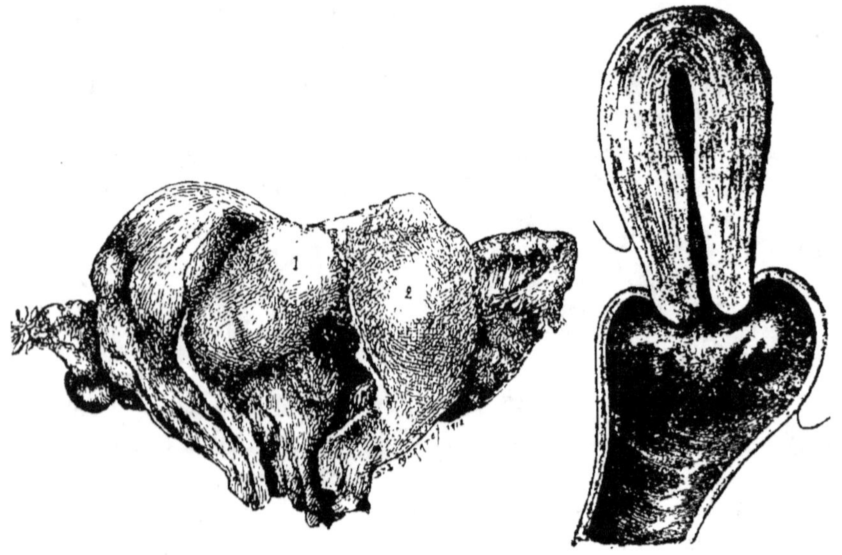

Fig. 437. — Fibromes multiples de l'utérus. 1, sous-muqueux ; 2, interstitiel.

Fig. 438. — Polype fibreux sorti du col.

y rester inclus, *fibromes interstitiels*, ou se porter en dehors en refoulant le péritoine, *fibrome sous-péritonéal*, ou bien faire saillie du côté de la muqueuse, *fibrome sous-muqueux* (fig. 438). Lorsque la tumeur cesse d'être contenue dans l'épaisseur de la paroi, elle reste implantée sur celle-ci par une large base, elle est *sessile*, ou elle y est rattachée par un pédicule, *fibrome pédiculé*. Les fibromes pédiculés sous-muqueux constituent les *polypes fibreux* de l'utérus (fig. 438).

Le développement, plus fréquent dans le corps que dans le col, détermine une hypertrophie et des modifications de forme et de situation de l'utérus.

Lorsqu'on coupe un fibrome, on constate qu'il est dur et crie sous le couteau, la surface de section est blanche s'il est constitué par du tissu fibreux, rougeâtre si c'est du tissu musculaire.

On rencontre quelquefois dans son épaisseur des transformations *kystiques*, des dégénérescences *graisseuses* ou *calcaires*. Enfin le fibrome peut s'atrophier, s'enflammer, se gangrener et suppurer. Sous l'influence de la grossesse il s'hypertrophie rapidement et subit le plus souvent après l'accouchement une phase régressive, qui, dans certains cas même, en a amené la disparition complète.

Symptômes. — L'évolution peut être insidieuse, mais le plus fréquemment elle détermine un certain nombre de symptômes, dont le plus important est l'*hémorragie*. Au début, celle-ci se manifeste d'ordinaire au moment des règles, qui deviennent abondantes et durent 10 et 15 jours, ce sont des *ménorragies*. Puis les pertes se produisent en dehors des périodes menstruelles, *métrorragies* plus ou moins prolongées.

Lorsque l'écoulement sanguin a cessé, la malade accuse une *leucorrhée* abondante, rosée, semblable à celle du cancer, mais ne présentant aucune fétidité.

En même temps apparaissent des *douleurs* dans le bas-ventre ou irradiées du côté des cuisses, et des *phénomènes de compression* par la tumeur : *œdème* des membres inférieurs par compression des veines iliaques, *névralgies* par compressions nerveuses, *dysurie* avec *miction fréquente et difficile* dans le cas de compression vésicale, *constipation* par compression du rectum, *hydronéphrose, anurie* et *urémie* par compression des uretères.

Les symptômes physiques sont reconnus par la palpation et surtout par le toucher combiné au palper. L'utérus est augmenté de volume et sa surface est irrégulière si l'on est en présence de fibromes diffus. S'il s'agit d'un fibrome sous-péritonéal, on sent une tumeur dure, ferme, solidaire de l'utérus, tantôt très élevée dans l'abdomen, tantôt située dans le cul-de-sac postérieur ou dans les ligaments larges.

Lorsque le fibrome s'est développé dans la cavité utérine, il s'accompagne parfois de symptômes semblables à ceux de la grossesse, l'utérus est gros, résistant ; à l'auscultation on entend parfois un bruit de souffle déterminé par une vascularisation exagérée ; on peut alors penser à une insertion vicieuse du placenta à cause des hémorragies. Dans certains cas on sent la tumeur faire saillie dans la cavité du col, elle peut même être expulsée sous l'influence des contractions de l'utérus.

La *marche* est généralement progressive, il est rare que le fibrome se rétracte avant la ménopause.

Il peut déterminer .des phénomènes de *péritonite* lorsqu'il s'enflamme, il contracte alors des adhérences avec les organes voisins; la fréquence des hémorragies détermine parfois des symptômes d'*anémie aiguë* et de *cachexie* se terminant par la mort.

Sa présence dans la cavité utérine est une cause de stérilité ou d'avortement. Si la femme va jusqu'à terme, il peut gêner l'accouchement et nécessiter une intervention.

Cancer de l'utérus. — Le cancer de l'utérus est le plus fréquent des néoplasmes de la femme; d'après Simpson, un tiers des femmes mourraient de cancer utérin. Il se développe surtout entre quarante et cinquante ans et il se localise sur le col. Il appartient le plus souvent à la classe des *épithéliomes* et se présente soit sous la forme *ulcéreuse*, soit sous la forme *végétante* ou *papillaire*, soit sous la forme *nodulaire* ou *parenchymateuse*, caractérisée par des nodules qui infiltrent le tissu sous-muqueux. Il a tendance à gagner les parties environnantes, aussi envahit-il le vagin, la vessie, le rectum, le corps de l'utérus; il peut même se propager à distance par la voie lymphatique et déterminer des *cancers métastatiques* dans le foie et le poumon.

Symptômes. — Il se développe souvent d'une façon insidieuse; ses principaux signes sont les *métrorragies* fréquentes, moins abondantes mais plus tenaces que celles du fibrome, la *leucorrhée roussâtre et fétide*, les *douleurs* dans le bas-ventre et à distance. La cachexie s'installe peu à peu et les malades présentent le *faciès jaune paille des cancéreuses.*

Il n'est pas rare de noter des *troubles de la miction*, des *alternatives de diarrhée et de constipation*, de la *phlegmatia alba dolens*, signe de mauvais augure car il précède de peu la *mort*.

Les *symptômes physiques* sont constatés par le *toucher*, qui permet de sentir un col ulcéré et détruit ou augmenté de volume par infiltration de noyaux durs; dans d'autres cas, ce sont des végétations en choux-fleurs faisant saillie dans le vagin; celui-ci peut être induré et rétréci dans son calibre par invasion cancéreuse.

Le *spéculum* permet de contrôler les sensations fournies par le toucher.

La durée moyenne est de quinze à dix-huit mois; la marche est plus rapide chez les femmes jeunes et pendant la grossesse, qui paraît donner un coup de fouet à l'évolution de la tumeur.

Lorsque le cancer a permis la fécondation, il peut être une cause d'avortement ou d'accouchement prématuré; au moment du travail l'infiltration pathologique du col peut déterminer un cas grave de dystocie.

Le cancer primitif du corps de l'utérus est rare, il s'agit le

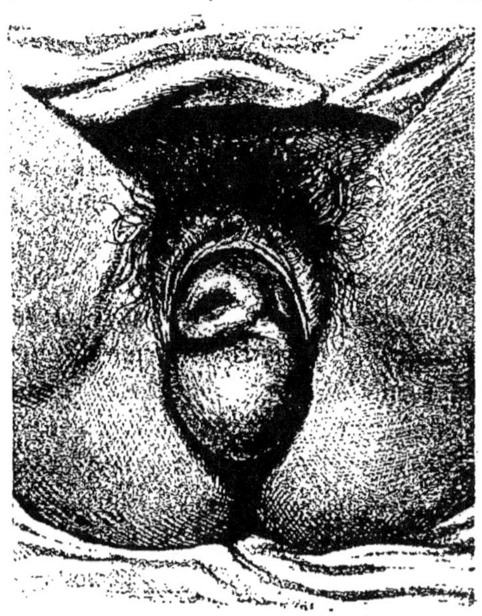

Fig. 439. — Prolapsus de l'utérus.

plus souvent d'un *carcinome* et quelquefois d'un *sarcome*, il s'accompagne des mêmes signes objectifs que le cancer du col.

Déplacements de l'utérus. — En étudiant la situation normale de l'utérus nous avons passé en revue un certain nombre de déplacements sur place, *flexions* et *versions*; il nous reste à étudier les déplacements à distance, c'est-à-dire les différents *prolapsus* de l'utérus et les *inversions*.

Prolapsus. — Lorsque les moyens de fixité de l'utérus, ligaments et vagin, se relâchent, la matrice sous l'influence d'une augmentation de pression abdominale au cours d'un effort ou en vertu de son propre poids descend dans le vagin soit brusquement (*prolapsus de force*), soit lentement et progressivement (*prolapsus de faiblesse*). Le col se rapproche de la vulve sans sortir du vagin, premier degré ou *prolapsus partiel, abaissement de l'utérus, descente de matrice;* le col sort de la vulve et entraîne une partie de la paroi vaginale, deuxième degré ou *prolapsus* proprement dit, *prolapsus utéro-vaginal* (fig. 439); dans ce dernier cas le col est ordinairement allongé et hypertrophié.

Il existe des prolapsus congénitaux, mais ils sont fort rares; c'est le plus souvent chez les grandes multipares après quarante ans qu'on rencontre cette infirmité. Il se produit quelquefois brusquement pendant la *grossesse* ou dans les mois qui suivent l'accouchement.

Au début, la femme éprouve une sensation pénible de *pesan-*

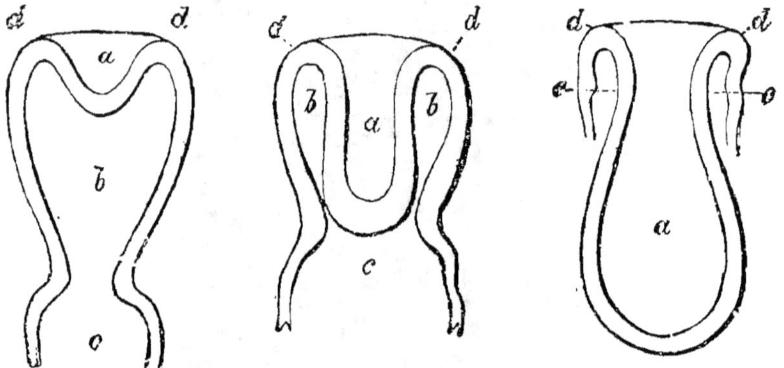

Fig. 440. — Différents degrés d'inversion (Bouilly).

1. premier degré; 2. deuxième degré; 3. troisième degré; *a.* fond inversé; *b* cavité utérine; *c.* vagin; *d.* bord supérieur de la dépression formée par le fond inversé.

teur dans le bas-ventre pendant la station verticale et de la *gêne dans la miction* et dans la *défécation* par suite de la *cystocèle* et de la *rectocèle* qui accompagnent toujours le prolapsus. Lorsque le col est continuellement hors de la vulve, il se produit des excoriations et des ulcérations de la muqueuse du museau de tanche.

Le traitement consiste à *réduire* l'utérus avec la main et à le *maintenir réduit*; on y parvient soit en faisant porter un *pessaire*, soit surtout en pratiquant une intervention chirurgicale ayant pour but ou de fixer l'utérus dans sa situation normale, *hystéropexie*, ou de réparer le périnée, *périnéorraphie*. Il est parfois indiqué d'enlever complètement l'utérus, *hystérectomie vaginale*.

Inversion. — On donne le nom d'inversion de l'utérus au renversement de l'organe sur lui-même. Le fond se déprime et vient faire une saillie dans le corps, quelquefois même au niveau du col qu'il peut dépasser.

Dans un premier degré, il y a une simple dépression du fond

en cul de fiole; dans un deuxième degré le fond franchit le col et fait saillie dans le vagin, enfin dans un troisième degré l'utérus complètement retourné en doigt de gant a franchi l'orifice vulvaire et montre sa muqueuse au dehors (fig. 440).

Cet accident est rare en dehors de l'accouchement; la muqueuse utérine devenue superficielle saigne facilement et s'infecte. Dans les inversions obstétricales il faut réduire le plus vite possible, dans les inversions pathologiques on est le plus souvent obligé de pratiquer l'hystérectomie.

Malformations. — L'*absence* complète de l'utérus est rare, le *développement rudimentaire* est plus fréquent; au moment de

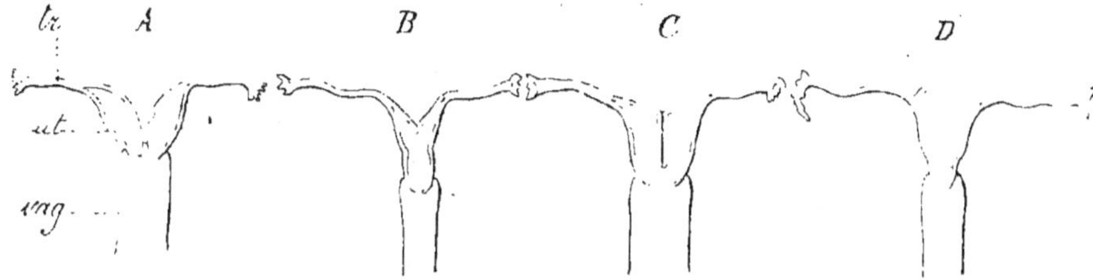

Fig. 441. — Malformations utérines (d'après Debierre).

A. utérus duplex (double, bicorne) : forme de certains rongeurs (écureuil, lièvre, marmotte). — B. utérus bicorne unicervical; type des carnassiers, ruminants, solipèdes, pachydermes, insectivores, de la plupart des chéiroptères, des cétacés et des lémuriens. — C. utérus biloculaire (bipartitus de plusieurs auteurs) : type du cobaye, du rat, de l'agouti. — D. utérus simple : type allongé du singe, globuleux de l'homme.

la puberté il échappe à la poussée qui se produit habituellement du côté des organes génitaux internes. Cet *utérus infantile* s'accompagne d'une absence de développement des ovaires et des trompes, tandis que les organes génitaux externes peuvent être normaux.

Les *anomalies de forme* sont basées sur des vices de développement des canaux de Müller; au nombre de deux, ceux-ci doivent s'accoler dans leurs trois quarts inférieurs et la cloison de séparation doit disparaître pour former une cavité unique qui constitue l'utérus en haut, le vagin en bas.

Si l'un des canaux de Müller s'arrête dans son développement, l'autre est chargé de donner naissance à l'utérus qui est alors *unicorne*; quelquefois une *corne rudimentaire* s'ouvre au niveau de l'orifice interne du col.

Si les deux canaux de Müller non fusionnés se sont développés séparément, on aura l'*utérus double* ou *didelphe* avec *vagin double* (fig. 442); si la fusion s'est faite seulement dans la partie inférieure il y aura un utérus double avec un seul vagin et un seul col, *utérus bicorne*. La jonction des deux canaux de Müller dans les trois quarts inférieurs de leur portion utérine donne naissance à l'*utérus cordiforme*, c'est-à-dire à un utérus dont le fond présente une dépression.

L'accolement des deux canaux sans disparition de la cloison de séparation forme l'*utérus biloculaire* ou *septus* ou encore *bipartitus*. La résorption de la cloison peut se faire dans la moitié inférieure seule, de là l'*utérus semipartitus*.

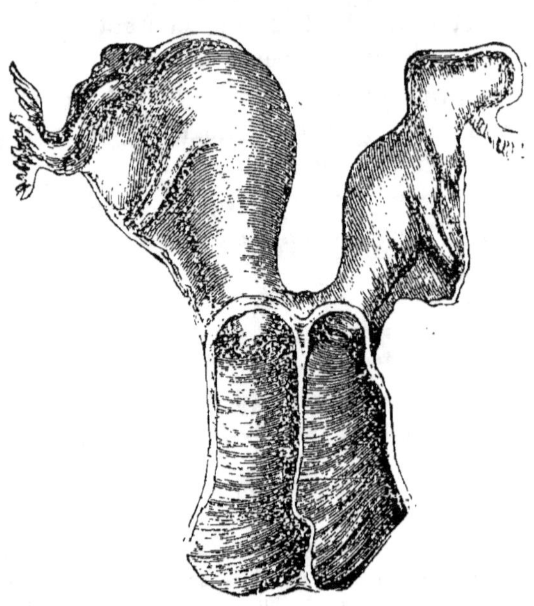

Fig. 442. — Utérus double et vagin double.

Parmi les autres anomalies constatées il faut signaler les *atrésies du col* par imperforation (congénitale) ou par occlusion (acquise) qui sont une cause de rétention des règles ou *hématométrie*, les *sténoses du col* sous forme de rétrécissement congénitaux ou acquis, les *atrophies du corps et du col*, qui peuvent survenir à la suite d'un accouchement par *superinvolution*.

TROUBLES DE LA MENSTRUATION

1° **Aménorrhée.** — On donne le nom d'aménorrhée à l'absence de la menstruation pendant la période d'activité sexuelle; elle est *normale* avant la puberté, après la ménopause, pendant la grossesse et pendant la lactation.

Au cours de la période correspondant à la vie sexuelle elle reconnaît deux variétés de causes : 1° les *anomalies* et les *altérations de l'utérus et de ses annexes*, comme absence ou état rudimentaire de l'utérus, tumeurs et sclérose de l'ovaire, castration bilatérale ; 2° les *troubles de la nutrition*, les *maladies géné-rales*, les *affections nerveuses*, etc.

L'aménorrhée s'accompagne souvent de *signes congestifs*, bouffées de chaleur, vertiges, céphalée, douleurs lombaires, de *sécrétions supplémentaires* comme la diarrhée, d'*éruptions cutanées*, d'*hémorragies* auxquelles on a donné le nom de *mens-truation supplémentaire*. Ce sont des épistaxis, des hémoptysies, des hématémèses, des flux hémorroïdaires, etc.

2° Ménorragie. — La ménorragie est l'exagération de la quan-tité de sang éliminé pendant une période menstruelle. Elle est due soit à une cause *locale*, maladies de l'utérus ou des annexes, soit à une cause *générale*, fièvres, maladies aiguës, hémophilie, maladie de Bright, etc.

3° Dysménorrhée. — On donne le nom de dysménorrhée à toute menstruation irrégulière, difficile et surtout douloureuse. Elle est occasionnée soit par une absence de développement des ovaires ou par une maladie des annexes, soit par une déviation ou une affection de l'utérus.

La dysménorrhée s'accompagne quelquefois d'élimination de la muqueuse utérine, cette affection prend alors le nom de *dysmé-norrhée membraneuse*, elle est extrêmement douloureuse et elle est constatée dans l'endométrite.

ARTICLE III

TROMPES DE FALLOPE

§ I. — *Anatomie.*

On donne le nom de *trompe de Fallope*, de *trompe utérine* ou encore d'*oviducte* à deux conduits situés sur les parties supé-rieures et latérales de l'utérus. Les trompes s'étendent de cet organe aux ovaires et elles sont contenues dans l'*aileron moyen du ligament large*, qui constitue à ce niveau le *mésosalpinx*. Ses déplacements sont subordonnés à ceux de l'utérus et de l'ovaire ; par sa portion interne elle fait corps avec le premier, par sa partie externe elle est reliée au second par le *ligament infundibulo-ova-rique* ou *tubo-ovarien* et à la paroi du petit bassin par le liga-ment *infundibulo-pelvien*.

La trompe, cylindrique dans la plus grande partie de sa lon-

gueur, s'évase au niveau de son extrémité externe, c'est à cette
vague ressemblance avec la trompette antique (tuba) qu'elle doit
son nom de trompe. Longue de 14 centimètres en moyenne,
elle est repliée sur elle-même et a été divisée en plusieurs segments; celui qui est contenu dans l'épaisseur de la paroi utérine
forme la *portion interstitielle* ou *intra-pariétale*, elle a un centimètre; viennent ensuite une portion étroite et rectiligne, longue
de 3 centimètres, c'est l'*isthme de Barkow*, puis une portion plus
large et contournée ayant 8 centimètres de long, l'*ampoule de*

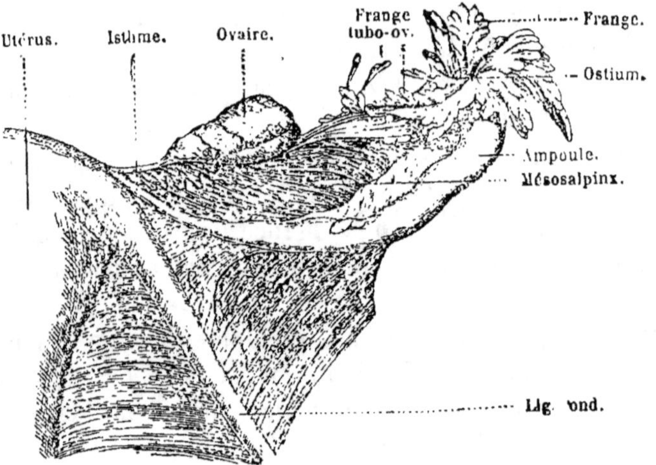

Fig. 443. — La trompe gauche, vue par sa face antérieure (Poirier).

Henle; enfin elle se termine par une extrémité évasée, dont les
bords sont irrégulièrement découpés, c'est le *pavillon*, long de
2 centimètres (fig. 443). Ces différentes portions n'ont pour se
loger que l'espace compris entre les bords utérins et la paroi pelvienne latérale, c'est-à-dire 4 centimètres; aussi sont-elles obli-
gées, les deux dernières surtout, de se replier sur elles-mêmes.
Partant de l'utérus, la trompe se porte à peu près horizontalement
en dehors, elle rencontre l'extrémité inférieure de l'ovaire, monte
verticalement jusqu'au pôle supérieur de cet organe et se replie
en bas, en arrière et en dedans : elle décrit ainsi une anse qui
entoure l'ovaire.

Le *calibre* augmente en partant de l'implantation utérine, à ce
niveau il est de 2 millimètres; il acquiert 3 à 4 millimètres au
niveau de l'isthme, 5 à 6 au début de l'ampoule et 7 à 9 à la
partie moyenne de cette dernière.

Par son extrémité interne la trompe s'ouvre dans la corne utérine, l'orifice extrêmement fin a un millimètre de diamètre environ, il porte le nom d'*ostium uterinum*.

L'*isthme de Barkow* se dégage de l'utérus entre le ligament rond en avant et le ligament utéro-ovarien en arrière, au niveau du fond de l'utérus chez la nullipare, au-dessous chez la multipare. En avant de cette portion se trouve la vessie, et en arrière le côlon ilio-pelvien et les anses de l'intestin grêle.

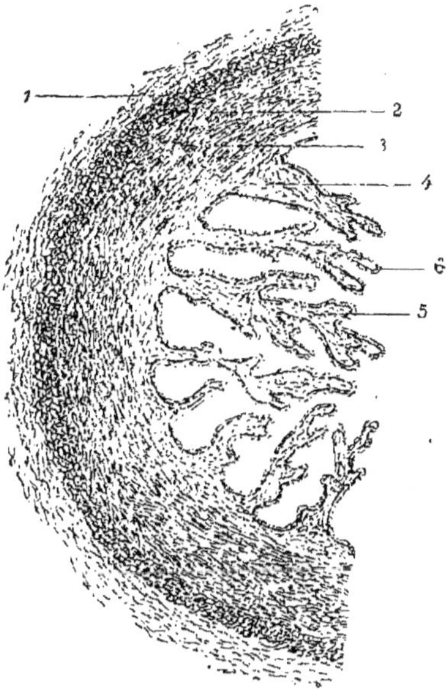

L'*ampoule de Henle*, très molle et très extensible, est aplatie transversalement, elle longe le hile de l'ovaire par sa partie ascendante et la face interne et le bord postérieur de cet organe par sa portion descendante.

L'*orifice externe* de la trompe s'ouvre dans la grande cavité péritonéale, il a reçu le nom d'*ostium abdominale* et il se laisse facilement dilater.

Le *pavillon* est la partie la plus mobile de la trompe, il a la forme d'un entonnoir, dont le bord évasé est découpé en *franges* lancéolées ou filiformes, très variables comme aspect, comme nombre et comme dimensions. Une d'entre elles est beaucoup plus longue que les autres, elle s'étend jusqu'à l'extrémité supérieure de l'ovaire accolée au ligament tubo-ovarien, elle est creusée en gouttière, c'est la *frange tubo-ovarienne* ou *de Richard*. Lorsqu'elle se termine avant d'aborder l'ovaire, elle est continuée jusqu'à cet organe par le ligament tubo-ovarien.

Configuration intérieure. — Si l'on fend une trompe dans toute sa longueur (fig. 444), on constate que la muqueuse de couleur *rosée* forme des *plis* nombreux, parallèles au grand axe de l'organe, peu développés dans la portion voisine de l'utérus, mais très accentués dans l'ampoule, où ils donnent naissance à des *plis secondaires* et *tertiaires*. Ils limitent des interstices étroits, véri-

Fig. 444. — Coupe d'une trompe (Launois).

1. tunique celluleuse; 2. couche longitudinale de fibres lisses; 3. couche circulaire; 4. derme; 5. frange de la muqueuse; 6. épithélium cilié.

tables petites rigoles dont la disposition doit jouer un rôle dans la progression des spermatozoïdes.

Structure. — L'oviducte est constitué par quatre tuniques (fig. 444) :

1° La *tunique externe* ou *séreuse* est formée par le péritoine du ligament large qui entoure la trompe de toutes parts, excepté au niveau de son bord inférieur, point de pénétration des vaisseaux.

2° La *tunique sous-séreuse* est composée de tissu cellulaire lâche.

3° La *tunique musculaire* est disposée sur deux plans : l'un externe est formé de fibres lisses *longitudinales*, l'autre interne de fibres lisses *circulaires*. Ces dernières s'arrêtent au niveau de l'orifice abdominal en constituant une sorte de sphincter ; les fibres longitudinales se continuent sur le pavillon en s'éparpillant ; quelques-unes d'entre elles se portent jusqu'à l'ovaire en formant une partie du ligament tubo-ovarien.

4° La *tunique muqueuse* se continue en dedans avec la muqueuse utérine, en dehors elle s'épaissit, revêt la face interne des franges et se continue au niveau de leurs bords avec le péritoine ; c'est le seul point de l'économie où l'on voit une muqueuse se continuer avec une séreuse.

Le *chorion* est constitué par du tissu conjonctif, et l'*épithélium* est formé d'une *seule couche de cellules cylindriques à cils vibratiles*, dont les mouvements sont dirigés du pavillon vers l'utérus ; ils favorisent par conséquent la progression des ovules et s'opposent à celle des spermatozoïdes. Dans une trompe normale il n'existe pas de glandes.

Vaisseaux et nerfs. — Les *artères* sont fournies par l'*artère tubaire externe*, branche de l'artère utéro-ovarienne appelée aussi artère spermatique interne, par l'*artère tubaire interne* ou *tubo-utérine*, branche de l'utérine. Cette dernière se porte dans l'épaisseur du ligament large à la rencontre de la précédente, elle s'anastomose avec elle en formant l'*arcade sous-tubaire* ; il peut exister une *artère tubaire moyenne* fournie également par l'artère utérine. Les branches pariétales sont hélicines et leurs divisions se disposent en plexus dans chaque couche de la paroi.

Les *veines* se portent dans l'aileron moyen du ligament large et forment des arcades disposées en plexus, qui se terminent en dedans dans les *veines utérines* et en dehors dans les *veines spermatiques internes* ou *utéro-ovariennes*.

Les *lymphatiques* se réunissent à ceux de l'ovaire pour aboutir aux ganglions lombaires avec les lymphatiques nés du fond de l'utérus.

Les *nerfs* viennent les uns du plexus ovarique, les autres du plexus utérin; ils forment autour de la trompe un *plexus fondamental*, d'où partent les filets destinés aux différentes tuniques tubaires.

§ II. — *Physiologie.*

Pendant fort longtemps le rôle des trompes fut ignoré : de Graaf le premier les considère comme organes vecteurs des ovules, puis on reconnaît qu'elles servent aussi au passage des spermatozoïdes, puisque c'est dans le tiers externe de ces organes que s'opère en général la fécondation.

Plusieurs théories ont été émises sur la manière dont l'ovule pénètre dans la trompe : pour *Haller* et *Rouget* le pavillon de la trompe coiffe l'ovaire au moment de l'ovulation pour recueillir directement l'ovule; pour *Kehrer* l'ovule serait lancé dans le pavillon de la trompe comme sont projetées certaines graines par les fruits qui les renferment; pour *Küssmaul* l'ovule glisserait sur l'ovaire jusque dans l'orifice tubaire, ce glissement serait favorisé par une sécrétion liquide à la surface de l'ovaire. *Waldeyer* prétend que les régions du péritoine avoisinant l'ovaire se couvrent au moment de la ponte d'un épithélium à cils vibratiles, dont les mouvements sont dirigés vers l'ostium abdominale. *Henle* pense que l'ovule glisse dans la gouttière constituée par le ligament infundibulo-ovarien et par la grande frange du pavillon.

L'ovule progresse dans la trompe sous l'influence des mouvements des cils vibratiles de son épithélium, il y subit plusieurs transformations dans le but de se préparer à recevoir le spermatozoïde. Puis fécondé ou non il est porté dans l'utérus pour s'y développer ou pour y être détruit; en traversant le tiers interne de la trompe il s'entoure d'une couche épaisse dè mucus sécrété par la muqueuse.

Si l'ovule fécondé dans la trompe se greffe et se développe dans cet organe, il donne lieu à une grossesse extra-utérine tubaire.

On ignore actuellement le rôle de la muqueuse tubaire pendant la période menstruelle, les uns veulent qu'elle subisse les mêmes modifications que la muqueuse utérine, mais moins accentuées; d'autres au contraire ne croient pas à la *menstruation tubaire*.

Pendant la grossesse les trompes s'hypertrophient en longueur
et en épaisseur : elles s'insèrent sur les faces latérales de l'utérus
à l'union du quart supérieur avec les trois quarts inférieurs et elles
ont une direction oblique de haut en bas et de dedans en dehors.
Elles quittent la cavité pelvienne pour s'élever dans l'abdomen
avec l'utérus et elles viennent reprendre leur place après l'accouchement pendant l'involution utérine.

La gravidité s'accompagne d'une hypertrophie de tous les éléments anatomiques de la trompe, dans laquelle on trouve un
liquide blanchâtre et épais ; après l'accouchement l'épithélium
tombe en constituant une sorte de *caduque tubaire*.

§ III. — *Pathologie.*

Salpingite. — L'inflammation de la trompe de Fallope constitue la salpingite, celle-ci s'accompagne le plus souvent d'inflammation ovarienne, de là le nom de *salpingo-ovarite* donné à cette
affection.

D'origine infectieuse, elle succède presque toujours à une
infection utérine ascendante, *infection puerpérale*, *métrite post-
abortive*, *blennorragie* ; dans certains cas cependant la localisation peut être primitive, tuberculose, fièvres éruptives, etc.

Les lésions sont variables, mais on rencontre d'ordinaire une
collection purulente limitée par les parois de la trompe épaissies
ou amincies.

La salpingite unilatérale ou bilatérale manifeste sa présence
surtout par des troubles locaux : *douleurs* sur les parties latérales
de la région hypogastrique avec irradiations multiples, et *tumeur*
reconnue par le toucher combiné au palper. Elle siège sur les parties latérales de l'utérus ou dans le cul-de-sac postérieur, elle est
douloureuse au toucher et à la palpation, elle est séparée de l'utérus par un sillon. Son volume et sa forme dépendent de la variété ;
c'est un cordon souple dans la salpingite *catarrhale*, un cordon
dur et irrégulier dans la salpingite *parenchymateuse*, une
tumeur arrondie, dure, grosse comme une noix ou une mandarine, quelquefois comme une orange dans la salpingite *kystique*.

En même temps on constate des troubles utérins particulièrement du côté de la menstruation, des troubles de la vessie, du
tube digestif, du système nerveux. Dans la phase aiguë la température est élevée et le pouls rapide.

L'inflammation se propage souvent aux parties environnantes, *pelvi-péritonite* ou *péri-métro-salpingite*; l'utérus et ses annexes sont alors enclavés dans une masse informe, dure et douloureuse.

Si la salpingite est unilatérale, la fécondation est encore possible, mais, si elle est double, la *stérilité* en est la conséquence.

La salpingite est une affection à marche rémittente, évoluant par poussées aiguës ou subaiguës; celles-ci surviennent à la suite d'une fatigue, de la menstruation, d'une grossesse ou d'une affection générale.

L'état général peut être atteint; la malade maigrit, prend un faciès spécial, le teint est plombé et les yeux sont cernés.

Une *complication* peut entraîner des accidents graves et même la mort; la *rupture* dans le péritoine détermine une péritonite aiguë, des adhérences avec un organe voisin lui permettent de s'ouvrir dans une cavité splanchnique, intestin, rectum, vessie, vagin, etc.

Le traitement chirurgical s'impose souvent dans le pyo-salpinx; ce n'est pas la *salpingotomie*, mais l'enlèvement des trompes et des ovaires, *castration simple* ou *double*, soit par la voie vaginale, soit par la voie abdominale; quelquefois même on est également obligé d'avoir recours à l'*hystérectomie*.

Tumeurs. — Certaines salpingites anciennes transforment les trompes en tumeur kystique à contenu séreux, *hydrosalpinx*; dans d'autres circonstances la trompe est le siège d'une collection sanguine, *hématosalpinx*. Les tumeurs solides sont rares.

Grossesse extra-utérine et Hématocèle. — Lorsque l'ovule fécondé se développe en dehors de la cavité utérine, il y a grossesse extra-utérine. Le développement ectopique de l'ovule se fait le plus souvent dans la trompe, *grossesse tubaire;* il peut aussi se rencontrer dans la cavité abdominale, *grossesse abdominale*, ou au niveau de l'ovaire, *grossesse ovarique*. La grossesse abdominale est la plupart du temps secondaire à une grossesse tubaire rompue et suivie d'une greffe de l'œuf dans la cavité péritonéale.

La *grossesse tubaire* présente trois variétés suivant que l'œuf est inséré : 1° dans la portion utérine de la trompe, grossesse *interstitielle*, 2° dans le corps de la trompe, et 3° dans l'ampoule, grossesse *ampullaire*.

La femme est *enceinte* : il est donc possible de constater tous les signes de probabilité de la grossesse, mais, comme l'œuf est situé en dehors de l'utérus, on remarque des signes spéciaux en rapport avec le siège de la localisation de l'ovule fécondé.

L'utérus s'hypertrophie pendant les premiers mois, il atteint le
volume d'un utérus gravide de deux à trois mois, volume qu'il
conserve. En dehors de l'utérus on sent, par le toucher vaginal
combiné au palper abdominal, sur les parties latérales de l'utérus
et déprimant souvant un cul-de-sac une *tumeur* peu mobile, irrégulière, résistante, souvent animée de battements, c'est le *kyste fœtal*.
Celui-ci révèle sa présence par des symptômes fonctionnels, *douleur* continue ou intermittente, *phénomènes de compression* sur
la vessie ou le rectum, *poussées légères de péritonite*. Souvent
vers le troisième mois les règles, qui étaient suspendues, semblent
réapparaître; dans l'écoulement sanguin qui se produit on trouve
fréquemment des *débris de caduque*.

La grossesse extra-utérine tubaire est souvent entravée dans
son évolution par une rupture de la trompe au cours du deuxième
ou du troisième mois, quelquefois plus tard. La femme ressent
tout d'un coup une douleur aiguë et violente dans l'abdomen, la
face devient d'une pâleur extrême, la peau est froide et couverte
d'une sueur glacée, le pouls est rapide et faible; puis apparaissent
les nausées, les vomissements, les tendances syncopales et
même la syncope, en un mot tout le cortège d'une grande hémorragie interne. Celle-ci est due au décollement du placenta qui
accompagne la rupture du kyste fœtal; si elle est considérable, la
mort peut être instantanée; si elle est peu abondante, le sang qui
s'écoule lentement vient se collecter dans le cul-de-sac de Douglas.
Par le toucher on peut recueillir à ce niveau des sensations qui
diffèrent avec l'état du sang; au début ce sont les signes d'une
collection liquide, puis après coagulation on sent un empâtement
déprimant le cul-de-sac postérieur et entourant l'utérus, qui est
refoulé en avant. Cette collection sanguine intra-péritonéale constitue la variété la plus fréquente de l'*hématocèle rétro-utérine*.

Nous renvoyons aux traités d'accouchement pour suivre l'évolution de la grossesse extra-utérine et pour connaître la conduite à tenir
suivant les différentes époques auxquelles elle est diagnostiquée.
Disons cependant que toute grossesse extra-utérine reconnue doit
être traitée comme une tumeur maligne et par conséquent enlevée
par une méthode chirurgicale.

Les complications, ruptures, réclament une thérapeutique qui
varie suivant les cas.

ARTICLE IV

OVAIRES

§ I. — *Anatomie.*

Les ovaires ou glandes génitales femelles sont les organes essentiels de l'appareil génital de la femme. Galien les a comparés aux testicules et leur a donné par analogie le nom de *testes muliebres.* Ils contiennent en effet le germe femelle, l'*ovule*, de même que les testicules renferment le germe mâle, le *spermatozoïde*. Il existe cependant, au point de vue physiologique, une différence importante entre l'ovaire et le testicule : l'ovaire n'est pas une *glande véritable*, c'est-à-dire un organe destiné à sécréter, il doit plutôt être considéré comme le *lieu de dépôt*, de *croissance* et d'*achèvement des ovules primordiaux*, qui existent dans l'ovaire au moment de la naissance et qui se transforment en ovules mûrs pendant la vie sexuelle de la femme.

Au nombre de deux, l'un droit, l'autre gauche, ils sont *placés chez l'adulte* de chaque côté de l'utérus dans l'aileron postérieur du ligament large, à 16 ou 20 millimètres en avant de la symphyse sacro-iliaque, à 8 ou 10 millimètres au-dessous du détroit supérieur; ils correspondent sur la paroi abdominale au milieu de la ligne unissant la symphyse pubienne à l'apophyse iliaque antérieure et supérieure.

Cette situation varie beaucoup, en effet elle se modifie aux différentes périodes du développement, elle diffère chez la vierge et chez la multipare et elle est influencée par l'état de vacuité et de plénitude de la vessie ou du rectum.

Chez l'*embryon* les ovaires se développent à la partie interne du corps de Wolf aux dépens de l'épithélium germinatif de Waldeyer, ils sont par conséquent placés dans la région lombaire.

Lorsque au troisième mois l'embryon devient fœtus, ils abandonnent leur situation primitive et descendent vers le bassin, de sorte qu'à la naissance ils sont situés au niveau du détroit supérieur. Ils conservent cette situation jusque vers l'âge de huit à dix ans; à cette époque l'élargissement du bassin leur permet de venir occuper leur situation définitive dans l'excavation pelvienne.

Si cette migration éprouve des arrêts ou si elle prend une direction anormale, il se produit des *ectopies*; c'est ainsi qu'ils peuvent venir se loger dans les grandes lèvres.

Les ovaires ont la *forme* d'un ovoïde légèrement aplati (fig. 445 et 446), ils ont été comparés à une amande verte, dont le grand diamètre ou longueur a 4 centimètres, le petit diamètre ou largeur 2 centimètres, et l'épaisseur 1 centimètre. L'ovaire droit est un peu plus gros que l'ovaire gauche; pendant la menstruation et pendant la grossesse ils augmentent de volume. Dans certains cas, au contraire, les ovaires n'existent qu'à l'état rudimentaire, on a même cité des cas d'absence totale.

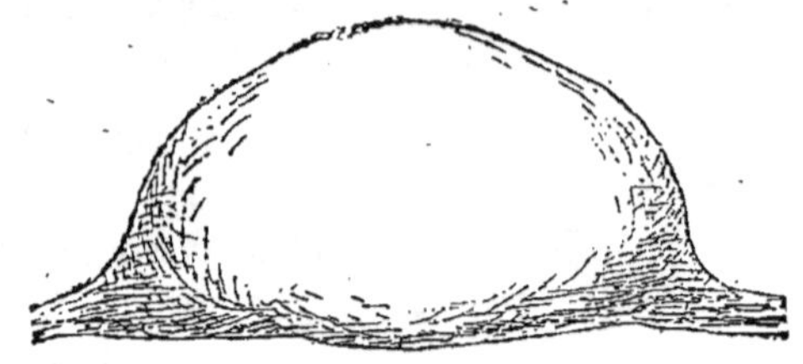

Fig. 445. — Ovaire avant la puberté (Ribemont-Dessaignes et Lepage).

Sa surface est lisse.

Le *poids* est de 6 à 8 grammes chez l'adulte, tandis qu'il n'atteint que 4 à 5 grammes à la puberté, 2 à 3 grammes dans l'enfance, 50 à 60 centigrammes à la naissance. Après la ménopause son poids va en décroissant pour n'être plus que de 2 et même 1 gramme chez les femmes âgées.

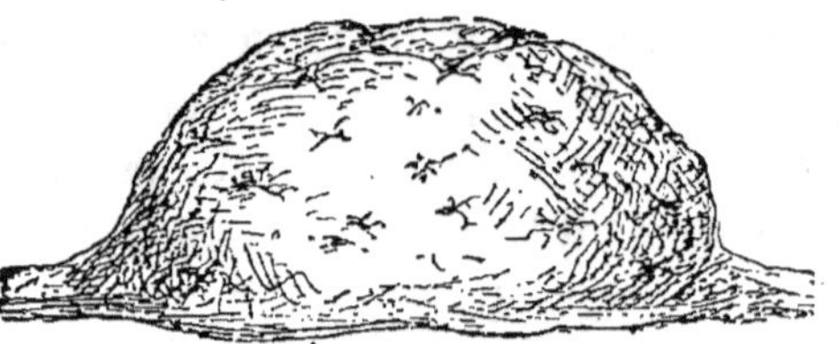

Fig. 446. — Ovaire de femme réglée (Ribemont-Dessaignes et Lepage).

Sa surface est semée de cicatrices.

Il existe quelquefois des ovaires *surnuméraires* qui permettent d'expliquer certains phénomènes constatés après une ovariotomie double.

De *couleur* blanc rosé chez l'enfant, il est rouge chez l'adulte et grisâtre après la ménopause; sa *consistance* est élastique et résistante; après la ménopause il devient dur et fibreux et présente un aspect anfractueux et crevassé, comparable à celui d'un noyau de pêche. Cette irrégularité de la surface de l'ovaire commence à la puberté. Jusque-là l'ovaire était lisse, mais à chaque époque menstruelle une cicatrice apparaît au point où s'est rompu le follicule de de Graaf arrivé à maturité.

La *direction* de l'ovaire est différemment décrite par les auteurs, ce qui prouve la mobilité de cet organe; le plus souvent son grand

axe, très voisin de la verticale, se dirige de haut en bas, de
dehors en dedans et un peu d'arrière en avant.

Les ovaires sont maintenus dans leur situation et dans leur
direction par un certain nombre de ligaments qui ne les empêchent
pas cependant d'osciller sur place et même d'être entraînés assez
loin, *ectopies acquises*; aussi a-t-on pu les rencontrer dans certaines hernies. Les deux principaux *moyens de fixité* sont le
mésovarium et le ligament lombaire. 1° Le *mésoarium* ou *mésovarium* est constitué par la partie externe de l'aileron postérieur

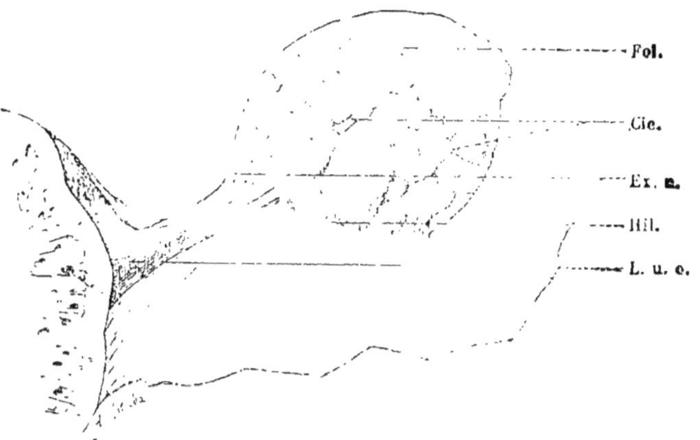

Fig. 447. — Ovaire de femme adulte, vu d'arrière, avec des cicatrices (Cic.)
et des saillies folliculaires (Fol.).

Hil., son hile ou bord adhérent; **Ex. n.**, son pôle utérin; L. u. o., ligament
utéro-ovarien.

du ligament large qui s'*insère* au bord antérieur ou hile de l'ovaire,
cet organe fait donc saillie dans la cavité péritonéale. 2° Le *ligament lombaire* ou *suspenseur* de l'ovaire, encore appelé ligament
lombo-ovarien et *ilio-ovarien*, est formé par des fibres musculaires lisses et conjonctives, qui entourent les vaisseaux spermatiques internes. Les différents éléments, qui le composent, sont
entourés du péritoine, dont le soulèvement constitue le ligament
infundibulo-pelvien. En haut les fibres ligamenteuses s'insèrent
au fascia sous-péritonéal de la région lombaire.

Bien moins importants sont les deux ligaments suivants : 3° Le
ligament utéro-ovarien s'étend de l'angle supéro-interne de
l'utérus à l'extrémité inférieure de l'ovaire. Son but est de maintenir cet organe près de l'utérus, afin de lui faire partager ses
mouvements. 4° Le *ligament tubo-ovarien* se porte de l'orifice

abdominal de la trompe au pôle supérieur de l'ovaire, c'est lui qui supporte la frange ovarique de la trompe. Ces deux derniers ligaments sont surtout constitués par des fibres musculaires lisses.

Rapports. — La forme et la direction de l'ovaire permettent de lui décrire deux faces, externe et interne, deux bords, antérieur et postérieur, et deux extrémités, supérieure et inférieure.

La *face externe* ou *pelvienne* est reçue dans une dépression péritonéale appelée *fossette ovarique de Krause* et comprise entre

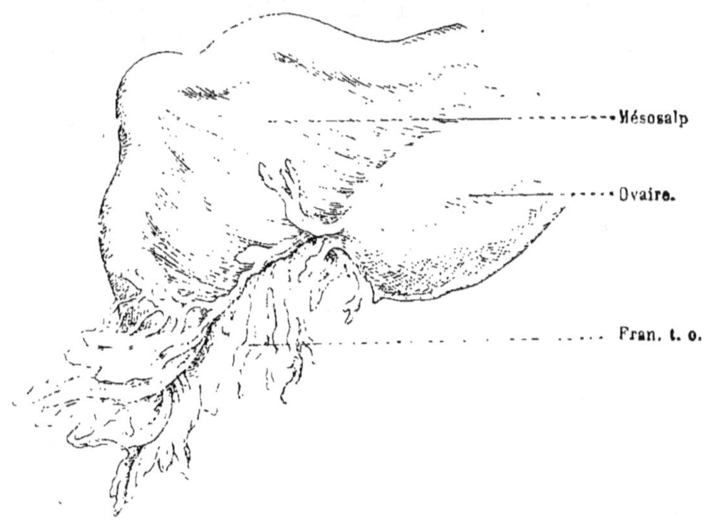

Fig. 448. — Frange tubo-ovarienne, soutenue par le ligament tubo-ovarien (Henle).

Cette frange est pourvue de nombreuses franges secondaires, dont quelques-unes atteignent l'ovaire.

l'attache pelvienne du ligament large en avant et les vaisseaux hypogastriques recouverts du péritoine en arrière.

La *face interne* ou *tubaire* regarde en avant et en dedans, elle est le plus souvent masquée par la trompe et son méso-salpinx.

Le *bord antérieur* ou adhérent donne attache sur ses bords au ligament large, il constitue le *hile* de l'ovaire, car c'est à ce niveau que pénètrent ou que sortent les vaisseaux et nerfs de cet organe.

Le *bord postérieur* ou libre est en rapport en dedans avec les anses intestinales et en dehors avec l'uretère à travers le péritoine.

L'*extrémité supérieure* arrondie donne insertion au ligament tubo-ovarien, elle est recouverte par la trompe.

L'*extrémité inférieure* ou *utérine* est le point d'insertion du ligament utéro-ovarien.

Structure. — Quand on fait une coupe de l'ovaire passant par son grand axe, on voit qu'il est formé de deux couches : l'une superficielle, blanche, ferme, homogène, c'est la *substance corticale* ou *ovigène*; l'autre centrale, rougeâtre, spongieuse, constitue la *substance médullaire* ou *bulbeuse*.

1° La *substance médullaire*, presque nulle chez le fœtus, forme chez l'adulte la masse principale de l'ovaire. Elle est contractile, car elle est constituée par un mélange de fibres musculaires lisses et de fibres conjonctives, au milieu desquelles se trouvent des vaisseaux nombreux contournés en spirale (artères hélicines). Le tissu conjonctif se prolonge dans la substance corticale sous forme de travées qui forment le squelette fibreux de cette dernière; à la périphérie il se condense pour donner naissance à une sorte de membrane d'enveloppe appelée *fausse albuginée.*

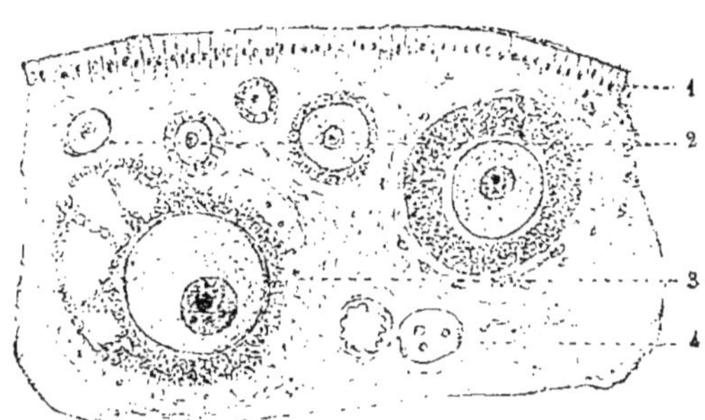

Fig. 449. — Substance corticale de l'ovaire (Launois).

1. revêtement de cellules cylindro-coniques; 2. ovisacs à différentes phases de leur évolution; 3. ovisac à maturité; 4. vaisseaux.

2° La *substance corticale* est la substance noble de l'organe, car elle renferme les ovules aux différents stades de leur développement (fig. 449). La superficie de cette couche est recouverte par l'*épithélium ovarien*, distinct de l'épithélium plat du péritoine avec lequel il se continue, parce qu'il est formé par des *cellules cylindriques.* Celles-ci se développent aux dépens de l'*épithélium germinatif de Waldeyer* qui revêt le corps de Wolf du fœtus. D'après certains auteurs, ces cellules cylindriques seraient pourvues de cils vibratiles au moment de la ponte ovarienne.

Au-dessous de la couche épithéliale se trouve la *fausse albuginée*, d'où se détachent les travées conjonctives constituant la charpente; cette couche renferme les *follicules de de Graaf* ou *ovisacs* au nombre de 300 000 par ovaire d'après Sappey.

Ovisacs. — Les ovisacs sont d'abord représentés par des *ovules primordiaux*, c'est-à-dire par des petites masses sphériques sans membrane vitelline situées au-dessous de la fausse albuginée. En effet, dès la fin du premier mois de la vie embryonnaire, on remar-

que à la partie interne du corps de Wolf une saillie blanchâtre
formée par une épaisse couche de cellules épithéliales, appelées
épithélium germinatif de Waldeyer. Parmi ces cellules il s'en
trouve quelques-unes de forme sphérique, dont le noyau contient
déjà un nucléole bien visible, ce sont
les *ovules primordiaux*.

Bientôt l'épithélium germinatif
avec les ovules primordiaux, dont il
est semé, se prolonge sous forme de
tubes dans le tissu conjonctif embryonnaire sous-jacent. C'est à ce
moment que cette partie commence
à s'isoler pour constituer un corps

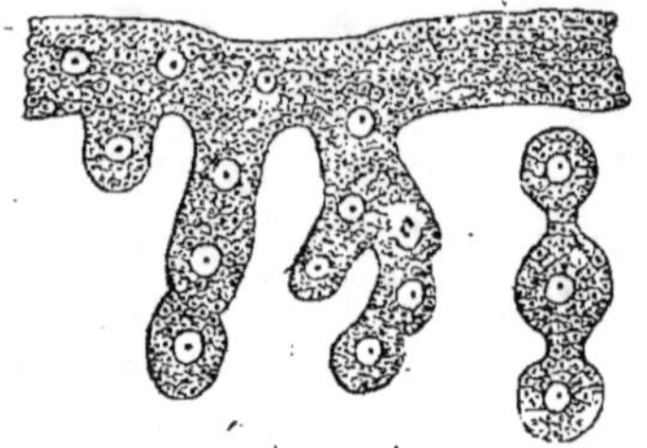

Fig. 450. — Développement des
tubes de Pflüger (Launois).

saillant ou *glande génitale primitive*, formée d'un stroma de tissu
conjonctif embryonnaire et de tubes épithéliaux.

Ces tubes, appelés *tubes de Valentin* ou *tubes de Pflüger*, sont
formés de cellules dérivées de l'épithélium germinatif, *cellules
granuleuses*, et d'*ovules primordiaux*, épars de distance en
distance entre les cellules
précédentes (fig. 450).

Jusqu'ici il y a indifférence
sexuelle ; maintenant seulement l'évolution va différer
suivant qu'elle doit aboutir
au type *mâle* ou au type
femelle. Dans le premier cas
les tubes de Pflüger deviennent les *canaux séminifères*,
les ovules primordiaux s'atrophient, tandis que les cellules
granuleuses persistent et forment le revêtement épithélial
des tubes séminifères, origine
des futurs spermatozoïdes.

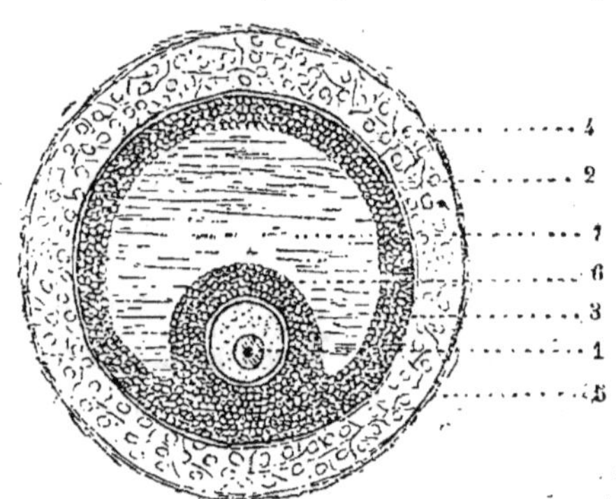

Fig. 451. — Vésicule de de Graaf à maturité.
(Launois).

1. ovule ; 2. membrane granuleuse ; 3. tunique propre ; 4. tunique réticulée ; 5. tunique
fibreuse ; 6. cumulus proligère ; 7. liquor
folliculi.

Si la glande évolue vers le type femelle, les tubes de Pflüger
s'étranglent de distance en distance et prennent l'aspect d'un
chapelet. Ces étranglements s'accentuent, les grains se séparent et
constituent des petits corps sphériques, *follicules de de Graaf*
ou *ovisacs*, qui renferment à leur centre un ovule primordial
entouré de cellules granuleuses.

Depuis la naissance jusqu'à la puberté l'aspect de la couche ovigène ne se modifie pas, mais à la puberté et pendant toute la durée de la vie génitale un certain nombre d'ovisacs se développent, et, tous les vingt-huit jours environ, l'un d'eux arrive à maturité et se rompt en mettant l'*ovule*, qu'il contient, en liberté. L'accroissement de volume des ovisacs a lieu d'abord dans la partie la plus profonde de la couche corticale qui refoule ainsi la substance médullaire.

L'ovisac mûr (fig. 451) se compose, en allant de la périphérie au centre : 1° d'une enveloppe fibro-conjonctive, *theca folliculi*,

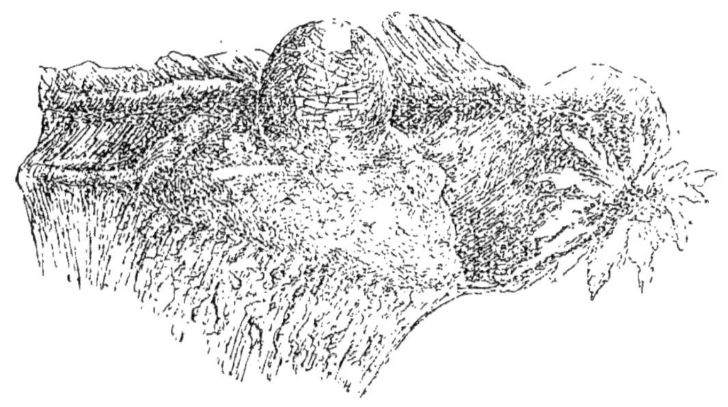

Fig. 452. — Ovaire avec follicule de de Graaf prêt à se rompre (Ribemont-Dessaignes et Lepage).

formée aux dépens du tissu ovarien et subdivisée en deux couches, la *thèque externe* fibreuse et la *thèque interne* conjonctive et vasculaire ; celle-ci renferme des cellules spéciales, arrondies ou fusiformes, les *cellules interstitielles* de l'ovaire ; 2° d'une mince membrane basale, *membrane propre de Waldeyer* ; 3° d'une couche de cellules granuleuses, *membrane granuleuse* épaissie en un point pour contenir l'ovule ; cet épaississement porte le nom de *cumulus proligère* ; 4° d'une cavité centrale comblée par le *liquide folliculaire*.

Arrivé à son complet développement, l'ovisac mesure un demi-centimètre et quelquefois un centimètre de diamètre, son volume atteint celui d'un grain de chènevis ou d'un pois. Une portion de sa surface est tangente à l'épithélium ovarien qu'elle soulève. A ce niveau la paroi folliculaire très amincie porte le nom de *stigma*, c'est le point où se fera la *rupture* sous l'influence d'une augmentation de la pression intra-folliculaire (fig. 452). L'expulsion de l'ovule consécutive à cette *ponte ovarique* est suivie d'un travail de réparation qui aboutit à la formation du *corps jaune*. Le plus grand nombre des follicules primordiaux n'arrivent pas à l'état adulte, ils disparaissent par atrophie ou par dégénérescence.

Ovule. — L'ovule au moment de la maturité de l'ovisac est une cellule complète (voir pages 1 et 2), il est constitué (fig. 453) par une membrane d'enveloppe ou *membrane vitelline* très mince, différenciation du protoplasma ou *vitellus* qui forme le contenu de la cellule. Ce protoplasma est divisé en deux parties ; l'une, *protoplasma proprement dit*, est disposée en réseaux circonscrivant de larges mailles dans lesquelles est contenue la deuxième partie ou *deutoplasma* sous forme de fines particules. Ce dernier est une réserve alimentaire destinée à nourrir l'embryon

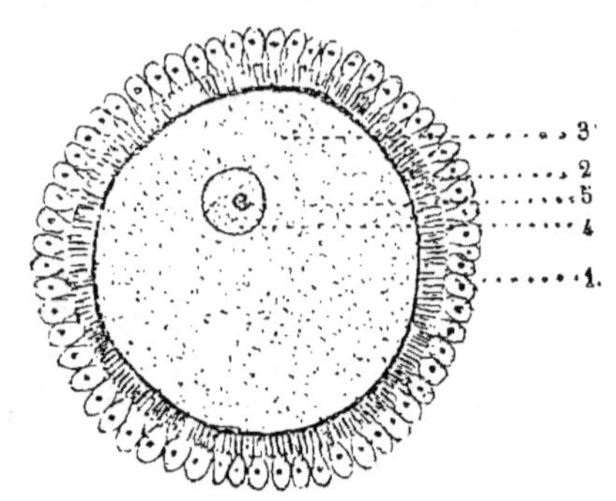

Fig. 453. — Ovule à maturité (Launois).

1. cellule du disque proligère; 2. membrane vitelline; 3. vitellus; 4. vésicule germinative; 5. tache germinative.

dans les premiers temps de son développement. Enfin cette cellule renferme un noyau, *vésicule germinative*, découverte par Purkinje ; cette dernière est constituée par une *membrane nucléaire*, par des *filaments* anastomosés en réseau ou en anses, par le suc *nucléaire* et par des amas de chromatine qui donnent naissance aux *taches germinatives de Wagner* et représentent les *nucléoles*.

Vaisseaux et nerfs de l'ovaire. — Les *artères* viennent de l'arcade anastomotique de l'*ovarienne* avec l'utérine (fig. 454). Au nombre de 10 à 12, elles se dirigent en décrivant des flexuosités nombreuses, artères *hélicines*, vers le hile de l'ovaire, pénètrent dans la substance médullaire et forment à sa limite des arcades anastomotiques, d'où se détachent les artérioles destinées à fournir des réseaux capillaires aux follicules, excepté au niveau du stigma, et à la couche superficielle sous-épithéliale.

Les *veines* issues des capillaires de la couche corticale se rendent dans la couche médullaire ; flexueuses et volumineuses, elles constituent le *bulbe* entouré de fibres musculaires lisses. Les nombreuses branches qui en émanent sortent par le hile et forment le *plexus pampiniforme*; celui-ci se résume en une seule veine, l'*utéro-ovarienne*, tributaire à droite de la veine cave inférieure et à gauche de la veine rénale.

Les *lymphatiques* nés des parois folliculaires convergent vers le hile et accompagnent les vaisseaux utéro-ovariens pour aller se jeter dans les ganglions qui avoisinent l'aorte.

Les *nerfs* viennent du *plexus ovarique*, fourni lui-même par

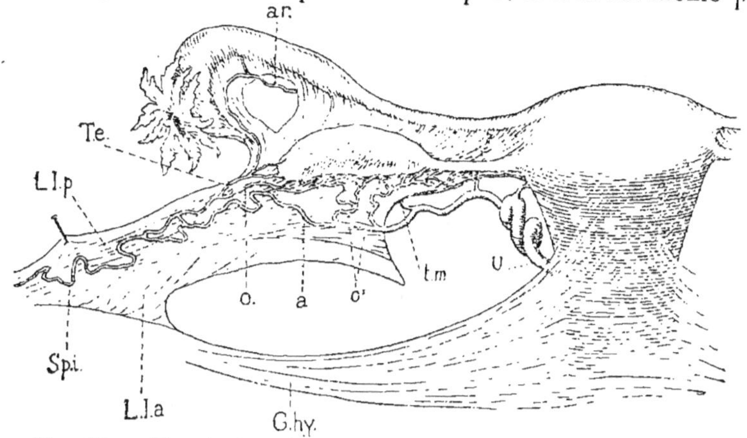

Fig. 454. — Terminaison des artères spermatique interne et utérine.
Vue par la face postérieure, organes étalés (d'après Fredet).

G. hy., gaine hypogastrique; **L. l. a.**, **L. l. p.** lames antérieure et postérieure du ligament large. La spermatique interne (Sp.i.) se divise en : 1° une *artère tubaire externe* (T. e.), qui donne deux rameaux à l'ovaire; 2° une *artère ovarienne* (o); 3° une *artère anastomotique* (a). L'utérine, en dehors des branches pour le fond de l'uterus, émet : 1° une *artère tubaire interne* (indiquée par un pointillé); 2° une *artère tubaire moyenne* (t. m.), qui s'anastomose avec la précédente et avec la tubaire externe en *ar.*; une artère anastomotique (*a*), unie à plein canal avec celle de la spermatique interne. C'est l'anastomose dite *sous* ou *préovarienne*, de laquelle partent deux artères ovariennes (*o*).

le plexus mésentérique supérieur. Constitués par des fibres à myéline et par des fibres de Remak, ils se terminent par des filets sensitifs, moteurs et vaso-moteurs.

§ II. — *Physiologie.*

Comme nous l'avons déjà dit, l'ovaire ne sécrète pas les ovules; il les a reçus en dépôt à l'état de follicules primordiaux et il est chargé : 1° de les *nourrir* pour leur permettre de vivre, de se développer et d'arriver à maturité, et 2° de les *expulser*. A côté de cette physiologie spéciale, dont le but est la *conservation de l'espèce*, l'ovaire aurait une action générale sur l'organisme, il constituerait une *glande à sécrétion interne*. Il serait également chargé d'éliminer en même temps que le sang de la menstruation des toxines accumulées dans l'organisme. C'est en se basant sur ces propriétés qu'a été créée l'*opothérapie ovarienne* qu'on prescrit avantageusement dans les cas de chlorose et dans les troubles qui surviennent soit après l'oophorectomie double, soit après la ménopause, soit au cours de l'aménorrhée.

I. En dehors de la grossesse. — L'*ovulation* est le phénomène par lequel l'ovule arrivé à maturité est mis en liberté; elle est précédée de la *maturation* et de la *rupture* de l'ovisac et suivie de la *migration* de l'ovule et de la *formation du corps jaune*. Elle se produit périodiquement tous les vingt-huit jours ou tous les mois pendant la durée de la vie génitale.

1° Maturation du follicule. — Au moment de la puberté, c'est-à-dire vers l'âge de treize à quinze ans, plusieurs follicules augmentent de volume; l'un d'eux se développe plus que les autres et devient gros comme un grain de groseille. Il fait saillie à la surface de l'ovaire, repoussé par la substance médullaire devenue turgescente au moment de la période menstruelle; la tension intérieure s'accroît par augmentation du liquide folliculaire et la partie la plus superficielle s'amincit au niveau de la macule.

2° Rupture du follicule. — L'ovisac ayant atteint son maximum d'extensibilité se rompt au niveau de son point faible, le liquide s'écoule en entraînant l'ovule entouré des cellules du disque proligère, c'est la *ponte spontanée*. Dans certains cas deux ovisacs peuvent se rompre en même temps ou un ovisac peut contenir deux ovules. Si ces derniers sont tous deux fécondés, il y aura grossesse double.

3° Migration de l'ovule. — Nous avons étudié à propos de la physiologie de la trompe les différentes théories émises par les auteurs pour expliquer la façon dont l'ovule passe de l'ovaire dans la trompe de Fallope.

4° Formation des corps jaunes. — L'expulsion de l'ovule est suivie d'un travail de réparation et de cicatrisation de l'ovisac rompu, travail qui aboutit à la formation du *corps jaune*. Aussitôt après la déhiscence du follicule les cellules granuleuses grossissent et remplissent la cavité de l'ovisac, puis les éléments de la thèque interne prolifèrent et pénètrent dans les cellules précédentes en entraînant de nombreux globules blancs. L'évolution du corps jaune varie suivant que l'ovule a été fécondé ou non; dans le premier cas, *corps jaune de la grossesse* ou *vrai corps jaune*, il a un volume considérable, et il persiste pendant plusieurs mois; dans le *corps jaune de la menstruation*, encore appelé par les auteurs *faux corps jaune*, l'évolution est plus rapide, car il disparaît au bout de vingt-cinq jours. En réalité cette distinction n'existe pas : on a vu des corps jaunes de la menstruation être aussi volumineux que ceux de la grossesse et avoir une évolution aussi longue. *Prenant*, en s'appuyant sur la structure des corps jaunes, fait de ces organes des *formations glandulaires*, qui joueraient peut-être le principal rôle dans les fonctions de l'ovaire considéré comme glande à sécrétion interne. Un certain nombre de troubles de la grossesse seraient peut-être dus à l'absence de formation des corps jaunes pendant cette période et par conséquent à la disparition de leurs produits de sécrétion.

II. **Pendant la grossesse.** — Les ovaires s'élèvent avec le fond de l'utérus et ils se placent sur les côtés de cet organe, auquel ils sont suspendus par le ligament utéro-ovarien. Après l'accouchement ils descendent avec l'utérus, mais ils ne viennent reprendre leur place normale qu'après le quinzième jour.

Pendant la grossesse la ponte ovulaire fait généralement défaut, elle doit cependant se produire dans certains cas, car comment pourrait-on expliquer la superfœtation?

§ III. — *Pathologie.*

Ovarites. — L'inflammation de l'ovaire porte le nom d'*ovarite* ou d'*oophorite*; tantôt non septique elle est en rapport avec des troubles vasculaires, tantôt septique elle est due à l'infection puerpérale, à une suppuration de la trompe ou à une maladie générale comme la variole, les oreillons; etc. Les symptômes fonctionnels et physiques se confondent avec ceux que nous avons décrits à propos de la salpingite, qu'elle accompagne le plus souvent sous le nom de *salpingo-ovarite* ou d'*annexite*.

Tumeurs. — L'ovaire peut être le siège de tumeurs solides; les tumeurs *bénignes* sont rares; les tumeurs *malignes*, comme le sarcome et le carcinome, sont plus fréquentes. Leur évolution est rapide et leur développement considérable; le péritoine est envahi de bonne heure, la malade est emportée par des complications ou par la cachexie. Les tumeurs *liquides* sont plus souvent constatées, elles constituent les kystes de l'ovaire.

Kystes de l'ovaire. --- Les kystes ovariens ou ovariques peuvent se présenter sous différentes formes : tantôt la glande porte à sa surface plusieurs petites vésicules grosses comme des pois ou même comme des noisettes, c'est l'*ovaire kystique*; tantôt l'ovaire est transformé en une vaste poche qui peut atteindre le volume d'un utérus à terme et même plus, et qui renferme du liquide séreux et limpide, *kyste uniloculaire*; tantôt la masse kystique est constituée par une série de kystes de volume variable, isolés ou communiquant les uns avec les autres, ils sont réunis dans une grande poche commune ou ils sont indépendants : c'est le *kyste multiloculaire* ou *aréolaire*, dont le contenu est filant, visqueux, gélatineux ou huileux. Enfin on peut rencontrer des *kystes dermoïdes* renfermant un liquide épais et gras, quelquefois purulent ou colloïde, avec des poils, des cheveux, des dents; son volume n'atteint jamais celui des kystes précédents, il varie entre le volume d'une orange et celui d'une tête de fœtus.

Les kystes de l'ovaire occupent d'abord le petit bassin, puis avec le progrès de leur développement ils deviennent abdominaux. Au point de vue clinique il faut donc distinguer le kyste pelvien du kyste abdominal. Dans le premier les symptômes sont très vagues, quand ils existent; ils ressemblent à ceux que détermine la grossesse pendant les premiers mois; ce sont des signes de compression des différents organes, troubles de la miction et de la défécation, névralgies, œdème des membres inférieurs, sensation de gêne et de pesanteur dans le bas-ventre. Si l'on fait un toucher combiné au palper, on remarque que *le col utérin est déplacé*, le corps est repoussé du côté opposé à la tumeur, un des culs-de-sac latéraux est refoulé par une *tumeur* lisse, régulière ou bosselée, rénitente, élastique, mobile indépendamment de l'utérus, dont elle est séparée par un sillon.

Lorsque la tumeur est devenue abdominale, elle détermine d'abord un grand soulagement par disparition des troubles compressifs, elle devient plus perceptible et est souvent remarquée par la malade. Elle se développe à son aise et elle se manifeste sous la forme d'une *masse lisse* ou *bosselée*, occupant surtout un des côtés de l'abdomen, *mate* à la percussion, *fluctuante*, surtout si elle est formée d'une seule *loge*. A cette époque le toucher vaginal constate que le col est très haut, difficilement accessible et souvent dévié latéralement.

Le développement progressif du kyste refoule en haut et en

arrière tous les viscères abdominaux et donne au ventre une forme ovoïde avec saillie en avant; il distend la peau de la paroi abdominale et produit de nouveaux accidents de compression, constipation, hémorroïdes, gêne de la miction, névralgies, vomissements, dyspnée, œdème. La santé s'altère et la malade prend un facies spécial, *facies ovarien*, caractérisé par de l'amaigrissement du visage et une teinte terreuse. La malade succombe après une durée très variable soit par cachexie, soit par syncope, soit par une des nombreuses *complications* que nous allons passer en revue.

Complications. — Pendant son développement le kyste peut enflammer le péritoine avec lequel il est en rapport, il contracte des adhérences avec lui, *péritonite adhésive*, ou il détermine un épanchement intra-péritonéal, *ascite*.

Le pédicule du kyste peut se tordre plusieurs fois sur lui-même, la circulation dans les vaisseaux du pédicule est entravée par cette *torsion* : il en résulte du sphacèle du kyste et des accidents graves, rapidement mortels si une intervention n'est pas pratiquée.

Dans certains cas c'est un vaisseau qui se rompt dans le kyste et qui détermine une *hémorragie intra-kystique*. Enfin le kyste peut *s'enflammer, suppurer, se rompre*, tous accidents qui donnent naissance à une *péritonite aiguë* se terminant par la mort.

En dehors de ces complications *locales*, le kyste de l'ovaire peut provoquer des accidents par son action sur les organes voisins; la compression de l'intestin est parfois suivie d'un *étranglement interne* avec toutes ses conséquences; le refoulement du diaphragme peut gêner la respiration, des *complications pleurales* ou *cardiaques* peuvent également survenir.

Le kyste de l'ovaire n'empêche pas la fécondation, aussi le rencontre-t-on pendant la grossesse, qu'il peut interrompre dans son évolution ou qu'il peut masquer. Pendant le travail il est rarement une cause de dystocie, à moins qu'il ne soit pas très volumineux et qu'il soit enclavé dans l'excavation pelvienne, ce qui est le cas de certains kystes développés dans le ligament large ou des kystes dermoïdes. Les complications que nous avons énumérées précédemment peuvent se produire pendant la grossesse ou après l'accouchement par suite des traumatismes auxquels le kyste a été exposé au cours du travail.

ARTICLE V

DÉBRIS EMBRYONNAIRES

A côté des organes génitaux il existe un certain nombre de petits organes, véritables résidus fœtaux, dont l'importance physiologique paraît nulle. Ce sont le corps de Rosenmüller, le parovarium, l'hydatide pédiculée de Morgagni et le canal de Gartner, débris du canal et du corps de Wolff.

1° **Corps de Rosenmüller.** — Encore appelé *époophoron* par Waldeyer, *épovarium* par His, c'est un petit corps aplati, trian

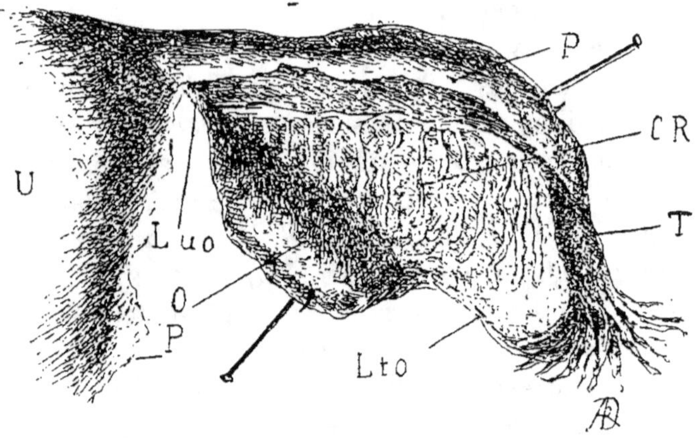

Fig. 455. — Corps de Rosenmüller.

U. utérus; Luo. ligament utéro-ovarien; Lto. ligament tubo-ovarien; O. ovaire; CR. vestiges du corps de Rosenmüller; T. trompes; P. péritoine soulevé par un crochet.

gulaire, situé dans l'épaisseur du ligament large au-dessous de la partie externe de la trompe. Il est formé par un canal collecteur horizontal sur lequel viennent se greffer 12 à 20 canalicules verticaux longs de 1 à 2 centimètres (fig. 455).

Ceux-ci sont constitués par une tunique fibreuse, portant à l'intérieur une couche épithéliale cylindrique à cils vibratiles. Le contenu est un liquide transparent et incolore.

Le corps de Rosenmüller représente la portion sexuelle du corps de Wolff et la partie supérieure du canal de Wolff.

2° **Parovarium.** — Waldeyer lui donne le nom de *paroophoron* ou *paroophore*, c'est un petit corpuscule jaunâtre situé dans l'aileron supérieur du ligament large et représentant la partie inférieure ou urinaire du corps de Wolff.

3° Hydatide pédiculée de Morgagni. — Vésicule arrondie ou piriforme, elle a le volume d'un grain de millet ou même d'une petite noisette et elle se trouve suspendue au bord externe de l'aileron supérieur du ligament large ou à une frange de la trompe.

Elle est constituée par des débris soit du corps de Wolff, soit de son canal.

4° Canal de Malpighi-Gartner — La partie inférieure du canal de Wolff, qui persiste à l'état de canal indépendant chez certains mammifères, est, chez la femme, englobée dans la paroi antérolatérale de l'utérus et du vagin.

Pathologie. — Ces différents organes embryonnaires ne semblent avoir aucun rôle physiologique, mais ils ont une certaine importance pathologique. C'est ainsi que le corps de Rosenmüller est parfois le point de départ de kystes qui se développent dans l'épaisseur du ligament large, kystes parovariens.

Ils se présentent sous la forme de tumeur lisse, rénitente, indolente, accolée à l'utérus, déformant le cul-de-sac latéral du vagin, à évolution lente et sans retentissement du côté de l'état général.

Ils sont souvent confondus avec les kystes de l'ovaire proprement dits et ce n'est qu'au cours de l'intervention, car ils doivent être enlevés, qu'on reconnaît leur véritable origine.

LIVRE VI

PÉRITOINE

§ I. — *Anatomie.*

Le péritoine est une membrane séreuse qui tapisse les parois de la cavité abdominale et tous les organes qui y sont contenus. C'est la plus vaste de toutes les séreuses, elle est formée par la moitié inférieure de la cavité pleuro-péritonéale de l'embryon. Primitivement ce n'est qu'un feuillet régulier qui revêt les parois de l'abdomen, mais les viscères en se développant entraînent la portion du péritoine qui les recouvre et ils s'en coiffent (fig. 456). Il y a donc à ce moment un *feuillet pariétal* et un *feuillet viscéral* en continuation l'un avec l'autre.

Le péritoine, en se réfléchissant de la paroi abdominale sur les viscères ou en passant d'un viscère à un autre, forme des replis constitués par deux feuillets péritonéaux, entre ceux-ci cheminent des vaisseaux et des nerfs qui se rendent aux organes.

On donne le nom de *méso* à tout repli se portant de la paroi à une portion du tube digestif, et on fait suivre ce préfixe du nom du viscère : méso-côlon, mésentère ; on appelle *ligament* tout repli allant de la paroi à un organe autre que le tube digestif : ligaments du foie, ligaments de l'utérus. Le repli péritonéal, qui se porte d'un viscère à un autre, est appelé *épiploon* : épiploon gastro-hépatique.

Pour bien étudier le péritoine il faut suivre son trajet sur la paroi abdominale et sur les viscères ; nous le diviserons en deux portions, une *sous-ombilicale* et une *sus-ombilicale* ; mais il est bien entendu que ces deux parties se continuent directement l'une avec l'autre et que cette division n'a pour but que de simplifier la description.

1° Portion sous-ombilicale. — En partant de l'ombilic (fig. 457), le péritoine descend en tapissant la paroi abdominale antérieure jusqu'à deux ou trois centimètres du pubis.

Il est refoulé en arrière sur la ligne médiane par l'ouraque et de chaque côté par les cordons résultant de l'oblitération des artères ombilicales et plus en dehors par les artères épigastriques; il forme entre ces organes des dépressions ou *fossettes inguinales interne, moyenne* et *externe.* Cette dernière située au niveau de l'orifice inguinal interne se continue dans ce canal chez le fœtus en constituant le *canal de Nuck.*

De la paroi abdominale le péritoine se porte en arrière et recouvre le sommet et la face postérieure de la vessie, puis il se réfléchit sur l'utérus (fig. 457) en constituant le *cul-de-sac vésico-utérin,* il tapisse la face antérieure, le fond et la face postérieure de cet organe, et il forme latéralement les deux feuillets des ligaments larges. Il descend sur la paroi postérieure de l'utérus et détermine en se portant sur le rectum le *cul-de-sac recto-vaginal* ou *de Douglas.*

Chez l'homme le péritoine passe directement de la vessie sur le rectum, *cul-de-sac recto-vésical.*

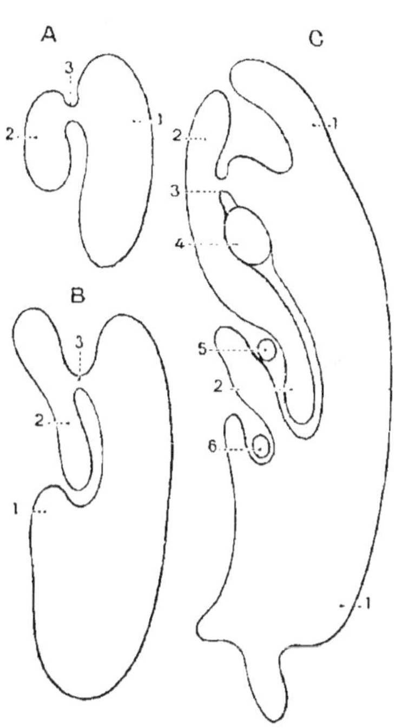

Fig. 456.

A. Les deux cavités du péritoine ramenées à leur plus simple expression. — 1. grande cavité péritonéale; 2. petite cavité; 3. orifice par lequel elle communique avec la précédente. — *B. La petite cavité du péritoine s'allongeant et commençant à s'invaginer dans la plus grande.* — 1. grande cavité qui remonte en arrière de la plus petite; 2. petite cavité s'enfonçant dans le cul-de-sac que lui présente la précédente; 3. orifice de communication. — *C. la petite cavité déprime par sa moitié inférieure la plus grande et sépare alors l'estomac du côlon transverse et du pancréas.* — 1. grande cavité; 2. petite cavité; 3. orifice qui les met en communication; 4. coupe de l'estomac; 5. coupe du côlon transverse; 6. coupe de l'intestin grêle.

Nous n'avons suivi jusqu'ici le péritoine que sur la ligne médiane; voyons comment il se comporte de chaque côté de l'excavation pelvienne.

De la paroi antéro-latérale de l'abdomen il se porte dans la

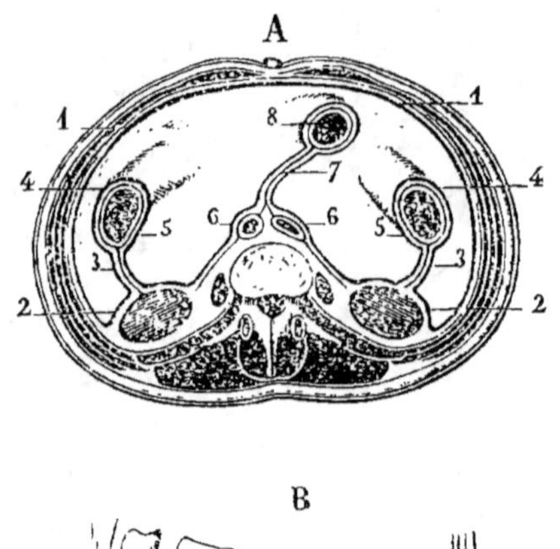

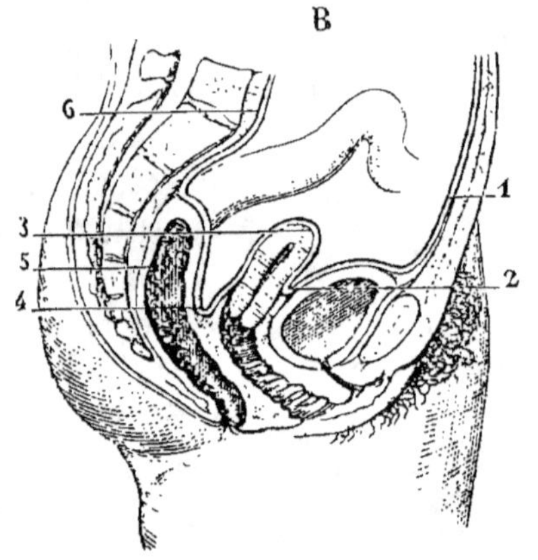

Fig. **457**.

A. Trajet du péritoine dans la région ombilicale. — 1. péritoine pariétal; 2. le péritoine au-devant des reins; 3. feuillet externe des méso-côlons ascendant et descendant; 4. enveloppe séreuse des côlons ascendant et descendant; 5. feuillet interne des méso-côlons; 6. le péritoine se réfléchissant au-devant de l'aorte et de la veine cave inférieure pour former le mésentère; 7. mésentère; 8. enveloppe séreuse de l'intestin grêle.

B. Trajet du péritoine dans la région hypogastrique chez la femme. — 1. péritoine pariétal; 2. cul-de-sac vésico-utérin; 3. enveloppe séreuse de l'utérus; cul-de-sac rocto-vaginal; 5. coupe de l'enveloppe séreuse du rectum; 6. le péritoine remontant de la région hypogastrique vers la région ombilicale.

fosse iliaque, à droite il entoure le cæcum, *méso-cæcum*, à gauche le côlon iliaque, *méso-côlon iliaque.*

Sur la paroi abdominale postérieure il monte en recouvrant la colonne vertébrale et les organes qui y sont adossés, aorte et veine cave inférieure, il recouvre aussi le psoas, l'uretère, les vaisseaux spermatiques, le muscle transverse, le carré des lombes et plus haut le rein.

Sur la ligne médiane il rencontre l'intestin qui l'entraîne, ses

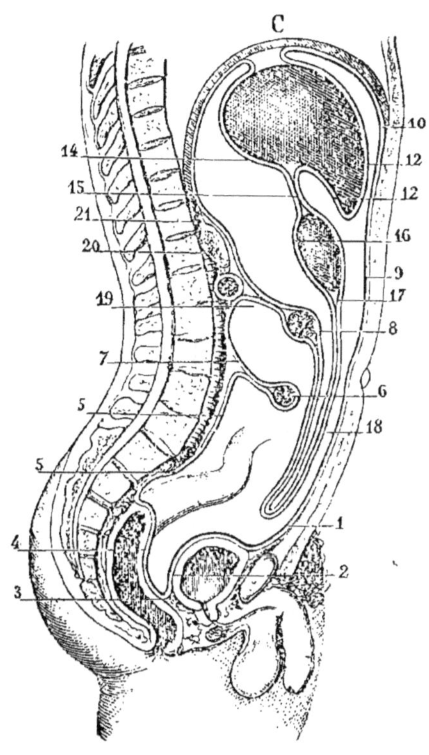

Fig. 458.

C. Trajet du péritoine dans la région épigastrique. — 1. péritoine passant de la paroi abdominale sur la vessie; 2. enveloppe séreuse de la vessie; 3. cul-de-sac recto-vésical; 4. enveloppe séreuse du rectum; 5. le péritoine remontant vers le mésentère; 6. enveloppe séreuse de l'intestin grêle; 7. continuité du mésentère avec le feuillet inférieur du méso-côlon transverse; 8. coupe du côlon transverse et des deux feuillets qui l'entourent; 9. péritoine pariétal de la région épigastrique; 10. le même tapissant la face inférieure du diaphragme; 11. le même recouvrant la face convexe du foie; 12. le même sur la face interne de ce viscère; 14. le même sur la partie postérieure de cette face; 15. coupe de l'épiploon gastro-hépatique; 16. feuillet séreux postérieur de l'estomac; 17. son feuillet séreux antérieur; 18. grand épiploon; 19. méso-côlon transverse; 20. coupe du pancréas; 21. feuillet supérieur du méso-côlon passant au devant de cette glande.

deux feuillets accolés forment le *mésentère* (fig. 458), sur les parties latérales il entoure à peu près complètement le côlon ascendant et le côlon descendant en constituant les *méso-côlons*.

Au niveau de la troisième vertèbre lombaire le péritoine se

réfléchit d'arrière en avant et de haut en bas pour se porter vers le
côlon transverse, dont il revêt la face inférieure en constituant le
feuillet inférieur du *méso-côlon transverse*. Il passe sur le bord
antérieur et il se continue avec le feuillet supérieur de ce méso-
côlon qui appartient au péritoine sus-ombilical.

2° **Portion sus-ombilicale.** — Le trajet du péritoine dans la
partie sus-ombilicale de l'abdomen est un peu plus compliqué. Si
nous le reprenons à l'ombilic, nous le voyons monter le long de

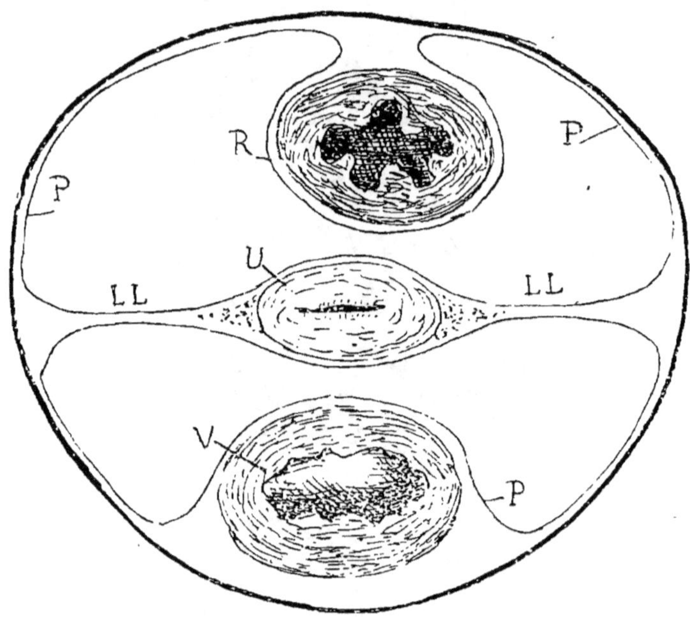

Fig. 459. — Trajet du péritoine pelvien chez la femme.
Coupe transversale du bassin (Ribemont-Dessaignes et Lepage).

la paroi abdominale jusqu'au diaphragme ; la veine ombilicale,
qui se porte de l'ombilic à la face inférieure du foie, entraîne le
péritoine pariétal dont elle s'entoure ; ce repli forme une vaste
cloison antéro-postérieure avec bord libre inférieur, c'est le *liga-*
ment falciforme ou *suspenseur* du foie.

Le feuillet pariétal arrêté par le diaphragme tapisse toute la face
inférieure de ce muscle ; au niveau de son bord postérieur, il se
comporte différemment dans la moitié droite et dans la moitié
gauche. A gauche il rencontre la terminaison de l'œsophage, il se
réfléchit alors de haut en bas et d'arrière en avant pour se porter
sur la face antérieure de l'estomac, où nous le reprendrons tout à

l'heure. A droite il se réfléchit au niveau du bord postérieur du foie et forme le feuillet supérieur du *ligament coronaire*, il recouvre ensuite toute la face supérieure de cet organe, contourne son bord antérieur et tapisse sa face inférieure. Au niveau du hile il est arrêté par les organes qui y pénètrent ou qui en sortent, il descend alors en avant de ces organes jusqu'à la petite courbure de l'estomac en formant le feuillet antérieur du *petit épiploon* ou épiploon gastro-hépatique. A droite du hile, au contraire, le péritoine se porte d'avant en arrière jusqu'au bord postérieur du foie; à ce niveau il se réfléchit de haut en bas en formant le feuillet inférieur du ligament coronaire et il devient péritoine pariétal lombaire. Sur les parties latérales de la face inférieure du foie il se réfléchit également et constitue le feuillet inférieur des *ligaments triangulaires* droit et gauche, dont les feuillets supérieurs sont formés par le péritoine de la face supérieure, qui du foie se porte sur le diaphragme.

Le péritoine, que nous avons amené plus haut sur la face antérieure et sur la petite courbure de l'estomac, tapisse la face antérieure de cet organe et de la première portion du duodénum. Au niveau de la grande courbure, il se prolonge à gauche vers la rate en formant le feuillet antérieur de l'*épiploon gastrosplénique*, il se prolonge également en bas en constituant une partie du feuillet antérieur du *grand épiploon* (fig. 458).

A la hauteur du pubis il se réfléchit et, devenu feuillet postérieur du grand épiploon, il remonte derrière le feuillet précédent, dont il se sépare pour aller rejoindre la paroi postérieure de l'abdomen en passant au-dessus du côlon transverse. Il se réfléchit presque aussitôt, se porte d'arrière en avant en formant le feuillet supérieur du méso-côlon transverse et vient se continuer avec le péritoine sous-ombilical sur le bord antérieur du côlon transverse.

La grande cavité péritonéale possède un diverticule appelé *arrière-cavité des épiploons*, dans laquelle on pénètre par un orifice étroit situé au-dessous du lobule de Spiegel et derrière la veine porte, c'est l'*hiatus de Winslow*. L'arrière-cavité des épiploons est formée par le péritoine qui tapisse en avant la face postérieure de l'estomac, en haut la face inférieure du lobe gauche du foie, en arrière la face antérieure du pancréas et de la troisième portion du duodénum.

L'arrière-cavité se prolonge en bas entre les deux feuillets antérieur et postérieur du grand épiploon, de telle sorte que celui-ci est formé de quatre feuillets accolés; elle se prolonge aussi à gauche jusqu'à la partie de la face interne de la rate située en arrière du hile. A droite l'arrière-cavité communique avec la grande cavité péritonéale par l'hiatus de Winslow.

Le péritoine est constitué par une charpente fibreuse formée de tissu conjonctif et de nombreuses fibres élastiques, intérieurement il est recouvert par un *épithélium pavimenteux simple*. Il est très riche en vaisseaux et surtout en vaisseaux *lymphatiques*.

§ II. — *Physiologie*.

Le péritoine est une séreuse, c'est-à-dire un sac sans ouverture; son rôle est de protéger les organes abdominaux, de leur permettre de se mouvoir facilement les uns sur les autres, et surtout de les maintenir dans leur situation normale.

§ III. — *Pathologie*.

Péritonites aiguës. — La péritonite est l'inflammation du péritoine, elle résulte de l'invasion de la séreuse par une espèce microbienne comme le streptocoque, le staphylocoque, le colibacille, le pneumocoque, etc. Ces micro-organismes viennent soit d'un organe abdominal, utérus infecté, perforation de l'intestin, soit d'un traumatisme externe, plaie de l'abdomen, soit d'une collection purulente voisine de la grande cavité péritonéale. Quelquefois la péritonite n'est que la localisation sur cette séreuse d'une infection générale.

Le péritoine est injecté, rouge, recouvert de fausses membranes, il renferme un liquide louche ou franchement purulent qui s'accumule dans les parties déclives et qui peut s'y enkyster.

Les symptômes varient suivant que la péritonite est *généralisée* ou *partielle*.

Dans le premier cas le *début brusque* est caractérisé par de la *douleur* aiguë, localisée d'abord, puis diffuse, par des *vomissements* fréquents, muqueux, puis bilieux et ensuite verdâtres, par du *hoquet*, par du *ballonnement du ventre* ou *météorisme*, par de la *constipation* et enfin par une *diminution dans la quantité d'urine éliminée*. L'état général est rapidement atteint : la *fièvre* est habituellement élevée (39 à 40°), dans certains cas au contraire il y a abaissement de température ; le *pouls* est rapide, petit, filiforme, le *facies* est spécial, il est dit péritonéal : les traits sont accentués, les yeux sont excavés et entourés d'un cercle noir, les lèvres sont violacées, une sueur froide recouvre le visage. La *respiration* s'accélère, l'abattement est considérable, les extrémités se refroidissent, le malade tombe dans le *collapsus* et dans ce cas la mort en est la terminaison fatale.

Dans la *péritonite partielle*, les symptômes sont moins accentués, la douleur est plus accusée au siège de l'affection et on voit apparaître certains signes en rapport avec la région inté-

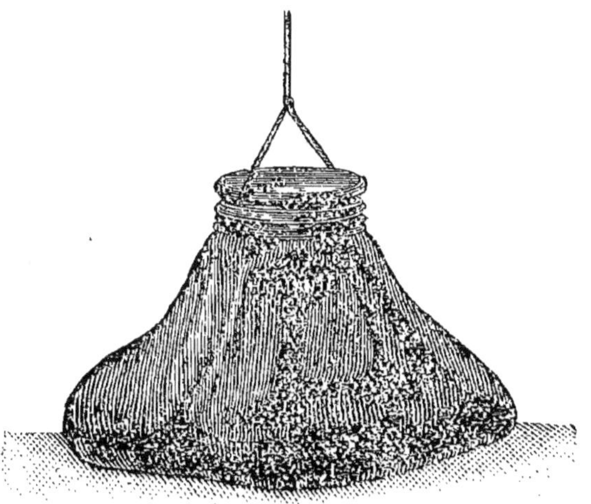

Fig. 460. — Sac de glace.

ressée, *ictère* dans la *périhépatite, troubles vésicaux* dans la péritonite du petit bassin ou pelvi-péritonite, etc.

Le traitement consiste à immobiliser l'intestin par des médicaments opiacés et à lutter contre l'inflammation par l'application d'une large vessie de glace sur le ventre (fig. 460). Souvent une intervention chirurgicale hâtive est nécessaire.

Pelvi-péritonite. — On donne ce nom à l'inflammation du péritoine du petit bassin ; elle est encore appelée *péri-métrite* par les Allemands et *péri-métro-salpingite* par Pozzi.

Elle est due ordinairement à une lésion des organes génitaux internes : utérus, trompes, ovaires, dont l'inflammation se propage au péritoine qui les entoure ; elle est favorisée par l'accouchement et par l'avortement, *pelvi-péritonite puerpérale*.

**Des pseudo-membranes se forment en arrière de l'utérus et des ligaments larges, elles limitent une cavité unique ou divisée en logettes, dans lesquelles le pus s'accumule.

La pelvi-péritonite est *aiguë* ou *chronique* ; la première débute brusquement par des frissons, de la fièvre, une douleur violente dans le bassin, des nausées, des vomissements, du ténesme rectal et vésical. A ce moment l'examen local est impossible, il ne peut être pratiqué qu'après trois ou quatre jours, lorsque la crise aiguë est éteinte. Par le toucher on constate que le vagin est chaud, que l'utérus est refoulé en avant et qu'il existe dans le cul-de-sac postérieur une tumeur douloureuse, irrégulière, pâteuse ou fluctuante.

La *résolution* peut se produire en trois ou quatre semaines, mais elle laisse presque toujours des adhérences ; dans d'autres cas la pelvi-péritonite *suppure*, il y a des élévations de la température du soir, 39°, 40°, le pouls est rapide, les sueurs sont fréquentes et abondantes. La tumeur fait une forte saillie dans le vagin, elle est fluctuante, et, si elle n'est pas incisée, elle s'ouvre dans le vagin, le rectum, la vessie, etc. Si les phénomènes inflammatoires se propagent à la grande cavité péritonéale ou si le pus y pénètre, on voit apparaître tous les signes de la péritonite aiguë généralisée, presque toujours mortelle.

La pelvi-péritonite chronique est chronique d'emblée ou elle succède à une pelvi-péritonite aiguë ; elle détermine des adhérences entre les organes ou de véritables brides sur lesquelles l'intestin peut s'étrangler.

Phlegmons pelviens. — Le tissu cellulaire sous-péritonéal, qui entoure le col utérin ou qui est contenu entre les deux feuillets des ligaments larges, peut être le siège d'une suppuration du petit bassin. Ces phlegmons pelviens ont été divisés en deux variétés : les *phlegmons du ligament large* ou *intra-ligamentaires*, et les *phlegmons péri-utérins* ou *sous-ligamentaires*. Ces affections se rencontrent le plus souvent au cours d'une infection puerpérale, les lymphatiques servent de moyen de transport aux microbes pyogènes contenus dans l'utérus.

Les symptômes sont à peu près semblables à ceux que nous avons décrits au sujet de la pelvi-péritonite, avec cette différence que la collection péri-utérine est *latérale* au lieu d'être postérieure. La marche et la terminaison sont les mêmes, la collection peut soit disparaître par résolution, soit s'ouvrir dans un viscère pelvien ou à l'extérieur au niveau de la fosse iliaque.

Péritonites chroniques. — Les péritonites peuvent être chroniques d'emblée ou succéder à une péritonite aiguë. La plus importante est la péritonite tuberculeuse, les autres se rencontrent au cours de l'alcoolisme, du mal de Bright, des affections chroniques du cœur, du cancer des organes abdominaux, etc.

Péritonite tuberculeuse. — Dans la tuberculose péritonéale le bacille de Koch est apporté dans le péritoine soit par la voie sanguine, soit par la voie lymphatique, soit plus rarement par l'intestin. Elle est plus fréquente dans le jeune âge et à l'âge adulte (sept à vingt ans), elle atteint surtout les sujets cachectiques et élevés dans de mauvaises conditions hygiéniques.

Selon l'évolution du tubercule la maladie se manifeste sous des formes différentes. Tantôt un semis de granulations envahit la séreuse et donne naissance à des symptômes qui ressemblent à ceux de la péritonite aiguë, c'est la *forme granulique*, qui peut s'accompagner d'une granulie généralisée, plèvre, poumons et même méninges. Tantôt il y a un épanchement péritonéal accompagné de coliques vagues et d'un peu de diarrhée, c'est la forme *ascitique*. Tantôt on a affaire à la forme *caséeuse* et *ulcéreuse* caractérisée au début par des signes gastro-intestinaux, inappétence, coliques, alternatives de diarrhée et de constipation, amaigrissement, puis le ventre augmente de volume, la paroi est tendue et laisse voir le développement des veines cutanées et sous-cutanées, la douleur est plus ou moins accentuée, la percussion révèle des zones mates et des zones sonores, car la cavité péritonéale est cloisonnée ; on peut également sentir des amas durs et irréguliers, ce sont les *gâteaux* péritonéaux. Cette forme est le plus souvent mortelle après une durée excessivement variable. Tantôt enfin l'organisme réagit en formant du tissu fibreux, le ventre d'abord météorisé contient peu de liquide épanché, celui-ci se résorbe et la guérison est la règle dans la forme *fibreuse*.

Cancer du péritoine. — Le péritoine est le plus souvent envahi secondairement à un cancer viscéral. Il se fait un épanchement rapide de liquide sanguinolent, l'abdomen est douloureux, les troubles gastro-intestinaux sont accentués, la cachexie survient rapidement et le malade est emporté en moins d'un an.

Ascite. — On donne le nom d'*ascite* à l'épanchement d'une quantité plus ou moins grande de liquide séreux dans le péritoine. Elle se traduit par des signes *physiques* et par des signes *généraux*. A l'examen du ventre on constate que celui-ci est augmenté de volume ; si le sujet est debout, le ventre tombe en avant, il est en *besace* ; s'il est couché, le liquide s'accumule dans les parties déclives, les flancs s'élargissent, le ventre s'étale, c'est le *ventre de batracien*. Le volume qu'il peut acquérir est quelquefois considérable, double, triple, quadruple du volume normal. La peau est lisse, amincie, tendue, luisante, transparente, aussi constate-t-on souvent le réseau des veines sous-cutanées dilatées, l'ombilic peut être refoulé en avant et faire une saillie plus ou moins considérable.

La *percussion* révèle de la *matité* dans les flancs et dans l'hypogastre, c'est-à-dire dans les régions les plus déclives, tandis que l'épigastre et la région ombilicale sont *sonores* ; si le

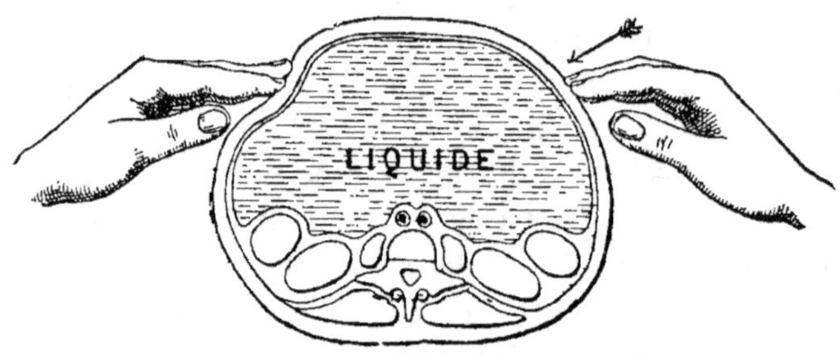

Fig. 461. — Fluctuation, sensation de soulèvement.

malade est couché sur le côté, la matité et la sonorité se déplacent, le flanc déclive est mat et le flanc élevé est sonore ; si la quantité de liquide est peu considérable, on fait mettre le malade à quatre pattes et on obtient de la matité au niveau de la région ombilicale.

Enfin un des meilleurs symptômes réside dans la *fluctuation* qu'on détermine de la façon suivante : on place une main à plat sur un des côtés de l'abdomen et avec l'autre main on imprime des pressions brusques à la paroi du flanc opposé, la main immobile est soulevée à chaque pression par une sorte de *choc ondulatoire* (fig. 461 et 462).

L'épanchement peut atteindre 10, 15, 20 litres et plus, aussi peut-il gêner le fonctionnement du diaphragme, d'où dyspnée et palpitations ; ces symptômes seront plus accusés si l'ascite survient chez une femme enceinte. Les digestions sont difficiles, la constipation est fréquente, les membres inférieurs sont œdématiés par gêne de la circulation en retour, le facies est pâle, la peau est sèche, l'urine est rare.

La marche et la durée varient avec la cause : tantôt l'épanchement se résorbe spontanément ou sous l'influence d'un traitement approprié, régime lacté, diurétiques, etc., tantôt il augmente progressivement et devient un danger ; c'est alors qu'il est indiqué de ponctionner le liquide avec un trocart. Cette intervention n'a le plus souvent qu'un effet palliatif, car le liquide se reforme habituellement plus ou moins rapidement suivant la cause.

L'ascite peut être déterminée par trois grandes causes : 1° elle peut être de nature *inflammatoire* ; 2° elle peut être d'origine *mécanique* par compression d'un gros tronc veineux ; 3° elle peut être *dyscrasique*, c'est-à-dire en rapport avec un mauvais état

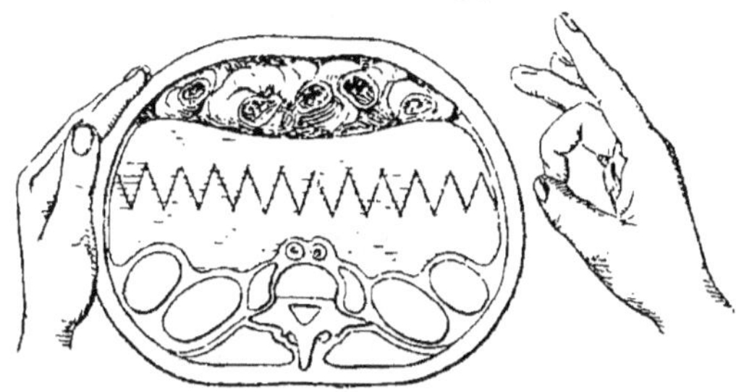

Fig. 462. — Sensation de flot.

général ; elle est alors presque toujours accompagnée d'œdème des membres inférieurs, ce qui constitue l'*anasarque*.

Les affections inflammatoires, qui déterminent l'ascite, sont les *péritonites aiguës* ou *chroniques*, les traumatismes de l'abdomen, les inflammations viscérales.

L'ascite d'origine mécanique est due à la *compression* ou à l'*obstruction* soit du *système porte*, pylé-phlébite, cirrhoses hépatiques, etc., soit de la *veine cave inférieure*, tumeurs de l'abdomen.

Enfin parmi les causes dyscrasiques il faut mettre en première ligne les maladies du rein, du cœur et du foie.

Il existe une variété d'ascite dans laquelle le liquide est blanchâtre, d'apparence laiteuse, c'est l'ascite chyleuse dont la cause nous échappe encore.

Hématocèle intrapéritonéale. — Les hémorragies intrapéritonéales peuvent, dans certains cas, s'enkyster et former une tumeur sanguine pelvienne, c'est l'*hématocèle péri* ou *rétro-utérine*.

La cause la plus fréquente est la *rupture de la trompe au cours d'une grossesse tubaire*; parmi les causes exceptionnelles nous citerons la rupture d'un utérus gravide ou d'un hématosalpinx, les hémorragies au cours d'une maladie infectieuse ou toxique, enfin la pachy-péritonite chronique.

Le début est brusque et caractérisé par une *douleur aiguë* et par tous les signes d'une *hémorragie interne* : pouls petit et rapide, abaissement de la température du corps, décoloration de la face et des muqueuses, vertiges, nausées, état syncopal.

Puis surviennent le *ballonnement du ventre*, la *tension de la paroi abdominale*, les *nausées*, les *vomissements*, la *constipation*, le *facies grippé*, symptômes de la réaction péritonéale. Après quelques jours le calme apparaît, la collection s'enkyste, la douleur se localise. L'examen physique permet de constater par le toucher combiné au palper une *tumeur* siégeant dans le cul-de-sac de Douglas et entourant plus ou moins l'utérus, qui est refoulé en avant derrière la symphyse pubienne.

La collection peut avec le temps ou se *résorber lentement* ou *suppurer* ; l'abcès s'ouvre dans le rectum, dans la vessie, à la paroi abdominale, ou dans la grande cavité péritonéale : il en résulte une péritonite généralisée.

Le pronostic est donc toujours grave au début; cette gravité dépend de l'hémorragie, plus tard de la suppuration possible.

Tympanite. — La tympanite est déterminée par l'accumulation de gaz dans la cavité abdominale, que cette accumulation ait son siège dans l'estomac, dans l'intestin ou dans le péritoine.

Elle doit être distinguée du *météorisme*, qui est la distension gazeuse de l'estomac ou de l'intestin.

LIVRE VII

MAMELLES

---

§ I. — *Anatomie.*

Les mamelles, encore appelées *seins*, sont deux glandes destinées à sécréter le lait nécessaire à la nourriture du nouveau-né. C'est en se basant sur leur existence qu'on a pu créer chez les animaux vertébrés la grande classe des *mammifères*.

Au nombre de *deux*, elles existent chez l'homme et chez la femme, mais c'est chez cette dernière seule qu'elles prennent un développement complet. Elles sont *situées* sur la partie antéro-latérale du thorax, de la troisième à la sixième côte dans le sens vertical, du bord du sternum au pli antérieur de l'aisselle dans le sens transversal. Rudimentaires jusqu'à la puberté, elles s'accroissent rapidement à cette époque de la vie comme tous les organes destinés à la reproduction; elles ont alors 11 à 12 centimètres de hauteur, 10 centimètres de largeur et 5 à 6 centimètres d'épaisseur. Pendant la grossesse elles augmentent encore de volume, mais c'est dans les deux ou trois jours qui suivent l'accouchement qu'elles atteignent leurs plus grandes dimensions. A ce moment en effet leur rôle physiologique se manifeste; après l'allaitement les mamelles reviennent sur elles-mêmes, attendant une nouvelle grossesse pour redevenir actives. A la ménopause elles subissent la même atrophie que les organes génitaux internes.

Le volume des mamelles varie avec les *individus*, avec les *conditions sociales*, c'est ainsi qu'elles sont plus développées chez les femmes de la campagne que chez celles de la ville, avec les *cli-*

mats, elles sont plus grosses dans les pays chauds, avec les *races* : chez les Boschimanes, peuplades de l'Afrique méridionale, elles prennent un tel développement qu'elles peuvent être rejetées par-dessus les épaules pour allaiter l'enfant porté sur le dos par sa mère.

Le *poids*, qui à la naissance n'est que de 40 à 60 centigrammes, atteint 150 à 200 grammes à la puberté et 400 à 500 grammes pendant la lactation.

La *forme* varie suivant les âges et suivant les fonctions : chez la jeune fille elle est *hémisphérique* ou *semi-ovoïde* à grosse extrémité dirigée en dedans et un peu en bas ; elle peut aussi être *aplatie* ou discoïdale ; pendant la grossesse elle est *sphérique* ou *cylindrique* et presque toujours pendante ; son point d'attache au thorax a dans quelques cas un diamètre plus petit que celui du corps de l'organe, de sorte que celui-ci paraît *pédiculé*. Enfin, chez les vieilles femmes, la ma-melle n'est le plus souvent repré-sentée que par un repli cutané qui est séparé de la peau recou-vrant la cage thoracique par un sillon profond sous-mammaire.

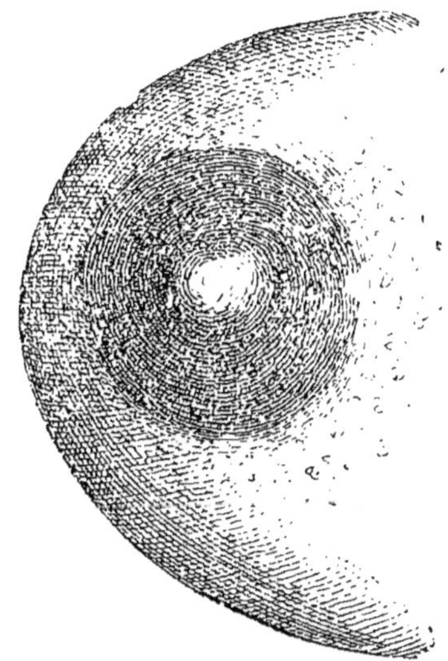

Fig. 463. — Mamelle en dehors de la puerpéralité.

La *consistance* est ferme et résistante chez la nullipare, souple pendant la grossesse, tendue au début de la période d'allaitement, molle et flasque après plusieurs *nourritures*.

Configuration extérieure et rapports. — La mamelle offre à étudier une surface antérieure, une surface postérieure et une circonférence.

A. *Surface antérieure*. — La surface antérieure convexe et cutanée peut être divisée en trois zones (fig. 463).

1° La *zone périphérique* est constituée par une peau fine, souple et unie, sa finesse est telle qu'elle permet de voir par transparence les cordons bleuâtres dessinés par les veines sous-cutanées. On y trouve des petits poils et des glandes sébacées.

2° La *zone moyenne* est formée par l'*aréole* ou *auréole*, cercle pigmenté de 3 à 5 centimètres de diamètre à l'état normal et de 7

à 8 centimètres pendant la grossesse. La coloration de l'aréole est
en rapport avec la pigmentation générale : rosée chez les jeunes
femmes blondes, elle est noire ébène chez les négresses. Pendant
la grossesse l'aréole prend une teinte plus foncée et elle s'entoure
d'un cercle dont la coloration tient le milieu entre la coloration
cutanée et la coloration de l'aréole; on donne à cette nouvelle zone
le nom d'*aréole secondaire*. Celle-ci présente des petites taches

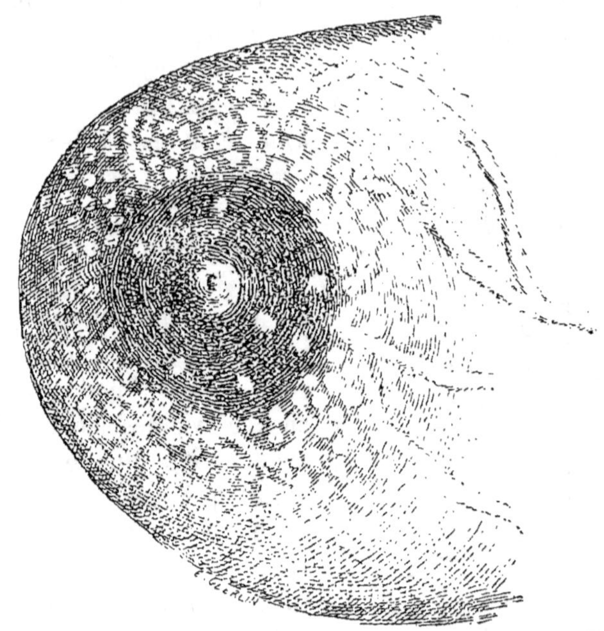

Fig. 464. — Mamelle pendant la puerpéralité.

plus claires, véritables mouchetures : de là les noms d'aréole *mou-
chetée, tigrée, pommelée, tachetée* (fig. 464).

Sur l'aréole on aperçoit des petites élevures, qui ont reçu le
nom de *tubercules de Morgagni*, ce sont des glandes sébacées
volumineuses au nombre de 15 à 20. Pendant la grossesse ces
saillies deviennent plus apparentes, elles ont 3 millimètres de
diamètre et elles constituent une partie des *tubercules de Montgomery*. La peau aréolaire est chagrinée et adhérente aux tissus
sous-jacents, ce qui la rend immobile.

3° La *zone centrale* est représentée par la *papille* ou *mamelon*,
saillie ordinairement cylindro-conique, longue de 1 à 2 centimètres
et large de 8 à 15 millimètres. Le mamelon a quelquefois une
forme hémisphérique ou discoïdale; dans ce dernier cas il est rat-

taché à la mamelle par un *pédicule*; il est parfois à peine apparent et dans certains cas il semble attiré dans la profondeur; le centre

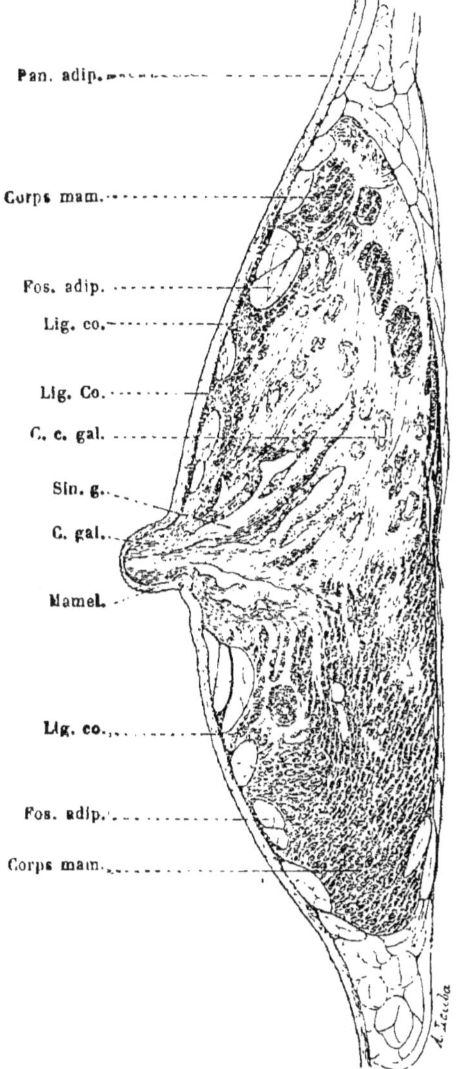

Fig. 465. — Coupe sagittale de la mamelle d'une femme en lactation passant par le milieu du mamelon (Henle).

de la mamelle est alors occupé par une dépression, *mamelon ombiliqué* ou *rentré*. Sa coloration est semblable à celle de l'aréole, son sommet cependant se distingue par sa teinte blanchâtre, il est plus lisse que les parties environnantes et il est perforé de 15 à 20 orifices, points de terminaison des canaux galactophores; aussi cette région porte-t-elle le nom d'*area cribrosa* (aire criblée).

La surface du mamelon est inégale et rugueuse, car elle est hérissée de nombreuses *papilles* entre lesquelles sont des *sillons*; dans ceux-ci viennent s'ouvrir les canaux excréteurs de nombreuses glandes sébacées.

Le mamelon ne conserve pas toujours la même forme : à certains moments il durcit, mais en s'amincissant, ce qui est le contraire de l'érection. Aussi a-t-on donné un nom spécial, *thélotisme*, à ce phénomène particulier.

Pendant la lactation le mamelon s'allonge sous l'influence des tractions de l'enfant et de la formation de nouveaux tissus.

La situation du mamelon par rapport à la paroi thoracique est assez difficile à déterminer : chez la jeune fille dont le sein est plus ferme il correspond à la quatrième côte ou au quatrième espace intercostal, il est à 10 cm. 5 de la ligne médiane et il est dirigé en avant et en dehors.

B. *Surface postérieure*. — En arrière la mamelle est séparée des muscles petit pectoral, grand pectoral et grand dentelé et des 5e et 6e côtes par une couche de graisse et par une lame cellulo-fibreuse que Chassaignac avait prise pour une *bourse séreuse*.

C. *Circonférence*. — A la partie supérieure et latéralement la peau qui recouvre la glande mammaire se continue avec celle des régions voisines sans ligne de démarcation; à la partie inférieure la mamelle forme avec l'enveloppe cutanée du thorax un angle ou *sillon sous-mammaire*, siège fréquent d'*intertrigo*.

Configuration intérieure et structure. — Une coupe an-téro-postérieure de la mamelle permet de se rendre compte de la constitution de cet organe. Extérieurement se trouve une *enve-loppe cutanée*, au-dessous de celle-ci la *glande mammaire* pro-prement dite est renfermée dans un *manteau graisseux* (fig. 465).

I. L'*enveloppe cutanée* présente des caractères distincts sui-vant qu'on l'étudie au niveau de la zone périphérique, de la zone aréolaire et de la zone papillaire.

La *zone périphérique* est constituée par une peau mince et souple; dans son épaisseur se trouvent des follicules pileux aux-quels sont annexées des glandes sébacées rudimentaires et quelques fibres musculaires lisses. La couche graisseuse qui la double diminue d'épaisseur à mesure qu'elle approche de la zone suivante.

La *zone aréolaire* est plus mince; sa couche épidermique ren-ferme dans la profondeur des cellules riches en pigment brun, son derme offre à sa superficie de nombreuses papilles disposées cir-culairement; au-dessous de lui la couche graisseuse est disparue. Les follicules pileux sont rares et petits, les glandes sudoripares peu nombreuses sont larges et tortueuses; quant aux glandes sébacées, elles sont volumineuses, multilobées et décrites pendant la grossesse sous le nom de *tubercules de Montgomery*, bien qu'en réalité ce nom devrait être réservé à de petites glandules ou *glandes mammaires accessoires*. Pinard, qui les a étudiées, les a rencontrées chez 54 femmes sur 60; il y en a en moyenne 4 pour chaque sein, certains auteurs portent ce chiffre à 10 ou 15. Elles siègent dans le derme ou dans le tissu sous-dermique, elles ont la structure de la glande mammaire dont elles suivent l'évolution.

Au-dessous du derme de l'aréole et lui adhérant se trouve une couche musculaire lisse épaisse de 2 millimètres. Elle est constituée par des fibres circulaires, *muscle aréolaire*, d'autant plus adondantes qu'on est plus rapproché du mamelon, et par des fibres radiées plus profondes, *muscle radié*. Ces dernières se portent du derme de l'aréole au derme du mamelon dans lequel nous allons les retrouver. La contraction du muscle aréolaire rétrécit la zone du même nom et projette le mamelon en avant, *thélotisme*; le froid, les attouchements, la succion, les émotions même peuvent faire contracter ces muscles lisses. En se contractant d'une façon spasmodique ils compriment passagèrement les ampoules des canaux lactifères et poussent le lait du côté des pores du mamelon.

La *zone mamillaire* est constituée par une gaine périphérique cutanée ayant la forme d'un dé à coudre et par une partie centrale ; l'épiderme est plus épais qu'au niveau de la zone précédente, ses cellules profondes, pigmentées à la périphérie du mamelon, sont au contraire privées de pigment au sommet. Le derme est hérissé de *papilles* nombreuses et volumineuses, il est riche en fibres élastiques et en glandes sébacées de gros volume. Au-dessous du derme se trouve le *muscle mamillaire* constitué par des fibres horizontales et par des fibres longitudinales, parallèles à l'axe du mamelon ; les premières en se contractant agissent sur les canaux galactophores d'une part, sur le mamelon d'autre part, elles participent ainsi au phénomène du thélotisme. La contraction des fibres longitudinales produirait une rétraction du mamelon; de Sinéty a même prétendu que le mamelon ombiliqué était dû à une prédominance de ces fibres.

II. La *glande mammaire proprement dite* est une masse arrondie ou discoïde avec des contours irréguliers lorsqu'elle n'a pas encore fonctionné ; en période d'activité c'est un disque qui émet de *prolongements* surtout du côté de l'aisselle et du côté du sternum, elle prend alors une coloration rosée et une consistance molle et élastique. La lactation terminée, elle diminue de volume par rétraction et elle devient jaunâtre. Après la ménopause elle n'est plus représentée que par une plaque fibreuse, dure et inégale.

Des parties saillantes de sa face antérieure convexe se détachent des tractus fibreux, *crêtes fibreuses* du sein ou *crêtes fibro-glandulaires* de Duret, qui limitent des petites cavités remplies de graisse, *fosses adipeuses* de Duret. Cette réserve graisseuse dis-

paraît presque complètement pendant la grossesse et ne réapparaît
qu'après la lactation.

La face postérieure n'est séparée des muscles de la paroi thoracique que par une *couche graisseuse*, résorbée pendant la période
d'activité de la glande, et par une *lame conjonctive* cellulo-
fibreuse, sur laquelle viennent se perdre des tractus fibreux partis
du contour glandulaire.

La glande mammaire est une glande en *grappe composée*
formée de 8 à **24** *lobes* principaux, divisés eux-mêmes en lobes

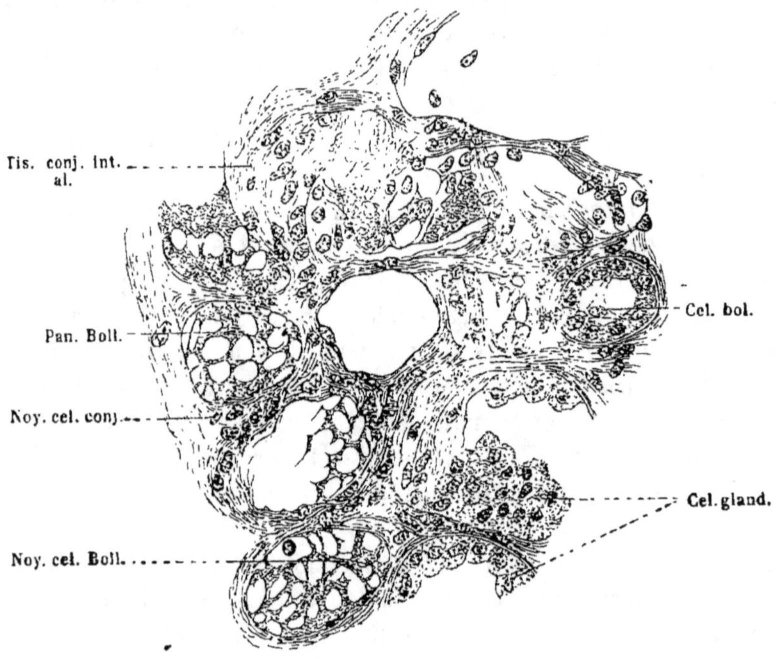

Fig. 466. — Fragment de la coupe d'un lobule de la glande mammaire de la chatte
(en lactation) et une coupe transversale d'un canal excréteur interlobulaire
dont les paniers de Boll ont été dégagés (Renaut).

secondaires et tertiaires, en lobules et en acini; les canaux
excréteurs de ces différentes parties se réunissent et aboutissent
à un canal unique pour chaque lobe, c'est le *canal galactophore*.
La glande tout entière est plongée dans un stroma conjonctif
condensé, plus abondant dans la glande virginale que dans la
glande en période d'activité. Avant toute grossesse la glande est
à l'état d'ébauche; aux canaux excréteurs sont appendus des
acini rudimentaires ; chez la femme enceinte les lobes prennent
une existence propre et refoulent le stroma. Après la lactation il se

produit un travail de régression avec conservation de la lobulation.

Les canaux *galactophores* ou *lactifères* partent de chaque lobe, aussi sont-ils au nombre de 8 à 15 ; ils convergent vers le mamelon sans s'anastomoser et ils vont s'ouvrir au sommet de ce dernier. Leur calibre est de 2 à 3 millimètres à la sortie de la glande, au-dessous de la base du mamelon ils se dilatent et constituent les *ampoules, sinus* ou *réservoirs*, dont le diamètre atteint 4 à 9 millimètres. A cette dilatation fait suite une portion rétrécie de 2 millimètres et demi et même un millimètre au niveau de l'embouchure. Intérieurement ces canaux n'ont pas de valvule, mais ils possèdent des plis parallèles à leur grand axe.

Au point de vue *histologique* l'acinus est constitué par une membrane d'enveloppe vitrée, tapissée en dedans par une couche de cellules étoilées et anastomosées, *cellules en panier de Boll* qui supportent un *épithélium cylindrique* à protoplasma clair (fig. 466). Pendant la *grossesse* cet épithélium se modifie : pour les uns il est disposé sur une seule

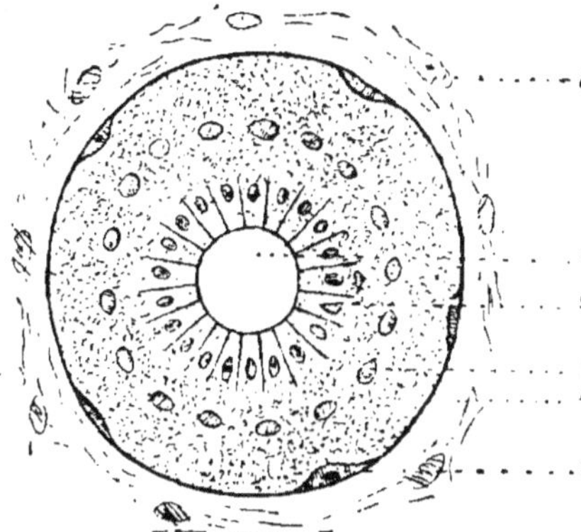

Fig. 467. — Coupe d'un canal galactophore (Launois).

1. lumière du conduit ; 2. 3. cellules de revêtement ; 4. paroi ; 5. cellules en panier de Boll ; 6. cellules conjonctives.

couche, pour d'autres il est formé de plusieurs couches ; il renferme au milieu de son protoplasma des boules graisseuses. Pendant la lactation les cellules de Boll persistent et l'épithélium n'est constitué que par une seule couche de cellules cylindriques. Après la ménopause l'épithélium acineux est envahi par la dégénérescence graisseuse.

Les canaux excréteurs (fig. 467) sont constitués par une tunique externe conjonctive et élastique et par un épithélium disposé sur une seule rangée de cellules cubiques ; près du pore galactophore l'épithélium est pavimenteux stratifié.

Le manteau graisseux qui entoure la glande de toute part, excepté au niveau de l'aréole et du mamelon, est la continuation du tissu cellulaire sous-cutané des parties environnantes. Il se dédouble à la périphérie du corps glandulaire, une lame passe en avant, l'autre en arrière.

Vaisseaux et nerfs. — Les *artères* sont fournies : 1° par les branches perforantes (cinq premières) de la *mammaire interne* qui se rendent à la partie interne de la glande ; 2° par la *mammaire externe* ou *thoracique longue*, qui vascularise la partie externe, de même que 3° la branche interne de l'*acromio-thoracique*, et enfin 4° par les 2°, 3°, 4° *intercostales aortiques* destinées à la partie profonde. Les rameaux de ces artères forment des réseaux à mailles larges sur les deux faces de la glande et des plexus plus fins autour des acini et des canaux excréteurs ; pendant la période d'activité glandulaire le système artériel prend un développement plus considérable.

Les veines, qui succèdent aux capillaires, se portent presque toutes à la superficie, où elles forment sous l'aréole le *cercle veineux de Haller*. De celui-ci partent des branches efférentes, qui vont se jeter dans la *veine jugulaire externe*, dans la veine *céphalique*, dans les veines *latéro-sternales* et même dans les veines superficielles de la paroi abdominale. Dans la profondeur de la glande deux veines accompagnent les branches des artères mammaires interne et externe.

Les *lymphatiques* sont divisés en lymphatiques *glandulaires* et en lymphatiques *superficiels*. Ces derniers proviennent de la peau du mamelon et de l'aréole et vont aux ganglions axillaires, les plus internes croisent la ligne médiane pour se porter à l'aisselle du côté opposé. Les lymphatiques glandulaires naissent autour des canaux excréteurs et des vaisseaux sanguins, ils convergent tous vers l'aréole où ils donnent naissance au plexus sous-aréolaire. De celui-ci partent deux gros troncs, un externe et un interne ; ce dernier rejoint le premier pour aller avec lui se jeter dans le *groupe antéro-interne des ganglions axillaires*.

Quelques lympatiques de la mamelle vont aux *ganglions mammaires internes* et même aux ganglions inguinaux (Rieffel).

Les nerfs sont les uns *cutanés*, branche sus-claviculaire du plexus cervical et 2°, 3° 4°, 5°, 6° nerfs intercostaux ; les autres sont *glandulaires*, rameaux perforants antérieurs et latéraux des 4°, 5°, 6° nerfs intercostaux ; enfin il existe des filets sympathiques destinés aux vaisseaux. Les terminaisons nerveuses sont inconnues, certains filets ont leurs terminaisons dans la peau et dans les muscles sous-cutanés, d'autres vont aux éléments glandulaires ; au niveau de l'aréole et du mamelon on rencontre des papilles renfermant des corpuscules de Meissner.

§ II. — *Physiologie.*

La glande mammaire se développe au commencement du quatrième mois sous forme d'un *bourgeon* (fig. 468) qui s'enfonce dans les tissus sous-jacents et qui émet bientôt par sa partie profonde des bourgeons secondaires (fig. 469). La différenciation

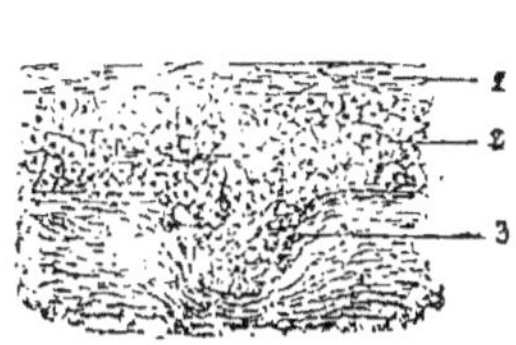

Fig. 468. — Schéma du développement de la mamelle, 1er stade (Launois).

1. cellules épithéliales superficielles ; 2. cellules des corps muqueux de Malpighi ; 3. coin épithélial primitif.

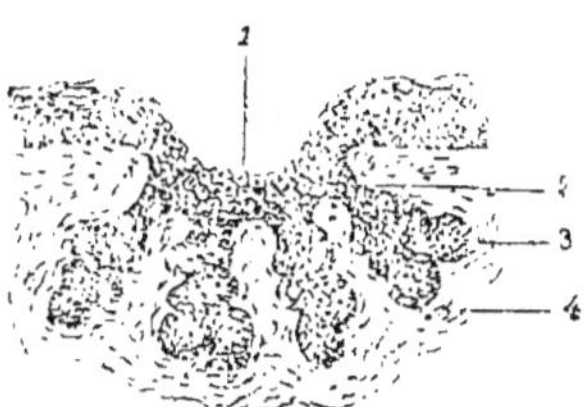

Fig. 469. — 2ᵃ stade du développement (Launois).

1. cupule ; 2. bourgeons secondaires, origines des lobes ; 3. subdivisions secondaires ; 4. tissu conjonctif.

en partie *sécrétrice* et partie *excrétrice* se produit un peu avant la naissance ; la première est formée de cordons pleins, la seconde s'est creusée et constitue les futurs canaux galactophores (fig. 469).

Au moment de la naissance la glande mammaire est rudimentaire, mais il n'est pas rare de constater dans les jours qui suivent une hypertrophie momentanée de la glande accompagnée d'une montée laiteuse.

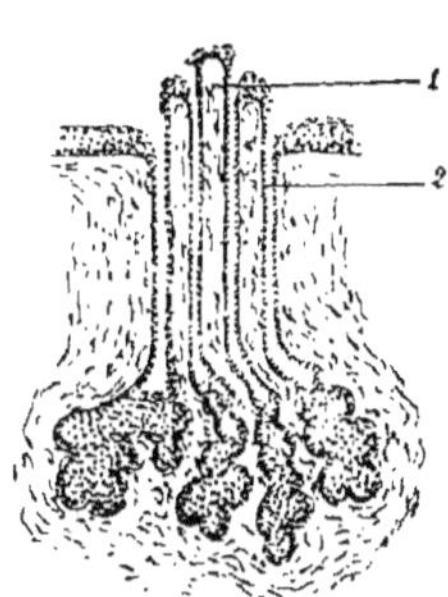

Fig. 470. — 3ᵉ stade (Launois).

1. mamelon ; 2. canal galactophore.

A la puberté les canaux s'allongent et donnent des branches, il se produit une ébauche de lobes et de lobules, mais les acini n'apparaissent qu'au cours de la première grossesse, en même temps que la glande mammaire tout entière s'hypertrophie.

Après la parturition la sécrétion apparaît, elle est destinée à fournir au nouveau-né un liquide, le lait, dont les éléments sont nécessaires et suffisants à l'entretien et à l'accroissement de l'enfant.

Lait. — Le lait est un liquide blanc opaque, d'une saveur douce et sucrée, de réaction neutre mais devenant rapidement acide sous l'influence de fermentations. Sa densité est de 1,028 à

1,034 et la quantité sécrétée dans les vingt-quatre heures varie de 1 000 à 1 500 grammes.

Examiné au microscope, on voit que le lait se compose de deux parties, l'une liquide, l'autre solide. Par le repos, cette dernière formée de *globules graisseux* monte à la surface du liquide et constitue la crème, c'est elle qu'on recueille sous le nom de *beurre* par le *battage*, appelé barattage dans l'industrie. Les gouttelettes graisseuses en suspension dans le liquide sont entourées d'une *membrane haptogène* de nature albumineuse. Pour démontrer l'existence de cette membrane d'enveloppe il suffit de verser dans le lait une certaine quantité d'éther et d'agiter le mélange qui conserve sa teinte opaque, car la graisse protégée par son enveloppe n'est pas dissoute par l'éther. Si l'on ajoute préalablement quelques gouttes d'une solution de potasse, celle-ci dissout la membrane albuminoïde, l'éther a prise sur l'élément graisseux, et le lait devient clair.

La partie liquide, appelée *plasma* ou *lactoplasma*, est constituée par une grande quantité d'eau tenant en dissolution des matières albuminoïdes, du sucre et des sels.

1° Les *matières albuminoïdes* sont : la *caséine*, qu'on peut précipiter par l'addition d'acide acétique ; la *lactalbumine*, coagulable par la chaleur ; la *lactoglobuline* et enfin la *galactozimase* de Béchamp, qui fluidifie l'amidon.

2° Le *sucre* du lait est la *lactose*, qui, sous l'influence des fermentations qui se produisent dans le lait exposé à l'air, se dédouble en *alcool* et en acide *lactique*.

3° Les *sels* sont représentés par le *chlorure de sodium* (sel marin), le *chlorure de potassium* et par des *phosphates* de chaux, de soude, de potasse et de magnésie.

Le lait renferme également des gaz en dissolution : *oxygène, azote* et *acide carbonique*.

L'analyse chimique du lait de femme donne pour 1 000 grammes :

Eau	888 grammes.
Beurre.	30 —
Matières albuminoïdes	20 —
Sucre de lait.	60 —
Sels	2 —

Le lait de vache, qu'on emploie dans l'alimentation artificielle des enfants, diffère du lait de femme par une quantité plus considérable de graisse et de caséine, 40 grammes de chacune, et par une quantité moindre de lactose (40 gr.); aussi, pour que sa composition se rapproche de celle du lait maternel, doit-on l'étendre d'eau et lui ajouter du sucre de lait (20 gr. par litre). Le lait d'ânesse est celui qui ressemble le plus au lait de femme au point de vue de sa constitution.

Mécanisme de la sécrétion lactée. — Immédiatement après l'accouchement, quelquefois même avant, la glande mammaire entre en activité, mais le liquide qu'elle sécrète au début n'est pas encore le lait, c'est le *colostrum*, dont la composition se modifie insensiblement pour aboutir à celle du lait véritable.

Le colostrum est un liquide jaune, visqueux, acide, d'une densité de 1 056 en moyenne. Il renferme de l'*albumine*, qui peu à peu est remplacée par de la caséine, des *globules graisseux*, plus volumineux que ceux du lait, et des corpuscules granuleux sphériques ou ovoïdes appelés *corpuscules de colostrum*. Son action nutritive est peu importante, il posséderait surtout des propriétés purgatives, qui favorisent l'évacuation du méconium du nouveau-né.

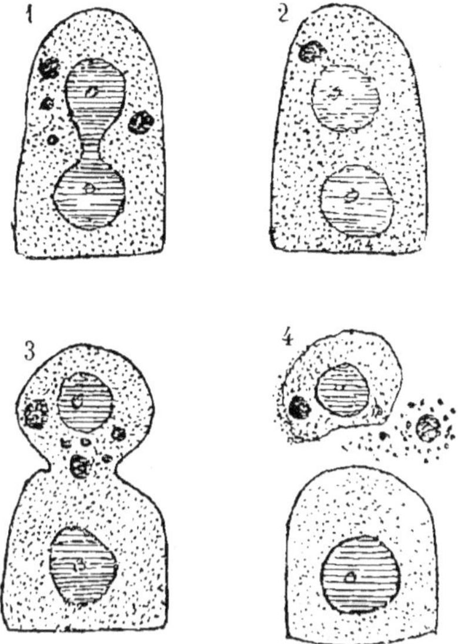

Fig. 471. — Modifications de la cellule épithéliale des acini dans la sécrétion du lait (d'après Launois).

1. étranglement du noyau; 2. division du noyau; 3. étranglement de la partie superficielle de la cellule; 4. mise en liberté de la partie superficielle de la cellule entrant dans la composition du lait.

Après trois ou quatre jours le lait remplace le colostrum; les cellules polyédriques de l'acinus augmentent de volume, deviennent plus claires et se remplissent de gouttelettes de graisse entourées de protoplasma. Ces produits s'accumulent dans l'extrémité libre de la cellule, qui devient de plus en plus saillante et qui se détache, elle met en liberté la graisse après dissolution de son enveloppe protoplasmique (fig. 471). La cellule épithéliale ne se détruit donc pas complètement, comme on l'avait cru pendant fort longtemps; la partie profonde et le noyau restent en place et régénèrent le corps cellulaire.

La graisse du lait est un produit d'élaboration du protoplasma cellulaire, elle se forme aux dépens de matières autres que la graisse absorbée et en particulier aux dépens des substances albuminoïdes.

La caséine n'existe pas dans le sang : suivant les uns elle dérive de l'albumine du sang; suivant d'autres elle serait produite par des nucléo-protéides qui existent dans les cellules de la glande mammaire.

La lactose se forme aux dépens du glucose, elle serait précédée d'une subtance appelée *lactogène*.

En résumé ces différents principes sont surtout constitués par l'activité spécifique de l'épithélium des acini, mais ils n'existent pas en quantités égales pendant toute la durée de la lactation. La caséine et le beurre augmentent jusqu'au deuxième mois, ce dernier diminue à partir du deuxième mois et la caséine à partir du dixième.Le sucre augmente à partir du huitième mois; les sels, dont l'augmentation se fait dans les cinq premiers mois, diminuent ensuite.

Le *système nerveux* a une influence considérable sur la sécrétion lactée, il agit sur les éléments sécrétoires et sur le système vasculaire. Il existe une relation très nette entre l'utérus et la glande mammaire, relation démontrée par la congestion mammaire, qui suit la vacuité de l'utérus gravide, et par les contractons douloureuses de l'utérus (tranchées), qui accompagnent souvent les mouvements de succion de l'enfant pendant l'allaitement.

Le système nerveux central influe aussi sur la sécrétion lactée; les émotions vives, les chagrins, etc., produisent des modifications portant sur la quantité et sur la qualité du lait.

Montée laiteuse. — Après l'accouchement la sécrétion lactée s'établit d'autant plus rapidement que la femme a déjà eu des enfants et surtout qu'elle a déjà allaité; elle apparaît aussi plus rapidement si l'enfant est placé de bonne heure au sein.

La montée laiteuse proprement dite se produit de quarante-huit heures à soixante-douze heures en moyenne après l'accouchement, rarement plut tôt, quelquefois plus tard. Elle est accompagnée de *phénomènes locaux* : augmentation de volume des seins, qui sont tendus, chauds et douloureux au palper, exagération de la circulation caractérisée extérieurement par la dilatation des veines superficielles et par un léger œdème sous-cutané; la tension mammaire s'étend jusqu'aux prolongements de la glande : de là la gêne accusée par les accouchées du côté de l'aisselle. Quant aux *phénomènes généraux*, ils sont minimes : certaines femmes se plaignent de céphalée et d'abattement, les pulsations artérielles peuvent être augmentées, mais il n'y a jamais d'élévation de température au-dessus de 38 degrés, ce qui signifie que *la fièvre de lait n'existe pas* ou plutôt qu'elle n'existe plus. Avant l'introduction de l'antisepsie en obstétrique, les femmes accouchées étaient toutes plus ou moins infectées, la fièvre apparaissait en général le troisième jour, coïncidant par conséquent avec la montée laiteuse : aussi celle-ci était-elle rendue responsable de cette élévation de la température.

Rôle de la sécrétion lactée. — Le lait sécrété par la glande mammaire est destiné à nourrir le nouveau-né ; c'est un aliment complet puisqu'il contient de l'*eau* et des *sels*, une substance *albuminoïde*, la caséine, une substance *hydrocarbonée*, la lactose, et un *corps gras*, le beurre. La durée de la lactation est en moyenne d'un an, mais dans certains cas le sevrage doit être reculé à quinze ou dix-huit mois.

Certaines conditions influent sur la composition du lait; c'est *entre vingt et trente ans* que la femme sécrète le lait le plus nutritif; la *multiparité* est une cause de sécrétion rapide et abondante, surtout si la femme a nourri aux grossesses précédentes.

La *menstruation* détermine habituellement une diminution dans la quantité et des modifications dans la qualité du lait, il arrive souvent que pendant sa durée l'enfant n'augmente pas de poids, qu'il diminue même, qu'il ait de la diarrhée et qu'il pousse des cris fréquents.

La grossesse survenant au cours de l'allaitement peut amener des troubles dans la composition du lait et par conséquent dans l'état de l'enfant. Aussi faut-il suspendre l'allaitement dès que le diagnostic de grossesse est certain, d'autant plus que sa continuation pourrait retentir sur la santé de la mère et sur le nouveau produit de conception.

Les maladies aiguës ont également une grande influence et elles diminuent souvent la sécrétion lactée.

Certaines substances ingérées sont susceptibles de passer dans le lait et d'en modifier la constitution, il est donc nécessaire d'interdire aux femmes qui nourrissent un certain nombre d'aliments comme l'alcool, les asperges, les oignons, l'ail, le gibier avancé, etc. Cette

propriété est utilisée pour faire absorber à l'enfant certains médicaments mélangés au lait de la mère, comme le mercure et l'iodure de potassium.

Pour la technique de l'allaitement proprement dit, qui n'entre
pas dans notre sujet, nous renvoyons au précis d'obstétrique de
MM. Ribemont-Dessaignes et Lepage.

§ III. — *Pathologie.*

VICES DE CONFORMATION

L'absence de mamelles ou *amastie* est rare, elle a été signalée
dans des cas d'anomalies du thorax incompatibles avec l'existence.

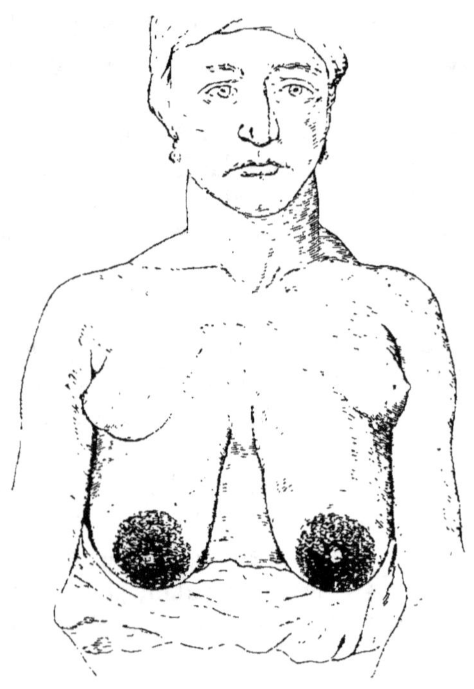

Fig. 472. — Mamelles accessoires (Peyrot).

Les *mamelles rudimentaires* correspondent presque toujours à un
arrêt de développement de l'utérus et des ovaires.

Ce qui est plus fréquent ce sont les *anomalies par excès* : l'augmentation du nombre des mamelles porte le nom de *polymastie,*

d'*hypermastie* ou de *multimammie*; les mamelles surnuméraires sont variables dans leur développement, elles augmentent de volume pendant la grossesse et sécrètent du lait pendant la lactation. D'après les remarques de Williams, qui les a étudiées, elles occupent toujours une situation qu'on retrouve normalement dans la série animale; elles peuvent siéger : 1° dans le creux de l'aisselle (première paire); 2° sur le bord antérieur du creux de l'aisselle (deuxième paire); 3° en dessus et en dehors des mamelles normales (troisième paire); 4° au-dessous et en dedans des mamelles normales (cinquième paire); 5° sur le thorax entre ces dernières et l'ombilic (sixième paire); 6° sur la paroi abdominale (septième paire). La quatrième paire est représentée par les mamelles normales; on en a également signalé sur l'épaule, sur le dos, sur la cuisse, dans la grande lèvre.

Le mamelon peut manquer, *athélie* unilatérale ou bilatérale; dans ce cas les canaux galactophores viennent s'ouvrir au centre de l'aréole. L'augmentation du nombre des mamelons porte le nom de *polythélie*; ceux-ci siègent sur l'aréole même, polythélie *sus-aréolaire*, ou en dehors de l'aréole, polythélie *exo-aréolaire*; ils peuvent laisser sourdre du lait comme le mamelon principal.

AFFECTIONS INFLAMMATOIRES

En dehors de l'*eczéma*, de l'*impétigo*, du *muguet*, des *furoncles* qui n'offrent ici rien de particulier, on peut rencontrer au niveau de la mamelle un certain nombre d'affections aiguës inflammatoires. Les plus intéressantes sont celles qui se développent pendant l'allaitement, nous allons d'abord les passer en revue; elles reconnaissent le plus souvent pour cause première une solution de continuité au niveau du mamelon, c'est-à-dire une crevasse.

A. — Pendant la puerpéralité.

Crevasses du sein. — Encore appelées *fissures*, *gerçures*, *excoriations*, etc., elles sont fréquentes, on les rencontre une fois sur deux pendant l'allaitement; elles sont dues au traumatisme provoqué par les mouvements de succion de l'enfant et à une sorte de macération de l'épiderme dans le lait qui imprègne le mamelon. C'est pour ces raisons que les crevasses sont plus rares chez les femmes ayant déjà allaité, l'épiderme a subi une sorte de tannage qui le rend plus résistant.

Les solutions de continuité du mamelon suivent en effet la marche suivante : l'épiderme est d'abord enlevé, le derme mis à nu peut être intéressé à son tour, il se présente alors sous la forme d'une petite plaie rouge, saignant facilement à chaque tétée et se recouvrant dans l'intervalle d'une sorte de fausse membrane jaunâtre, celle-ci pourra devenir une véritable croûte d'un rouge noir. Ces lésions sont généralement allongées soit suivant l'axe du mamelon, soit perpendiculairement à cet axe; dans ce cas elles sont le plus souvent situées à la base et sont curvilignes. L'excoriation peut s'étendre à tout le mamelon et déterminer de véritables pertes de substance; on a vu aussi les crevasses de la base se creuser en profondeur au point d'amener la chute totale du mamelon.

L'époque d'apparition des crevasses est surtout le troisième et le quatrième jour de la lactation, bien qu'on puisse les voir apparaître aussi le deuxième jour, le cinquième et même le dixième jour. Elles sont le siège de *douleurs* très aiguës, surtout au moment où l'enfant prend le sein; c'est à cause de cette douleur que le plus souvent la mère renonce à l'allaitement.

La gerçure guérit sans complications au bout de quelques jours, si l'on évite l'apport de microbes pyogènes par un pansement antiseptique; la douleur excessive nécessite quelquefois l'usage du bout du sein de Bailly ou d'une tetterelle biaspiratrice ou encore du succi-pompe, c'est-à-dire d'un instrument dans lequel l'aspiration véritable est pratiquée par la mère ou par un aide, l'enfant n'ayant qu'à faire des mouvements de succion modérés.

Le traitement prophylactique consiste à laver les mamelons avant et après chaque tétée avec un tampon d'ouate hydrophile stérilisée qui a été imbibée d'une solution d'acide borique à 3 p. 100. Dès la moindre excoriation, c'est encore de cette solution dont on se servira pour préparer des compresses humides en tarlatane non empesée. Celles-ci, grandes comme une pièce de cinq francs, seront appliquées tièdes sur le mamelon et recouvertes d'un taffetas chiffon, elles seront laissées à demeure et maintenues en place par un bandage de corps modérément serré.

Si ces précautions ne sont pas prises dès la formation de la crevasse, les microbes de la peau ou de la bouche de l'enfant (staphylocoques et streptocoques) profitent de la porte d'entrée qui leur est ouverte pour pénétrer dans les lymphatiques nombreux de la région, et déterminent une infection locale, la *lymphangite*, qui pourra être le point de départ d'un *abcès*.

Lymphangite du sein. — Elle apparaît le plus souvent vers le cinquième ou sixième jour, elle est annoncée par un *frisson* et surtout par une élévation de la température, 39°, 40°, 41°, avec pouls rapide, 120, 130, 140 ; la peau d'abord sèche se couvre bientôt de sueurs abondantes, l'agitation est plus fréquente que l'abattement. Si l'on examine le sein, on remarque sur son versant externe plusieurs traînées rouges ou quelquefois une rougeur généralisée ; les ganglions axillaires du groupe antéro-interne doivent être examinés, ils sont souvent durs et douloureux.

En cas de lymphangite profonde, la femme n'accuse seulement qu'une douleur mammaire, exagérée en un point par la pression.

Traitée rapidement par l'application sur la totalité du sein d'une couche épaisse de tarlatane ou de coton hydrophile, trempée dans de l'eau boriquée chaude et recouverte d'une large toile imperméable, taffetas gommé, gutta-percha laminée, taffetas chiffon, etc., la lymphangite guérit habituellement. En un ou plusieurs jours la température tombe. Dans certains cas il est également nécessaire de supprimer pendant douze ou vingt-quatre heures l'allaitement du côté du sein malade et d'appliquer en même temps que le pansement humide une compression plus ou moins serrée ; grâce à ces précautions, on évite presque toujours l'évolution de toute infection mammaire, l'*abcès du sein*.

Abcès du sein. — Plus fréquents chez les primipares, ils reconnaissent pour cause une *infection microbienne* partie du mamelon et suivant la *voie lymphatique* ou quelquefois la *voie canaliculaire* pour aboutir à la suppuration d'une partie de la glande mammaire. Cette *mammite* est donc le résultat d'une *lymphangite* pour les uns, d'une *galactophorite* pour les autres ; l'inflammation est d'abord localisée à un ou plusieurs des lobules ou à un lobe tout entier ; le pus, qui se forme primitivement dans les voies glandulaires, se propage secondairement au tissu conjonctif voisin soit par contiguïté, soit par rupture des parois lobulaires. Il ne faut pas croire, comme on l'a fait pendant fort longtemps, que les abcès du sein soient plus fréquents chez les femmes qui ne nourrissent pas, ni que le froid soit susceptible de les provoquer ; *l'infection microbienne seule est coupable*, voilà ce qu'il faut ne pas oublier afin de savoir les éviter.

Lorsqu'un abcès glandulaire, *mammite ou mastie*, est en voie d'évolution, il est annoncé par des *signes généraux*, fièvre 39° et 40°, frissons, malaises, et par des *signes locaux*, douleur spontanée et à la pression, tension de la région.

La palpation réveille en un point fixe une douleur aiguë, qui correspond à un noyau d'induration profonde. Si, dès cette période, le traitement approprié n'est pas appliqué, la suppuration se produit; la fièvre persiste, les douleurs deviennent lancinantes, l'état général est mauvais, puis bientôt la peau rougit et s'œdématie, la fluctuation est alors nettement perçue. L'incision est rapidement urgente, si l'on veut éviter les *abcès multiples* si fréquents dans cette région, les fusées purulentes en arrière, *abcès rétro-mammaires*, ou même le *phlegmon diffus*, transformant le sein tout entier en une véritable éponge purulente

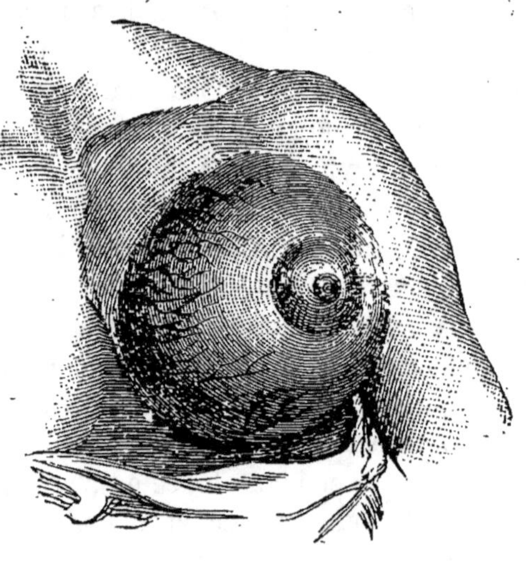

Fig. 473. — Abcès sous-mammaire (Peyrot).

Cette dernière variété de phlegmon se développe quelquefois d'emblée chez les femmes fatiguées, cachectiques, surtout au cours d'une infection puerpérale.

Conduite à tenir. — En présence des signes, qui annoncent un abcès du sein, il faut s'empresser : 1° de *supprimer l'allaitement*; 2° d'*appliquer un pansement humide* sur toute la région mammaire; 3° de *faire une compression énergique* en recouvrant le sein d'une très forte couche d'ouate et en se servant d'une longue bande (8 à 10 mètres) de flanelle, de crêpon de laine (bande de Velpeau grande largeur) ou de tarlatane mouillée.

Si malgré ce traitement la suppuration se produit, il ne faut plus attendre l'ouverture spontanée, comme on le faisait avant l'apparition de l'antisepsie par peur de l'érysipèle; il faut avoir recours au chirurgien qui incisera, lavera et drainera.

Fistules laiteuses. — Elles sont consécutives à l'ouverture spontanée ou instrumentale d'un abcès glandulaire. Par un pertuis plus ou moins considérable on voit sourdre des gouttelettes de lait ; les fistules tarissent souvent avec la fin de l'allaitement, mais elles peuvent réapparaître à une grossesse suivante.

Mammite des nouveau-nés. — Dans les jours qui suivent la naissance il n'est pas rare de constater, aussi bien chez les garçons que chez les filles, une augmentation de volume des glandes mammaires due à une poussée congestive. Il s'écoule du mamelon, lorsqu'on presse la glande, un liquide blanchâtre ; pour faire disparaître cette poussée il suffit de laver la région avec de l'eau boriquée chaude et d'appliquer ensuite un pansement compressif. Il faut bien se garder de faire l'expression des glandes, comme le conseillent les matrones, car elle provoque le plus souvent de la suppuration ; celle-ci peut aussi se produire spontanément. Si les seins sont rouges, il faut appliquer des pansements humides, et si la suppuration se produit, l'ouverture de l'abcès devient nécessaire.

Mastite de la puberté. — On peut rapprocher de la précédente certaines inflammations mammaires survenant à la puberté ; elles sont déterminées par le travail congestif, qui accompagne le développement des seins à cette époque de la vie féminine.

B. — En dehors de la puerpéralité.

On peut rencontrer au niveau du sein en dehors de la puerpéralité : 1° des *phlegmons sous-cutanés*, ce sont soit des *phlegmons circonscrits du mamelon* ou de l'*aréole* survenant à la suite d'eczéma, de crevasses, d'irritations cutanées, soit des *phlegmons circonscrits sous-cutanés* reconnaissant les mêmes causes ; 2° des *phlegmons sous-mammaires* (fig. 473) ou *rétro-mammaires*, occasionnés par des contusions, des froissements, des périostites costales, des pleurésies purulentes ; 3° des *phlegmons diffus*, se développant chez des femmes cachectiques, albuminuriques, diabétiques, au cours ou pendant la convalescence de certaines maladies infectieuses, fièvre typhoïde, scarlatine, etc.

A côté de ces inflammations aiguës il faut ranger certaines inflammations chroniques, comme des *indurations* ou *engorgements chroniques*, survenant d'emblée ou à la suite de phlegmons aigus, et les *abcès chroniques* ou *mastites chroniques*.

SYPHILIS ET TUBERCULOSE

La *syphilis* peut se rencontrer au niveau du sein soit sous forme de *chancre induré* chez les nourrices allaitant un enfant syphilitique, soit sous forme de *plaques muqueuses*, soit sous forme de *gommes*.

La *tuberculose* localisée à la glande mammaire donne lieu à la formation de noyaux indurés isolés ou disséminés, ceux-ci s'accompagnent d'adénopathies axillaires et d'un écoulement de liquide séro-purulent contenant des bacilles de Koch.

TUMEURS

Les tumeurs du sein sont divisées en tumeurs *bénignes* et en tumeurs *malignes*.

Parmi les premières les unes se développent en dehors de la glande comme le *lipome*, les autres naissent dans la glande comme les *kystes*, dont les plus importants sont les *kystes laiteux* ou *galactocèles*, les *fibromes*, constitués par un développement excessif du tissu conjonctif de la mamelle, qui prend alors un volume considérable appelé *hypertrophie mammaire*, et la *maladie kystique de Reclus*.

Le *sarcome* est une tumeur formée d'éléments embryonnaires jeunes, il peut se transformer en tumeur maligne.

A cette dernière variété de tumeur appartient la classe des *cancers*, qui se présentent sous deux formes principales : l'*épithélioma* et le *carcinome*.

L'*épithélioma* est assez rare, il est constitué par une tumeur dont le point de départ est l'élément épithélial glandulaire.

Le carcinome est le véritable cancer du sein ; il se présente soit sous forme de tumeur dure et ordinairement petite, le *squirrhe*, soit sous forme d'une tumeur volumineuse, molle, l'*encéphaloïde*.

Un certain nombre de symptômes cliniques permettent de distinguer les tumeurs bénignes des tumeurs malignes. Les premières sont isolées, encapsulées, mobiles ; les secondes contractent de bonne heure des adhérences avec les parties voisines, aussi la peau envahie prend-elle un aspect chagriné (peau d'orange), et le mamelon rétracté ne peut plus être reconstitué.

Les tumeurs bénignes ulcèrent rarement la peau qui les recouvre ; lorsqu'elles le font, elles bourgeonnent à travers la perte de substance et l'ulcération est limitée par des bords taillés à pic ; les tumeurs malignes détruisent l'enveloppe cutanée par envahissement, elles se confondent alors avec les rebords ulcérés, elles poussent des prolongements dans les parties profondes, grand pectoral, paroi thoracique et plèvre, qu'elles envahissent ; les ganglions de l'aisselle sont rapidement indurés, alors qu'ils restent intacts dans les tumeurs bénignes.

L'évolution est également très différente : la tumeur bénigne n'a aucun retentissement sur l'état général, tandis que la tumeur maligne amène la cachexie, la teinte jaune paille des téguments, le développement du cancer dans d'autres organes, et enfin la mort.

MASTODYNIE

On donne le nom de mastodynie à la douleur névralgique du sein. Cette affection est très importante à connaître, car les femmes qui en souffrent se croient atteintes de *cancer* ; elles palpent leur sein et sentent la glande, qu'elles prennent pour une masse cancéreuse, *tumeur fantôme*. La mastodynie peut cependant être symptomatique d'une tumeur bénigne ou maligne.

C. — Maladie du sein chez l'homme.

On peut rencontrer dans le sexe masculin : 1° des *inflammations* soit à la puberté, soit à l'âge adulte ; 2° de l'*hypertrophie* ou *gynécomastie* caractérisée par le développement exagéré d'un ou des deux seins, qui correspond souvent à l'atrophie congénitale ou accidentelle des organes génitaux ; 3° des *tumeurs* : lipome, sarcome, épithéliome, carcinome. Le cancer du sein chez l'homme est un peu moins grave que chez la femme et son extirpation est moins souvent suivie de récidive.

LIVRE VIII

NOTIONS D'EMBRYOLOGIE

Maturation. — L'ovule, tel que nous l'avons étudié aux pages 3 et 4, n'est pas apte à être fécondé, il doit auparavant arriver à maturité. Pour cela il expulse les trois quarts de la chromatine de son noyau en passant par les phases suivantes (fig. 474) :

1° *Rétraction du vitellus.* — Ce dernier en se rétractant crée un espace vide entre lui et la membrane vitelline;

2° *Apparition des mouvements giratoires et sarcotiques du vitellus*, qui jusque-là était resté immobile;

3° *Formation de deux noyaux.* — La vésicule germinative ou noyau se rapproche de la périphérie (474 A), s'étrangle en son milieu (474 B) et donne naissance par karyokynèse à deux noyaux (474 C);

4° *Émission des globules polaires.* — Un des noyaux précédents gagne la périphérie, déprime la membrane vitelline et se loge dans cette dépression; il est ensuite expulsé au dehors, aussi lui a-t-on donné le nom de *premier globule polaire* (474 D), de *corps de rebut* ou *corps de direction*. La chromatine du noyau est ainsi réduite de moitié, mais ce n'est pas encore suffisant. Le noyau restant se divise de nouveau et expulse un deuxième *globule polaire* (fig. 474 E et F).

L'ovule est désormais prêt à être fécondé, c'est-à-dire à recevoir le spermatozoïde; cette rencontre a lieu dans le tiers externe de la trompe (fig. 475).

Fécondation. — Lorsque l'ovule est en présence du spermatozoïde, il émet un prolongement ou *cône d'attraction* (475 A);

c'est en ce point que le spermatozoïde dépourvu de son flagellum pénètre dans l'ovule, la tête la première (475 B).

Le spermatozoïde, qui n'est plus constitué que par la tête, par la partie intermédiaire et par le centrosome, tourne sur lui-même de manière à ce que son centrosome soit la partie la plus rapprochée du noyau ovulaire.

Pendant ce temps le deutoplasma ne reste pas inactif, il se range en rayons autour de la portion intermédiaire et de la tête du sper-

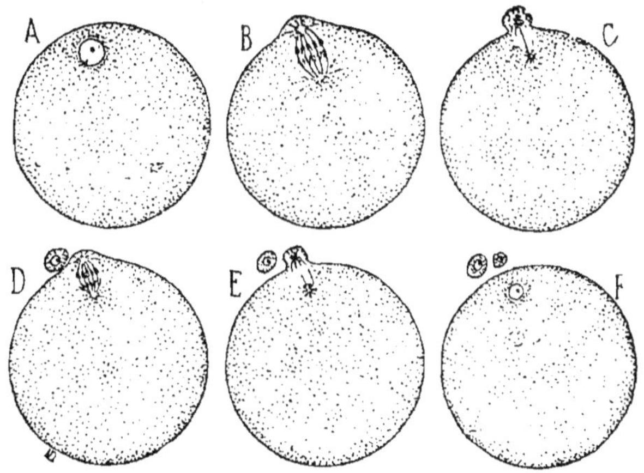

Fig. 474. — Production des globules polaires (Mathias Duval)

A. la vésicule germinative se porte vers la périphérie; **B.** division du noyau; **C.** production du premier globule polaire; **D.** division nouvelle du noyau restant; **E.** production du deuxième globule polaire; **F.** l'ovule prêt à être fécondé, le noyau est devenu le pronucléus femelle.

matozoïde et constitue un *aster* (475 C). Le pronucléus mâle et le pronucléus femelle se rapprochent (475 D), se touchent (475 E) et se fusionnent; ils forment par leur union le *noyau vitellin* (475 F). La fécondation est terminée; à partir de ce moment va commencer le développement du nouvel être grâce à un travail de segmentation.

Stérilité. — La stérilité qui s'oppose à la fécondation peut tenir à l'homme ou à la femme.

Chez l'*homme* on a établi la division suivante :

1° *Stérilité par absence de spermatozoïdes* ou *azoospermie* : l'érection et l'éjaculation sont conservées, mais le liquide éjaculé ne renferme pas de spermatozoïdes ; le sujet est atteint d'atrophie du testicule ou d'épididymite blennorragique, tuberculeuse, etc.

2° *Stérilité par vice de conformation des organes génitaux externes* : épispadias, hypospadias.

3° *Stérilité par absence d'éjaculation* ou *aspermatisme*.

4° *Stérilité par impuissance*, comme chez les vieillards, les nerveux, etc.

Chez la *femme* la stérilité peut tenir à un obstacle soit à l'*insémination*, soit à l'*imprégnation*.

1° *Obstacle à l'insémination*. — On le constate chez les femmes

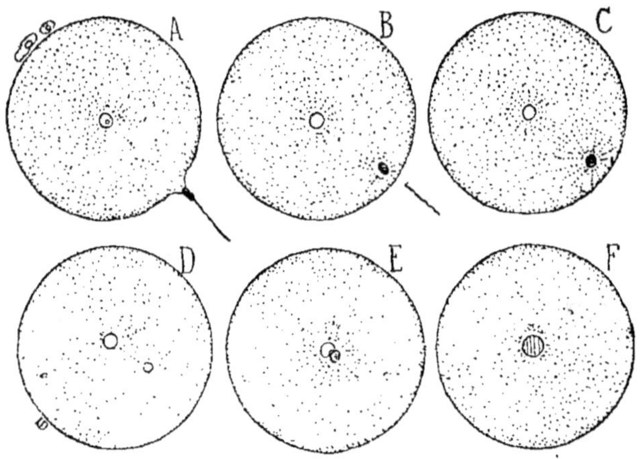

Fig. 475. — Fécondation (Mathias Duval).

A. arrivée du spermatozoïde et cône d'attraction : B. formation du pronucléus mâle; C. et D. marche du pronucléus mâle vers le pronucléus femelle; E. fusion des deux pronucléus; F. fusion de l'élément mâle avec l'élément femelle, noyau de l'œuf fécondé.

dont les organes génitaux externes non développés ont conservé le type infantile, et chez celles qui sont atteintes de *vaginisme*.

2° *Obstacle à l'imprégnation*. — On peut le rencontrer dans les cas de *longueur exagérée* du col utérin, le sperme étant déposé au fond des culs-de-sac vaginaux, ou d'*étroitesse de l'orifice externe* du col dans les cas d'*endométrite cervicale chronique*, de *flexions* du corps sur le col, d'*affections utérines*, métrites, fibromes, cancer, dans les cas d'*oblitération des trompes* des deux côtés, enfin dans les cas d'*altérations de l'ovaire*, atrophie, kystes, etc.

Un certain nombre de ces causes de stérilité peuvent disparaître sous l'influence d'un traitement médical ou chirurgical.

On ne doit avoir recours à la *fécondation artificielle* que contraint par la famille; cette intervention légale consiste à introduire le sperme directement dans la cavité utérine au moyen d'un instrument spécial ayant de grandes ressemblances avec une seringue.

Segmentation. — Le noyau vitellin se divise en deux, le vitellus suit cette division ; il en résulte deux cellules nouvelles, qui subissent la même segmentation, d'où 4 cellules, puis 16, 32, 64, etc. La segmentation diffère dans sa marche suivant la quantité de deutoplasma contenue dans l'œuf ; aussi, pour bien comprendre la segmentation chez les mammifères, doit-on étudier le développement de l'œuf chez les animaux inférieurs. En allant du simple au composé on a établi trois classes :

1° Les œufs *alécytes* ou *holoblastiques*, dont le type est l'œuf de l'amphioxus ;

2° Les œufs *mixolécytes*, comme l'œuf de grenouille ;

3° Les œufs *méroblastiques*, comme l'œuf de poule.

1. ŒUFS ALÉCYTES

L'œuf de l'amphioxus (fig. 476 et 477) est considéré comme le type de la *segmentation totale et égale*. Après la fécondation un

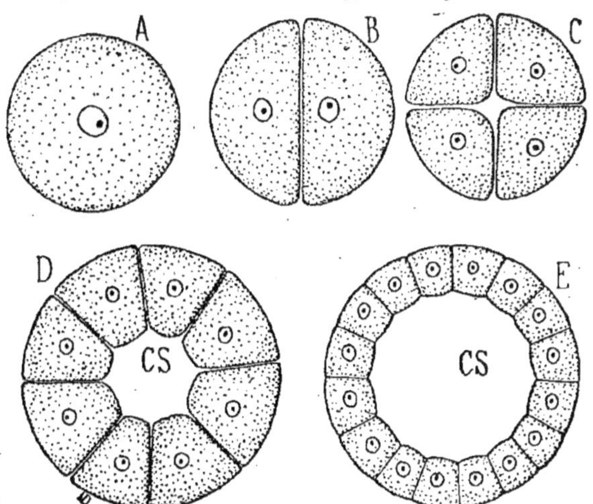

Fig. 476. — **Segmentation totale,** œuf d'amphioxus (Mathias Duval)
A. œuf fécondé ; B. stade des deux segments ; C. stade des quatre segments ; D. suite de la segmentation ; E. blastula ; CS. cavité de segmentation.

sillon transversal divise l'œuf en deux segments égaux (476 B), chacune de ces moitiés se divise à son tour en deux parties égales (476 C) ; il en résulte quatre cellules semblables limitant au centre un espace vide, appelé *cavité de segmentation*.

La division cellulaire continue, et à un certain moment la membrane vitelline est tapissée par une couche de cellules semblables (476 D). Vu de face, l'œuf arrivé à ce degré de segmentation a l'aspect d'une mûre, c'est le *corps mûriforme* ou *morula*. Les cellules de cette dernière vont se ranger sous la membrane vitelline pour ne plus constituer qu'une seule couche, véritable enveloppe qui limite la cavité de segmentation très agrandie. Cette cavité se

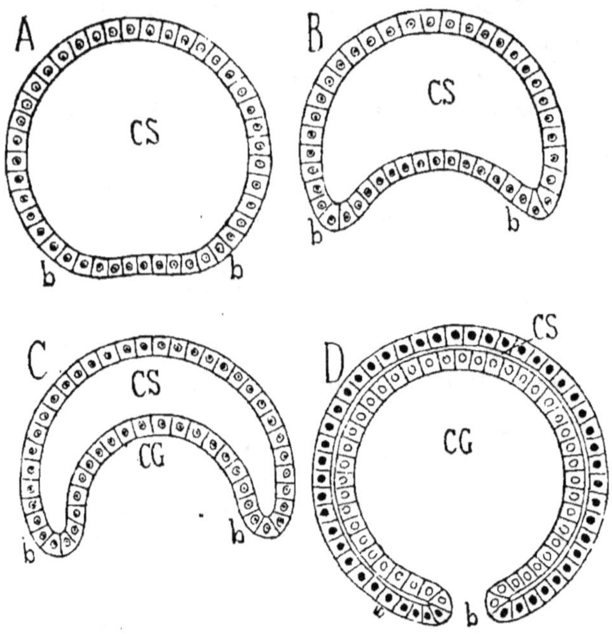

Fig. 477. — Formation de la gastrula chez l'amphioxus (Mathias Duval).

A. blastula; B. début de l'invagination; C. invagination plus accentuée; D. gastrula; *b*. orifice de l'invagination; CS. cavité de segmentation; CG. cavité de la gastrula.

remplit de liquide, l'œuf porte alors le nom de *blastula* (fig. 476 E).

La rangée unique de cellules va se différencier (fig. 477). Une moitié à peu près forme les cellules de l'*ectoderme*, l'autre moitié constitue les cellules de l'*endoderme*; ces dernières s'invaginent en effet petit à petit (477 B et C), diminuent la cavité de segmentation et arrivent presque au contact des cellules de l'ectoderme (477 D). Ainsi se trouve constituée la *gastrula* (477 D), qui se compose en allant de dehors en dedans d'une première couche cellulaire, l'*ectoderme*, d'une *cavité de segmentation*, d'une deuxième couche cellulaire concentrique à la précédente avec laquelle elle se continue en un point, c'est l'*endoderme* ; enfin d'une deuxième cavité ouverte, qui constitue la *cavité germi-native*, l'*archentère*, le *cœlenteron*, etc.

La gastrula à un certain moment s'épaissit en un point aux dépens du feuillet ectodermique, cet épaississement est destiné à former la tête de l'embryon, puis la cavité de segmentation diminue de plus en plus par accolement des deux feuillets interne et externe. En un point de cette réunion il se produit une perte de substance, qui constitue la bouche de l'amphioxus, l'anus étant représenté par la communication du cœlenteron avec l'extérieur.

2. ŒUFS MYXOLÉCITES

Prenons comme type l'œuf de grenouille (fig. 478), dans lequel le protoplasma est mélangé au vitellus germinatif. *La segmenta-*

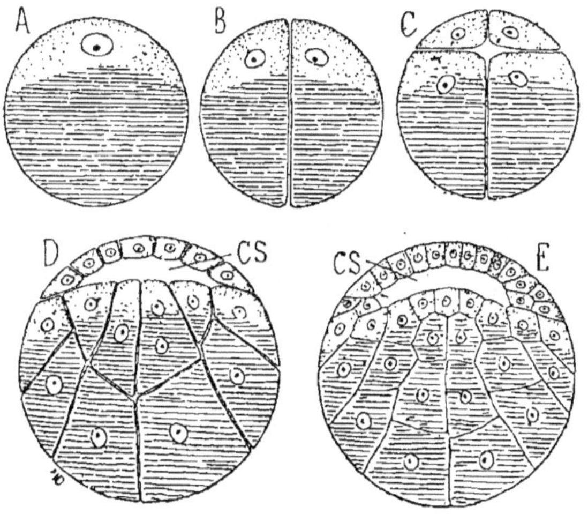

Fig. 478. — Segmentation totale, mais inégale, œuf de grenouille
(Mathias Duval).

A. œuf fécondé ; B. début de la segmentation, stade des deux segments ; C. stade des huit segments ; D. suite de la segmentation ; E. blastula ; CS. cavité de segmentation.

tion sera totale, mais inégale, elle se fera beaucoup plus rapide-ment dans les cellules destinées à former l'embryon (cellules de l'ectoderme) que dans celles dont le but est de le nourrir (cellules de l'endoderme).

L'œuf se divise d'abord en deux (478 B), puis en quatre cel-lules *inégales* (478 C) ; deux de ces cellules sont *petites*, ce sont les futures cellules de l'*ectoderme* ; les deux autres plus *grandes* seront les cellules de l'*endoderme*.

La segmentation des cellules ectodermiques étant plus rapide que celle des cellules endodermiques (478 D et E), il en résulte que les premières enveloppent les secondes et constituent presque toute la périphérie de l'œuf (fig. 479). Il existe un point cependant où les cellules endodermiques restent superficielles, c'est le *bouchon de Hecker*, au niveau duquel se produit une dépression

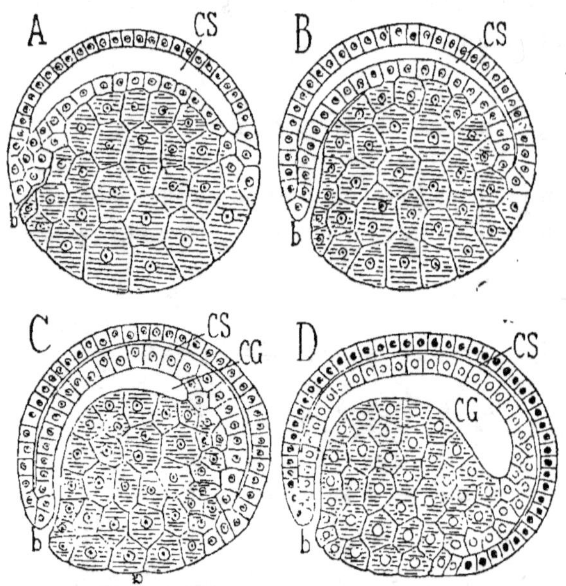

Fig. 479. — Formation de la gastrula chez la grenouille (Mathias Duval).

A. blastula ; B. début de la cavité de la blastula en *b* ; C. augmentation de cavité et CG. diminution de la cavité de segmentation ; D. gastrula formée.

(479 B, C, D), puis une véritable invagination pour constituer la *cavité germinative*. L'ouverture extérieure de cette cavité forme l'anus de l'animal.

3. ŒUFS MÉROBLASTIQUES

Le type de ces œufs est l'*œuf de poule* (fig. 480), dans lequel le *deutolécyte* nutritif est très volumineux. En un point du jaune de l'œuf se voit une tache blanchâtre, c'est la *cicatricule*, aux dépens de laquelle se fait la segmentation en commençant par la partie superficielle. La partie profonde en contact avec le vitellus ou jaune se segmente à son tour ainsi que le vitellus lui-même. La partie *superficielle* forme l'*ectoderme*, et la partie *profonde* l'*endo-*

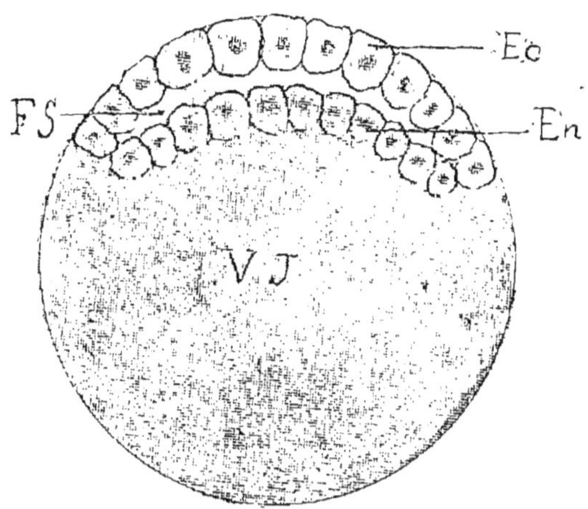

Fig. 480. — Segmentation de l'œuf de la poule (Ribemont-Dessaignes et Lepage).
Ec. ectoderme ; En. endoderme ; FS. cavité de segmentation ; VJ. vitellus ou jaune.

derme ; entre les deux rangées de cellules reste un vide ou *cavité de segmentation* (fig. 480). La *chambre germinative* se constitue

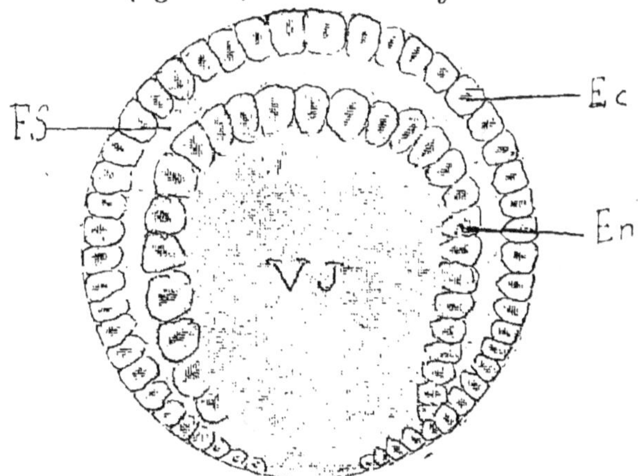

Fig. 481. — Segmentation de l'œuf de la poule, plus avancée que sur la figure précédente (Ribemont-Dessaignes et Lepage).
Ec. ectoderme ; En. endoderme ; FS. cavité de segmentation ; VJ. vitellus jaune

par un écartement des cellules profondes. Pour que le jaune soit absorbé, il faut qu'il soit enveloppé par les cellules de la cicatricule, qui se multiplient.

L'ectoderme et l'endoderme sont obligés d'intervenir l'un et l'autre dans la multiplication cellulaire pour recouvrir progressivement le vitellus (fig. 481), alors que chez les poissons les cellules ectodermiques suffisent à cette besogne, le vitellus étant moins volumineux. Les deux feuillets vont à la rencontre l'un de l'autre, mais ne se confondent pas, ils laissent libre une petite portion qui deviendra l'*ombilic*.

SEGMENTATION DANS LES ŒUFS DES MAMMIFÈRES

Le développement des œufs de mammifères a été bien étudié en 1875 par Van Beneden, sa description de l'œuf de la lapine est restée classique.

L'œuf des mammifères peut être considéré comme un œuf d'oiseau qui a perdu son vitellus nutritif ; il n'est constitué que par

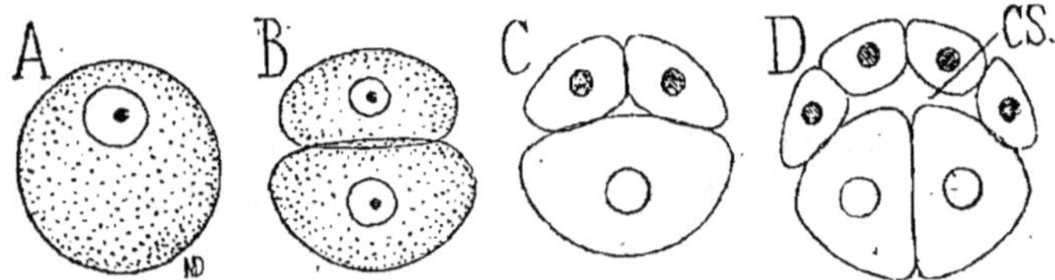

Fig. 482. — Segmentation chez les mammifères. Formation de la blastula chez la chauve-souris (Mathias Duval).

A. ovule fécondé ; B. division en deux segments inégaux, le supérieur futur ectoderme, l'inférieur futur endoderme ; C. division plus rapide des cellules ectodermiques ; D. blastula avec CS. cavité de segmentation.

un *vitellus formateur*, dont la segmentation est *totale et inégale* (fig. 482 et 483).

Premier stade. — Dès le début la différenciation entre l'ectoderme et l'endoderme est indiquée, car la cellule primitive se divise en deux cellules inégales, la plus grande est endodermique, la plus petite est ectodermique. La division est plus rapide au niveau des cellules de l'ectoderme, qui bientôt forment une enveloppe presque complète au vitellus, sauf à la partie inférieure occupée par les cellules de l'endoderme. L'espace vide situé au centre constitue la cavité de segmentation.

Selon Van Beneden, l'œuf se distend en même temps que le liquide augmente, les cellules endodermiques s'aplatissent en prenant l'aspect de petits disques, elles se tassent et forment une petite masse appelée *gastro-disque*. Celui-ci ne reste pas inactif, ses cellules proliférant se divisent et arrivent à doubler intérieurement la couche cellulaire ectodermique, constituant ainsi la *gastrula* (fig. 483). Les cellules ectodermiques, qui ont continué à se multiplier, recouvrent maintenant le gastro-disque et forment une tunique externe continue. La région de l'ectoderme en rapport avec le gastro-disque porte le nom de *blastopore*. L'œuf est donc

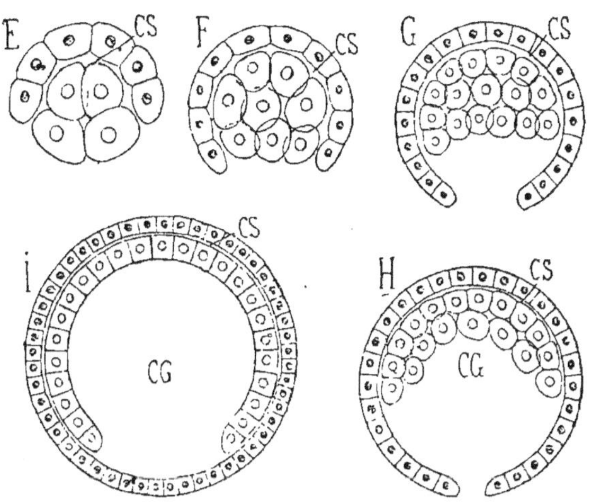

Fig. 483. — Formation de la gastrula chez la chauve-souris (Mathias Duval).

E. les cellules ectodermiques se divisant plus rapidement tendent à entourer les cellules endodermiques; F. G. H. continuation de l'enveloppement; I. formation de la gastrula; CS. cavité de segmentation; CG. cavité de la gastrula.

actuellement constitué par deux feuillets, un externe, l'*ectoderme*, un interne, l'*endoderme* (fig. 484).

Deuxième stade. — Celui-ci est caractérisé par le développement d'un troisième feuillet qui apparaît au niveau du *blastopore* ou *anus de Rusconi*. En ce point l'endoderme pousse sur la ligne médiane un prolongement externe, sorte d'évagination ; c'est le premier rudiment de la *corde dorsale* ou *notocorde*. De chaque côté se forment également deux prolongements pleins, qui s'insinuent comme une doublure entre les deux feuillets externe et interne, c'est l'ébauche du *feuillet moyen* ou *mésoderme* (fig. 485), développé par conséquent aux dépens de l'endoderme. Grâce à la multiplication rapide des cellules mésodermiques, qui se glissent entre l'endoderme et l'ectoderme, les deux ébauches grandissent, se rencontrent et se soudent. Le mésoderme ne reste pas à l'état de feuillet unique, il se dédouble et subit un véritable clivage (fig. 486);

son feuillet externe va s'accoler à la partie profonde de l'ectoderme
pour former la *somatopleure*, son feuillet interne s'accole à la

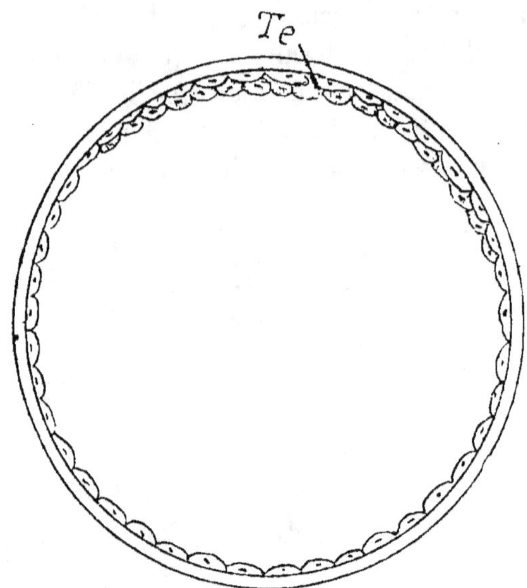

Fig. 484. — Blastoderme formé d'un feuillet externe qui recouvre toute la face
interne de l'œuf, et d'un feuillet interne qui ne tapisse qu'une partie du feuillet
externe; l'adossement des deux feuillets constitue la tache embryonnaire Te
(Ribemont-Dessaignes et Lepage).

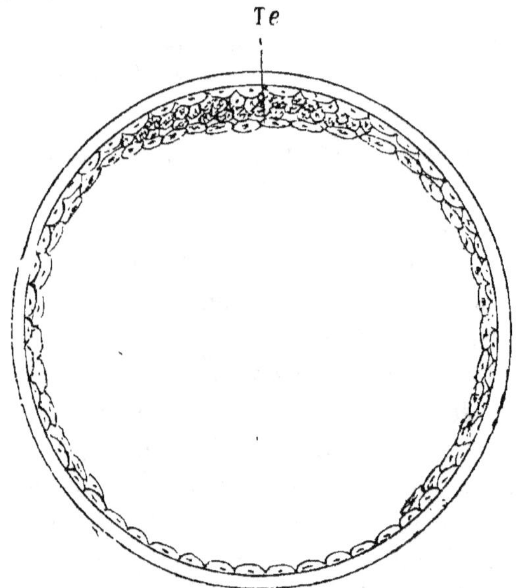

Fig. 485. — Le feuillet interne tapisse une partie plus grande du feuillet externe.
Au niveau de la tache embryonnaire (Te) on voit un amas de cellules qui
constituent le feuillet moyen (Ribemont-Dessaignes et Lepage).

périphérie de l'endoderme; cette réunion donne naissance à la *splanchnopleure* (fig. 486). L'espace situé entre le somatopleure et la splanchnopleure, espace déterminé par l'écartement des deux feuillets mésodermiques, est appelé *cavité pleuro-péritonéale* ou *cœlome* (fig. 486).

La région comprise entre le point de départ des deux prolonge-

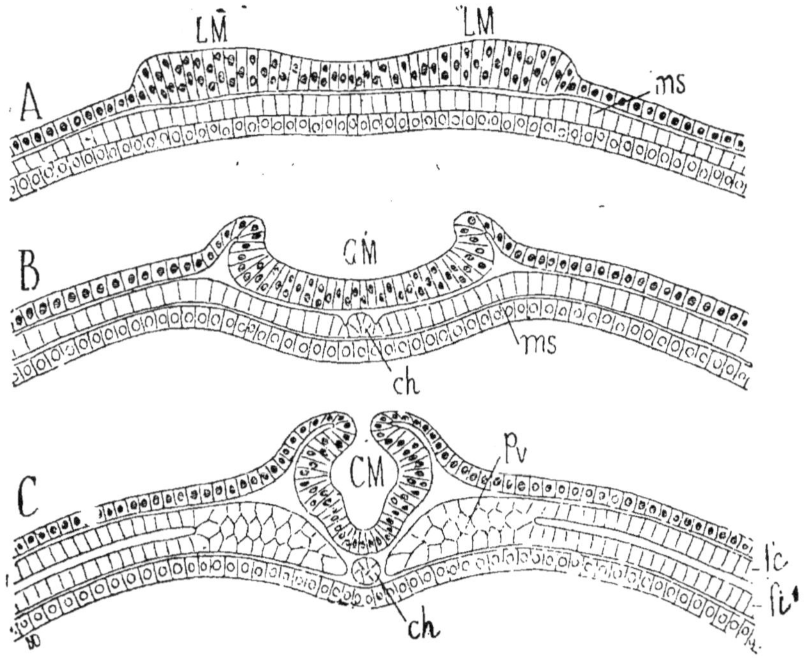

Fig. 486. — Développement des prévertèbres, premières dérivations mésodermiques et îlots de Wolff chez les oiseaux et les mammifères.

A. en CM. canal médullaire; G. ganglion spinal provenant du tractus de cellules ectodermiques qui joignent le canal médullaire (CM.) à l'ectoderme, au moment où ce canal va se séparer de cet ectoderme (ec); pp. cavité pleuro-péritonéale; fe. lame fibro-cutanée; fi. lame fibro-intestinale; pv. prévertèbre; in. feuillet interne ou endoderme donnant naissance aux îlots de Wolff (IW).

B. Les ganglions spinaux (G) deviennent indépendants, les prévertèbres se creusent (Pv); les lames fibro-intestinales et fibro-cutanées donnent d'une part, l'épithélium péritonéal (a), d'autre part le mésenchyme (mh). Les îlots de Wolff se transforment en capillaires sanguins (VS.)

ments mésodermiques, région qui est placée au-dessus de la cavité pleuro-péritonéale et qui renferme le premier rudiment de la corde dorsale, porte le nom de *plaque embryonnaire* car c'est en ce point que le nouvel être va se développer (fig. 487 et 488).

L'œuf ainsi arrivé à ce degré de développement est formé en allant de dehors en dedans par (fig. 489) :

1° La membrane vitelline;
2° L'ectoderme (somatopleure);

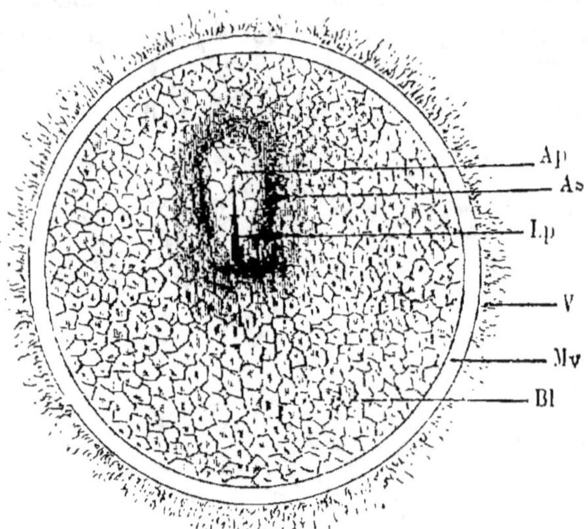

Fig. 487. — Coupe d'un œuf en voie de développement.

Ap, arca pellucida; As. aire embryonnaire; Lp. ligne primitive; Bl. blasto
derme; Mv. membrane vitelline; V. villosités (Ribemont-Dessaignes et Lepage

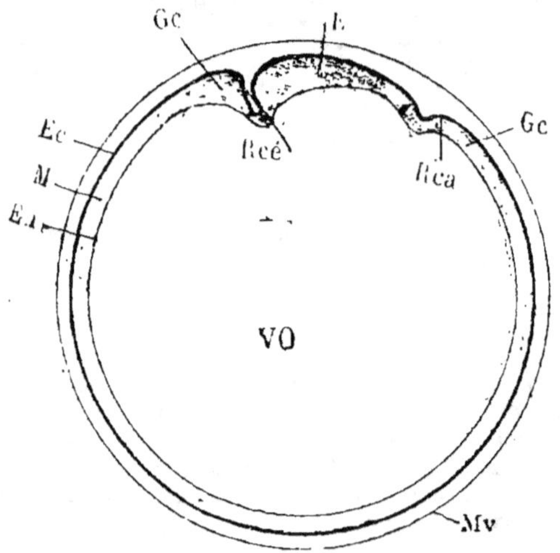

Fig. 488. — MV. membrane vitelline; Ec. ectoderme; M. mésoderme; En. endoderme; Rcé. repli céphalique; Rca. repli caudal; E. embryon; VO. vésicule
ombilicale; Gc. Cœlome externe (Ribemont-Dessaignes et Lepage).

3° Le feuillet externe du mésoderme (somatopleure);
4° Le feuillet interne du mésoderme (splanchnopleure);
5° L'endoderme (splanchnopleure).

Une modification importante va se produire maintenant, l'œuf se divise en effet en *portion embryonnaire* et en *portion extra-embryonnaire*.

La *tache embryonnaire primitive* (fig. 490) vue de face est ovoïde et de couleur sombre, parce qu'elle est plus épaisse que les parties environnantes. A sa partie médiane on voit bientôt se des-

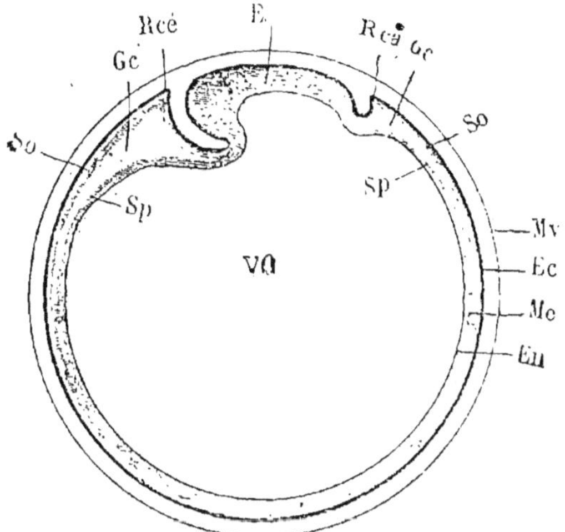

Fig. 489. — MV. membrane vitelline ; Ee. ectoderme ; Me. mésoderme ; En. endoderme ; So. somatopleure ; Sp. splanchnopleure ; Rcé. repli céphalique ; Rca. repli caudal ; Cc. Cœlome externe ; E. embryon ; VO. vésicule ombilicale (Ribemont-Dessaignes et Lepage).

siner un sillon ou *ligne primitive*; à sa périphérie se développe un disque plus clair ou *aire transparente*. Autour de celle-ci apparaît une nouvelle zone épaisse, d'abord sous forme de croissant, puis sous forme de disque, c'est l'*aire obscure*, qui se creuse rapidement de petits canaux, premiers rudiments des vaisseaux : aussi change-t-elle de nom pour prendre celui d'*aire vasculaire* (fig. 490).

DÉVELOPPEMENT DE L'EMBRYON

Les cellules de l'ectoderme situées au niveau de la tache embryonnaire prolifèrent et se portent de dehors en dedans en laissant cependant sur la ligne médiane un vide, le *canal médullaire*, limité sur les côtés par les *replis médullaires*; cet épaississement total de l'ectoderme forme la *plaque médullaire*.

En même temps se produisent des modifications dans le feuillet moyen ; il s'étrangle à sa partie supérieure, c'est-à-dire près de la notocorde ; la partie la plus rapprochée de cette dernière forme la

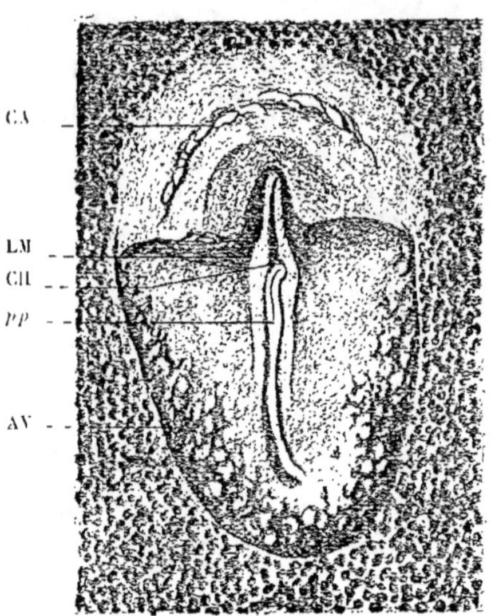

Fig. 490. — Aire transparente du poulet à la vingtième heure de l'incubation (Mathias Duval).

LM. Lames médullaires circonscrivant une gouttière antéro-postérieure (gouttière médullaire). L'axe de cette gouttière est occupé par la corde dorsale (*Ch*) qui fait suite à la ligne primitive ; AV. aire vasculaire dans laquelle apparaissent les premiers îlots sanguins ; CA. croissant antérieur.

lame postérieure ou *protovertébrale*, la partie antérieure donne naissance à la *lame antérieure* ou *latérale*.

ENVELOPPES DE L'ŒUF

Dans les notions d'embryologie, que nous venons d'exposer, nous ne nous sommes occupés que de l'embryon ; en même temps que celui-ci se forme, on assiste à une série de transformations ovulaires, dont le but est de constituer à l'embryon des organes de protection et de nutrition. Ces diverses formations constitueront les *annexes* du fœtus ; ce sont les *membranes*, le *cordon* et le *placenta*.

Les parois de l'œuf fœtal sont formées de trois membranes : *deux fœtales*, l'*amnios* et le *chorion* ; une maternelle, la *caduque*, dont nous avons déjà parlé à propos de la muqueuse utérine.

Amnios. — Si nous reprenons l'embryon au point où nous l'avons laissé, nous le voyons s'incurver et revêtir la forme d'une petite nacelle (fig. 491) ; une de ses extrémités est plus volumineuse, c'est l'*extrémité céphalique* ; l'autre moins développée forme l'*extrémité caudale*. L'embryon s'incurve non seulement dans le sens de la longueur, mais aussi dans le sens de la

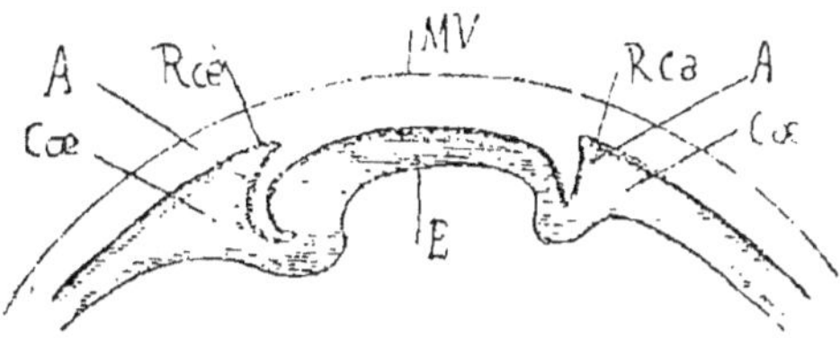

Fig. 491. — F. embryon ; Rcé. repli céphalique ; Rca. repli caudal ; A. amnios ; Cœ. cœlome externe ; MV. membrane vitelline (Ribemont-Dessaignes et Lepage).

largeur, il semble vouloir pénétrer dans l'œuf. Par suite de cette incurvation il se forme près de chacune de ses extrémités et de chaque côté une sorte de repli constitué par la somatopleure, ce sont les *replis amniotiques* ou *capuchons* (fig. 491). Le repli le plus voisin de l'extrémité céphalique est appelé *capuchon cépha-*

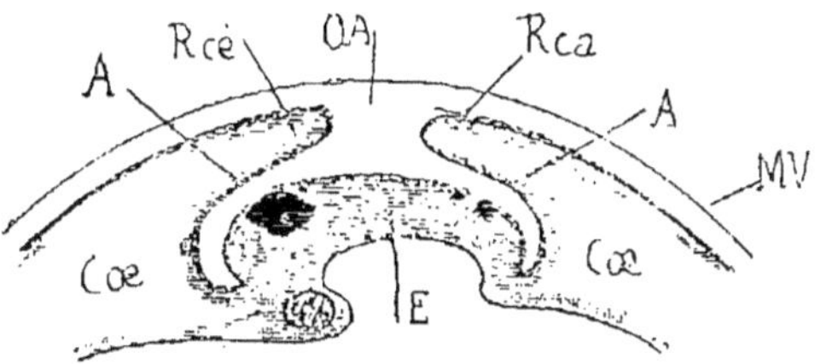

Fig. 492. — E. embryon ; Rcé. repli céphalique ; Rca. repli caudal ; A. amnios ; Cœ. cœlome externe ; OA ombilic amniotique ; MV. membrane vitelline (Ribemont-Dessaignes et Lepage).

lique, celui qui surmonte l'extrémité caudale forme le *capuchon caudal*, les replis latéraux n'ont pas de noms spéciaux. Tous ces replis s'accroissent pour recouvrir l'embryon, ils vont à la rencontre les uns des autres (fig. 492) et, à un certain moment, ils sont si rapprochés qu'ils limitent un petit orifice appelé *ombilic amniotique* (fig. 493). Celui-ci n'est pas de longue durée, car bientôt les replis entrent en contact, se fusionnent et se soudent (fig. 494), ce qui détermine autour de l'embryon une cavité fermée, la *cavité amniotique*, dans laquelle va s'accumuler le *liquide amniotique*. Cette cavité aura comme paroi la lame interne de la somatopleure devenue désormais l'*amnios*. Quant à la lame externe de la somatopleure, elle est refoulée contre la membrane vitelline qui se résorbe peu à peu, aussi devient-elle

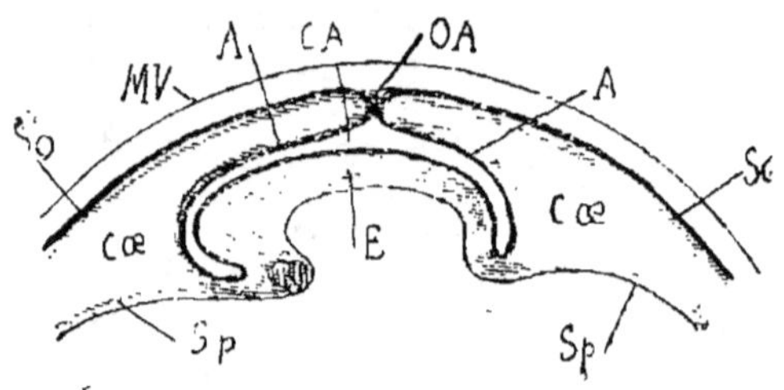

Fig. 493. — E. embryon; So. somatopleure; Sp. splanchnopleure; Cœ. cœlome externe; A. amnios; CA. cavité amniotique; OA. ombilic amniotique; MV. membrane vitelline (Ribemont-Dessaignes et Lepage).

l'enveloppe la plus externe de l'œuf, enveloppe qui se recouvre de villosités pour former le *deuxième chorion*.

Chorion. — On donne le nom général de *chorion* à l'enveloppe la plus externe de l'œuf, aussi distingue-t-on *trois chorions*, qui se succèdent et se remplacent.

Le *premier chorion* est constitué par la *membrane vitelline*

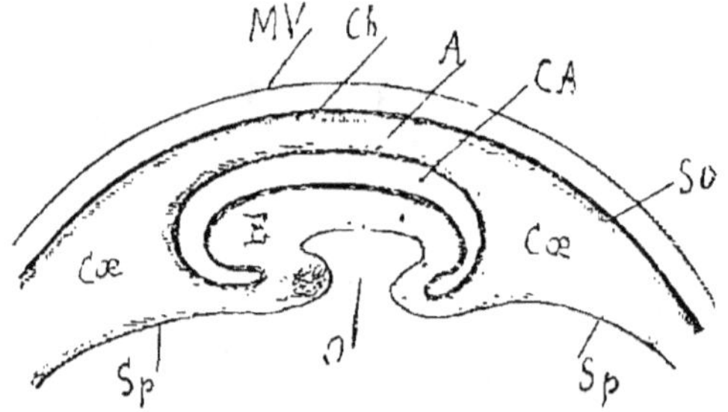

Fig. 494. — E. embryon; O. ombilic de l'embryon; Sp. splanchnopleure; Cœ. cœlome externe; So. somatopleure; CA. cavité amniotique; A. amnios; Ch. chorion; MV. membrane vitelline (Ribemont-Dessaignes et Lepage).

(fig. 497), celle-ci est d'abord unie au moment où l'ovule est fécondé, puis elle se recouvre de villosités destinées à puiser les éléments nécessaires à la nutrition de l'embryon. Ce dernier, encore à l'état rudimentaire, se nourrit comme les plantes, c'est-à-dire par imbibition.

Le *deuxième chorion* se forme, comme nous venons de le voir, aux dépens de la *partie extra-embryonnaire de la somatopleure* (fig. 494). Par un même mécanisme cette partie de l'œuf fournit à la fois à l'embryon son enveloppe *choriale* et son enveloppe *amniotique*, comme nous l'avons vu plus haut.

Quant au *troisième chorion*, il se développera plus tard aux dépens d'un bourgeon parti de l'embryon, bourgeon qui constituera la *vésicule allantoïde*.

LIVRE IX

ENVELOPPES FOETALES ET FOETUS

CHAPITRE I

PLACENTA ET MEMBRANES

L'œuf fécondé, qui est venu se greffer dans un des nombreux replis de la muqueuse utérine transformée en *caduque*, se nourrit par imbibition.

Puis, après que l'embryon s'est recourbé sur lui-même, une partie de la splanchnopleure est devenue extra-embryonnaire et a donné naissance à la *vésicule ombilicale* (fig. 495). Celle-ci est remplie d'un liquide albumineux, dont les éléments sont absorbés par les *vaisseaux omphalo-mésentériques* développés dans la paroi de la vésicule (voir plus loin la Circulation embryonnaire et fœtale). Cette réserve nutritive s'épuise rapidement, aussi la vésicule ombilicale n'ayant plus raison d'exister s'atrophie dès la quatrième semaine pour disparaître vers la cinquième ou sixième. Pendant son existence la vésicule ombilicale est alimentée d'abord par les villosités nombreuses, qui hérissent la membrane vitelline ou *premier chorion*, plus tard par la partie extra-embryonnaire de la somatopleure ou *deuxième chorion*. Les moyens de nutrition étant devenus insuffisants, un *troisième chorion, vasculaire* celui-ci, va se développer de la façon suivante vers le vingtième jour.

Sur la paroi inférieure de l'intestin postérieur naît un petit bourgeon ou *vésicule allantoïde* (fig. 496), qui s'allonge, sort de

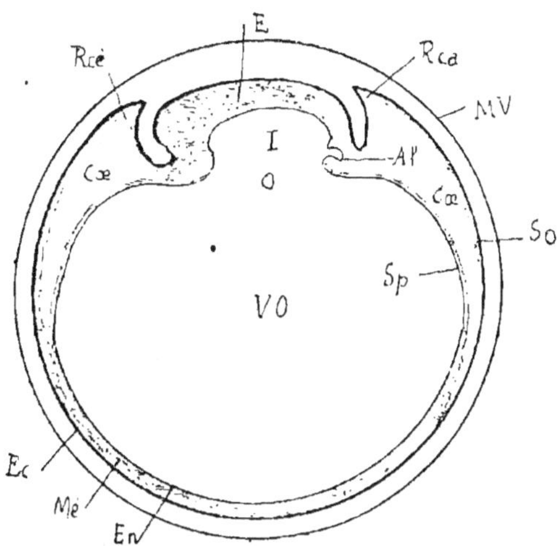

Fig. 495. — MV. membrane vitelline; Ec. ectoderme; So. somatopleure; Sp.
splanchnopleure; Cœ. cœlome externe; VO. vésicule ombilicale; E. embryon;
R*cé.* repli céphalique; R*ca.* repli caudal; I. intestin; O. ombilic; A*l.* dépression commençant à former l'allantoïde (Ribemont-Dessaignes et Lepage).

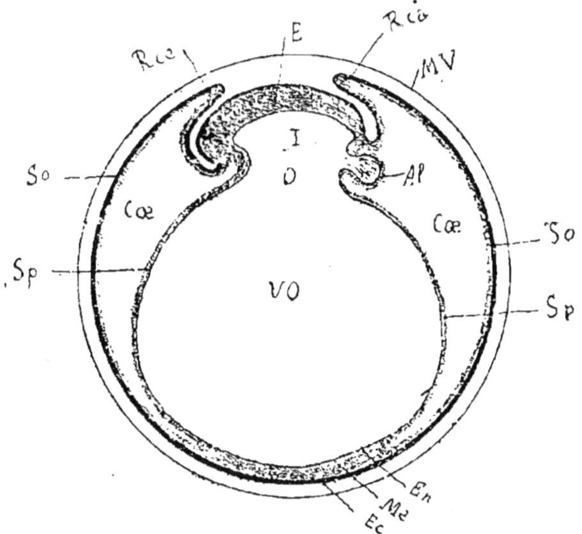

Fig. 496. — MV. membrane vitelline; Ec. ectoderme; So. somatopleure; Sp.
splanchnopleure; Cœ. cœlome externe; VO. vésicule ombilicale; E. embryon;
R*cé.* repli céphalique; R*ca.* repli caudal; I. intestin; O. ombilic; A*l.* dépression commençant à former l'allantoïde (Ribemont-Dessaignes et Lepage).

l'embryon par l'orifice amniotique à côté mais en dehors de la
vésicule ombilicale (fig. 497). A un certain moment, l'allantoïde

rencontre le deuxième chorion, il s'étale (fig. 498) et s'agrandit de façon à constituer une membrane complète située entre l'amnios placé en dedans et le deuxième chorion placé en dehors (fig. 499). L'allantoïde est très riche en *vaisseaux allantoïdiens* ou *ombilicaux*, aussi ceux-ci vont-ils émettre des rameaux qui pénètrent dans les villosités nombreuses qui hérissent l'œuf. L'allantoïde

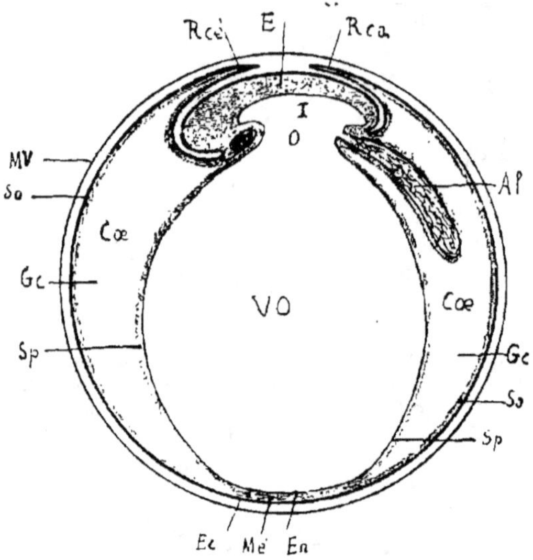

Fig. 497. — M. membrane vitelline; **Ec.** ectoderme; **Me.** mésoderme; **E.** endoderme; **So.** somatopleure; **Sp.** splanchnopleure. **Cœ.** cœlome externe; **Gc.** grand cœlome; **VO.** vésicule ombilicale; **E.** embryon; **Rcé.** repli céphalique; **Rca.** repli caudal; **I.** intestin; **O.** ombilic; **Al.** allantoïde en voie de développement (Ribemont-Dessaignes et Lepage).

remplace le deuxième chorion, qui disparaît, et constitue le *troisième chorion* ou *chorion vasculaire*. A cette époque, c'est-à-dire vers la fin du premier mois, commence la période embryonnaire proprement dite, pendant laquelle l'œuf a comme paroi externe une membrane chevelue de toute part; voilà pourquoi on l'a encore appelée *chorion villeux* (fig. 500).

Au fur et à mesure que l'œuf se développe, le point du chorion correspondant à la *caduque sérotine* subit une hypertrophie très accentuée, tandis que les villosités qui sont en rapport avec la *caduque réfléchie* s'atrophient, puis disparaissent même, le chorion est devenu le *chorion chauve* vers la fin du troisième mois.

Le développement des villosités choriales en rapport avec la caduque sérotine d'une part, l'hypertrophie des parties constituant cette dernière d'autre part forment le *placenta*, qui par

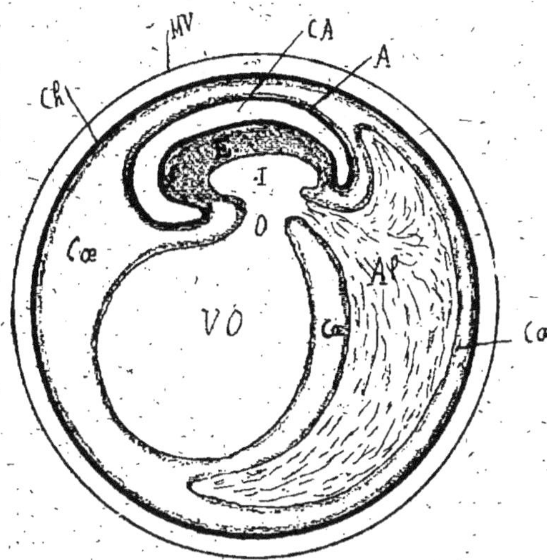

Fig. 498. — MV. membrane vitelline; *Ch.* chorion; *Cœ.* cœlóme externe; VO. vésicule ombilicale; E. embryon; I. intestin; O. ombilic; A. amnios; CA. cavité amniotique; *Al.* allantoïde (Ribemont-Dessaignes et Lepage).

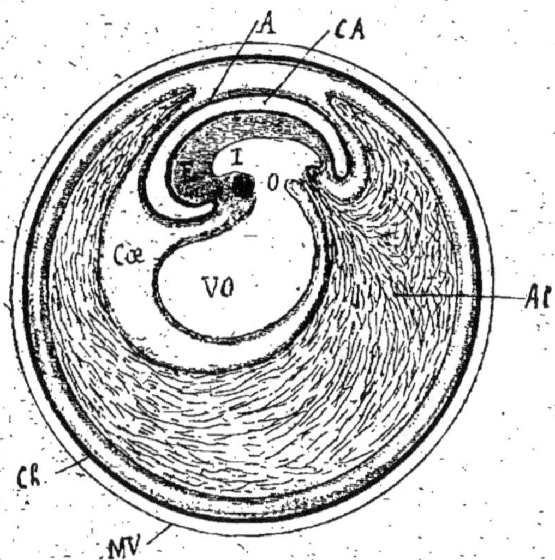

Fig. 499. — MV. membrane vitelline; *Ch.* chorion; *Cœ.* cœlóme externe; VO. vésicule ombilicale; E. embryon; I. intestin; O. ombilic. A. amnios; CA. cavité amniotique; *Al.* allantoïde (Ribemont-Dessaignes et Lepage).

conséquent peut être divisé en *placenta fœtal* et en *placenta maternel.*

Placenta fœtal. — L'élément du placenta fœtal (fig. 501) est la villosité choriale; nous avons vu qu'au début l'œuf est *villeux partout*, mais bientôt les villosités correspondant au point d'implantation de l'œuf s'allongent, se multiplient, se ramifient et entrent en contact avec la caduque utéro-placentaire. Un certain nombre d'entre elles pénètrent dans la couche compacte de Winckler, tandis que les autres flottent dans les espaces limités par les septa, c'est-à-dire dans les *lacs sanguins*, puisque ces espaces sont remplis de sang, comme nous le verrons plus loin en étudiant le placenta maternel.

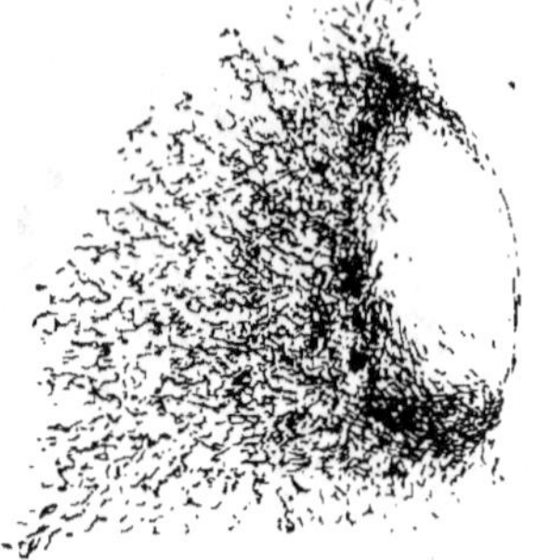

Fig. 500. — Œuf de trente jours recueilli par M. Ribemont-Dessaignes. Chorion villeux.

La villosité choriale est formée au début par un simple prolongement du chorion. Arrivée à son complet développement, elle est constituée par un axe de tissu conjonctif fourni par la somatopleure extra-embryonnaire; ce tissu est recouvert par une première couche

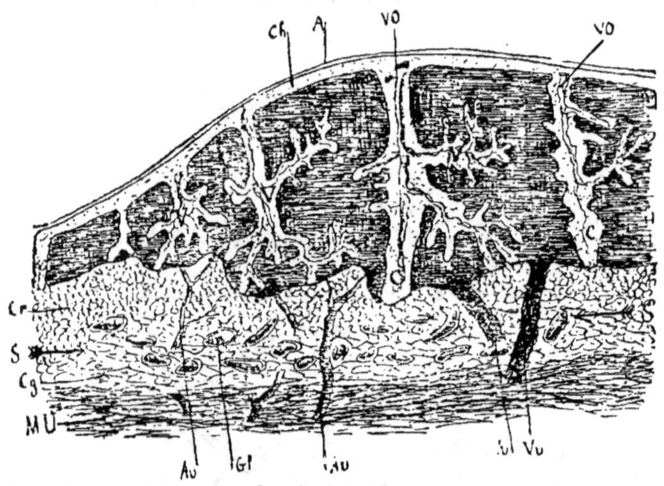

Fig. 501. — Coupe schématique du placenta sur toute son épaisseur; A. amnios; Ch. chorion; VO. vaisseaux ombilicaux; V. villosités; C. crampons; Cr. couche de cellules rondes; S ligne de séparation suivant laquelle se fait le décollement du placenta: Gg. couche des cellules géantes; MU. muqueuse utérine; Av. artère utérine; Vu. veine utérine; Gt. glande de la muqueuse (Ribemont-Dessaignes et Lepage).

épithéliale à laquelle on donne le nom de *couche épithéliale de Langhans*, puis par une deuxième couche épithéliale continue dans laquelle on rencontre quelques noyaux de distance en distance : c'est la *couche plasmodiale* ou *syncitium*. On n'est pas d'accord sur la nature du syncitium : pour les uns, il est d'origine fœtale et pour d'autres d'origine maternelle, il serait alors formé par des tractus de la couche épithéliale de la muqueuse coiffant la villosité. A l'intérieur de celle-ci on trouve une artère et une veine, qui communiquent ensemble à l'extrémité terminale de la villosité par des capillaires très fins constituant un système absolument clos. C'est au niveau de ces derniers que se produit le phénomène de l'hématose fœtale, sans qu'il y ait mélange entre le sang du fœtus et le sang de la mère.

Placenta maternel. — Pour bien comprendre le placenta maternel il faut en suivre toute l'évolution et remonter au moment où l'ovule fécondé arrive dans l'utérus; nous serons donc obligés de répéter un certain nombre de faits déjà étudiés.

Autrefois on ne connaissait pas la muqueuse de l'utérus, on royait que le muscle utérin était à nu du côté de la cavité utérine. Aussi pour expliquer la présence des trois membranes de l'œuf, amnios, chorion et caduque, admettait-on que cette dernière se formait dans la cavité utérine au moment où l'ovule était fécondé dans la trompe : lorsque celui-ci arrivait dans l'utérus, il refoulait la caduque et s'en coiffait, d'où trois caduques, une directe, une réfléchie et une sérotine. Telle était la *théorie de Hunter*, mais la découverte de la muqueuse utérine par *Coste* est venue modifier cette théorie. Au moment où l'œuf fécondé pénètre dans l'utérus, il rencontre une muqueuse épaissie, boursouflée, mamelonnée et très irrégulière, il se loge alors dans une dépression de cette muqueuse. Cette *nidation* de l'ovule est suivie du bourgeonnement de la muqueuse, qui l'entoure complètement et l'ensevelit; c'est au point où l'ovule se greffe que se développera le placenta maternel aux dépens de la caduque *utéro-placentaire* ou *sérotine* des anciens. La caduque, qui a bourgeonné autour de l'œuf, constitue la caduque *ovulaire* ou *réfléchie* des anciens; quant à la caduque *directe* ou *utérine*, elle est formée par le reste de la muqueuse qui revêt la surface interne de l'utérus.

La muqueuse utérine se modifie dans sa structure dès que l'œuf s'est greffé dans l'utérus : son épithélium cylindrique *perd ses cils vibratiles* et *s'aplatit* en même temps qu'il *s'hypertrophie*; les glandes s'allongent et décrivent de nombreuses flexuosités. Dans l'épaisseur de la muqueuse les cellules situées dans le derme augmentent de longueur pour former les grandes *cellules déciduales*.

Au niveau de la région utéro-placentaire le travail hypertrophique est encore plus accentué et la partie superficielle de la muqueuse se différencie de la partie profonde. Les glandes ou plutôt les canaux excréteurs disparaissent, alors que les culs-de-sac glandulaires persistent dans la couche profonde qui reste adhérente à l'utérus au moment de la délivrance; c'est à ses dépens que la muqueuse utérine se reconstituera dans cette région.

La partie superficielle de la caduque est appelée *couche compacte* par opposition à la couche profonde, qui porte le nom de *couche spongieuse*. L'œuf grossissant, il arrive un moment où les caduques ovulaire et utérine entrent en contact, elles diminuent alors d'épaisseur et vers *quatre mois et demi* elles se fusionnent. Jusque-là le canal virtuel, qui existait entre les deux caduques, pouvait expliquer le phénomène de la superfœtation; à partir de la fusion des caduques le canal disparaît et une nouvelle fécondation est impossible.

La caduque inter-utéro-placentaire se met à bourgeonner, elle envoie dans la direction de l'œuf des prolongements plus ou moins égaux, auxquels on a donné le nom de *septa*. Ceux, qui sont à la limite de la caduque utéro-placentaire, ont une longueur supérieure aux autres, ils limitent la zone où se développe le placenta, zone appelée *lame compacte de Winckler*; ils forment aussi une sorte de paroi externe ou de chaton qui engaine le placenta fœtal, aussi lui a-t-on donné le nom de *lame obturante de Winckler*.

Les villosités nées du chorion pénètrent dans les espaces limités par les septa, espaces dans lesquels se trouve le sang maternel qui y arrive de la façon suivante. Les artères de la couche musculaire de l'utérus en pénétrant dans la caduque utéro-placentaire se dépouillent de leurs tuniques pour ne conserver comme paroi que leur endothélium, elles cessent donc d'être contractiles. Elles envoient des branches dans les septa et s'ouvrent à la périphérie de ces derniers; le sang forme alors les *lacs sanguins* dans lesquels baignent les villosités choriales.

On peut se demander pourquoi le sang des lacs ne s'écoule pas au delà de la zone utéro-placentaire; c'est que sur les parties latérales la caduque sérotine émet une expansion, véritable contrefort qui vient s'accoler à la face profonde du chorion en constituant la *caduque sous-choriale*.

Telle est la voie d'apport du sang, celui-ci est ramené à la circulation maternelle par des vaisseaux veineux qui s'ouvrent largement au niveau de la caduque sérotine et qui aboutissent aux sinus de la couche musculaire.

Pour assurer les voies de retour du sang il existe à la périphérie du placenta plusieurs grosses veines qui communiquent les unes avec les autres et qui constituent le *sinus circulaire* ou *coronaire*.

Placenta. — Le placenta est un organe de forme discoïde, plus ou moins arrondi, quelquefois ovalaire, épais de 2 à 3 centimètres,

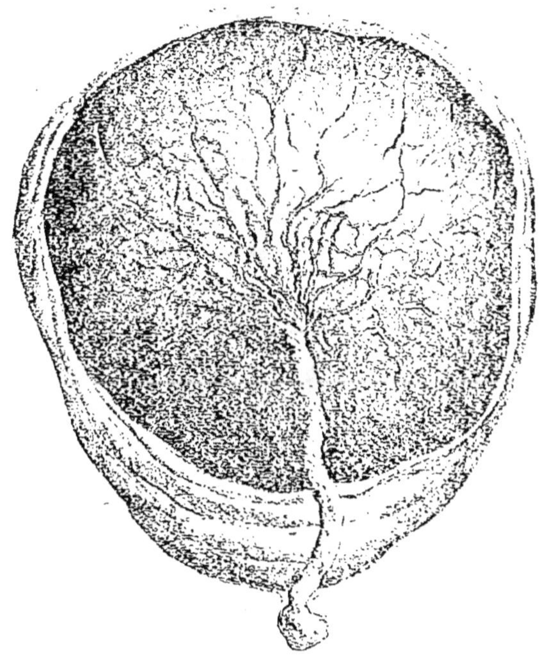

Fig. 502. — Face fœtale du placenta.

Insertion du cordon au centre du placenta (Ribemont-Dessaignes et Lepage).

lorsqu'il est hors de l'utérus; dans cet organe en effet il est beaucoup plus étalé et par conséquent moins épais. Son diamètre est d'environ 12, 13, 14 centimètres.

On lui décrit deux faces, une fœtale et une utérine. La *face fœtale* (fig. 502) est lisse, recouverte par l'amnios sous lequel on voit des vaisseaux volumineux et saillants se rendant aux villosités. La *face utérine* (fig. 503) est légèrement convexe, elle est tomenteuse et partagée en un certain nombre de divisions ou *cotylédons*, constitués par des touffes de *villosités choriales hypertrophiées*.

Chaque cotylédon semble réuni à son voisin par une substance molle, d'aspect gélatineux, formée par une couche mince de caduque inter-utéro-placentaire.

Sur la face fœtale du placenta s'insère le *cordon ombilical* (fig. 502). Cette insertion se fait d'ordinaire au centre du placenta (*insertion centrale*), mais il n'est pas rare de voir le cordon s'insérer entre le centre et le bord (*insertion excentrique*), ou directe-

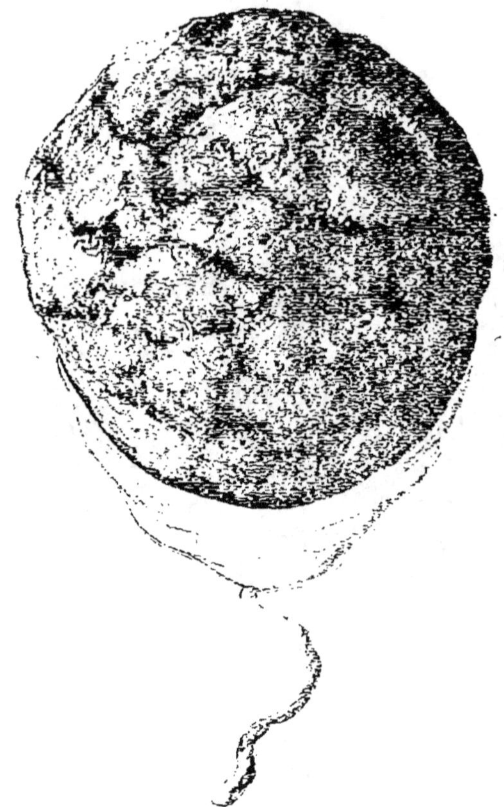

Fig. 503. — Placenta vu par sa face utérine (Ribemont-Dessaignes et Lepage).

ment sur le bord (*insertion marginale*), ce qui donne au placenta et au cordon la forme d'une raquette (*placenta en raquette*). Enfin dans certains cas le cordon s'insère sur les membranes, les vaisseaux contenus dans le cordon se séparent parfois au point où le cordon se fixe aux membranes, ils cheminent séparément dans l'épaisseur de ces dernières pour gagner la masse placentaire; on a donné à cette variété d'insertion le nom d'*insertion vélamenteuse* du cordon et au placenta le nom de *placenta de Lobstein où de Benkiser*.

Le poids du placenta normal à terme est en moyenne de 500 grammes, il varie avec le poids du fœtus et peut être considéré comme étant le *sixième du poids fœtal*; un fœtus de 3 000 grammes sera donc accompagné d'un placenta de 500 grammes. Lorsque ce rapport n'existe plus et que le placenta est trop lourd comparé au poids du fœtus, il faut rechercher la syphilis.

Physiologie du placenta. — Le sang maternel apporté par les divisions de l'artère utérine dans les lacs sanguins y circule très lentement; aussi les villosités choriales, qui baignent au milieu du sang maternel, peuvent-elles y puiser facilement tous les matériaux nécessaires à la vie du fœtus. Un certain nombre d'échanges se produisent à ce niveau entre la mère et l'enfant; les ramifications des artères ombilicales charrient du sang noir ayant servi à la nutrition du fœtus. Au contact du sang maternel le sang fœtal abandonne une partie de l'acide carbonique qu'il contient et les déchets provenant de la nutrition des éléments du fœtus; par contre il absorbe de l'oxygène et certains matériaux nutritifs contenus dans le sang maternel. Tous ces échanges se font par *osmose*, comme au niveau de l'épithélium pulmonaire de l'adulte; le placenta est donc chez le fœtus le véritable *organe de l'hématose.*

Le placenta peut dans certains cas laisser passer des substances, le plus souvent nuisibles, quelquefois utiles au fœtus, soit sous forme de *gaz*, comme l'acide carbonique et l'oxyde de carbone, soit sous forme de *substances en dissolution*, comme certains médicaments, soit même sous forme de *micro-organismes.*

Ces notions permettent d'expliquer d'une part certains cas de mort du fœtus pendant la grossesse et de comprendre d'autre part comment il est possible d'agir sur le fœtus en faisant absorber à la mère certains médicaments comme l'arsenic, le mercure et l'iodure de potassium dans les cas de syphilis des parents.

Enfin le placenta a une autre fonction qui a été découverte par Claude Bernard, c'est celle de fabriquer du *glycogène*, fonction qui chez l'adulte est réservée au foie.

Membranes. — L'œuf (fig. 504) forme un sac fermé de toute part, dans lequel se trouvent contenus le fœtus, le cordon et le liquide amniotique. Il est constitué par trois membranes, une externe maternelle, la *caduque*; une moyenne fœtale, le *chorion*, dont le placenta n'est qu'une partie modifiée et adaptée à un rôle spécial; enfin une interne, l'*amnios*, également d'origine fœtale.

Nous avons déjà étudié la structure de la *caduque;* quant au

chorion, il est constitué par une trame conjonctive supportant du côté de la caduque un *épithélium pavimenteux stratifié*. Il est séparé de la membrane la plus interne par une substance colloïde, qui permet le décollement facile des deux membranes et qui explique la production d'une poche *amnio-choriale*.

L'amnios est également formé par une tunique externe fibreuse tapissée intérieurement par un *épithélium pavimenteux à une seule couche*. Cette membrane est mince, transparente, élastique

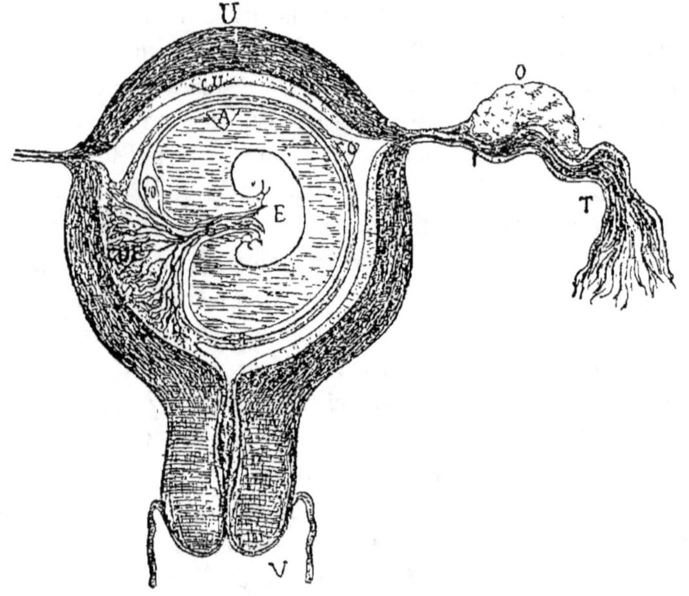

Fig. 504. — Coupe schématique d'un utérus gravide de deux mois environ.

O. ovaire; T. trompe; V. vagin; U. coupe du fond de l'utérus; CU. caduque utérine; CO. caduque ovulaire; CUP. caduque utéro-placentaire; C*h*. chorion; A. amnios; VO. vésicule ombilicale; E. embryon; C. cordon (Ribemont-Dessaignes et Lepage).

et plus résistante que le chorion; elle revêt ce dernier et toute la face fœtale du placenta, elle se réfléchit sur le cordon dont elle forme la membrane d'enveloppe et elle se continue avec l'épiderme du fœtus au niveau de l'ombilic.

Le **cordon** (fig. 505), qui relie le fœtus au placenta, s'insère au niveau de l'ombilic; c'est une tige arrondie, longue de 50 centimètres en moyenne, grosse comme le petit doigt, elle est tordue sur elle-même et décrit une spirale, dont les tours de spire se dirigent le plus souvent de droite à gauche; cette torsion est due à

l'enroulement des artères ombilicales autour de la veine ombilicale. En effet le cordon est formé par une membrane d'enveloppe, *gaine*

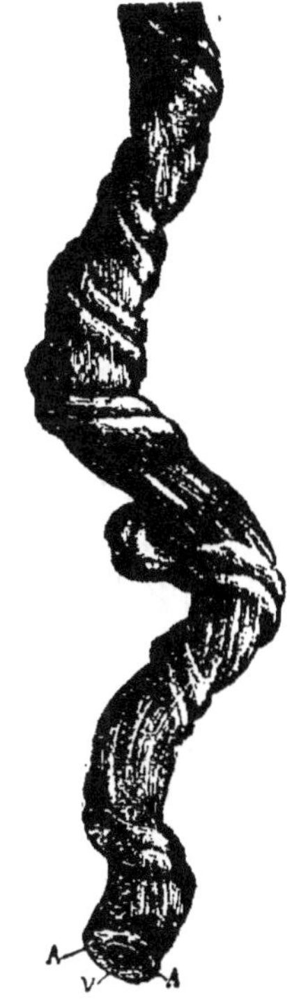

amniotique, comblée par du *tissu muqueux* appelé par certains auteurs *gélatine de Wharton*; au milieu de ce tissu de remplissage se trouve au centre la *veine ombilicale* entourée de deux vaisseaux plus petits, les *artères ombilicales*, dans lesquelles se rencontrent des valvules.

La résistance du cordon est peu considérable, puisqu'il est rompu par une force de 2 à 3 kilogrammes.

Le liquide amniotique, qui remplit l'œuf et dans lequel baigne le fœtus, est blanchâtre et tient en suspension des débris de vernix caseosa. Sa quantité est d'environ 500 grammes, son odeur est fade, sa réaction est alcaline, il est formé d'eau dans laquelle on trouve des sels, surtout du chlorure de sodium, des matières grasses et des substances albumineuses.

Ce liquide serait produit pour les uns par l'excrétion de l'urine du fœtus, pour d'autres par une sécrétion de la peau ou par une transsudation des parties liquides du sang fœtal à travers l'amnios. Il a pour rôle de protéger le fœtus et le cordon contre les compressions extérieures, il intervient pendant le travail en participant à la formation de la poche des eaux.

Fig. 505. — Cordon ombilical; A. artère; V. veine.

Le liquide amniotique est plus abondant lorsque le fœtus et le placenta sont très volumineux (*gros œuf*). Dans certains cas, même avec un fœtus moyen ou petit, la quantité de liquide peut être très supérieure à la normale, *hydramnios*; il atteint parfois plusieurs litres. Si, au contraire, sa quantité est minime, il y a *olygohydramnios*.

CHAPITRE II

FŒTUS

A partir du quatrième mois l'*embryon* devient *fœtus*, sa longueur est alors de 14 à 15 centimètres, à cinq mois il a 25 centimètres, à six mois 30 centimètres, à sept mois 32 à 37 centimètres, à huit mois 40 centimètres, enfin *à terme* il mesure *50 centimètres* et il pèse en moyenne 3 000 à 3 500 grammes. Ses organes ont une grande ressemblance avec ceux de l'adulte au point de vue des rapports et de la structure ; certains d'entre eux cependant en diffèrent ; nous allons les passer en revue.

Le *thymus* très développé recouvre les oreillettes et empiète sur les ventricules ; les *poumons*, qui n'ont pas encore servi à l'acte respiratoire, sont rouges, denses, atélectasiés ; le *cœur* est situé plus à gauche ; le *foie* très volumineux occupe la moitié de la cavité abdominale ; l'*estomac* franchement vertical est distendu ; l'*intestin grêle* a une longueur égale à douze fois la distance de la bouche à l'anus ; le *gros intestin* renferme du méconium dans sa portion terminale.

Ce qu'il importe avant tout de connaître c'est la structure de la *tête fœtale*, que nous avons étudiée à la page 50, et la disposition de l'*appareil circulatoire*.

Circulation fœtale. — Pour bien comprendre la circulation du fœtus à terme, il est nécessaire de reprendre cette étude de plus haut et de suivre pas à pas le développement de l'appareil circulatoire de l'embryon et du fœtus. Pendant la vie intra-utérine il existe deux modes différents de circulation : le premier est la *circulation de la vésicule ombilicale* et le deuxième la *circulation placentaire* ou *allantoïdienne*.

1° La *circulation omphalo-mésentérique* (fig. 506) ou première circulation apparaît vers le quinzième jour qui suit la fécondation ; à ce moment le cœur, représenté par une sorte de tube, se continue à son extrémité antérieure avec deux vaisseaux, les *arcs aortiques*.

Ces derniers se réunissent pour former l'*aorte thoracique*, qui se dirige vers l'extrémité caudale de l'embryon et se divise en deux branches, les *artères vertébrales postérieures*. Parmi les rameaux nés de ces artères il en existe un de chaque côté qui se porte à l'intestin et à la vésicule ombilicale, c'est l'artère *omphalo-mésen-*

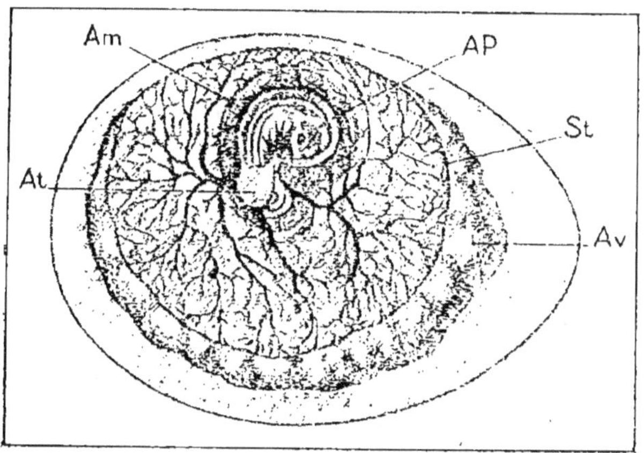

Fig. 506. — Œuf au cours du cinquième jour, vers la cent dixième heure de l'incubation. Circulation omphalo-mésentérique (Mathias Duval).

Ap. limite de l'aire transparente ; St. limite de l'aire vasculaire (sinus terminal qui commence à s'effacer) ; Av. aire vitelline (partie non vasculaire de la vésicule ombilicale) ; Am. la vésicule de l'amnios renfermant le corps de l'embryon ; At. la vésicule allantoïde.

térique, qui se capillarise sur cette dernière en formant l'*aire vasculaire*.

Le sang transporté par les artères omphalo-mésentériques dans les parois de la vésicule ombilicale se charge des principes nutritifs du vitellus et va se collecter dans le *sinus terminal* entourant la tache embryonnaire. De ce sinus partent deux vaisseaux de retour, les *veines omphalo-mésentériques*, qui pénètrent dans l'embryon par l'orifice ombilical et qui vont se jeter à l'extrémité postérieure du cylindre cardiaque.

La vésicule ombilicale s'atrophiant vers la fin du premier mois, la circulation omphalo-mésentérique subit le même sort, il ne reste de cette circulation qu'une artère mésentérique et qu'une veine mésentérique, future veine porte.

La seconde circulation se constitue en même temps que la pre-

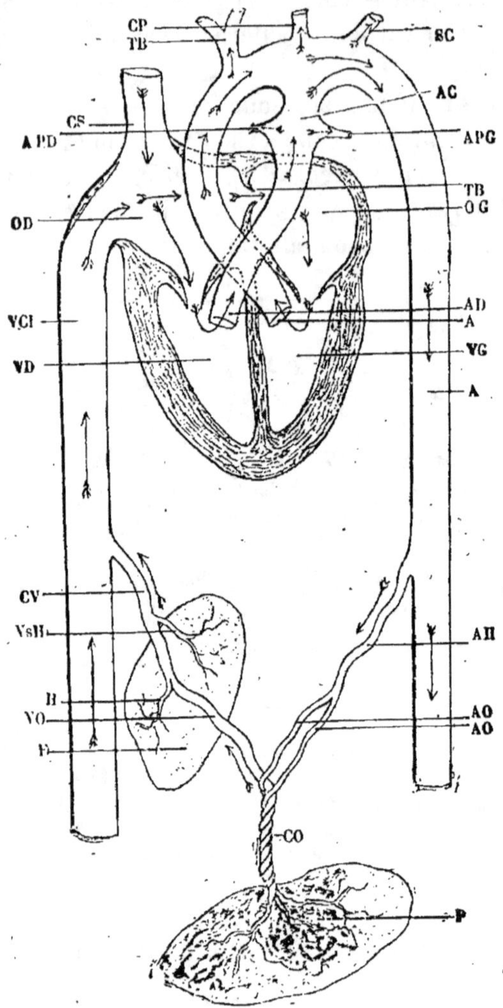

Fig. 507. — Circulation fœtale (Ribemont-Dessaignes et Lepage).

P. placenta; CO. cordon ombilical; VO. veine ombilicale; F. foie; CV. canal
veineux d'Aranzi; VsH. veines sus-hépatiques; VCI. veine cave inférieure; VCS.
veine cave supérieure; OD. oreillette droite; VD. ventricule droit; OG. oreillette
gauche; VG. ventricule gauche; TB. trou de Botal; AP. artère pulmonaire se
divisant en APD et en APG et réunie à l'aorte A par le canal artériel CA;
TBC. tronc brachio-céphalique naissant de l'aorte; CP. carotide primitive;
SC. sous-clavière du côté gauche; AH. artère hypogastrique; AO. artères
ombilicales.

mière perd de son importance, de sorte que de la cinquième
semaine au troisième mois on assiste à des formes transitoires.

2° La *circulation placentaire* (fig. 507) repose sur le développement de la vésicule allantoïdienne. A ce moment le *cœur* s'est modifié dans sa conformation ; ce n'était d'abord qu'un tube rectiligne, il se contourne en forme d'S, puis il se divise en trois cavités *auriculaire, ventriculaire* et *artérielle* ou *bulbe aortique*. Chacune de ces cavités va à son tour se partager en deux parties ; de la pointe du ventricule part une cloison médiane qui s'élève et donne naissance au ventricule droit et au ventricule gauche ; il en est de même du côté des oreillettes, mais ici la cloison est incomplète à sa partie supérieure et elle demeure telle pendant toute la vie fœtale ; l'orifice ainsi constitué ou *trou de Botal* fait communiquer l'oreillette droite avec l'oreillette gauche.

Le bulbe aortique subit la même division, il en résulte deux conduits, dont l'un communique avec le ventricule droit, c'est l'*artère pulmonaire*, et l'autre avec le ventricule gauche, c'est l'origine de l'*aorte*. L'artère pulmonaire, dont le rôle est nul, se continue avec un canal d'union, qui va se jeter dans l'aorte et qui est appelé *canal artériel*.

Des artères vertébrales postérieures, branches de division de l'aorte, naissent les deux *artères ombilicales* ou *allantoïdiennes*, qui sortent du fœtus par l'anneau ombilical et vont se ramifier dans la vésicule allantoïdienne en voie de développement. Les deux artères vertébrales se fusionnant en un seul tronc, l'*aorte abdominale*, les artères ombilicales naîtront désormais de celle-ci ; elles ont comme branches collatérales deux artères grêles, les *artères iliaques*, qui prennent bientôt un développement considérable au point qu'elles semblent plutôt donner naissance aux artères ombilicales. Les artères iliaques primitives se divisent rapidement en artère iliaque externe et en artère iliaque interne ; c'est de cette dernière que naîtra désormais l'artère ombilicale.

Les deux artères ombilicales parties du petit bassin montent vers l'ombilic de chaque côté de la vessie et de l'ouraque, entrent dans la constitution du cordon et vont se ramifier dans le placenta.

Le *système veineux* étudié en partant de la vésicule allantoïde nous montre qu'il existe primitivement deux veines faisant suite aux deux artères, ce sont les veines *ombilicales* ou *allantoïdiennes*. Celles-ci pénètrent dans l'embryon au niveau de l'ombilic ; l'une d'elles ne tarde pas à s'atrophier, l'autre vient se jeter dans la veine omphalo-mésentérique. Sur le tronc commun à ces deux veines se développe le foie ; la veine ombilicale envoie dans cet organe plusieurs branches, *vaisseaux hépatiques afférents*, qui se ramifient et se continuent avec les *vaisseaux hépatiques efférents*; ces derniers vont se jeter dans le tronc commun formé par la réunion de la veine ombilicale et de la veine omphalo-mésentérique. La veine mésentérique diminue d'importance et elle n'est bientôt plus qu'un affluent de la veine ombilicale; la partie de cette veine comprise entre l'embouchure de la veine mésentérique et l'embouchure des *veines sus-hépatiques*, anciens vaisseaux hépatiques efférents, constitue le *canal veineux d'Aranzi*, qui passe sous le foie.

Au cœur viennent aboutir deux nouveaux vaisseaux à direction transversale, qui apportent le sang ayant servi à la nutrition de l'embryon; ce sont les *canaux de Cuvier* droit et gauche, formés de chaque côté par la réunion de la *veine cardinale antérieure* et de la *veine cardinale postérieure*. Par suite du développement de la veine cave inférieure, qui ramènera au cœur le sang des veines des membres inférieurs, les veines cardinales postérieures diminuent d'importance, elles formeront les *veines azygos*. Le canal de Cuvier gauche s'atrophiant, la veine cardinale antérieure gauche vient se jeter dans la veine cardinale droite et forme le tronc *brachio-céphalique veineux gauche*; le canal de Cuvier droit prend le nom de *veine cave supérieure*.

La *veine cave inférieure* acquiert une extension de plus en plus considérable avec le développement des membres inférieurs et elle devient le vaisseau principal, de sorte qu'elle n'est plus un affluent de la veine ombilicale; c'est celle-ci au contraire, sous forme de *canal veineux d'Aranzi* et de *veines sus-hépatiques*, qui vient se jeter dans la veine cave inférieure.

Trajet du sang chez le fœtus. — Tous ces vaisseaux étant constitués, il est intéressant de suivre le cours du sang dans le système circulatoire du fœtus (fig. 507).

Au moment de la contraction du cœur, le sang est lancé à la fois du ventricule gauche dans l'aorte et du ventricule droit dans l'artère pulmonaire. Les poumons n'ayant aucun rôle à remplir, le sang projeté dans le tronc de l'artère pulmonaire ne passe pas dans les branches de division de cette artère, mais dans le canal artériel qui le conduit à l'aorte, un peu au-dessous du point de départ des branches destinées à la tête et aux membres supérieurs. Le sang contenu dans l'aorte suit le trajet de ce vaisseau et de ses branches; deux de celles-ci ne sont pas destinées à aller se ramifier dans les organes fœtaux, ce sont les *artères ombilicales*, qui sortent du fœtus par l'ombilic, suivent le trajet du cordon et vont se capillariser dans les *villosités choriales du placenta*, afin de faire subir au sang qu'elles renferment le *phénomène de l'hématose*. Aux capillaires artériels du placenta font suite les capillaires

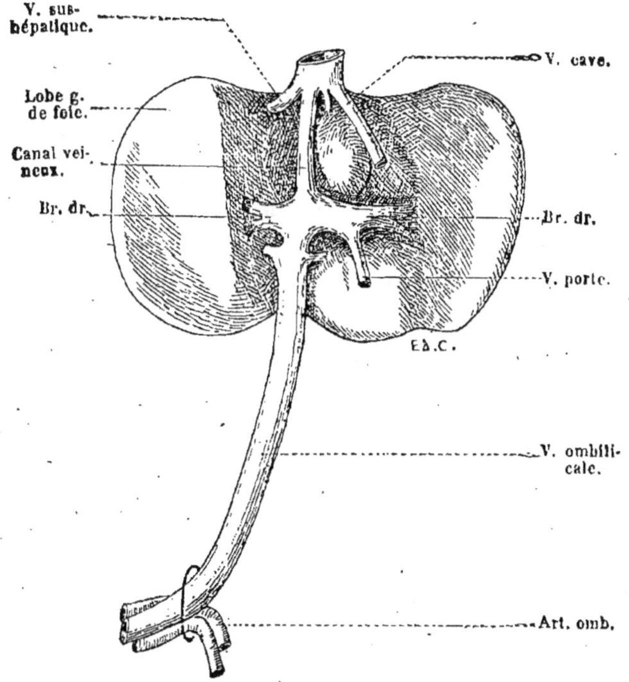

Fig. 508. — Veine ombilicale du fœtus (Gogenbaur).

veineux, dont la réunion forme la *veine ombilicale*; celle-ci suit le même trajet que les artères, mais en sens inverse, elle pénètre dans le fœtus par l'ombilic. Au-dessous du foie, cette veine se divise avant de se rendre à la veine cave inférieure; une branche, le canal veineux d'Aranzi, se porte directement à cette dernière, l'autre se rend à la veine porte, qui se capillarise dans le foie et donne naissance aux veines sus-hépatiques.

A l'oreillette droite viennent donc aboutir la *veine cave inférieure*, qui rapporte le sang des membres inférieurs, du bassin, de l'abdomen et celui qui vient du placenta, et la *veine cave supérieure*, charriant le sang veineux de l'extrémité céphalique et des membres supérieurs.

Le sang des deux veines caves ne se mélange pas complètement dans l'orcillette droite et ne passe pas en totalité dans le ventricule droit comme chez l'adulte. En effet, celui de la veine cave inférieure, guidé par la valvule d'Eustachi, traverse le trou de Botal et vient dans l'orcillette gauche pour passer ensuite dans le ventricule gauche, puis dans l'aorte. Le ventricule droit ne contient que le sang apporté à l'oreillette droite par la veine cave supérieure.

Qualité du sang. — Le sang *artériel pur* n'existe chez le fœtus que dans la veine ombilicale, dans le canal veineux d'Aranzi et dans les vaisseaux allant au lobe droit du foie. La veine cave inférieure au-dessus des veines sus-hépatiques renferme du *sang mixte, plus artériel que veineux*; c'est à peu près le même qu'on retrouve dans une partie de l'oreillette droite, dans le cœur gauche, dans la crosse de l'aorte et dans les branches qui en naissent. L'aorte dans la portion placée au-dessous de l'embouchure du canal artériel charrie du sang également *mixte*, mais *plus veineux qu'artériel*, puisqu'il est formé du sang mixte précédent, mélangé au sang purement veineux apporté au cœur droit par la veine cave supérieure.

Le sang fœtal ne commence à avoir des globules dépourvus de noyau que vers la fin du deuxième mois; à la fin du troisième les globules sans noyau sont plus nombreux que les globules nucléés. Ceux-ci sont en très petit nombre au moment de la naissance.

Physiologie du fœtus. — Le fœtus est un être vivant, il doit donc *respirer* et se *nourrir*; le placenta est chargé de ces deux fonctions. Nous avons vu plus haut (p. 736) comment le sang *noir* apporté par les artères ombilicales se transformait en sang *rouge* au niveau du placenta. C'est également au niveau de cet organe que le fœtus reçoit de l'organisme maternel les éléments nutritifs nécessaires à son développement, ces éléments sont tout préparés pour être assimilés.

Les besoins du fœtus sont minimes, car chez lui les combustions sont peu intenses, aussi résiste-t-il assez longtemps à la privation d'oxygène. Lorsque la mère meurt d'asphyxie, le fœtus succombe avant elle, parce que le sang maternel emprunte au sang fœtal l'oxygène qu'il contient. Dans les cas d'asphyxie maternelle par l'oxyde de carbone, la mort du fœtus est beaucoup plus lente.

Le fœtus pendant son séjour dans l'utérus *respire* et se *nourrit*, comme nous l'avons vu en étudiant la circulation fœtale; il se *meut*, comme on peut le constater par la vue et par le palper chez une femme à paroi abdominale peu épaisse; il *sécrète* comme le prouvent : 1° l'*enduit sébacé* dont tout son corps est couvert ; 2° le *méconium* qu'on trouve dans son gros intestin et qu'il expulse quelquefois avant sa naissance ; 3° l'*urine* contenue dans sa vessie.

Modifications circulatoires au moment de la naissance. — Les modifications de la circulation, qui se produisent à ce moment, reposent sur l'entrée en fonction de l'appareil respiratoire, certains organes seront désormais inutiles et ils sont appelés à disparaître.

Dès que le fœtus est né, il se produit sous l'influence de l'air une contraction réflexe du diaphragme, les poumons suivent le thorax dans sa dilatation ; il en résulte un certain vide intra-thoracique, ce vide est rapidement comblé par l'air qui se précipite dans les poumons et par le sang qui pénètre dans les artères pulmonaires. La première inspiration amorce la *petite circulation*.

Le canal artériel devenu inutile s'oblitère le deuxième ou troisième jour, il se transforme en un cordon fibreux. Le trou de Botal se ferme petit à petit, les deux lames qui le limitent vont à la rencontre l'une de l'autre, elles s'accolent complètement du douzième au quinzième jour ; la valvule d'Eustachi n'ayant plus le même rôle à jouer diminue d'importance.

Les vaisseaux ombilicaux et le canal veineux d'Aranzi se transforment également en cordons fibreux qu'on retrouve chez l'adulte.

Hérédité. — L'hérédité est une loi biologique d'après laquelle l'être vivant a tendance à se répéter dans ses descendants et à leur transmettre ses propriétés. Il existerait par exemple une véritable hérédité nerveuse.

L'hérédité ne doit pas être confondue avec *l'innéité* ou prédisposition présentée par un être vivant après sa naissance et résultant des causes accidentelles ayant agi directement ou indirectement pendant la conception et pendant la durée de la gestation.

TROISIÈME PARTIE

ÉLÉMENTS

DE PATHOLOGIE GÉNÉRALE

ET

DE THÉRAPEUTIQUE PRATIQUE
MÉDICALE ET CHIRURGICALE

CHAPITRE I

INTRODUCTION A L'ÉTUDE DE LA PATHOLOGIE ET ÉLÉMENTS DE PATHOLOGIE GÉNÉRALE

ARTICLE I

INTRODUCTION A L'ÉTUDE DE LA PATHOLOGIE

La pathologie est l'étude des troubles déterminés par des modifications dans la structure et dans le fonctionnement des organes, en un mot c'est l'étude des maladies. Il est classique de diviser la pathologie en *chirurgicale* ou *externe* et *médicale* ou *interne*. La pathologie chirurgicale comprend les affections traitées habituellement par des moyens chirurgicaux, opérations, appareils, etc., tandis qu'on fait rentrer dans le cadre de la pathologie médicale toutes les maladies soignées par des moyens thérapeutiques internes, ingestions de médicaments, injections sous-cutanées, etc. Les progrès de la chirurgie ont depuis quelques années agrandi le champ de la pathologie chirurgicale ; un certain nombre de lésions traitées jusqu'alors par des moyens médicaux relèvent maintenant du chirurgien, aussi est-il difficile d'établir une limite précise entre les affections dites médicales et chirurgicales, les frontières se déplaçant tous les jours

Nous avons passé en revue dans les deux premières parties de ce livre les affections les plus courantes qui constituent la pathologie spéciale à chaque organe. Dans ce chapitre notre intention est d'exposer rapidement les méthodes de diagnostic et les grands principes de la pathologie générale, particulièrement les troubles de l'organisme communs à un grand nombre d'affections. Pour y parvenir nous serons obligés de faire des emprunts fréquents à l'anatomie et à la physiologie.

A l'état de *santé* en effet il y a intégrité de tous les éléments anatomiques qui composent le corps humain et fonctionnement normal de tous les appareils. La *maladie* est constituée soit par une altération des tissus, des appareils ou des organes, soit par une perturbation dans leur fonctionnement.

Sous cette influence surviennent des modifications dans la configuration ou dans la fonction des organes, modifications qui se manifestent par des *signes* ou *symptômes* ; leur réunion constitue la *symptomatologie*.

Sous l'influence des moyens de défense de l'organisme et des moyens thérapeutiques employés, les symptômes s'atténuent, puis disparaissent ; dans d'autres cas, au contraire, ils augmentent d'intensité, les lésions gagnent les organes qui tiennent la vie sous leur dépendance et la mort survient ; c'est là l'étude de l'*évolution* de la maladie dans laquelle on fait entrer la *durée* et la *terminaison* de l'affection.

Le *pronostic* est « le jugement que porte le médecin sur les changements qui doivent survenir pendant le cours d'une maladie, sur sa durée et sa terminaison » (Littré). Il est *bénin* si la guérison est probable, *grave* si les symptômes sont très accusés, *mortel* si la mort doit en être la terminaison.

Le *diagnostic* comprend l'exposé des signes physiques et fonctionnels qui caractérisent chaque affection et qui la différencient des maladies avec lesquelles elle pourrait être confondue.

L'*étiologie* est l'étude des causes prédisposantes et déterminantes des troubles constatés ou des lésions reconnues.

L'*anatomie pathologique* est la description des lésions organiques macroscopiques ou microscopiques existant dans chaque affection.

Enfin la *thérapeutique* est l'étude des moyens à mettre en œuvre pour lutter contre la maladie. Le traitement prophylactique est destiné à éviter l'affection ; le traitement curatif a pour but d'amener ou de hâter la guérison ; quant au traitement palliatif, il cherche à atténuer les symptômes d'une affection reconnue incurable.

L'examen d'un malade, pratiqué dans le but de reconnaître la maladie dont il est atteint, doit toujours être fait méthodiquement. La recherche des symptômes est fournie par l'*interrogatoire* et par plusieurs méthodes d'investigation, l'*inspection*, la *palpation*, la *percussion* et l'*auscultation*. Mais les signes constatés et réunis ne permettent pas toujours de poser d'emblée un diagnostic ferme ; tantôt c'est l'évolution seule qui permet de reconnaître le type de l'affection, tantôt c'est en s'aidant des différentes méthodes de laboratoire qu'on y parvient. La clinique a trouvé dans ces dernières un auxiliaire précieux, les examens chimiques et microscopiques viennent souvent confirmer un diagnostic hésitant et même redresser un diagnostic erroné. La *radiographie* prête également son concours dans un grand nombre de circonstances.

Les méthodes de laboratoire ont pris surtout de l'importance depuis quelques années : recherches bactériologiques, examens du sang, du liquide céphalo-rachidien, etc. Par elles la thérapeutique s'est enrichie de la *sérothérapie* et de la *vaccinothérapie*.

ARTICLE II

ÉLÉMENTS DE PATHOLOGIE GÉNÉRALE

Dans la plupart des affections aiguës la température du corps se modifie; celle-ci est à l'état normal d'environ 37 degrés (36°,5 à 37,5). Le plus souvent la température s'élève, *hyperthermie*, parfois cependant elle descend au-dessous de la normale, 36°, 35°, 34°, cette *hypothermie* n'est pas rare chez certains nouveau-nés à nutrition ralentie, et particulièrement chez les prématurés. L'élévation de température constitue la *fièvre*, le thermomètre peut monter jusqu'à 41°, parfois même, comme dans le tétanos, jusqu'à 42°; le plus habituellement elle se maintient entre 38 et 40°. (Voir plus loin la MANIÈRE DE PRENDRE LA TEMPÉRATURE.) L'élévation de la température n'est pas la seule manifestation de la fièvre, on constate en même temps une *accélération du pouls*, qui bat 100, 120, 140 fois et même plus par minute, et de la respiration, de la sécheresse de la peau ou des sueurs plus ou moins abondantes, une soif ardente, des maux de tête, de l'agitation, du délire ou au contraire de l'abattement.

D'une façon générale l'examen du *pouls* est très important, sa fréquence n'est pas toujours en rapport avec la température; celle-ci peut être normale ou même abaissée alors que les pulsations sont supérieures à la moyenne (70 à 80). Chez le jeune enfant les pulsations sont plus rapides que chez l'adulte; les pertes sanguines abondantes accélèrent également les battements cardiaques et par conséquent les pulsations. Le pouls doit aussi être exploré au point de vue *régularité* et *intensité*, qui peut être forte ou faible : ce qui renseigne sur l'état de la tension sanguine, hyper ou hopotension contrôlée par des appareils spéciaux.

Tout organisme vivant peut être modifié dans sa structure ou dans son fonctionnenent sous des influences multiples : tantôt ce sont des agents physiques, comme la chaleur, l'humidité, la pression atmosphérique, la lumière, l'électricité, les traumatismes, tantôt ce sont des agents chimiques. Les uns nécessaires à la vie, comme l'oxygène, sont insuffisants ou au contraire existent en excès ; d'autres sont des substances nuisibles comme les caustiques et les poisons. Ces derniers viennent de l'extérieur, ce sont les poisons exogènes, ou bien ils sont fabriqués par la vie des cellules qui composent l'organisme tout entier, ce sont les poisons endogènes, origine de l'*auto-intoxication* bien étudiée par Bouchard et son école. La théorie de l'auto-intoxication joue un grand rôle dans la pathologie de la grossesse, il semble admis en effet que l'organisme de la femme enceinte fabrique une quantité plus considérable de toxines qu'à l'état normal. Tant que ses organes de défense, dont les principaux sont le foie et le rein, suffisent à leur tâche, l'équilibre est assuré ; mais, s'ils deviennent insuffisants, les poisons altèrent les cellules et des troubles éclatent.

Infection. — Un grand nombre de maladies ont pour point de départ l'infection, c'est-à-dire la pénétration dans l'organisme d'agents infectieux ou *microbes*. Ceux-ci agissent soit directement en détruisant les cellules, soit indirectement en sécrétant des toxines qui altèrent le protoplasma cellulaire ou qui suppriment ou encore diminuent ses moyens de défense. L'infection est donc un combat entre les microorganismes et les cellules du corps humain. Si les premiers l'emportent, ils envahissent tout le territoire ennemi et la mort en est la conséquence. Si, au contraire, la victoire reste aux cellules, les microbes sont repoussés, chassés ou anéantis et la guérison se produit.

Parmi les multiples moyens de défense dont dispose l'organisme, intégrité parfaite de ses éléments, milieu nutritif suffisant, etc. , il nous faut citer la *phagocytose*, bien étudiée par Metchnikoff. Cette fonction est réservée aux globules blancs ou leucocytes dont les variétés sont nombreuses. En présence de l'ennemi ils se multiplient et cherchent à s'emparer de lui. Tantôt ils englobent les microbes ou les spores et les digèrent, tantôt ils atténuent leur virulence.

Dans certains cas, les cellules ne peuvent être ni altérées, ni détruites par les microbes envahisseurs, elles sont douées de propriétés qui les rendent inattaquables, c'est là le phénomène de l'*immunité* qui est naturelle ou acquise ; un des plus beaux exemples est constitué par la vaccination qui met l'organisme à l'abri des troubles causés par le microbe de la variole ; c'est également le but que cherchent à atteindre la *sérothérapie* et la *vaccinothérapie*.

L'*anaphylaxie*, découverte relativement nouvelle, est la propriété que possèdent certains poisons de diminuer l'immunité au lieu de la renforcer, quand ils sont injectés à dose non mortelle.

Pour bien comprendre les diverses maladies infectieuses de l'organisme humain, il est nécessaire d'avoir des notions de bactériologie. Bien que les microbes aient été pressentis avant *Pasteur*, c'est ce dernier qui a créé la bactériologie vers 1844, lors de ses recherches sur la levure de bière. Les progrès se sont surtout précipités lorsqu'il eut découvert les moyens de cultiver les germes. Les procédés de coloration sont venus ensuite apporter un grand secours au développement de cette science.

ARTICLE III

NOTIONS DE MICROBIOLOGIE

Les bactéries, placées dans la classe des algues, sont divisées en trois classes :

1° Les coccacées ; 2° les bactériacées ; 3° les beggiatoacées.

Les *coccacées* sont des corpuscules arrondis dont les diamètres

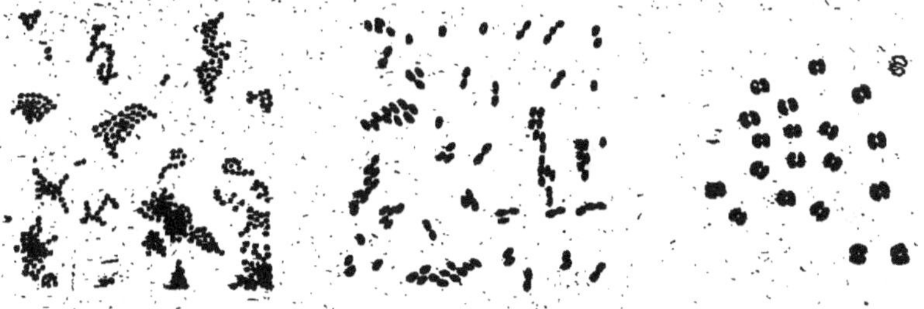

Fig. 509. — Différents aspects de cocci (Besançon).

sont sensiblement égaux. Cette classe comprend plusieurs espèces, entre autres les *microcoques*.

Les *bactériacées* sont composées d'éléments dont un des diamètres l'emporte sur l'autre. Elles se divisent en *bacilles* et en *bactéries* ; les premiers sont formés d'éléments disposés bout à bout, les secondes sont représentées par un grand bacille unique.

Les microbes sont constitués par un corps et par une membrane d'enveloppe, leur coloration est due à la présence d'un pigment qui leur est propre. Certains vivent isolés, d'autres se réunissent en groupe; les uns sont immobiles, les autres mobiles. Ils respirent, se nourrissent et éliminent.

Au point de vue de la respiration, il faut distinguer les germes

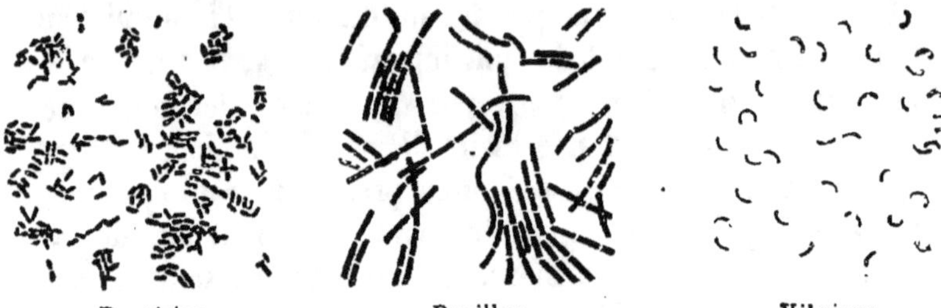

Fig. 510. — Différentes variétés de microbes (Bezançon).

qui ont besoin d'oxygène, ce sont les *aérobies*, et ceux pour lesquels l'oxygène est toxique, les *anaérobies*. Certains microorganismes peuvent être alternativement aérobies et anaérobies.

Les microbes fabriquent des déchets ou *toxines*, celles-ci ont été découvertes et isolées pour la première fois par Roux et Yersin à propos du bacille dipthérique.

Enfin les germes se reproduisent, les uns par *scissiparité* ou division, les autres par des *spores*.

Nous ne décrirons que les microbes les plus répandus en pathologie humaine.

Les microcoques comprennent trois familles qu'il faut connaître, ce sont les staphylocoques,

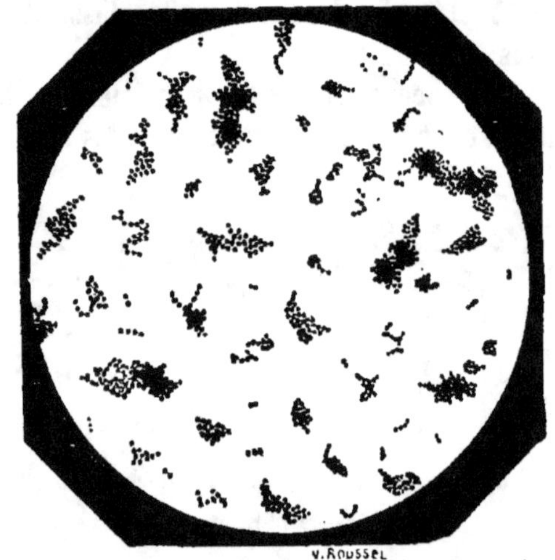

Fig. 511. — Staphylocoque (Thoinot et Masselin).

les streptocoques et les diplocoques. Dans la classe des bacilles et des bactéries nous ne passerons en revue que les principales espèces.

Staphylocoque. — Les staphylocoques sont très répandus, on les rencontre sur tous les objets, à la surface cutanée et dans toutes les cavités. Ils vivent généralement à l'état de saprophytes, mais ils peuvent devenir virulents. Ce sont ceux qui provoquent la plupart des maladies à suppuration cutanée comme le furoncle, l'anthrax, l'acné, les dermatites vésiculaires, les petits abcès tubéreux. Ils peuvent également pénétrer dans le tissu osseux, c'est le micro-organisme de l'ostéomyélite.

Découverts par Pasteur en 1880, ils se forment en agglomérats ou grappes (fig. 511) et ils se présentent sous plusieurs variétés dont les deux principales sont le staphylocoque doré et le staphylocoque blanc.

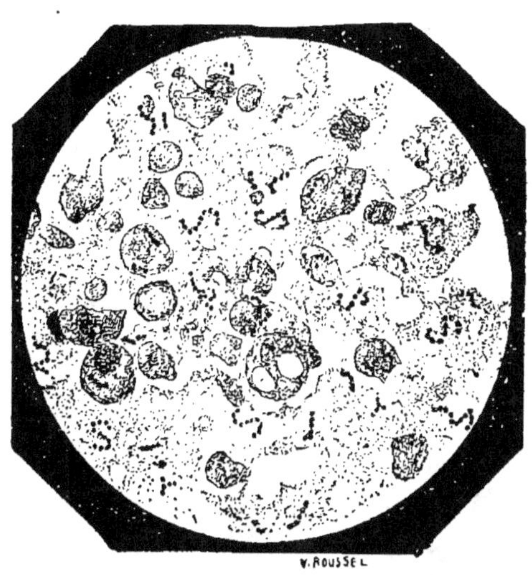

Fig. 512. — Streptocoques (Thoinot et Masselin).

Streptocoque. — Ce microbe est également très répandu dans la nature; on le rencontre partout dans l'air, sur les objets usuels, à la surface cutanée, dans la bouche, les fosses nasales, les voies respiratoires, l'intestin, etc.; il peut même pénétrer dans l'intérieur des tissus. Ce caractère de généralisation fait qu'on le trouve dans beaucoup d'infections. Lorsqu'il devient virulent, il détermine un grand nombre d'affections suivant sa localisation ; les principales sont l'érysipèle, l'infection puerpérale, certaines an-

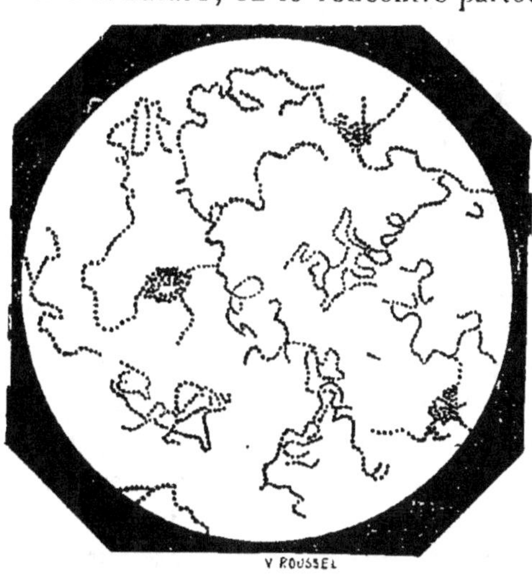

Fig. 513. — Chaînettes de streptocoques
(Thoinot et Masselin).

gines, des méningites, des endocardites, des péricardites, des pleurésies, des péritonites, etc. Il est tantôt aérobie et tantôt anaérobie.

Découvert également en 1880 par Pasteur, il se présente sous forme de chaînettes (fig. 512 et 513), mais sa longueur varie, aussi a-t-on décrit des formes courtes et des formes longues.

Pneumocoque. — Découvert en 1881 au laboratoire de Pasteur, le pneumocoque est un diplocoque constitué par deux cocci accolés se regardant par leur base et séparés par un petit espace clair; il est entouré d'une capsule (fig. 514). La forme est arrondie ou ovalaire, légèrement lancéolée.

Fréquent dans la salive, il acquiert de la virulence en cas de résistance insuffisante de l'organisme. Il constitue l'agent de la pneumonie fibrineuse, de certaines broncho-pneumonies, de la

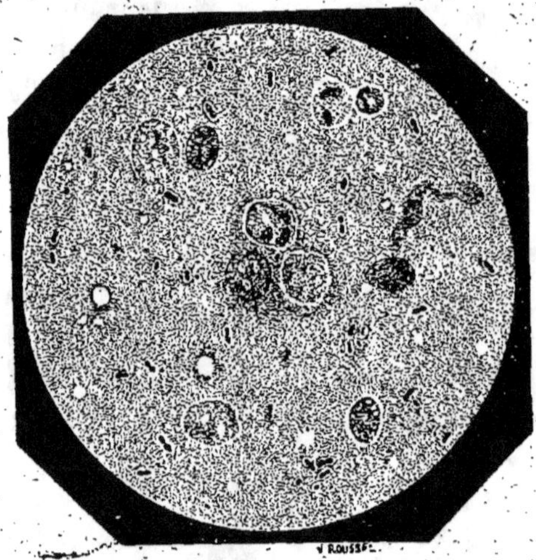

Fig. 514. — Pneumocoques (Thoinot et Masselin).

péricardite, de l'endocardite, de la méningite, de la péritonite, etc.

Il est tantôt aérobie et tantôt anaérobie.

Gonocoque. — Ce microbe découvert par Neisser est un diplocoque en 8 de chiffre, il est formé de deux cocci séparés par un espace clair et se regardant par leur côté concave (fig. 515).

Il vit surtout dans l'urètre de l'homme et dans les organes génitaux de la femme, il détermine alors un écoulement abondant constituant la blennorragie. Il peut aussi se localiser sur d'autres organes, dans les yeux, ophtalmie purulente, dans les articulations, arthrite blennorragique, et même sur l'endocarde, etc.

Bacilles. — Les principaux bacilles sont ceux de la tuberculose, de la fièvre typhoïde, de la diphtérie et le coli-bacille.

Bacille tuberculeux. — Découvert en 1882 par Koch, ce

bacille, qui détermine la tuberculose, est extrêmement fin et quelquefois granuleux (fig. 516). Il est aérobie et se rencontre chez l'homme et chez certains animaux, particulièrement chez les bovidés. La porte d'entrée la plus fréquente siège dans les voies respiratoires, mais il peut aussi pénétrer par les voies digestives : le crachat des phtisiques est le mode de dissémination le plus dangereux, le lait de certaines vaches est également une voie de

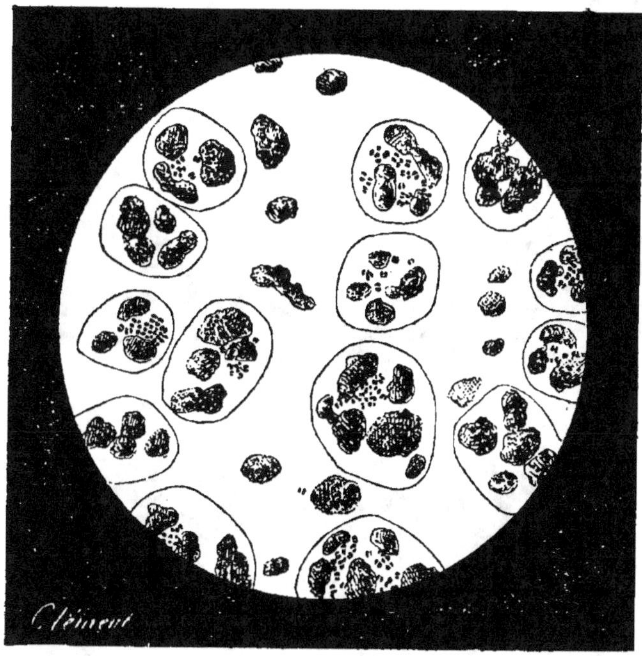

Fig. 515. — Gonocoques (Bezançon).

contagion. Il se localise le plus habituellement dans le poumon, mais il peut se fixer sur beaucoup d'autres organes : intestins, méninges, os, articulations, testicules, mamelles, peau, etc. Quel que soit l'organe envahi, les lésions qu'il produit sont toujours à peu près les mêmes, tubercules, caséification, suppuration. Nombreuses sont les recherches faites pour découvrir le sérum anti-tuberculeux, mais jusqu'ici aucun sérum spécifique n'a encore fait ses preuves.

Bacille typhique. — Ce microorganisme, bien étudié par Eberth de 1880 à 1883, est un petit bâtonnet arrondi à ses deux extrémités (fig. 517), il possède des cils nombreux qui lui permettent de se mouvoir, il est à la fois aérobie et anaérobie. Il pénètre habituellement dans l'organisme par l'eau, mais il est

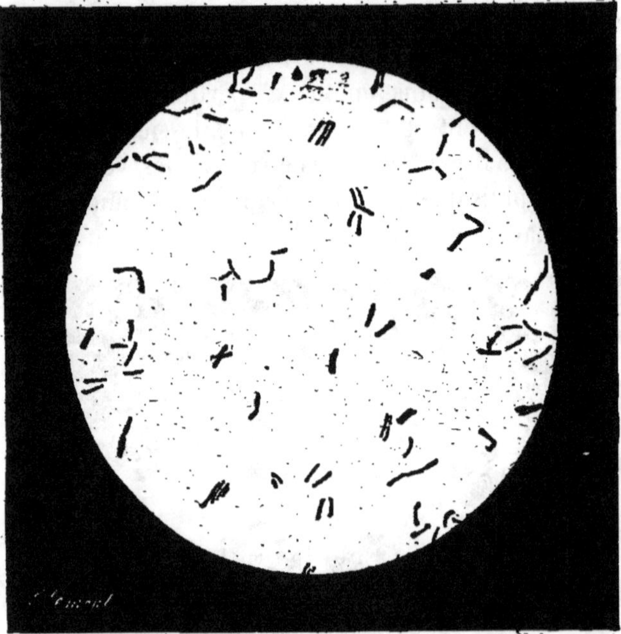

Fig. 516. — Bacille de Koch (Bezançon).

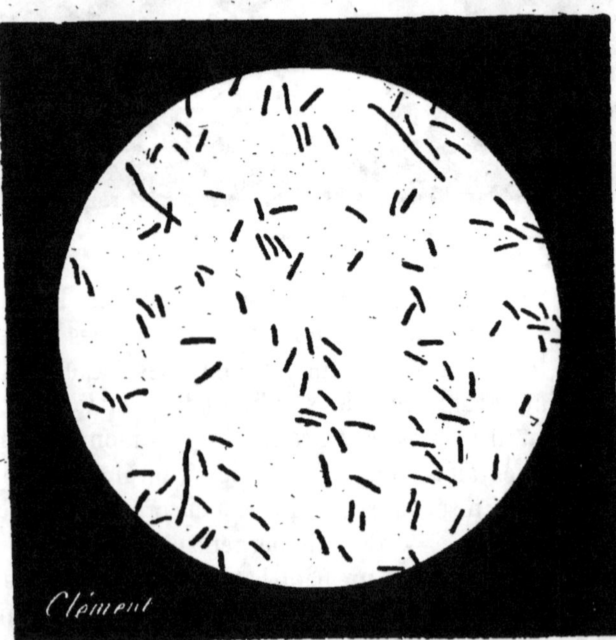

Fig. 517. — Bacille d'Eberth (Bezançon).

propagé par les matières fécales des typhiques ; on le rencontre dans l'intestin, les plaques de Peyer, les ganglions du mésentère, la rate et même dans le sang, mais il peut également se localiser sur d'autres organes de l'économie et déterminer à leur niveau des complications multiples, endocardite, artérite, phlébite, etc.

La vaccination anti-typhoïdique a été pratiquée sur une vaste échelle au cours de la guerre (1914-1918) dans tous les corps de troupe. L'immunisation paraît donc évidente. Deux variétés sont employées, le vaccin de Vincent et le vaccin de Chantemesse.

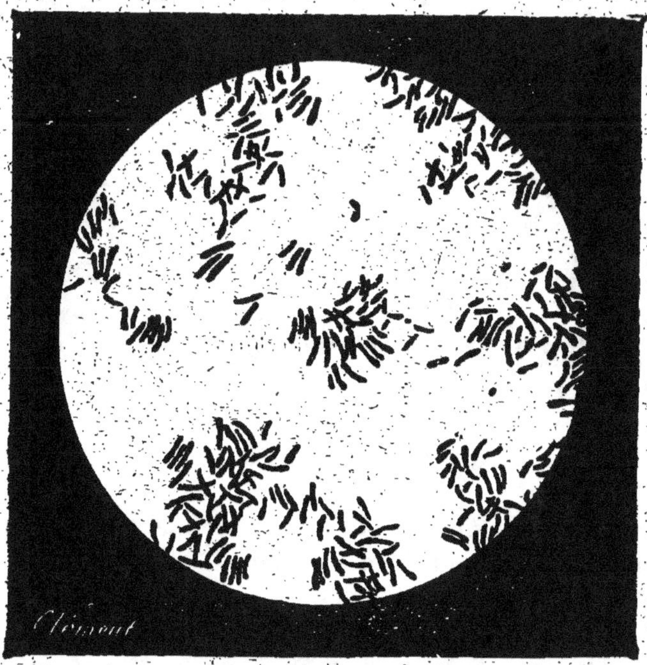

Fig. 518. — Coli-bacilles (Bezançon).

Le bacille d'Éberth est caractéristique de la fièvre typhoïde proprement dite. Il existe, en effet, des affections ayant de nombreux caractères communs avec cette maladie, ce sont les fièvres *paratyphoïdes* A et B ; elles ne peuvent le plus souvent en être différenciées que par l'hémoculture. On a également préparé un vaccin pour mettre à l'abri de ces deux variétés de fièvre paratyphoïde.

Coli-bacille. — Découvert par Escherich en 1884, il existe normalement dans l'intestin et dans les selles où il vit à l'état de saprophyte. Lorsqu'il devient virulent, il détermine certaines entérites, le choléra nostras, le choléra infantile, des infections biliaires, hépatiques, urinaires et même *puerpérales*. De même

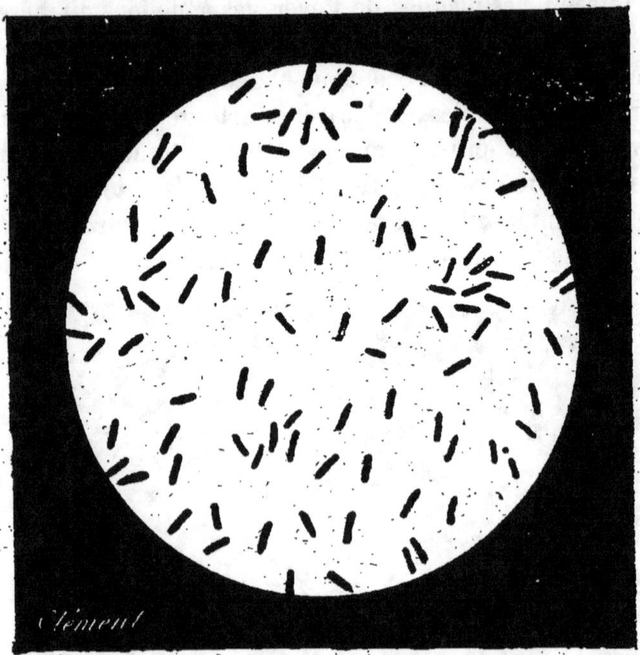

Fig. 519. — Bacilles de Klebs-Lœfler (Bezançon).

forme que le bacille typhique, il est également aérobie et anaérobie (fig. 518).

Bacille diphtéritique. — Découvert par Klebs
en 1883, il a été ensuite bien étudié par Lœffler
en 1884 et plus tard par Roux et Yersin.

Il se présente sous différentes formes, courtes,
longues, en massue, il est immobile, aérobie et
anaérobie (fig. 519). Il conserve longtemps sa
virulence, surtout lorsqu'il est desséché et qu'il
reste à l'abri de l'air et de la lumière. Il détermine des fausses membranes sur les organes qu'il
envahit; mais il est surtout dangereux par les
toxines qu'il sécrète, toxines qui frappent les éléments du sytème nerveux et qui les paralysent. Grâce au sérum préparé par l'Institut
Pasteur, il est possible actuellement d'arrêter

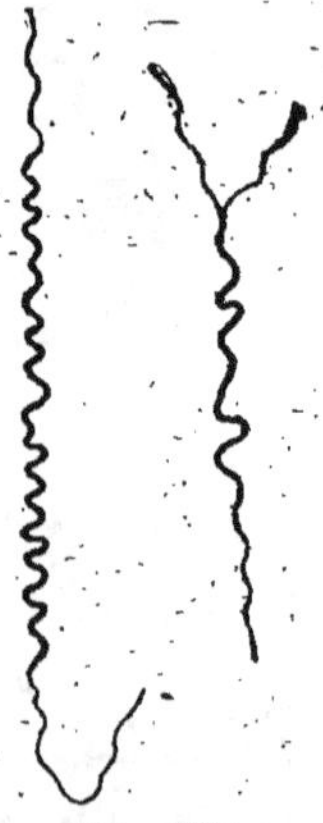

Fig. 520.
Tréponème
(Bezançon).

l'évolution de ce bacille et d'annihiler l'action néfaste de ces
toxines, lorsque celles-ci n'ont pas touché trop profondément le

système nerveux. Assez souvent le bacille de Lœffler est associé à d'autres micro-organismes, comme le streptocoque, qui en augmentent la virulence.

Spirochœta pallida. — Le microbe de la syphilis, *spirochœta*

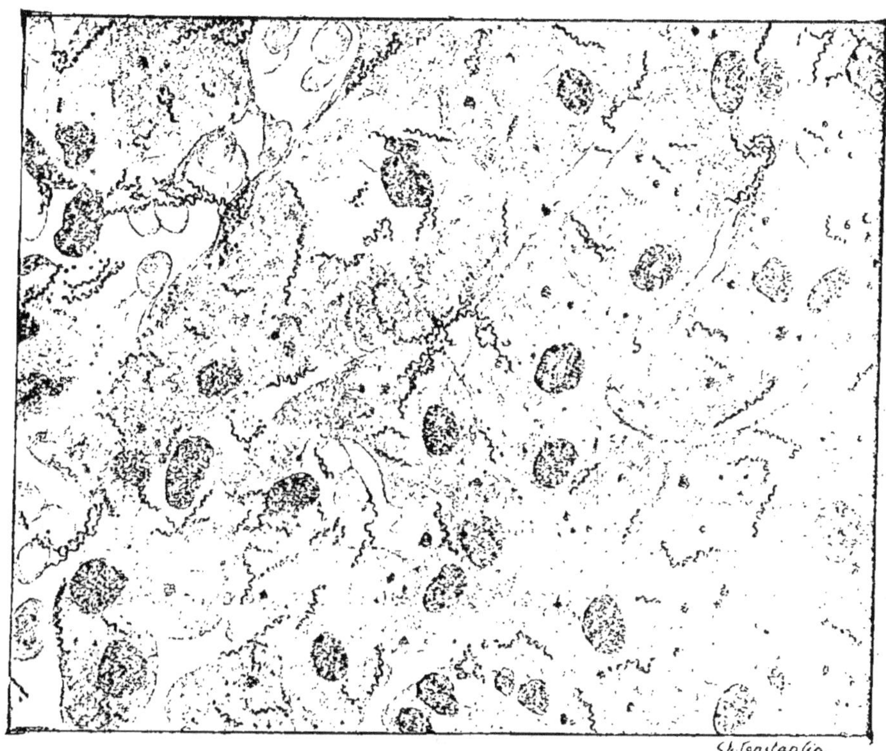

Fig. 521. — Tréponème (Bezançon).

pallida ou *treponema pallidum*, a été découvert en 1905 par Schaudinn et Hoffmann.

C'est un spirille très petit de 4 à 10 µ de longueur, à peine large de un demi-µ. Il a la forme d'un tire-bouchon présentant de 3 à 12 ondulations régulières et très serrées (fig. 520 et 521), il est très mobile comme on peut le constater à l'aide de l'ultra-microscope. Il se trouve dans toutes les lésions syphilitiques et surtout dans les lésions appartenant aux périodes primaires et secondaires; on le rencontre également dans les organes des fœtus hérédo-syphilitiques (Buschke et Fischer), mais il est difficile à découvrir dans le placenta.

CHAPITRE II

NOTIONS ÉLÉMENTAIRES
DE THÉRAPEUTIQUE

ARTICLE I

THÉRAPEUTIQUE GÉNÉRALE ET ÉLÉMENTS D'HYGIÈNE. — NOTIONS INDISPENSABLES AUX INFIRMIÈRES PROFESSIONNELLES OU IMPROVISÉES.

Toute personne, *qui est appelée à soigner*, doit posséder certaines qualités, que cette personne soit une professionnelle, sage-femme, garde, ou qu'elle soit amenée par les circonstances à se transformer en infirmier ou en infirmière.

Ces qualités sont multiples, quelques-unes sont pour ainsi dire innées chez la femme dans laquelle sommeille toujours un cœur maternel; or un malade, un blessé, un opéré est un être faible, presque un enfant, qui réclame par conséquent des soins spéciaux.

Il est nécessaire en effet pour veiller un malade d'être doué de beaucoup de douceur, de patience, de calme, de sang-froid, d'un aspect agréable ou plutôt aimable. Il ne faut jamais laisser lire sur sa physionomie les mauvaises impressions qu'on peut ressentir, car le patient ne manquerait pas d'en tirer des conclusions qui pourraient retentir sur son état et l'aggraver. Enfin il faut savoir s'emparer de sa confiance pour agir d'une façon heureuse sur son moral. Procurer au malade un bon moral c'est lui donner des armes pour soutenir la lutte engagée et lui permettre d'en sortir victorieux, c'est-à-dire de guérir.

Ces qualités, qui sont nécessaires, ne suffisent pas, il faut aussi posséder certaines connaissances techniques afin de savoir appliquer les prescriptions médicales. Une des principales règles d'hygiène, que doit toujours mettre en pratique l'infirmière, est la *propreté absolue* sous toutes ses formes tant dans son intérêt que dans l'intérêt du sujet qu'elle soigne.

Lavage des mains. — Elle devra donc prendre des bains fréquents et *savoir se laver les mains.* Celles-ci doivent avoir des ongles courts et être lavées souvent : avant et après chaque pansement ou toilette, chaque fois qu'elles sont souillées, chaque fois qu'on quitte la chambre du malade, surtout s'il s'agit d'une maladie contagieuse, et avant chaque repas. Ces lavages doivent être pratiqués au savon, à l'eau chaude et à la brosse, les rainures des ongles doivent être particulièrement nettoyées.

Tenue. — Toute personne qui approche d'un malade, d'un blessé, d'un opéré ou d'une accouchée doit porter un vêtement spécial (fig. 522) afin d'éviter soit de disséminer des germes infectieux au dehors dans les cas de maladies contagieuses, soit d'apporter de l'extérieur des microorganismes pathogènes.

Ces vêtements spéciaux se composent habituellement d'une *blouse de toile* à manches courtes et d'un tablier en même tissu. Il est prudent aussi de recouvrir la chevelure d'une coiffe blanche, sorte de voile léger facile à désinfecter. **Ces** vêtements seront changés fréquemment et toujours lavés dans de la lessive; dans le cas de maladies infectieuses il est parfois

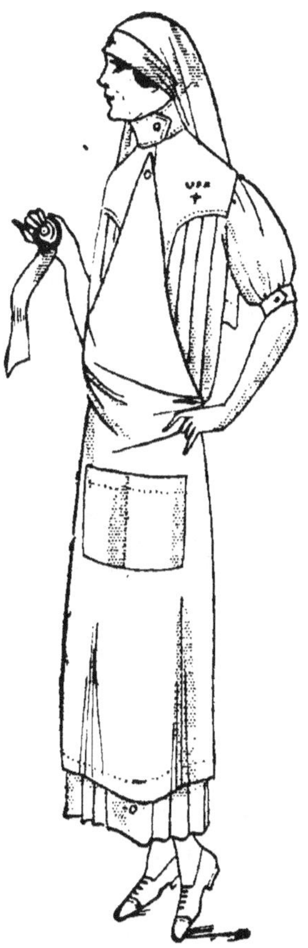

Fig. 522. — Tenue d'infirmière.

nécessaire de les plonger pendant un certain temps dans un liquide antiseptique (voir plus loin *Procédés de désinfection*).

Lorsque l'on doit assister à une opération, il ne faut revêtir que des vêtements stérilisés, la blouse, le tablier et la coiffe auront donc dû être passés à l'étuve.

En cas de maladie contagieuse il est indiqué d'avoir une autre blouse qui reste dans la chambre du malade, on *s'en recouvre dès qu'on y pénètre* et on *l'abandonne dès qu'on en sort.*

§ I. — *Surveillance d'un malade ou d'un blessé.*

Toute personne placée auprès d'un malade doit *savoir observer*; elle note les différents états par lesquels le malade peut passer en l'absence du médecin et elle en rend compte à ce dernier lors de ses visites : douleurs, crises nerveuses, abattement ou agitation, sommeil ou insomnie, vomissements, fonctionnement intestinal et vésical, en un mot elle signale tout ce qui se présente d'anormal.

Elle doit aussi savoir *appliquer* les prescriptions du médecin, *compter le pouls, prendre la température*, donner une injection ou un lavement, pratiquer même une injection sous-cutanée, etc.

Des connaissances spéciales sont donc nécessaires, nous allons dans les pages suivantes décrire la technique des méthodes les plus couramment employées en thérapeutique médicale, chirurgicale et obstétricale.

Manière de prendre la température du corps. — La température normale du corps est de 37° à 37°,5; chaque fois

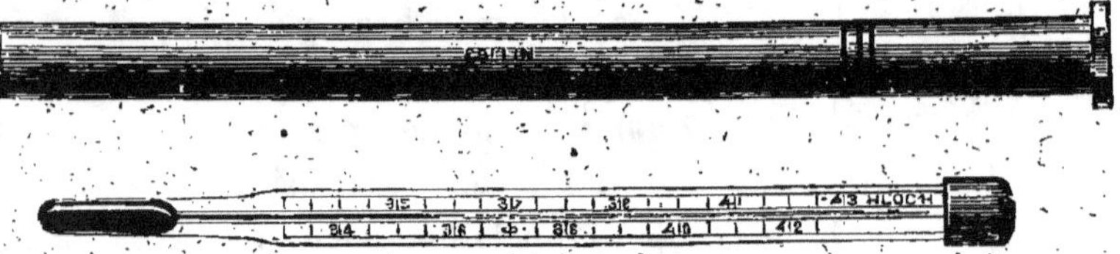

Fig. 523. — Thermomètre.

que cette température s'élève, il y a *fièvre*. Pour apprécier la température on emploie un instrument appelé *thermomètre à maxima* (fig. 523). Celui-ci est une tige creuse renfermant du mercure et graduée en degrés et dixièmes de degré, elle n'indique que les températures comprises entre 33° et 43°. La colonne mercurielle monte sous l'influence de la chaleur et conserve le niveau atteint, qui peut être lu facilement. Pour faire redescendre le mercure au-dessous de la température moyenne, il faut lui imprimer de fortes secousses dans le sens du réservoir, cette précaution doit toujours être prise avant de se servir du thermomètre.

Celui-ci est alors placé soit dans l'aisselle (*température axillaire*), soit dans l'anus (*température rectale*), soit dans la bouche (*température buccale*). Lorsque le réservoir mercuriel a été mis dans le creux de l'aisselle, on ramène le bras du malade près du corps pour bien maintenir l'instrument, qui est laissé en place de 10 à 15 minutes. La température rectale ou buccale exige un temps moins long, cinq minutes suffisent pour faire monter la

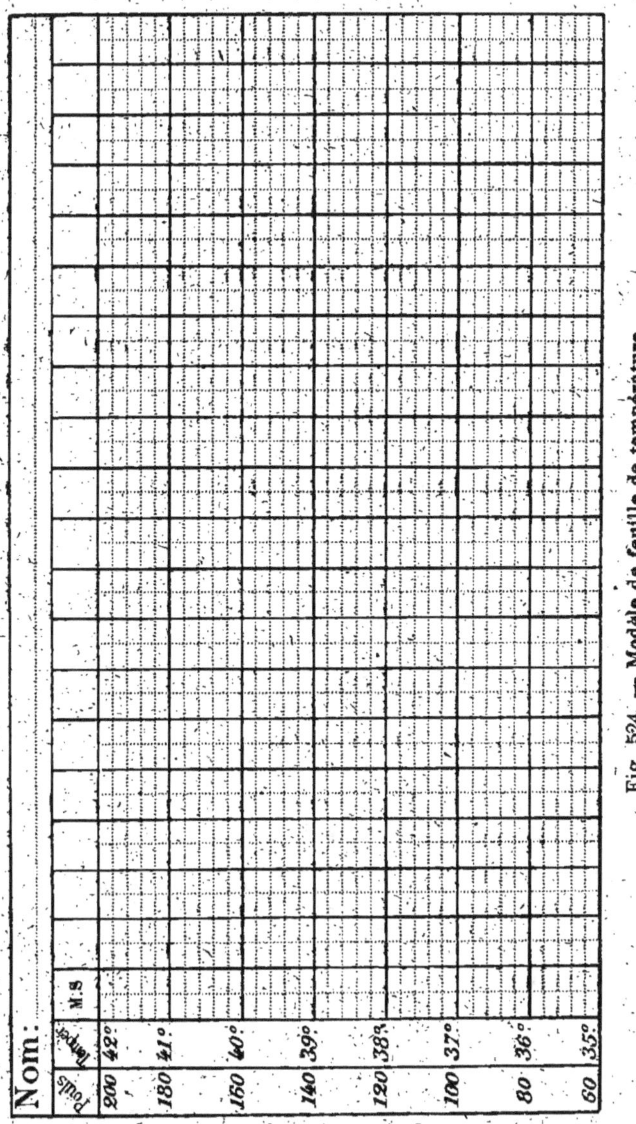

Fig. 524. — Modèle de feuille de température.

Chaque trait plein horizontal correspond à un degré, chaque trait pointillé horizontal correspond à deux dixièmes de degré. — Les traits pleins verticaux sont destinés à séparer les jours. L'espace compris entre deux traits pleins verticaux est divisé en deux colonnes par un trait pointillé : la colonne de gauche est réservée à la température du matin, celle de droite à la température du soir.

colonne mercurielle. L'instrument retiré, on lit le degré vis-à-vis duquel se trouve le niveau supérieur du mercure. La température axillaire n'est jamais très exacte, elle est d'environ cinq dixièmes au-dessous de la température rectale.

La température est notée sur une feuille spéciale appelée feuille de température (fig. 524), sur laquelle on inscrit également le nombre des *pulsations*. La ligne, qui réunit les différents points indiquant la température du matin et du soir, constitue le *tracé* ou courbe de température (fig. 525).

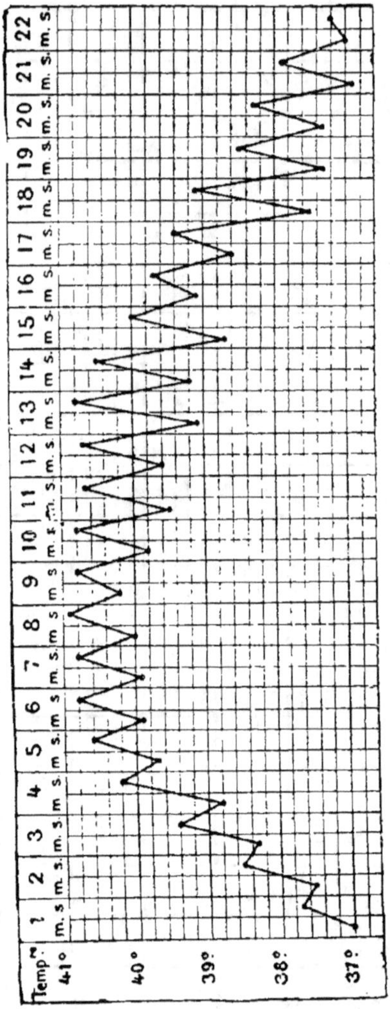

Alimentation du malade. — Dans un grand nombre d'affections et en particulier dans les affections médicales le genre d'alimentation présente une grande importance. Le médecin ne manque jamais d'indiquer ce que l'on « doit donner au malade »; quantité et nature des aliments, heures des repas, etc. On distingue plusieurs degrés depuis la privation complète d'aliments jusqu'au régime normal.

Dans la *diète absolue*, rien n'est permis, pas même quelques gouttes d'eau. Pour remédier à la sécheresse buccale, on peut faire rincer la bouche avec de l'eau alcaline ou passer sur la langue un tampon de coton monté sur une pince et trempé dans un peu de glycérine neutre.

Dans la *diète* proprement dite les boissons seules sont permises : eau bouillie, eau minérale, tisanes, grogs. Ces liquides sont donnés en petite quantité, une demi-tasse environ toutes les heures ou toutes les deux heures suivant les indications.

Dans la *diète lactée*, qu'il ne faut pas confondre avec le régime lacté, la quantité de lait ne doit pas dépasser un litre et demi à

Fig. 525. — Courbe de température.

deux litres en 24 heures pour un adulte. Le lait est pris par petites quantités, une tasse à thé à la fois, chaud, tiède, froid ou même glacé suivant les prescriptions. Dans certains cas il est indiqué de l'aromatiser pour le faire absorber plus facilement ou d'y ajouter

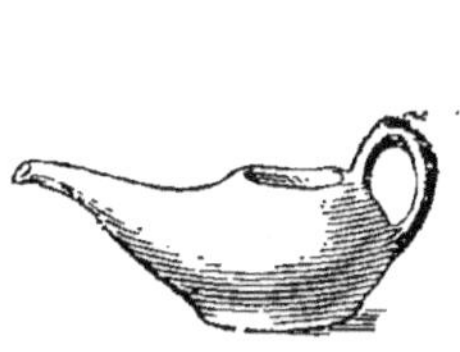

Fig. 526. — Canard servant à alimenter les malades.

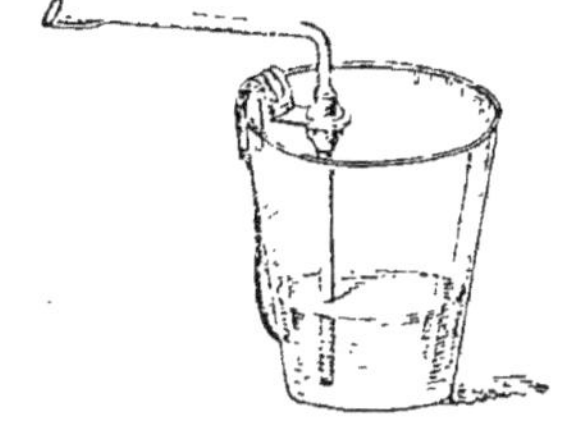

Fig. 527. — Chalumeau permettant aux malades de boire au lit.

un peu d'eau de Vals ou de Vichy afin de le rendre plus digestif. Lorsqu'un malade prend du lait, il est important de lui faire rincer la bouche avec une eau alcaline après chaque prise de lait pour éviter les fermentations buccales. Les autres régimes sont le régime *lacté*, le régime *lacto-végétarien*, le *régime ovo-lacto-végétarien*, le régime *blanc*, que nous décrivons plus loin en étudiant l'alimentation d'une façon générale.

Il arrive parfois que le malade a des difficultés pour boire à l'aide des ustensiles courants, verre ou tasse, le plus souvent parce qu'il est dans l'impossibilité de se soulever. On a alors recours à des instru-

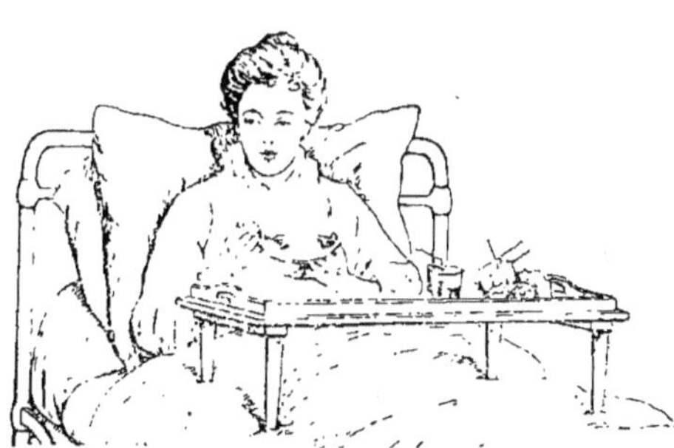

Fig. 528. — Petite table facilitant les repas au lit (Tuffier et Desfosses).

ments construits pour cet usage (fig. 526) ou à des artifices, biberon, aspiration à l'aide d'un chalumeau (fig. 527).

Certaines affections, bien que ne nécessitant pas un régime purement liquide, exigent cependant le décubitus dorsal; c'est le cas des phlébites dans lesquelles il est absolument interdit au malade de s'asseoir. Afin de permettre au patient de prendre ses repas sans aide on a construit un modèle de petite table (fig. 528) qui rend de grands services.

Pour bien comprendre les différents modes de régimes qui ont été institués et qui sont fréquemment prescrits, il est nécessaire de connaître la composition des principaux aliments en usage. Dans le chapitre consacré à la physiologie de l'appareil digestif, nous n'avons fait qu'un exposé succinct de la composition des aliments en général.

Composition des principaux aliments. — Nous ne passerons en revue que les aliments consommés dans nos régions.

Le *lait*, comme nous l'avons démontré, est le type de *l'aliment complet*, aussi peut-il suffire à l'alimentation exclusive de l'enfant au cours de sa première année et de l'adulte dans certaines conditions créées par un état pathologique.

La *viande* constitue le type de *l'aliment albuminoïde*, elle a comme origine la chair des animaux à sang chaud. Elle renferme en plus de l'albumine de la graisse et des sels. Dans nos régions elle est fournie surtout par le bœuf, le veau, le mouton, le porc et la volaille. Elle ne devrait être livrée à la consommation qu'après avoir été soumise à un examen attentif pratiqué par un vétérinaire. C'est ce qui se passe dans les grandes villes pourvues d'abattoirs, mais il n'en est pas ainsi dans les campagnes où des viandes malsaines sont fréquemment vendues au public. Les principales maladies transmises par la viande d'animaux malades sont la tuberculose et le charbon, elle peut aussi renfermer des parasites, comme le tænia et la trichine que nous avons étudiés précédemment.

La viande n'est pas toujours consommée fraîche ; elle est parfois conservée par le fumage, la salaison, l'enrobement, la réfrigération, la stérilisation avant d'être livrée à la consommation. On distingue plusieurs catégories de viande, qui diffèrent les unes des autres non seulement par leur aspect, mais aussi par leur toxicité : la *viande noire* fournie par le gibier, la *viande rouge*, viande d'animaux de boucherie adultes, bœuf, mouton ; enfin la *viande blanche*, veau, poulet. La viande noire est la plus toxique, d'autant plus que souvent elle renferme des produits de putréfaction.

Pour servir à l'alimentation la viande est soumise à la cuisson, plusieurs procédés sont employés : la viande peut être *rôtie*, elle est alors plus digestive, car le centre, dont la température ne dépasse pas habituellement 60°, conserve une albumine plus facile à digérer. La viande *bouillie* dans de l'eau salée est au contraire d'une digestion pénible ; quant au bouillon ainsi fourni, sa valeur nutritive est à peu près nulle. La cuisson à l'*étouffée* est supérieure au mode de cuisson précédent, la viande conserve un goût plus agréable et elle est plus digestive, son pouvoir nutritif est cependant moindre que celui de la viande rôtie.

Les *graisses* sont fournies soit par le règne animal, ce sont les graisses proprement dites, soit par le règne végétal, comme les huiles. Elles constituent dans l'alimentation l'élément le plus important comme source de production de chaleur, aussi sont-elles consommées en assez grande quantité par les populations qui vivent dans les climats froids, les Esquimaux par exemple.

Le *beurre* est la partie grasse du lait séparée par le barattage. Très facile à digérer à l'état naturel, il perd cette qualité lorsqu'il est soumis à la cuisson.

Le *fromage* est à la fois un aliment gras et un aliment albuminoïde ; il est obtenu par la coagulation de la caséine du lait à l'aide de la présure.

Les *œufs* contiennent de l'albumine, qui constitue le blanc, et de la graisse dont est formé le jaune ; ils renferment également du fer et du phosphore. Ils s'altèrent assez rapidement, aussi doivent-ils être consommés frais. Ils ont une valeur digestive d'autant plus grande qu'ils sont moins cuits.

Les *légumes* sont divisés en plusieurs variétés : herbacés, secs, tubercules et racines.

Les légumes herbacés, comme les épinards, ont une très petite valeur nutritive car ils sont formés en grande partie par de la cellulose, mais ils renferment des sels de calcium et de magnésium. Les légumes secs sont des aliments hydrocarbonés ; il en est de même des tubercules et des racines dont la valeur nutritive est moins grande.

Les *fruits* sont peu nourrissants, ils ne contiennent guère que des substances sucrées ; les châtaignes cependant sont riches en albuminoïdes et en matières féculentes.

Le *sucre* est considéré comme un aliment d'épargne, dont l'usage est très important lorsque l'organisme est appelé à fournir un travail long ou laborieux.

Le *pain* renferme plus de 50 p. 100 d'amidon, de l'albumine, des graisses et du sel. Sa digestion est assez difficile, la croûte constitue la partie la plus nourrissante. Il en est consommé par jour en moyenne 500 grammes par personne en France.

Le *chocolat*, mélange de sucre et de cacao, a une valeur nutritive assez élevée.

Des régimes. — Un certain nombre de régimes ont été institués, ils diffèrent par la qualité des aliments autorisés.

Régime lacté. — Dans ce régime le lait doit être l'aliment exclusif comme il l'est pendant la première année de l'existence. Pour obtenir le nombre de calories nécessaire il faut qu'il soit consommé sucré à la dose de trois litres en moyenne dans les vingt-quatre heures.

Régime lacto-végétarien. — Un certain nombre d'aliments entrent dans la composition de ce régime, la variété le rend plus agréable et plus facile à supporter que le précédent. Il peut être considéré à peu près comme un régime normal moins les œufs, la viande et le poisson ; il est constitué en grande partie par les farines, les pâtes, les légumes et les fruits.

Régime ovo-lacto-végétarien. — Ce régime ne diffère du précédent que par l'introduction des œufs dans le nombre des aliments permis.

Régime blanc. — Dans celui-ci la seule viande autorisée est la viande blanche, le poulet de préférence.

Régime déchloruré. — De création relativement récente ce régime offre de grands avantages, car il a pu remplacer le régime lacté absolu dans un certain nombre d'affections. Il a été reconnu en effet que les heureux résultats obtenus par le lait n'étaient dus qu'à la quantité minime de chlorure de sodium renfermée dans ce liquide. Les aliments doivent être préparés sans sel et par aliment il faut également comprendre le pain.

Régime sans sucre. — Dans ce régime on doit supprimer non seulement le sucre proprement dit, mais encore les hydrates de carbone susceptibles de se transformer en sucre dans l'organisme. C'est le régime prescrit aux diabétiques, on ne devra donc leur permettre que les aliments albumineux, les aliments gras, les légumes verts et les fruits à contenance graisseuse (noix).

§ II. — *Installation d'un malade ou d'un blessé.*

Le terme de « malade » constamment employé dans les paragraphes suivants doit être interprété dans un sens très général. Nous faisons rentrer en effet dans cette catégorie toutes les personnes qu'une altération dans leur état normal oblige à garder la chambre et le lit le plus souvent, qu'il s'agisse d'un malade proprement dit, d'un blessé ou d'une accouchée. Il existe pour tous ces cas des règles générales qui leur sont applicables.

Chambre. — La chambre dans laquelle repose le patient doit être *vaste*, 15 mètres cubes au moins par personne, bien *éclairée*, laissant par conséquent pénétrer les rayons solaires dont l'action désinfectante est bien connue, et susceptible d'être facilement *aérée*. Elle devra être munie d'une cheminée à bon tirage afin de la chauffer pendant la saison froide et de favoriser l'aération. Enfin elle devra ne renfermer que des meubles essentiels, il faut éviter les chambres *encombrées*, difficiles à tenir dans un état de propreté parfaite. Les tapis, les rideaux de lits ou de fenêtre, les portières en tapisserie, les sièges recouverts d'étoffe sont de véritables dangers qu'il faut donc supprimer chaque fois que cela est possible. Il y a avantage à n'avoir comme meubles d'usage que des tables en bois blanc ou peintes au ripolin et des chaises semblables susceptibles également d'être lavées. Le parquet recouvert de préférence d'un linoléum sera nettoyé par le passage d'un chiffon humide pour enlever les souillures et les poussières.

La température de la chambre sera de 16 à 18°; celle-ci sera aérée pendant un quart d'heure quatre fois par jour, si la saison est tempérée, ou pendant cinq minutes toutes les heures s'il fait froid. Au moment de l'aération on couvrira plus chaudement le malade et on évitera que le courant d'air venant du dehors ne vienne le frapper directement.

Lit et literie. — Les lits métalliques doivent être préférés, ils sont plus faciles à nettoyer; il en est de même du sommier, réceptacle habituel des poussières. Les matelas de laine et de crin sont les meilleurs, le matelas de plumes, dit lit de plumes en usage dans certaines contrées, doit être abandonné. Les couvertures de laine doivent être légères, leur nombre variera suivant la saison. Les édredons lourds seront rejetés.

La *disposition du lit* a une certaine importance : les draps seront bien tirés afin d'éviter les plis. Il est souvent utile de *garnir* le lit en interposant une toile caoutchoutée souple entre le matelas et le drap et de *préserver* ce dernier, difficile à changer fréquemment, en plaçant au niveau de la région du siège une alèze, petit drap plié en deux ou en quatre. Celle-ci s'enlève facilement; pour cela le malade est couché latéralement, l'alèze qu'on veut enlever est roulée jusqu'à son contact et une alèze propre dont une moitié est roulée est placée contre la précédente. En faisant tourner le patient pour lui faire prendre une position en décubitus latéral sur le côté opposé, il vient de lui-même se placer sur l'alèze propre qu'il est alors facile de dérouler.

La position à donner au malade dans le lit varie suivant les affections dont il est atteint; d'une façon générale l'extrémité céphalique doit être plus élevée. Il est parfois nécessaire de le maintenir dans une position presque assise

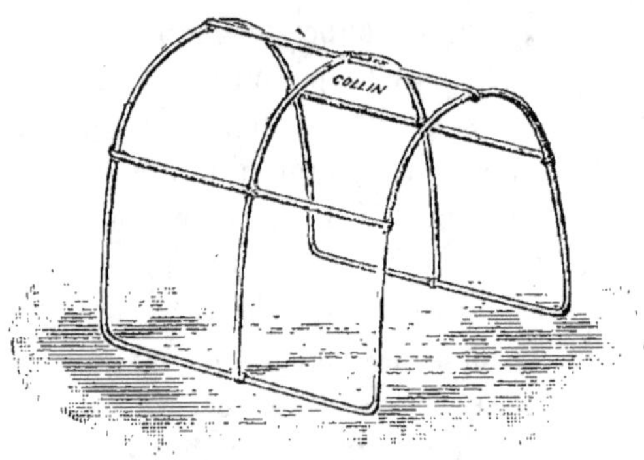

Fig. 529. — Cerceau métallique.

pour éviter les congestions des poumons ou aider les mouvements respiratoires, on y parvient en plaçant derrière lui plusieurs oreillers. Dans certains cas un membre doit être surélevé et maintenu en position déclive, le pied plus haut que la cuisse,

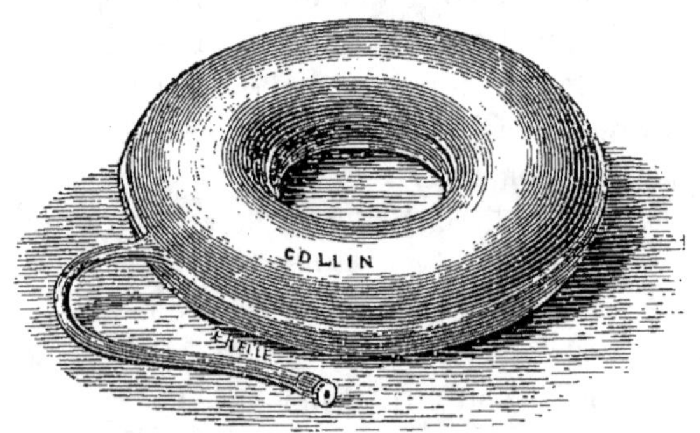

Fig. 530. — Rond de caoutchouc

comme dans la phlegmatia alba dolens. Il arrive aussi, surtout dans les affections abdominales, que le poids des draps ou des couvertures ne peut être supporté; on a alors recours à un cerceau métallique (fig. 529) qu'on peut à la rigueur remplacer par une caisse défoncée ou par un cerceau de bois facile à construire.

Dans le cas de menaces d'escarres au niveau du siège ou de plaies véritables dans cette région, on glissera sous le siège un rond de caoutchouc (fig. 530). Si plusieurs régions présentent des lésions de cet ordre, il y aura avantage à coucher le malade sur un matelas très élastique dit *matelas d'eau* (fig. 531).

Enfin, dans certains cas, remuer un malade constitue un danger,

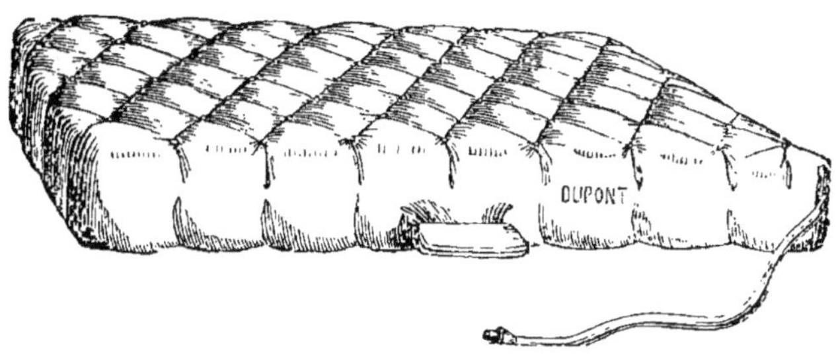

Fig. 531. — Matelas d'eau.

dans les phlébites graves par exemple, et cependant les soins de propreté, les besoins naturels, miction et défécation, l'administration d'un lavement ou d'une injection nécessitent la mobilisation du malade. Pour éviter les mouvements dangereux à son état, on

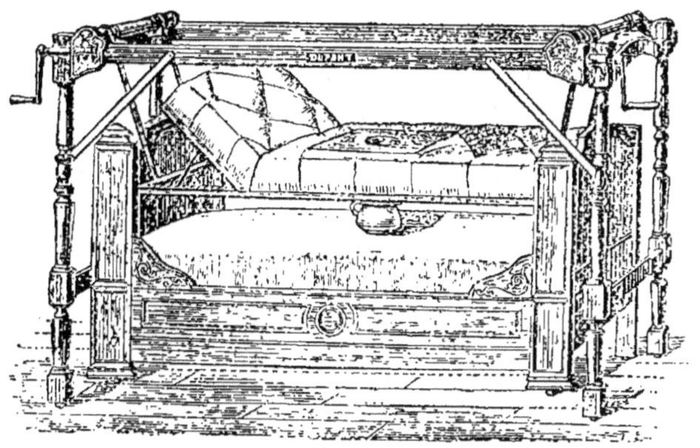

Fig. 532. — Lit mécanique.

a construit des appareils permettant d'élever le corps tout entier au-dessus du plan du lit grâce à un système de sangles et à un treuil (fig. 532).

Lorsque la situation du malade n'exige pas de telles précautions et qu'il n'est pas capable cependant de se mouvoir seul, il faut connaître les procédés les plus pratiques et le plus facilement acceptés par le patient. Pour *l'asseoir* on le saisit sous le bassin avec les deux bras qui embrassent cette partie du corps, chaque main étant appliquée sur une fesse, et on le soulève en le portant vers la tête du lit, un simple redressement du thorax qui se penche en avant donne la position assise. La première partie de cette manœuvre suffit pour le *remonter* dans son lit, surtout s'il peut s'aider en se soulevant sur les mains et sur les pieds.

Le *changement de lit* est parfois nécessaire, les difficultés

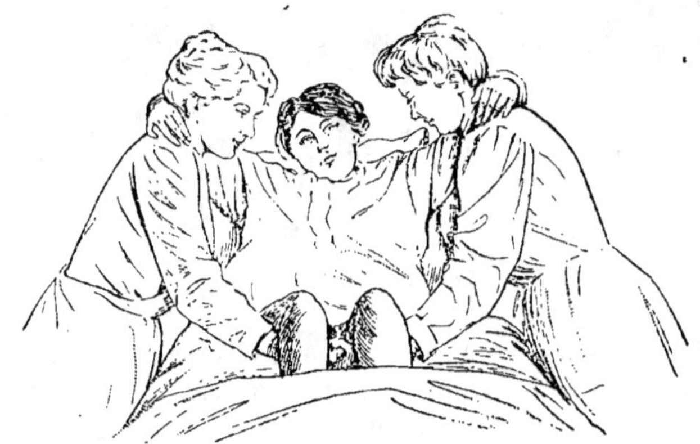

Fig. 533. — Manière de porter un malade (Hartmann).

varient avec l'affection dont est atteint le patient et avec son poids, aussi dans certains cas une seule personne suffit-elle, dans d'autres il est nécessaire d'être deux. La façon de s'y prendre ne peut pas mieux être décrite qu'en regardant attentivement la figure 533.

§ III. — *Asepsie et antisepsie.*

STÉRILISATION ET DÉSINFECTION

Parmi les microbes, qu'on rencontre partout, un certain nombre sont dangereux pour l'organisme, ce sont les *microbes pathogènes*, toujours prêts à pénétrer dans les tissus pour s'y développer et y engendrer les maladies. La surface de la peau par exemple donne asile aux *staphylocoques* et aux *streptocoques*, ceux-ci profitent de la moindre plaie pour pénétrer dans le derme ou dans le tissu cellulaire et y produire des manifestations qui leur sont propres.

L'antisepsie a pour but de détruire les micro-organismes nuisibles, elle est réalisée par l'emploi de certaines *substances dites antiseptiques*, acide phénique, sublimé (bichlorure de mercure), formol, iodoforme, etc. Elle est de date récente ; *Lister*, chirurgien anglais, s'appuyant sur les travaux de *Pasteur* est le premier qui en ait fait usage. Depuis cette époque, qui remonte à près de

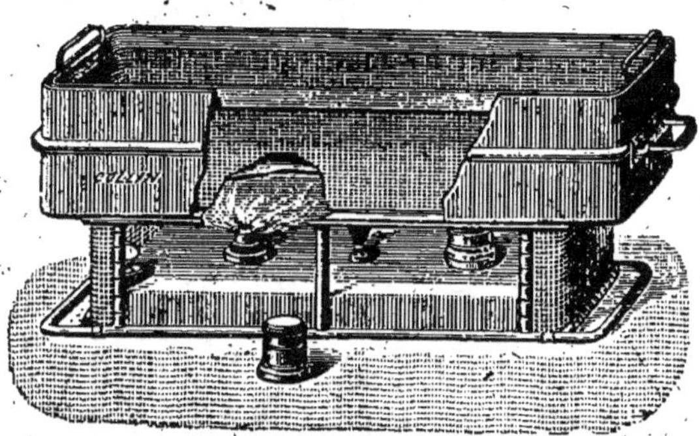

Fig. 534. — Bouilloire pour stériliser les instruments au moyen de l'ébullition.

cinquante ans, l'antisepsie a fait de grands progrès ; puis est venue l'*asepsie*, c'est-à-dire l'emploi d'instruments, de pansements, de liquides privés de microbes, ceux-ci ayant été détruits par la *chaleur* employée sous différentes formes.

Procédés de stérilisation. — Pour réaliser l'asepsie des instruments on les fait bouillir pendant quarante minutes dans un

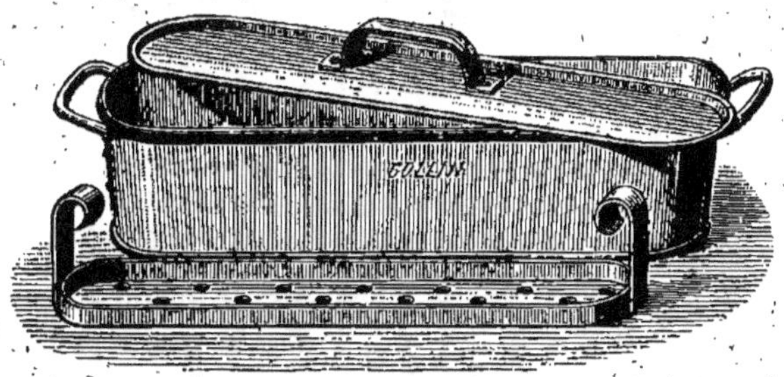

Fig. 535. — Poissonnière.

récipient spécial, genre poissonnière (fig. 535), renfermant de l'eau dont le point d'ébullition a été élevé par l'addition soit de carbonate de soude (1 à 2 p. 100), soit de borate de soude (2 p. 100). Il faut avoir la précaution pour éviter la rouille de ne placer les instruments dans le bouilleur qu'au moment où l'eau entre en ébullition.

La *stérilisation à sec* est obtenue par une étuve spéciale, en cuivre habituellement; le type le plus employé est l'étuve de Poupinel (fig. 536). La température y est portée à 150 ou 170°, un séjour des objets à stériliser de trois quarts d'heure à une heure est nécessaire.

On peut aussi avoir recours au flambage, en cas d'urgence seulement; pour cela les instruments sont placés dans un plateau,

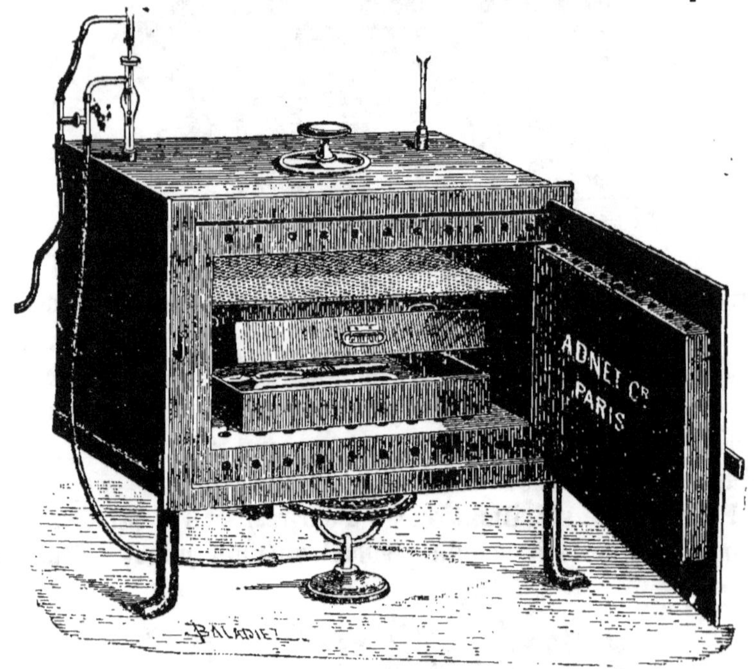

Fig. 536. — Stérilisateur de Poupinel.

on y verse une mince couche d'alcool qu'on allume en inclinant ensuite le plateau dans tous les sens. Ce procédé est loin d'être parfait et il a l'inconvénient de détremper les instruments.

L'étuve de Poupinel peut servir également à stériliser les compresses qui seront employées au cours de l'opération ou pour le pansement.

Les objets de pansements peuvent aussi être stérilisés dans l'*autoclave*, dont la vapeur d'eau sous pression est portée à une température de 115° (fig. 537) (voir plus loin (p. 785) la technique).

Procédés de désinfection. — La destruction des microbes pathogènes provenant de personnes atteintes de maladies contagieuses s'impose tant au point de vue personnel qu'au de point vue général, aussi est-elle exigée par la loi pour certaines affections qui doivent être obligatoirement déclarées. C'est grâce à ces mesures qu'on a pu diminuer et restreindre les épidémies.

Nombreux sont les procédés auxquels on peut recourir pour obtenir cette destruction ; nous ne citerons que les plus pratiques. Certains réclament des appareils compliqués et d'une manœuvre nécessitant des ouvriers spécialisés, ils sont pour cette raison entre les mains d'industries privées ou de services publics.

Tout ce qui a été en contact avec un contagieux doit être soumis à la désinfection ; il en est de même du local dans lequel il a séjourné au cours de sa maladie.

Les *objets proprement dits*, couverts, etc., sont désinfectés par une ébullition prolongée, un quart d'heure à une demi-heure, dans de l'eau contenant 2 p. 100 de borate de soude, cette solution n'a en effet son point d'ébullition qu'à 106 degrés.

Les *linges*, linge de corps, de toilette, draps, sont plongés, dès qu'ils ont été enlevés, dans un baquet contenant une des solutions suivantes : sulfate de cuivre à 5 p. 100, chlorure de zinc à 5 p. 100, formol à 2,5 p. 100, sublimé

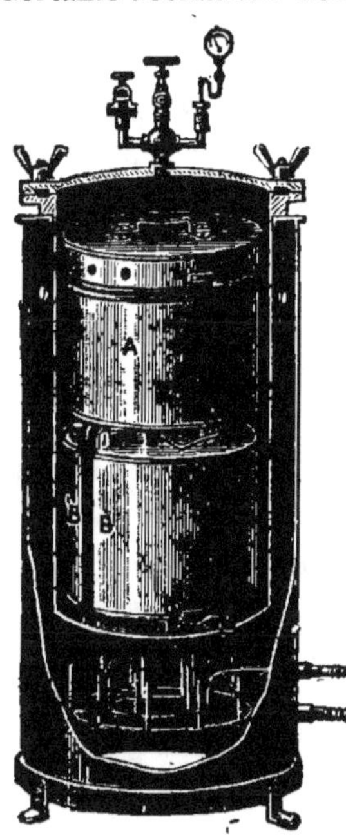

Fig. 537. — Autoclave dont la paroi antérieure a été enlevée.

à 1,5 p. 1000. Après un séjour d'une heure au moins, ils sont enveloppés et transportés pour être traités par le lessivage.

La *literie* et les *vêtements* doivent être placés dans des appareils spéciaux et soumis à l'action de la vapeur d'eau sous pression pendant une durée de quinze à trente minutes. Les étuves à vapeur les plus communément employées sont celles de Geneste et Herscher et celle de Vaillard et Besson.

Les *locaux* et leur *contenu*, meubles, tentures, etc., sont désinfectés par les vapeurs de formol ou d'aldéhyde formique. Un procédé simple et efficace consiste à faire évaporer dans une simple bouilloire de la *formaline* du commerce étendue de quatre fois son volume d'eau. Le récipient contenant la solution est alors placé sur une lampe à alcool ou à pétrole jusqu'à évaporation. La quantité nécessaire varie avec le cubage de la pièce : il faut 800 centimètres cubes de la solution commerciale de formaline à 40 p. 100 plus la quantité d'eau, 3 200 centimètres cubes, pour 100 mètres cubes de volume.

Pour obtenir un excellent résultat il est prudent d'obturer complètement toutes les issues en collant, par exemple, des bandes de papier sur les interstices des fenêtres et des portes.

Les vapeurs de formol doivent séjourner pendant vingt-quatre heures dans la pièce, ce n'est qu'au bout de ce temps qu'on est autorisé à aérer avant d'y séjourner. L'odeur désagréable du formol persiste parfois pendant fort longtemps.

L'anhydride sulfureux, obtenu par la combustion du soufre, a été longtemps employé comme procédé de désinfection des appartements, mais il est de plus en plus abandonné à cause de son action sur certains métaux comme le cuivre.

Les *déjections* dans certaines affections, la fièvre typhoïde en particulier, doivent être désinfectées avant d'être jetées dans les fosses. Pour cela on verse dans le vase une solution de sulfate de cuivre à 5 p. 100, additionnée de 3 à 5 p. 100 d'acide sulfurique et on ne vide le tout qu'au bout de deux heures.

La même solution peut servir pour la désinfection des *crachoirs* des tuberculeux plus spécialement.

ARTICLE II

NOTIONS DE THÉRAPEUTIQUE CHIRURGICALE
ET DE PETITE CHIRURGIE

§ I. — *Technique de la désinfection des mains.*

Les ongles sont coupés ras et la rainure sous-unguéale est nettoyée à sec avec soin.

Les mains et les avant-bras sont ensuite savonnés et brossés en se servant : 1° d'*eau* chaude filtrée, stérilisée ou bouillie; si l'on a recours à des cuvettes, celles-ci auront dû être préalablement flambées; 2° de *savon* de Marseille ou de savon antiseptique (savon au sublimé, à l'ichthyol, à l'aniodol, etc.); 3° d'une *brosse* à ongles, dure, stérilisée ou bouillie, cette brosse sera conservée dans une solution antiseptique.

Après un brossage de dix minutes environ les mains sont rincées dans de l'eau bouillie et immergées dans une solution de *permanganate de potasse au centième* jusqu'à coloration brune de la peau. Pour la décolorer on plonge les mains dans une solution de *bisulfite de soude au dixième*. On peut remplacer le permanganate par de l'alcool à 90° additionné d'une quantité égale de teinture d'iode avec lequel on frotte les mains et les avant-bras.

Il est de règle maintenant en chirurgie comme en obstétrique de recouvrir les mains une fois lavées de gants de caoutchouc

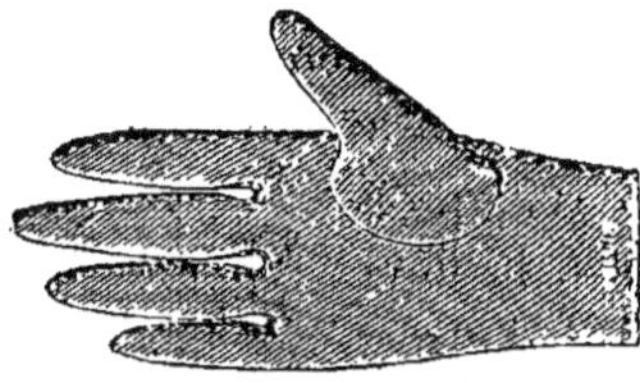

Fig. 538. — Gant mince
en caoutchouc.

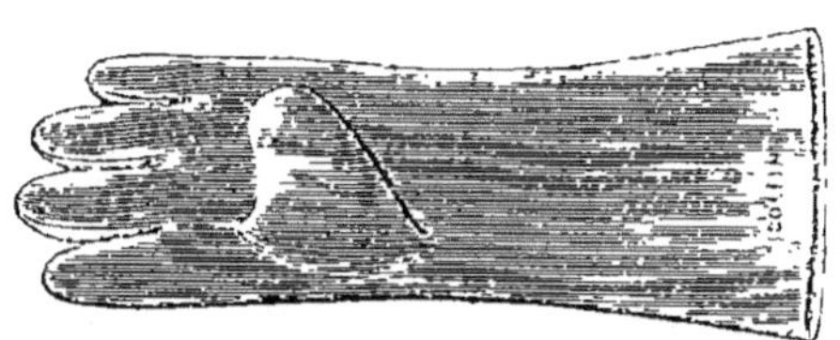

Fig. 539. — Gant de Chaput.

préalablement stérilisés (fig. 538 et 539) soit par l'autoclave, soit par l'ébullition. Dans ce dernier cas il faut avoir la précaution pour faire bouillir les gants de les envelopper dans un linge ou une compresse de gaze. D'une façon générale il faut éviter que les objets en caoutchouc ne soient en contact direct avec le fond du récipient, celui-ci est en effet à une température plus élevée que celle de l'eau et il peut en résulter une altération du caoutchouc.

Les mains une fois désinfectées, celles-ci ne doivent toucher à aucun objet qui ne soit aseptique.

§ II. — *Désinfection de la région*.

Actuellement on se contente d'un badigeonnage à la teinture d'iode, dédoublée de préférence, de toute la région sur laquelle doit porter l'intervention. Pour obtenir le résultat cherché il est nécessaire que la peau soit sèche afin que la teinture d'iode puisse pénétrer dans tous les pores de la peau. C'est la seule technique à suivre dans les cas d'interventions d'urgence.

Lorsqu'il s'agit au contraire d'une opération prévue, il y a avantage à pratiquer la veille un premier nettoyage assez étendu de la région. La peau est savonnée à l'aide d'eau bouillie tiède, de savon et d'un tampon de gaze, puis dégraissée avec de l'alcool et de l'éther; après l'avoir bien essuyée au moyen d'une compresse stérilisée, on la recouvre d'un large pansement sec stérilisé qu'on n'enlèvera que sur la table d'opération. A ce moment on applique alors une couche de teinture d'iode en dépassant très largement les limites de la zone sur laquelle doit porter l'intervention proprement dite. Dans les laparotomies il faut veiller à ce que la teinture d'iode pénètre bien dans la cupule ombilicale qu'on devra même déplisser à l'aide d'une pince de Kocher.

§ III. — *Anesthésie*.

L'anesthésie a pour but d'abolir la sensibilité soit de l'organisme tout entier, soit d'une portion seulement du corps. Aussi distingue-t-on l'anesthésie générale et l'anesthésie locale.

Anesthésie générale. — Dans celle-ci la sensibilité n'est pas seule abolie, il y a également disparition de la volonté et des réflexes; on obtient et on entretient un véritable sommeil artificiel par l'inhalation d'un liquide très volatil.

Le plus couramment employé est le *chloroforme,* qui doit être dans un état de pureté absolue, aussi doit-on le conserver dans des flacons bouchés et cachetés ou dans des ampoules scellées en verre coloré. Administré primitivement à la compresse, on a imaginé depuis quelques années un certain nombre d'appareils

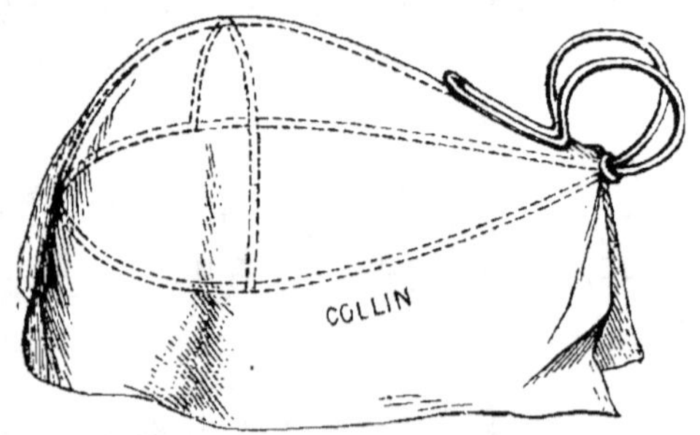

Fig. 540. — Masque à chloroforme.

pour le faire respirer, masque (fig. 540), appareil de Ricard (fig. 541). Avec ce dernier la quantité de chloroforme est dosée d'une façon régulière.

Dans certains cas le chloroforme est remplacé par l'*éther* dont on fait respirer les vapeurs à l'aide d'un masque spécial (fig. 542) ou de l'appareil d'Ombredanne.

Enfin pour des anesthésies de courte durée on a recours au

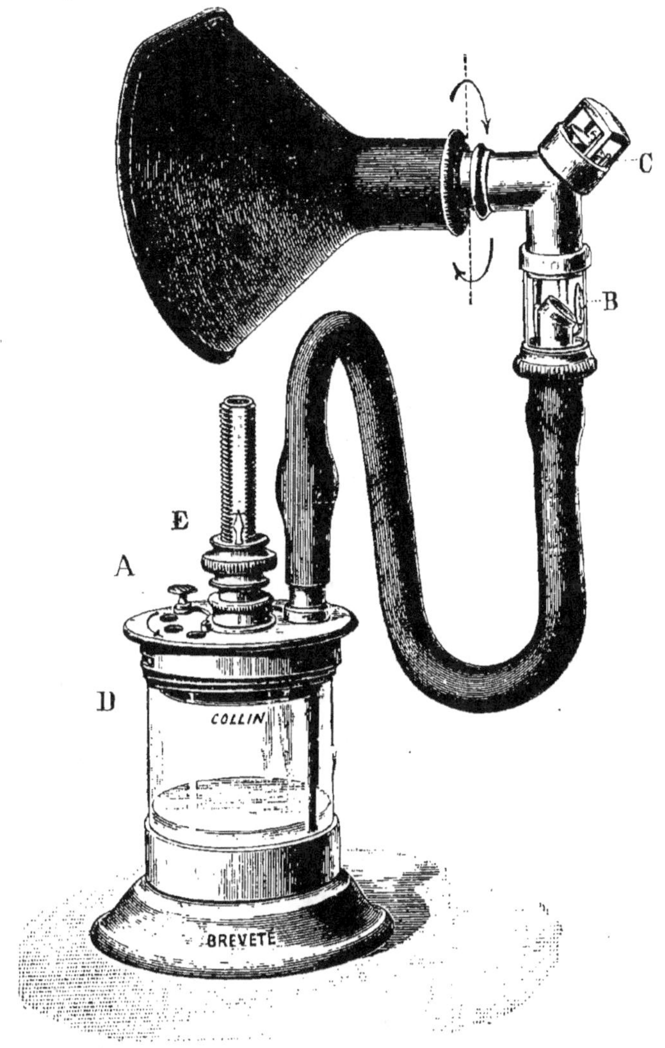

Fig. 541. — Appareil de Ricard, à soupape tournante (mod. Collin)

bromure d'éthyle et au *chlorure d'éthyle*. Ce dernier est administré le plus souvent à l'aide d'un masque imaginé par le Dr Camus (fig. 543).

Avant toute anesthésie il faut faire certains préparatifs, il est

nécessaire en effet d'avoir sous la main : 1° plusieurs flacons
d'anesthésique; 2° quelques compresses ou quelques grands

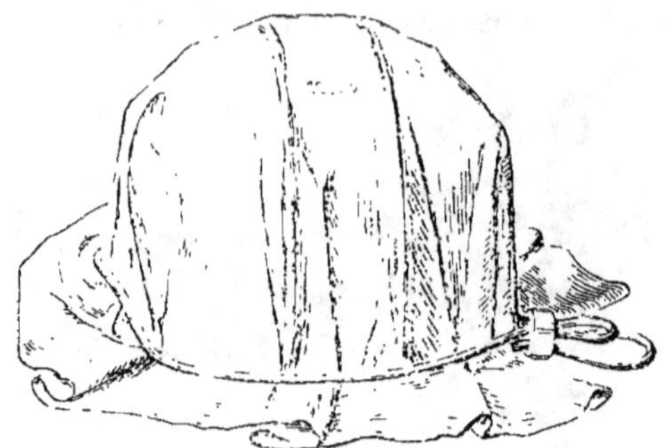

Fig. 542. — Masque à éther.

mouchoirs, à moins qu'on n'emploie un appareil spécial pour
administrer l'anesthésique; 3° une pince à langue (fig. 544);
4° de la vaseline destinée à enduire les
régions qui pourraient être brûlées par
l'anesthésique; 5° des tampons de coton
hydrophile ou de gaze montés sur des
pinces pour désobstruer les voies respiratoires supérieures; 6° quelques serviettes
en cas de vomissements.

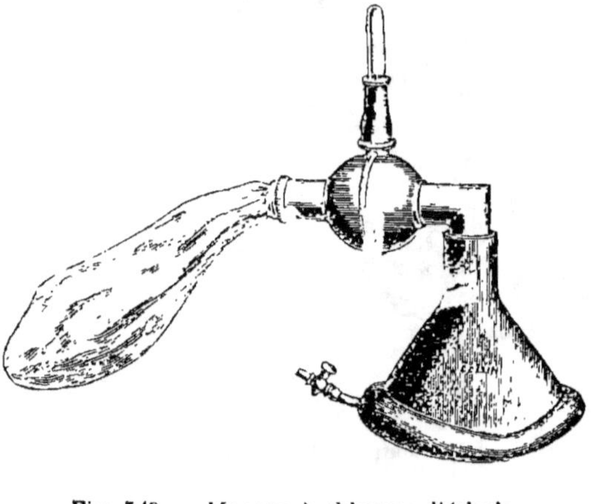

Fig. 543. — Masque à chlorure d'éthyle
(nouveau modèle Collin).

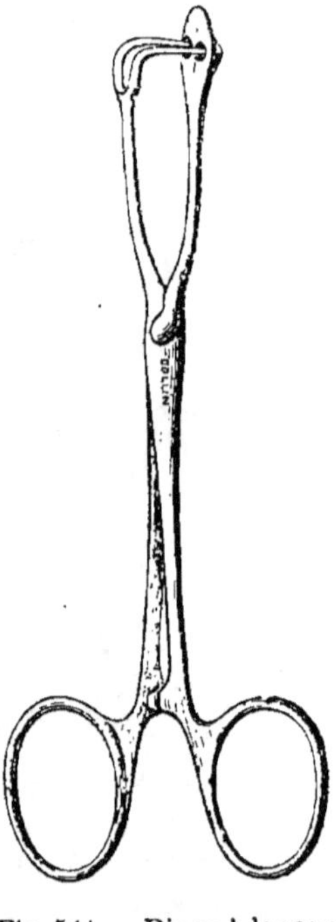

Fig. 544. — Pince à langue
de Berger.

Enfin il faut s'assurer que le patient est à jeun, qu'il n'a pas
de fausses dents et que rien ne le comprime au niveau du cou et
de la ceinture.

Anesthésie locale. — Différents procédés sont employés, le meilleur et le plus répandu est l'injection hypodermique de cocaïne en solution à 1 ou 2 p. 100.

D'autres produits similaires comme la stovaïne, la novocaïne sont également utilisés à cause de leur toxicité moins grande.

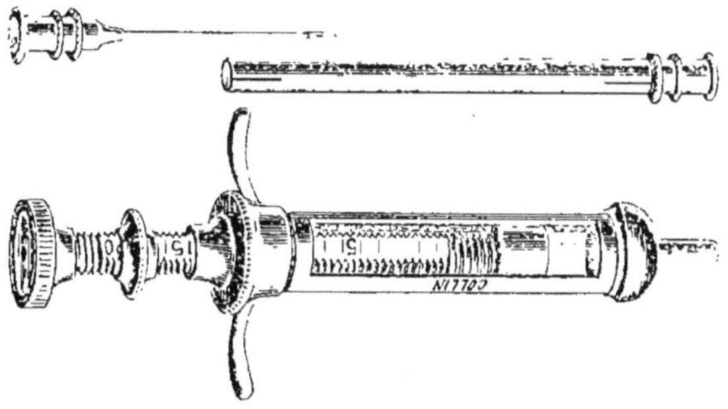

Fig. 545. — Seringue de Reclus.

Cette variété d'anesthésie a surtout été préconisée et bien réglée par Reclus qui avait imaginé une seringue spéciale. (fig. 545).

On emploie également cet anesthésique local en *badigeonnage* et en *instillation* pour insensibiliser certaines muqueuses, au niveau des yeux en particulier.

Un autre procédé également en usage est la *réfrigération* par la glace ou par l'évaporation rapide d'un liquide très volatil comme l'*éther* pulvérisé à l'aide de l'appareil de Richardson (fig. 546), le *chlorure d'éthyle* renfermé dans des ampoules de verre, le *chlorure de méthyle*, gaz liquéfié sous pression et contenu dans des tubes métalliques. Ces différents anesthésiques ne peuvent servir que pour des anesthésies superficielles et passagères, ouverture d'abcès par exemple.

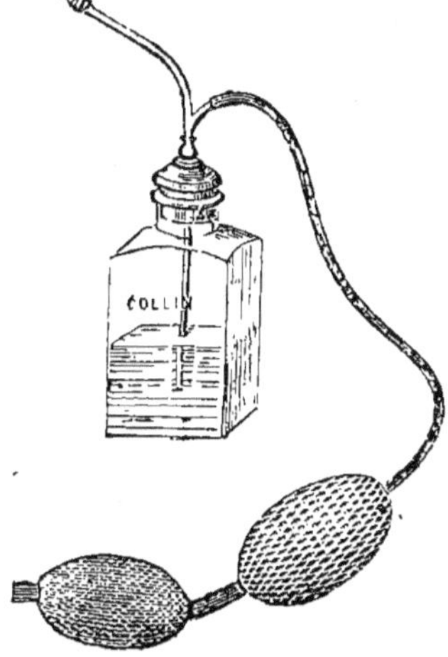

Fig. 546. — Pulvérisateur de Richardson.

Rachicocaïnisation. — Ce procédé d'anesthésie, qui est de date assez récente, ne s'est pas répandu comme on aurait pu le supposer à ses débuts. Un grand nombre de chirurgiens, qui l'ont essayé, l'ont abandonné pour des raisons multiples.

Ce procédé consiste à injecter une solution stérilisée de cocaïne, stovaïne ou novocaïne dans le canal rachidien au niveau de la région lombaire (fig. 547) en se servant d'une aiguille en platine iridié de 8 centimètres de longueur et d'une seringue en verre.

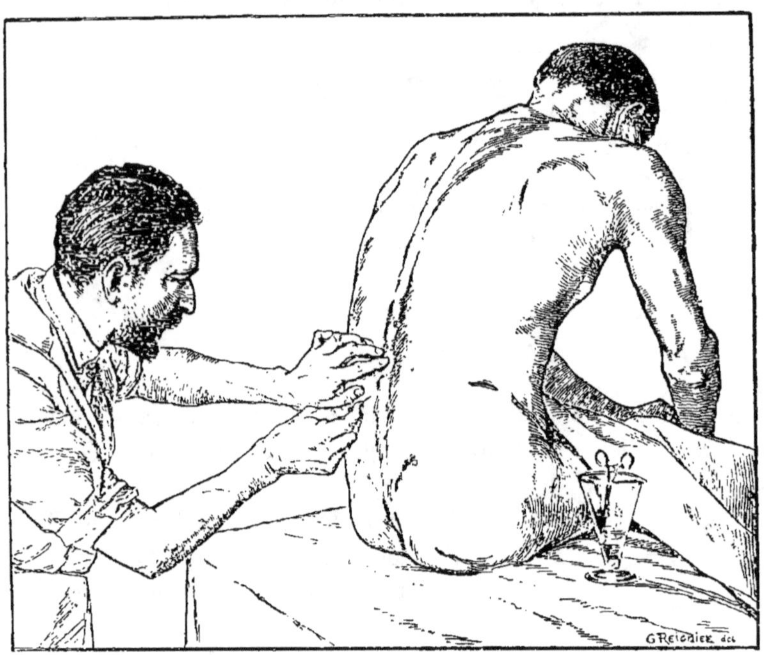

Fig. 547. — Rachicocaïnisation (Tuffier et Desfosses).

L'anesthésie de la moitié inférieure du corps est obtenue au bout de dix à quinze minutes.

Nous ne parlons pas des anesthésiques utérins proprement dits. Tous ceux, qui ont été décrits dans ces dernières années, sont surtout des méthodes de réclame sans valeur.

§ IV. — *Pansements.*

Les matériaux de pansement, qui sont maintenant d'un usage courant, sont la *mousseline* ou *gaze* ordinaire avec laquelle on prépare soit de grandes compresses destinées à protéger le champ opératoire, soit les petites et les moyennes compresses qui sont venues remplacer les éponges et les tampons de coton pour absorber le sang et nettoyer les plaies. Ces différentes compresses servent également à faire les pansements.

Dans les grandes interventions les champs opératoires sont le plus souvent en toile

Le *coton* ou *ouate hydrophile* est un coton qui a subi une préparation spéciale ayant pour but de l'épurer, de le blanchir et de lui permettre d'absorber les liquides.

Le *coton ou ouate ordinaire* est à peu près semblable au coton cardé du commerce, il est destiné à protéger le pansement en le maintenant en place et en le mettant à l'abri des germes extérieurs.

Ces différents cotons doivent être stérilisés lorsqu'ils sont destinés à être employés après une intervention aseptique.

Les imperméables, *mackintosh, gutta-percha laminée, taffetas gommé, taffetas chiffon*, qui entraient dans la composition du pansement humide, sont maintenant abandonnés, du moins lorsqu'il s'agit de pansements appliqués sur des plaies.

Les *bandes* sont en *toile*, en *tarlatane* ou gaze empesée qu'on doit mouiller avant de s'en servir, en *gaze* simple, en *flanelle*, en *crêpe*, mélange de laine et de coton qui les rend très élastiques. Leur largeur et leur longueur varient suivant l'importance du pansement à maintenir en place, les plus petites ont en général 5 centimètres de large.

Elles sont d'ordinaire remplacées au niveau de l'abdomen par de grandes pièces d'étoffe, toile, coton ou flanelle, auxquelles on a donné le nom de *bandages de corps*.

Le pansement humide et le pansement sec sont les deux variétés le plus fréquemment employées.

Dans le *pansement humide* on applique sur la région malade des compresses de gaze ou de tarlatane ayant bouilli une demi-heure dans de l'eau pure ou dans un liquide antiseptique, on les recouvre de ouate hydrophile, puis d'une couche épaisse et large d'ouate ordinaire; on maintient le tout avec un bandage approprié, bandage de corps ou bande de tarlatane mouillée et exprimée, de toile ou de crêpon de laine. Ce pansement doit être renouvelé tous les jours.

Lorsqu'il s'agit d'une plaie, on ne recouvre plus les compresses d'une toile imperméable. Celle-ci peut cependant rendre des services lorsqu'on désire obtenir un pansement humide agissant pour ainsi dire à la façon d'un bain local, on y a recours dans certaines lymphangites du sein par exemple. Dans ce cas, après les compresses on place un morceau de taffetas chiffon qui ne doit pas dépasser les limites des compresses.

Le *pansement sec* se fait en général de la façon suivante : la plaie est recouverte d'une poudre antiseptique, iodoforme, salol, dermatol, etc. ; on place ensuite plusieurs feuilles de gaze antiseptique qui doivent dépasser les limites de la plaie, on applique enfin sur la gaze des bandes ou des nappes de coton ordinaire. Le tout est maintenu par un bandage approprié.

Dans le *pansement aseptique*, le plus habituellement employé maintenant après toute intervention aseptique, on ne met sur la plaie que des compresses et de l'ouate stérilisées. Ce pansement peut rester en place pendant plusieurs jours sans être changé.

De la stérilisation des pansements. Manœuvre de l'auto-clave. — Les objets de pansement, compresses de gaze, champs opératoires, coton, fils à suture et à ligature moins le catgut, drains, et les vêtements que doit revêtir le chirurgien et ses aides, blouses, tabliers, gants, sont habituellement stérilisés à l'autoclave. Ces différents objets sont disposés dans des boîtes spéciales, celles-ci sont placées dans l'autoclave, les trous qu'elles portent sur les côtés se correspondant pour que la vapeur puisse pénétrer à l'intérieur des boîtes. Avant de mettre celles-ci dans le stérilisateur il faut s'assurer qu'il renferme de l'eau jusqu'à un niveau indiqué (précaution capitale).

A ce moment le couvercle est placé sur l'ouverture supérieure et maintenu par tous les boulons destinés à cet usage. Le robinet d'échappement est ouvert et le foyer, rampe à gaz, lampe à alcool ou à pétrole, est allumé. Dès que la vapeur commence à sortir par le tuyau d'échappement, le robinet est fermé. Le manomètre doit indiquer que la pression intérieure est de deux atmosphères, ce qui correspond à une température de 120° environ. En réglant la source de chaleur on maintient la pression égale pendant une demi-heure, temps nécessaire pour assurer une stérilisation complète.

On éteint alors. Si l'on veut éviter que les objets renfermés dans l'autoclave ne restent humides, on ouvre à ce moment le robinet pour permettre à la vapeur de s'échapper. L'aiguille du manomètre descend peu à peu vers le zéro, il ne faut pas attendre que l'appareil soit complètement refroidi pour retirer le couvercle.

Dès qu'on enlève les boîtes, il faut avoir la précaution de les fermer hermétiquement en faisant glisser les couvercles et par conséquent en détruisant le parallélisme des orifices placés sur le couvercle et sur le corps des boites de stérilisation.

Le maniement de l'autoclave demande donc un certain apprentissage non seulement pour éviter des accidents, mais encore pour obtenir une stérilisation absolue des objets destinés à une opération ou à des pansements.

Le maniement de l'étuve, dite Poupinel, est plus simple, on s'en sert surtout pour réaliser la stérilisation des instruments. La température qu'on obtient est, en effet, plus élevée, 170 à 180° et elle roussit les objets de pansement qui deviennent friables

§ V. — *Injections médicamenteuses.*

Les médicaments peuvent être introduits dans l'organisme en les injectant soit dans le tissu cellulaire sous-cutané (injections hypodermiques), soit dans les muscles (inj. musculaires), soit dans les veines (inj. intra-veineuses).

Les injections hypodermiques sont destinées à introduire dans le tissu cellulaire sous-cutané des médicaments qui seront absorbés plus sûrement et plus rapidement, car ils passent directement dans la circulation sans être modifiés ou retenus par le foie.

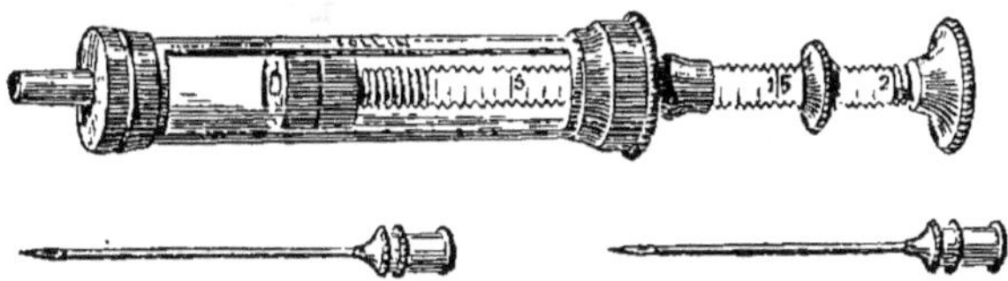

Fig. 548. — Seringue de Pravaz.

Les médicaments doivent être liquides, dissous ou à l'état d'émulsion dans un liquide (colloïdes); les plus fréquemment employés sont l'*éther*, la *morphine*, 1/2 à 1 centigramme, l'*ergotine*, la *caféine*, 0 gr. 10 à 0,50, l'*huile camphrée* au 1/10, 5 à 10 centimètres cubes, le *mercure*, le *collargol*, le *cacodylate de soude*, 0 gr. 05, etc. ; on injecte également le *sérum artificiel*, 7 grammes de chlorure de sodium pour un litre d'eau bouillie, des *liquides organiques* ou extraits d'organes (opothérapie), comme les extraits de corps thyroïde, d'ovaire, etc.; des sérums *antitoxiques* (sérothérapie) comme les *sérums antidiphtérique de Roux, antitéta-*

nique, *antistreptococcique*, etc., des vaccins comme le *vaccin antityphoïdique*.

Dans le manuel opératoire nous laisserons de côté la technique de l'injection de sérum artificiel, nous réservant de l'étudier dans un chapitre spécial.

Les instruments nécessaires pour une injection hypodermique sont une *seringue* démontable supportant l'ébullition et une *aiguille capillaire* pouvant être flambée.

Il existe un certain nombre de modèles de seringues qui toutes dérivent de la *seringue de Pravaz* (fig. 548); celles qui sont destinées aux injections hypodermiques ont une capacité de 1 ou 2 centimètres cubes, et les plus employées sont les seringues de Roux (fig. 549), de Straus, de Debove, de Lüer (fig. 550). Ces différents modèles ont comme avantage d'être facilement *stérilisables* par l'ébullition; pour les injections de sérum antitoxique on emploie le plus souvent la *seringue de Roux* (551), qui a une capacité de 20 centimètre cubes et qui est munie d'un tube de caoutchouc flexible entre l'aiguille et le corps de pompe.

Les injections mercurielles nécessitent

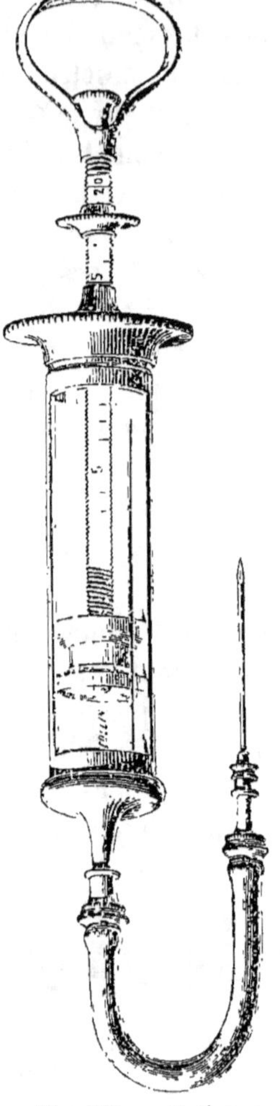

Fig. 549. — Seringue du Dr Roux.

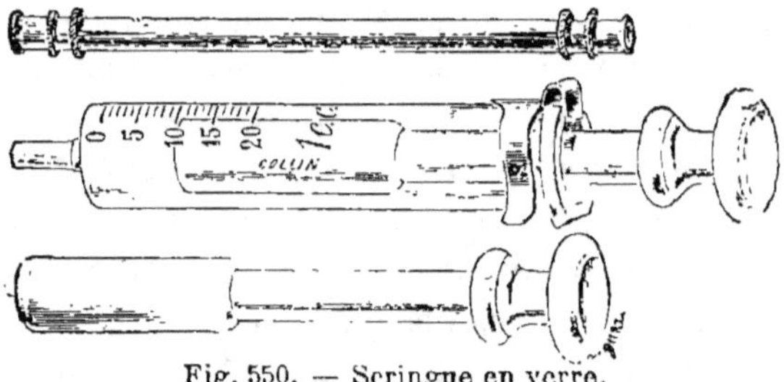

Fig. 550. — Seringue en verre.

l'emploi de seringues en verre bien graduées et bien calibrées (fig. 550).

Quant aux aiguilles, les plus pratiques sont celles qui sont construites en *platine iridié*, car elles peuvent être flambées sans être altérées.

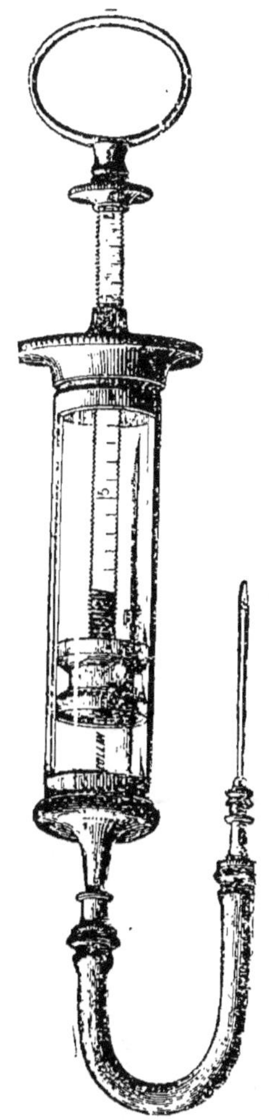

Fig, 551. — Seringue de Roux pour injections de 20 centimètres cubes.

Avant toute injection il faut *essayer* la seringue et s'assurer que l'aiguille est perméable, puis on fait l'*asepsie* de ces instruments, la seringue et l'aiguille sont bouillies; quelquefois cette dernière est seulement flambée. La solution, qui doit être aseptique elle-même, est mise dans un petit récipient (verre à ventouse, coquetier), qu'on a fait bouillir ou flamber à l'alcool; chaque fois que le liquide stérilisé destiné à être injecté est contenu dans une ampoule, il est préférable de l'y puiser directement (fig. 552). L'opérateur se savonne et se brosse les mains avec grand soin, puis il les plonge dans une solution de sublimé à 1 p. 1000; il fait ensuite l'*antisepsie du point choisi* pour pratiquer l'injection, on a rarement recours au nettoyage à l'eau savonneuse, puis à l'alcool, ensuite au sublimé, une simple application de teinture d'iode suffit. Le *lieu d'élection de l'injection* est en général une région où le tissu cellulaire est épais : paroi antérolatérale de l'abdomen, face externe de la cuisse, fesse, régions deltoïdienne ou pectorale.

Toutes ces précautions étant prises, la seringue est *chargée*, puis placée verticalement l'aiguille en haut, afin de faire remonter les *bulles d'air* qu'on *chasse* en poussant très légèrement le piston (fig. 553); on fait avec le pouce et les autres doigts de la main gauche un *pli à la peau*, et avec la main droite, qui tient la seringue, on *enfonce* l'aiguille obliquement d'un seul coup, on *pousse* ensuite le piston doucement et lentement. Dans les injections intra-musculaires l'aiguille doit être introduite perpendiculairement à la paroi et enfoncée profondément. L'aiguille est d'abord enfoncée seule ; la seringue n'est adaptée qu'après s'être

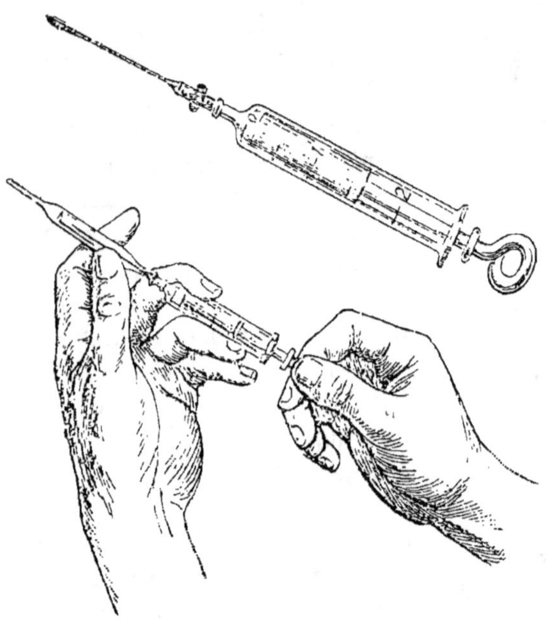

Fig. 552. — Manière de puiser le liquide dans une ampoule (Tuffier et Desfosses)

assuré qu'il ne s'écoule pas de sang par l'embout de l'aiguille. Dans le cas où une goutelette de sang apparaît, c'est qu'un vaisseau a été piqué, on retire donc l'aiguille afin d'éviter de faire pénétrer le médicament directement dans le vaisseau, d'autant plus qu'il s'agit toujours de médicament insoluble. Lorsque tout le liquide est écoulé, on retire l'aiguille rapidement et on obture l'orifice cutané avec le doigt en attendant de le boucher

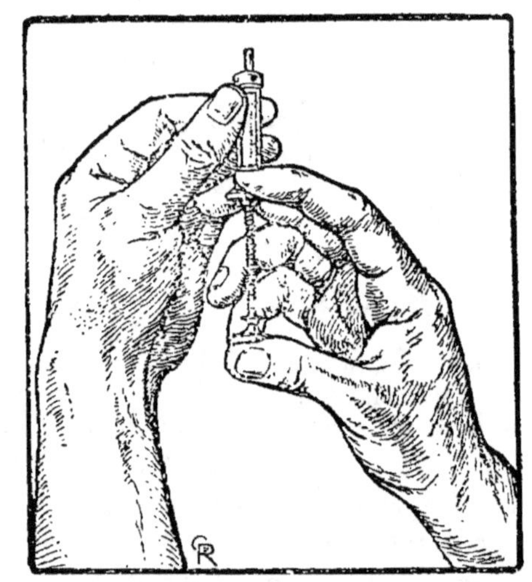

Fig. 553. — Manière de chasser les bulles d'air (Hartmann).

avec un peu de coton hydrophile et de collodion. Pour activer la résorption on peut pratiquer au niveau de la piqûre un massage léger. On lave ensuite la seringue et on introduit dans le canal de l'aiguille un fil d'argent pour éviter son obstruction.

Nous laisserons de côté la technique des injections intra-veineuses qui est assez délicate, elles ne doivent être pratiquées que par un médecin, qui en a une grande habitude.

Si des fautes d'asepsie ont été commises par l'opérateur, seringue non stérilisée, aiguille non flambée, région non nettoyée, ou si la solution n'était pas stérile, on peut voir un abcès apparaître après quelques jours; si l'injection a été faite dans le *derme*, elle produit souvent une *eschare*, qui met très longtemps à se détacher. Dans certains cas on cherche à provoquer par l'injection un abcès (abcès de fixation) pour localiser une infection microbienne.

§ VI. — *Injections de sérum artificiel.*

Ces injections sont devenues d'un usage courant en *obstétrique* et en *chirurgie*, elles sont pratiquées dans le but soit de *réparer une grande quantité de sang perdu*, soit de *faire un lavage du sang*. Dans l'anémie post-hémorragique elles rendent à l'économie une quantité de liquide à peu près égale à la quantité de sang perdu, on relève ainsi la tension sanguine et on excite les contractions du cœur; dans les *grandes infections*, comme l'infection puerpérale, et dans les *intoxications* le sérum injecté, en élevant la tension sanguine, augmente la quantité des urines, celles-ci entraînent avec elles les toxines de l'organisme. Enfin dans certains états cachectiques, les vomissements incoercibles par exemple, des injections répétées d'une petite quantité de sérum (250 grammes) peuvent relever l'état général.

Le sérum est injecté soit *directement dans la veine* s'il faut agir rapidement, soit le plus souvent dans le *tissu cellulaire sous-cutané*. On peut encore faire pénétrer le sérum dans l'organisme par la voie rectale. Le liquide employé est le sérum de Hayem :

Eau distillée..........................	1 000 grammes.
Chlorure de sodium pur.............	5 —
Sulfate de soude.....................	10 —

ou une *solution saline* qu'on peut préparer soi-même en mettant 7 *grammes* ou une *cuillerée à café* de sel finement pulvérisé et *fortement tassé* dans un litre d'eau qu'on fait ensuite *bouillir pendant une demi-heure*, on emploie également le *sérum glucosé* à 30 pour 100. Le sérum doit être injecté tiède, c'est-à-dire à une *température de 37° à 40°*; on y parvient en maintenant le récipient dans une cuvette d'eau chaude ou en faisant passer le tube dans un récipient rempli d'eau très chaude qui réchauffe le liquide au passage, suivant l'instrumentation employée.

Les appareils dont on se sert sont les *appareils à soufflerie*

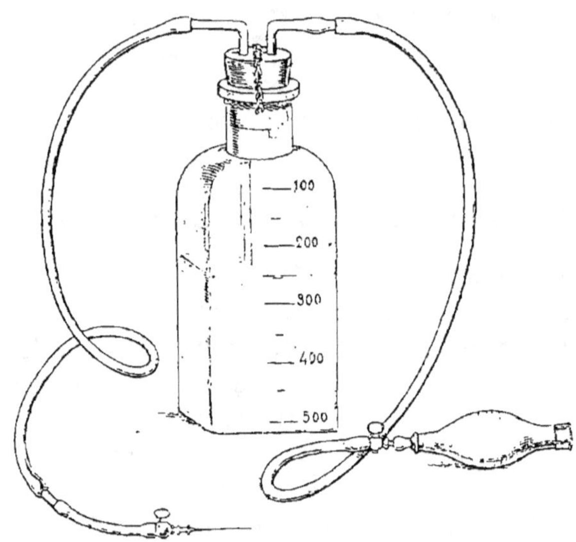

Fig. 554.   Appareil à injection de sérum artificiel.

(fig. 554), dans lesquels le sérum est chassé du flacon où il est contenu par la pression de l'air qu'on y fait entrer, et surtout les *appareils où l'on utilise le poids du liquide*, comme le *bock* à injection (fig. 555), l'*entonnoir*, les *ampoules* préparées pour cet usage (fig. 556); on peut aussi utiliser une bouteille bien propre disposée comme l'indiquent les figures 557 et 558. A la partie inférieure de ces instruments on adapte un tube de caoutchouc, dont l'extrémité libre peut recevoir un fin trocart ou une aiguille assez grosse semblable à celle des seringues à injections hypodermiques. L'instrument ayant été aseptisé par une *ébullition prolongée*, il est rempli de sérum à la température de 40° et, lorsque l'aiguille a été introduite dans le tissu cellulaire, il est placé et fixé à une hauteur de 1 m. 50 au-dessus du plan du lit; cette élévation fournit une pression suffisante pour faire pénétrer le liquide assez lentement, ce qui est nécessaire.

La *technique de l'injection* est la suivante : la solution et les instruments étant aseptisés, l'opérateur fait à son tour l'asepsie de ses mains et du lieu de l'injection par une application de teinture

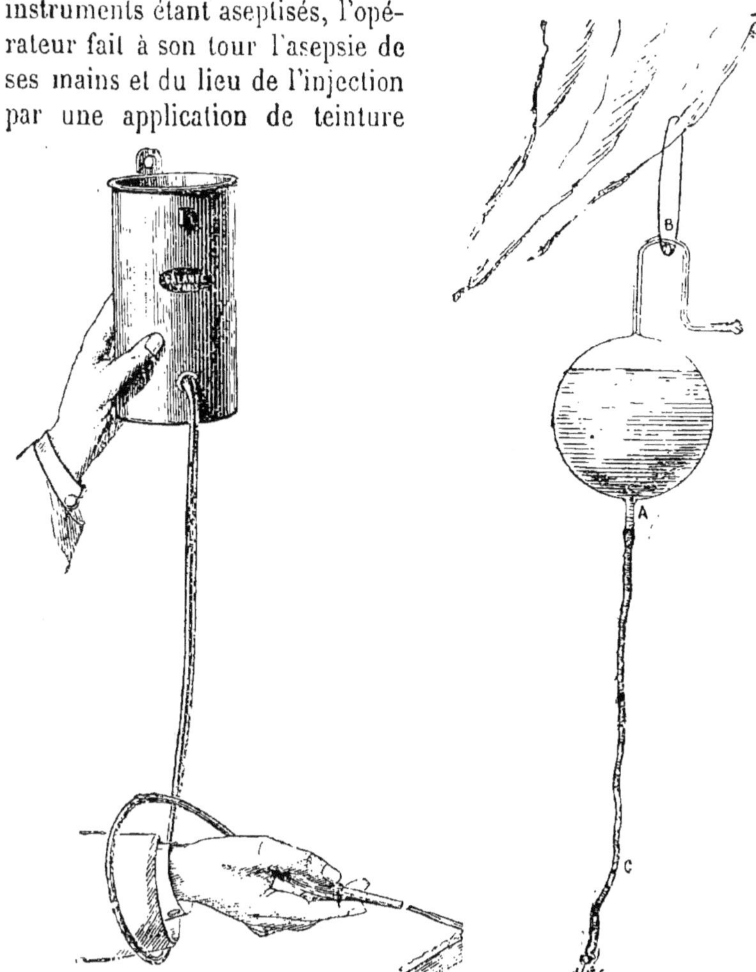

Fig. 555. — Réservoir d'Esmarch.

Fig. 556. — Ampoule pour injection de sérum.

d'iode. Le point choisi pour faire pénétrer le liquide est la *face antéro-externe de la cuisse*, la *fesse* ou la *paroi antéro-latérale de l'abdomen*. L'air est expurgé, l'aiguille est saisie de la main droite, pendant que la main gauche fait un pli à la peau, puis l'aiguille est enfoncée brusquement et obliquement pour que sa pointe reste dans le tissu cellulaire sous-cutané. Lorsque 4 à

500 grammes de sérum ont pénétré, ils déterminent une masse grosse comme le poing ; on enlève alors l'aiguille d'un seul coup et on bouche l'orifice de la piqûre avec un peu d'ouate imprégnée de collodion. Si la quantité injectée paraît insuffisante, on choisit une autre région pour recommencer cette petite opération.

La *boule d'œdème* formée par le liquide met environ une heure

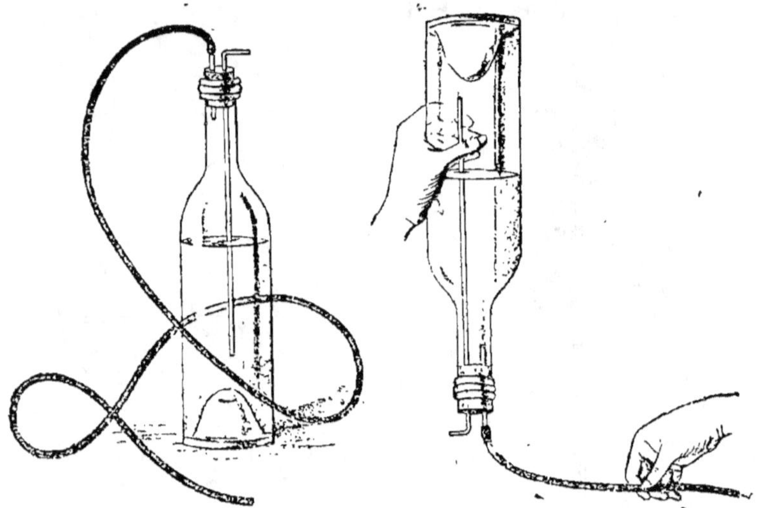

Fig. 557. — Bouteille disposée pour servir à injecter du sérum artificiel (Lejars).

Fig. 558. — Bouteille placée en position pendant l'injection du sérum.

à disparaître, ce qui prouve que le liquide met ce temps à passer en totalité dans la circulation sanguine.

Les *accidents* déterminés par les injections de sérum sont dus soit à des fautes d'antisepsie, ce sont les *abcès* ou les *lymphangites*, soit à des quantités trop abondantes de liquide injecté, ce sont l'*œdème pulmonaire*, les *troubles cérébraux* comme les bourdonnements d'oreilles, l'*hémorragie pulmonaire* par rupture des capillaires du poumon sous l'influence de l'excès de tension du sang.

§ VII. — *Lavage de l'estomac et gavage.*

I. — *Chez le nourrisson.*

Chez le nourrisson atteint de gastro-entérite aiguë il est quelquefois indiqué de laver l'estomac pour entraîner les toxines, cause des vomissements. Pour cela on emploie soit un tube spécial comme celui représenté à la figure 559 ou encore le *laveur stomacal de Louis Guinon*, soit une simple sonde urétrale de Nélaton à l'extrémité large de laquelle on adapte un petit entonnoir en verre. Ces divers instruments ayant été bouillis, on introduit l'index gauche dans la bouche de l'enfant tenu verticalement par un aide, on déprime la langue et on pousse lentement le tube qui pénètre de lui-même dans l'œsophage. On l'introduit d'environ 10 centimètres, on remplit l'entonnoir d'eau bouillie tiède ou d'eau de Vichy et on l'élève ensuite au niveau de la tête du bébé, le liquide disparaît petit à petit. Quant l'entonnoir est presque vide, on l'abaisse au-dessus d'un récipient vide, le tube fait siphon et le contenu de l'estomac s'écoule au dehors; on recommence plusieurs fois la même manœuvre jusqu'à ce que le liquide ressorte clair.

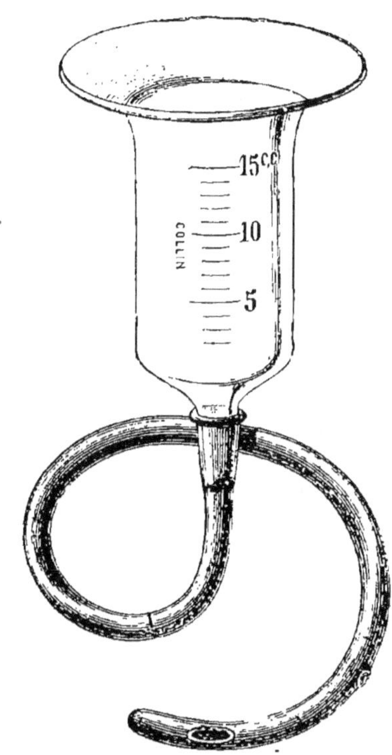

Fig. 559. — Modèle d'instrument destiné au gavage, mais pouvant aussi servir au lavage de l'estomac d'un nourrisson.

Le trait noir tracé sur le tube, arrivé au niveau de l'ouverture buccale, indique que l'extrémité du tube est dans l'estomac.

Pour le *gavage* on met dans l'entonnoir la quantité de lait que l'on veut faire ingérer à l'enfant, 10, 15, 20 grammes, et, quand l'entonnoir est vide, on retire le tube assez rapidement pour éviter que son contact avec le pharynx buccal ne provoque un vomissement.

II. — *Chez l'adulte.*

Chez les adultes en cas d'empoisonnement, dans certaines dyspepsies, dans l'*éclampsie* même, on a recours au lavage de l'estomac. On emploie alors le *tube de Faucher* (fig. 560) ou le *tube de Debove*.

Le siphon de Faucher se compose d'un tube de caoutchouc rouge et souple de 1 m. 50 de longueur et de 10 à 12 millimètres de diamètre. Une des extrémités reçoit un entonnoir en verre, l'autre extrémité est perforée; à 50 centimètres de cette extrémité le tube porte un trait qui indique le moment où il faut s'arrêter

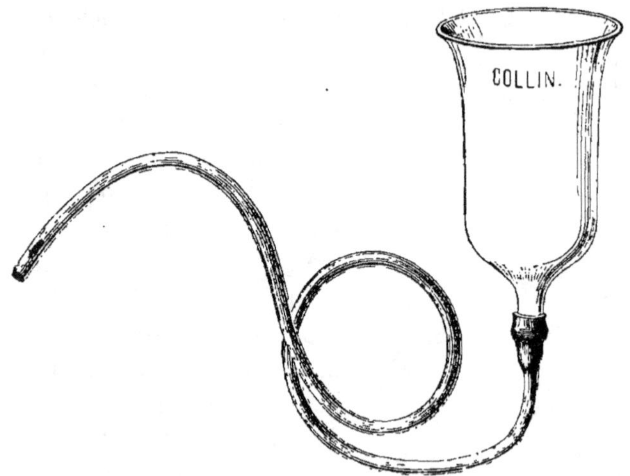

Fig. 560. — Tube de Faucher pour gavage et lavage de l'estomac chez l'adulte.

dans l'introduction; dès que ce point de repère aborde l'orifice buccal, l'extrémité du tube est dans l'estomac.

L'introduction diffère suivant qu'on est en présence d'un sujet ayant sa connaissance ou d'un malade dans le coma. Dans le premier cas on le fait asseoir et renverser la tête qui est soutenue par un aide, l'extrémité du tube est plongée dans l'huile et saisie de la main droite pendant que l'index gauche est introduit dans la bouche pour diriger le tube vers l'œsophage; on le pousse doucement et progressivement en s'arrêtant au moment des mouvements respiratoires et en priant le malade de faire des mouvements de déglutition. Dès qu'il a franchi l'orifice supérieur de l'œsophage, il glisse assez facilement jusque dans l'estomac.

Cette introduction est plus difficile, si l'on se trouve en présence d'un malade comateux, l'opérateur n'étant plus aidé par le patient. Dans le cas où les mâchoires sont serrées l'une contre l'autre, on fait passer le tube par une narine.

Une fois le tube dans l'estomac, on remplit l'entonnoir de liquide, eau bouillie, eau de chaux, eau bicarbonatée, eau albumineuse, etc., si l'on veut faire un lavage, ou lait, bouillon, etc., si l'on veut introduire des aliments ; la technique est la même que celle que nous avons indiquée au chapitre précédent.

§ VIII. — *Lavage de l'intestin, entéroclyse et lavements*.

I. — *Chez le nourrisson.*

Chez l'enfant on emploie soit une sonde urétrale de Nélaton (n° 25, filière Charrière), sur laquelle on adapte un petit entonnoir de verre ou de métal, soit un appareil construit spécialement pour cet usage comme le *laveur stomacal et intestinal de Louis Guinon.*

Le liquide employé est le même que chez l'adulte, mais la quantité varie de 200 à 600 grammes suivant l'âge.

L'enfant est couché sur le côté droit, les membres inférieurs légèrement relevés et maintenus par l'aide sur les genoux duquel il est placé. Le tube de caoutchouc, dont l'extrémité est vaselinée, est enfoncé de *15 à 20* centimètres, le récipient rempli du liquide tiède est élevé à une hauteur de 20 centimètres en moyenne pour que l'écoulement se fasse lentement et sous une faible pression. Lorsque le récipient est presque vide, on l'abaisse en le renversant au-dessus d'un seau ou d'une cuvette, le tube fait siphon et le liquide s'écoule au dehors. Lorsque tout le liquide est sorti, le réservoir est rempli de nouveau et élevé pour faire pénétrer une nouvelle quantité de liquide dans l'intestin, puis abaissé comme précédemment. On doit continuer ainsi jusqu'à ce que le liquide sorte absolument clair.

II. — *Chez l'adulte.*

Au cours de certaines infections intestinales aiguës ou chroniques il est nécessaire de faire de véritables lavages de la totalité du gros intestin, afin de le débarrasser des microorganismes qu'il renferme ou des matières qui y sont accumulées. *Chez l'adulte* on emploie le *laveur d'Esmarch* (fig. 556) ou un simple entonnoir auquel on adapte un tube en caoutchouc et une *canule* souple, longue d'environ 50 centimètres sur 1 centimètre de diamètre.

Le sujet étant couché sur le côté droit (fig. 561), la canule vaselinée est introduite et poussée aussi loin que possible, le liquide (eau bouillie, eau boriquée, sérum artificiel) est versé dans le récipient, et celui-ci est élevé à une hauteur de 60 centimètres environ ; on ne doit jamais dépasser 1 mètre de pression. Cette

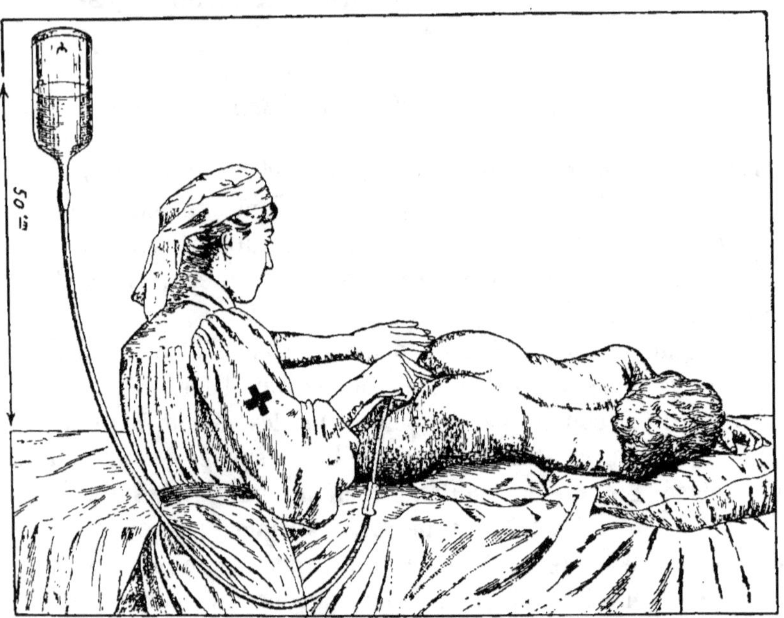

Fig. 561. — Position à donner pour les lavements.

dernière sera du reste réglée sur la rapidité d'écoulement du liquide, un litre devant mettre au moins dix minutes pour passer dans l'intestin. La quantité de liquide à faire pénétrer est d'en moyenne 2 litres, si l'on veut remplir tout le gros intestin.

Lavements. — Le lavement est l'introduction par la voie rectale d'un liquide susceptible de remplir un but hygiénique ou thérapeutique.

On emploie pour cela soit l'*irrigateur Eguisier* (fig. 562), qui est de plus en plus abandonné parce qu'il est compliqué et difficile à tenir propre, soit de préférence le réservoir d'Esmarch (bock à injection, fig 556), soit l'injecteur anglais, soit les poires en caoutchouc (fig. 563), utiles pour injecter des petites quantités de liquide qui doit être conservé, lavement médicamenteux par exemple ou lavement d'huile. A tous ces instruments s'adapte une *canule* droite ou courbe, rigide ou flexible.

Il faut donner la préférence aux canules flexibles ; lorsque le liquide doit être injecté assez loin, on choisit une sonde de caoutchouc rouge de gros modèle n°s 20 à 22.

Suivant la quantité de liquide injecté, on distingue le lavement entier, 500 grammes, le demi-lavement, 250 grammes, et le quart

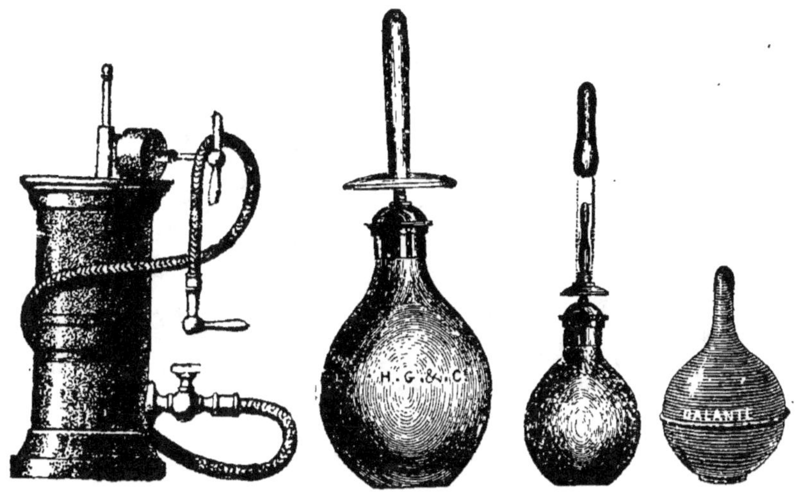

Fig 562.
Irrigateur Eguisier.

Fig. 563.
Poires en caoutchouc.

de lavement, 125 grammes ; c'est à ce dernier qu'on a recours si l'on veut que le liquide soit gardé. Dans certains cas cependant on peut aller jusqu'à plusieurs litres.

Suivant la qualité du liquide injecté on distingue :

1° Le *lavement simple* composé d'eau bouillie tiède, à la température de 30° environ, ou froide ;

2° Le *lavement médicamenteux*, qui est *émollient* (amidon), *irritant* (iode, nitrate d'argent), *astringent* (tannin, sels de plomb), *purgatif* (sulfate de soude), *sédatif* (laudanum) ;

3° Le lavement *nutritif* préparé avec du bouillon, du lait, des émulsions de jaune d'œuf, de la peptone, etc. Avant d'administrer ce lavement, qui doit être gardé, il faut vider l'intestin en donnant un premier lavement évacuateur.

Opération. — Le temps le plus important est l'*introduction de la canule* basée sur la connaissance des différentes courbures du rectum (fig. 564). La canule, préalablement vaselinée ou huilée, est introduite avec douceur et *dirigée d'abord en avant vers l'ombilic*; après 3 centimètres d'introduction elle est dirigée en arrière.

Si la canule était poussée trop fortement en avant, elle pourrait perforer la paroi antérieure du rectum et pénétrer dans le vagin.

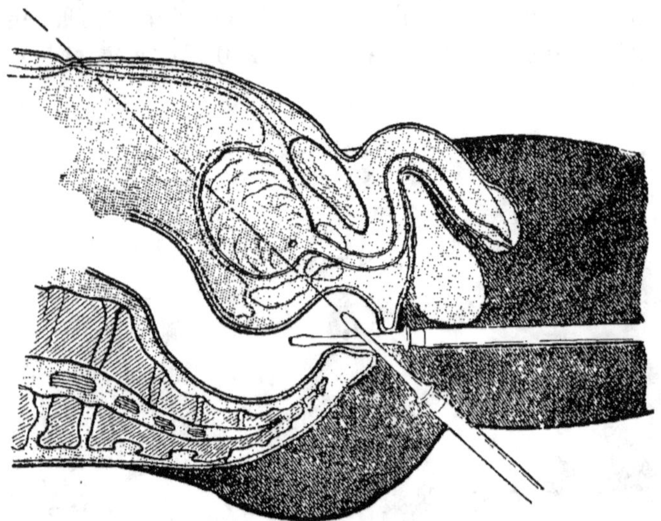

Fig. 564. — Introduction de la canule.

Le tube de caoutchouc ne devra avoir qu'une longueur de 75 centimètres pour ne pas être tenté d'élever le récipient à une trop grande hauteur; celui-ci ne doit pas en effet être placé à plus de 40 centimètres au-dessus du plan du lit, car le liquide doit pénétrer lentement et sans jamais provoquer de réflexe douloureux.

§ IX. — *Cathétérisme de l'urètre chez la femme.*

On donne le nom de cathétérisme à l'introduction dans l'urètre et dans la vessie d'une sonde destinée à extraire l'urine contenue dans ce réservoir ou à y injecter un liquide.

Les instruments employés pour ces différents usages portent le nom de *sondes*; ce sont des tubes creux, rigides ou flexibles, arrondis à l'une de leurs extrémités qui est percée d'un ou deux trous; l'autre extrémité est largement ouverte.

Les sondes rigides ou *métalliques* sont courbes ou droites; la plus employée est une tige creuse de 15 centimètres de longueur (fig. 565). Une extrémité est arrondie, c'est le *bec*; l'autre extrémité ouverte très largement porte le nom de *pavillon* et possède sur ses parties latérales un ou deux anneaux. La portion qui correspond au bec est légèrement recourbée.

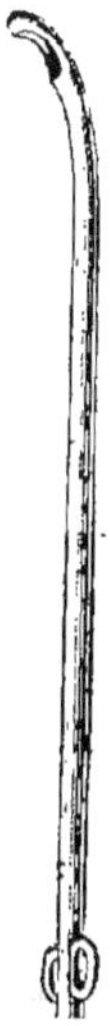

Les sondes *flexibles* sont en caoutchouc (fig. 566), en gomme ou en gutta-percha, et de calibre variable; celles qu'on emploie chez les femmes portent les numéros 21, 22, 23 de la filière Charrière.

Les plus grandes précautions antiseptiques doivent être prises pour éviter les cystites, si fréquentes à l'époque où l'on ne prenait aucun soin. L'instrument sera flambé ou bouilli selon qu'il sera en métal ou en tissu mou; les organes génitaux externes seront lavés avec soin, surtout dans la région vestibulaire; les mains de l'opérateur seront désinfectées selon la technique déjà donnée.

La femme est couchée, les cuisses écartées et légèrement fléchies; l'opérateur se place du côté droit et écarte les petites lèvres avec le pouce et le médius de la main gauche; avec la main droite il fait une nouvelle toilette de la région et saisit la sonde préalablement graissée avec de l'huile stéri-

Fig. 565. — Sonde métallique de femme.

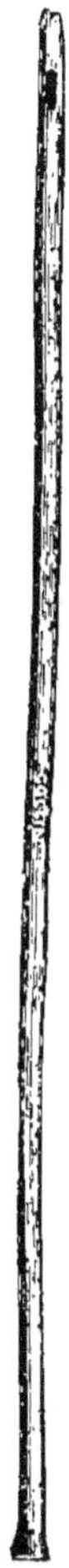

Fig. 566. — Sonde en caoutchouc.

lisée, il introduit le bec dans le méat, en ayant soin que la concavité de l'instrument soit tournée en haut. Lorsque celui-ci a dépassé le bord inférieur de la symphyse, on abaisse légèrement le pavillon, le bec pénètre dans la vessie et l'urine s'écoule au dehors.

Chez la femme enceinte, pendant les derniers temps de la

grossesse, la vessie et l'urètre sont entraînés par l'utérus, aussi le méat est-il profondément caché sous le pubis; il est alors nécessaire de tirer en haut le clitoris et le vestibule, pendant que les petites lèvres sont portées en dehors. Ce qu'il faut bien retenir dans la découverte du méat, c'est qu'il doit être recherché à la *partie supérieure et antérieure du vagin*; on peut donc se guider sur le doigt indicateur gauche introduit dans le canal vaginal, la face palmaire tournée en haut et appliquée contre la paroi antérieure. L'orifice urétral est immédiatement au-dessus de ce doigt.

Pendant le travail le cathétérisme est souvent très difficile à pratiquer, l'urètre étant comprimé entre la symphyse pubienne et la tête fœtale engagée, aussi faut-il dans ce cas éviter l'emploi des sondes rigides et en particulier des sondes en verre, qui peuvent se briser ou qui peuvent léser les parties molles environnantes.

§ X. — *Ponction.*

La ponction est soit un moyen de diagnostic, soit une méthode thérapeutique.

C'est un moyen de diagnostic lorsqu'elle est employée sous la forme de *ponction exploratrice*. Le but est alors de rechercher la présence d'une collection liquide dans une cavité, la composition d'une tumeur, liquide ou solide, la nature du liquide, séreux, purulent ou sanguin. On y a également recours pour extraire de l'organisme un liquide qu'il est nécessaire d'examiner au point de vue chimique, bactériologique ou cytologique; c'est ainsi que dans la méningite cérébro-spinale l'aspect du liquide céphalo-rachidien extrait du canal rachidien permet par son aspect de soupçonner cette affection et par son examen microscopique de l'affirmer ou de l'éliminer.

On emploie pour ce genre de ponction une seringue en verre et une aiguille; celle-ci varie de calibre et de longueur suivant la région sur laquelle doit porter la ponction.

C'est au contraire une *méthode thérapeutique* lorsqu'elle a pour but d'évacuer le contenu d'une cavité, parencentèse de l'abdomen, thoracentèse de la plèvre, etc.

Pour vider une cavité péritonéale remplie de liquide ou renfermant un kyste on se sert habituellement d'un trocart (fig. 567) composé de deux parties : 1° une tige pleine terminée par une pointe très aiguë; 2° une tige creuse pouvant recevoir la précédente dont la pointe seule est libre, c'est la canule.

Lorsqu'il s'agit d'extraire le liquide renfermé dans la plèvre ou

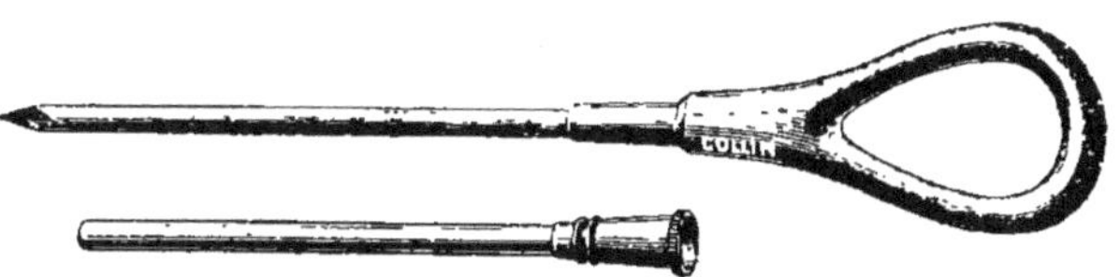

Fig. 567. — Trocart.

quelquefois dans le péricarde, on se sert d'un appareil plus compliqué agissant par aspiration, appareil de Potain ou de Dieulafoy.

L'appareil de Potain, le plus couramment employé pour pra-

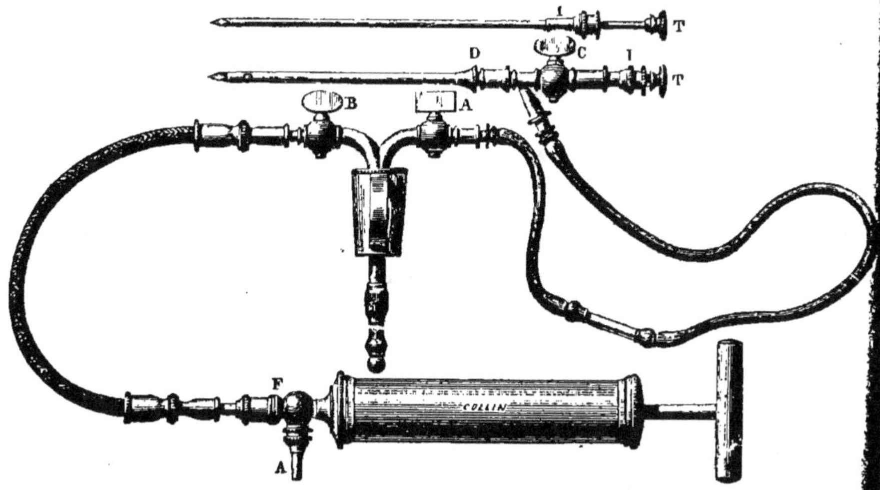

Fig. 568. — Pièces composant l'aspirateur de Potain.

tiquer une ponction évacuatrice, se compose comme pièces principales : 1° d'une pompe, qui est à la fois aspirante et foulante; 2° d'un réservoir, une bouteille; 3° d'un jeu de trocarts et d'aiguilles de différents diamètres; 4° d'un bouchon de caoutchouc perforé d'un trou pour le passage d'un tube à deux tubulures (fig. 568).

Chaque tubulure est munie d'un robinet : l'une d'elles est reliée à la partie aspirante de la pompe par un tube de caoutchouc; à l'autre tubulure s'adapte un deuxième tube de caoutchouc portant à son extrémité opposée une pièce métallique munie d'un robinet et destinée à recevoir le trocart ou l'aiguille (voir fig. 569 l'appareil monté).

Avant de pratiquer une ponction, il faut faire le vide dans la bouteille; pour cela le robinet placé sur le tube opposé à celui de la pompe doit être fermé; il ne sera ouvert que lorsque

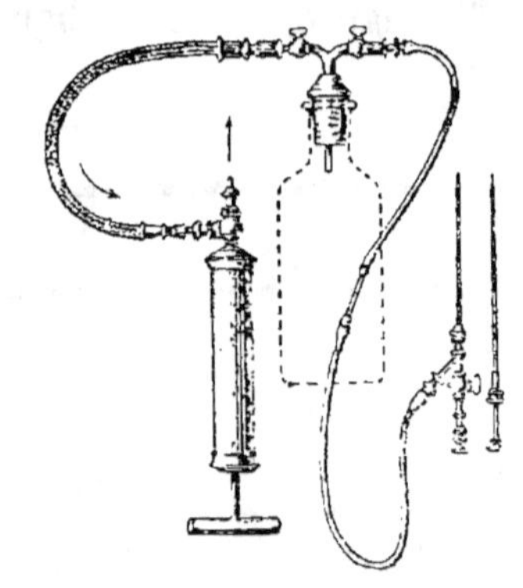

Fig. 569. — Aspirateur de Potain monté.

le trocart sera fixé dans la cavité qui doit être ponctionnée et que le robinet de l'ajutage portant l'aiguille aura lui-même été fermé.

§ XI. — *Saignée.*

La saignée est l'opération qui a pour but d'enlever à l'organisme une certaine quantité de sang. Elle peut être générale ou locale. La *saignée générale* est obtenue par l'ouverture d'un vaisseau, une veine habituellement, de là le nom de *phlébotomie*; nous renvoyons à la page 194 pour la description de la technique opératoire de la saignée sur une veine du pli du coude (fig. 570).

Dans la *saignée locale* on n'ouvre que des capillaires; on l'obtient par différents procédés, ventouses scarifiées et application de *sangsues*.

Application de sangsues. — On n'a plus guère recours à cette dernière méthode que dans des cas très limités, lorsqu'il s'agit d'obtenir une décongestion dans une région irrégulière ne permettant pas la pose de ventouses, sur l'extrémité céphalique par exemple, près de l'œil, derrière l'oreille, etc.

On trouve dans le commerce deux variétés de sangsues : la sangsue verte et la sangsue grise, que l'on conserve dans des récipients remplis d'eau froide souvent renouvelée.

La région, sur laquelle il est indiqué de poser une ou des sangsues, est lavée et rasée si c'est nécessaire; elle est ensuite bien

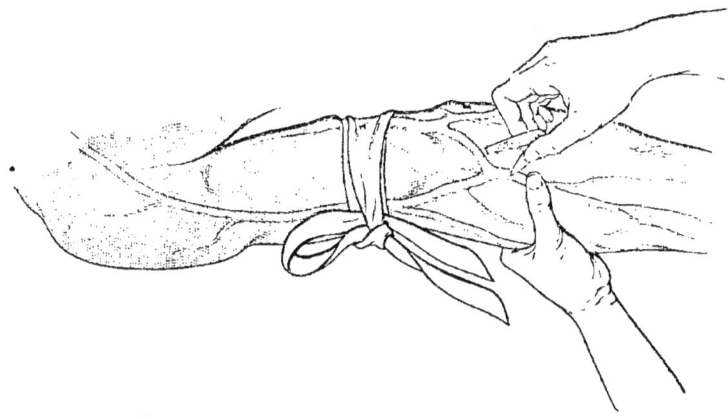

Fig. 570. — Phlébotomie.

séchée. Les sangsues sont placées dans un petit récipient, un petit verre par exemple; celui-ci est renversé rapidement sur

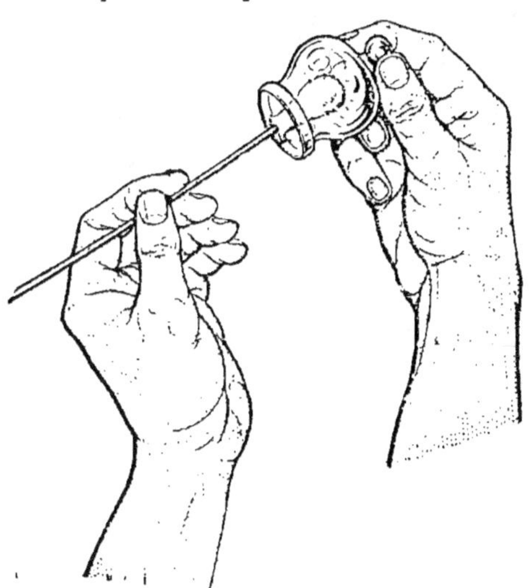

Fig. 571. — Manière de faire le vide dans une ventouse.

la région choisie; elles mettent généralement un certain temps avant de se fixer par leur ventouse antérieure qui seule est munie de trois mâchoires à dentelures très fines (fig. 144). Ce sont ces dernières qui entament les téguments, tandis que la ventouse aspire le sang qui suinte au niveau des solutions de continuité.

Une fois bien fixée, la sangsue doit être abandonnée à elle-même; ce n'est qu'au bout d'une demi-heure à une heure que gorgée de sang elle se détache spontanément. A ce moment sa partie médiane est renflée, une sangsue peut en effet extraire 10 à 15 grammes de sang. Il est parfois nécessaire de ne pas attendre qu'elles tombent d'elles-mêmes ; dans ce cas on dépose à leur contact une pincée de sel ou d'un coup de ciseaux on les sectionne. Il ne faut jamais chercher à les enlever de force dans la crainte de briser leurs mâchoires qui resteraient dans les tissus.

Une fois détachées, on lave la région intéressée avec un liquide antiseptique et on applique ensuite un pansement sec, gaze et

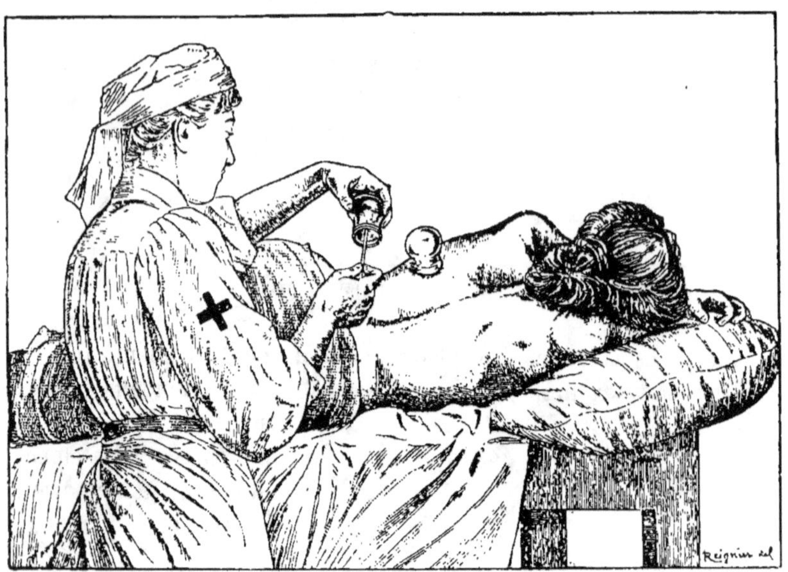

Fig. 572. — Pose de ventouses.

coton. Si l'on désire que le suintement sanguin continue, on fait au contraire un pansement humide et chaud.

Pour obtenir l'arrêt de l'hémorragie qui persiste parfois, il faut pratiquer l'hémostase par compression à l'aide d'un pansement ou par application d'une solution concentrée d'antipyrine.

Technique pour la pose des ventouses. — D'une façon générale la ventouse est un petit récipient à bord lisse dans lequel on peut faire le vide pour obtenir une aspiration de la surface cutanée. On construit pour cet usage des petites ampoules en verre de volume variable (fig. 145) portant un goulot à bords réguliers et épais. Un petit verre à bordeaux peut être employé pour remplacer ces instruments spéciaux en cas d'urgence.

Pour les appliquer, il faut faire rapidement le vide dans leur intérieur ; on y parvient en y introduisant un morceau de papier fin ou une pincée de coton hydrophile qu'on allume; on pose alors très rapidement le vase sur la peau en exerçant une certaine pression.

Les professionnels obtiennent le vide en faisant pénétrer à l'intérieur du verre un pinceau d'ouate imbibé d'alcool (fig. 571 et 572); ce procédé risque moins de déterminer des brûlures sur les téguments, mais il demande une certaine habitude.

Si le vide a été bien fait et maintenu par un contact uniforme de tout le bord du goulot, on aperçoit la peau qui est soulevée et qui prend une teinte violacée.

La ventouse doit être enlevée au bout de 3 à 5 minutes. Pour

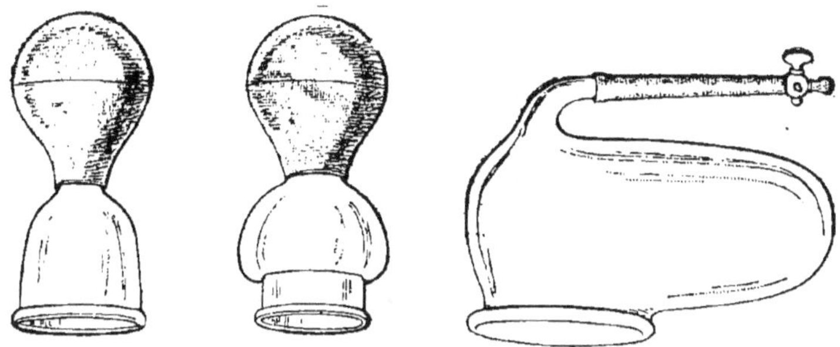

Fig. 573. — Différents types de ventouses de Bier.

cela on déprime les téguments sur un point pendant que l'autre main bascule le verre en sens opposé; la pénétration de l'air fait tomber le vase. Les téguments s'affaissent, mais ils conservent leur teinte violacée pendant quelques jours.

Telle est l'application des *ventouses sèches* qu'on peut poser en nombre variable suivant la région. Une trentaine peuvent être placées sur la région thoracique ou dorsale.

Si l'on veut déterminer une saignée locale, on *scarifie* les zones sur lesquelles ont porté les ventouses. Comme des portes d'entrée vont être créées, il faut avoir la précaution de faire d'abord de l'antisepsie de la région : nettoyage à l'eau savonneuse, puis lavage au sublimé ou à l'alcool. Pour obtenir la scarification on emploie d'ordinaire le scarificateur (fig. 146) dont l'action rapide ne permet pas au patient de ressentir de douleur. Lorsqu'on n'a pas de scarificateur, on se sert d'un instrument coupant, bistouri convexe, lancette ou rasoir, on pratique alors avec ces instruments des petites incisions parallèles de 1 à 2 millimètres d'épaisseur en ayant la précaution de ne pas dépasser les zones congestionnées, qui seules sont anesthésiées.

Dès que le sang coule, on applique de nouveau la ventouse à ce niveau, le vide créé aspire le sang qui s'accumule dans le verre. L'opération terminée, on fait un lavage des plaies et on applique sur elles des compresses de gaze stérilisée. Il n'est pas rare de voir les traces des scarifications persister toute la vie sous forme de stries blanchâtres sur la peau.

Ventouses de Bier (fig. 573). — Cette variété de ventouses est d'un tout autre usage. Elles sont destinées soit à provoquer de la congestion dans une région, sur le sein par exemple lorsqu'il y a menace d'abcès, soit à aspirer le pus d'une collection purulente. Elles se composent d'un récipient dans lequel le vide peut être pratiqué à l'aide d'une pompe.

ARTICLE III

THÉRAPEUTIQUE MÉDICALE
THÉRAPEUTIQUE PRATIQUE JOURNALIÈRE

§ I. — *De l'administration des médicaments.*

Nombreuses sont les voies par lesquelles un médicament peut être introduit dans l'organisme pour être absorbé.

Notre intention n'est pas de les étudier toutes; nous ne passerons en revue que les modes d'administration auxquels on a le plus souvent recours dans la pratique journalière.

Voie buccale. — C'est le plus fréquemment par la *voie buccale* qu'on administre les médicaments sous la forme liquide ou solide.

Les *médicaments liquides* sont d'ordinaire des solutions, des potions, des extraits, etc., qu'on fait prendre au malade à l'aide d'ustensiles employés dans l'alimentation; aussi est-il important d'en connaître la contenance.

Cuillère à soupe	15	grammes.
— à entremets	10	—
— à café	5	—
Verre ordinaire	250	—
— à bordeaux	100	—
— à madère	75	—
— à liqueurs	25	—
Tasse à thé	150	—
— à café	100	—

Ces poids correspondent au contenu en eau distillée, ils seront donc plus élevés s'il s'agit d'un liquide dont le poids spécifique est supérieur à celui de l'eau, comme les sirops; ils seront moins élevés au contraire avec un liquide comme l'huile, dont le poids spécifique est inférieur à celui de l'eau.

Certains produits pharmaceutiques préparés sous une forme très active sont ordonnés par gouttes; c'est le cas des liqueurs, extraits, alcoolats, etc. On se sert alors soit de tubes en verre, dont l'extrémité effilée doit avoir 3 mm. de diamètre, compte-gouttes (fig. 574), soit de flacons construits pour cet usage, flacon compte-gouttes.

Les *médicaments solides* sont pris d'ordinaire sous la forme de *cachets*, de *pilules*, de *comprimés*, de *granules* ou de *capsules*. Placés sur la langue, ils sont avalés en même temps qu'une gorgée de liquide. Quant aux *poudres*, lorsqu'elles ne sont pas renfermées dans un ca-

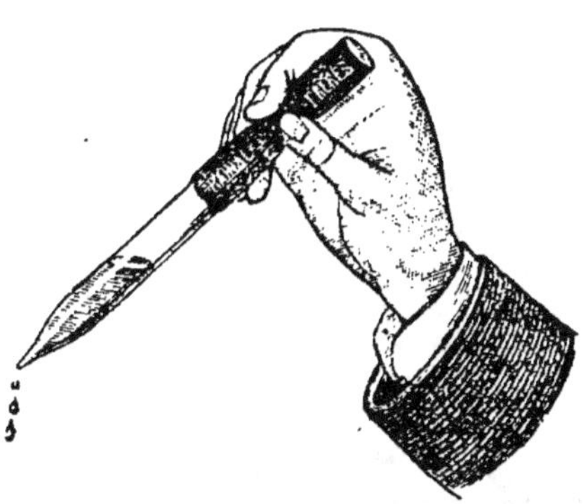

Fig. 574. — Compte-gouttes.

chet, elles peuvent être prises mélangées à un aliment quelconque ou parfois à un liquide. On peut également les faire absorber enrobées dans un pain à chanter qu'on humecte d'abord, qu'on étale ensuite sur une cuillère à potage. La poudre est placée au centre et les bords sont repliés. Cette masse est avalée comme un cachet.

Voie rectale. — Dans certains cas, soit par suite d'intolérance gastrique, soit pour obtenir un effet local plus rapide, on a recours à la voie rectale pour faire absorber certains médicaments, on emploie alors le lavement ou le suppositoire.

Le *lavement* médicamenteux pour être gardé doit être introduit dans un intestin qu'on aura préalablement évacué; il sera préparé avec de l'eau tiède (voir p. 797); il sera donné lentement à l'aide d'une poire en caoutchouc et porté assez profondément en se servant d'une sonde rectale de Nélaton. Le patient sera placé dans la position horizontale et il devra s'y maintenir un certain temps, afin de pouvoir conserver le contenu du lavement.

Le *suppositoire* est une masse de beurre de cacao de forme

conique, il est parfois assez difficile à introduire, car sa base, partie la plus large, doit avoir franchi le sphincter anal pour que le suppositoire ne soit pas chassé au dehors. Les ovules sont préférables, leur introduction est facilitée par leur forme.

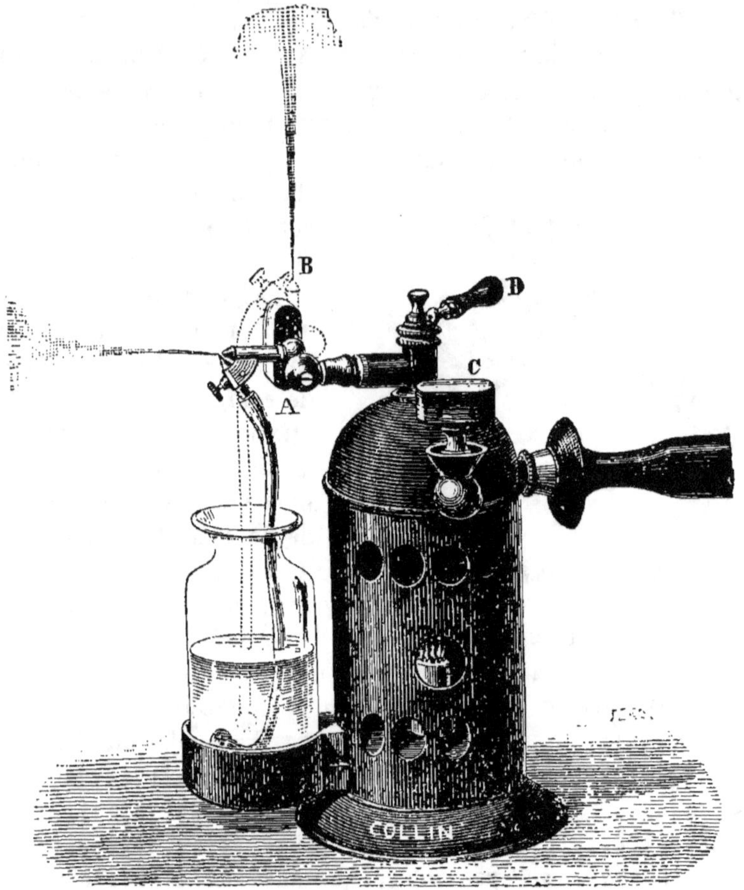

Fig. 575. — Pulvérisateur de Championnière.

Voie cutanée. — Certains médicaments sont administrés par cette voie soit sous forme de *pommades*, soit sous forme de *badigeonnages*.

Lorsque l'épiderme est intact, il faut, pour faire pénétrer le médicament renfermé dans la pommade, avoir recours à la *friction*. Celle-ci est pratiquée dans une région où la peau est fine, plis de flexion des membres, après l'avoir bien savonnée et dégraissée à l'éther. La friction doit durer dix minutes environ.

Si le médicament a été placé sur un morceau de flanelle, on peut après la friction laisser celui-ci à demeure et le recouvrir d'un imperméable.

Parfois les produits médicamenteux qu'on veut faire absorber ont été préparés sous forme d'*emplâtres*, c'est-à-dire de pâte étalée sur un morceau de toile. Pour obtenir leur adhérence aux téguments, il faut ramollir légèrement la pâte; on y arrive en chauffant le côté correspondant à la toile. L'emplâtre est alors placé directement sur la peau du côté de la pâte devenue adhésive, on le recouvre d'une feuille de ouate et d'un bandage.

Le *vésicatoire* n'est pas autre chose qu'un emplâtre; le produit actif est la cantharide dont l'action est vésicante.

La vapeur projetée sur les téguments peut faire pénétrer certains produits dans les glandes de la peau. C'est ainsi qu'agit le pulvérisateur Championnière (fig. 575); il permet de pulvériser un jet de vapeur antiseptique qui pénètre dans les glandes sudoripares et dans les glandes sébacées pour y détruire les micro-organismes. Dans certains cas de furonculose on obtient avec cet appareil d'excellents résultats.

Voie sous-cutanée. — On a de plus en plus recours à la méthode des injections de solutions médicamenteuses pour faire pénétrer dans l'organisme certains produits. Les avantages de cette méthode sont d'éviter les fatigues de l'estomac et de l'intestin ainsi que les modifications que ces organes peuvent faire subir aux médicaments, et d'obtenir une absorption plus rapide et une action plus efficace. Les unes sont pratiquées dans le pannicule qui sépare la peau des muscles, *injections hypodermiques*, les autres sont introduites plus profondément dans l'épaisseur même des masses musculaires, *injections intra-musculaires*. Dans certains cas elles sont pratiquées directement dans l'intérieur d'un vaisseau veineux, *injections intra-veineuses*, mais la technique est assez délicate et exige une grande pratique. Nous renvoyons à l'article *Injections médicamenteuses*, traité précédemment page 786.

§ II. — *Balnéation.*

Les bains ne sont pas seulement destinés à assurer la propreté du corps en faisant disparaître toutes les souillures qui peuvent s'y rencontrer et en le débarrassant de l'enduit sébacé qui le recouvre, ils sont également employés pour obtenir un effet thérapeutique.

Dans ce cas ils ont été divisés en bains simples et en bains médicamenteux.

Les *bains simples* peuvent être : tièdes, 34 à 36°; chauds, 38° en moyenne; froids, 28 à 30°. L'usage d'un thermomètre spécial est absolument nécessaire pour apprécier la température d'un bain ; il ne faut jamais s'en rapporter aux sensations qu'on éprouve en plongeant soi-même la main dans l'eau du bain.

Un certain nombre de précautions doivent être prises lorsqu'il s'agit de donner un bain médical :

Deux heures au moins devront être écoulées depuis le dernier repas.

La personne placée dans le bain ne doit jamais être abandonnée dans la crainte d'une syncope. Il faut du reste s'abstenir de la balnéation dans les cas où le myocarde est touché.

Des frictions et des ablutions seront pratiquées sur la partie découverte du corps pendant le séjour dans l'eau. Dans certains cas même il est indiqué de faire des affusions sur la tête recouverte d'une compresse avec l'eau du bain dans les bains froids, avec de l'eau fraîche dans les bains chauds.

La durée ne doit pas en général dépasser dix minutes, elle sera diminuée si le malade est pris de frissons dans les cas de bain froid.

A la sortie du bain froid en particulier, le malade est enroulé sans être essuyé dans un drap sec et chaud et dans une couverture de laine, couché et recouvert d'une autre couverture; on lui donne à ce moment une boisson chaude : tisane, lait ou grogs si un liquide stimulant est nécessaire. Ce n'est qu'un quart d'heure plus tard, lorsque la réaction est obtenue, qu'on remplace le drap par une chemise chaude.

Dans quelques cas le malade n'est pas plongé directement dans l'eau froide. Placé dans un bain dont la température est voisine de la sienne, l'eau sera progressivement refroidie d'un degré par addition d'eau froide toutes les cinq minutes jusqu'à ce que le thermomètre soit descendu à 30°.

Les bains froids et les bains progressivement refroidis reconnaissent comme principales indications les affections qui s'accompagnent d'une forte hyperthermie, fièvre typhoïde par exemple.

Les *bains médicamenteux* les plus employés sont :

Les bains salés : 1 à 5 kilos de sel gris par bain ;

Les bains de son : 2 kilos de son enveloppé dans un sac et exprimé dans l'eau du bain ;

Le bain d'amidon : 500 gr. à 1 kilogr.

Le bain sinapisé : la farine de moutarde est placée dans un sachet d'abord plongé dans l'eau froide, puis exprimé dans l'eau du bain, 150 à 200 gr. pour un bain d'enfant.

Le bain sulfureux, qui doit être donné dans une baignoire en bois ou en pierre : 125 grammes de monosulfure de potassium.

Nous n'avons envisagé jusqu'à présent que les grands bains, mais on a assez fréquemment recours à des bains locaux : bains de bras, bains de siège et surtout bains de pieds, pour lesquels des récipients destinés à chacun de ces usages ont été construits.

Nous ne parlerons pas des *bains de vapeur* et des *bains d'air chaud* qui réclament des installations spéciales et une personne dressée pour les préparer et les surveiller.

Dans certains cas les déplacements qu'exige le bain sont contre-indiqués : menace de syncope, mauvais état du cœur, phlébite, etc. ; on peut alors remplacer le bain proprement dit par d'autres moyens : les lotions et les enveloppements humides.

Pour pratiquer une *lotion*, on glisse sous le malade un imperméable et, avec une éponge imbibée d'eau à la température prescrite ou d'eau alcoolisée, on lotionne toutes les parties du corps pendant deux ou trois minutes. Le patient est ensuite enveloppé sans être essuyé dans une couverture ; il doit y être maintenu pendant un quart d'heure environ.

L'*enveloppement froid* est destiné à abaisser la température du corps, il possède également une action diurétique. Pour le pratiquer on étend sur un lit ou sur une table une couverture ; sur celle-ci on place un drap plié en deux après l'avoir trempé dans un grand récipient d'eau à la température de la pièce et l'avoir légèrement exprimé. On couche le malade sur ce drap qu'on rabat pour entourer le corps en veillant à ce que les pieds le dépassent ; on agit de même avec la couverture qui doit cependant l'entourer complètement. Pendant la durée du séjour dans cet enveloppement humide, qui varie de dix à vingt minutes, on place sur la tête une compresse également humide, le malade est ensuite séché et recouvert de linge sec et chaud.

§ III. — *Révulsion et cautérisation.*

En thérapeutique la *révulsion* a pour but de déterminer une congestion locale, le plus souvent superficielle, et par cela même de modifier l'état des organes profonds. Suivant le résultat qu'on désire obtenir, elle peut être plus ou moins intense; la plus légère ne paraît produire que des troubles fonctionnels; la plus

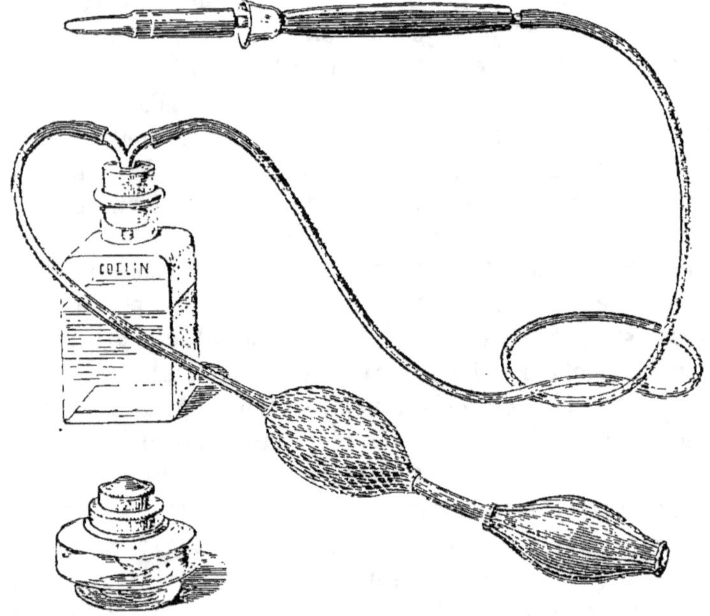

Fig. 576. — Thermocautère

accusée s'adresse à des moyens destructeurs, elle est représentée par la cautérisation qui entraîne après elle de véritables lésions organiques.

Le premier degré est la *rubéfaction cutanée* qu'on obtient par des applications de teinture d'iode, d'essence de térébenthine, de sinapismes ou de cataplasmes sinapisés, de compresses chaudes sèches ou humides mais bien exprimées, ou encore par des frictions sèches au gant de crin ou humides avec un linge imbibé d'alcool, d'eau-de-vie camphrée ou d'eau de Cologne, etc.

Le deuxième degré est la *vésication* dont la caractéristique est de déterminer la formation de phlyctènes; par ce mot on entend un soulèvement de l'épiderme par de la sérosité. Le *vésicatoire*, emplâtre à base de cantharide, a joui pendant fort longtemps d'une grande vogue, mais actuellement il est à peu près abandonné dans la pratique urbaine.

Le troisième degré est obtenu par la *cautérisation*, qui produit

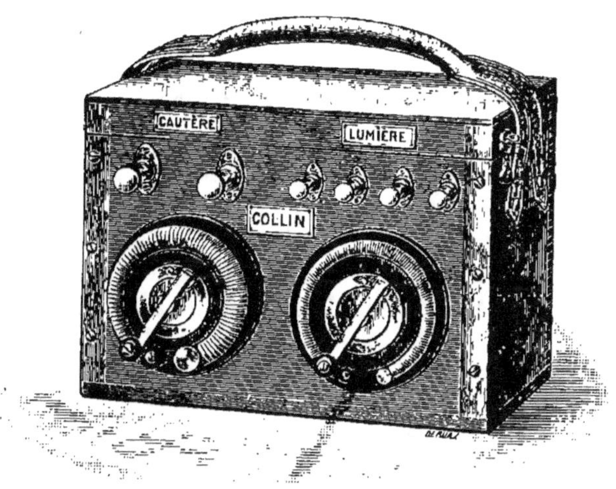

Fig. 577. — Galvanocautère.

de véritables petites escarres superficielles. Les cautères métalliques ont été remplacés par le *thermocautère* de Paquelin (fig. 576) avec lequel on pose des « pointes de feu ». Dans cer-

Fig. 578. — Porte-nitrate.

tains cas particuliers il y a avantage à se servir du galvanocautère (fig. 577) très employé dans les affections de la peau.

Parmi les différents caustiques chimiques le plus couramment employés il faut placer le nitrate d'argent, utilisé sous forme de crayon. Presque toutes les trousses médicales renferment un porte-nitrate (fig. 578); on utilise particulièrement le crayon de nitrate d'argent pour cautériser les bourgeons charnus qui se forment sur les plaies, comme on en rencontre après la chute du cordon ombilical par exemple.

Une muqueuse, que l'on a touchée au nitrate d'argent, se

recouvre d'une pellicule blanchâtre qui s'exfolie. Plusieurs attouchements très légers sont d'ordinaire nécessaires pour obtenir la destruction complète des bourgeons qu'on veut faire disparaître.

ARTICLE IV

THÉRAPEUTIQUE SPÉCIALE COURANTE

§ I. — *Soins oculaires*.

Chaque fois qu'on aura à soigner une affection des yeux, il faudra redoubler de précautions antiseptiques autant pour le malade à cause de la susceptibilité spéciale de cet organe que pour

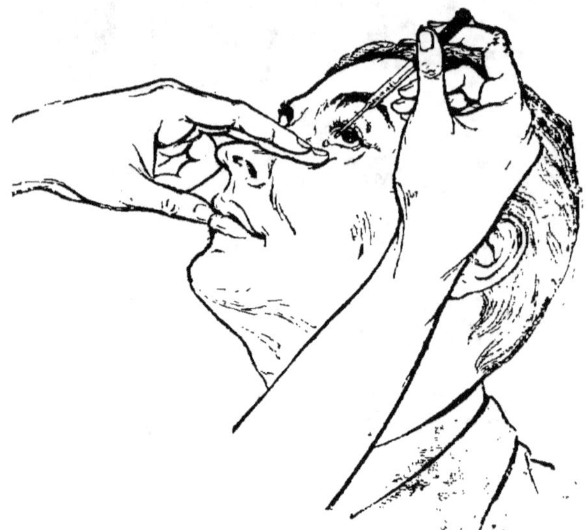

Fig. 579. — Instillation oculaire.

soi-même, car certaines affections oculaires sont très contagieuses ; nous rappellerons en particulier l'ophtalmie purulente que nous avons étudiée précédemment (page 299).

Lorsqu'un pansement humide est indiqué, il faut couper des rondelles de gaze d'un diamètre progressivement croissant, la plus petite aura à peu près les dimensions d'une pièce de cinq francs. Celle-ci sera appliquée directement sur la région palpébrale, les autres seront superposées. Il faut éviter les grandes compresses qui sont tenues à distance de la région oculaire par la crête frontale et qui passent en auvent loin du point sur lequel on veut agir.

Lorsqu'il est prescrit d'introduire une pommade dans l'œil, la quantité est d'ordinaire très minime, elle est comparée au volume d'un petit pois. Les paupières sont écartées et la pommade est déposée dans leur angle externe.

Les médicaments liquides sont habituellement des *collyres*, qui doivent baigner la totalité de la conjonctive palpébrale et oculaire. Ils sont introduits dans la fente des paupières sous forme d'instillations.

S'il s'agit d'un jeune enfant, celui-ci sera couché la tête entre les genoux de la personne qui opère, le corps et les membres maintenus par un aide.

S'il s'agit d'un adulte, au contraire, il sera assis et il devra renverser la tête en arrière, les paupières sont légèrement écartées ; le collyre, renfermé dans un compte-gouttes tenu à une certaine distance de l'œil, sera abandonné goutte à goutte près de la commissure interne (fig. 579) dans le cul-de-sac inférieur. Il faut attendre quelques secondes avant de permettre aux paupières de se rapprocher pour éviter qu'elles ne chassent le liquide instillé.

Pour pratiquer un *lavage* de l'œil, l'instrument le plus commode et le moins dangereux est la petite poire en caoutchouc sans embout rigide.

§ II. — *Soins auriculaires.*

Les *bains* d'oreilles et les *instillations* auriculaires ont une même technique, la quantité de liquide seule diffère. Le sujet incline fortement la tête vers l'épaule opposée, le liquide tiède est alors versé dans le conduit auditif devenu à peu près vertical ; une cuillerée à café est nécessaire pour le bain, quelques gouttes suffisent pour l'instillation. Le patient doit rester cinq à dix minutes dans la position penchée pour permettre aux médicaments d'agir, car le liquide va s'écouler au dehors dès que la tête sera ramenée dans une position normale.

Le *lavage* de l'oreille nécessite soit une seringue avec un embout spécial, soit un bock à injection avec une canule créée pour cet usage et un bassin en forme de haricot.

Le patient étant assis, on place ce bassin sous le lobule de

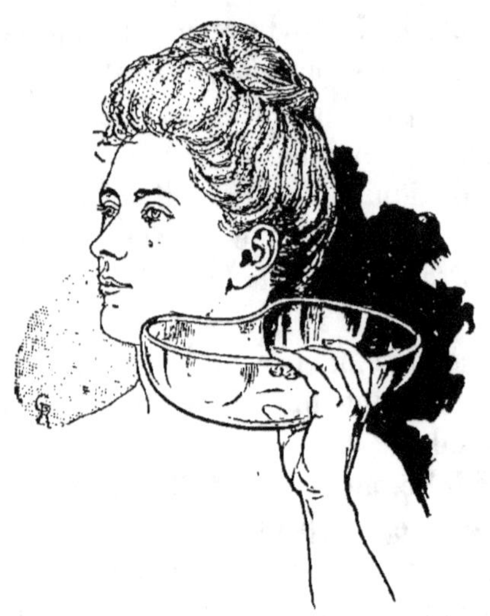

Fig. 580. — Position pour lavage d'oreille.

l'oreille et on le fait tenir par le sujet lui-même (fig. 580). Le pavillon est attiré en haut et en arrière, la canule est enfoncée peu profondément. Le liquide doit être tiède et sous faible pression.

LEXIQUE

Abasie. — Troubles nerveux portant sur la marche.

Abcès. — Collection purulente limitée. On distingue les *abcès chauds* dont la marche est aiguë avec réaction fébrile; les *abcès froids* qui évoluent lentement sans réaction appréciable, ils sont le plus souvent d'origine tuberculeuse; ils sont encore appelés à tort abcès par congestion; les *abcès métastatiques* qui se développent au cours des infections générales comme l'infection puerpérale; les *abcès de fixation* qu'on provoque en injectant dans le tissu cellulaire sous-cutané un liquide irritant comme l'essence de térébenthine afin de fixer les microorganismes en circulation. Cette méthode thérapeutique est préconisée par certains praticiens dans l'infection puerpérale.

Acétonémie. — Présence de l'acide éthyldiacétique dans le sang et les urines.

Acholie. — Arrêt de la sécrétion biliaire.

Achromatopsie. — Impossibilité de reconnaître les couleurs.

Acné. — Affection des glandes sébacées.

Acromégalie. — Affection caractérisée par l'hypertrophie des extrémités : mains, pieds, tête.

Adénite. — Inflammation des ganglions lymphatiques.

Adénoïdes (végétations). — Hypertrophie de l'amygdale pharyngée.

Adénome. — Tumeur d'origine glandulaire.

Adénopathie. — Tuméfaction des ganglions lymphatiques.

Adéno-phlegmon. — Collection purulente d'origine ganglionnaire.

Adynamie. — Diminution de la force physique.

Agénésie. — Arrêt de développement de l'embryon entraînant certaines atrophies.

Agonie. — Période précédant la mort.

Agoraphobie. — Peur de l'espace.

Agraphie. — Impossibilité de reproduire ses pensées par le langage écrit.

Albinisme. — Absence de pigment dans la peau, l'iris, la choroïde.

Albuminurie. — Présence d'albumine dans les urines.

Algie. — Suffixe caractérisant la douleur dans une région : exemple arthralgie ou douleurs articulaires.

Amaurose. — Diminution de l'acuité visuelle sans obstacle à l'arrivée des rayons lumineux.

Amblyopie. — Affaiblissement de l'ouïe.

Amicrobien. — Privé de microbes.

Amygdalite. — Inflammation des amygdales.

Amyotrophie. — Atrophie musculaire.

Anaérobie. — Qui se développe à l'abri de l'air comme certains microbes.

Analgésie. — Suppression de la sensibilité à la douleur.

Anaphylaxie. — Propriété de certaines substances de diminuer l'immunité quand elles sont injectées à doses non mortelles.

Anémie. — Diminution de la quantité de sang.

Anesthésie. — Suppression de la sensiblité; elle peut être générale, comme l'anesthésie chloroformique, ou locale, comme l'anesthésie par le froid ou par la cocaïne.

Anévrysme. — Tumeur déterminée par la dilatation d'une artère.

Angine. — Inflammation de l'arrière-gorge.

Angine de poitrine. — Angoisse due à une douleur précordiale.

Angiocholite. — Inflammation des voies biliaires.

Angiome. — Tumeur due au développement anormal des vaisseaux.

Ankylose. — Soudure des surfaces articulaires d'une articulation.

Anthrax. — Inflammation de plusieurs glandes sébacées voisines.

Anticorps. — Substance élaborée par l'organisme et apparaissant dans le sang par un phénomène de réaction à la suite d'une injection de substances étrangères.

Antidote. — Substance destinée à combattre l'effet d'un poison.

Antigène. — Substance provoquant la formation d'anticorps.

Antisepsie. — Méthode thérapeutique destinée à combattre les infections par la destruction des germes pathogènes.

Antitoxine. — Substance se produisant dans l'organisme sous l'influence des toxines microbiennes et ayant la propriété d'en combattre les effets en augmentant la résistance de l'individu.

Anurie. — Arrêt de la sécrétion urinaire.

Aphasie. — Perte de la mémoire des signes par lesquels l'homme a la faculté d'exprimer sa pensée ou de comprendre celle des autres.

Aphonie. — Perte de la voix.

Aphte. — Éruption vésiculeuse de la muqueuse buccale, généralement douloureuse.

Apnée. — Arrêt de la respiration.

Apoplexie. — Syndrome caractérisé par la perte subite de la connaissance, du sentiment et du mouvement volontaire, mais avec conservation de la circulation et de la respiration. C'est un coma à début
brusque.
Ce mot désigne aussi un épanchement de sang dans un organe
(apoplexie pulmonaire).

Appendicite. — Inflammation de l'appendice vermiforme.

Apyrexie. — Absence de fièvre.

Artério-sclérose. — Affection caractérisée par une sclérose des parois
artérielles et atteignant la plus grande partie du système circulatoire.
Les artères frappées perdent leur élasticité et deviennent rigides.

Artérite. — Lésion inflammatoire des artères.

Arthrite. — Inflammation d'une articulation.

Arthritisme. — État pathologique caractérisé par un ralentissement de la nutrition et dans lequel existent des manifestations de
rhumatisme et de goutte.

Arthropathie. — Affection articulaire, quelle qu'en soit la nature.

Arythmie. — Irrégularité des contractions cardiaques.

Ascite. — Épanchement de liquide, généralement séreux, dans la
cavité péritonéale.

Asepsie. — Absence de germes microbiens. Méthode thérapeutique
consistant dans l'emploi d'instruments désinfectés et de liquides
stériles.

Aseptique. — Dépourvu de germes microbiens.

Aspergillose. — Maladie causée par un champignon du genre Asper-
gillus.

Asphyxie. — Ce mot signifiait primitivement arrêt du cœur. Il
désigne actuellement les effets produits par la suppression ou l'insuffisance des échanges respiratoires.

Astasie. — Désordre portant sur les actes associés à la station debout.

Asthénie. — État de dépression et d'affaiblissement. Manque de
forces.

Asthme. — Maladie consistant en des accès de dyspnée survenant
surtout la nuit.

Asystolie. — Syndrome traduisant l'insuffisance fonctionnelle du
myocarde avec faiblesse et irrégularité des battements du cœur.

Atavisme. — Reproduction de types appartenant à des ancêtres.

Ataxie. — Déséquilibre, incoordination.

Athérome — Sclérose des tissus constituant les parois des artères.

Athétose. — Mouvements lents et involontaires des doigts et des orteils.

Athrepsie. — Vices de nutrition du nourrisson s'accompagnant de dépérissement.

Atonie. — Suppression de la tonicité.

Atrésie. — Diminution de calibre ou imperforation des orifices ou des conduits naturels.

Atrophie. — Diminution de volume d'un organe.

Aura. — Signes précédant une crise.

Autogène. — Ayant son origine dans l'organisme.

Autophagie. — Phénomène se produisant dans l'inanition. L'organisme entretient la vie de ses cellules à ses dépens.

Azotémie. — Taux de l'azote dans le sang.

Azoturie. — Taux supérieur à la normale de l'azote dans les urines.

Bacille. — Microorganisme en forme de bâtonnet.

Bactéricide. — Qui détruit les bactéries.

Bactéries. — Microbes végétaux.

Basedow (Maladie de). — Goitre exophtalmique.

Blennorragie. — Affection des voies génitales par le gonocoque.

Blépharite. — Inflammation des paupières.

Boulimie. — Faim exagérée d'ordre pathologique.

Bradycardie. — Ralentissement des battements cardiaques.

Bright (Mal de). — Néphrite.

Bronchite. — Inflammation des bronches.

Bronchopneumonie. — Inflammation des bronches de petit calibre et des alvéoles pulmonaires.

Bulle. — Soulèvement de l'épiderme par du liquide séreux.

Cachexie. — Altération de l'organisme.

Caillot. — Masse formée par la coagulation de la fibrine.

Cal. — Cicatrice osseuse au niveau d'une fracture.

Calcul. — Concrétion pierreuse.

Cancer. — Tumeur maligne.

Cancroïde. — Variété de cancer localisée à la peau.

Carcinome. — Variété de cancer dans lequel le tissu conjonctif est abondant.

Carie. — Destruction du tissu osseux.

Carreau. — Affection tuberculeuse de l'abdomen.

Caséification. — Formation de pus épais.

Castration. — Ablation des glandes génitales.

Catalepsie. — Perte des mouvements volontaires, les membres restant dans la position qu'on leur donne.

Cataracte. — Opacité du cristallin.

Catarrhe. — Inflammation superficielle d'une muqueuse.

Cathétérisme. — Introduction d'une sonde dans un conduit.

Caustique. — Substance chimique produisant les mêmes effets qu'une brûlure.

Cautère. — Instrument destiné à brûler les tissus par la chaleur.

Caverne. — Excavation se produisant dans un organe comme le poumon à la suite d'une suppuration ou d'une gangrène.

Céphalalgie et Céphalée. — Douleur de tête.

Chancre. — Ulcération due à la syphilis ou à la chancrelle.

Chancrelle. — Ulcération vénérienne due au bacille de Ducrey.

Charbon. — Infection déterminée par la bactéridie charbonneuse.

Chéloïde. — Bourrelet cutané se produisant au niveau d'une cicatrice.

Chémosis. — Œdème de la conjonctive oculaire se terminant en bourrelet autour de la cornée.

Chlorose. — Anémie de la puberté.

Cholécystite. — Inflammation de la vésicule biliaire.

Cholémie. — Présence des éléments biliaires dans le sang.

Cholurie. — Présence des éléments biliaires dans les urines.

Chondrome. — Tumeur constituée par du tissu cartilagineux.

Chylurie. — Présence de chyle dans les urines.

Cirrhose. — Sclérose hépatique.

Coccus. — Bactérie de forme arrondie.

Colite. — Inflammation du gros intestin.

Collapsus. — Perte rapide des forces.

Colporraphie. — Opération ayant pour but de diminuer le calibre du vagin.

Colpotomie. — Incision du vagin.

Coma. — Perte de la connaissance et des mouvements avec conservation de la circulation et de la respiration.

Congestion. — Accumulation de sang dans les vaisseaux d'un organe.

Contagion. — Transmission d'une maladie.

Contracture. — Contraction permanente d'un ou de plusieurs muscles.

Convulsion. — Contraction musculaire de peu de durée.

Coprologie. — Étude des matières fécales.

Coprostase. — Rétention des matières fécales.

Cornage. — Sifflement au moment de l'inspiration et s'entendant à distance.

Coryza. — Inflammation de la muqueuse nasale.

Crampe. — Contraction musculaire involontaire et douloureuse.

Crépitation. — Bruit déterminé par le frottement de deux fragments osseux ou par l'écrasement d'un caillot sanguin.

Crétinisme. — Faiblesse intellectuelle tenant à des lésions du corps thyroïde.

Croup. — Laryngite à fausse membrane, le plus souvent diphtérique.

Cryesthésie. — Sensation de froid.

Cryothérapie. — Traitement par le froid.

Cyanose. — Coloration bleue des téguments par excès de sang veineux.

Cyphose. — Courbure de la colonne vertébrale à convexité postérieure.

Cystite. — Inflammation de la vessie.

Cystoscopie. — Examen de la vessie avec un éclairage spécial.

Cytodiagnostic. — Examen des cellules contenu dans un liquide de l'organisme.

Dacryocystite. — Inflammation du sac lacrymal.

Daltonisme. — Trouble de la vision des couleurs.

Décubitus. — Corps situé dans la position couchée.

Défervescence. — Retour d'une température fébrile à la normale.

Délire. — Trouble intellectuel.

Démence. — Affaiblissement de l'intelligence et de la mémoire.

Déontologie. — Étude des devoirs des médecins et des sages-femmes.

Dermatologie. — Étude des affections de la peau.

Dermite. — Inflammation du derme.

Dermoïde. — Qui a l'apparence de la peau.

Desquamation. — Exfoliation de l'épiderme.

Diagnostic. — Art de reconnaître une maladie.

Diapédèse. — Passage des globules blancs à travers les parois des capillaires.

Diaphorèse. — Abondance de sueurs.

Diarrhée. — Evacuation de selles liquides.

Dicrotisme. — Pouls battant deux fois alors qu'il n'y a eu qu'une seule contraction cardiaque.

Diète. — Absence d'aliments ou régime spécial.

Diététique. — Partie de la thérapeutique étudiant les régimes alimentaires.

Diplégie. — Paralysie des deux côtés.

Diplopie. — Vision de deux objets alors qu'il n'y en a qu'un.

Diurétique. — Médicament favorisant la sécrétion urinaire.

Dothiénentérie. — Nom donné à la fièvre typhoïde.

Drastique. — Purgatif énergique.

Dyschromatopsie. — Trouble dans la perception des couleurs.

Dyscrasie. — Altération du sang.

Dysménorrhée. — Menstruation difficile et douloureuse.

Dyspepsie. — Troubles digestifs.

Dysphagie. — Difficulté de la déglutition.

Dysphonie. — Altération de la voix.

Dyspnée. — Respiration difficile.

Dystocie. — Accouchement difficile.

Dystrophie. — Trouble de la nutrition.

Dysurie. — Difficulté de la miction.

Ecchymose. — Tache déterminée par un épanchement sanguin.

Ecrouelles. — Terme qui était employé pour désigner des adénites tuberculeuses.

Ectasie. — Dilatation d'un organe creux.

Ecthyma. — Pustules cutanées recouvertes d'une croûte brunâtre.

Ectopie. — Anomalie de situation d'un organe.

Ectrodactylie. — Absence congénitale d'un ou de plusieurs doigts.

Ectromélie. — Arrêt de développement d'un membre.

Ectropion. — Renversement d'une muqueuse en dehors.

Eczéma. — Lésion de la peau caractérisée par une rougeur avec vésiculation ou desquamation.

Électrothérapie. — Traitement par l'électricité.

Éléphantiasis. — Tuméfaction d'une région avec modification de la peau comparable à celle de l'éléphant.

Embolie. — Oblitération d'un vaisseau par un corps étranger, souvent un caillot.

Embryocardie. — Rythme cardiaque de l'adulte comparable au rythme fœtal.

Emphysème. — Distension gazeuse.

Empyème. — Épanchement de pus dans une cavité, la plèvre le plus souvent.

Enanthème. — Éruption interne se localisant aux muqueuses.

Encéphalite. — Inflammation du cerveau.

Encéphaloïde. — Ressemblant au cerveau.

Endartérite. — Inflammation de la tunique interne d'une artère.

Endémie. — Maladie régnant dans une certaine région.

Endocardite. — Inflammation de la tunique interne du cœur.

Endoscopie. — Examen direct d'une cavité avec un instrument qui l'éclaire.

Entéralgie. — Douleur intestinale.

Entérite. — Inflammation de l'intestin.

Entérocoque. — Microbe de l'intestin.

Entéroptose. — Abaissement du côlon transverse.

Entérorragie. — Hémorragie intestinale.

Entropion. — Renversement des paupières en dedans.

Éphélides. — Taches brunes de la peau.

Épidémie. — Maladie se propageant dans un même endroit.

Épididymite. — Inflammation de l'épididyme.

Épilepsie. — Maladie se caractérisant par des crises convulsives.

Épiphora. — Écoulement sur les joues des larmes ne pouvant pas s'écouler par les voies lacrymales.

Épispadias. — Urèthre s'ouvrant sur le dos de la verge.

Épistaxis. — Hémorragie d'origine nasale.

Épithéliome. — Cancer d'origine épithéliale.

Épreinte. — Colique violente précédant une évacuation.

Épulis. — Tumeur des gencives.

Erectile (Tumeur). — Tumeur vasculaire qui se gonfle.

Éruption. — Production de rougeurs ou de lésions sur la peau.

Érythème. — Rougeur cutanée s'atténuant par la pression.

Escarre. — Mortification d'un tissu.

Esquille. — Fragment osseux détaché d'un os.

Ethylisme. — Intoxication par l'alcool.

Eugénique. — Moyens destinés à améliorer la race humaine.

Éventration. — Hernie abdominale siégeant sur la ligne médiane par écartement des muscles grands droits.

Exanthéme. — Éruption rouge de la peau.

Exérèse. — Intervention ayant pour but d'enlever une partie quelconque.

Exophtalmie. — Saillie du globe de l'œil.

Exostose. — Saillie constituée par du tissu osseux.

Expectoration. — Expulsion de secrétions provenant des voies respiratoires.

Expuition. — Rejet hors de la bouche.

Exstrophie. — Arrêt de développement de la paroi antérieure de l'abdomen permettant à la muqueuse de la vessie de faire saillie à ce niveau.

Exsudat. — Pénétration de liquide venu du sang dans un foyer inflammatoire.

Exutoire. — Lésion provoquée ou non permettant l'évacuation de substances nuisibles.

Faciés. — Aspect général du visage.

Fausse membrane. — Formation produite par la condensation d'une sécrétion à la surface d'une muqueuse, d'une séreuse ou de la peau et ayant les apparences d'une membrane.

Fièvre. — Signe caractérisé par une élévation de température et une accélération du pouls.

Fistule. — Trajet canaliculé permettant l'écoulement d'un liquide.

Flatulence. — Accumulation de gaz dans l'estomac et l'intestin.

Fluctuation. — Sensation de flot perçue par la palpation au niveau d'une cavité remplie de liquide.

Fluxion. — Congestion active.

Fongosité. — Production molle au niveau d'une plaie.

Fuliginosités. — Enduit noirâtre recouvrant les dents et les gencives.

Gangrène. — Mortification des tissus.

Gastralgie. — Douleur localisée à l'estomac.

Gastrorragie. — Hémorragie au niveau de l'estomac.

Gibbosité. — Saillie de la colonne vertébrale à convexité postérieure.

Gigantisme. — Développement excessif de la taille.

Gingivite. — Inflammation des gencives.

Glaucome. — Tension exagérée de l'œil.

Glossite. — Inflammation de la langue.

Glycémie. — Taux du sucre contenu dans le sang.

Glycosurie. — Excrétion du sucre par les urines.

Goitre. — Augmentation de volume du corps thyroïde.

Gomme. — Production de tissus d'apparence gommeuse.

Gonorrhée. — Écoulement de pus produit par le gonocoque.

Goutte. — Affection douloureuse due à des dépôts d'urate dans les tissus.

Granulie. — Formation de granulations tuberculeuses dans tous les organes.

Gravelle. — Formation de dépôts calcaires dans les voies urinaires.

Grenouillette. — Tumeur liquide développée dans les glandes sublinguales.

Habitus. — Manière d'être.

Hallucination. — Perception ne correspondant pas à une cause extérieure.

Hectique (Fièvre). — Fièvre à grandes oscillations.

Héliothérapie. — Traitement par les rayons solaires.

Hémarthrose. — Épanchement de sang dans une articulation.

Hématimétrie. — Méthode permettant de compter les globules rouges du sang.

Hématocèle. — Hémorragie enkystée des organes génitaux.

Hématologie. — Étude du sang.

Hématome. — Tumeur constituée par du sang collecté.

Hématozoaire. — Parasite vivant dans le sang.

Hématurie. — Urines renfermant du sang.

Hémianesthésie. — Anesthésie d'une moitié du corps.

Hémicranie. — Migraine.

Hémiplégie. — Paralysie d'une moitié du corps.

Hémoculture. — Ensemencement avec du sang malade pour rechercher les microbes qu'il renferme.

Hémoglobinurie. — Présence d'hémoglobine dans les urines.

Hémolyse. — Dissolution des globules rouges.

Hémophilie. — Prédisposition aux hémorragies.

Hémoptysie. — Expulsion par la bouche de sang provenant des voies respiratoires.

Hémostase. — Moyen destiné à arrêter une hémorragie.

Hémothorax. — Épanchement de sang dans la plèvre.

Hépatisation. — Modification pathologique du poumon qui donne à cet organe l'aspect du foie.

Hermaphrodisme. — Réunion des caractères des deux sexes chez la même personne.

Hernie. — Sortie d'un organe hors de sa cavité naturelle formant tumeur.

Herpès. — Vésicules cutanées formant des groupes.

Hutchinson (Dents de). — Incisives médianes crénelées se rencontrant dans la syphilis héréditaire.

Hydarthrose. — Épanchement de liquide séreux dans une articulation.

Hydrémie. — Excès d'eau dans le sang.

Hydrocèle. — Épanchement de liquide dans la tunique vaginale.

Hydrologie. — Étude des eaux minérales.

Hydronéphrose. — Distension du bassinet par l'urine.

Hydropisie. — Épanchement de sérosité dans une cavité quelconque.

Hygroma. — Inflammation des bourses séreuses.

Hyperchlorhydrie. — Excès d'acide chlorhydrique dans le suc gastrique.

Hyperesthésie. — Exagération de la sensibilité.

Hypertension. — Exagération de la tension artérielle.

Hypertrichose. — Développement excessif du système pileux.

Hypocondrie. — État habituel de tristesse.

Hypotension. — Abaissement de la tension artérielle.

Hypothermie. — Température du corps inférieure à la normale.

Hystérectomie. — Opération destinée à enlever l'utérus.

Hysteropexie. — Opération ayant pour but de fixer l'utérus déplacé.

Ichtyose. — Affection cutanée caractérisée par de la sécheresse et la formation de petites écailles.

Ictus. — Apparition brusque de troubles nerveux.

Idiopathique. — Adjectif se rapportant à une affection ne dépendant pas d'un autre état pathologique.

Ignipuncture. — Application de pointes de feu.

Iléus. — Étranglement intestinal par enroulement.

Immunité. — État mettant à l'abri d'une maladie.

Impétigo. — Affection cutanée caractérisée par des vésico-pustules.

Incoordination. — Impossibilité de coordonner les mouvements volontaires.

Incubation. — Période séparant la contagion de l'apparition des premiers symptômes d'une maladie.

Indicanurie. — Présence d'indican dans les urines.

Infantilisme. — Caractères infantiles conservés à l'état adulte.

Infarctus. — Infiltration de sang dans un tissu.

Infiltration. — Passage d'un liquide dans un tissu.

Inhibition. — Arrêt des fonctions.

Inoculation. — Introduction dans l'organisme de microbes.

Intertrigo. — Irritation de la peau au niveau des plis de flexion.

Intoxication. — Pénétration de toxines dans l'organisme.

Invagination. — Pénétration d'une partie d'un conduit dans ce même conduit à la façon d'un doigt de gant retourné.

Invasion. — Début d'une affection.

Involution. — Régression d'un organe ou d'une fonction.

Iritis. — Inflammation de l'iris.

Ischémie. — Anémie locale.

Ischurie. — Impossibilité d'uriner.

Kératite. — Inflammation de la cornée.

Laparatomie. — Incision de la paroi abdominale.

Laryngoscopie. — Examen de l'intérieur du larynx à l'aide d'un instrument spécial.

Laxatif. — Purgatif léger.

Lentigo. — Taches de rousseur.

Léthargie. — Sommeil entrecoupé de courts réveils.

Leucémie. — Plus grande abondance des globules blancs dans le sang.

Leucocytose. — Augmentation des globules blancs dans l'organisme.

Leucome. — Tache blanche sur la cornée d'origine cicatricielle.

Leucoplasie. — Enduit blanchâtre sur les muqueuses.

Leucorrhée. — Écoulement de liquide glaireux par les voies génitales féminines.

Lichen. — Affection de la peau caractérisée par des papules et des démangeaisons.

Lientérie. — Diarrhée renfermant des aliments incomplètement digérés.

Lipome. — Tumeur graisseuse.

Lipothymie. — Syncope légère.

Lithopédion. — Transformation calcaire d'un fœtus retenu dans l'organisme.

Lithotritie. — Opération destinée à broyer des calculs dans la vessie.

Lordose. — Déviation de la colonne vertébrale à concavité postérieure.

Lumbago. — Douleur lombaire.

Lupus. — Affection cutanée tuberculeuse.

Lymphadénie. — Affection dans laquelle il y a exagération du tissu lymphoïde.

Lymphangiome. — Tumeur constituée par des vaisseaux lymphatiques.

Lymphatisme. — Tempérament présentant les caractères de la scrofule.

Lysis. — Diminution graduelle de la température.

Macrophage. — Globule blanc n'incorporant que de grosses particules.

Malacia. — Appétit exagéré.

Malin. — Synonyme de grave.

Mammite. — Inflammation de la mamelle.

Manie. — Variété de folie.

Massage. — Manœuvres destinées à assouplir.

Mastite. — Inflammation de la mamelle.

Mastoïdite. — Inflammation de l'apophyse mastoïde.

Matité. — Son mat obtenu par la percussion d'une partie du corps solide ou liquide.

Mégalomanie. — Délire des grandeurs.

Melœna. — Selles noirâtres contenant du sang.

Mélancolie. — Affection nerveuse dans laquelle domine la tristesse.

Mélanodermie. — Coloration noire de la peau.

Méningite. — Inflammation des méninges.

Méningocoque. — Microbe de la méningite cérébro-spinale.

Ménopause. — Terminaison de la fonction menstruelle.

Ménorragie. — Écoulement menstruel exagéré.

Métabolisme. — Transformation des matières nutritives dans l'organisme.

Métastase. — Transport à distance d'une lésion primitive.

Météorisme. — Distension de l'abdomen par des gaz contenus dans le tube digestif.

Métrite. — Inflammation de l'utérus.

Métrorragie. — Hémorragie utérine en dehors des règles.

Microcéphale. — Tête arrêtée dans son développement.

Microcoque. — Microbe ayant la forme d'un grain.

Micromélie. — Membre arrêté dans son développement.

Microphage. — Globule blanc qui n'englobe que de fines particules.

Migraine. — Affection se manifestant par une douleur de tête et des vomissements.

Miliaire. — Adjectif destiné à caractériser une très petite dimension.

Mithridatisme. — État permettant de supporter un poison par accoutumance.

Monoplégie. — Paralysie d'un seul membre.

Morbidité. — Proportion d'états pathologiques dans un groupe de personnes.

Morphinomanie. — Usage continu de morphine.

Mouchetures. — Incisions superficielles de la peau.

Mycose. — Affection d'un organe déterminé par un champignon.

Myélite. — Affection de la moelle épinière.

Myome. — Tumeur constituée par du tissu musculaire.

Myopathie. — Affection du tissu musculaire,

Myopie. — Trouble de la vision dans lequel l'image d'un objet se produit en avant de la rétine.

Myosis. — Rétrécissement permanent de la pupille.

Myosite. — Inflammation du tissu musculaire.

Myxœdème. — Insuffisance thyroïdienne déterminant une infiltration muqueuse des téguments.

Nœvus. — Tache cutanée due à un développement vasculaire ou pigmentaire.

Nanisme. — Taille très au-dessous de la normale.

Narcose. — Sommeil provoqué.

Natiforme. — S'applique à un crâne déformé par des saillies latérales symétriques.

Nécrobiose. — Mortification de tissus.

Nécropsie. — Examen d'un cadavre.

Néoplasie. — Formation de tissu nouveau.

Néoplasme. — Tumeur.

Néphrectomie. — Enlèvement du rein.

Néphropexie. — Fixation du rein.

Néphroptose. — Déplacement rénal.

Néphrotomie. — Incision du rein.

Neurasthénie. — Épuisement nerveux.

Neurologie. — Étude du système nerveux.

Névralgie. — Douleur localisée à un nerf.

Névrite. — Affection inflammatoire d'un nerf.

Névrome. — Tumeur constituée par du tissu nerveux.

Névropathie et névrose. — Affection du système nerveux sans lésion apparente.

Névrotomie. — Section d'un nerf.

Noma. — Gangrène buccale.

Nystagmus. — Oscillation des globes oculaires.

Obésité. — Développement exagéré du tissu graisseux.

Occlusion. — Oblitération du calibre d'un conduit.

Odontalgie. — Douleur d'origine dentaire.

Œdème. — Infiltration de sérosité dans le tissu conjonctif.

Œsophagisme. — Spasme de l'œsophage.

Oligurie. — Diminution de la sécrétion urinaire.

Omphalocèle. — Hernie ombilicale.

Onyxis. — Inflammation du derme situé au-dessous de l'ongle.

Ophtalmoplégie. — Paralysie des muscles de l'œil.

Ophtalmoscopie. — Examen du fond de l'œil éclairé par un instrument spécial.

Opisthotonos. — Contracture des muscles du dos déterminant un renversement du dos en arriére.

Orchidopexie. — Fixation opératoire du testicule dans le scrotum.

Orchite. — Inflammation du testicule.

Oreillons. — Affection des glandes parotides.

Orthopédie, — Science destinée à corriger des difformités.

Orthostatique. — Qui se produit dans la station debout.

Ostéoclasie. — Fracture provoquée artificiellement.

Ostéocope. — Douleur osseuse.

Ostéomalacie. — Affection du tissu osseux caractérisée par du ramollissement.

Ostéomyélite, — Maladie de la moelle osseuse.

Otite. — Inflammation de l'oreille.

Otorrhée. — Écoulement d'oreille.

Ourlien. — S'applique aux oreillons.

Oxyure. — Petit ver intestinal.

Ozène. — Fétidité à point de départ nasal.

Pachyméningite. — Inflammation de la dure-mère.

Palpitations. — Accélération des battements cardiaques perçus par le malade.

Paludisme. — Affection des pays marécageux déterminée par les piqûres des moustiques.

Panaris. — Inflammation aiguë des doigts.

Papule. — Petite élevure rouge de la peau.

Paracentèse. — Ponction destinée à évacuer un liquide.

Paralysie. — Perte du mouvement.

Paraplégie. — Paralysie des deux membres inférieurs.

Parésie, — Paralysie très atténuée.

Paroxysme. — Accès.

Pathogène. — Qui engendre la maladie.

Pathogénie. — Étude de l'action des causes pathologiques.

Pathognomonique. — Qui caractérise une affection.

Pédiatrie. — Branche de la médecine se rapportant aux maladies infantiles.

Pelade. — Affection du cuir chevelu caractérisée par la chute des cheveux en zones limitées.

Pelvi-péritonite. — Péritonite localisée au petit bassin.

Pemphigus. — Soulèvement de l'épiderme par de la sérosité.

Percussion. — Recherche de la sonorité ou de la matité.

Périnéphrite. — Inflammation de la couche graisseuse qui entoure le rein.

Périostite. — Inflammation du périoste.

Péritonite. — Inflammation du péritoine.

Pernicieux. — Forme grave d'une maladie.

Pétéchies. — Petites taches déterminées par des hémorragies de la peau.

Phagédénisme. — Ulcération ayant tendance à s'étendre en largeur et en profondeur.

Phagocytose. — Absorption des microbes par des cellules et en particulier par des globules blancs.

Phimosis. — Étroitesse de l'anneau préputial ne permettant pas de découvrir le gland.

Phlegmasie. — Inflammation.

Phlegmon. — Inflammation du tissu conjonctif.

Phlyctène. — Soulèvement de l'épiderme par de la sérosité.

Phosphaturie. — Elimination d'une grande quantité de phosphates dans l'urine.

Photophobie. — Crainte de la lumière.

Photothérapie. — Méthode thérapeutique employant les rayons solaires ou une lumière artificielle.

Phtiriase. — Affection déterminée par les poux.

Phtisie. — Consomption créée par la tuberculose pulmonaire.

Physiothérapie. — Méthode thérapeutique employant les moyens physiques.

Pica. — Perversion de l'appétit.

Pituite. — Vomissements muqueux le matin.

Pityriasis. — Affection cutanée s'accompagnant de fine desquamation.

Pléthore. — Abondance exagérée d'humeurs.

Pleurodynie. — Douleurs intercostales.

Pleurotomie. — Incision de la plèvre.

Pneumothorax. — Épanchement ou introduction de gaz dans la cavité pleurale.

Pollakiurie. — Mictions fréquentes.

Polydipsie. — Soif exagérée.

Polynévrite. — Névrite localisée à plusieurs nerfs.

Polynucléose. — Augmentation des globules blancs à plusieurs noyaux.

Polype. — Tumeur pédiculée.

Polyphagie. — Appétit exagéré.

Polypnée. — Mouvements respiratoires très fréquents.

Polysarcie. — Graisse exagérée, obésité.

Polyurie. — Quantité d'urine supérieure à la normale.

Ponction. — Intervention ayant pour but de retirer du liquide à l'aide d'une aiguille creuse.

Porracé. — Verdâtre.

Presbytie. — Trouble de la vision ne permettant pas de voir les objets rapprochés.

Prodrome. — Signe avant-coureur.

Prognathisme. — Saillie de la mâchoire.

Prolapsus. — Chute d'un organe.

Pronostic. — Prévision de la marche d'une maladie.

Prophylaxie. — Moyens pour éviter une maladie.

Prurigo. — Affection cutanée déterminée par des démangeaisons et des lésions de grattage.

Prurit. — Démangeaison.

Pseudarthrose. — Mobilité de deux segments osseux.

Psoriasis. — Affection de la peau caractérisée par la formation de petites écailles.

Psychose. — Affection mentale.

Ptose. — Déplacement d'un organe mal soutenu.

Ptosis. — Chute de la paupière supérieure.

Ptyalisme. — Rejet d'une quantité exagérée de salive.

Purpura. — Hémorragie dans l'épaisseur de la peau.

Pustule. — Soulèvement de l'épiderme par du pus.

Pyélite. — Inflammation du bassinet.

Pyélonéphrite. — Inflammation du bassinet et du rein.

Pyodermite. — Inflammation suivie de suppuration de la peau.

Pyohémie. — Infection générale avec suppurations multiples.

Pyosalpinx — Suppuration localisée à la trompe de Fallope.

Pyrexie. — Maladie fébrile.

Pyrosis. — Sensation de brûlure à la gorge d'origine gastrique.

Pyurie. — Présence du pus dans l'urine.

Quinte. — Accès de toux.

Rachialgie. — Douleur localisée à la colonne vertébrale.

Radiologie. — Étude des rayons X.

Radiographie. — Photographie des ombres obtenues par les rayons X.

Radioscopie. — Examen des ombres obtenues par les rayons X sur un écran.

Radiothérapie. — Traitement par les rayons X.

Radiumthérapie. — Traitement par le radium.

Râles. — Bruits pulmonaires perçus par l'auscultation.

Rectoscopie. — Examen du rectum à l'aide d'un instrument spécial éclairant l'intérieur du rectum.

Rénitence. — Sensation ferme perçue par le palper.

Résection. — Opération ayant pour but d'enlever une partie d'un organe.

Rétinite. — Inflammation de la rétine.

Révulsion. — Méthode thérapeutique destinée à provoquer un afflux sanguin.

Rhinite. — Inflammation des fosses nasales.

Ronchus. — Gros râle ronflant.

Roséole. — Taches rosées cutanées.

Rubéfaction. — Méthode thérapeutique déterminant de la rougeur de la peau.

Saburral. — S'applique à l'enduit blanchâtre qui recouvre la langue dans certaines maladies.

Salpingite. — Inflammation de la trompe de Fallope.

Saprophyte. — Microbe non pathogène.

Sarcome. — Tumeur d'origine conjonctive.

Sarcopte. — Parasite déterminant la gale.

Saturnisme. — Intoxication par le plomb.

Scarification. — Incision superficielle destinée à faire une saignée locale.

Sclérème. — Affection de la peau caractérisée par sa dureté.

Sclérose. — Transformation fibreuse d'un organe.

Scorbut. — Affection caractérisée par des hémorragies et des ulcérations des gencives due à l'absence d'aliments frais.

Scrofule. — Se dit de quelques affections tuberculeuses chroniques.

Scybales. — Matières fécales de petit volume et très dures.

Séborrhée. — Sécrétion exagérée des glandes sébacées.

Sédiment. — Dépôts se produisant dans un liquide laissé au repos.

Sémiologie. — Études des signes d'une maladie.

Septicémie. — Infection généralisée à l'organisme.

Septique. — Contaminée par des microbes.

Sérodiagnostic. — Diagnostic au moyen des réactions du sérum.

Sérosité. — Liquide provenant des séreuses ou du tissu conjonctif.

Sérothérapie. — Traitement par le sérum.

Sialorrhée. — Sécrétion exagérée de salive.

Sinusite. — Inflammation d'un sinus de la face.

Somnifère. — Qui a la propriété de faire dormir.

Spasme. — Contraction musculaire.

Spéculum. — Instrument destiné à éclairer des cavités profondes et à les rendre visibles.

Spermatorrhée. — Écoulement spontané du sperme.

Sphacèle. — Gangrène.

Sphygmographe. — Instrument destiné à enregistrer le pouls.

Sphygmomanomètre. — Instrument destiné à mesurer la tension artérielle.

Spina bifida. — Malformation rachidienne permettant une hernie de la moelle et des méninges.

Spina ventosa. — Tuberculose des phalanges.

Splénisation. — Altération du tissu pulmonaire lui donnant l'apparence de la rate.

Splénomégalie. — Hypertrophie de la rate.

Sporadique. — Qui atteint les personnes isolément.

Squame. — Lamelle épidermique détachée.

Squirrhe. — Cancer dur.

Staphylorraphie. — Opération ayant pour but de suturer le voile du palais divisé.

Stase. — Arrêt de la circulation liquide.

Sténose. — Rétrécissement.

Stercorémie. — Intoxication déterminée par une rétention des matières fécales.

Stéthoscope. — Instrument destiné à ausculter.

Stomatite. — Inflammation de la bouche.

Stomatorragie. — Hémorragie de la bouche.

Strabisme. — Déviation de l'axe des yeux.

Strophulus — Éruption papuleuse chez les enfants.

Stupeur. — État d'hébétude.

Subictère. — Ictère léger.

Sudamina. — Petites vésicules épidermiques déterminées par des sueurs abondantes.

Suffusion. — Épanchement de sang ou de liquide.

Suggestion. — Persuasion transmise à un sujet.

Surrénalite. — Inflammation des capsules surrénales.

Symphyse. — Adhérences.

Symptomatologie. — Étude des signes d'une maladie.

Syncope. — Perte de connaissance par arrêt de la circulation et de la respiration.

Syndactylie. — Soudure des doigts entre eux.

Syndrome. — Réunion de troubles pathologiques.

Synergie. — Fonctions associées de plusieurs organes.

Synostose. — Soudure des os du crâne.

Syphilides. — Lésions cutanées ou muqueuses dues à la syphilis.

Syringomyélie. — Affection de la moelle épinière.

Tabès. — Affection due à la sclérose des cordons postérieurs de la moelle épinière.

Tachycardie. — Exagération du nombre des battements du cœur.

Talalgie. — Douleur localisée au talon.

Talus. — Pied bot dans lequel la partie antérieure du pied est relevée.

Tarsalgie. — Affaissement de la voûte plantaire accompagné de douleur.

Taxis. — Manœuvre destinée à réduire une hernie.

Télangiectasie. — Vaisseaux dilatés.

Ténesme. — Contraction douloureuse des sphincters.

Ténosite. — Inflammation des tendons.

Tératologie. — Étude des monstruosités.

Tératome. — Tumeur d'origine embryonnaire.

Tétanie. — Contracture des extrémités.

Thalassothérapie. — Traitement marin.

Thermothérapie. — Traitement par la chaleur.

Thoracenthèse. — Ponction de la plèvre.

Thrombose. — Formation de caillots dans la circulation.

Tic. — Contraction involontaire de certains muscles.

Tirage. — Dépression sus ou sous-sternale au cours de l'inspiration.

Tocologie. — Étude des accouchements.

Torticolis. — Attitude anormale de la tête.

Tourniole. — Panari spéri-unguéal.

Toxémie. — Intoxication ayant son point de départ dans le sang.

Toxicologie. — Étude des poisons.

Trachéotomie. — Opération ayant pour but d'ouvrir la trachée.

Transfusion. — Opération ayant pour but d'injecter dans la circulation le sang d'une autre personne (donneur).

Transsudation. — Épanchement.

Trémulation. — Léger tremblement.

Trépanation. — Opération ayant pour but de percer un orifice dans un os.

Trismus. — Contracture des mâchoires.

Tubage. — Introduction d'un tube dans un conduit.

Tuberculine. — Toxine tuberculeuse.

Tympanisme. — Présence de gaz dans l'organisme reconnue par une percussion sonore.

Typhlite. — Inflammation du cœcum.

Typhoïde. — État de stupeur.

Ulcère. — Perte de substance.

Urémie. — Intoxication par rétention dans le sang des substances de l'urine.

Urétérite. — Inflammation de l'uretère.

Uricémie. — Excès d'acide urique dans le sang.

Urobilinurie. — Présence d'urobiline dans les urines.

Urticaire. — Éruption cutanée avec démangeaisons.

Vaccin. — Produit destiné à donner l'immunité.

Vaginalite. — Inflammation de la tunique vaginale du testicule.

Vaginisme. — Spasme des muscles constructeurs du vagin.

Valgus. — Déviation en dehors.

Varicocèle. — Varices des veines du cordon spermatique.

Varus. — Déviation en dedans.

Vergetures. — Stries cutanées dues à une distension exagérée.

Vermifuge. — Médicament destiné à provoquer l'expulsion des vers intestinaux.

Vertige. — Trouble s'accompagnant de chute.

Vésicule. — Soulèvement de l'épiderme par de la sérosité claire.

Vitiligo. — Taches cutanées claires et foncées.

Volvulus. — Torsion de l'intestin déterminant un étranglement.

Vomique. — Rejet d'un liquide provenant de la cavité thoracique et expulsé par les voies aériennes.

Vultueux. — Facies rouge et gonflé.

Xanthélasma. — Affection de la peau caractérisée par de petites taches jaunes.

Zona. — Éruption de vésicules sur le trajet d'un nerf.

COULOMMIERS
IMPRIMERIE
PAUL BRODARD
10999-9-1928.

INDEX ALPHABÉTIQUE

A

B

10999 — Coulommiers. — Imp. PAUL BRODARD. — 10-28.

AVRIL 1928

MASSON ET Cie
ÉDITEURS — PARIS

Radiologie Clinique
du Tube Digestif

publié sous la direction

de MM. Pierre DUVAL, J.-Ch. ROUX, H. BÉCLÈRE

I. — ESTOMAC ET DUODÉNUM

par *Pierre* DUVAL

Jean-Charles ROUX *Henri* BÉCLÈRE

(1928). Un volume in-4° (25×32) de 240 pages contenant 400 radiographies et 432 schémas inédits, reliure toile, fers spéciaux. . . . . **250** fr.

Relié en deux volumes pour expédition à l'étranger **265** fr.

Ce livre est le premier du genre. A une exigence nouvelle de la pratique, il apporte un type nouveau de publication : c'est un *Traité clinique* de Radiographie.

— il groupe 400 radiographies inédites d'affections de l'estomac et du duodénum.

— il donne de chacune un double commentaire : des dessins schématiques explicatifs et une description *médicale* détaillée, — description contrôlée *dans chaque cas* par un résultat opératoire *réel* ou par un traitement médical suivi et prolongé.

— il classe enfin ces images selon un plan qui permet de situer chaque cas concret à sa place dans la Pathologie.

Cet exposé de clinique sémiologique a été présenté avec une richesse de développement inédite encore dans un livre de diagnostic radiologique.

DANS LA MÊME SÉRIE (*En préparation*).

TOME II. — *Intestin Foie et Pancréas*

par MM. J. Gatellier, F. Moutier et P. Porcher

====== *MASSON ET Cie, ÉDITEURS* ====== 2

H. ROUVIÈRE
Professeur à la Faculté de Médecine de Paris.

Anatomie humaine
Descriptive et Topographique

*Traité complet en deux volumes ne se vendant pas séparément
et comprenant 1.668 pages, 988 figures en noir et en couleurs.*

2ᵉ Édition (1927)	Brochés.	**250** fr.
Prix des 2 volumes	Cartonnés tête rouge . .	**300** fr.

*Un cartonnage spécial en 3 volumes, au prix de **330** francs, permet
l'expédition dans les pays où les envois sont limités à 3 kilos.*

CETTE *Deuxième Édition* comporte un grand nombre de modifications destinées à améliorer les descriptions, à les compléter et
à mettre cet ouvrage au courant des travaux les plus récents. L'auteur
a ajouté à l'étude du système nerveux un nouveau et très court
chapitre sur le système nerveux parasympathique.
Cet ouvrage diffère de tous les traités publiés jusqu'à ce jour,
tant en France qu'à l'Étranger, parce qu'il réunit l'étude de l'Anatomie descriptive et celle de l'anatomie topographique.

A. GOSSET
Professeur de Clinique chirurgicale à la Faculté de Médecine de Paris.

Travaux
de la Clinique chirurgicale
et du centre anticancéreux
de la Salpêtrière

PUBLIÉS EN COLLABORATION

Deuxième série (1927). Un vol. de 275 p. avec 134 fig.   **65** fr.

Travaux de la Clinique chirurgicale
de la Salpêtrière

Première série (1926). Un volume de 244 pages, avec 118
figures. . . . . **65** fr.

Atlas de
Radiographie Osseuse

I. SQUELETTE NORMAL

PAR

G. *HARET*   A. *DARIAUX*
Électro-radiologistes des Hôpitaux de Paris.

Jean *QUÉNU*
Professeur agrégé à la Faculté de Médecine, Chirurgien des Hôpitaux de Paris

avec la collaboration de H.-P. **CHATELLIER**
Oto-rhino-laryngologiste des Hôpitaux

(1927). Un vol. in-4° (25×32) de 132 p. avec 123 fig. et 123 schémas.
Relié fers spéciaux. . . . . **160** fr.

C'EST un atlas de radiographie osseuse, *normale*, réalisé en collaboration par un chirurgien et deux radiographes expérimentés : il est destiné à servir d'instrument de travail à tous ceux qui ont besoin d'interpréter une radiographie, depuis l'étudiant jusqu'au clinicien.

On y trouvera toutes les images utiles : toutes les parties du squelette ont été reproduites, de face, de profil, de 3/4 et sous les angles où l'on peut pratiquement examiner un organe.

Les 65 premières images concernent *l'adulte*, les 60 dernières concernent *l'enfant* pris depuis la période fœtale jusqu'à 16 ans.

En face de chaque document a été publié *un schéma établi sous une forme nouvelle*; ce schéma, en effet, a été dessiné sur une seconde radiographie identique à la première et reproduite à la même échelle. Les notations anatomiques ont été portées sur cette seconde image, de sorte que le lecteur embrasse d'un coup d'œil : la radiographie, le schéma analytique et son commentaire anatomique.

DANS LA MÊME SÉRIE (*En préparation*).

Atlas de Radiographie osseuse. — II. *Système osseux pathologique*. *Luxations, Fractures, Affections acquises, Malformations.*

P. LECÈNE
Professeur à la Faculté de Médecine
de Paris.

R. LERICHE
Professeur à la Faculté de Médecine
de Strasbourg.

Thérapeutique Chirurgicale

OUVRAGE COMPLET EN TROIS VOLUMES

TOME I. — *Généralités.* — *Membres*, par R. LERICHE. 644 pages.

TOME II. — *Tête, Bouche, Cou, Thorax, Glande mammaire*, par P. LECÈNE ; *Rachis, Bassin*, par R. LERICHE ; *Nez, Oreilles, Larynx*, par F. LEMAITRE. 508 pages.

TOME III. — *Abdomen et Organes Génito-Urinaires*, par P. LECÈNE, 646 pages.

(1926). Prix de chaque volume. Broché. . . . . **62** fr.
Prix de chaque volume. Relié toile, fers spéciaux . . . **75** fr.

La conception de cet ouvrage est entièrement nouvelle. Les auteurs supposent connues du lecteur les données essentielles de clinique et de pathologie chirurgicale, c'est-à-dire l'anatomie pathologique, la sémiologie et le diagnostic positif et différentiel des lésions.

La thérapeutique chirurgicale comprend trois parties essentielles :

1° Les indications du traitement chirurgical ; 2° La réalisation de ces indications ; 3° Les résultats que donne l'acte chirurgical exécuté.

Max EINHORN
Professeur de Médecine au Post-Graduate Medical School de New-York

Le Tube duodénal

ses applications au diagnostic et à la thérapeutique

OUVRAGE TRADUIT PAR LE Dʳ GUSTAVE MONOD

(1927). Un volume de 136 pages avec 126 figures et 29 planches en noir et une planche double en couleurs. . . . . . . **25** fr.

5 ══════════════ *MASSON ET C⁰ͤ, ÉDITEURS* ══════

Pierre DELBET
Professeur de clinique chirurgicale
à la Faculté de Médecine de Paris.

MENDARO
Assistant étranger à la clinique
du professeur Delbet.

Les Cancers du sein

(1927). Un volume de 346 pages avec 238 figures et 4 planches hors texte en couleurs . . . . **50 fr.**

Étude histologique générale. — Classification morphologique des tumeurs du sein. — Classification physiologique. — Pathogénie, Étiologie. — Symptomatologie. — Diagnostic. — Statistique générale. — Evolution des principales variétés des cancers. — Curage du creux susclaviculaire. — Opérabilité. — Opérations pour récidive. — Technique opératoire. — Thérapeutique non opératoire.

Jacques LEVEUF   *Ch. GIRODE*
Chirurgiens des Hôpitaux.

Le Traitement des fractures du col du fémur
par la méthode du Professeur DELBET

(1927). Un volume de 148 pages avec 164 figures. . . . **30 fr.**

S'il avait paru jusqu'à présent des ouvrages très documentés en ce qui concerne l'anatomie et la pathologie des fractures du col, aucun ne donnait, avant ce livre, d'indications suffisantes permettant un jugement sur les résultats définitifs de cette méthode.

André LAMBLING
Ancien interne des Hôpitaux de Paris

Les Tumeurs villeuses du rectum

(1928). Un volume de 120 pages avec 14 figures. . . . . **18 fr.**

Étude histologique, clinique et thérapeutique de ces affections fréquentes et récemment encore peu connues. Travail basé sur de nombreuses observations personnelles.

F. LEJARS

Professeur de Clinique chirurgicale à la Faculté de Médecine de Paris.
Chirurgien de l'hôpital Saint-Antoine.
Membre de l'Académie de Médecine.

Exploration Clinique
et diagnostic chirurgical

DEUXIÈME ÉDITION ENTIÈREMENT REFONDUE

(1927). Un volume de 912 pages avec 1.054 photographies et
dessins originaux, broché. . . . . **100 fr.**
Relié toile . . . . **120 fr.**

POUR établir cliniquement un diagnostic, il faut deux opérations
distinctes mais connexes; d'abord la *recherche des signes physiques*, l'exploration, opération sensorielle qui nécessite une technique
réglée et un entraînement progressif, puis *l'interprétation rationnelle
des signes recueillis*, opération intellectuelle qui suppose des connaissances étudiées en pathologie.

« Devant telle ou telle affection régionale, dit le Professeur LEJARS dans
sa préface, *à quoi penser? comment explorer?* Je répéterai maintes
fois ces deux appels qui traduisent au mieux l'idée qui m'a conduit. »
Il faut que le médecin — que tout médecin — sache regarder, palper,
percuter, mobiliser, explorer, pour tout dire.

C'est cette technique, qui est *figurée et décrite* dans ce bel ouvrage :
figurée par des photographies abondantes, inédites, *décrite* dans
un style concis qu'ont su apprécier les médecins du monde entier
pour lesquels « La Chirurgie d'urgence » du Professeur LEJARS
a toujours été le guide sûr et indispensable.

F. LEJARS

Traité de chirurgie d'urgence

8ᵉ *Édition* (1921). **2ᵉ** *tirage* (1925). 1.120 pages, 1.100 figures,
20 planches : broché. **140 fr.** Relié toile, en 2 vol. **175 fr.**

MASSON ET C⁽ⁱᵉ⁾, ÉDITEURS

M. CHIRAY
Professeur agrégé à la Faculté de Médecine
de Paris.
Médecin des Hôpitaux.

I. PAVEL
Assistant Universitaire
à la Faculté de Médecine
de Bucarest.

La Vésicule biliaire

Anatomie, Physiologie, Sémiologie, Pathologie Thérapeutique.

AVEC UN EXPOSÉ DE RADIOLOGIE VÉSICULAIRE

par A. LOMON, Électro-radiologiste des hôpitaux de Paris.

(1927). Un volume de 568 pages avec 158 figures et 4 planches
en couleurs. . . . . **70** fr.

MONOGRAPHIE complète de la vésicule biliaire. Après un exposé
d'anatomo-physiologie, on trouvera développés :
Les méthodes d'examen (Epreuves de l'excrétion vésiculaire provoquée, Radiologie de la vésicule). *Les syndromes vésiculaires. La
pathologie vésiculaire.* Enfin *des considérations thérapeutiques tant
médicales que chirurgicales.*
Le travail des auteurs ne s'est pas limité aux travaux principaux,
on trouvera à leur place maints documents intéressants, maints faits
cliniques qui n'avaient pas été groupés jusqu'à présent.

Félix RAMOND
Médecin de l'Hôpital Saint-Antoine.

Les Maladies de l'estomac et du duodénum

(1927). Un volume de 414 pages avec 17 figures . . . . **40** fr.

NOTIONS d'anatomie, d'histologie et de physiologie gastrique. —
Étiologie générale des maladies de l'estomac. — Interrogatoire et
examen du dyspeptique. — L'Examen radiologique et chimique,
autres recherches pratiques de laboratoire. — Les Grands symptômes
et les Grands syndromes gastriques. — Les Gastrites. — Les Ulcérations de l'Estomac, ulcérations aiguës, ulcère chronique. — Les
duodénites et les périduodénites. — Les Tumeurs de l'Estomac. —
L'Aérophagie et l'Aérogastrie ; hernie gastrique diaphragmatique. —
Les Sténoses pyloriques et médio-gastriques, les dilatations de
l'estomac, la ptose de l'estomac. — Les spasmes gastriques, l'atonie
gastrique, l'incontinence pylorique. — Les dyspepsies secondaires et
réflexes. — Les dyspepsies nerveuses. — Régimes et médications.

Gaston COTTE

Professeur agrégé à la Faculté de Médecine de Lyon.
Chirurgien des Hôpitaux.

Les Troubles Fonctionnels
de l'Appareil génital de la femme

ÉTUDE PHYSIOLOGIQUE, CLINIQUE ET THÉRAPEUTIQUE

Un volume grand in-8 de 570 pages avec 117 figures. . **60 fr.**

L'AUTEUR dans une série de chapitres étudie la *menstruation et ses troubles* : insuffisances menstruelles et aménorrhée, hyperménorrhées, polyménorrhées et métrorragies, troubles du molimen cataménial et crise intermenstruelle; *la copulation, le sens génital et leurs troubles:* dyspareunies, vaginisme, hyperexcitation génitale et frigidité : *la fécondation de l'ovule, la nidation de l'œuf* et la stérilité de la femme qui en est le corollaire. L'auteur étudie ensuite *les sécrétions de l'appareil génital et leurs troubles.*

A propos de la *circulation sanguine de l'appareil génital*, il décrit la congestion utéro-annexielle sous ses différents aspects. Après quelques rappels anatomiques sur *l'innervation de l'appareil génital*, il consacre de très bonnes pages à la dysménorrhée et aux autres syndromes sensitifs de la sphère génitale.

Dans un dernier chapitre enfin, réservé aux *insuffisances ovariennes et aux troubles consécutifs à la castration*, il montre ce qu'on est en droit d'attendre aujourd'hui d'une opothérapie bien comprise et des greffes chirurgicales.

H. VIGNE

Accoucheur des hôpitaux
de Paris.

B. JEAN

Ancien interne de la Maison
départementale de la Seine.

L'Année obstétricale

Travaux de 1925

et Questions obstétricales d'actualité

avec la collaboration de V. ROBIN
Professeur à l'École nationale vétérinaire d'Alfort.

(1927). Un volume de 248 pages. . . . . **40 fr.**

BIBLIOGRAPHIE systématique des travaux obstétricaux parus en 1925. C'est en quelque sorte un annuaire obstétrical.

G. MARION

Professeur agrégé à la Faculté de Médecine de Paris.
Chirurgien du Service Civiale (Hôpital Lariboisière).

Traité d'Urologie

2ᵉ *Édition refondue* (1928). Deux volumes formant ensemble 1.192 pages avec 482 figures et 31 planches hors texte en couleurs, relié toile, fers spéciaux. . . . . **200 fr.**

C'EST un exposé de tout ce qui touche à l'Urologie, présenté d'une façon essentiellement pratique.

Il comprend : 1° *Une description de l'anatomie* macroscopique et microscopique des organes urinaires.

2° Un chapitre sur les *diverses méthodes d'exploration,* y compris la technique des Examens de laboratoire chimiques et bactériologiques.

3° Une étude des grands symptômes urinaires et leur signification : ce chapitre de *sémiologie* générale, que l'auteur considère comme la base des maladies des voies urinaires, constitue avec le précédent un véritable Traité de diagnostic urologique.

4° *La pathologie* des affections de l'appareil urinaire tient naturellement la plus grande place avec pour chacune d'elles un exposé sur l'étiologie, l'anatomie pathologique, les symptômes, le diagnostic, le pronostic et le traitement.

5ᵉ La partie *thérapeutique* est exposée de la même manière éminemment pratique et répond à cette nécessité de tout ouvrage de spécialité d'être à la fois médico-chirurgical. On y trouvera un *formulaire urologique* avec renseignements précis sur les médications, les régimes et modèles d'ordonnance, formulaire qui sera très apprécié des praticiens.

6° Mais c'est surtout la *technique opératoire* urologique qui constitue la partie la plus originale et la plus personnelle de l'ouvrage.

L'auteur ne décrit qu'une seule technique pour chaque opération : celle que l'expérience lui a montré être la meilleure, celle dont le lecteur doit attendre des résultats satisfaisants.

Cette partie de technique est complétée par l'étude des *explorations instrumentales* (cystoscopie, cathétérisme urétéral, urétroscopie étincelage).

Dᵣ *Constantin V. ECONOMO*
Professeur de Psychiatrie et de Neurologie à l'Université de Vienne.

L'Architecture cellulaire normale
de l'Écorce cérébrale

ÉDITION FRANÇAISE, par le Dᵣ Luᴅo VAN BOGAERT
Agrégé à l'Université libre de Bruxelles.

(1928). Un volume grand in-8 de 184 pages avec 61 figures. **80 fr.**

Cᴇᴛ ouvrage d'une haute tenue scientifique est l'œuvre personnelle d'un des maîtres de la Neurologie contemporaine; il a pour but de fournir aux psychiatres, aux neurologues, aux chercheurs, aux étudiants, sous une forme aisément accessible, les notions indispensables à la connaissance de l'*architectonie cellulaire corticale*.

Dans cet ouvrage, le Professeur Economo détermine par une description de la structure générale, les caractères principaux des champs les plus importants de l'écorce cérébrale, en même temps qu'il indique leur fonction. Il apporte ainsi à l'anatomie macroscopique, un moyen nouveau pour la délimitation des lobes et des régions; il établit pour les lobes pariétal, occipital, temporal, et en partie pour le cerveau olfactif d'autres limites que celles jusqu'à présent admises.

Pierre MARIE

Travaux et Mémoires

TOME PREMIER

(1927). Un volume de 350 pages avec figures. . . . . . . **30 fr.**

TOME DEUXIÈME

(1928). Un vol. de 394 pages avec 48 figures et 2 planches. **30 fr.**

Lᴇ nom du Professeur Pierre Marie est resté attaché aux grandes questions de Neurologie. Ses travaux épars dans les nombreux journaux, les revues et les recueils divers, ont été intégralement reproduits et groupés ici.

A. C. GUILLAUME

Vagotonies, Sympathicotonies
Neurotonies

2ᵉ Édition (1927). Un volume de 562 pages. . . . . . . **40 fr.**

ÉTUDE *étiologique, clinique et thérapeutique* des états de déséquilibre du système nerveux de la vie organo-végétative. L'auteur expose tout d'abord sa classification des états de déséquilibre vago-sympathique, conforme aux états morbides rencontrés en clinique. Il consacre les chapitres suivants à la description clinique des syndromes de vagotonie, de sympathicotonie et de neurotonie, aux méthodes d'exploration de la vie organo-végétative, aux états morbides qui s'apparentent à la vagotonie, à la sympathicotonie et aux neurotonies. L'ouvrage se termine par une étude des causes provocatrices de ces états, leur diagnostic et leur traitement.

P. GILIS
Professeur d'Anatomie à la Faculté de Médecine de Montpellier.

Anatomie élémentaire
des centres nerveux
et du sympathique chez l'homme

(1927). Un vol. de 232 pages avec 35 dessins et 1 planche. **20 fr.**

A.-C. GUILLAUME

Les Radiations lumineuses
en physiologie et thérapeutique
DE L'INFRA-ROUGE A L'INFRA-VIOLET

(1927). Un volume de 516 pages avec 17 figures . . . **40 fr.**

CE qu'il importe de savoir pour le médecin c'est beaucoup plus le pourquoi des modes d'action des radiations, leurs effets physiologiques et pathologiques, que de connaître des règles d'applications et de dosage thérapeutique, puisqu'on n'est pas encore fixé sur la réelle valeur de l'activité de ces radiations.

Les radiations lumineuses ont-elles cette efficacité qu'on leur attribue? Quels peuvent être leurs inconvénients? C'est ce que dit l'auteur dans cet ouvrage.

E. GÉRAUDEL
Chef de laboratoire à la Faculté de Paris.

Le Mécanisme du cœur

et ses anomalies

ÉTUDES ANATOMIQUES ET ÉLECTROCARDIOGRAPHIQUES

(1928). Un volume de 286 pages avec 200 figures. . . **55 fr.**

L'AUTEUR détermine par l'étude des anomalies du mécanisme cardiaque, le fonctionnement normal du cœur.

La division générale de l'ouvrage est la suivante :

Exposé de l'électrocardiographie, principe et technique. Rappel des notions anatomiques indispensables à toute étude sur le mécanisme cardiaque ; description de l'électrocardiogramme normal et de ses variétés.

L'auteur aborde alors les anomalies du mécanisme cardiaque. A chaque type, il joint l'explication classique, puis son explication personnelle.

R. LUTEMBACHER

HISTOPATHOLOGIE VIVANTE

Structure des muscles striés

Étude Cinématographique des contractions normales et atypiques des muscles et du myocarde.

(1928). Un volume de 156 pages avec 103 figures. . . **45 fr.**

ÉTUDE nouvelle et très personnelle à l'aide de la microcinématographie des contractions des muscles du cœur. L'auteur montre que les fibres striées possèdent une structure différente de celle admise jusqu'à présent. — Comme matériel d'étude, il utilise des muscles vivants dont les contractions sont suivies sous le microscope à l'aide du cinématographe. — C'est un ouvrage documentaire très richement illustré, un chapitre d'histopathologie vivante permettant de suivre toutes les anomalies fonctionnelles des muscles du cœur.

L. PELLISSIER
Ancien Interne des hôpitaux de Paris.

L'Hypertension artérielle solitaire

1927). Un volume de 272 pages. . . . . **30 fr.**

Marcel LABBÉ
Professeur à la Faculté de Médecine
de Paris.

Floride NEPVEUX
Chef de laboratoire à la Faculté de Médecine
de Paris.

Acidose et Alcalose

PHYSIOLOGIE, PATHOLOGIE, THÉRAPEUTIQUE

(1928). Un volume de 304 pages. . . . . **30 fr.**

Dans les organismes vivants, il existe un équilibre remarquable entre les acides et les bases. Le sang, les humeurs, et la plupart des cellules offrent une réaction légèrement alcaline. Le pH qui mesure cette réaction est d'une grande constance : ses variations autour du chiffre moyen sont, à l'état physiologique, de très petite amplitude.

L'acidose et l'alcalose sont provoquées par une modification du mécanisme régulateur qui maintient l'équilibre acidobasique.

Cet ouvrage est une étude complète des états d'acidose ou d'alcalose qui s'installent dans l'organisme au cours de différents états pathologiques.

Marcel LABBÉ
Professeur à la Faculté de Médecine
de Paris.

P.-L. VIOLLE
Chef de Laboratoire à la Faculté de Médecine
de Paris.

Métabolisme de l'eau

ŒDÈMES — DIURÈSE — THÉRAPEUTIQUES HYDRIQUES

(1927). Un volume de 256 pages. . . . . **28 fr.**

I. L'eau dans l'organisme. — II. Les œdèmes. — III. Les éliminations aqueuses. Les facteurs rénaux et extra-rénaux de la diurèse. — IV. Les épreuves de polyurie provoquée et l'épreuve de la diurèse fractionnée. — V. Etude de l'élimination urinaire de l'eau dans un certain nombre de cas pathologiques. — VI. Influence des boissons sur le métabolisme. Les régimes de boissons. — VII. La diurèse hydrominérale. — VIII. La thérapeutique hydrique.

Léon BINET
Professeur agrégé de Physiologie à la Faculté de Médecine de Paris.

Questions physiologiques d'actualité

(1927). Un volume de 228 pages avec 55 figures. . . . . . **18 fr.**

L. HUGOUNENQ   et   G. FLORENCE
Professeur à la Faculté de Médecine
de Lyon.

Professeur agrégé
a la Faculté de Médecine de Lyon

Principes
de Pharmacodynamie

CONSTITUTIONS CHIMIQUÉS
PROPRIÉTÉS PHYSIOLOGIQUES

(1928). Un volume de 392 pages. . . . . 40 fr.

CE livre est conçu suivant un plan simple, est accessible à tous : chimistes, physiologistes, médecins, pharmaciens.

Nous ne possédions, jusqu'ici en France, aucun traité de pharmacodynamie. Le mot même de pharmacodynamie, s'il est bien connu de quelques hommes de laboratoire spécialisés, est à peine compris du grand public médical. Et pourtant, il est peu de sciences intéressant directement la thérapeutique qui présentent autant que celle-ci un intérêt théorique et pratique.

Ch. ACHARD
Professeur de Clinique médicale à la Faculté de Médecine de Paris.

Clinique médicale
de l'Hôpital Beaujon

3ᵉ Série (1928). Un volume de 326 pages avec 34 fig.. 32 fr.

LES deux premières séries de ces cliniques ont rencontré un vif succès; la première a été rapidement épuisée. Cette nouvelle série est conçue dans le même esprit ; ces cliniques sont basées à la fois sur l'examen du malade et sur l'utilisation de toutes les ressources du laboratoire afin d'établir le diagnostic; les sujets en sont variés, tous intéressants par quelque acquisition récente, par quelque épreuve biologique nouvelle, par quelques aperçus de pathologie générale ou par quelques progrès thérapeutiques.

A. BESREDKA
Professeur à l'Institut Pasteur.

Etudes sur l'immunité
dans les maladies infectieuses

(1928). Un volume de 414 pages.. . . . . 30 fr.

CES quinze études, quoique indépendantes les unes des autres, n'en constituent pas moins un ensemble qui permet de se faire une idée des problèmes éventuels de l'Immunité.

A. CALMETTE
Sous-Directeur de l'Institut Pasteur.

L'Infection bacillaire
et la Tuberculose
chez l'homme et chez les animaux

Processus d'infection et de défense.
Étude biologique et expérimentale. – Vaccination préventive

avec la collaboration de A. BOQUET et L. NÈGRE
Chefs de laboratoire à l'Institut Pasteur de Paris.

3ᵉ Edition (1928). Un volume grand in-8 de 884 pages avec
30 figures et 34 planches hors texte dont 25 en couleurs. **125 fr.**

LA première partie de l'ouvrage « *L'ultra-virus et le bacille tuberculeux. — Les processus d'infection bacillaire* » réunit ce qui a
trait au bacille, à ses toxines, aux types anatomo-pathologiques de
l'infection tuberculeuse, à ses localisations, à ses voies d'accès.

La deuxième partie « *Tuberculose expérimentale et infection tuberculeuse chez les animaux* », comprend l'étude des différents modes
d'inoculation ou d'infection tuberculeuse, de la tuberculose des
animaux, en particulier de la tuberculose bovine ; le rôle du lait et de
la viande des bovidés tuberculeux dans la contamination.

Dans une troisième partie sont étudiés : « *Les processus de défense
et le diagnostic de l'infection tuberculeuse* », ferments cellulaires,
réactions humorales, examen des produits d'expectoration ou de
sécrétion, réaction tuberculinique et anticorps, avec les meilleures
techniques pour leur recherche et pour leur titrage précis.

La dernière partie du livre expose les idées de l'auteur sur l'immunité antituberculeuse, relate les résultats de ses enquêtes personnelles sur la distribution géographique de l'infection bacillaire à
travers le monde, résume toutes les tentatives effectuées pour réaliser
soit la sérothérapie, soit la vaccination et les résultats obtenus.

A. CALMETTE
Sous-Directeur de l'Institut Pasteur.

La Vaccination préventive
contre la Tuberculose par le B. C. G.

avec la collaboration de C. GUÉRIN, A. BOQUET, L. NÈGRE
(1927). Un volume de 250 pages. . . . . **22 fr.**

Léon BERNARD

Professeur à la Faculté de Paris.
Membre de l'Académie de Médecine.
Conseiller technique sanitaire.

Robert DEBRÉ

Professeur agrégé à la Faculté de Paris.
Membre du Conseil supérieur
d'Hygiène publique de France.

Cours d'Hygiène

PAR MM.

ARNAUD — LÉON BERNARD — BIRAUD — BRUMPT
CAMUS — COUVELAIRE — CRUVEILHIER — DARRÉ
ROBERT DEBRÉ — DIENERT — DIMITRI — DOPTER
DUJARDIN-BEAUMETZ — DUVOIR — FEINE — FROIS
GOUGEROT — GUILLON — JOYEUX — KOHN-ABREST
H. LABBÉ — LESNÉ — LORTAT-JACOB — MARTEL — NATTAN-
LARRIER — NICOLAS — OTT — POTTEVIN — J. RENAULT
RIEUX — ROLANTS — GUSTAVE ROUSSY — SABOURAUD
SACQUÉPÉE — TANON — HENRY THIERRY — TIFFENEAU
VALLÉE — VITRY

TOME I. — *Épidémiologie et prophylaxie des maladies infectieuses. Épidémiologie générale. Épidémiologie et prophylaxie spéciales. Prophylaxie générale. Hygiène sociale. Protection maternelle. Hygiène professionnelle. — 1.248 pages.*

TOME II. — *Hygiène publique, hygiène alimentaire, hygiène urbaine. — 800 pages.*

(1927). Les deux vol. ensemble 2.060 pages avec 214 fig. **160 fr.**

CET important ouvrage contient la documentation la plus neuve et la plus complète qui soit actuellement sur toutes les questions d'hygiène.

Aux *médecins* il donne, non des conceptions périmées réduisant essentiellement l'hygiène à la technique et à la police sanitaire, mais les moyens destinés à combattre le mal et les mesures propres à l'éviter.

Aux *techniciens spécialistes* il apporte l'enseignement théorique nécessaire pour les formations que réclame l'hygiène publique, il est le guide indispensable au cours de leurs visites et de leurs stages.

D'une documentation précise, ce Cours d'Hygiène est l'ouvrage à consulter à chaque instant, qu'il s'agisse d'un arrêté à prendre, d'un rapport à rédiger, d'un avis à donner, d'une construction à faire, etc.

A.-B. MARFAN
Professeur à la Faculté de Médecine de Paris,
Médecin de l'hospice des Enfants-Assistés.

Clinique des maladies
de la première enfance

2ᵉ Série (1928). 656 pages avec 50 figures. . . . . 60 fr.

CETTE deuxième série de cliniques complète un ensemble dans lequel le professeur Marfan expose les résultats de ses travaux et de son expérience sur l'hygiène et les maladies du premier âge.

Les deux premiers ouvrages de cette série, l'un et l'autre épuisés : *Traité de l'Allaitement et de l'Alimentation des enfants du premier âge* (3ᵉ édition) et *Les affections des voies digestives dans la première enfance*, ont été suivis d'une *Première série de Cliniques* consacrée aux affections de la bouche, des voies respiratoires, à la tuberculose, aux affections du cœur.

Cette deuxième série renferme une étude de la *Syphilis congénitale* et des *Anémies du premier âge*, une *Description du rachitisme avec un exposé critique des travaux récents sur cette affection*, une *étude des maladies des os, de la peau et du système nerveux des enfants*.

Clinique des maladies
de la première enfance

1ʳᵉ Série (1926). 608 pages. . . . . 58 fr.

V. HUTINEL
Professeur honoraire de Clinique médicale infantile.

Le Syndrome malin
dans les maladies de l'enfance

(1927). Un volume de 308 pages. . . . . 32 fr.

CARACTÉRISTIQUES cliniques du syndrome malin. — Symptôme, complications, rôle de certaines lésions organiques. — Conséquence des manifestations malignes (équilibre des liquides dans les états adynamiques). Synthèse des observations cliniques, discussion des explications qui en ont été tentées. — Essais d'hygiène et de prophylaxie.

P. NOBÉCOURT
**Professeur à la Faculté de Médecine de Paris.
Médecin de l'hôpital des Enfants Malades.**

CLINIQUE MÉDICALE DES ENFANTS

Livres de *science médicale appliquée*. Le clinicien qu'est le professeur Nobécourt met en scène le malade, il révèle son histoire, l'observe, l'examine, l'analyse, expose les méthodes mises en œuvre pour porter un diagnostic, les difficultés, les hésitations, les traitements institués. Enfin, il tire du fait particulier les enseignements d'ordre général qu'il comporte.

Le médecin trouve dans ces livres simples et clairs des idées nettes et précises sur la plupart des cas graves qu'il rencontre.

I. – Affections de l'Appareil respiratoire

Épuisé.

II. – Affections de l'Appareil circulatoire

(1925). Un volume de 372 pages avec 122 figures . . . . 40 fr.

III. — Troubles de la nutrition et de la croissance

(1926). Un volume de 404 pages avec 104 figures. . . . . 45 fr.

IV. — Affections de l'Appareil urinaire

(1927). Un volume de 350 pages avec 56 figures. . . . . 40 fr.

Vient de paraître

V. — Affections du Système nerveux

1928). Un volume de 374 pages avec 70 figures. . . . . 45 fr.

J. DARIER

Médecin honoraire de l'hôpital St-Louis.

Précis de Dermatologie

4e *Édition* (1928.) Un volume de 1102 pages avec 120 figures.
Broché. . . . . 85 fr.;   Cartonné toile. . . . 100 fr.

(Collection de Précis Médicaux)

CE livre, basé sur une longue et patiente expérience personnelle, est à la fois un traité de dermatologie, œuvre d'un spécialiste expérimenté, et un traité didactique des maladies de la peau d'une remarquable précision, éclairé des lumières de la pathologie générale.

L'Étude morphologique de l'affection cutanée est la première étape du diagnostic; l'auteur prend comme point de départ la lésion élémentaire dont les différentes manifestations constituent l'éruption; si la dermatose ne se manifeste pas par une éruption, il caractérise l'état morbide, choisit un certain nombre de formes dermatologiques élémentaires et signale les lésions anatomiques qu'elles traduisent.

La deuxième partie du livre est consacrée à l'étude des maladies de la peau proprement dites, des entités morbides à étiologie définie, classées suivant la nature de leur cause, et dans chacun de ses chapitres le Dr Darier envisage le diagnostic et le traitement.

Un mémento thérapeutique comprenant des formules toutes expérimentées à l'hôpital ou en clientèle termine cet ouvrage.

Dr L. BROCQ

Cliniques Dermatologiques

2e *Série* (1927). Un volume de 600 pages. . . . . 70 fr.

LE Docteur Brocq avait déjà publié dans une première série de clinique ses principales leçons professées au lit du malade; il les complète par un second volume. Avec ce nouveau livre qui, sur 58 cliniques, en contient 37 non éditées jusqu'à ce jour, on aura une idée exacte des principaux travaux dermatologiques de l'auteur et de l'influence qu'ils ont pu exercer dans la spécialité.

Cliniques Dermatologiques

1re *Série* (1924). Un volume de 740 pages avec 54 figures 100 fr.

F. TERRIEN
Professeur de Clinique ophtalmologique à la Faculté de Médecine de Paris.
Ophtalmologiste de l'Hôtel-Dieu.

Chirurgie de l'Œil
et de ses annexes

3ᵉ *Édition* (1927). Un vol. de 646 pages, avec 565 fig. **100 fr**

APRÈS avoir rappelé les notions anatomiques avec les points de repère essentiels, et les précautions à prendre avant toute intervention, l'auteur décrit les opérations courantes.

L'étude des indications opératoires et celle des soins à donner à l'opéré ne sont pas négligées non plus que celle des complications pouvant survenir à la suite de l'intervention.

Ont été décrites en détail les opérations sur le globe oculaire, en particulier l'extraction de cataracte. Le lecteur trouvera exposées dans tous leurs détails les règles à suivre pour la situation de l'opérateur et de son aide, la tenue du couteau, la fixation de l'œil, la technique des incisions, les précautions à prendre.

F. TERRIEN

SÉMIOLOGIE OCULAIRE

Anatomie — Physiologie — Pathologie

I. — La Calotte cornéo-sclérale

(1923). 260 pages, 144 figures. . . . . **40 fr.**

II. — Le Diaphragme irido-ciliaire

(1924). 240 pages, 126 figures. . . . . **40 fr.**

III. — Le Cristallin

(1926). 240 pages, 158 figures. . . . . **40 fr.**

Vient de paraître

IV. — Statique et dynamiques oculaires

(1928). 222 pages, 100 figures. . . . . **40 fr.**

TRAITÉ
DE PHYSIOLOGIE
NORMALE ET PATHOLOGIQUE

OUVRAGE COMPLET EN 11 VOLUMES

Publié sous la direction de G.-H. ROGER

Professeur de Physiologie à la Faculté de Médecine de Paris.
Doyen de la Faculté.

Secrétaire Général : Léon BINET

Professeur agrégé de Physiologie à la Faculté de Médecine de Paris.

C'EST la première fois que, conçu sous une forme aussi large, paraît un *Traité de physiologie normale et pathologique*.

Ce nouveau *Traité de Physiologie* en onze volumes, publié sous la direction du professeur Roger, n'est ni un compendium de physiologie, où seraient accumulées toutes les données de la biologie, ni un simple résumé de physiologie appliquée. C'est une œuvre assez étendue pour que chacun des collaborateurs, choisis parmi les plus compétents, puisse y développer son effort personnel et par une critique raisonnée mettre au point une question donnée.

Seul, un traité comme celui-ci, largement conçu et largement réalisé, permet à la fois la documentation, la recherche, l'étude et une direction, pour l'application.

Vient de paraître

TOME III. *Fonctions hépatiques et excrétion.* — (1928). Un volume de 756 pages avec 81 figures, broché **70 fr.** Relié **85 fr.**

Physiologie du foie, par G.-H. ROGER. — Physiologie de la vésicule et des voies biliaires extra hépatiques, par M. CHIRAY et PAVEL. — Les foies des invertébrés, par L. CUÉNOT. — L'excrétion, par L. CUÉNOT. — Physiologie des reins, par F. RATHERY. — Excrétion de l'urine, par Ch. DUBOIS.

Vient de paraître

TOME IV. *Les sécrétions internes*. — (1928). Un volume de 586 pages avec 125 figures. Broché. . . . . 65 fr.
Relié. . . . . 80 fr.

Étude générale des sécrétions internes, par J.-E. ABELOUS. — Pancréas. Sécrétion interne, par E. HÉDON et L. HÉDON. — La rate, par J.-E. ABELOUS, R. ARGAUD, L.-C. SOULA. — Le Thymus, par J. PARISOT et G. RICHARD. — Glande pinéale, par M. LAIGNEL-LAVASTINE. — Glande thyroïde, par MM. GARNIER et R. HUGUENIN. — Les glandes parathyroïdes, par M. GARNIER et R. A. TURPIN. — Hypophyse et région infundibulo-tubérienne, par Gustave ROUSSY et J.-J. GOURNAY. — Les insuffisances surrénales, par A. TOURNADE.

Précédemment publié

TOME VII. *Les Humeurs. Sang et Lymphe. Réactions d'immunité*. — Un volume de 520 pages avec 58 fig. dans le texte, broché. . . . . 50 fr.
Relié. . . . . 65 fr.

Sang, propriétés générales et morphologie (J. JOLLY). — Hémoglobine et ses dérivés (RENÉ FABRE). Les Albuminoïdes respiratoires chez les invertébrés (L. CUÉNOT). — Plaquettes sanguines (PH. PAGNIEZ). — La Moelle osseuse (G.-H. ROGER). — Coagulation du sang (M. DOYON). — Hémorragies (HENRI DELAUNAY). — La Transfusion du sang (P.-EMILE WEIL). — Le Système lacunaire (CH. ACHARD). — La Lymphe (LÉON BINET et JUSTIN-BESANÇON). — Ganglion lymphatique (SCHULMANN). — Immunité, antigènes, anticorps (J. BORDET). — Théories de l'anaphylaxie (A. BESREDKA).

TOME XI et dernier. — *Reproduction et Croissance*. — Un vol. de 516 pages avec 93 fig. dans le texte, broché. . . 50 fr.
Relié fers spéciaux. . . . . 65 fr.

Genèse des produits sexuels et fécondation (CH. CHAMPY). — L'Appareil génital mâle (H. BUSQUET). — L'Appareil génital femelle (HENRI VIGNES). — Caractères sexuels secondaires (A. PEZARD). — La Gestation, l'Embryon et le Fœtus, le Placenta (H. VIGNES). — La Femme enceinte (H. VIGNES et E. BACH). — Physiologie du nouveau-né et du nourrisson (LÉON BINET). — La Sécrétion lactée (CH. PORCHER). Etude histologique de la croissance (CH. CHAMPY). — Etude physiologique de la croissance (E. LESNÉ et LÉON BINET). — Hérédité (E. RABAUD). — Tératologie (E. RABAUD).

Sous presse et en préparation

TOME I. *Physiologie générale*. — (environ 500 pages).
TOME II. *Digestion*.
(1928). Un volume avec figures. . . . . . . *Paraîtra en 1928*.
TOME V. *Respiration*. — (environ 450 pages).
TOME VI. *Circulation*. — (environ 500 pages).
TOME VIII. *Physiologie musculaire. Chaleur animale*. — (environ 650 pages) . . . . . . *Paraîtra en 1928*.
TOMES IX et X. — *Physiologie nerveuse*. — (environ 550 pages chacun).

NOUVEAU TRAITÉ
DE MÉDECINE

PUBLIÉ SOUS LA DIRECTION DE MM. LES PROFESSEURS

G.-H. ROGER   F. WIDAL   P.-J. TEISSIER

Secrétaire de la Rédaction : Marcel GARNIER

22 FASCICULES grand in-8°, avec nombreuses figures dans le texte, en noir et en couleurs, et planches hors texte en couleurs, sous une élégante 1/2 reliure toile, dos plat.

CETTE encyclopédie est l'entreprise la plus considérable de l'édition médicale française depuis 1920.

L'ouvrage a rencontré dans le monde entier le succès le plus marqué et certains volumes en sont à leur troisième édition.

Cet accueil est dû à la judicieuse conception de l'œuvre scientifique et plus encore pratique, à la rigoureuse conscience et à la haute valeur des savants français et étrangers qui se sont groupés autour des directeurs et enfin à sa superbe présentation. Les volumes restant à paraître sont actuellement sous presse et l'ouvrage sera complet au début de 1928.

FASCICULE I. *Maladies infectieuses*. — 2ᵉ édition (1925).
584 pages, 66 figures, 3 planches en couleurs. . . . . **60 fr.**

Notions générales sur les infections. — Les Septicémies. Les Streptococcies. Érysipèle. — Pneumococcie et Pneumonie. — Staphylococcie. — Infections à Tétragènes. Infections à Cocco-bacille de Pfeiffer, à Diplobacille de Friedländer — Entérococcie. Psittacose. Infections à Proteus vulgaris. Infections putrides et gangreneuses. Méningococcie. Gonococcie.

FASCICULE II. *Maladies infectieuses* (suite). — 2ᵉ édition.
912 pages, 98 figures, 10 planches en couleurs. . . . . **85 fr.**

Scarlatine. — Quatrième maladie, Cinquième maladie. Rubéole, Rougeole, Variole, Varicelle. — Vaccine. — Le Zona, les Herpès et les Fièvres herpétiques. — Fièvre aphteuse. — Suette miliaire. — Charbon. — Typhus exanthématique. — Coqueluche. — Oreillons. Diphtérie. — Tétanos. — Rhumatisme articulaire aigu. — Dengue, Fièvre de pappataci.

FASCICULE III *Maladies infectieuses* (suite). — 3ᵉ édition
(1927). 608 pages, 62 figures, 4 planches en couleurs. . **70 fr.**

Fièvres typhoïde et paratyphoïdes. — La Dysenterie bacillaire. —

Colibacillose. — L'Amibiase. — Choléra.— Botulisme et Fièvre de Malte ou Mélitococcie. — La Fièvre des tranchées. — La Grippe. — La Peste. — La Fièvre jaune.

FASCICULE IV. *Maladies infectieuses et parasitaires.* — *2ᵉ édition* (1925). 820 p., 134 fig. et 5 pl. en couleurs. **75 fr.**

Maladie de Heine-Médin. — Encéphalite léthargique. — La Rage. — La Tuberculose. — Septicémie tuberculeuse. — Les Pseudo-tuberculoses. — Morve. — Lèpre. — Verruga. — Actynomicose. Aspergillose. — Les Mycétomes. Les Oosporoses. Les Sporotrichoses. Les Blastomycoses. — Spirochétoses. — Syphilis ou Tréponémose.

FASCICULE V. *Tome I. Maladies infectieuses et parasitaires (fin).* — *2ᵉ édition* (1924). 452 pages, 196 figures, 3 planches en couleurs. . . . . **55 fr.**

Chancre simple. Granulome des organes génitaux. — Chancre et bubon poradéniques. — Goundou, Pian. — Fièvres récurrentes. — Sodoku. — Le Paludisme, La Fièvre bilieuse hémoglobinurique. — Kala-Azar. Bouton d'Orient. — Trichinose. — Filariose, Strongylose. Distomatose, Coccydiose, Sarcosporidiose. — Echinococcose, Cysticercose. — Trypanosomoses humaines, Bilharzioses. — Erythème polymorphe et Erythème noueux.

Tome II. Le Cancer. — *2ᵉ édition* (1927). Un volume avec figures et planches en couleurs. . . *Paraîtra en octobre 1928.*

FASCICULE VI. *Intoxications.* — *2ᵉ édition* (1925). 520 pages, 27 figures, 4 planches en couleurs . . . . **65 fr.**

Les intoxications. — Saturnisme, Intoxications par le cuivre, le zinc, l'étain. — Phosphorisme. Arsenicisme. Hydrargyrisme, Intoxication par l'oxyde de carbone, le gaz d'éclairage, l'hydrogène sulfuré, le sulfure de carbone, les hydrocarbures. — Intoxication par l'acide picrique. — Intoxication par les gaz de guerre. — L'Alcoolisme. — Caféisme. — Théisme. — Intoxication par le kawa. — Intoxications par l'opium, l'éther, la cocaïne. — Tabagisme. — Intoxications diverses. — Intoxication d'origine alimentaire. — Intoxication par les champignons.

FASCICULE VII. *Avitaminoses. Maladies par agents physiques. Troubles de la nutrition.* — *2ᵉ édition* (1924). 584 pages 36 figures. . . . . **65 fr.**

Vitamines et Avitaminoses. — Scorbut. — Scorbut infantile. — La Pellagre. — Béribéri. — L'Intoxication par les venins et la sérothérapie antivenimeuse. — Troubles et maladies déterminés par l'Anaphylaxie. — Maladie Sérique. — Maladies par agents physiques. — Troubles et maladies de la nutrition.

FASCICULE VIII. *Affections des glandes endocrines. Troubles du développement.* — *2ᵉ édition* (1925). 462 pages, 107 figures, 1 planche en couleurs . . . . **55 fr.**

Troubles du développement général. — Pathologie de l'hypophyse. — Acromégalie. — Pathologie de la glande pinéale. — Pathologie la glande thyroïde. — Myxœdème. Goitre exophtalmique. — Pathologie des parathyroïdes. — Pathologie du thymus. — Pathologie des capsules surrénales. — Troubles des glandes génitales. — Syndromes pluriglandulaires.

FASCICULE IX. ***Affections du Sang et des Organes hématopoïétiques.*** — (1927). 1 volume de 802 pages avec 184 figures et 8 planches en couleurs. . . . . **80 fr.**

Pathologie du globule rouge, Chloroanémies, Anémies graves, Polyglobulies. — Pathologie du globule blanc. Leucocytoses, Leucémies, Affections hémorragipares, Hémophilie. — Purpura. — Pathologie des organes hématopoïétiques. — Pathologie de la moelle osseuse, des ganglions. — Pathologie de la rate.

FASCICULE X. ***Pathologie de l'Appareil circulatoire.***
En préparation.

Pathologie du cœur. — Pathologie du système artériel. — Aortites anévrisme de l'aorte. — Pathologie du système veineux.

FASCICULE XI. ***Pathologie de l'appareil respiratoire.*** (Nez, Larynx, Trachée, Bronches, Poumons). — ***2ᵉ édition*** (1926). 658 pages, 90 figures, 5 planches. . . . . **70 fr.**

Sémiologie de l'appareil respiratoire. — Pathologie du nez et du larynx. — Affections de la trachée et des bronches. — Asthme. — Bronchopneumonies. Pneumoconioses. — Syphilis pulmonaire et autres affections du poumon. — Cancer pleuropulmonaire. — Kystes hydatiques du poumon.

FASCICULE XII. (1926). ***Pathologie de l'appareil respiratoire (suite).*** — ***2ᵉ édition.*** 596 pages, 56 figures, 10 pl.   **70 fr.**

Tuberculose et pseudo-tuberculoses pulmonaires. — Pathologie de la Plèvre. — Pathologie du Médiastin et adénopathies trachéo-bronchiques.

FASCICULE XIII. ***Pathologie de l'Appareil digestif*** (Bouche, Pharynx, Œsophage, Estomac). — ***2ᵉ édition*** (1926). 858 pages, 138 figures, 4 planches en couleurs. . . . . **85 fr.**

Pathologie de la Bouche. — Pathologie du Pharynx. — Affections communes à la bouche et au pharynx. — Pathologie de l'Œsophage. — Pathologie de l'Estomac.

FASCICULE XIV. ***Pathologie de l'Appareil digestif*** (Intestin) — (1924). 580 pages, 168 figures, 7 planches en couleurs . . . . **65 fr.**

Pathologie de l'intestin. — Les Affections gastro-intestinales des Nourrissons. — Vers intestinaux. — Ankylostomiase. — Sémiologie des fèces. — Pathologie du rectum et du côlon terminal.

FASCICULE XV. ***Pathologie des glandes salivaires du pancréas et du péritoine.*** — ***2ᵉ édition*** (1926). 564 pages, 133 figures, 2 planches en couleurs . . . . **65 fr.**

Pathologie des glandes salivaires, — du Pancréas. — Affections, aiguës du Péritoine. — Affections chroniques du péritoine. — Kystes hydatiques du péritoine.

FASCICULE XVI. *Pathologie du Foie. Paraîtra en juin 1928.*

Affections du foie. — Abcès du foie. — Syphilis hépatique. — Kystes hydatiques du foie. — Ictères.

FASCICULE XVII. *Pathologie des Reins. Affections des Reins. Hémoglobinimie.* *Paraîtra en octobre 1928.*

FASCICULE XVIII. *Pathologie du système nerveux.* (*Sémiologie Générale*). — (1928). 812 pages, 256 figures en noir et couleurs, 2 planches en noir et couleurs. . . . . **85 fr.**

Coma et apoplexie. — Céphalée. — Vertiges. — Troubles du sommeil ; Troubles psychiques. — Aphasies. — Troubles de l'élocution. — Troubles de la Motilité. — Troubles de la Tonicité. — Troubles des réactions électriques. — Troubles de la réflectivité. — Troubles de la sensibilité. — Troubles sensoriels. — Liquide céphalo-rachidien.

FASCICULE XIX. *Pathologie du système nerveux* (*cerveau et cervelet*). — (1925). 1016 pages, 261 figures, 40 planches en noir et 6 planches en couleurs . . . . . . **105 fr.**

Syndrome pyramidal (Hémiplégie). — Hémianesthésie cérébrale. — Hémianopsie. — Épilepsie Jacksonienne. — Topographie cranio-encéphalitique, Syndromes corticaux. — Syndromes sous-corticaux. — Traumatismes du cerveau. — Infections. — Troubles circulatoires. — Tumeurs cérébrales. — Syphilis cérébrale. — Paralysie générale. — Encéphalopathies infantiles. — Pathologie du Cervelet. — Les Syndromes labyrinthiques.

FASCICULE XX. *Pathologie du système nerveux.* (Bulbe, nerfs craniens, méninges, moelle.). . *En préparation.*

Pathologie des tubercules quadrijumeaux, des pédoncules, de la protubérance, du bulbe. — Pathologie des nerfs craniens. — Pathologie des méninges. — Pathologie de la moelle.

FASCICULE XXI. *Pathologie du système nerveux* (Nerfs, sympathique, névroses.). — (1927). 900 pages, 415 figures, 1 planche double. **85 fr.**

Névralgies, Syndromes radiculaires, Blessures des nerfs, Névrites, Poly-Névrites, Névrite interstitielle hypertrophique, Zona. — Les syndromes sympathiques. — Troubles vaso-moteurs. — Troubles trophiques. — Troubles viscéraux d'origine nerveuse. — Troubles thermiques d'origine nerveuse. — Migraine. — Névroses, Dyskinésies. — Maladies familiales du système nerveux.

FASCICULE XXII (et dernier). *Pathologie des Muscles, Os et Articulations.* — (1924). 560 pages, 209 figures, 2 planches en couleurs . . . . **65 fr.**

Affections des muscles. — Maladies des os. — Dystrophies osseuses. — Rachitisme. — Ostéomalacie. — Achondroplasie. — Pseudo-rhumatismes infectieux et toxiques. — Rhumatismes chroniques.

Précis de
Technique Opératoire

PAR LES PROSECTEURS DE LA FACULTÉ DE MÉDECINE DE PARIS

Nouvelle série : 7 volumes avec de nombreuses figures.

CETTE collection est devenue, en France et dans tous les pays où elle a été traduite, un instrument classique de travail, et il n'y a guère d'étudiants ou de praticiens qui ne la possèdent.

Dans cette nouvelle série, les auteurs, s'adjoignant en la personne des jeunes prosecteurs leurs élèves et continuateurs, ont revu et au besoin récrit avec eux les différents volumes de la série. Des anciennes éditions n'ont été conservés que les chapitres de chirurgie restés classiques.. Les techniques ont été remaniées et adaptées aux idées actuellement courantes. Les procédés anciens ont été supprimés et remplacés par les procédés modernes acceptés par la majorité des chirurgiens. De nouveaux chapitres ont été ajoutés.

L'illustration enfin a été presque entièrement refaite.

Appareil génital de la femme, par R. PROUST et le D⁽ʳ⁾ CHARRIER. *6ᵉ Édition* (1927). Broché. **18** fr. Cartonné. **25** fr.

Membre inférieur, par GEORGES LABEY et le D⁽ʳ⁾ J. LEVEUF. *5ᵉ Édition* (1923). Broché. . **18** fr. Cartonné. . . **25** fr.

Tête et cou, par CH. LENORMANT et P. BROCQ, 247 *figures.* *6ᵉ Édition* (1923). Broché. . **18** fr. Cartonné. . . **25** fr.

Appareil urinaire et appareil génital de l'homme, par Pierre DUVAL et le D⁽ʳ⁾ GATELLIER. *6ᵉ Édition* (1923).
Broché. . **18** fr. Cartonné. . . **25** fr.

Pratique courante et Chirurgie d'urgence, par V. VEAU et le D⁽ʳ⁾ D'ALLAINES. *7ᵉ Éd.* (1924). Br. . **18** fr. Cart. **25** fr.

Thorax et membre supérieur, par A. SCHWARTZ et le D⁽ʳ⁾ METIVET. *7ᵉ Édition* (1925). Broché. **18** fr. Cart. **25** fr.

Abdomen, par M. GUIBÉ et J. QUÉNU. *6ᵉ Édition* (1926).
Broché. . **22** fr. Cartonné. . . **30** fr.

COLLECTION DE PRÉCIS MÉDICAUX

Précis de
Pathologie Chirurgicale

BEGOUIN ET F. PAPIN — HENRI BOURGEOIS
PIERRE DUVAL ET J. GATELLIER
GOSSET ET D. PETIT-DUTAILLIS — JEANBRAU — LECÈNE
LENORMANT — PROUST ET R. SOUPAULT
TIXIER ET M. PATEL

CINQUIÈME ÉDITION, REVUE ET AUGMENTÉE

Paraîtra fin Avril 1928

L'ÉDITION qui paraît aujourd'hui est plus qu'un tirage revisé, c'est un ouvrage entièrement refondu, et même, pour une part importante, un ouvrage *nouveau*.

Deux indications suffisent à montrer dans quel esprit a été conçue et réalisée cette refonte :

La première est l'étendue nouvelle du *Précis* qui est de plus de 5.000 pages contre 4.000 à l'édition précédente.

La seconde indication, c'est que tous les auteurs de la première heure ont travaillé, et travaillé de leur personne, à mettre sur pied cette cinquième édition; ils se sont, en outre, adjoint cinq collaborateurs nouveaux pris parmi ceux de leurs élèves que leurs travaux recommandaient à ce choix.

TOME I. — *Pathologie Chirurgicale générale, Maladies générales des Tissus* par P. LECÈNE, L. TIXIER, M. PATEL. — (1928). 962 pages, 360 figures.

TOME II. — *Tête et rachis. Bassin*, par H. BOURGEOIS, CH. LENORMANT, R. PROUST et R. SOUPAULT. — (1928). 970 pages, 341 figures.

TOME III. — *Cou, Thorax, Glandes mammaires* par H. BOURGEOIS, P. LECÈNE, CH. LENORMANT. — 1928. 680 pages, 161 fig.

TOME IV. — *Abdomen* par A. GOSSET et D. PETIT-DUTAILLIS, PIERRE DUVAL, et J. GATELLIER. — (1928). 920 pages, 355 figures.

TOME V. — *Appareil génital de l'homme. Pathologie urinaire. Gynécologie* par E. JEANBRAU, P. BÉGOUIN et F. PAPIN (1928). 1044 pages, 302 figures.

TOME VI. — *Fractures et Luxations. Affections acquises et congénitales des membres* par E. JEANBRAU, L. TIXIER et M. PATEL; R. PROUST et R. SOUPAULT. — (1928). 1040 pages

29 ══════ **MASSON ET CIE, ÉDITEURS** ══════

COLLECTION DE PRÉCIS MÉDICAUX

Précis de
Pathologie Médicale

PAR

F. BEZANÇON, Marcel LABBÉ, Léon BERNARD, J.-A. SICARD,
A. CLERC, P.-Émile WEIL, PHILIBERT, S.-I. de JONG,
A. SEZARY, Ch. FOY, PASTEUR VALLERY-RADOT,
G. VITRY, Marcel BLOCH, J. PARAF et THIERS.

Ouvrage complet en 7 volumes.

TOME I. Maladies infectieuses, par FERNAND BEZANÇON et PHILIBERT. 540 pages, 75 figures : broché . . . . **35 fr.**
Cartonné . . . . . . **42 fr.**

TOME II. Maladies infectieuses (2° Partie), par FERNAND BEZANÇON et PHILIBERT. — **Intoxications,** par LÉON BERNARD et JEAN PARAF. 646 pages, 91 figures : broché. . **35 fr.**
Cartonné. **42 fr.**

TOME III. 2° Édition. Maladies de l'appareil respiratoire, par FERNAND BEZANÇON, et S.-I. DE JONG.
Paraîtra en 1928.

TOME IV. Maladies du cœur et des vaisseaux, par A. CLERC.
Paraîtra en 1928.

TOME V. (2° Édition). Maladies du sang et des organes hématopoïétiques, par P. ÉMILE WEILL et MARCEL BLOCH. **Maladies des reins,** par PASTEUR VALLERY-RADOT. 636 pages, 74 figures : broché. . . . . **35 fr.**
Cartonné . . . . **42 fr.**

TOME VI. 2° Édition. Maladies de l'appareil digestif et de la nutrition, par MARCEL LABBÉ et G. VITRY. 830 pages, 403 figures : broché . . . . **40 fr.**
Cartonné . . . . **48 fr.**

TOME VII. Maladies du système nerveux, par M. SICARD, CH. FOIX et THIERS. — **Glandes endocrines,** par A. SEZARY.
En Préparation.

COLLECTION DE PRÉCIS MÉDICAUX

H. ROUVIÈRE

Précis d'Anatomie et Dissection

Tome I. — **4ᵉ Édition**. Tête, cou, membre supérieur (1925).

Tome II. — **4ᵉ Édition**. Thorax, abdomen, bassin, membre inférieur (1925).

Chaque volume : broché . . . . **32** fr.
Cartonné . . . . **42** fr.

POIRIER   BAUMGARTNER

Précis de Dissection

4ᵉ Édition (1919). 360 pages, 241 figures :
Broché . . . . **15** fr.
Cartonné . . . . **22** fr.

Aug. BROCA

Précis de Médecine opératoire

2ᵉ Édition (1920). 296 pages, 510 figures : broché . . . **25** fr.
Cartonné . . . **32** fr.

G.-H. ROGER

Introduction à l'Étude de la médecine

8ᵉ Édition (1926). 812 pages : broché . . . . **38** fr.
Cartonné . . . . **45** fr.

G. WEISS

Précis de Physique biologique

5ᵉ Édition (1923). 576 pages, 584 figures : broché . . . . **28** fr.
Cartonné . . **35** fr.

COLLECTION DE PRÉCIS MÉDICAUX

M. LAMBLING

Précis de Biochimie

3ᵉ *Édition* (1921). 2ᵉ tirage (1925) revu et corrigé par E. GLEY,
professeur au Collège de France. 724 pages : broché. **38** fr.
Cartonné . . **46** fr.

A. RICHAUD

Précis de Thérapeutique et Pharmacologie

6ᵉ *Édition* (1924). 1042 pages, 14 figures : broché. . . . **50** fr.
Cartonné. . **60** fr.

M. ARTHUS

Précis de Physiologie

7ᵉ *Édition* (1927). 1152 pages, 287 figures : broché . . **60** fr.
Cartonné. . **70** fr.

M. ARTHUS

Précis de Chimie physiologique

10ᵉ *Édition* (1924), 452 pages, 115 figures, 5 planches :
Broché. . . . . **35** fr.
Cartonné. . . . . **44** fr.

M. ARTHUS

Précis de Physiologie microbienne

(1921). 408 pages : broché. . . . . **25** fr.
Cartonné. . . . . **32** fr.

F. BEZANÇON

Précis de Microbiologie clinique

4ᵉ *Édition* . . . . *En préparation.*

COLLECTION DE PRÉCIS MÉDICAUX

M. LANGERON

Précis de Microscopie

4ᵉ *Édition* (1925). 1034 pages, 315 figures : broché... **50 fr.**
Cartonné . **58 fr.**

Ch. JOYEUX

Précis de Médecine coloniale

(1927). 832 pages, 138 figures : broché... **55 fr.**
Cartonné... **65 fr.**

E. BRUMPT

Précis de Parasitologie

4ᵉ *Édition* (1927). 1452 pages, 795 fig., 5 pl. : broché. **90 fr.**
Cartonné. **100 fr.**

L. BARD

Précis d'Examen de laboratoire

4ᵉ *Édition* (1921). 830 pages, 162 figures : broché... **40 fr.**
Cartonné.. **48 fr.**

J. COURMONT   Ch. LESIEUR   A. ROCHAIX

Précis d'Hygiène

par Paul COURMONT et A. ROCHAIX.
3ᵉ *Édition* (1925). 902 pages, 320 figures : broché... **50 fr.**
Cartonné.. **58 fr.**

COLLECTION DE PRÉCIS MÉDICAUX

J. DARIER

Précis de Dermatologie

4ᵉ *Édition* (1927). 1102 pages, 120 figures : broché. .   **85** fr.
Cartonné. **100** fr.

A. LACASSAGNE   *Étienne MARTIN*

Précis de Médecine Légale

3ᵉ *Édition* (1921). 752 pages, 115 figures : broché. . .   **42** fr.
Cartonné. . **50** fr.

Ét. MARTIN

Précis de Déontologie et de Médecine professionnelle

2ᵉ *Édition* (1923). 344 pages : broché. . . . .   **18** fr.
Cartonné. . . . . **24** fr.

L. OMBRÉDANNE

Précis clinique et Opératoire
de Chirurgie infantile

2ᵉ *Édition* (1926). 1140 pages, 584 figures : broché. .   **65** fr.
Cartonné. **75** fr.

P. NOBÉCOURT

Précis de Médecine des Enfants

5ᵉ *Édition* (1926). 1022 pages, 229 figures, broché. . .   **58** fr.
Cartonné. . **70** fr.

V. MORAX

Précis d'Ophtalmologie

3ᵉ *Édition* (1921). 870 pages, 450 figures et 4 planches en coul.
Broché. . . . . **52** fr.
Cartonné. . . . . **60** fr.

COLLECTION DU MÉDECIN PRATICIEN

L'OBJET de cette collection : Dire au médecin traitant tout ce qu'il doit savoir d'une spécialité, lui indiquer les méthodes les meilleures de diagnostic et de traitement — les lui décrire avec des détails assez minutieux pour lui permettre de les appliquer sans mécompte et le conduire ainsi jusqu'au seuil qu'il ne peut dépasser par ses propres moyens ; — lui permettre d'autre part de guider le spécialiste dont il recherchera le concours et auquel il doit apporter un diagnostic précis ; lui apprendre enfin à utiliser pour le traitement les renseignements que la consultation, le laboratoire ou l'opération lui auront fournis.

G. LAURENS

Oto-Rhino-Laryngologie
du médecin praticien

5ᵉ *Édition* (1926). 5o8 pages, 596 figures . . . . **40** fr.

Alb. TERSON

Ophtalmologie du médecin praticien

2ᵉ *Édition* (1920). 55o p., 356 fig., 1 planche en couleurs. **38** fr.

Pierre RÉAL

Stomatologie du médecin praticien

3ᵉ *Édition* (1926). 3o2 pages, 169 figures, 4 planches.. . **33** fr.

GUY-LAROCHE

Examens de Laboratoire
du médecin praticien

2ᵉ *Édition* (1921). 412 pages, 117 figures, 1 planche en coul. **32** fr.

Gaston LYON

Consultations pour les
Maladies des Voies Digestives

(1920). 36o pages.. **20** fr.

COLLECTION DU MÉDECIN PRATICIEN

FLORAND et GIRAULT

Diagnostic et traitement
des affections du tube digestif

(1922). 410 pages, 62 figures . . . . **28 fr.**

R. LEDOUX-LEBARD

La radiologie du médecin praticien

Radio-diagnostic des maladies de l'appareil digestif

(1926). 288 pages, 101 figures, 12 planches. . . . . . . **40 fr.**

Nouveauté

Dʳ ÉTIENNE

Professeur agrégé à la Faculté de Médecine de Montpellier.

Traitement des Fractures
par le praticien

(1927.) Un volume de 194 pages avec 145 figures . . . **16 fr.**

CE petit livre a été écrit pour le praticien, qui en présence d'une fracture, sans radiographie, sans appareil spécial, sans aide expérimenté, avec sa seule intelligence, son savoir et son habileté manuelle doit formuler et appliquer un traitement.

Paul SOLLIER   Paul COURBON

Pratique sémiologique
des Maladies mentales

Guide de l'Étudiant et du Praticien

(1924). 458 pages, 87 figures . . . . **30 fr.**

COLLECTION
" MÉDECINE ET CHIRURGIE PRATIQUES "

DANS cette série de petits volumes sont publiées les monographies médicales qui — dans le domaine de la thérapeutique et de la clinique — naissent au jour le jour selon les besoins de l'actualité.

Elles complètent les grands traités et les manuels classiques qui répondent aux besoins généraux des médecins et des étudiants.

Ces ouvrages sont limités à un objet restreint, chacun d'eux est consacré à une question spéciale, ils paraissent assez facilement pour permettre de saisir au moment voulu tel problème précis soulevé par les progrès de la technique médicale.

J. FIOLLE
Professeur à l'École de Médecine de Marseille.

Le Curettage utérin

Indications, Technique, Résultats, Accidents

2ᵉ Édition (1924). 132 pages, 3 figures . . . . **12 fr.**

P. MOURE
Chirurgien des Hôpitaux de Paris.

Chirurgie vasculaire conservatrice

(1923). 144 pages, 110 figures . . . . **12 fr.**

J. A. SICARD
Médecin de l'Hôpital Necker.

L. GAUGIER
Licencié es Sciences.

Traitement des varices
par la méthode sclérosante

(1927). 102 pages, 8 planches hors texte. . . . . **12 fr.**

Robert DUPONT
Ancien interne des Hôpitaux de Paris.
Ex-chef de clinique à la Faculté.

Roger LEROUX
Chef des travaux d'anatomie pathologique
à la Faculté de Paris.

Jean DALSACE
Chef de Laboratoire à l'hôpital Saint-Antoine.

Technique des prélèvements
et des biopsies
dans la pratique clinique

(1926). 144 pages, 50 figures . . . . **16 fr.**

37 ══════════════ MASSON ET Cie, ÉDITEURS ══════

COLLECTION
"MÉDECINE ET CHIRURGIE PRATIQUES"

Marcel LABBÉ
Professeur de Pathologie générale à la Faculté de Paris.

Le Traitement du Diabète

2ᵉ Édition (1926). 158 pages. . . . . **10 fr.**

L. NÈGRE — A. BOQUET
Chefs de laboratoire à l'Institut Pasteur.

Antigénothérapie de la Tuberculose
par les extraits méthyliques de bacilles de Koch

(1927). 158 pages . . . . **16 fr.**

Michel-Léon KINDBERG
Médecin des Hôpitaux de Paris.

La Collapsothérapie
de la Tuberculose Pulmonaire

(1927). 160 pages. 12 figures. . . . . **15 fr.**

P. GUIBAL (de Béziers)
Ex-interne des Hôpitaux de Paris.

Traitement chirurgical
de la Dilatation Bronchique

(1924). 174 pages, 31 figures . . . . **12 fr.**

CHIRAY et J. LEBON

Les Insuffisances Pancréatiques

(1926). 210 pages . . . . **20 fr.**

Fidel FERNANDEZ-MARTINEZ

Traitement de l'Ulcus gastroduodénal

(1927). 138 pages. . . . . **12 fr.**

Mise au point de la *question thérapeutique*, sans que soient négligées les considérations étiologiques et pathogéniques, bases du traitement. Etude complète de l'ulcère simple, de l'ulcère infecté et des complications les plus fréquentes.

MASSON ET C⁰, ÉDITEURS

COLLECTION
" MÉDECINE ET CHIRURGIE PRATIQUE "

LEROUX-ROBERT
Chef des Travaux de Physiothérapie oto-rhino-laryngée de l'Hôpital Saint-Louis.

La H⁰ Fréquence en O.-R.-Laryngologie
Diathermie, Haute tension, Effluvation,
Diathermo-Coagulation, Étincelage
2ᵉ Édition (1927). 216 pages, 113 figures . . . . 26 fr.

André MOULONGUET
Oto-rhino laryngologiste des Hôpitaux de Paris.

Les Vertiges labyrinthiques
(1927). 166 pages, 17 figures . . . . 18 fr.

C. PASCAL   **J. DAVESNE**
Médecin en chef des asiles d'aliénés
de la Seine.

Traitement des maladies mentales
par les chocs
(1926). 184 pages . . . . 19 fr.

René CRUCHET   A. RAGOT   J. CAUSSIMON

La Transfusion du sang de l'animal à l'homme
(1927). 106 pages, 13 figures . . . . 12 fr.

Exposé des recherches effectuées par les auteurs en vue de généraliser
la transfusion de l'animal à l'homme. Historique. Procédés. Conditions de succès.

LORTAT-JACOB   **POUMEAU-DELILLE**
Médecin de l'Hôpital Saint-Louis.   Interne des Hôpitaux de Paris.

La Syphilis médullaire
(1928). 152 pages . . . .

Acquisitions récentes touchant la symptomatologie, les
cliniques, le diagnostic clinique et de laboratoire de la
médullaire. Bases d'une thérapeutique rationnelle.

A. MARTINET

Diagnostic clinique

Examens et Symptômes

avec la collaboration des Docteurs :

DESFOSSES, G. LAURENS, Léon MEUNIER,
LUTIER, SAINT-CÈNE, TERSON

5ᵉ Édition. 1042 pages, 892 figures : broché.. . . . . . **95** fr.

Relié toile.. . . **110** fr.

Thérapeutique clinique

avec la collaboration des Docteurs :

DESFOSSES, G. LAURENS, Léon MEUNIER, LOMON,
LUTIER, MARTINGAY, MOUGEOT, POIX,
SAINT-CÈNE, SÉGARD et TERSON

3ᵉ Édition (1926). 1510 pages, 351 figures : broché... **130** fr.

Relié toile en 1 volume. . . . . **150** fr.
Relié toile en 2 volumes. . . . . **165** fr.

Henri HARTMANN

Diagnostic
des principaux cancers

Avec la collaboration de : MM. BENSAUDE, BÉRARD, CHEVASSU,
DARIER, FORGUE, LEGUEU, LEMAITRE, MICHON, MORAX
NOVÉ-JOSSERAND, OKINCZYC, RIST, ROUSSY, SÉBILEAU.

(1927). Un volume de 64 pages avec 8 figures. . . . . **10** fr.

Maurice RENAUD
Médecin des Hôpitaux de Paris

Les Cancers
et leurs complications

ÉTUDE CLINIQUE DE LEUR ÉVOLUTION

(1927). Un volume de 324 pages avec 27 figures. . . . **30** fr.

COLLECTION
" MÉDECINE ET CHIRURGIE PRATIQUES "

Gaston LYON
Ancien Chef de Clinique médicale a la Faculté de Médecine de Paris.

Traité élémentaire
de Clinique thérapeutique

11ᵉ *Édition* (1925). 1408 pages : broché . . . .   **90 fr.**
Relié toile . . . . .   **110 fr.**

Précis
de Clinique sémiologique

Diagnostics — Pronostics et Traitements

(1925). 734 pages : broché . . **32 fr.** Cartonné. . . **40 fr.**

G. LYON
Ancien Chef de Clinique
à la Faculté de Médecine.

P. LOISEAU
Ancien preparateur
à l'École supérieure de Pharmacie.

Formulaire thérapeutique

avec la collaboration de MM. L. DELHERM, et P. E. LÉVY

14ᵉ *Édition* (1927). Un volume petit in-8° de 956 pages tiré sur véritable papier indien, dans un format de poche. **50 fr.**

Antonin CLERC
Professeur agrégé à la Faculté de Médecine.
Médecin de l'Hôpital Lariboisière.

Les Arythmies en clinique

(1925). 404 pages, 205 figures . . . . **42 fr.**

P. Émile WEIL   *et*   **Paul ISCH-WALL**
Médecin de l'Hôpital Tenon.   Ancien interne des Hôpitaux de Paris.

La Transfusion du sang

Étude Biologique et Clinique

(1925). 248 pages, 18 figures. . . . . **25 fr.**

Ch. ACHARD
Professeur à la Faculté de Médecine de Paris.

Troubles
des échanges nutritifs

PHYSIOLOGIE — PATHOLOGIE — THÉRAPEUTIQUE

(1926). Deux volumes, ensemble 1220 pages, 167 figures. **140 fr.**

M. LANGERON
Chef de laboratoire à la Faculté
de Médecine de Paris.

M. RONDEAU DU NOYER
Préparateur à la Faculté
de Médecine de Paris.

Coprologie microscopique

(1926). 126 pages, 129 figures . . . . **16 fr.**

A. CALMETTE
Sous-directeur de l'Institut Pasteur.

L. NÈGRE   A. BOQUET
Chefs de laboratoire de l'Institut Pasteur.

Manuel technique de
Microbiologie et sérologie

2ᵉ Édition (1926). 640 pages, 27 figures, 3 planches en couleurs,
broché. . . . . **42 fr.**   Relié toile. . . . **48 fr.**

F. d'HÉRELLE
Directeur du Service bactériologique.
Conseil international, sanitaire, maritime et quarantenaire d'Égypte.

Le Bactériophage
et son comportement

2ᵉ Édition (1926) *entièrement refondue.* 552 pages, 23 fig. **60 fr.**

MASSON ET C⁰, ÉDITEURS ========================= 42

C. LEVADITI
de l'Institut Pasteur.

L'Herpès et le Zona
Ectodermoses neurotropes

ÉTUDE ÉTIOLOGIQUE ET PATHOGÉNIQUE

(1926). Un volume de 388 pages avec 87 figures. . . . **42 fr.**

H. GRENET
Médecin
de l'Hôpital Bretonneau.

R. LEVENT
Ancien Interne
des Hôpitaux de Paris.

L. PELLISSIER
Interne des Hôpitaux
de Paris.

Les Syphilis viscérales tardives

(1927). Un volume de 378 pages. . . . . **32 fr.**

Paul RAVAUT
Médecin de l'Hôpital Saint-Louis.

Syphilis — Paludisme
Amibiase

NOTES DE THÉRAPEUTIQUE PRATIQUE

3ᵉ Édition (1927). Un volume de 284 pages. . . . . . **22 fr.**

A. SÉZARY
Médecin de l'Hôpital Broca.
Chef de laboratoire à la Faculté de Médecine de Paris.

La Syphilis nerveuse

Étiologie-Pathogénie-Prophylaxie-Traitement

ÉTUDES CLINIQUES ET BIOLOGIQUES

(1926). Un volume de 208 p. avec 2 planches hors texte. **26 fr.**

Georges GUILLAIN
Professeur à la Faculté de Médecine
de Paris.

Ivan BERTRAND
Chef du laboratoire à la Faculté de Médecine
de Paris.

Anatomie topographique
du système nerveux central

(1926). Un volume grand in-8 de 322 pages avec 60 planches
originales. Broché. . . . . **80 fr.**
Relié toile. . . . . **95 fr.**

CH. FOIX
Professeur agrégé à la Faculté
de Médecine de Paris.

J. NICOLESCO
Assistant d'Histologie à la Faculté
de Médecine de Bucarest. —

ANATOMIE CÉRÉBRALE

Les Noyaux gris centraux

et la région mésencéphalo-sous-optique
suivie d'un appendice sur l'Anatomie pathologique
de la maladie de Parkinson.

(1926). 582 pages, 356 fig., 4 planches en coul., broché. **135 fr.**
Relié toile. **165 fr.**

J. DEJERINE
Professeur à la Faculté de Médecine de Paris

Sémiologie des affections
du système nerveux

(1926). 2ᵉ tirage conforme à l'édition de 1914. Un volume de
1220 pages, avec 564 figures en noir et en couleurs et
3 planches hors texte, relié toile. . . . . **190 fr.**

P. DELMAS-MARSALET
Interne des Hôpitaux de Bordeaux.

Les Réflexes de posture
élémentaires
Étude Physio-Clinique

(1927). Un vol. de 176 pages avec 111 tracés originaux. **16 fr.**

Jules COMBY
Médecin de l'hôpital des Enfants-Malades.

Deux cent soixante
Consultations médicales
pour les Maladies des Enfants

8ᵉ *Édition* (1925). 520 pages. . . . . **20 fr.**

A.-B. MARFAN

Les vomissements périodiques
avec acétonémie

2ᵉ *Édition* (1926). 88 pages. . . . . **9** fr.

E. TERRIEN
Ancien chef de clinique infantile de la Faculté.

Précis
d'alimentation des nourrissons

5ᵉ *Édition* (1926). 322 pages. . . . . **25** fr.

Précis
d'alimentation des jeunes enfants
du sevrage à dix ans

5ᵉ *Édition* (1926). 452 pages. . . . . **28** fr.

V. WALLICH
Professeur agrégé à la Faculté
de Médecine de Paris.

Ed. LÉVY-SOLAL
Professeur agrégé à la Faculté
de Médecine de Paris.

Éléments d'Obstétrique

5ᵉ *Édition* (1926). 710 pages, 179 figures. . . . . **40** fr.

(Comité National de défense contre la tuberculose)

L'Armement antituberculeux

Introduction de MM. Léon BERNARD et G. POIX

2ᵉ *Édition* (1926). 328 pages. . . . . **32 fr.**

Robert DEBRÉ   Pierre JOANNON

La Rougeole

ÉPIDÉMIOLOGIE, IMMUNOLOGIE, PROPHYLAXIE

(1926). Un volume de 288 pages avec 30 figures. . . . **35 fr.**

J. RENNES

La question du lait

ÉTUDE MÉDICALE, BIOLOGIQUE ET SOCIALE

1927). Un volume de 222 pages. . . . . **18 fr.**

P. RUDAUX   et   **Ch. MONTET**
Accoucheur des Hôpitaux.   Ancien interne des Hôpitaux.
Professeur en chef de la Maternité.   Assistant de Puériculture à la Maternité.

Guide Pratique de la mère

Les deux premières années de l'Enfant.

Notions élémentaires de puériculture.

(1926). 174 pages, 40 figures. . . . . **12 fr. 50**

Henri LECLERC

Précis de Phytothérapie

Essai de Thérapeutique par les plantes françaises

2ᵉ *Édition* (1927). 328 pages. . . . . **20 fr.**

MASSON ET C°, ÉDITEURS

DUVERGER
Professeur à la Faculté de Médecine
de Strasbourg.

VELTER
Professeur agrégé à la Faculté de
Ophtalmologiste des Hôpitaux.

Thérapeutique Chirurgicale
Ophtalmologique

(1926). Un volume de 464 pages avec 47 figures et 40 planches hors texte en noir et en couleurs, broché. . . . . . . **130 fr.**
Relié toile . . . . **145 fr.**

Dr POULARD
Médecin des Hôpitaux de Paris.

Traité d'Ophtalmologie

(1923). 2 volumes, ensemble 1458 pages, 710 fig. et 3 planches hors-texte en couleurs. Reliés toile. . . . . **150 fr.**

H. VILLARD
Professeur agrégé d'Ophtalmologie à la Faculté de Médecine de Montpellier.

Manuel élémentaire
d'Ophtalmologie

(1926). 434 pages, 177 figures. . . . . **35 fr.**

Professeur E. GALLEMAERTS

Examen microscopique
des affections de la Cornée
au moyen de la lampe à fente

(1926). 124 pages, 13 figures, 22 planches hors texte. **125 fr.**

Georges LAURENS

Chirurgie de l'oreille, du nez,
du pharynx et du larynx

2° Édition (1924). 1048 pages, 783 figures, relié toile. **150 fr.**

André LÉRI
Professeur agrégé à la Faculté de Médecine de Paris.

Études sur les affections des os et des articulations

(1926). 460 pages, 128 figures. . . . . 58 fr.

Albert MOUCHET
Chirurgien des Hôpitaux de Paris.

Louis TAVERNIER
Professeur agrégé à la Faculté de Médecine de Lyon. Chirurgien des Hôpitaux.

Pathologie des ménisques du genou

(1927). 100 pages, 25 figures. . . . . 18 fr.

R. LERICHE
Professeur de Clinique chirurgicale à la Faculté de Strasbourg.

POLICARD
Professeur d'histologie à la Faculté de Lyon.

Les Problèmes de la Physiologie normale et pathologique de l'os

(1926). 230 pages, 31 figures. . . . . 35 fr.

Th. TUFFIER

P. DESFOSSES

Petite chirurgie pratique

7ᵉ Édition (1926). 744 pages, 477 figures. . . . . 54 fr.

MASSON ET C⁰, ÉDITEURS

R. BENSAUDE
Médecin de l'Hôpital Saint-Antoine.

TRAITÉ D'ENDOSCOPIE RECTO-COLIQUE
Rectoscopie — Sigmoïdoscopie

2ᵉ *Édition* (1926). 180 p., 115 fig., 90 fig. en noir et en coul. **125** fr.

H. BLANC   **M. NÉGRO**
du service Civiale (Hôpital Lariboisière).

La Cystographie

Étude radiologique de la vessie normale et pathologique.
(1926). 192 pages, 108 figures . . . . **48** fr.

WELLS P. EAGLETON

Thrombo-phlébite infectieuse
du sinus caverneux

(1926). 160 pages, 16 figures . . . . **35** fr.

Henri HARTMANN
Professeur de Clinique médicale,
Chirurgien de l'Hôtel-Dieu.

Chirurgie de l'estomac

Avec la collaboration de NICOLAE BARBILIAN — R. BENSAUDE —
CHABRUT-ASTAIX — A. METZGER — de POLIAKOFF — ROBERT TARJAN.
1ᵉ *Partie* (1926). 336 pages, 115 figures (*Travaux de Chirurgie,*
6ᵉ *Série*) . . . . **52** fr.

Iser SOLOMON
Radiologiste à l'Hôpital Saint-Antoine.

Précis de Radiothérapie profonde

(1926). Un volume de 512 pages avec 174 figures. . . . . . **75** fr.

---

*Toute commande de livres doit être accompagnée de son montant
augmenté de 10 °/. pour la France et de 15 °/. pour l'Étranger, pour
frais de port et d'emballage.*

96 446. — Imprimerie LAHURE, 9, rue de Fleurus, Paris. — 4-1928

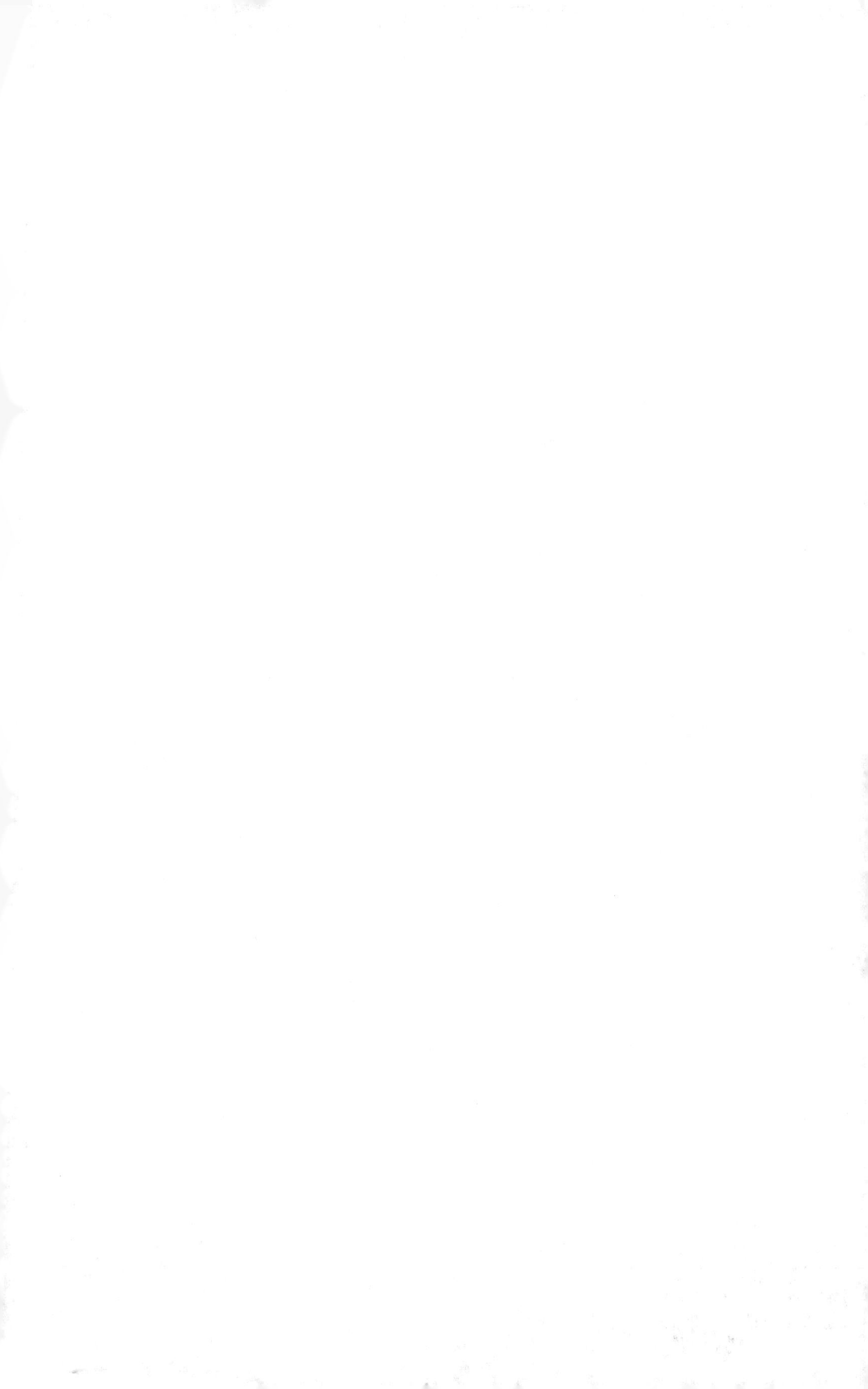

www.ingramcontent.com/pod-product-compliance
Lightning Source LLC
LaVergne TN
LVHW020930050726
842519LV00001B/6